AME 科研时间系列医学图书 1B064

食管癌治疗进展及热点

名誉主编 韩泳涛 大幸宏幸（日）

主　编 冷雪峰 李 勇 杨 弘

副主编 郭旭峰 戴 亮 王 镇 郑 斌 尹 俊 王奇峰

中南大学出版社
www.csupress.com.cn
·长沙·

AME
Publishing Company

图书在版编目（CIP）数据

食管癌治疗进展及热点/冷雪峰，李勇，杨弘主编. —长沙：
中南大学出版社，2025.4

ISBN 978 - 7 - 5487 - 6069 - 6

Ⅰ. R735.15

中国国家版本馆CIP数据核字第2024AG1727号

AME 科研时间系列医学图书 1B064

食管癌治疗进展及热点
SHIGUANAI ZHILIAOJINZHAN JI REDIAN

主　编：冷雪峰　李　勇　杨　弘

□ 出 版 人　林绵优

□ 丛书策划　汪道远　　陈海波

□ 项目编辑　陈海波　　廖莉莉

□ 责任编辑　王雁芳　　高　晨

□ 责任印制　李月腾　　潘飘飘

□ 版式设计　胡晓艳　　林子钰

□ 出版发行　中南大学出版社

　　　　　　社址：长沙市麓山南路　　　　　　邮编：410083

　　　　　　发行科电话：0731-88876770　　　传真：0731-88710482

□ 策 划 方　AME Publishing Company

　　　　　　地址：香港沙田石门京瑞广场一期，16 楼 C

　　　　　　网址：www.amegroups.com

□ 印　　　装　天意有福科技股份有限公司

□ 开　　本　889×1194　1/16　□印张 26.75　□字数 863 千字　□插页

□ 版　　次　2025 年 4 月第 1 版　□2025 年 4 月第 1 次印刷

□ 书　　号　ISBN 978 - 7 - 5487 - 6069 - 6

□ 定　　价　285.00 元

编者风采

名誉主编：韩泳涛

四川省肿瘤医院胸外科

主任医师，二级教授，研究生导师。英国皇家外科学院院士（FRCS），天府青城计划医疗卫生领军人才，四川省卫生健康委员会学术技术带头人。全国规范化诊疗专家委员会专家，中国抗癌协会食管癌专业委员会副主任委员，中国临床肿瘤学会食管癌专家委员会副主任委员，中华医学会肿瘤学分会食管癌学组副组长，中国抗癌协会纵隔肿瘤专业委员会副主任委员，中国转化医学联盟胸部肿瘤外科分会副主任委员，国家癌症中心、国家肿瘤质控中心食管癌质控专家委员会委员，国际食管疾病协会（ISDE）会员兼中国区常委，国际食管疾病学会中国分会（CSDE）理事，国际胸腺瘤协作组织（ITMIG）中国协作组（CHART）委员，全国食管癌临床研究分中心负责人，全国食管癌规范化诊治培训基地负责人，四川省抗癌协会第五届食管癌专业委员会主任委员，四川省抗癌协会纵隔肿瘤专业委员会主任委员。主编及参编多个国内专家共识及诊疗规范。擅长肺癌、食管癌、纵隔肿瘤等胸部肿瘤的微创手术、机器人微创手术及综合治疗，是食管癌微创手术联合多学科综合治疗在西部的学术技术带头人。

名誉主编：大幸宏幸（日）

日本国立癌症中心中央病院食管外科

日本国立癌症中心中央病院食管外科主任。日本临床肿瘤研究组（JCOG）－日本食管肿瘤研究组（JEOG）主任研究者；日本食管学会（JES）专科医师制度委员会主任委员，指南评估委员会主任委员，食管外科专科医师认定部会副主任委员，教育委员会委员，财务委员会委员；日本消化器外科学会（JSGS）官方杂志编辑委员会委员；日本内视镜外科学会（JSES）评议员，电子学习委员会委员。擅长机器人辅助、胸腔镜辅助食管癌根治术，开展国际首例达芬奇机器人SP系统辅助食管癌根治术、创新性地开展了颈部双切口充气纵隔镜食管癌根治术，在食管微创外科手术和综合治疗领域享有盛名。

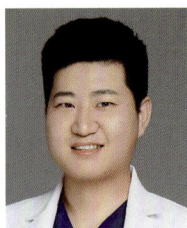

主编：冷雪峰

四川省肿瘤医院胸外科

胸外科副主任兼一病区主任。医学博士，博士后，副主任医师，副研究员，研究生导师。日本国立癌症中心访问学者，四川省学术和技术带头人后备人选，四川省卫生健康委员会高层次人才。日本食管学会（JES）会员，中国抗癌协会青年理事，中国抗癌协会食管癌专业委员会委员，中国抗癌协会纵隔肿瘤专业委员会委员，中国临床肿瘤学会（CSCO）食管癌专业委员会委员，中国研究型医院学会微创外科学专业委员会委员，中华医学会中华消化外科菁英荟委员，吴阶平医学基金会模拟医学部胸外科专业委员会青年委员。四川省医学会胸心外科专业委员会委员，四川省抗癌协会食管癌专业委员会副主任委员，四川省抗癌协会纵隔肿瘤专业委员会常委，四川省国际医学交流促进会食管疾病专业委员会副主任委员，四川省医学传播协会食管疾病专业委员会副主任委员，成都市抗癌协会肺癌专业委员会副主任委员，成都市抗癌协会肺癌诊疗一体化专业委员会副主任委员，成都高新医学会胸外科专业委员会副主任委员。参编、参译著作20部。

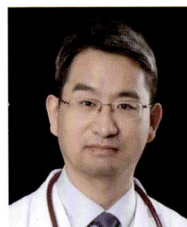

主编：李勇

中国医学科学院肿瘤医院胸外科

主任医师，医学博士，国家二级心理咨询师，国家司法资格获得者，曾任桓兴分院副院长。日本千叶大学医学部、美国杜克大学、美国休斯顿卫理公会医院访问学者，美国北卡中央大学生物医学和技术研究所博士后。国家卫生健康委员会高级人才项目评价专家，中国抗癌协会食管癌专业委员会委员兼秘书长，中国抗癌协会青年理事会理事，海峡两岸医药卫生交流协会胸外科专业委员会常委。美国北卡华人学者中美交流协会（NCCSEA）创始人，第一任理事长，现任秘书长。中国医师协会胸外科分会食管癌学组委员，中华医学会胸心外科分会食管癌学组委员，中国医师协会胸外科分会青年委员会委员，全球创新药认证专家。

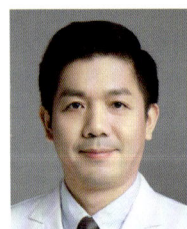

主编：杨弘

中山大学肿瘤防治中心胸外科

教授，主任医师，博士生导师，兰州大学兼职教授、广东省杰出青年医学人才。中山大学肿瘤防治中心胸外科副主任，广东省食管癌研究所副所长，华南肿瘤学国家重点实验室独立PI，国家健康科普专家。中国抗癌协会食管肿瘤整合康复专业委员会副主任委员，中国抗癌协会食管癌专业委员会委员，中国临床肿瘤学会（CSCO）青年专家委员会常务委员，广东省抗癌协会食管癌专业委员会副主任委员，广东省胸部肿瘤防治研究会靶向治疗专业委员会主任委员。擅长肺癌、肺结节、食管与贲门癌（胃食管交界癌）诊断与综合治疗，微创腔镜外科及机器人手术治疗。专注于食管癌的综合治疗临床研究与转化研究。近5年来，以第一/共一/通信作者发表SCI论文共20余篇，其中大于10分的8篇，论著单篇影响因子最高50.717分。主持国家级重大人才项目、国家自然科学基金项目、广东省科技计划项目等，拥有课题经费逾千万。

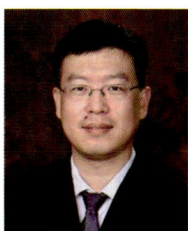

副主编：郭旭峰

上海交通大学医学院附属胸科医院胸外科

上海市胸科医院胸外科副主任医师，外科学博士。日本国立癌症中心/癌症研究会附属有明医院访问学者。中国研究型医院学会胸外科分会委员，中国抗癌协会食管癌专业委员会青年委员，国际食管疾病学会中国分会（CSDE）青年委员，中华消化外科菁英荟食管学组委员。获第二届"人民好医生–金山茶花计划"食管癌领域杰出贡献奖。《中华外科杂志》《中国胸心血管外科临床杂志》《中华胸部外科杂志》编委，*Journal of Thoracic Disease*及《中华消化外科杂志》审稿专家。

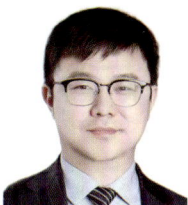

副主编：戴亮

北京大学肿瘤医院胸外一科

副主任医师，副教授，医学博士，主要研究方向为局部进展期食管癌的综合治疗，曾在美国Duke医学中心胸外科及日本国立癌症中心食管外科研习胸部肿瘤微创手术，擅长食管癌微创手术及各类复杂食管癌手术。

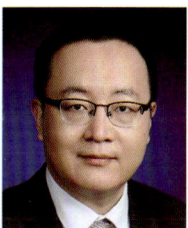

副主编：王镇

中国医学科学院肿瘤医院胸外科

副主任医师，医学博士。国际食管疾病学会中国分会（CSDE）青年委员会副主任委员，世界华人肿瘤医师学会胸部肿瘤专业委员会青年委员，CSCO肿瘤大数据专家委员会委员，中华消化外科菁英荟食管外科学组委员，中国医药教育协会肺部肿瘤专业委员会委员，中国医院协会卫生健康质量认证认可专业委员会委员，北京癌症防治学会食管癌专业委员会青年委员会常委，中华人民共和国国家卫生健康委员会《食管癌诊疗指南（2022年版）》编写审定专家组成员。2021年获首届"中国胸外科规范与创新手术巅峰展示会"全国食管（青年组）第一名，2020年获人民网首届"人民好医生·金山茶花"优秀典范奖。

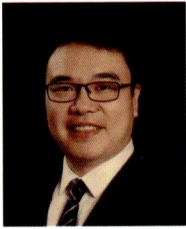

副主编：郑斌

福建医科大学附属协和医院胸外科

主任医师，副教授，医学博士，硕士研究生导师。福建协和医院胸外科、呼吸科党支部书记，胸外科行政副主任，胸外一科、胸外三科主任。中国抗癌协会肿瘤术后快速康复专业委员会常委，中国抗癌协会食管癌专业委员会委员，中国抗癌协会纵隔肿瘤专业委员会委员，福建省抗癌协会肺癌专业委员会青年委员会副主任委员，福建省医师协会胸外科分会青年委员会副主任委员，吴阶平医学基金会模拟医学部胸外科专业委员会青年委员会副主任委员，中国胸外科三维重建联盟副会长，欧洲胸外科医师协会（ESTS）会员，《中国肺癌杂志》第五届编辑委员会编委，《中华消化外科杂志》菁英荟组员。曾获第三届"人民好医生·金山茶花计划"食管癌领域"人民好医生·杰出贡献专家"、第二届"人民好医生·金山茶花计划"食管癌领域"人民好医生·优秀典范专家"称号，获2021年第七届大中华胸腔镜手术菁英赛闽赣省区"腔镜食管组"冠军，2020年首届中国胸外科手术巅峰展示会中国南区"食管专家组"第二名，2019年日本胸外科学会（JATS）年会Asian Travelling Fellowship奖，2017年微创食管外科手术视频大赛全国最高分，2017年ESTS年会ESTS-FSCTVS奖。发表SCI论文30余篇，其中SCI一区3篇。

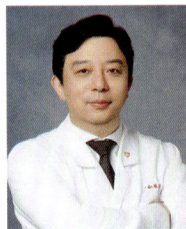

副主编：尹俊

复旦大学附属中山医院胸外科（食管亚专科）

中山医院食管亚专科主任，主任医师、研究员、博士研究生导师。国际食管疾病学会(ISDE)委员，世界肺癌协会(IASLC)委员，中国临床肿瘤学会(CSCO)委员，国际食管疾病学会中国分会(CSDE)青年委员，中国抗癌协会食管癌专业委员会青年委员，上海市医师协会胸外科医师分会食管工作组副组长。曾获欧洲微循环学会SERVIER奖，首届"人民好医生·金山茶花计划"优秀典范奖。江苏省"特聘医学专家"、江苏省"双创团队"成员、教育部"国家优秀自费留学生"，江苏省333高层次科学技术人才培养工程"中青年科学技术带头人"、江苏省"卫生拔尖人才"，江苏省"境外世界名校博士集聚计划"，江苏省"六大人才高峰高层次人才培养计划"，江苏省医学科技奖三等奖(第一完成人)。主持国家自然科学基金原创探索项目1项，面上项目3项，青年基金1项，中德国际合作项目1项，江苏省社会发展重大项目及其他省部级项目10余项。发表SCI论文近70篇，累计影响因子超过550分，其中第一作者及通信作者SCI论文影响因子累计超过300分。研究成果多次在*Nature Medicine*、*Journal of Clinical Investigation*、*Circulation Research*、*JAMA Surgery*、*Proceedings of the National Academy of Sciences of the United States of America*、*American Journal of Respiratory and Critical Care Medicine*、*Annals of Oncology*等国际权威学术杂志刊登。

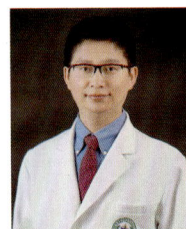

副主编：王奇峰

四川省肿瘤医院放疗科

四川省肿瘤医院放疗科副主任/胸部放疗一病区主任。博士，主任医师，研究员，硕士研究生导师。四川省学术技术后备人才/海外高层次留学人才，美国德州大学MD安德森癌症中心访问学者。中华医学会放射肿瘤治疗学分会第十届青年学组副组长，中国医药教育协会放射治疗专业委员会副主任委员，西部放射治疗协会胸部治疗专业委员会副主任委员，中国老年学和老年医学学会肿瘤康复分会食管癌专家委员会副主任委员，四川省抗癌协会小细胞肺癌专业委员会副主任委员，四川省抗癌协会肺癌专业委员会常务委员，西部放射治疗协会青年委员会常务委员。擅长以放疗为主的胸部肿瘤综合治疗。

AUTHORS

Khalid Akbari
Department of Upper GI Surgery, Portsmouth Hospitals University, Portsmouth, UK

Adolfo Badaloni
Esophageal Unit, Department of Surgery, Hospital Universitario Fundación Favaloro, Buenos Aires, Argentina

Jan Willem van den Berg
Department of Surgery, University Medical Center Utrecht, Utrecht, The Netherlands

Felix Berlth
Department of General, Visceral and Transplantation Surgery, University Medical Center Mainz, Mainz, Germany

Amit Bhatt
Department of Gastroenterology and Hepatology, Digestive Disease and Surgery Institute, Cleveland Clinic, Cleveland, OH, USA

Gijsbert I. van Boxel
Department of Upper GI Surgery, Portsmouth Hospitals University, Portsmouth, UK

Jemma Buchalter
St James' Hospital, Dublin, Ireland

Rebecca A. Carr
Department of Surgery, Memorial Sloan Kettering Cancer Center, New York, NY, USA

Nicholas C. Carter
Department of Upper GI Surgery, Portsmouth Hospitals University, Portsmouth, UK

Ivan Cecconello
Department of Gastroenterology, Digestive Surgery Division, Hospital das Clínicas HCFMUSP, Faculdade de Medicina, Universidade de São Paulo, São Paulo, Brazil

Ernest G. Chan
Division of Thoracic Surgery, Department of Cardiothoracic Surgery, University of Pittsburgh Medical Center, Pittsburgh, PA, USA

Edward Cheong
Norfolk and Norwich Oesophageal and Gastric Cancer Centre, Norfolk and Norwich University Hospital NHS Foundation Trust, Norwich, UK

Cory Chevalier
Department of Hematology and Oncology, Taussig Cancer Institute, Cleveland Clinic, Cleveland, OH, USA

Mickael Chevallay
Division of Visceral Surgery, Department of Surgery, Geneva University Hospital, Geneva, Switzerland

James J. Choi
Thoracic Service, Department of Surgery, Memorial Sloan Kettering Cancer Center, New York, NY, USA

Francesco De Cobelli
School of Medicine, Vita-Salute San Raffaele University, Milan, Italy; Department of Radiology, IRCCS San Raffaele Scientific Institute, Milan, Italy

Xavier Benoit D'Journo
Department of Thoracic Surgery, Aix-Marseille University, CNRS, INSERM, Marseille Cancer Research center, Assistance-Publique Hôpitaux de Marseille, Marseille, France

Zachary E. Daitch
Section of Gastroenterology, Temple University Hospital, Philadelphia, PA, USA

Gail E. Darling
Division of Thoracic Surgery, Kress Family Chair in Esophageal Cancer, University of Toronto, Toronto General Hospital, University Health Network, Toronto, Ontario, Canada

David S. Demos
Aurora St. Luke's Medical Center, Milwaukee, Wisconsin, USA

Carlos Eduardo Domene
CIMA-Centro Integrado de Medicina Avançada, São Paulo, Brazil

Michail Doukas
Department of Pathology, Erasmus University Medical Center, Rotterdam, The Netherlands

Chigozirim N. Ekeke
Department of Cardiothoracic Surgery, The University of Pittsburgh School of Medicine and the University of Pittsburgh Medical Center, Pittsburgh, PA, USA

Jessie A. Elliott
Diabetes Complications Research Centre, Conway Institute of Biomedical and Biomolecular Research, University College Dublin, Dublin 4, Ireland;
Department of Surgery, Trinity Centre for Health Sciences, Trinity College Dublin and St. James's Hospital, Dublin 8, Ireland

Colm Mac Eochagain
St James' Hospital, Dublin, Ireland

Veronika Fajksova
Department of Upper GI Surgery, Portsmouth Hospitals University, Portsmouth, UK

Felipe Alexandre Fernandes
Department of Gastroenterology, Digestive Surgery Division, Hospital das Clínicas HCFMUSP, Faculdade de Medicina, Universidade de São Paulo,São Paulo, Brazil

Hiran C. Fernando
Esophageal and Lung Institute of Allegheny Health Network, Department of Thoracic and Cardiovascular Surgery, Allegheny General Hospital, Pittsburgh, PA, USA

Lorenzo Ferri
Department of Thoracic and Upper Gastrointestinal Surgery, McGill University, Montreal, Canada

Carola Fleischmann
Universitätsklinikum Augsburg, III. Medizinische Klinik, Augsburg, Germany

Calvin Flynn
St James' Hospital, Dublin, Ireland

Alex Fourdrain
Department of Thoracic Surgery, Aix-Marseille University, CNRS, INSERM, Marseille Cancer Research center, Assistance-Publique Hôpitaux de Marseille, Marseille, France

Junko Fujisaki
Department of Gastroenterology, Cancer Institute Hospital, Japanese Foundation for Cancer Research, Tokyo, Japan

Lucas Goense
Department of Surgery, University Medical Center Utrecht, Utrecht, The Netherlands

Leonardo M. Del Grande
Esophagus and Stomach Division, Department of Surgery, Escola Paulista de Medicina, São Paulo, Brazil

Peter Grimminger
Department of General, Visceral and Transplantation Surgery, University Medical Center Mainz, Mainz, Germany

Eline M. de Groot
Department of Surgery, University Medical Center Utrecht, Utrecht, The Netherlands

Andrew D. Grubic
Allegheny Health Network Esophageal Institute, Pittsburgh, PA, USA

Hugo Gonçalo Guedes
Gastrointestinal Endoscopy Unit, Sirio-Libanes Hospital, São Paulo, Brazil

Edin Hadzijusufovic
Department of General, Visceral and Transplantation Surgery, University Medical Center Mainz, Mainz, Germany

Masaru Hayami
Department of Clinical Science, Intervention and Technology (CLINTEC), Karolinska Institute,Stockholm, Sweden;
Department of Upper Abdominal Diseases, Karolinska University Hospital, Stockholm, Sweden

Stephen J. Heller
Section of Gastroenterology, Temple University Hospital, Philadelphia, PA, USA

Fernando A. M. Herbella
Esophagus and Stomach Division, Department of Surgery, Escola Paulista de Medicina, São Paulo, Brazil

Tadashi Higuchi
Department of Gastroenterological Surgery, Tokai University School of Medicine, Isehara, Japan

Richard van Hillegersberg
Department of Surgery, University Medical Center Utrecht, Utrecht, The Netherlands

Sylvia van der Horst
Department of Surgery, University Medical Center Utrecht, Utrecht, The Netherlands

Michal Hubka
Department of Thoracic Surgery and Thoracic Oncology, Virginia Mason Medical Center, Seattle, WA, USA

Tomoyuki Irino
Department of Surgery, Keio University School of Medicine, Tokyo, Japan

Henricus J. B. Janssen
Department of Surgery, Catharina Hospital, Eindhoven, The Netherlands

William Jeb ril
Division of Surgery, Department of Clinical Science Intervention and Technology (CLINTEC), Karolinska Institutet, Sweden;
Department of Upper Abdominal Diseases, Karolinska University Hospital, Stockholm, Sweden

Nicholas Jenkins
Department of Upper GI Surgery, Portsmouth Hospitals University, Portsmouth, UK

Blair A. Jobe
Allegheny Health Network Esophageal Institute, Pittsburgh, PA, USA

Minoa Jung
Division of Visceral Surgery, Department of Surgery, Geneva University Hospital, Geneva, Switzerland

Tomohiro Kadota
Department of Gastroenterology and Endoscopy, National Cancer Center Hospital East, Kashiwa, Japan

Kohei Kanamori
Department of Gastroenterological Surgery, Tokai University School of Medicine, Isehara, Japan

Alkistis Kapelouzou
First Department of Surgery, National and Kapodistrian University of Athens, Laikon General Hospital, Athens, Greece

Rafael C. Katayama
Esophagus and Stomach Division, Department of Surgery, Escola Paulista de Medicina, São Paulo, Brazil

Hirofumi Kawakubo
Department of Surgery, Keio University School of Medicine, Tokyo, Japan

Hari B. Keshava
Thoracic Service, Department of Surgery, Memorial Sloan Kettering Cancer Center, New York, NY, USA

Feike B. Kingma
Department of Surgery, University Medical Center Utrecht, Utrecht, The Netherlands

Yuko Kitagawa
Department of Surgery, Keio University School of Medicine, Tokyo, Japan

Fredrik Klevebro
Department of Clinical Science, Intervention and Technology (CLINTEC), Karolinska Institute, Stockholm, Sweden;
Department of Upper Abdominal Diseases, Karolinska University Hospital, Stockholm, Sweden

Fredrik Klevebro
Division of Surgery, Department of Clinical Science Intervention and Technology (CLINTEC), Karolinska Institutet, Sweden

Department of Upper Abdominal Diseases, Karolinska University Hospital, Stockholm, Sweden

Benjamin C. Knight
Department of Upper GI Surgery, Portsmouth Hospitals University, Portsmouth, UK

Alfred Königsrainer
Department of General, Visceral and Transplant Surgery, Gastrointestinal Oncology and Geriatrics, University Hospital Tübingen, Tübingen, Germany

Kazuo Koyanagi
Department of Gastroenterological Surgery, Tokai University School of Medicine, Isehara, Japan

Madhan Kumar Kuppusamy
Department of Thoracic Surgery and Thoracic Oncology, Virginia Mason Medical Center, Seattle, WA, USA

Hauke Lang
Department of General, Visceral and Transplantation Surgery, University Medical Center Mainz, Mainz, Germany

J. Jan B. van Lanschot
Department of Surgery, Erasmus University Medical Center, Rotterdam, The Netherlands

Yaseen Al Lawati
Division of Cardiothoracic Surgery, Sultan Qaboos University, Muscat, Oman

Carel W. le Roux
Diabetes Complications Research Centre, Conway Institute of Biomedical and Biomolecular Research, University College Dublin, Dublin 4, Ireland

Trevor Leong
Department of Radiation Oncology, Peter MacCallum Cancer Centre, Melbourne, Australia;
Sir Peter MacCallum Department of Oncology, The University of Melbourne, Melbourne, Australia

Theodore Liakakos
First Department of Surgery, National and Kapodistrian University of Athens, Laikon General Hospital, Athens, Greece

Federico Llanos
Esophageal Unit, Department of Surgery, Hospital Universitario Fundación Favaloro, Buenos Aires, Argentina

Donald E. Low
Department of Thoracic Surgery and Thoracic Oncology, Virginia Mason Medical Center, Seattle, WA, USA

Maeve A. Lowery
Trinity St James Cancer Institute, Trinity College Dublin, Dublin, Ireland

Natalie S. Lui
Department of Cardiothoracic Surgery, Stanford University, Stanford, California, USA

James D. Luketich
Department of Cardiothoracic Surgery, University of Pittsburgh Medical Center, Pittsburgh, PA, USA

Misha D. P. Luyer
Department of Surgery, Catharina Hospital, Eindhoven, The Netherlands

Carolina Mann
Department of General, Visceral and Transplantation Surgery, University Medical Center Mainz, Mainz, Germany

Paola Mapelli
School of Medicine, Vita-Salute San Raffaele University, Milan, Italy;Department of Nuclear Medicine, IRCCS San Raffaele Scientific Institute, Milan,Italy

Satoru Matsuda
Department of Surgery, Keio University School of Medicine, Tokyo, Japan

Shuhei Mayanagi
Department of Surgery, Keio University School of Medicine, Tokyo, Japan

Michael J. McNamara
Department of Hematology and Oncology, Taussig Cancer Institute, Cleveland Clinic, Cleveland, OH, USA

Stuart J. Mercer
Department of Upper GI Surgery, Portsmouth Hospitals University, Portsmouth, UK

Helmut Messmann
Universitätsklinikum Augsburg, III. Medizinische Klinik, Augsburg, Germany

Daniela Molena
Thoracic Service, Department of Surgery, Memorial Sloan Kettering Cancer Center, New York, NY, USA

Stefan Mönig
Division of Visceral Surgery, Department of Surgery, Geneva University Hospital, Geneva, Switzerland

Benedikt Mothes
Department of General, Visceral and Transplant Surgery, Gastrointestinal Oncology and Geriatrics, University Hospital Tübingen, Tübingen, Germany

Eduardo Guimarães Hourneaux de Moura
Gastrointestinal Endoscopy Unit, Department of Gastroenterology, Sao Paulo University, São Paulo, Brazil

Conor F. Murphy
Diabetes Complications Research Centre, Conway Institute of Biomedical and Biomolecular Research, University College Dublin, Dublin 4, Ireland;
Department of Surgery, Trinity Centre for Health Sciences, Trinity College Dublin and St. James's Hospital, Dublin 8, Ireland

Fabio Nachman
Esophageal Unit, Department of Surgery, Hospital Universitario Fundación Favaloro, Buenos Aires, Argentina

Keiichiro Nakajo
Department of Gastroenterology and Endoscopy, National Cancer Center Hospital East, Kashiwa, Japan

Rafael Laurino Neto
Esophagus and Stomach Division, Department of Surgery, Escola Paulista de Medicina, São Paulo, Brazil

Sweet Ping Ng
Department of Radiation Oncology, Olivia Newton-John Cancer Centre, Austin Health, Melbourne, Australia;

Department of Radiation Oncology, Peter MacCallum Cancer Centre, Melbourne, Australia;
School of Molecular Sciences, La Trobe University, Melbourne, Australia

Valeria Nicoletti
School of Medicine, Vita-Salute San Raffaele University, Milan, Italy;Department of Radiology, IRCCS San Raffaele Scientific Institute, Milan, Italy

Alejandro Nieponice
Esophageal Unit, Department of Surgery, Hospital Universitario Fundación Favaloro, Buenos Aires, Argentina;
Instituto de Medicina Trslacional,Trasplante y Bioingeniería (IMETTYB), Universidad Favaloro, Buenos Aires, Argentina;
McGowan Institute, University of Pittsburgh, Pittsburgh,PA, USA

Grard A. P. Nieuwenhuijzen
Department of Surgery, Catharina Hospital, Eindhoven, The Netherlands

Magnus Nilsson
Department of Clinical Science, Intervention and Technology (CLINTEC), Karolinska Institute,Stockholm, Sweden;
Department of Upper Abdominal Diseases, Karolinska University Hospital, Stockholm, Sweden

Yamato Ninomiya
Department of Gastroenterological Surgery, Tokai University School of Medicine, Isehara, Japan

Soji Ozawa
Department of Gastroenterological Surgery, Tokai University School of Medicine, Isehara, Japan

Diego Palumbo
School of Medicine, Vita-Salute San Raffaele University, Milan, Italy;Department of Radiology, IRCCS San Raffaele Scientific Institute, Milan, Italy

Maria Picchio
School of Medicine, Vita-Salute San Raffaele University, Milan, Italy; Department of Nuclear Medicine, IRCCS San Raffaele Scientific Institute, Milan,Italy

Fatih Polat
Department of Surgery, CWZ Nijmegen, Nijmegen, The Netherlands

Andreas Probst
Universitätsklinikum Augsburg, III. Medizinische Klinik, Augsburg, Germany

Francesco Puccetti
Department of Thoracic Surgery and Thoracic Oncology, Virginia Mason Medical Center, Seattle, WA, USA

Mauricio Gabriel Ramirez
Esophageal Unit, Department of Surgery, Hospital Universitario Fundación Favaloro, Buenos Aires, Argentina; Instituto de Medicina Trslacional, Trasplante y Bioingeniería (IMETTYB), Universidad Favaloro, Buenos Aires, Argentina

John V. Reynolds
Department of Surgery, National Center for Esophageal and Gastric Cancer, St. James's Hospital, and Trinity College, Dublin, Ireland

Karine Ronan
St James' Hospital, Dublin, Ireland

Camiel Rosman
Department of Surgery, Radboud University Medical Center, Nijmegen, The Netherlands

Ioannis Rouvelas
Division of Surgery, Department of Clinical Science Intervention and Technology (CLINTEC), Karolinska Institutet, Sweden;
Department of Upper Abdominal Diseases, Karolinska University Hospital, Stockholm, Sweden

Maroeska M. Rovers
Departments of Health Evidence and Operating Rooms, Radboudumc, Nijmegen, The Netherlands

Jelle P. Ruurda
Department of Surgery, University Medical Center Utrecht, Utrecht, The Netherlands

Meena Sadaps
Internal Medicine Institute, Cleveland Clinic, Cleveland, OH, USA

Gabriel Saliba
Department of Clinical Science, Intervention and Technology (CLINTEC), Karolinska Institute,Stockholm, Sweden; Department of Upper Abdominal Diseases, Karolinska University Hospital, Stockholm, Sweden

Rubens Antonio Aissar Sallum
Department of Gastroenterology, Digestive Surgery Division, Hospital das Clínicas HCFMUSP, Faculdade de Medicina, Universidade de São Paulo,São Paulo, Brazil

Manuel Villa Sanchez
Division of Thoracic Surgery, Department of Cardiothoracic Surgery, Staten Island University Hospital, Staten Island, NY, USA

Inderpal S. Sarkaria
Department of Cardiothoracic Surgery, The University of Pittsburgh School of Medicine and the University of Pittsburgh Medical Center, Pittsburgh, PA, USA

Inderpal S. Sarkaria
Department of Cardiothoracic Surgery, The University of Pittsburgh School of Medicine and the University of Pittsburgh Medical Center, Pittsburgh, PA, USA

Ulrike Schempf
Department of Gastroenterology, Hepatology, Infectiology, Gastrointestinal Oncology and Geriatrics, University Hospital Tübingen, Tübingen, Germany

Dimitrios Schizas
First Department of Surgery, National and Kapodistrian University of Athens, Laikon General Hospital, Athens, Greece

Francisco Schlottmann
Department of Surgery, Hospital Alemán of Buenos Aires, Buenos Aires, Argentina

Ulrich Schweizer
Department of General, Visceral and Transplant Surgery, Gastrointestinal Oncology and Geriatrics, University Hospital Tübingen, Tübingen, Germany

Kevin Shahbahrami
Esophageal and Lung Institute of Allegheny Health Network, Department of Thoracic and Cardiovascular Surgery, Allegheny General Hospital, Pittsburgh, PA, USA

Smita Sihag
Thoracic Service, Department of Surgery, Memorial Sloan Kettering Cancer Center, New York, NY, USA

Davendra Sohal
Department of Hematology and Oncology, Taussig Cancer Institute, Cleveland Clinic, Cleveland, OH, USA

Maria Sotiropoulou
First Department of Surgery, National and Kapodistrian University of Athens, Laikon General Hospital, Athens, Greece

Manon C. W. Spaander
Department of Gastroenterology and Hepatology, Erasmus University Medical Center, Rotterdam, The Netherlands

Stephanie Steidler
Department of Radiology, IRCCS San Raffaele Scientific Institute, Milan, Italy

Nicholas RS Stratford
Diabetes Complications Research Centre, Conway Institute of Biomedical and Biomolecular Research, University College Dublin, Dublin 4, Ireland;
Department of Surgery, Trinity Centre for Health Sciences, Trinity College Dublin and St. James's Hospital, Dublin 8, Ireland

Dietmar Stüker
Department of General, Visceral and Transplant Surgery, Gastrointestinal Oncology and Geriatrics, University Hospital Tübingen, Tübingen, Germany

Hironori Sunakawa
Department of Gastroenterology and Endoscopy, National Cancer Center Hospital East, Kashiwa, Japan

Evangelos Tagkalos
Department of General, Visceral and Transplantation Surgery, University Medical Center Mainz, Mainz, Germany

Kohei Tajima
Department of Gastroenterological Surgery, Tokai University School of Medicine, Isehara, Japan

Flavio Roberto Takeda
Department of Gastroenterology, Digestive Surgery Division, Hospital das Clínicas HCFMUSP, Faculdade de Medicina, Universidade de São Paulo,São Paulo, Brazil

Pascal Alexandre Thomas
Department of Thoracic Surgery, Aix-Marseille University, CNRS, INSERM, Marseille Cancer Research center, Assistance-Publique Hôpitaux de Marseille, Marseille, France

William B. Tiso
Aurora St. Luke's Medical Center, Milwaukee, Wisconsin, USA

Zara Togher
St James' Hospital, Dublin, Ireland

Yoshitaka Tokai
Department of Gastroenterology, Cancer Institute Hospital, Japanese Foundation for Cancer Research, Tokyo, Japan

Jeffrey L. Tokar
Division of Gastroenterology and Hepatology, Fox Chase Cancer Center, Temple Health, Philadelphia, PA, USA

Matias Javier Turchi
Esophageal Unit, Department of Surgery, Hospital Universitario Fundación Favaloro, Buenos Aires, Argentina

Sander Ubels
Department of Surgery, Radboud Institute of Health Sciences, Radboud University Medical Center, Nijmegen, The Netherlands

Michail Vailas
First Department of Surgery, National and Kapodistrian University of Athens, Laikon General Hospital, Athens, Greece

Maria J. Valkema
Department of Surgery, Erasmus University Medical Center, Rotterdam, The Netherlands

Roelf Valkema
Department of Radiology and Nuclear Medicine, Erasmus University Medical Center, Rotterdam, The Netherlands

Moniek H. P. Verstegen
Department of Surgery, Radboud Institute of Health Sciences, Radboud University Medical Center, Nijmegen, The Netherlands;
Department of Surgery, Imperial College, London, UK

Gregory Videtic
Department of Radiation Oncology, Taussig Cancer Institute, Cleveland Clinic, Cleveland, OH, USA

Paula Volpe
CIMA-Centro Integrado de Medicina Avançada, São Paulo, Brazil

Praneet Wander
Division of Gastroenterology and Hepatology, Fox Chase Cancer Center, Temple Health, Philadelphia, PA, USA

Charles-Henri Wassmer
Division of Visceral Surgery, Department of Surgery, Geneva University Hospital, Geneva, Switzerland

Christoph Reinhold Werner
Department of Gastroenterology, Hepatology, Infectiology, Gastrointestinal Oncology and Geriatrics, University Hospital Tübingen, Tübingen, Germany

Dörte Wichmann
Department of General, Visceral and Transplant Surgery, Gastrointestinal Oncology and Geriatrics, University Hospital Tübingen, Tübingen, Germany

Frits J. H. van den Wildenberg
Department of Surgery, CWZ Nijmegen, Nijmegen, The Netherlands

Henry C. Woodruff
The D-Lab, Department of Precision Medicine, GROW— School for Oncology and Developmental Biology, Maastricht University, Maastricht, The Netherlands;
Department of Radiology and Nuclear Imaging, Maastricht University Medical Center, Maastricht, The Netherlands

Frans van Workum
Department of Surgery, Radboud University Medical Center, Nijmegen, The Netherlands;
Department of Surgery and Cancer, Imperial College, London, UK

Miho Yamamoto
Department of Gastroenterological Surgery, Tokai University School of Medicine, Isehara, Japan

Tomonori Yano
Department of Gastroenterology and Endoscopy, National Cancer Center Hospital East, Kashiwa, Japan

Kentaro Yatabe
Department of Gastroenterological Surgery, Tokai University School of Medicine, Isehara, Japan

Yusuke Yoda
Department of Gastroenterology and Endoscopy, National Cancer Center Hospital East, Kashiwa, Japan

Masao Yoshida
Division of Endoscopy, Shizuoka Cancer Center, Nagaizumi, Shizuoka, Japan

Toshiyuki Yoshio
Department of Gastroenterology, Cancer Institute Hospital, Japanese Foundation for Cancer Research, Tokyo, Japan

Sarah Yousef
Department of Cardiothoracic Surgery, The University of Pittsburgh School of Medicine and the University of Pittsburgh Medical Center, Pittsburgh, PA, USA

Danjing Zhao
Esophageal and Lung Institute of Allegheny Health Network, Department of Thoracic and Cardiovascular Surgery, Allegheny General Hospital, Pittsburgh, PA, USA

译者（以姓氏拼音首字母为序）：

陈鹏
福建省肿瘤医院胸外科

陈尚霖
复旦大学附属中山医院胸外科

程宏
北京大学肿瘤医院胸外一科

杜建挺
福建医科大学附属协和医院胸外科

杜坤义
四川省肿瘤医院胸外科

方一凡
北京大学肿瘤医院胸外一科

高伊媚
北京大学肿瘤医院胸外一科

郭威
中国医学科学院肿瘤医院胸外科

郝曙光
新乡市中心医院胸瘤一科

何文武
四川省肿瘤医院胸外科

黄盛
中山大学肿瘤防治中心胸外科

黄炎
中山大学肿瘤防治中心胸外科

黄轶轩
电子科技大学外科学专业

姜龙琳
四川省肿瘤医院胸外科

蒋卓霖
成都医学院超声医学专业

焦姮
复旦大学附属中山医院胸外科

李昌顶
西南医科大学心胸外科学专业

李峰
四川省内江市中医医院胸外科

李志超
中山大学肿瘤防治中心胸外科

李智毓
四川省乐山市人民医院胸外科

梁朔铭
成都医学院胸心外科学专业

林瑶
北京大学肿瘤医院胸外一科

刘光源
四川省肿瘤医院胸外科

刘君
云南省第一人民医院胸外科

刘莹
成都医学院

鲁建超
四川省肿瘤医院

罗欣怡
成都医学院超声医学专业

缪艳
四川省肿瘤医院胸外科

倪琨涵
四川省肿瘤医院胸外科

聂军
皖南医学院第一附属弋矶山医院胸外科

聂鑫
成都医学院第二附属医院·核工业四一六医院

唐汉
复旦大学附属中山医院胸外科

王强
河北医科大学第一医院胸外科

吴嘉帝
中山大学肿瘤防治中心胸外科

吴磊
四川省肿瘤医院放疗科

吴亚亚
北京大学肿瘤医院胸外一科

谢钦
四川省肿瘤医院胸外科

熊继承
四川省肿瘤医院胸外科

杨磊
山东省滨州市中心医院胸外科

郁金杰
复旦大学附属中山医院胸外科

张双平
中国医学科学院肿瘤医院山西医院（山西省肿瘤医院）胸外科

张小丹
福建医科大学胸心外科专业

张学锋
中国医学科学院肿瘤医院胸外科

赵锐
四川省肿瘤医院内镜科

植顺吉
电子科技大学

朱杰
四川省肿瘤医院放疗科

审校者（以姓氏拼音首字母为序）：

戴亮
北京大学肿瘤医院胸外一科

方强
四川省肿瘤医院胸外科

郭旭峰
上海交通大学医学院附属胸科医院胸外科

黄盈棹
四川省肿瘤医院胸外科

冷雪峰
四川省肿瘤医院胸外科

李濠君
四川省肿瘤医院胸外科

李佳龙
四川省肿瘤医院胸外科

李勇
中国医学科学院肿瘤医院胸外科

林耀彬
中山大学肿瘤防治中心胸外科

陆思秒
电子科技大学医学院

彭林
四川省肿瘤医院胸外科

王程浩
四川省肿瘤医院胸外科

王康宁
四川省肿瘤医院胸外科

王奇峰
四川省肿瘤医院放疗科

王镇
中国医学科学院肿瘤医院胸外科

杨弘
中山大学肿瘤防治中心胸外科

尹俊
复旦大学附属中山医院胸外科

赵泽锐
中山大学肿瘤防治中心胸外科

郑斌
福建医科大学附属协和医院胸外科

周强
四川省肿瘤医院胸外科

朱熠
四川省肿瘤医院超声医学中心

丛书介绍

很高兴，由AME出版社、中南大学出版社联合出品的"AME科研时间系列医学图书"，如期与大家见面！

虽然学了4年零3个月医学，但是，仅仅做了3个月实习医生，就选择弃医了，不务正业，直到现在在做医学学术出版和传播这份工作。2015年，毕业10周年。想当医生的那份情结依旧有那么一点，有时候不经意间会触动到心底深处……

2011年4月，我和丁香园的创始人李天天一起去美国费城出差，参观了一家医学博物馆——马特博物馆（The Mütter Museum）。该博物馆隶属于费城医学院，创建于1858年，如今这里已经成为一个展出各种疾病、伤势、畸形案例，以及古代医疗器械和生物学发展的大展厅，展品逾20 000件，其中包括战争中伤者的照片、连体人的遗体、侏儒的骸骨以及人体病变结肠等。此外还有世界上独一无二的收藏，比如一个酷似肥皂的女性尸体、一个长有两个脑袋的儿童的颅骨等。该博物馆号称"Birthplace of American Medicine"。走进一个礼堂，博物馆的解说员介绍宾夕法尼亚大学医学院开学典礼都会在这个礼堂举行。当时，我忍不住问了李天天一个问题：如果当初你学医的时候，开学典礼在这样的礼堂召开的话，你会放弃做医生吗？他的回答是：不会。

2013年5月，参加《英国医学杂志》（*BMJ*）的一个会议，会议之后，有一个晚宴，*BMJ*为英国一些优秀的医疗团队颁奖，*BMJ*的主编和BBC电台的著名节目主持人共同主持这个年度颁奖晚宴。令我惊讶的是，*BMJ*给每个获奖团队的颁奖词，从未提及该团队过去几年在什么"大牛"杂志上发表过什么"大牛"论文，而是关注这些团队在某个领域提高医疗服务质量、减轻病患痛苦、降低医疗费用等方面作出的贡献。

很多朋友好奇地问我，AME是什么意思？

AME的意思就是，Academic Made Easy, Excellent and Enthusiastic。2014年9月3日，我在朋友圈贴出3张图片，请大家帮忙一起从3个版本的AME宣传彩页中选出一个喜欢的。最后，上海中山医院胸外科的沈亚星医生竟然给出一个AME的"神翻译"：欲穷千里目，快乐搞学术。

AME是一个年轻的公司，拥有自己的梦想。我们的核心价值观第一条是：Patients Come First！以"科研（Research）"为主线。于是，2014年4月24日，我们的微信公众号上线，取名为"科研时间"。"爱临床，爱科研，也爱听故事。我是科研时间，这里提供最新科研资讯，一线报道学术活动，分享科研背后的故事。用国际化视野，共同关注临床科研，相约科研时间。"希望我们的AME平台，能够推动医学学术向前进步，哪怕是一小步！

如果说酒品如人品，那么，书品更似人品。希望我们"AME科研时间系列医学图书"丛书能将临床、科研、人文三者有机结合到一起，像西餐一样，烹调出丰富的味道，搭配出一道精美的佳肴，一一呈现给各位。

汪道远

AME出版社社长

序言

在全球范围内，尤其是东亚地区，食管癌仍是威胁人类健康的重大疾病之一。近十年来，以外科手术为主的食管癌综合治疗发展迅速。中国胸外科专家以胸腹腔镜微创手术为代表，结合新兴的机器人微创外科技术，为食管癌手术理念以及临床实践的发展作出了卓越贡献。以我国外科专家发起的新辅助放化疗为代表的综合治疗临床试验不仅为国内指南、国际指南的更新提供了循证医学证据，更为广大食管癌患者带来了生存获益。

食管癌诊疗技术的提高，离不开规范化的发展。从中国食管癌规范化巡讲开始，到国内多中心临床试验的不断开展，食管癌诊疗的质量控制有了长足进步。现今，围绕"推动高质量癌症防治，助力健康中国行动"的主题，结合肿瘤诊疗质量提升行动，我们成立了第一批国家癌症中心食管癌诊疗质控示范单位、首批中国食管癌外科高质量临床研究协作组，以及中国食管癌分期委员会。切实希望广大胸外科同行能够及时了解、掌握食管癌的规范化诊疗。

《食管癌治疗进展及热点》一书问世，代表了胸外科青年一代的传承和努力。该书整合了食管癌的早诊早治、微创外科技术、综合治疗、临床试验开展等多个专题和综述进展，为临床医生和科研人员提供了理论及实践参考。希望广大读者能从中受益！

赫捷

中国科学院　院士

中国国家癌症中心　主任

中国医学科学院肿瘤医院　院长

目录

第六部分　并发症的治疗和管理

第七部分　临床研究与展望

第一部分

简介

第一章　食管鳞状细胞癌和食管腺癌：同一器官，不同疾病

Hari B. Keshava, Daniela Molena

Thoracic Service, Department of Surgery, Memorial Sloan Kettering Cancer Center, New York, NY, USA
Correspondence to: Daniela Molena, MD. Associate Attending, Department of Surgery, 1275 York Avenue, New York, NY 10065, USA.
Email: molenad@mskcc.org.

Comment on: Xi M, Yang Y, Zhang L, *et al.* Multi-institutional analysis of recurrence and survival after neoadjuvant chemoradiotherapy of esophageal cancer: impact of histology on recurrence patterns and outcomes. Ann Surg 2019;269:663-70.

View this article at: http://dx.doi.org/10.21037/aoe-20-85

一直以来，研究人员和从业人员均将食管癌视为一种疾病。然而，随着时间的推移，根据组织学特点，食管癌被分为两个不同的亚型——食管腺癌（esophageal adenocarcinoma，EAC）和食管鳞状细胞癌（esophageal squamous cell carcinoma，ESCC）。两者具有不同临床表现、流行病学特征、治疗反应和转归[1]。最近，癌症基因组图谱的分子分析显示，食管癌不同亚型之间存在关键差异，即ESCC类似于头颈部癌，而EAC染色体不稳定，类似于胃癌[2]。因此，在比较食管癌的2种组织学亚型时，必须考虑到这些重要的差异。

Xi等[3]在《外科学年鉴》（*Annals of Surgery*）上发表了"食管癌新辅助放化疗后的复发和生存率的多中心分析——组织学对复发模式和预后的影响"的研究，试图进一步证明组织学亚型是影响食管癌复发和生存期的主要因素。在他们的回顾性研究中，包括了来自2个大洲的3家医疗中心的数据，以纳入足够数量的EAC和ESCC病例。虽然这些努力是值得赞扬的，但也使得研究更容易产生重大偏倚。具体来说，ESCC病例更年轻，女性占比高，癌变更易发生在食管上段和中段，以及病例多有晚期临床症状。此外，不同亚型的治疗策略也不同。与EAC病例相比，

ESCC病例更有可能接受较低的辐射剂量（中位数，40.0 Gy vs 50.4 Gy），而接受诱导化疗的可能性更小。遗憾的是，研究没有包括原计划进行新辅助放化疗后再手术，但最终未能手术的病例的退组率数据。

作者排除了新辅助化疗后评估不能进行完全切除的病例，但似乎包括了进行R0和R1切除的病例。虽然参与研究的一个机构的数据表明，显微镜下环周切缘阳性可能不会影响复发率或生存率[4]，但这个结果与其他研究表明R1切除具有较差的生存率和较低的复发率的结果相反[5]。此外，作者没有列出接受R1切除的病例数量，以及EAC和ESCC两组病例接受R1切除的数量是否存在差异。

如上所述，因组织学亚型的不同患者对治疗的反应也不一样。在本研究中，病理学完全缓解（pathologic complete response，pCR）率（作为更好的生存指标）为30.3%（271/895），其中，ESCC病例的pCR率显著高于EAC病例的pCR率（44.9% vs 25.9%，$P<0.001$）。在调整人口统计学、癌症和治疗方案，并单独考虑组织学亚型的多变量分析中，达到pCR病例的生存率高于未达到pCR的病例[风险比（hazard ratio，HR）指标，ESCC为2.57，EAC为2.417][1]。pCR是与两种组织学亚型无复发生存率相关的唯一变量。

其他研究也显示了基于组织学亚型的新辅助治疗反应的差异。在CROSS研究中，29%的患者达到pCR，其中，ESCC病例的占比明显高于EAC病例的占比（49% vs 23%，$P=0.008$）[1]。我们中心对接受三联疗法治疗的ESCC病例进行了一项研究（即新辅助放化疗后有肿瘤残留的病例首选手术治疗），研究发现，47%的ESCC病例达到pCR[6]。

有趣的是，Xi等[3]注意到，在达到pCR的病例中，两种亚型之间的复发模式没有差异。然而，在未达到pCR的病例中，局部复发率[16.7%（ESCC）vs 6.3%（EAC），$P<0.001$]和远处复发率[32.5%（EAC）vs 17.5%（ESCC），$P=0.002$]出现了分化。根据我们的经验，pCR患者的复发模式因组织学亚型而异：达到pCR的EAC病例更有可能出现远处复发，而ESCC病例更有可能出现局部复发。此外，我们在达到pCR和没有达到pCR的病例之间发现了相似的复发模式[7]。Xi等[3]对pCR复发模式的研究与我们的经验不同，主要原因包括不同的实践模式、新辅助治疗和辅助治疗的差异以及东方和西方总体疾病模式的差异。

作者指出，与ESCC病例相比，EAC病例更易复发（43.2% vs 34.3%，$P=0.023$）和接受挽救性治疗（74.4% vs 57.7%，$P=0.005$）。根据作者的说法，ESCC病例没有接受挽救性治疗的主要原因是身体状态不佳。然而，在初始治疗前的美国东部肿瘤协作组（Eastern Cooperative Oncology Group，ECOG）评分因亚型而异。与EAC队列相比，ESCC队列中ECOG评分为1~2分的病例更多（51.7% vs 41.3%，$P=0.008$）。此外，由于很难确定这3家中心之间关于挽救性治疗的临床标准，因此没有提到复发病例的治疗标准和接受的挽救性治疗。

最后，作者报告了不同组织学亚型之间的总生存率或无复发生存率差异无统计学意义。同样，这一分析受到导致研究中偏倚的因素的限制，最好不要过分解读其结果。患者群体亚型不同，ESCC亚型病例病情较重，更容易发生上段和中段食管癌，并接受了不同的新辅助治疗。

总的来说，虽然Xi等的研究试图通过关注组织学亚型来阐明食管癌的一些关键方面，但该研究设计所引入的固有偏倚使任何比较都难以被分析。可以说，比较ESCC和EAC亚型就像比较苹果和橘子一样，这两者之间唯一的共同因素是靶器官——食管。作为从业者和研究人员，我们在设计研究、进行基因组分析和开展靶向治疗时，应将ESCC和EAC视作两种不同的疾病。

参考文献

[1] van Hagen P, Hulshof M C, van Lanschot J J, et al. Preoperative chemoradiotherapy for esophageal or junctional cancer[J]. N Engl J Med, 2012, 366(22): 2074-2084.

[2] Cancer Genome Atlas Research Network, Analysis Working Group: Asan University, BC Cancer Agency, et al. Integrated genomic characterization of oesophageal carcinoma[J]. Nature, 2017, 541(7636): 169-175.

[3] Xi M, Yang Y, Zhang L, et al. Multi-institutional Analysis of Recurrence and Survival After Neoadjuvant Chemoradiotherapy of Esophageal Cancer: Impact of Histology on Recurrence Patterns and Outcomes[J]. Ann Surg, 2019, 269(4): 663-670.

[4] Harvin J A, Lahat G, Correa A M, et al. Neoadjuvant chemoradiotherapy followed by surgery for esophageal adenocarcinoma: significance of microscopically positive circumferential radial margins[J]. J Thorac Cardiovasc Surg, 2012, 143: 412-420.

[5] Ma L X, Espin-Garcia O, Lim C H, et al. Impact of adjuvant therapy in patients with a microscopically positive margin after resection for gastric and esophageal cancers[J]. J Gastrointest Oncol, 2020, 11(2): 356-365.

[6] Barbetta A, Hsu M, Tan K S, et al. Definitive chemoradiotherapy versus neoadjuvant chemoradiotherapy followed by surgery for stage II to III esophageal squamous cell carcinoma[J]. J Thorac Cardiovasc Surg, 2018, 155(6): 2710-2721.e3.

[7] Barbetta A, Sihag S, Nobel T, et al. Patterns and risk of recurrence in patients with esophageal cancer with a pathologic complete response after chemoradiotherapy followed by surgery[J]. J Thorac Cardiovasc Surg, 2019, 157: 1249-1259.e5.

翻译：李峰，四川省内江市中医医院胸外科
审校：李勇，中国医学科学院肿瘤医院胸外科

doi: 10.21037/aoe-20-85
Cite this article as: Keshava HB, Molena D. Squamous cell carcinoma and adenocarcinoma of the esophagus: same organ, different disease. Ann Esophagus, 2021, 4: 1.

第二部分

内镜的诊断与治疗

第二章　内镜黏膜下剥离术治疗大范围早期食管鳞状细胞癌——辅助牵引法

Masao Yoshida

Division of Endoscopy, Shizuoka Cancer Center, Nagaizumi, Shizuoka, Japan
Correspondence to: Masao Yoshida, MD, PhD. Division of Endoscopy, Shizuoka Cancer Center, 1007 Shimonagakubo, Nagaizumi, Shizuoka, 411-8777, Japan. Email: ma.yoshida@scchr.jp.

摘要：与开放手术或放化疗相比，内镜下切除术（endoscopic resection，ER）是一种微创治疗食管浅表肿瘤的方法。其中，内镜黏膜下剥离术（endoscopic submucosal dissection，ESD）是一种治疗食管肿瘤行之有效的方法，具有准确的组织学评估和良好的手术结果。然而，ESD在技术操作上具有挑战性，且耗费时间较长，因此需要术者具备较高的技术水平。辅助牵引ESD的引入是为了提高ESD的施术速度，并在剥离时提供足够的黏膜下视野和令人满意的组织牵引。我们回顾了英文科学文献，评估辅助牵引ESD治疗食管病变的疗效，包括夹线（clip-with-thread，CT）法和黏膜下隧道（submucosal tunneling，ST）法。CT法是一种简单且经济实惠的技术，它使用市面上可以购买到的止血夹进行相关操作。两项随机对照试验和两项回顾性研究显示，与传统ESD相比，CT法可以缩短手术时间，并减少局部黏膜下注射且无穿孔的病例。ST法不需要借助特殊设备，它是通过确保术中稳定的黏膜下视野和维持黏膜下液体垫来帮助完成手术。两项回顾性研究报告显示，与传统ESD相比，ST法的手术时间更短，二者整块切除率和完全切除率相似。虽然ST法与CT法联合应用可能对大病灶的治疗有效，但其有效性和安全性还需要大规模的研究来证实。未来，术者将通过控制机器人的机械臂为病灶提供适当的多方向牵引，机器人具有巨大潜力成为食管ESD技术的突破口。毫无疑问，辅助牵引是提高食管ESD成功率的关键。ESD需要从功效、安全性和成本的角度进一步开展研究，以阐明最佳手术方法。

关键词：食管病变；内镜黏膜下剥离术（ESD）；辅助牵引；夹线（CT）法；黏膜下隧道（ST）法

View this article at: https://dx.doi.org/10.21037/aoe-2020-34

一、引言

食管癌的手术切除需要进行食管次全切除并清扫淋巴结，还要利用胃、大肠或小肠进行器官重建，对身体的创伤极大。同时，食管ER是一种仅切除食管黏膜的微创治疗方法，其不良事件的发生率低于开放手术[1-2]。Inoue等在20世纪80年代末首次报道了内镜下黏膜切除术（endoscopic mucosal resection，EMR），其被用于食管癌治疗；在20世纪90年代初又报道了透明帽辅助内镜下黏膜切除术（EMR with a cap-fitted panendoscope，EMR-C）——这是一种改良后的

EMR，能够用于治疗较大的食管癌病变[3-4]。然而，由于这些方法使用了圈套器，因此，存在根据病灶的位置和大小而将病灶分片切除的情况，这导致内镜下切除不完整或需要额外追加手术进行切除[5]。20世纪90年代末，ESD出现，由于其精确的组织学评估和良好的手术效果而逐渐得到普及[6-10]。日本报道的ESD整块切除率为95%~100%，完全切除率为88%~94.6%[11-13]。此外Yamashina等[14]报告了394例经内镜切除的浅表型食管癌的长期预后，其中黏膜上皮/固有层癌的5年生存率为90.5%，黏膜肌层癌的5年生存率为71.1%，黏膜下癌的5年生存率为70.8%。Tsujii等[15]报道了ESD术后3年和5年无复发生存率，根治性切除组3年和5年无复发生存率分别为91.5%和84.8%，而非根治性切除组3年和5年无复发生存率分别为76.0%和72.7%。此外，由于食管ESD具有诊断优势和微创性质，通常可被用于整块活检。根据Minashi等[16]的试验结果，诊断性ESD未来将被进一步实施。然而，由于食管位于纵隔内，手术干预具有侵入性，食管ESD相关的不良事件往往比胃ESD更严重。此外，由于食管管腔狭窄且肌层较薄，因此食管ESD比胃ESD更困难，且需要更长的手术时间。为了推广食管ESD的应用，需要降低手术的难度。辅助牵引法克服了与食管ESD相关的一些技术困难。在这里，我们介绍这些技术研究的相关情况。

二、夹线法

在手术过程中，外科医生使用他们的双手进行开腹手术，他们的技能已经发展到可以通过多孔或单孔开展腹腔镜手术以及机器人手术。在所有的这些手术方法中，用另一只手进行反向牵引有一个显著的好处：可以清楚地暴露手术区域和切割面，以便医生快速地手术。相比之下，由于没有所谓的"外科医生的左手"，内镜医生在ESD中需要独自处理复杂的情况[17]。ESD期间足够的手术视野对于增加手术成功率和减少不良事件的发生率至关重要。对部分切除的病灶施加垂直牵引明显有助于保持手术视野的稳定。Oyama等[18]展示了一种用于食管内镜治疗的反牵引方法，即夹线（CT）法。他们将一根绑在止血夹上的牵引线固定在病变处，并通过拉动牵引线实现足够的手术视野。人们尝试了其他各种牵引方法来降低食管ESD的难度，然而

这些方法因为复杂、昂贵或具有侵入性而没有被广泛应用[19-25]。Suzuki等[26]和Yoshida等[27-28]报道的改良CT法只是将一段市面上可以买到的牙线（REACHORR）打外科结系在止血夹的不锈钢臂上（图2-1）。这种改良CT法被认为是最简单的牵引技术，并已成为日本时下最流行的牵引方法[29-30]。

目前已经报道了两项随机对照试验（randomized controlled trial，RCT）和两项回顾性对比研究（表2-1）。Koike等[32]在2015年进行了一项RCT，对传统ESD和CT法进行比较，其中传统ESD的平均剥离时间为31.8 min，而CT法的平均剥离时间为19.8 min（$P=0.044$）。尽管CT法似乎是一种有前景的治疗方法，具有缩短手术时间的巨大潜力，但RCT样本量较小，并且仅局限于单个中心的两名术者，因此需要更加确凿的证据来证实这一结论。2020年，Yoshida等[34]报道了一项日本全国大规模多中心RCT——CONNECT-E研究。CONNECT-E研究是一项设计良好的RCT，纳入了20 mm或以上的病灶共233个（其中传统ESD组117个，CT法组116个），因为小病灶（不大于15 mm）可以通过EMR-C得到很好的治疗[35-36]。在CONNECT-E研究中，与传统ESD组相比，使用CT法组进行ESD手术的中位手术时间明显缩短（44.5 min vs 60.5 min，$P<0.001$）。此外，6例（5.2%）接受传统ESD的患者术中改为CT法以克服手术过程中出现的技术困难（穿孔，$n=3$；手术时间延长，$n=3$），在传统ESD术中，手术由一名医生转交给另一名医生操作的情况更为常见（6.0% vs 0.9%，$P=0.066$）。尽管CT法中观察到1.7%的标本出现牵拉相关损伤，但两种方法在水平边缘受累率方面没有显著差异（传统ESD 10.3% vs CT法 6.9%，$P=0.484$）。此外，该研究还分析了遇到技术困难的危险因素，其定义如下：①手术时间>120 min；②穿孔；③分片切除；④不合适的切口；⑤术中转交给另一位术者进行操作。该结果证实CT法降低了大面积食管癌ESD期间出现技术困难的风险[比值比（odds ratio，OR）：0.265；95%置信区间（confidence interval，CI）：0.094~0.649；$P=0.005$]。虽然两种随机对照试验的不良事件发生率无显著差异，但CT法未出现穿孔，表明CT法比传统ESD更安全。Ota等[31]和Xie等[33]在回顾性研究中也报道了CT法造成固有肌层损伤的概率较低。

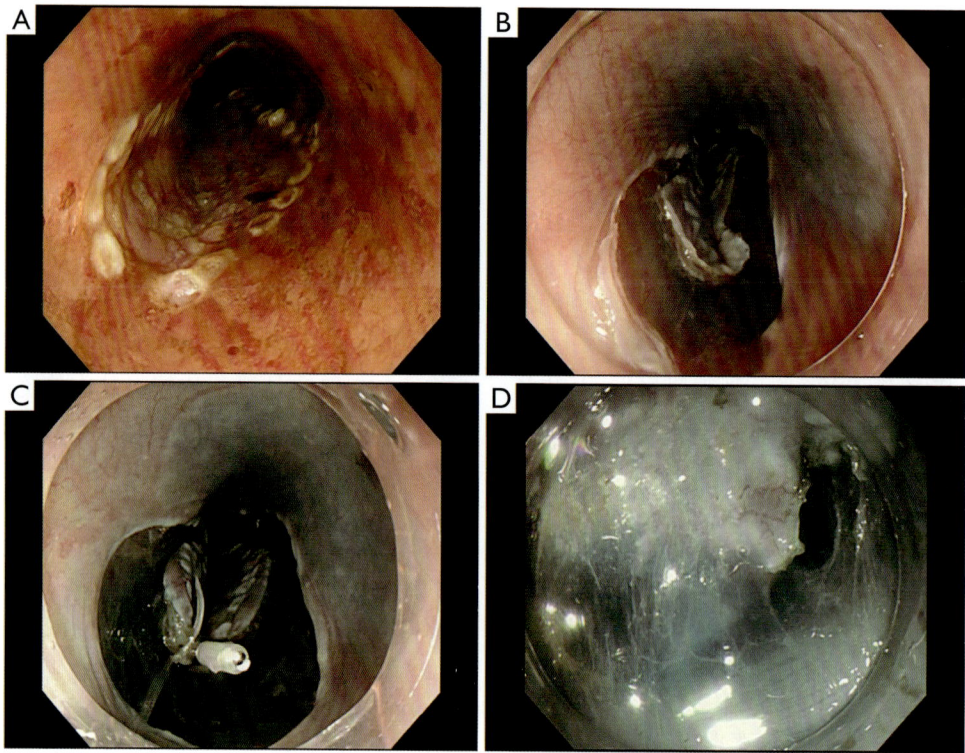

（A，B）与传统ESD一样进行病灶环周黏膜预切口；（C）切开后将带线的夹子夹于病变的近端黏膜边缘；（D）通过拉动穿过患者口腔的牵引线来获得张力和更好的手术视野。

图2-1 夹线（CT）法的技术步骤

表2-1 传统内镜黏膜下剥离术（ESD）和夹线（CT）法的临床结果比较

作者	年度/年	国家	试验设计	机构	病例数/例	病变大小/mm	环周范围/例		手术时间/min	注射量/mL	整块切除率/%	R0切除率/%	穿孔率/%
							<1/2	≥1/2					
Ota等[31]	2012	日本	回顾性	单中心	20/67	26.4/28.1*	16/52	5/15	156/104* (P=0.003)	—	—	—	0/0 (P=1.00)
Koike等[32]	2015	日本	RCT	单中心	20/20	27.0/24.0*	13/12	7/8	31.8/19.8*‡ (P=0.044)	7.5/2.6* (P<0.001)	100/100 (P=1.000)		0/0 (P=1.00)
Xie等[33]	2017	中国	回顾性	单中心	50/50	43.0/40.0	26/20	24/30	34.8/37.6*‡ (P=0.252)	—			0/0 (P=1.00)
Yoshida等[34]	2020	日本	RCT	多中心	117/116	30/30†	75/75	42/41	60.5/44.5† (P<0.001)	40/30† (P=0.001)	99.1/100 (P>0.99)	87.2/91.4 (P=0.30)	4.3/0 (P=0.60)

结果按对照组/研究组的发表顺序显示。RCT，随机对照试验；*平均值；†中位数；‡剥离时间。

三、黏膜下隧道法

当病变尺寸较大时，在传统ESD过程中切除的黏膜远端会缩回食管腔，这可能导致内镜医生在剥离过程中错误判断方向。此外，由于食管黏膜下层缺乏结缔组织，黏膜下液体垫弥散速度快，降低了黏膜下层

的可见性，导致手术时间延长。为了解决这些技术难题，von Delius等[37]于2007年报道了黏膜下隧道（ST）法治疗活体猪模型食管环周病变。ST法用内镜推起要切除的黏膜，并通过提供稳定的黏膜下视野和对黏膜下层的适当牵引来加快手术进程。此外，ST法可以使

内镜在黏膜下隧道内达到稳定的位置。ST法总结如图2-2所示。黏膜下注射后，在病灶近端和远端均切开黏膜，剥离病灶下方的黏膜下层，使近端和远端切口相连通。

两项回顾性研究比较了传统ESD和ST法（表2-2）[38-39]。在Huang等[38]的倾向性匹配分析中，传统ESD和ST法的中位手术时间有显著性差异（48.0 min vs 38.0 min，$P=0.006$）。尽管不良事件发生率没有差异，但ST法肌层损伤的发生率较低（52.6% vs 28.9%，$P=0.036$），使用止血钳的频率较低（65.8% vs 36.8%，$P=0.012$）。

据作者推测，较少使用止血钳可能表明在ST法中大出血事件发生较少。Zhang等[39]的另一份研究显示，ST法的平均剥离速度比传统ESD更快（21.54 mm²/min vs 16.10 mm²/min，$P=0.002$）。在两项回顾性研究中，两种方法的整块切除率和完全切除率相似。

ST法对大范围病变更有效，尤其是环周范围在3/4或以上的病变。然而黏膜下隧道内的出血会影响手术视野，导致手术时间延长和术中不良事件增多。术者应仔细观察黏膜下血管的情况，避免黏膜下隧道内出血。

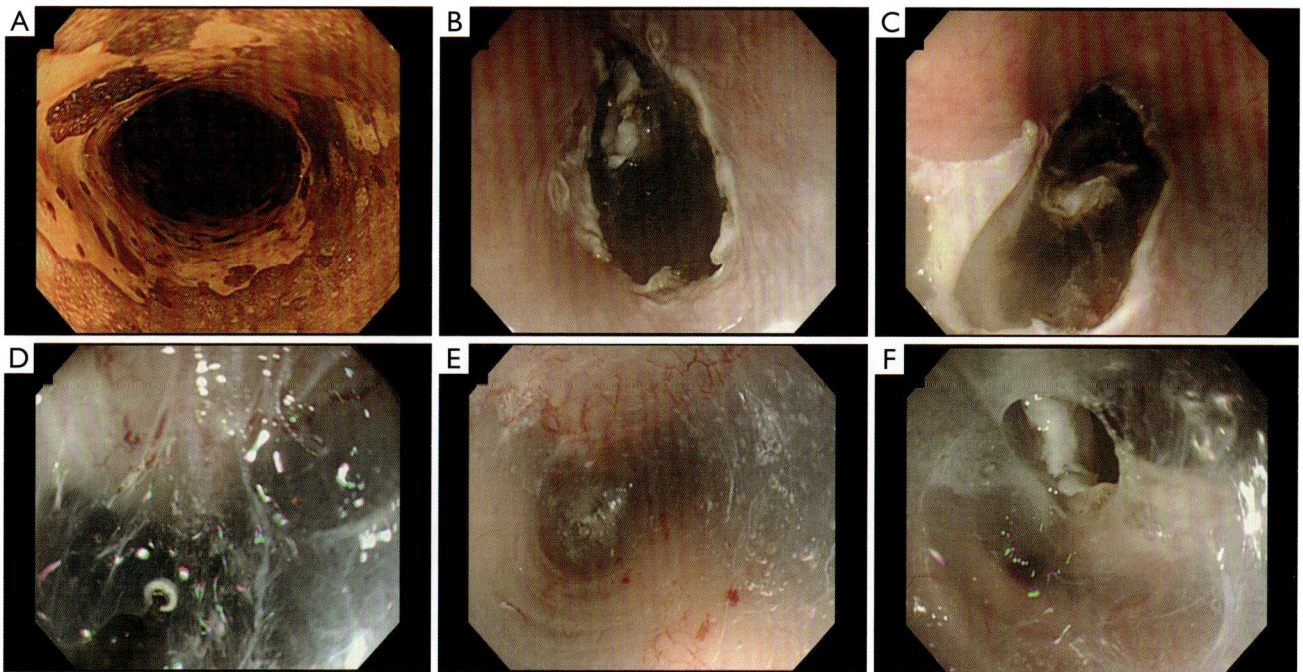

（A）位于胸段食管的环周病变；（B，C）首先进行病灶远端和近端的黏膜预切口；（D，E）使用电刀建立黏膜下隧道；（F）观察到朝向食管腔的小孔，提示为隧道的末端。

图2-2 黏膜下隧道（ST）法的技术步骤

表2-2 传统内镜黏膜下剥离术（ESD）与黏膜下隧道（ST）法的临床结果

作者	年度/年	国家	试验设计	机构	病例数/例	标本大小/mm	环周范围/例		手术时间/min	剥离速度/mm²/min	整块切除率/%	R0切除率/%	穿孔率/%
							<3/4	≥3/4					
Huang等[38]	2017	中国	回顾性	单中心	38/38	36.0/39.0*	—	—	48.0/38.9* ($P=0.006$)	17/23* ($P<0.001$)	100/100 ($P=1.000$)	94.7/100 ($P=0.152$)	7.9/0 ($P=0.077$)
Zhang等[39]	2018	中国	回顾性	单中心	98/52	13.0/15.4††	72/79	26/23	92.4/93.2† ($P=0.944$)	16.1/21.5† ($P=0.002$)	88.8/96.1 ($P=0.126$)	86.7/84.6 ($P=0.722$)	1.0/1.9 ($P=0.646$)

结果按对照组/研究组的发表顺序显示。*平均值；†中位数；††标本面积（cm²）。

四、夹线法与黏膜下隧道法比较

虽然没有直接比较CT法和ST法的研究，但Jin等[40]在动物实验中将15名初学者分别分配到CT法组、ST法组或传统ESD组。CT法组的手术时间最短（CT法组，47.4 min；ST法组，67.0 min；传统ESD组，67.0 min）。CT法组的食管穿孔率最低（CT法组，5.0%；ST法组，20.0%；传统ESD组，40.0%）。此外，学习曲线分析表明CT法是学员最容易掌握的方法。尽管还需要进一步的研究证实，但ST法不太可能优于CT法。此外，对于周径为1/2环或更小的病变，使用ST法很困难。

五、夹线法和黏膜下隧道法的联合应用

ST法提高了大范围食管病灶剥离的效率。然而在隧道形成后，剩余的黏膜下层可能会出现塌陷。Jacques等[41]进行了一项关于"隧道+夹子"策略的前瞻性单臂研究，该策略是将ST法和CT法联合应用，该研究报道了由经验不足的内镜医生进行手术时的疗效和安全性。正如Fraile-López等[42]报道的那样，我们还在临床实践中积极地使用组合方法治疗食管半周或环周病变。ST法+CT法联合应用的技术步骤如下：①使用上述方法在病灶下方建立黏膜下隧道；②从隧道中退出内镜；③从近侧对黏膜下层进行剥离；④将夹子夹在黏膜下层纵向保留的黏膜近侧；⑤进行黏膜下剥离。对于全周性病变，我们将在第一个隧道的对侧再建立另一个隧道。这种很有前景的技术可以对塌陷的黏膜下层施加适当的牵引。未来，迫切需要对其开展进一步的研究。

六、食管ESD的未来展望

内镜设备的最新进展大大地提高了食管病变的完全切除率。辅助牵引技术明显促进了食管ESD的发展，但它在控制牵引方向、调节黏膜下层张力和重新夹紧组织等方面仍存在技术局限性。为了克服这些技术局限性，目前正在研发一种机器人操纵装置。该操纵装置配备有内镜的一个或两个机械臂，能够在术者的控制下夹住组织并提供牵引力（图2-3）。Hwang等[43]在猪模型中进行了机械臂辅助的ESD，并报道了其比传统ESD更快的剥离速度[（122.3±76.5）mm²/min vs（47.5±26.9）mm²/min，$P<0.001$]。这样一种配备了"另一只手"的新型内镜，在降低食管ESD的技术难度方面具有很大潜力。毫无疑问，辅助牵引技术是使食管ESD更容易操作的关键。关于其有效性、安全性和成本，还需要进一步开展研究，来阐明其最佳方法。

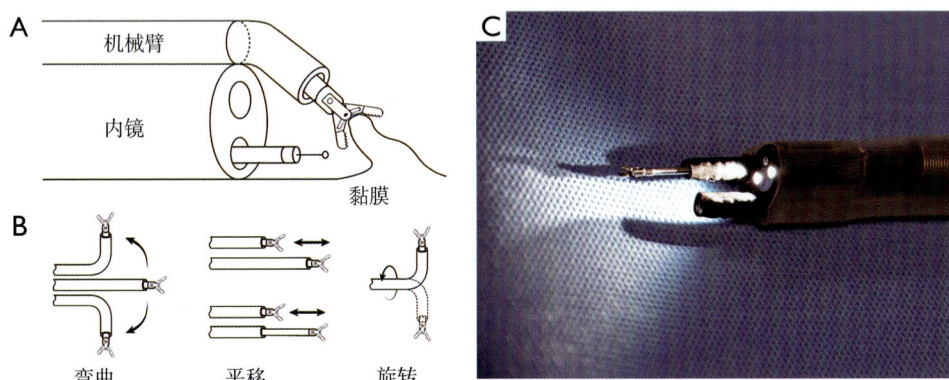

（A）用机械臂以适当的张力抓住病变；（B）辅助器械提供多方向的牵引，并可根据手术需要进行更换；（C）该设备被设计用于连接传统的内镜。

图2-3 机器人辅助牵引的概念

参考文献

[1] Pimentel-Nunes P, Dinis-Ribeiro M, Ponchon T, et al. Endoscopic submucosal dissection: European Society of Gastrointestinal Endoscopy (ESGE) guideline[J]. Endoscopy, 2015, 47(9): 829-854.

[2] Igaki H, Kato H, Tachimori Y, et al. Clinicopathologic characteristics and survival of patients with clinical Stage I

squamous cell carcinomas of the thoracic esophagus treated with three-field lymph node dissection[J]. Eur J Cardiothorac Surg, 2001, 20(6): 1089-1094.

[3] Inoue H, Endo M. Endoscopic esophageal mucosal resection using a transparent tube[J]. Surg Endosc, 1990, 4(4): 198-201.

[4] Inoue H, Takeshita K, Hori H, et al. Endoscopic mucosal resection with a cap-fitted panendoscope for esophagus, stomach, and colon mucosal lesions[J]. Gastrointest Endosc, 1993, 39(1): 58-62.

[5] Soetikno R, Kaltenbach T, Yeh R, et al. Endoscopic mucosal resection for early cancers of the upper gastrointestinal tract[J]. J Clin Oncol, 2005, 23(20): 4490-4498.

[6] Ono H, Kondo H, Gotoda T, et al. Endoscopic mucosal resection for treatment of early gastric cancer[J]. Gut, 2001, 48(2): 225-229.

[7] Tanaka M, Ono H, Hasuike N, et al. Endoscopic submucosal dissection of early gastric cancer[J]. Digestion, 2008, 77 (Suppl 1): 23-28.

[8] Ono H, Hasuike N, Inui T, et al. Usefulness of a novel electrosurgical knife, the insulation-tipped diathermic knife-2, for endoscopic submucosal dissection of early gastric cancer[J]. Gastric Cancer, 2008, 11(1): 47-52.

[9] Kakushima N, Ono H, Tanaka M, et al. Endoscopic submucosal dissection using the insulated-tip knife. Tech Gastrointest Endosc[J]. 2011, 13(1): 63-69.

[10] Lian J, Chen S, Zhang Y, et al. A meta-analysis of endoscopic submucosal dissection and EMR for early gastric cancer[J]. Gastrointest Endosc, 2012, 76(4): 763-770.

[11] Oyama T, Tomori A, Hotta K, et al. Endoscopic submucosal dissection of early esophageal cancer[J]. Clin Gastroenterol Hepatol, 2005, 3(7 Suppl 1): S67-S70.

[12] Ono S, Fujishiro M, Niimi K, et al. Long-term outcomes of endoscopic submucosal dissection for superficial esophageal squamous cell neoplasms[J]. Gastrointest Endosc, 2009, 70(5): 860-866.

[13] Higuchi K, Tanabe S, Azuma M, et al. A phase II study of endoscopic submucosal dissection for superficial esophageal neoplasms (KDOG 0901)[J]. Gastrointest Endosc, 2013, 78(5): 704-710.

[14] Yamashina T, Ishihara R, Nagai K, et al. Long-term outcome and metastatic risk after endoscopic resection of superficial esophageal squamous cell carcinoma[J]. Am J Gastroenterol, 2013, 108(4): 544-551.

[15] Tsuji Y, Nishida T, Nishiyama O, et al. Clinical outcomes of endoscopic submucosal dissection for superficial esophageal neoplasms: a multicenter retrospective cohort study[J]. Endoscopy, 2015, 47(9): 775-783.

[16] Minashi K, Nihei K, Mizusawa J, et al. Efficacy of endoscopic resection and selective chemoradiotherapy for stage I esophageal squamous cell carcinoma[J]. Gastroenterology, 2019, 157(2): 382-390.e3.

[17] Fukami N. What we want for ESD is a second hand! Traction method[J]. Gastrointest Endosc, 2013, 78(2): 274-276.

[18] Oyama T. Counter traction makes endoscopic submucosal dissection easier[J]. Clin Endosc, 2012, 45(4): 375-378.

[19] Hirota M, Kato M, Yamasaki M, et al. A novel endoscopic submucosal dissection technique with robust and adjustable tissue traction[J]. Endoscopy, 2014, 46(6): 499-502.

[20] Ohata K, Fu K, Shouzushima M, et al. A novel traction system for esophageal endoscopic submucosal dissection[J]. Endoscopy, 2012, 44(S02): E410-E411.

[21] Tsao S K, Toyonaga T, Morita Y, et al. Modified fishing-line traction system in endoscopic submucosal dissection of large esophageal tumors[J]. Endoscopy, 2011, 43 Suppl 2 UCTN: E119.

[22] Chen P J, Huang W C, Wang H P, et al. Percutaneous transgastric traction-assisted esophageal endoscopic submucosal dissection: A randomized controlled trial in a porcine model[J]. Scand J Gastroenterol, 2012, 47(11): 1386-1393.

[23] Motohashi O, Nishimura K, Nakayama N, et al. Endoscopic submucosal dissection (two-point fixed ESD) for early esophageal cancer[J]. Dig Endosc, 2009, 21(3): 176-179.

[24] Ohata K, Fu K, Sakai E, et al. Esophageal endoscopic submucosal dissection assisted by an overtube with a traction forceps: an animal study[J]. Gastroenterol Res Pract, 2016, 2016: 3186168.

[25] Zhang Q, Yao X, Cai J Q, et al. Snare combined with endoclips in endoscopic submucosal dissection with mucosal traction for gastroesophageal neoplasia[J]. J Gastroenterol Hepatol, 2019, 34(6): 1049-1057.

[26] Suzuki S, Gotoda T, Kobayashi Y, et al. Usefulness of a traction method using dental floss and a hemoclip for gastric endoscopic submucosal dissection: A propensity score matching analysis (with videos)[J]. Gastrointest Endosc, 2016, 83(2): 337-346.

[27] Yoshida M, Takizawa K, Ono H, et al. Efficacy of endoscopic submucosal dissection with dental floss clip traction for gastric epithelial neoplasia: A pilot study (with video)[J]. Surg Endosc, 2016, 30(7): 3100-3106.

[28] Yoshida M, Takizawa K, Suzuki S, et al. Conventional versus traction-assisted endoscopic submucosal dissection for gastric neoplasms: A multicenter, randomized controlled trial (with video)[J]. Gastrointest Endosc, 2018, 87(5): 1231-1240.

[29] Tsuji K, Yoshida N, Nakanishi H, et al. Recent traction methods for endoscopic submucosal dissection[J]. World J Gastroenterol, 2016, 22(26): 5917-5926.

[30] Imaeda H, Hosoe N, Kashiwagi K, et al. Advanced endoscopic

submucosal dissection with traction[J]. World J Gastrointest Endosc,2014,6(7):286-295.

[31] Ota M,Nakamura T,Hayashi K,et al. Usefulness of clip traction in the early phase of esophageal endoscopic submucosal dissection[J]. Dig Endosc,2012,24(5):315-318.

[32] Koike Y,Hirasawa D,Fujita N,et al. Usefulness of the thread-traction method in esophageal endoscopic submucosal dissection:randomized controlled trial[J]. Dig Endosc,2015,27(3):303-309.

[33] Xie X,Bai J Y,Fan C Q,et al. Application of clip traction in endoscopic submucosal dissection to the treatment of early esophageal carcinoma and precancerous lesions[J]. Surg Endosc,2017,31(1):462-468.

[34] Yoshida M,Takizawa K,Nonaka S,et al. Conventional versus traction-assisted endoscopic submucosal dissection for large esophageal cancers:A multicenter,randomized controlled trial (with video)[J]. Gastrointest Endosc,2020,91(1):55-65.e2.

[35] Ishihara R,Iishi H,Takeuchi Y,et al. Local recurrence of large squamous-cell carcinoma of the esophagus after endoscopic resection[J]. Gastrointest Endosc,2008,67(6):799-804.

[36] Ishihara R,Iishi H,Uedo N,et al. Comparison of EMR and endoscopic submucosal dissection for en bloc resection of early esophageal cancers in Japan[J]. Gastrointest Endosc,2008,68(6):1066-1072.

[37] von Delius S,Feussner H,Henke J,et al. Submucosal endoscopy:A novel approach to en bloc endoscopic mucosal resection (with videos)[J]. Gastrointest Endosc,2007,66(4):753-756.

[38] Huang R,Cai H,Zhao X,et al. Efficacy and safety of endoscopic submucosal tunnel dissection for superficial esophageal squamous cell carcinoma:A propensity score matching analysis[J]. Gastrointest Endosc,2017,86(5):831-838.

[39] Zhang W,Zhai Y,Chai N,et al. Endoscopic submucosal tunnel dissection and endoscopic submucosal dissection for large superficial esophageal squamous cell neoplasm:Efficacy and safety study to guide future practice[J]. Surg Endosc,2018,32(6):2814-2821.

[40] Jin P,Fu K I,Yu Y,et al. Traction using a clip-with-line is a preferred method for trainees in performing esophageal endoscopic submucosal dissection:An animal model study[J]. Therap Adv Gastroenterol,2017,10(4):343-351.

[41] Jacques J,Legros R,Rivory J,et al. The "tunnel+clip" strategy standardised and facilitates oesophageal ESD procedures:a prospective,consecutive bi-centric study[J]. Surg Endosc,2017,31(11):4838-4847.

[42] Fraile-López M,Parra-Blanco A. Double-tunnel circumferential endoscopic submucosal dissection with double clip-band-line traction for an esophageal squamous neoplasm[J]. Endoscopy,2020,52(8):E303-E305.

[43] Hwang M,Lee S W,Park K C,et al. Evaluation of a robotic arm-assisted endoscope to facilitate endoscopic submucosal dissection (with video)[J]. Gastrointest Endosc,2020,91(3):699-706.

翻译：赵锐，四川省肿瘤医院内镜科
审校：王程浩，四川省肿瘤医院胸外科
　　　周强，四川省肿瘤医院胸外科
　　　冷雪峰，四川省肿瘤医院胸外科

doi：10.21037/aoe-2020-34
Cite this article as：Yoshida M. Endoscopic submucosal dissection for large early squamous cell carcinoma—traction assisted methods. Ann Esophagus,2023,6:4.

第三章　食管癌的超声内镜检查：叙述性综述

Zachary E. Daitch, Stephen J. Heller

Section of Gastroenterology, Temple University Hospital, Philadelphia, PA, USA
Contributions: (I) Conception and design: SJ Heller; (II) Administrative support: None; (III) Provision of study materials or patients: None; (IV) Collection and assembly of data: ZE Daitch; (V) Data analysis and interpretation: None; (VI) Manuscript writing: Both authors; (VII) Final approval of manuscript: Both authors.
Correspondence to: Stephen J. Heller, MD. Section of Gastroenterology, Temple University Hospital, 3401 N. Broad St., 8th Floor Parkinson Pavilion, Philadelphia, PA 19140, USA. Email: stephen.heller@tuhs.temple.edu.

目的： 本综述的目的是总结和讨论超声内镜（endoscopic ultrasound，EUS）在食管癌诊断和分期中的作用。

背景： EUS在食管癌的诊断和分期中具有明确的作用。在过去30年，技术的进步提高了EUS的诊断效能，使EUS成为食管癌诊治过程中的重要环节。

方法： 通过文献综述总结现有的EUS在临床实践中的应用和局限性的报道。

结论： EUS技术在过去30年中不断发展。特别是，EUS在确定肿瘤局部侵犯范围方面发挥着至关重要的作用。此外，EUS可以准确识别肿瘤的周围淋巴结和肿瘤的肝脏转移病灶，也可通过细针穿刺抽吸术（fine needle aspiration，FNA）对转移性病灶进行组织采样，从而提高其诊断效能。随着EUS技术的发展，其在食管癌T分期和N分期中的作用已超越了美国癌症联合委员会/国际抗癌联盟（American Joint Committee on Cancer/Union for International Cancer Control，AJCC/UICC）所划定的其他方法。EUS是食管癌多模态诊断和分期的基石，食管癌其他的诊断方式还包括上消化道内镜检查，横断面成像，正电子发射断层成像（positron emission tomography，PET），纵隔镜检查和腹腔镜检查。EUS的局限性包括对术者的依赖、对梗阻性肿瘤的分期过低、难以区分T2和T3期病变以及对放化疗后患者的肿瘤检出率低。

关键词： 食管癌；超声内镜（EUS）；癌症分期

View this article at: https://dx.doi.org/10.21037/aoe-21-25

一、引言

超声内镜（EUS）作为一种诊断技术最初于20世纪80年代被引入我国，其通过近距离直接观察胃肠道腔，避免介入其他组织，从而获得较高的超声分辨率图像。20世纪90年代初，EUS在美国首次被用于胰腺成像，并初步研究评估了EUS作为胰腺癌诊断工具的价值。随着时间的推移，EUS领域蓬勃发展，在许多疾病的诊断和分期中发挥了不可或缺的作用。EUS首先作为计算机断层扫描（computed tomography，CT）的补充被用于食管癌分期，因为超声图像为区分食管壁各层结构提供了一种更好的方式，进而使疾病的分期更加准确。除了可视化之外，超声内镜引导下的细针穿刺抽吸术（endoscopic ultrasound-guided fine needle aspiration，EUS-FNA）也已成为一种常见的组织获取方式[1]。EUS-FNA提高了EUS诊断恶性肿瘤附近淋巴结和邻近结构的特异性。总体而言，EUS已成为食管癌诊断和分期中不可或缺的组成部分。本文介绍EUS在食管癌诊断和分期中的作用。我们根据叙述性综述报告清单撰写本文（详见https://dx.doi.org/10.21037/aoe-21-25）。

二、方法

撰写这篇综述所用的信息来自经过验证的数据库（其中最著名的是PubMed）中的可用资源和文献。本综述中纳入的文章包括论著、Meta分析和系统性综述。本叙述性综述中使用的所有文章均经过同行评议，并包含了对达成本文目的至关重要的信息。

三、讨论

（一）食管癌的分期

由美国癌症联合委员会和国际抗癌联盟（AJCC/UICC）联合制定的"TNM"分期系统是食管癌分期采用的普遍方法[2]。原发肿瘤（T）分期为T0~4期，另外Tx用于表示由于影像学限制或肿瘤特殊情况而无法被正确评估的肿瘤。T0期表示没有浸润性癌；

Tis期表示在组织标本中高度不典型增生，但没有明显的肿瘤；T1期是指肿瘤侵犯黏膜层或黏膜下层，分为T1a期（肿瘤侵犯固有层或黏膜肌层）和T1b期（肿瘤侵犯黏膜下层）；T2期是指肿瘤侵犯但不穿透固有肌层；T3期是指肿瘤穿透固有肌层侵犯外膜（图3-1A~图3-1B）；T4期为最晚期肿瘤，以侵犯邻近结构为特征。最新的指南将T4期分为T4a期（侵入胸膜、心包或膈膜的可切除肿瘤）和T4b期（侵入主动脉、椎体或气管等组织的不可切除肿瘤）。食管鳞状细胞癌（ESCC）和食管腺癌（EAC）/食管胃结合部（esophago-gastric junction，EGJ）肿瘤的T分期无差别。

区域淋巴结（N）分期为N0期到N3期。同样用Nx期表示无法评估的淋巴结；N0期表示无淋巴结转移；N1期表示有1~2个区域淋巴结转移；N2期表示3~6个区域淋巴结转移；N3期表示7个或更多区域淋巴结转移（图3-1C）。ESCC和EAC/EGJ肿瘤的淋巴结分期相似。M分期有两种，M0期表示无已知的远处转移，M1期表示无区域淋巴结或远处器官转移。

结合肿瘤TNM分期和组织学分级，肿瘤总体临床分期从T1a期到T4b期。肿瘤的分期对确定最佳治疗策略至关重要，如初次手术、新辅助放化疗后再手术、根治性放化疗或姑息性化疗。分期也是预后的重要决定因素。进一步讨论该分期系统的细节和治疗意义超出了本文讨论的范围。然而，正是这种全面的分期巧妙地区分了ESCC和EAC/EGJ肿瘤。在该系统中，Ⅰ期和Ⅱ期近端和中段ESCC被认为比远端ESCC更具侵袭性；相反，EAC/EGJ肿瘤的位置并不包括在预后分期中。食管癌分期的具体内容见表3-1。

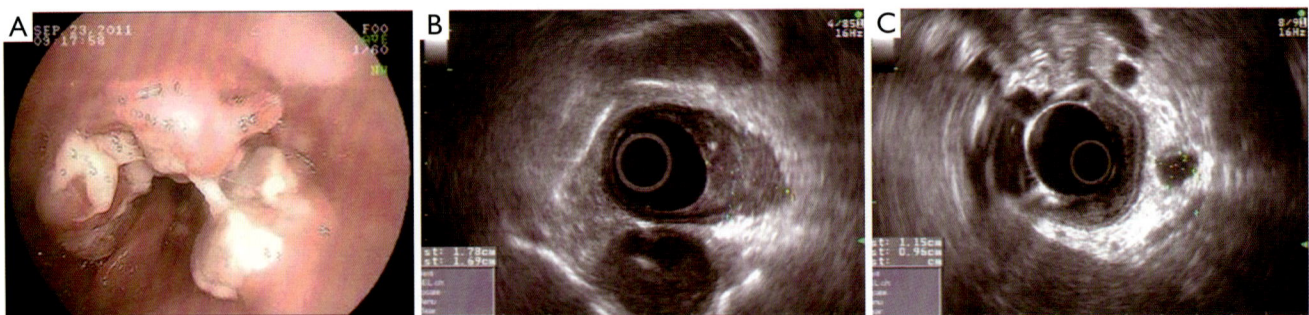

（A）T3期食管腺癌（EAC）的内镜图像；（B）同一患者的EUS显示T3期病变，肿瘤穿透固有肌层浸润至外膜；（C）同一患者的恶性淋巴结。注：肿瘤直径>1 cm，圆形轮廓，边缘清晰。EUS，超声内镜。

图3-1 T3期食管腺癌（EAC）伴恶性淋巴结

表3-1　AJCC/UICC食管癌TNM分期

分期	描述
T	
Tx	肿瘤无法被评估
T0	食管未见肿瘤
Tis	高度不典型增生，未延伸至基底膜以外
T1	肿瘤侵犯固有层、黏膜肌层或黏膜下层
T1a	肿瘤侵犯固有层或黏膜肌层
T1b	肿瘤侵犯黏膜下层
T2	肿瘤侵犯但不穿透固有肌层
T3	肿瘤穿透固有肌层侵犯外膜
T4	肿瘤侵犯邻近组织
T4a	受累组织：胸膜、心包、奇静脉、隔膜、腹膜
T4b	受累组织：主动脉、椎体、气管等
N	
Nx	无法评估区域淋巴结
N0	无区域淋巴结转移
N1	发现1~2个区域淋巴结转移
N2	发现3~6个区域淋巴结转移
N3	发现7个或更多区域淋巴结转移
M	
M0	无远处转移
M1	存在远处转移

食管癌的分期通常需要采用多模态方法，包括影像学检查和侵入性检查[3]。通常可先通过上消化道内镜检查得出食管癌的初步诊断，再通过影像学检查联合黏膜活检来确诊。现有诊断技术包括CT、氟代脱氧葡萄糖（fluorodeoxyglucose，FDG）正电子发射计算机体层显像（positron emission tomography and computed tomography，PET/CT）、EUS以及诊断性腹腔镜和纵隔镜检查。尽管CT方便且无创，但其在明确食管癌分期方面缺乏敏感性和准确性[4-5]。关于早期（T2期及以下）食管癌的诊断，EUS被认为是金标准，其敏感性为80%，明显优于CT[6]。尽管FDG PET/CT具有额外的优势，但EUS在发现原发肿瘤的局部浸润和区域淋巴结转移、N3期超过7个淋巴结受累的诊断方面也优于FDG PET[7]。大量研究表明，EUS在食管癌分期中具有更高的准确性[8-10]。一项纳入44项

研究的重要Meta分析指出，EUS对于T分期总体准确率为79%；对于T1a期的敏感性和特异性分别为84%和91%，对于T1b期的敏感性和特异性分别为83%和89%[8]。FDG PET/CT在诊断远处转移以及对可能治愈的早期癌症分期方面有明显优势[9]。对于原发肿瘤和区域淋巴结，EUS优于这些方式主要有以下几个因素：首先，EUS能够区分各层食管壁，从而对肿瘤进行分期；其次，FDG PET/CT在局部浸润和区域淋巴结转移诊断方面有较高的假阳性率[10]；最后，EUS敏感性和特异性的提高巩固了EUS在诊断肿瘤分期中的作用。当FDG PET/CT作为首选检查方式时，其检查结果应经过EUS确认。EUS是诊断食管癌局部分期最准确的方法。

基于上述发现和大型Meta分析证实，EUS、CT和FDG PET/CT对食管癌的诊断互为补充[11]。EUS是最敏感的检查方式；CT和FDG PET/CT对淋巴结转移的诊断特异性更高。EUS-FNA可以作为CT和FDG PET/CT的补充，以确诊恶性淋巴结，而EUS单独被用于排除转移性病灶。CT和FDG PET/CT对于诊断远处转移是非常有用的，而EUS无法做到。有几项研究以此为目的比较了CT和FDG PET/CT，但这超出了本文讨论的范围。

（二）EUS技术

EUS使用径向或弧形线性阵列传递信号，投射出食管和周围组织的图像。径向EUS在美国的诊断性检查中最常用，而弧形线性阵列EUS在欧洲的应用更为广泛。在径向EUS中，产生的图像是与内镜垂直的360°横切面。只有线性EUS具有FNA的功能。超声频率范围为5~20 MHz，更高频率的换能器（12~30 MHz）可被引入可通过内镜的小导管中。运用该技术即可得到食管壁的高分辨率图像[12]。

（三）EUS的应用

根据内镜的类型，EUS可以将食管壁可视化结构分为5层或9层。在EUS图像上，结缔组织含量高的组织通常表现为高回声，而含水量高的组织（如肌肉）则表现为低回声。

低频EUS（7.5~12 MHz）可显示食管壁的5层结构，具体如下：

（1）第一层，高回声，黏膜上皮层；

（2）第二层，低回声，黏膜肌层；

（3）第三层，高回声，黏膜下层；

（4）第四层，低回声，固有肌层；

（5）第五层，高回声，外膜层。

高频EUS（>20 MHz）可显示食管壁的9层结构，具体如下：

（1）第一层，高回声，浅表黏膜层；

（2）第二层，低回声，较深的浅表黏膜层；

（3）第三层，高回声，固有层；

（4）第四层，低回声，黏膜肌层；

（5）第五层，高回声，黏膜下层；

（6）第六层，低回声，内环肌层（肌间神经丛）；

（7）第七层，高回声，肌间结缔组织层；

（8）第八层，低回声，外纵肌层；

（9）第九层，高回声，外膜层。

虽然高频EUS是可用的，但在临床实践中并没有得到广泛应用。临床常用的是低频EUS，其对食管壁5层结构的成像对食管癌分期具有重要意义。肿瘤侵犯的层面不同决定了治疗方式的不同，无论治疗方式是消融、内镜切除还是外科手术，例如，EUS检查出病灶只局限于黏膜层，则内镜下黏膜切除术（EMR）是首选的治疗方式，而不是外科手术。基于可靠的研究数据，接受EMR的T1a期肿瘤患者具有良好的结局[13-14]，Ell等[13]报道其治愈率达99%；相反，如果EUS检查为T3期病灶，则首选手术方法治疗，并可以考虑新辅助化疗方案。T1b期病变和侵犯程度不确定的病灶，目前最好的处理方式是结合当地医师专业知识、偏好以及患者合并症进行跨学科综合考虑。图3-2包括T1b期食管癌的直接内镜视图和EUS图。一般而言，手术联合放化疗是大多数T1a期以上病变的标准治疗方法[15-17]。

EUS还可以识别区域淋巴结和位于腹腔干的淋巴结，这有助于确定肿瘤的N分期。恶性淋巴结具有典型的超声表现。标准的上消化道内镜无法显示区域淋巴结影像。EUS可被用于评估淋巴结的大小、形态、边界和回声特征[18-19]。淋巴结检出数目结合其特征可提高或降低EUS对食管癌诊断分期的检出率。EUS可评估的淋巴结部位包括：颈段食管旁、右侧喉返神经旁、左侧气管旁、上段食管旁、下段食管旁、主动脉下、隆突下、下后纵隔和胃周。如前所述，恶性淋巴结的存在及其导致的临床肿瘤分期的提高对食管癌预后具有重要意义。大量研究表明，区域淋巴结的数目和位置均会影响食管癌预后[20-21]。

除了识别上述淋巴结外，腹腔淋巴结也特别值得被关注。一旦发现腹腔淋巴结，即增加肿瘤为恶性的可能性，这与淋巴结的特征无关。在一项研究中，通过EUS发现的腹腔淋巴结90%为恶性[22]。虽然传统的CT和PET/CT均可用于腹腔淋巴结的识别，但已有研究对EUS、CT和PET/CT进行了比较，结果表明EUS对于识别腹腔淋巴结更具优越性[4,23-24]。

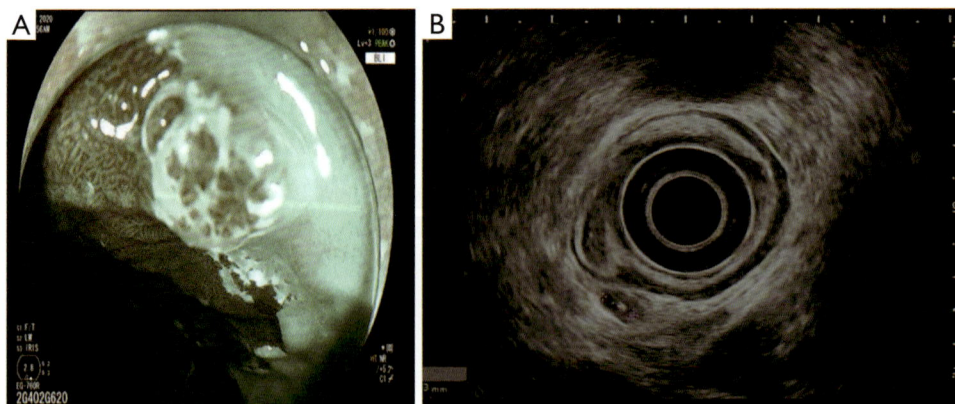

（A）T1b期EAC的内镜图像；（B）同一患者的EUS显示7点钟位置肿瘤侵犯黏膜下层图像（EUS第3层结构）；该肿瘤分期为T1bN0期。EUS，超声内镜。

图3-2　T1b期EAC伴黏膜下层浸润

直径大于1 cm、圆形、边缘光滑、内部低回声等超声内镜特征增加了淋巴结为恶性的可能性。小的、不规则的、细长的、回声较高的淋巴结则降低了其为恶性的可能性。在不考虑淋巴结数目的情况下，当存在4个相关特征中的一项时，超声特征支持其为恶性的可能性为80%~100%[18-19]。自2010年AJCC/UICC决定将淋巴结数量纳入分期标准以来，没有进行过任何相关研究，但将淋巴结数目纳入风险评估将提高EUS对肿瘤N分期的检出率。

无论有问题的淋巴结的外观如何，EUS还有一个额外的功能，就是能够通过FNA获取组织。EUS联合FNA将食管癌淋巴结分期的诊断准确率从74%提高至90%[25]。将EUS引导下的FNA与手术标本或细胞学作为诊断金标准进行比较，结果表明EUS的敏感性、特异性和准确性均超过85%[25]。2003年一项前瞻性研究结果显示，与单独EUS或CT引导下的FNA相比，EUS-FNA提高了食管癌淋巴结分期的准确性[25]。有研究将EUS-FNA与手术切除/细胞学作为诊断金标准进行了比较，取得了令人满意的结果[26-28]。图3-3为恶性区域淋巴结的EUS-FNA。

（四）EUS的局限性

EUS的使用需要高级技能和设备，并非所有医疗人员和所有医疗机构均具有这种技能和条件。EUS培训通常在完成标准胃肠病专科培训后的第四年（高级内镜培训期间）进行。即使在胃肠病专家中，食管癌分期在观察者之间的差异性也很大[22]。更具体地说，T2期肿瘤的变异性最大，进展到T3期的病灶往往不太明显。即使是专科医生，也可能很难区分T2期和T3期

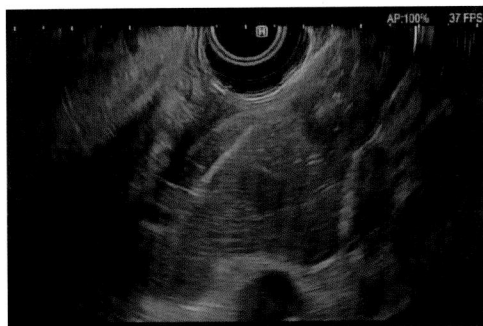

图3-3　恶性区域淋巴结的超声内镜引导下的细针穿刺抽吸术（EUS-FNA）

病变。即使在这种情况下，这一局限性也并不会降低EUS的诊断价值，因为目前T2期和T3期病变的治疗方案并无差别。

实施EUS时遇到的另一个难题是在实施新辅助化疗或放疗后使用EUS。如上所述，食管癌的T分期很重要，因为它对术前干预具有启示意义。对于接受这些治疗的患者，可通过EUS监测肿瘤治疗反应并进行再分期。遗憾的是，新辅助放化疗后EUS对食管癌和淋巴结评估的准确性与初始评估的准确性并不匹配。当然，残留淋巴结预示着更复杂的术后转归和更差的生存率[29]。然而，新辅助放化疗后EUS的T分期准确性降低。目前规模最大的Meta分析纳入了16项比较EUS和手术病理评估的研究，结果表明T分期的敏感性和特异性因肿瘤T分期不同而有很大差异。T1期和T4期肿瘤的特异性最高，分别为95%（93%~97%）和96%（94%~97%）；而T3期肿瘤的敏感性更高，为81%（72%~88%）[30]。无论数量如何，更突出的发现是显著差异的存在，降低了EUS在这种情况下的总体准确性和效能。不准确的原因是理论上的，包括放化疗后的组织破坏和炎症，以及观察者偏倚（因为没有任何研究对患者接受EUS前的病史设盲）。然而，尽管存在不准确性，但EUS联合上消化道内镜仍然是放化疗后重新评估肿瘤病变的最佳方法。EUS-FNA在诊断治疗后残余淋巴结方面发挥了作用，增加了EUS的价值。

EUS的最后一个局限性是穿过肿瘤的能力。不幸的是，许多被诊断为食管癌的患者表现为恶病质和严重的恶性食管狭窄[31]。EUS直径约12 mm，且比诊断性胃镜更加坚硬，因此限制了EUS穿过坚硬、狭窄食管腔的能力。扩张器可短暂扩大食管管腔内径，但这种方法具有显著的风险[32-33]。与潜在的诊断益处相比，用此方法进行诊断得不偿失。即使在这种情况下，EUS对肿瘤分期仍有一定的准确性[34]。但临床更多地依赖影像学方法或直接手术观察来进行肿瘤分期。

四、总结

近30年来，EUS在食管癌的诊断和分期中发挥着重要作用。EUS的侵袭性不高，可准确判断T分期和N分期。EUS-FNA技术是一种精确的非手术获取组织的方式，可用于确认区域淋巴结和其他邻近结构（如肝脏）的转移情况。尽管EUS在梗阻性肿瘤和新辅助治

疗后再评估方面存在局限性，但它可能仍然是食管癌患者治疗的基石。

参考文献

[1] Vilmann P, Jacobsen G K, Henriksen F W, et al. Endoscopic ultrasonography with guided fine needle aspiration biopsy in pancreatic disease[J]. Gastrointest Endosc, 1992, 38(2): 172-173.

[2] Rice T W, Patil D T, Blackstone E H. 8th edition AJCC/UICC staging of cancers of the esophagus and esophagogastric junction: application to clinical practice[J]. Ann Cardiothorac Surg, 2017, 6(2): 119-130.

[3] Berry M F. Esophageal cancer: staging system and guidelines for staging and treatment[J]. J Thorac Dis, 2014, 6 Suppl 3(Suppl 3): S289-S297.

[4] Romagnuolo J, Scott J, Hawes R H, et al. Helical CT versus EUS with fine needle aspiration for celiac nodal assessment in patients with esophageal cancer[J]. Gastrointest Endosc, 2002, 55(6): 648-654.

[5] Sultan R, Haider Z, Chawla T U. Diagnostic accuracy of CT scan in staging resectable esophageal cancer[J]. J Pak Med Assoc, 2016, 66(1): 90-92.

[6] Singhal S, Roy S. cT2N0 esophageal adenocarcinoma: predictors of lymph nodal involvement and clinical significance[J]. J Thorac Dis, 2019, 11(Suppl 3): S453-S456.

[7] Pfau P R, Perlman S B, Stanko P, et al. The role and clinical value of EUS in a multimodality esophageal carcinoma staging program with CT and positron emission tomography[J]. Gastrointest Endosc, 2007, 65(3): 377-384.

[8] Luo L N, He L J, Gao X Y, et al. Endoscopic ultrasound for preoperative esophageal squamous cell carcinoma: a meta-analysis[J]. PLoS One, 2016, 11: e0158373.

[9] van Westreenen HL, Westerterp M, Bossuyt P M, et al. Systematic review of the staging performance of 18F-fluorodeoxyglucose positron emission tomography in esophageal cancer[J]. J Clin Oncol, 2004, 22(18): 3805-3812.

[10] van Westreenen H L, Heeren P A, Jager P L, et al. Pitfalls of positive findings in staging esophageal cancer with F-18-fluorodeoxyglucose positron emission tomography[J]. Ann Surg Oncol, 2003, 10: 1100-1105.

[11] van Vliet E P, Heijenbrok-Kal M H, Hunink M G, et al. Staging investigations for oesophageal cancer: a meta-analysis[J]. Br J Cancer, 2008, 98: 547-557.

[12] Murad F M, Komanduri S, et al. Echoendoscopes[J]. Gastrointest Endosc, 2015, 82(2): 189-202.

[13] Ell C, May A, Pech O, et al. Curative endoscopic resection of early esophageal adenocarcinomas (Barrett's cancer)[J]. Gastrointest Endosc, 2007, 65(1): 3-10.

[14] Balmadrid B, Hwang J H. Endoscopic resection of gastric and esophageal cancer[J]. Gastroenterol Rep (Oxf), 2015, 3(4): 330-338.

[15] Gockel I, Hoffmeister A. Endoscopic or surgical resection for gastro-esophageal cancer[J]. Dtsch Arztebl Int, 2018, 115(31-32): 513-519.

[16] Watanabe M, Otake R, Kozuki R, et al. Recent progress in multidisciplinary treatment for patients with esophageal cancer[J]. Surg Today, 2020, 50(1): 12-20.

[17] Sgourakis G, Gockel I, Lang H. Endoscopic and surgical resection of T1a/T1b esophageal neoplasms: a systematic review[J]. World J Gastroenterol, 2013, 19(9): 1424-1437.

[18] Catalano M F, Sivak MV Jr, Rice T, et al. Endosonographic features predictive of lymph node metastasis[J]. Gastrointest Endosc, 1994, 40(4): 442-446.

[19] Bhutani M S, Hawes R H, Hoffman B J. A comparison of the accuracy of echo features during endoscopic ultrasound (EUS) and EUS-guided fine-needle aspiration for diagnosis of malignant lymph node invasion[J]. Gastrointest Endosc, 1997, 45(6): 474-479.

[20] Rizk N, Venkatraman E, Park B, et al. The prognostic importance of the number of involved lymph nodes in esophageal cancer: implications for revisions of the American Joint Committee on Cancer staging system[J]. J Thorac Cardiovasc Surg, 2006, 132(6): 1374-1381.

[21] Mariette C, Piessen G, Briez N, et al. The number of metastatic lymph nodes and the ratio between metastatic and examined lymph nodes are independent prognostic factors in esophageal cancer regardless of neoadjuvant chemoradiation or lymphadenectomy extent[J]. Ann Surg, 2008, 247(2): 365-371.

[22] Eloubeidi M A, Wallace M B, Reed C E, et al. The utility of EUS and EUS-guided fine needle aspiration in detecting celiac lymph node metastasis in patients with esophageal cancer: a single-center experience[J]. Gastrointest Endosc, 2001, 54(6): 714-719.

[23] Catalano M F, Alcocer E, Chak A, et al. Evaluation of metastatic celiac axis lymph nodes in patients with esophageal carcinoma: accuracy of EUS[J]. Gastrointest Endosc, 1999, 50(3): 352-356.

[24] Lightdale C J, Kulkarni K G. Role of endoscopic ultrasonography in the staging and follow-up of esophageal cancer[J]. J Clin Oncol, 2005, 23(20): 4483-4489.

[25] Vazquez-Sequeiros E, Wiersema M J, Clain J E, et al. Impact of lymph node staging on therapy of esophageal carcinoma[J]. Gastroenterology, 2003, 125(6): 1626-1635.

[26] Wiersema M J, Vilmann P, Giovannini M, et al. Endosonography-guided fine-needle aspiration biopsy: diagnostic accuracy and complication assessment[J]. Gastroenterology, 1997, 112(4): 1087-1095.

[27] Giovannini M, Seitz J F, Monges G, et al. Fine-needle aspiration cytology guided by endoscopic ultrasonography: results in 141 patients[J]. Endoscopy, 1995, 27(2): 171-177.

[28] van Vliet E P, Eijkemans M J, Poley J W, et al. Staging of esophageal carcinoma in a low-volume EUS center compared with reported results from high-volume centers[J]. Gastrointest Endosc, 2006, 63(7): 938-947.

[29] Agarwal B, Swisher S, Ajani J, et al. Endoscopic ultrasound after preoperative chemoradiation can help identify patients who benefit maximally after surgical esophageal resection[J]. Am J Gastroenterol, 2004, 99: 1258-1266.

[30] Sun F, Chen T, Han J, et al. Staging accuracy of endoscopic ultrasound for esophageal cancer after neoadjuvant chemotherapy: a meta-analysis and systematic review[J]. Dis Esophagus, 2015, 28(8): 757-771.

[31] Catalano M F, Van Dam J, Sivak MV Jr. Malignant esophageal strictures: staging accuracy of endoscopic ultrasonography[J]. Gastrointest Endosc, 1995, 41(6): 535-539.

[32] Pfau P R, Ginsberg G G, Lew R J, et al. Esophageal dilation for endosonographic evaluation of malignant esophageal strictures is safe and effective[J]. Am J Gastroenterol, 2000, 95(10): 2813-2815.

[33] Hernandez L V, Jacobson J W, Harris M S. Comparison among the perforation rates of Maloney, balloon, and savary dilation of esophageal strictures[J]. Gastrointest Endosc, 2000, 51(4 Pt 1): 460-462.

[34] Shimpi R A, George J, Jowell P, et al. Staging of esophageal cancer by EUS: staging accuracy revisited[J]. Gastrointest Endosc, 2007, 66(3): 475-482.

doi: 10.21037/aoe-21-25
Cite this article as: Daitch ZE, Heller SJ. Endoscopic ultrasonography in esophageal carcinoma: a narrative review. Ann Esophagus, 2023, 6: 14.

翻译：蒋卓霖，成都医学院超声医学专业
　　　罗欣怡，成都医学院超声医学专业
审校：朱熠，四川省肿瘤医院超声医学中心
　　　冷雪峰，四川省肿瘤医院胸外科

第四章　用于食管癌检测和分期的人工智能的发展

Yoshitaka Tokai, Toshiyuki Yoshio, Junko Fujisaki

Department of Gastroenterology, Cancer Institute Hospital, Japanese Foundation for Cancer Research, Tokyo, Japan
Contributions: (I) Conception and design: All authors; (II) Administrative support: None; (III) Provision of study materials or patients: None; (IV) Collection and assembly of data: None; (V) Data analysis and interpretation: None; (VI) Manuscript writing: All authors; (VII) Final approval of manuscript: All authors.
Correspondence to: Toshiyuki Yoshio, MD, PhD. Department of Gastroenterology, Cancer Institute Hospital, 3-8-31, Ariake, Koto-ku, Tokyo 135-8550, Japan. Email: toshiyuki.yoshio@jfcr.or.jp.

摘要：基于卷积神经网络（convolutional neural network，CNN）的深度学习计算机辅助诊断（computer-assisted diagnosis，CAD）在现代社会和临床实践中迅速发展。在内镜医学领域，CAD系统可用于浅表性食管癌的检测和分期。在浅表食管鳞状细胞癌（ESCC）的检测中，有几项研究使用了常规白光成像（white light imaging，WLI）和窄带成像（narrow band imaging，NBI）的静止图像。CAD系统的敏感性超过90%，在一些报告中，其敏感性甚至高于内镜专家。此外，还有一份使用视频作为验证集的报告显示了CAD的良好性能。在诊断肿瘤浸润深度方面，有使用常规白光成像、NBI和使用NBI静止图像的放大内镜技术的报道，也有使用静止图像识别乳头内毛细血管袢的报道。通过使用白光内镜检查和NBI，CAD系统在病理学上区分SM1癌、SM2癌或SM3癌的敏感性为84.1%~95.4%，特异性为73.3%~79.2%，准确率为80.9%~92.9%。其他系统可以准确地将乳头内毛细血管袢分类为正常或异常，其性能与经验丰富的内镜医生相当。对于发生于巴雷特食管（barrett esophagus，BE）的食管腺癌（EAC），有报告称CAD系统已展现出良好的性能。一份报告中，CAD系统确定了适合活检的位置，这有助于内镜医生确定早期EAC在BE中的位置。尽管这些研究仍处于探索阶段，但CAD系统在浅表性食管癌的检测和分期方面已经展现出优异的性能。在不久的将来，CAD系统将支持我们在日常的临床实践中对食管癌进行检测和分期，从而获得更好的预后。

关键词：人工智能（artificial intelligence，AI）；食管鳞状细胞癌（ESCC）；巴雷特食管（BE）；食管腺癌（EAC）

View this article at: https://dx.doi.org/10.21037/aoe-2020-33

一、引言

近年来，使用机器学习系统的计算机辅助诊断（CAD）受到了极大的关注并取得了显著的进展。深度学习是机器学习的一个子集，涉及各种机器学习模型，通常基于卷积神经网络（CNN）。经典机器学习与CNN的区别在于，前者基于手动选择的特征，如颜色、纹理和形状，旨在模仿内镜医生的分析，而后者是具有自动特征学习功能的端到端学习系统[1]。由于计算机自动执行特征选择，理解结果具有挑战性，因此CNN通常被称为"黑匣子"[2]。CNN在放射学、皮肤病学、视网膜筛查和病理学切片等多个医学领域达到了专家级的水平[3-5]。

近年来，CAD系统在早期ESCC诊断中的应用也受到关注。在内镜应用中，CAD系统首先被用于结肠镜检查，以帮助改进息肉和腺瘤检测，解释病变模式，区分良性病变和癌前病变[6]。然而，食管癌的内镜诊断并不客观；它依赖于内镜医生的技能和经验，准确的诊断需要大量的经验和时间[7-8]。Rodríguez de Santiago等[8]报道在多变量分析中，经验不足的内镜医生（从业时间<5年且操作次数<1 000次）与漏诊食管癌密切相关。CAD系统的应用有可能降低内镜诊断的难度和复杂性。有了这样的系统，包括非专家在内的所有内镜医生都可以轻松地实现准确诊断。

本文回顾了人工智能（AI）驱动的CAD系统在早期食管癌检测和分期中的现状。

二、食管癌的患病率

食管癌是癌症相关死亡的主要原因之一，并且其发病率和死亡率都较高[9-10]。食管癌有两种主要的组织学类型：ESCC和BE中的EAC。尽管EAC在西方国家占主导地位，但ESCC仍然是最常见的食管癌亚型，占所有食管癌的80%[11]。

三、鳞状细胞癌的检测

尽管晚期ESCC患者的总体预后较差，但如果在早期（黏膜或黏膜下）阶段检测到病灶，则可以通过微创方式进行治疗，例如行内镜下切除（ER）[12-17]。因此，早期发现病变非常重要。然而，通过传统的内镜检查，特别是使用白光成像（WLI）在早期阶段诊断ESCC一直是一个巨大的挑战[18-19]。碘染色被广泛用于检测ESCC的高危患者，但是，容易导致患者胸部不适。相比之下，窄带成像（NBI）和蓝激光成像（blue laser imaging，BLI）是革命性的图像增强内镜技术，可以轻松检测浅表ESCC[20-26]。NBI操作简单，优于碘染色，按下设备按钮即可在几分钟内完成检测，不会给患者带来不适。然而，当经验不足的内镜医生使用NBI时，其检测ESCC的敏感性仅为53%[27]。因此，需

要新颖、有效的技术来有效检测浅表ESCC。

Horie等[28]首先报道了一个人工智能驱动的CAD系统被用于检测食管癌，包括ESCC和EAC。该系统使用8 428张食管癌内镜静止图像进行训练，这些图像来自365个ESCC病例和32个EAC病例；随后使用来自97个病例（其中47个食管癌病例，50个正常病例）的1 118张图像组成的数据集进行验证。该系统在98%（46/47）的病例中准确地检测出癌症，并在27秒内分析了1 118张图像。值得注意的是，CAD系统可以检测出所有小于10 mm的病灶。此外，它可以以98%的准确率区分浅表肿瘤和晚期癌症。该系统对每幅图像的敏感性为77%，特异性为79%，阳性预测值（positive predictive value，PPV）为39%，阴性预测值（negative prediction value，NPV）为95%。尽管PPV不是很高，但作者建议进一步训练系统在正常结构和良性病变上的表现，会令PPV得到改善。这是第一项评估CAD系统在内镜图像中检测食管癌可能性的研究[28]。

Ohmori等[29]报道了一个基于CNN的AI系统，分别使用非放大内镜（non-magnified endoscopy，non-ME）和放大内镜（magnifying endoscope，ME）进行图像检测和区分ESCC。他们使用浅表ESCC的9 591张non-ME图像和7 844张ME图像，非癌性病变或正常食管的1 692张non-ME图像和3 435张ME图像来训练系统。验证数据集包含了来自135例患者的255张non-ME WLI图像、268张non-ME NBI/BLI图像和204张ME NBI/BLI图像。15位经验丰富的内镜医生同时诊断了相同的验证数据。CAD系统和有经验的内镜医生之间的诊断性能没有显著差异。因为CAD系统以每秒36张图像的速度进行分析，建议使用视频影像进行实时检测和区分ESCC的可能性。

Cai等[30]开发了一个基于深度神经网络（deep neural network，DNN）的CAD系统，使用来自746例患者的2 428张（1 332张异常，1 096张正常）图像进行训练。他们还准备了一个由52例患者的187张图像组成的验证数据集来检测ESCC。16名内镜医生（4名高级职称、6名中级职称和6名初级职称）同时诊断了相同的验证数据。基于DNN的CAD系统的诊断准确率为91.4%。高级职称组的平均诊断准确率为88.8%，初级职称组的诊断准确率较低，仅为77.2%。有趣的是，在CAD系统显示的矩形框指示ESCC的图像集中，内镜医生检测ESCC的敏感性有所提高。在参考CAD系统

的结果后，内镜医生的平均诊断能力在敏感性（74.2% vs 89.2%）、准确率（81.7% vs 91.1%）和NPV（79.3% vs 90.4%）上均有明显提高。就敏感性和特异性而言，CAD系统在内镜图像中检测ESCC方面优于经验不足和经验丰富的内镜医生。

Guo等[31]使用6 473张NBI静止图像（其中2 770张癌前病变和早期ESCC图像，3 703张非癌性病变图像）训练CAD系统。为了验证该系统，他们使用了1 480张癌性病变和5 191张非癌性NBI静止图像，20个ME和27个non-ME NBI视频。在静止图像中检测ESCC的敏感性和特异性分别为98%和95%，而在视频数据中均为100%。研究者得出结论，实时CAD系统有可能在不久的将来帮助内镜医生诊断癌前病变和ESCC。

尽管上述报告已经证明了使用静止内镜图像的CAD系统具有较高的准确度，但只有一份报告用视频进行了验证，其中内镜检查进行得很慢（根据视频，从食管胃结合部到颈段食管大约需要99秒）。此外，报告还排除了验证视频中因黏液沾染、模糊、光晕、散焦和空气吹气不良导致的低质量图像，尽管在临床实践中难免存在低质量图像。因此，可以得出结论，这些CAD系统需要进一步被改进才能在临床环境中检测早期ESCC，特别是在内镜快速通过食管的筛查性内镜检查中。此外，CNN检测仍处于研究阶段。为了解决这些劣势，最好使用包含大量桥接图像的内镜视频来训练CAD系统，以实现更高的稳定性。此外，该系统应使用高速视频进行验证，其中内镜在大约10秒内从食管胃结合部被传递到颈部食管，这与临床实践中使用的实际速度相同。可以使用标准WLI或NBI结果预测ESCC的高风险病例，类似于通过鲁氏空洞病变（Lugol-voiding lesions，LVL）的碘染色预测癌症风险。也可以结合内镜检查结果和临床信息（例如香烟、酒精消耗量以及血液测试结果）做出这样的预测。

四、ESCC的分期

黏膜上皮层（epithelium，EP）和黏膜固有层（lamina propria mucosa，LPM）ESCC的淋巴结转移风险几乎为0，而黏膜肌层（muscularis mucosa，MM）、黏膜下微浸润（submucosal 1，SM1）、黏膜下深度浸润（submucosal 2，SM2）ESCC的淋巴结转移风险均有增加，分别为8%~15%、11%~53%和30%~54%。根据日本食管学会（Japanese esophageal society，JES）指

南，EP或LPM ESCC被推荐为ER的绝对适应证，MM或SM1 ESCC被推荐为相对适应证，而手术或放化疗被推荐用于SM2 ESCC病例[6]。因此，准确诊断ESCC的浸润深度，避免过度治疗，提高患者的生活质量十分重要。有多种诊断方式可以测量浸润深度，例如常规WLI、超声内镜（EUS）和结合窄带成像的放大内镜（ME-NBI）。ME-NBI能够改善ESCC患者食管黏膜中微血管模式的可视化[32]。JES分类[33-34]、ESCC的乳头内毛细血管袢（intrapapillary capillary loops，IPCL）分类均已被广泛接受。重要的是，每个IPCL亚组都与食管鳞状细胞癌（esophageal squamous cell neoplasia，ESCN）的组织学特征和浸润深度高度对应。然而，使用WLI、ME-NBI和EUS诊断浸润深度具有挑战性，尤其是对于非专家级内镜医生来说[35-36]。因此，需要一种更先进的测量方法来帮助非专家级内镜医生在不使用特殊技术的情况下达到与专家级内镜医生相当的诊断质量。

Tokai等[37]报道了一种基于CNN的CAD系统，使用非放大WLI图像检测并随后诊断ESCC的浸润深度，区分EP-SM1和SM2及以下的浸润深度（图4-1）。他们回顾性收集了1 751张早期ESCC的训练图像，并准备了291张图像作为验证数据集以评估诊断的准确性。这些图像还经过了13位委员会认证的内镜医生的审查。CAD系统在验证数据集中检测到95.9%（279/291）的ESCC。获得的ESCC浸润深度的总体准确率为80.6%（225/279）；而诊断pEP-SM1的敏感性和特异性分别为84.1%（159/189）和73.3%（66/90）。在这项研究中，由于研究者认为区分MM-SM1和SM2病例以确定治疗方法至关重要，但具有挑战性，因此他们准备了更多的MM-SM1病例（41.9%）。该系统的诊断准确率超过了13名内镜专家中的12名，以曲线下面积为代表的分数高于所有内镜专家。

Nakagawa等[38]还报道了CAD系统使用non-ME和ME图像诊断ESCC浸润深度的阳性结果。他们使用8 660张non-ME和5 678张ME浅表ESCC图像作为训练数据集，使用405张non-ME图像和509张ME图像作为验证数据集。区分病理性黏膜癌和SM1癌与SM2癌或SM3癌的敏感度、特异性、PPV、NPV和准确率分别为90.1%、95.8%、99.2%、63.9%和91.0%。相同的验证数据由16名经验丰富的内镜医生诊断，总体敏感性、特异性、PPV、NPV和准确率分别为89.8%、88.3%、97.9%、65.5%和89.6%。

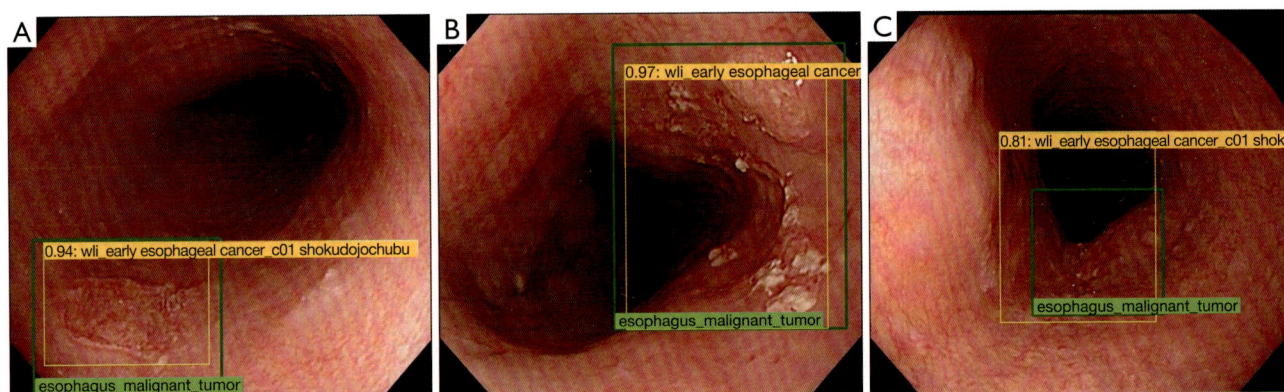

（A）在食管后壁上，有一个带轻微边缘隆起和厚度的红色凹陷病变。内镜医生先前用绿色方块标记了病灶，并标记了其浸润深度，人工智能（AI）诊断系统用黄色方块标记病灶，随后诊断其浸润深度，其病理浸润深度为T1b黏膜下微浸润（SM1），AI诊断为T1b-SM1，在这种情况下，AI诊断系统可以准确地检测出病灶及其浸润深度；（B）这是一个T1b黏膜下深度浸润（SM2）病例，AI诊断系统以同样的方式检测病灶及其浸润深度；（C）这是T1a黏膜固有层（LPM）病例，虽然AI诊断系统可以检测到病灶，但它高估了其浸润深度，为T1a-SM2，可能是因为它位于壁外压迫处。

图4-1　早期食管鳞状细胞癌的检测及其浸润深度的诊断研究示例[37]

Everson等[39]报告了ESCC的IPCL模式下的AI分类。来自17例患者的共7 046张连续高清ME-NBI图像被用于训练CAD系统。该系统IPCL模式可以区分ME-NBI图像中的异常和正常，准确率为93.7%。

Zhao等[40]制作了一个基于ME-NBI的CAD系统来自动检测IPCL分类，并协助诊断早期ESCC。该模型的平均诊断准确率为89.2%，明显高于中级、初级职称医生组。这一发现证明了该模型的可行性。

根据上述关于侵犯深度诊断的报告，所有提出的系统都显示出良好的结果。但是，可以确定某些问题：第一，验证集中的选择偏倚问题很普遍。Nakagawa等[38]在他们的验证数据集中使用了几个EP/LPM病例（75.5%），更少的MM病例（6.5%）和SM1病例（2.6%），他们的系统随后在区分EP/SM1癌和SM2癌中显示出90.1%的高敏感性。另一方面，Tokai等[37]在其验证数据集中使用较少的EP/LPM病例（36%）和较多的MM/SM1病例（40%），他们的系统在区分病理性EP/SM1癌和SM2癌方面显示出84.1%的敏感性。他们的研究进一步评估了CAD系统对病理浸润深度的准确率；pEP-LPM和pMM组的EP-SM1诊断准确率分别为91.2%和91.4%，均高于pSM1组（67.8%）。从这些结果来看，虽然使用大量EP/LPM案例可以很容易地获得阳性结果，将它们与EP-SM1和SM2案例区分开来，但很难区分SM1和SM2案例。在将此类系统应用于临床实践之前，应该解决这个弱点；第二，CAD系统使用视频数据训练是必要的。这是因为从充气量观察肿瘤扩展范围的变化，对于了解病灶的硬度、柔韧性和厚度，以及对于诊断肿瘤浸润深度都非常重要；与静止图像相比，肿瘤可以在视频中更详细地被观察；第三，如果CAD系统不仅可以诊断浸润深度，还可以诊断淋巴结转移或淋巴血管浸润的可能性、深度浸润的位置、导管受累的位置以及是否存在液滴浸润，那将是更可取的。这将有助于病变的处理以及进行ER。

五、BE中的EAC

众所周知，BE是EAC发病的危险因素。当BE与异型增生相关时，EAC的风险增加[41-42]；其预后在很大程度上取决于诊断时的分期[43]。因此，早期发现EAC对于改善预后至关重要。然而，BE中检测早期EAC和肿瘤表征具有挑战性，尤其是对于没有经验的内镜医生而言。由于病变平坦，早期EAC很难从周围非异型性的BE黏膜中被检测到，即便使用高清内镜也是如此[44]。

据报道，高清白光内镜是通过监测初步识别BE肿瘤的最佳解决方案[45-46]。高清白光内镜的图像质量现在足够高，内镜专家可以检测出高度不典型增生和早期EAC引起的细微的黏膜表面异常[47]。尽管有这些重大改进，检测高度异型增生和早期EAC对于进行监测的非内镜专家或普通内镜医生来说仍然很困难[47]。这是因为这些内镜医生很少在BE中遇到肿瘤性病变[48]。因此，需要另一种诊断方式来帮助非内镜专家或普通内镜医生，提高BE中早期肿瘤检测的准确性。

六、EAC的检测

Ebigbo等[49]使用Augsburg数据库和医学图像计算和计算机辅助干预（Medical Image Computing and Computer Assisted Intervention，MICCAI）数据库来训练和验证具有残差网络（residual network，ResNet）架构的、CNN驱动的CAD系统。Augsburg数据集包括148张高清WLI和NBI图像，来自41个BE非肿瘤黏膜区域，而MICCAI数据集包含100张早期EAC病例的高清WLI图像，来自22个BE非肿瘤黏膜区域。使用Augsburg数据库统计，WLI诊断EAC的敏感性和特异性分别为97%和88%，NBI诊断EAC的敏感性和特异性分别为94%和80%，优于13名内镜医生中的11名。MICCAI图像的敏感性和特异性分别为92%和100%[49]。基于这项工作，Ebigbo等[50]开发了一个实时AI系统。他们共使用129张内镜图像来训练CAD系统。为了实时验证，他们还用CAD系统评估了额外的图像（36个早期EAC和26个正常BE），同时由BE内镜专家进行内镜检查。CAD系统的敏感性、特异性和总体准确率分别为83.7%、100.0%和89.9%。

Hashimoto等[51]报道了一种系统，该系统不仅可以准确地检测BE中的早期食管肿瘤，还可以准确定位。他们收集了916张BE中高度异型增生或T1癌症的图像，并通过图像注释软件掩盖了病变区域。他们还收集了919张无病变BE的对照图像，使用CNN算法在ImageNet上进行了预训练，然后进行了微调，目标是提供"异型性"或"非异型性"的准确二元分类。然后，他们开发了一种检测算法，该算法在分类为"异型性"的区域周围绘制定位框。关于定位精度，他们使用了通常被用于AI的平均精度（mean average precision，mAP）。CAD系统分析了458张（233张非异型性和225张异型性）图像作为验证数据集，准确检测出早期肿瘤，敏感性、特异性和总体准确率分别为96.4%、94.2%和95.4%。定位算法准确地检测到大多数病灶，CAD系统的mAP为0.7533。此外，预测速度超过每秒70帧。因此，这项工作显示了开发用于实时内镜

检查肿瘤异型增生的CAD系统的可能性。

de Groof等[52]致力于开发用于检测BE肿瘤的CAD系统。在这项研究中，当算法正确地将图像识别为肿瘤或非肿瘤时，检测被认为是准确的。此外，对专家划定的重叠肿瘤区域和CAD系统进行了评估。6名内镜专家从40例BE患者和20例非异型性患者中前瞻性地收集了疑似BE区域的WLI图像。该系统每张图像的准确率、敏感性和特异性分别为91.7%、95%和85%；病灶被成功定位。该算法使用WLI快速地识别BE，每张图像被识别的平均用时为1.051秒。他们还开发了一个混合ResNet-UNet模型CAD系统，使用五个定义明确的独立内镜数据集来训练和验证它[53]。使用从所有肠段收集的494 364个标记的内镜图像进行预训练。随后，总共获得了来自4个不同中心的、由超过10位专家描绘的1 704幅早期BE和非增生性BE图像用于训练和验证。使用第四和第五个数据集评估系统性能。第五个数据集也由来自4个不同国家的53名普通内镜医生评分。该系统区分含有肿瘤或非增生性BE的图像的准确率、敏感性和特异性分别为89%、90%和88%（第四个数据集，80例患者的图像）和88%、93%和83%（第五个数据集，80例患者的图像）。同时，普通内镜医生的准确率、敏感性和特异性分别达到了73%、72%和74%。CAD系统显示出比53名非专家级的内镜医生更高的准确性，具有相当的描绘性能。CAD系统在97%和92%的病例（分别来源于第四个和第五个数据集）中确定了检测到的肿瘤活检的最佳部位。

值得注意的是，CAD系统可以识别适合用于活检的区域[52]，对于没有经验和有经验的内镜医生来说，很难准确地确定BE早期EAC的活检位置。这样的解决方案将克服随机活检位置选择的问题。尽管报告显示检测EAC的结果良好，但我们认为训练和验证都需要视频分析以提高临床可用性。在解剖学上，观察食管胃结合部附近的食管黏膜非常具有挑战性，特别是对于非内镜专家而言。因此，需要一个使用实时视频的CAD系统，可以在困难的条件下（例如在食管胃结合部）检测EAC。

七、结论

基于AI的食管癌研究正在增加，特别是在ESCC和EAC的检测和分期方面。我们希望CAD系统的进一

步发展将被应用于临床实践，例如，基于实时视频的系统和基于非癌性食管图像的ESCC风险预测系统。有了这些成果，AI系统可以有效地辅助内镜医生进行准确诊断，提高食管癌的早期检出率，提高患者的生存率。此外，改进对浸润深度的诊断可避免过度治疗，进而改善患者的生活质量。

参考文献

[1] Klang E. Deep learning and medical imaging[J]. J Thorac Dis，2018，10(3)：1325-1328.

[2] Chartrand G，Cheng P M，Vorontsov E，et al. Deep learning：A primer for radiologists[J]. Radiographics，2017，37(7)：2113-2131.

[3] Litjens G，Kooi T，Bejnordi B E，et al. A survey on deep learning in medical image analysis[J]. Med Image Anal，2017，42：60-88.

[4] Watson D S，Krutzinna J，Bruce I N，et al. Clinical applications of machine learning algorithms：Beyond the black box[J]. BMJ，2019，364：l886.

[5] Barash Y，Klang E. Automated quantitative assessment of oncological disease progression using deep learning[J]. Ann Transl Med，2019，7(Suppl 8)：S379.

[6] Wang P，Xiao X，Glissen Brown J R，et al. Development and validation of a deep-learning algorithm for the detection of polyps during colonoscopy[J]. Nat Biomed Eng，2018，2(10)：741-748.

[7] Menon S，Trudgill N. How commonly is upper gastrointestinal cancer missed at endoscopy? A meta-analysis[J]. Endosc Int Open，2014，2：E46-E50.

[8] Rodríguez de Santiago E，Hernanz N，Marcos-Prieto H M，et al. Rate of missed oesophageal cancer at routine endoscopy and survival outcomes：A multicentric cohort study[J]. United European Gastroenterol J，2019，7：189-198.

[9] Kamangar F，Dores G M，Anderson W F. Patterns of cancer incidence，mortality，and prevalence across five continents：Defining priorities to reduce cancer disparities in different geographic regions of the world[J]. J Clin Oncol，2006，24(14)：2137-2150.

[10] Wei W Q，Chen Z F，He Y T，et al. Long-term follow-up of a community assignment，one-time endoscopic screening study of esophageal cancer in China[J]. J Clin Oncol，2015，33(17)：1951-1957.

[11] Ferlay J，Colombet M，Soerjomataram I，et al. Estimating the global cancer incidence and mortality in 2018：GLOBOCAN sources and methods[J]. Int J Cancer，2019，144(8)：1941-1953.

[12] Kodama M，Kakegawa T. Treatment of superficial cancer of the esophagus：A summary of responses to a questionnaire on superficial cancer of the esophagus in Japan[J]. Surgery，1998，123(4)：432-439.

[13] Yamashina T，Ishihara R，Nagai K，et al. Long-term outcome and metastatic risk after endoscopic resection of superficial esophageal squamous cell carcinoma[J]. Am J Gastroenterol，2013，108(4)：544-551.

[14] Katada C，Muto M，Momma K，et al. Clinical outcome after endoscopic mucosal resection for esophageal squamous cell carcinoma invading the muscularis mucosae-a multicenter retrospective cohort study[J]. Endoscopy，2007，39：779-783.

[15] Shimizu Y，Tsukagoshi H，Fujita M，et al. Long-term outcome after endoscopic mucosal resection in patients with esophageal squamous cell carcinoma invading the muscularis mucosae or deeper[J]. Gastrointest Endosc，2002，56(3)：387-390.

[16] Igaki H，Kato H，Tachimori Y，et al. Clinicopathologic characteristics and survival of patients with clinical Stage I squamous cell carcinomas of the thoracic esophagus treated with three-field lymph node dissection[J]. Eur J Cardiothorac Surg，2001，20(6)：1089-1094.

[17] Yamamoto S，Ishihara R，Motoori M，et al. Comparison between definitive chemoradiotherapy and esophagectomy in patients with clinical stage I esophageal squamous cell carcinoma[J]. Am J Gastroenterol，2011，106(6)：1048-1054.

[18] Hashimoto C L，Iriya K，Baba E R，et al. Lugol's dye spray chromoendoscopy establishes early diagnosis of esophageal cancer in patients with primary head and neck cancer[J]. Am J Gastroenterol，2005，100：275-282.

[19] Dawsey S M，Fleischer D E，Wang G Q，et al. Mucosal iodine staining improves endoscopic visualization of squamous dysplasia and squamous cell carcinoma of the esophagus in Linxian，China[J]. Cancer，1998，83(2)：220-231.

[20] Muto M，Minashi K，Yano T，et al. Early detection of superficial squamous cell carcinoma in the head and neck region and esophagus by narrow band imaging：a multicenter randomized controlled trial[J]. J Clin Oncol，2010，28(9)：1566-1572.

[21] Nagami Y，Tominaga K，Machida H，et al. Usefulness of non-magnifying narrow-band imaging in screening of early esophageal squamous cell carcinoma：A prospective comparative study using propensity score matching[J]. Am J Gastroenterol，2014，109(6)：845-854.

[22] Lee Y C，Wang C P，Chen C C，et al. Transnasal endoscopy with narrowband imaging and Lugol staining to screen patients with head and neck cancer whose condition limits oral intubation with standard endoscope (with video)[J]. Gastrointest Endosc，2009，69：408-417.

[23] Kuraoka K，Hoshino E，Tsuchida T，et al. Early esophageal cancer can be detected by screening endoscopy assisted with narrow-band imaging (NBI)[J]. Hepatogastroenterology，2009，

56(89)：63-66.

[24] Kaneko K, Oono Y, Yano T, et al. Effect of novel bright image enhanced endoscopy using blue laser imaging (BLI)[J]. Endosc Int Open, 2014, 2(4)：E212-E219.

[25] Tomie A, Dohi O, Yagi N, et al. Blue laser imaging-bright improves endoscopic recognition of superficial esophageal squamous cell carcinoma[J]. Gastroenterol Res Pract, 2016, 2016：6140854.

[26] Morita F H, Bernardo W M, Ide E, et al. Narrow band imaging versus lugol chromoendoscopy to diagnose squamous cell carcinoma of the esophagus：A systematic review and meta-analysis[J]. BMC Cancer, 2017, 17(1)：54.

[27] Ishihara R, Takeuchi Y, Chatani R, et al. Prospective evaluation of narrow-band imaging endoscopy for screening of esophageal squamous mucosal high-grade neoplasia in experienced and less experienced endoscopists[J]. Dis Esophagus, 2010, 23(6)：480-486.

[28] Horie Y, Yoshio T, Aoyama K, et al. Diagnostic outcomes of esophageal cancer by artificial intelligence using convolutional neural networks[J]. Gastrointest Endosc, 2019, 89(1)：25-32.

[29] Ohmori M, Ishihara R, Aoyama K, et al. Endoscopic detection and differentiation of esophageal lesions using a deep neural network[J]. Gastrointest Endosc, 2020, 91(2)：301-309.e1.

[30] Cai S L, Li B, Tan W M, et al. Using a deep learning system in endoscopy for screening of early esophageal squamous cell carcinoma (with video)[J]. Gastrointest Endosc, 2019, 90(5)：745-753.e2.

[31] Guo L, Xiao X, Wu C, et al. Real-time automated diagnosis of precancerous lesions and early esophageal squamous cell carcinoma using a deep learning model (with videos)[J]. Gastrointest Endosc, 2020, 91(1)：41-51.

[32] Gono K, Obi T, Yamaguchi M, et al. Appearance of enhanced tissue features in narrow-band endoscopic imaging[J]. J Biomed Opt, 2004, 9(3)：568-577.

[33] Oyama T, Inoue H, Arima M, et al. Prediction of the invasion depth of superficial squamous cell carcinoma based on microvessel morphology：Magnifying endoscopic classification of the Japan Esophageal Society[J]. Esophagus, 2017, 14(2)：105-112.

[34] Oyama T and Momma K. A new classification of magnified endoscopy for superficial esophageal squamous cell carcinoma[J]. Esophagus, 2011, 8：247-251.

[35] Ebi M, Shimura T, Yamada T, et al. Multicenter, prospective trial of white-light imaging alone versus white-light imaging followed by magnifying endoscopy with narrow-band imaging for the real-time imaging and diagnosis of invasion depth in superficial esophageal squamous cell carcinoma[J]. Gastrointest Endosc, 2015, 81(6)：1355-1361.e2.

[36] Thosani N, Singh H, Kapadia A, et al. Diagnostic accuracy of EUS in differentiating mucosal versus submucosal invasion of superficial esophageal cancers：A systematic review and meta-analysis[J]. Gastrointest Endosc, 2012, 75(2)：242-253.

[37] Tokai Y, Yoshio T, Aoyama K, et al. Application of artificial intelligence using convolutional neural networks in determining the invasion depth of esophageal squamous cell carcinoma[J]. Esophagus, 2020, 17(3)：250-256.

[38] Nakagawa K, Ishihara R, Aoyama K, et al. Classification for invasion depth of esophageal squamous cell carcinoma using a deep neural network compared with experienced endoscopists[J]. Gastrointest Endosc, 2019, 90(3)：407-414.

[39] Everson M, Herrera L, Li W, et al. Artificial intelligence for the real-time classification of intrapapillary capillary loop patterns in the endoscopic diagnosis of early oesophageal squamous cell carcinoma：A proof-of-concept study[J]. United European Gastroenterol J, 2019, 7(2)：297-306.

[40] Zhao Y Y, Xue D X, Wang Y L, et al. Computer-assisted diagnosis of early esophageal squamous cell carcinoma using narrow-band imaging magnifying endoscopy[J]. Endoscopy, 2019, 51(4)：333-341.

[41] Curvers W L, Ten Kate F J, Krishnadath K K, et al. Low-grade dysplasia in Barrett's esophagus：Overdiagnosed and underestimated[J]. Am J Gastroenterol, 2010, 105：1523-1530.

[42] Rastogi A, Puli S, El-Serag H B, et al. Incidence of esophageal adenocarcinoma in patients with Barrett's esophagus and highgrade dysplasia：A meta-analysis[J]. Gastrointest Endosc, 2008, 67：394-398.

[43] Hur C, Miller M, Kong C Y, et al. Trends in esophageal adenocarcinoma incidence and mortality[J]. Cancer, 2013, 119(6)：1149-1158.

[44] Davis-Yadley A H, Neill K G, Malafa M P, et al. Advances in the Endoscopic Diagnosis of Barrett Esophagus[J]. Cancer Control, 2016, 23(1)：67-77.

[45] Spechler S J, Sharma P, Souza R F, et al. American Gastroenterological Association medical position statement on the management of Barrett's esophagus[J]. Gastroenterology, 2011, 140：1084-1091.

[46] Weusten B, Bisschops R, Coron E, et al. Endoscopic management of Barrett's esophagus：European society of gastrointestinal endoscopy (ESGE) position statement[J]. Endoscopy, 2017, 49：191-198.

[47] Schölvinck D W, van der Meulen K, Bergman J J, et al. Detection of lesions in dysplastic Barrett's esophagus by community and expert endoscopists[J]. Endoscopy, 2017, 49：113-120.

[48] Hvid-Jensen F, Pedersen L, Drewes A M, et al. Incidence of adenocarcinoma among patients with Barrett's esophagus[J]. N Engl J Med, 2011, 365：1375-1383.

[49] Ebigbo A, Mendel R, Probst A, et al. Computer-aided diagnosis

using deep learning in the evaluation of early oesophageal adenocarcinoma[J]. Gut, 2019, 68(7): 1143-1145.

[50] Ebigbo A, Mendel R, Probst A, et al. Real-time use of artificial intelligence in the evaluation of cancer in Barrett's oesophagus[J]. Gut, 2020, 69: 615-616.

[51] Hashimoto R, Requa J, Dao T, et al. Artificial intelligence using convolutional neural networks for real-time detection of early esophageal neoplasia in Barrett's esophagus (with video)[J]. Gastrointest Endosc, 2020, 91(6): 1264-1271.e1.

[52] de Groof J, van der Sommen F, van der Putten J, et al. The Argos project: The development of a computeraided detection

system to improve detection of Barrett's neoplasia on white light endoscopy[J]. United European Gastroenterol J, 2019, 7: 538-547.

[53] Albert J de Groof, Maarten R Struyvenberg, Joost van der Putten, et al. Deep-learning system detects neoplasia in patients with Barrett's esophagus with higher accuracy than endoscopists in a multistep training and validation study with benchmarking[J]. Gastroenterology, 2020, 158: 915-929, e4.

翻译：朱杰，四川省肿瘤医院放疗科
审校：王奇峰，四川省肿瘤医院放疗科

doi: 10.21037/aoe-2020-33
Cite this article as: Tokai Y, Yoshio T, Fujisaki J. Development of artificial intelligence for the detection and staging of esophageal cancer. Ann Esophagus, 2023, 6: 3.

第五章　食管腺癌和食管鳞状细胞癌内镜治疗的适应证

Carola Fleischmann, Andreas Probst, Helmut Messmann

Universitätsklinikum Augsburg, III. Medizinische Klinik, Augsburg, Germany

Contributions: (I) Conception and design: C Fleischmann; (II) Administrative support: C Fleischmann; (III) Provision of study materials or patients: A Probst; (IV) Collection and assembly of data: C Fleischmann; (V) Data analysis and interpretation: C Fleischmann; (VI) Manuscript writing: All authors; (VII) Final approval of manuscript: All authors.

Correspondence to: Carola Fleischmann. Universitätsklinikum Augsburg, Stenglinstr. 2, 86156 Augsburg, Germany.
Email: Carola.fleischmann@uk-augsburg.de.

摘要：近年来，食管腺癌（EAC）和食管鳞状细胞癌（ESCC）的内镜治疗受到广泛重视。哪怕是疾病早期阶段，食管癌仍存在淋巴结转移的风险，故早期内镜检查对其预后和治疗具有重要意义。内镜图像增强技术和虚拟色素内镜是诊断早期食管肿瘤性病变的有效工具。通过采用放大内镜和窄带成像技术获取病灶黏膜和微血管的特征信息，并把这些信息融入分类系统，有助于评估肿瘤病变性质及其侵袭深度，例如，日本食管学会（JES）分类法就将窄带成像技术应用于食管癌的评估。EAC和ESCC均应尽可能被整体切除。由于ESCC比EAC发生淋巴结转移的风险更高（尤其是当黏膜下浸润深度达到200 μm以上时，ESCC发生淋巴结转移的风险显著提高），两者的内镜治疗适应证存在些许差异。对于ESCC患者来说，内镜下治疗指征为病变浸润深度不超过M2（肿瘤侵犯突破基底膜，但局限于黏膜固有层）；如果病变直径小于15 mm，应进行内镜下黏膜切除术（EMR）；如果病变直径>15 mm，推荐行内镜黏膜下剥离术（ESD）。而在早期EAC患者中，内镜治疗适应证可稍扩大，包括黏膜下侵袭深度≤500 μm、病灶直径<3 cm、肿瘤病理为高分化或中分化、无淋巴结转移；当病变直径>15 mm、怀疑黏膜下侵犯或病变注射后无法充分隆起时，推荐行ESD。高分化或中分化的早期ESCC和EAC，如果没有出现淋巴管或血管侵犯，则可视为实现了根治性切除。内镜下切除以后，在某些情况下还应追加其他内镜治疗，如射频消融治疗巴雷特食管（BE）残余病灶。

关键词：食管腺癌（EAC）；内镜下黏膜切除术（EMR）；内镜黏膜下剥离术（ESD）；食管鳞状细胞癌（ESCC）

View this article at: https://dx.doi.org/10.21037/aoe-2020-35

一、引言

食管癌可分为两种亚型：EAC和ESCC。在过去的几十年里，尽管西方国家的EAC发病率有所上升，但ESCC仍然是世界范围内最常见的食管癌类型，其比例超过90%[1]。大多数关于ESCC的研究都源自亚洲国家[2]。早期食管癌的诊断与治疗是一项极具挑战性的任务。本文概述了目前早期EAC和ESCC内镜治疗的策略。

二、EAC

（一）早期EAC及其淋巴结转移

与ESCC相比，早期EAC发生淋巴结转移的风险较低，其出现淋巴结转移的风险会随着病灶黏膜下浸润深度的增加而升高。近期一项来自日本学者的研究显示，32例食管黏膜下侵袭深度<500 μm、病变直径<30 mm且无淋巴浸润或分化不良等高危因素的EAC患者均未发生淋巴结转移[3]。Manner等[4]在2013年也曾报道了类似的研究结果。该研究中66例疑似EAC的患者均接受了EMR，全部入组患者均满足以下低风险标准：病灶大体表现为息肉样或扁平状；组织学上表现为黏膜下微浸润（SM1）；高-中分化（G1-2）；无淋巴管或血管侵犯。所有患者中只有1例报告了淋巴结转移[4]。

（二）内镜检查

采用白光成像（WLI）技术诊断食管早期病变的可靠性还有待商榷。早期病变的筛查应该结合WLI、图像增强技术以及醋酸或者靛蓝染色内镜[5]。

（三）图像增强内镜

新兴技术，如窄带成像（NBI）技术、智能分光比色技术（Fujinon intelligent chromoendoscopy，FICE）、智能染色技术（intelligent scan，i-scan）]的出现衍生出了虚拟色素内镜。在检查过程中这些可以使食管黏膜的表浅微血管、黏膜特征及其在癌变和新生血管生成过程中伴随的特征变化呈现得更加清晰。

结合新型增强技术和标准WLI可以更好地识别病灶边界，从而有利于实现内镜下病灶的完全切除[5]。

（四）醋酸染色内镜

西方指南建议每间隔2 cm进行一次4分割的切片活检，且要求对巴雷特食管（BE）所有可见异常进行额外的活检[6-8]。

醋酸可以将BE黏膜染成白色并增强黏膜表面的特征，有利于发现异常的区域[6-7]。ABBA研究小组最近发表的一项可行性试验比较了非靶向活检（西雅图方案）和醋酸靶向活检（朴茨茅斯方案）的肿瘤检出率[8]。结果显示总体肿瘤患病率为4.7%（9/192），使用西雅图方案所需的活检数量比使用朴茨茅斯方案时要多得多[8]。不过，目前还未有完全授权的研究开展。

（五）BE的分型（BING标准）

根据NBI内镜下黏膜和浅表血管形态可鉴别BE是否合并异型增生[9-10]。2015年，Sharma等引入了BE的BING分类系统，该系统根据NBI下黏膜形态和血管形态将其分为规则和不规则（表5-1），具备较高的诊断准确率（敏感性80.4%，特异性88.4%）[10-11]。

表 5-1　NBI 下巴雷特食管（BE）分型（BING 分类[10-11]）

形态学特征	分型
黏膜模式	
环形、脊状 / 绒毛状或管状	规则
黏膜形态不可见或形态不规则	不规则
血管模式	
规则地分布于黏膜脊之间的微血管或正常长分支血管	规则
未沿正常黏膜结构分布的局灶性或弥漫性血管	不规则

NBI，窄带成像。

（六）AI辅助内镜检测BE

最近，Ebigbo等[12]发表了一项人工智能（AI）辅助内镜鉴别肿瘤性BE和非肿瘤性BE的研究。结果显示，AI辅助WLI的诊断敏感性和特异性分别为97%和88%；AI辅助NBI的诊断敏感性和特异性分别为94%和80%。这表明AI有望成为鉴别肿瘤性BE和非肿瘤性BE

的有力工具[12]。

同时，该研究小组首次证明了可以通过AI实时检测肿瘤性BE[13]。

（七）内镜治疗

近些年，早期食管肿瘤的内镜治疗越来越被接受。与食管切除术和淋巴结清扫术等侵入性手术相比，内镜下切除术（ER）的死亡率和并发症发生率更低[14]。

目前，EMR和ESD是广受采纳的两种内镜治疗术式。根据欧洲胃肠内镜学会（European Society for Gastrointestinal Endoscopy，ESGE）指南，内镜治疗

的指征为食管上皮高度不典型增生或黏膜内腺癌（中/高分化、无淋巴管或血管侵犯）。腺癌扩大适应证为黏膜下浸润深度≤500 μm、分化良好或中分化、病变大小<3 cm、无淋巴或血管浸润。如果满足不了上述条件，则建议进行额外的手术治疗。

（八）ESD

目前，ESD治疗早期食管癌技术已较为成熟。在R0切除的情况下，ESD能提供一个准确的病理学评估。与EMR相比，ESD治疗后肿瘤复发率更低（图5-1）。

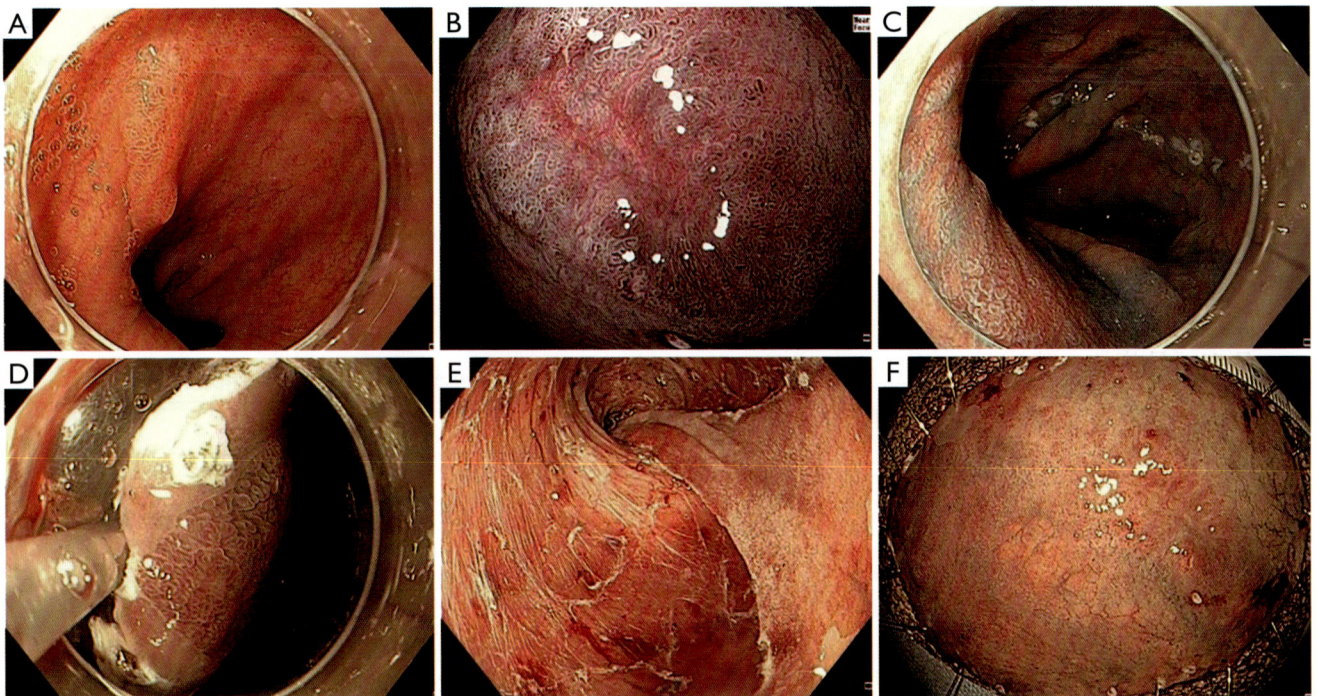

（A）WLI下的EAC；（B）NBI检查+近焦成像；（C）病变标记；（D）黏膜下剥离；（E）ESD介入后病变；（F）切除标本，组织病理学评估为黏膜内癌，R0切除。WLI，白光成像；EAC，食管腺癌；NBI，窄带成像；ESD，内镜黏膜下剥离术。

图5-1　ESD治疗EAC

虽然该技术相对耗时，且学习曲线平坦，但经过去几年的发展，其手术时间已经明显缩短，且治疗相关并发症（如出血、穿孔和狭窄）也可通过内镜干预[15-16]。根据ESGE指南，EAC的ESD指征包括：病变直径>15 mm、可疑黏膜下侵犯或病变注射后无法充分隆起[5]。

一项包含11项ESD治疗BE相关研究的Meta分析显示，ESD的R0切除率约为92.9%[17]。同样，在欧洲国家的一些研究中，R0切除率超过90%，3个月后复发率约为2.4%[18]。

（九）EMR

如果可以确保肿瘤整块切除，且病灶直径<15 mm，

常推荐行EMR[5]。

（十）ESD vs EMR

目前为止，比较ESD和EMR治疗BE疗效的研究较少。Terheggen等[19]曾于2017年报道了一项前瞻性多中心研究，结果显示，与EMR相比，ESD可获得更高的R0切除率（10/17 vs 2/17），两者在3个月缓解率上并无显著差异。然而，该研究存在一定的局限性，比如样本量小、病灶较小。与其他ESD研究相比，该研究的穿孔率高达10%，这是令人比较难以接受的，其R0切除率也较低。

（十一）局部消融治疗

内镜下切除后，残余的BE应进行局部消融治疗，如射频消融术（radiofrequency ablation，RFA）、混合氩离子凝固术（argon plasma coagulation，APC）或其他局部消融技术（如冷冻治疗）[5]。

研究表明，如果不切除剩余的BE节段，则3年内出现异时性病变的比率高达30%[20-21]。

对于BE伴高度不典型增生且无可见病灶的患者，建议进行消融治疗。如果组织学证实为低度不典型增生，且有可见病灶，建议进行局部消融治疗或定期监测[22-23]。

三、ESCC

如上所述，ESCC仍然是世界上最常见的食管癌亚型，其危险因素包括吸烟、饮酒和辐射等[24-25]。50%以上的ESCC患者初诊时已处于进展期且在内镜下肿瘤无法被切除[18]。

（一）早期ESCC及其淋巴结转移

根据日本食管疾病学会（Japanese Society for Esophageal Diseases，JSED）的指引，对食管肿瘤的侵袭深度进行评估是十分必要的。早期食管癌的侵袭深度分为黏膜层（M1~M3）和黏膜下层（SM1~SM3）。淋巴结转移的风险与肿瘤的侵袭深度呈正相关，从M1期几乎没有淋巴结转移到SM3期合并淋巴结转移的发生率高达45.9%[26]。淋巴结转移的其他独立危险因素还包括血管浸润和肿瘤细胞分化程度。上述几个因素决定了选择内镜切除是否足够，以及是否需要额外的外科手术的干预。

（二）内镜检查

与EAC一样，ESCC的筛查应结合WLI（常规和高清的）、图像增强技术和色素内镜（使用鲁氏碘液染色）。

1. 图像增强技术

NBI、i-scan和FICE等图像增强技术已被应用于ESCC的内镜检查。检查时应结合传统的鲁氏碘液染色内镜和NBI[27]。

2. 鲁氏碘液染色内镜

鲁氏碘液是被应用于ESCC检测和诊断的一种染料。正常的食管鳞状上皮含有丰富的糖原，而肿瘤性病变区域的黏膜上皮糖原缺失。由于碘可与糖原结合，当使用鲁氏碘液染色时，正常区域被染色，而病变区域则未被染色。当碘液褪去时，病变区域因未被染色而呈现粉红色，该特征被称为粉色征[28]。鲁氏碘液染色可以显著提高ESCC的检出率。但是由于炎症区域也可能未被染色，所以这一方法的敏感性和特异性较低。此外，部分患者在使用鲁氏碘后可能会出现恶心和胸痛的症状[29]。

3. JES分型：ESCC侵袭深度的预测

JES分型是Oyama等[30]于2018年发布的经放大内镜评估的简化ESCC分型。该分型系统以Inoue和Arima分型为基础，通过在NBI和放大内镜观察微血管和黏膜的形态使得肿瘤侵袭深度的预测成为可能（表5-2）。

既往研究显示，在211例合并B型血管表征（图5-2）的患者中，JES分型预测肿瘤浸润深度的总体准确率约为90.5%。

在内镜切除方面，B1型血管是绝对指征；B2型血管是相对指征；B3型血管是内镜切除的禁忌证[30-31]。

（三）早期ESCC的内镜治疗

EMR被认为是治疗ESCC的关键手段之一。EMR有两种具体术式：多环黏膜切除和透明帽辅助切除。这两种治疗方案均有效，但多环黏膜切除速度更快、效率更高[32]。如果病灶直径大于15 mm则不推荐行EMR，因为完整病灶的切除和R0切除比较难以实现；如果病灶直径小于15 mm，EMR完整切除率约为53%[33]。因此ESGE指南推荐在病灶小于10 mm且能保证整块切除的情况下行EMR[5]。

（四）ESD vs EMR

选择最佳的内镜治疗方法对患者的预后至关重要。ESD的优势如前所述，这里就不再赘述。对于ESCC患者来说，EMR是一种快速、安全、经济高效的选择，但与ESD相比，EMR的R0切除率更低且复发率更高[32]。Takahashi等[2]曾报道了一项比较ESD和EMR治疗ESCC的单中心回顾性研究，该研究纳入了300例ESCC患者，其中184例患者接受了EMR，116例接受ESD，相关结果显示ESD组的R0切除率更高（100% vs 53%），局部复发率更低（0.9% vs 9.8%）。

（五）局部消融治疗

在既往研究中，包括APC、RFA以及光动力学疗法

等在内的局部消融治疗手段都曾有过相关报道。但这些疗法很大程度上难以使患者得到完全缓解[34-35]。若患者存在其他治疗方案的禁忌证，建议使用光动力学疗法[36]。

四、结论

早期食管癌的内镜切除越来越被接受和重视。如果能早期诊断，食管癌有可能通过内镜治愈。

在EAC中，对于高度不典型增生、黏膜内癌和部分浅表黏膜下浸润癌，应选择内镜下整体切除。同时，残余的BE黏膜应采用局部消融进行治疗。对于ESCC，小病变可以通过EMR进行有效治疗，其复发率低，R0切除率高。如果EMR不能确定是否可以实现R0切除，则应选择ESD。低级别和高级别上皮不典型增生以及M1~M2期的ESCC可以通过内镜治愈，其淋巴结转移的风险几乎可以忽略不计。这两种实体瘤均应该在具有丰富经验和高水平专业知识的中心进行治疗。

表5-2　早期食管鳞状细胞癌放大内镜下日本食管学会分型[30]

血管类型	定义	侵袭深度预测	组织学评估
A	正常乳头内毛细血管样或轻度改变	无侵袭	正常上皮 / 炎症 / 低度异型增生
B	重度不规则的微血管或高度扩张的血管	—	高度不典型增生或侵袭性鳞癌
B1	具有血管样的 B 型血管	侵及黏膜上皮层或黏膜固有层	—
B2	缺少血管样的 B 型血管	侵及黏膜肌层或黏膜下浅层 (SM1)	—
B3	高度扩张的血管，其口径为通常 B2 型血管的三倍以上	侵及黏膜下中层 (SM2) 或更深	—

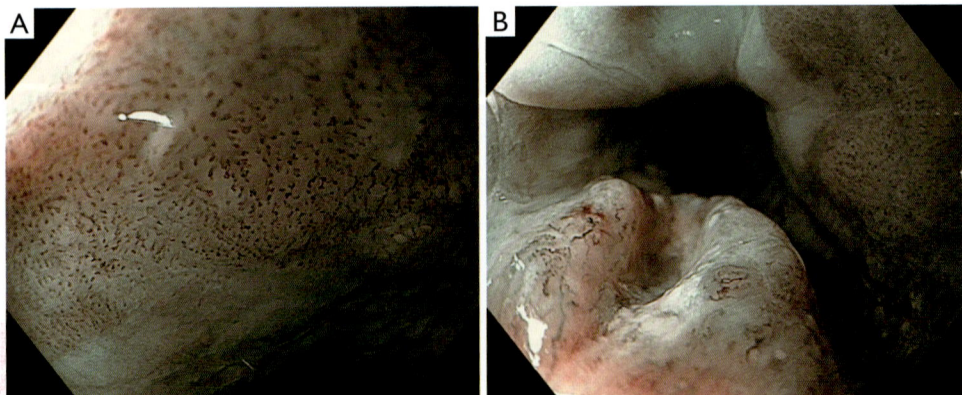

（A）B1型；（B）B3型。JES，日本食管学会。
图5-2　JES分型的B型血管表征

最后，非根治性切除术后的治疗取决于术后组织病理学评估和患者的身体状态，应经过多学科讨论后制订后续治疗计划。

参考文献

[1] Brown L M, Devesa S S, Chow W H. Incidence of adenocarcinoma of the esophagus among white Americans by sex, stage, and age[J]. J Natl Cancer Inst, 2008, 100(16): 1184-1187.

[2] Takahashi H, Arimura Y, Masao H, et al. Endoscopic submucosal dissection is superior to conventional endoscopic resection as a curative treatment for early squamous cell carcinoma of the esophagus (with video)[J]. Gastrointest Endosc, 2010, 72(2): 255-64, 264.e1-2.

[3] Ishihara R, Oyama T, Abe S, et al. Risk of metastasis in adenocarcinoma of the esophagus: A multicenter retrospective study in a Japanese population[J]. J Gastroenterol, 2017, 52(7): 800-808.

[4] Manner H, Pech O, Heldmann Y, et al. Efficacy, safety, and long-term results of endoscopic treatment for early stage adenocarcinoma of the esophagus with low-risk sm1 invasion[J]. Clin Gastroenterol Hepatol, 2013, 11(6): 630-635.

[5] Pimentel-Nunes P, Dinis-Ribeiro M, Ponchon T, et al. Endoscopic submucosal dissection: European Society of Gastrointestinal Endoscopy (ESGE) Guideline[J]. Endoscopy, 2015, 47(9): 829-854.

[6] Lambert R, Rey J F, Sankaranarayanan R. Magnification and chromoscopy with the acetic acid test[J]. Endoscopy, 2003, 35(5): 437-445.

[7] Guelrud M, Herrera I. Acetic acid improves identification of remnant islands of Barrett's epithelium after endoscopic therapy[J]. Gastrointest Endosc, 1998, 47(6): 512-515.

[8] Longcroft-Wheaton G, Fogg C, Chedgy F, et al. A feasibility trial of Acetic acid-targeted Biopsies versus nontargeted quadrantic biopsies during BArrett's surveillance: The ABBA trial[J]. Endoscopy, 2020, 52(1): 29-36.

[9] Alvarez Herrero L, Curvers W L, Bansal A, et al. Zooming in on Barrett oesophagus using narrow-band imaging: An international observer agreement study[J]. Eur J Gastroenterol Hepatol, 2009, 21(9): 1068-1075.

[10] Sharma P, Bergman J J, Goda K, et al. Development and validation of a classification system to identify high-grade dysplasia and esophageal adenocarcinoma in Barrett's esophagus using narrow-band imaging[J]. Gastroenterology, 2016, 150: 591-598.

[11] Ishihara R, Goda K, Oyama T. Endoscopic diagnosis and treatment of esophageal adenocarcinoma: Introduction of Japan Esophageal Society classification of Barrett's esophagus[J]. J Gastroenterol, 2019, 54(1): 1-9.

[12] Ebigbo A, Mendel R, Probst A, et al. Computer-aided diagnosis using deep learning in the evaluation of early oesophageal adenocarcinoma[J]. Gut, 2019, 68(7): 1143-1145.

[13] Ebigbo A, Mendel R, Probst A, et al. Real-time use of artificial intelligence in the evaluation of cancer in Barrett's oesophagus[J]. Gut, 2020, 69(4): 615-616.

[14] Stein H J, Feith M, Bruecher B L, et al. Early esophageal cancer: Pattern of lymphatic spread and prognostic factors for long-term survival after surgical resection[J]. Ann Surg, 2005, 242(4): 566-573.

[15] Probst A, Golger D, Anthuber M, et al. Endoscopic submucosal dissection in large sessile lesions of the rectosigmoid: Learning curve in a European center[J]. Endoscopy, 2012, 44(7): 660-667.

[16] Ebigbo A, Messmann H. How can we make the learning curve of endoscopic submucosal dissection for (Western) endoscopists less steep?[J]. Endoscopy, 2016, 48(8): 697-698.

[17] Yang D, Zou F, Xiong S, et al. Endoscopic submucosal dissection for early Barrett's neoplasia: A meta-analysis[J]. Gastrointest Endosc, 2018, 87(6): 1383-1393.

[18] Probst A, Aust D, Märkl B, et al. Early esophageal cancer in Europe: endoscopic treatment by endoscopic submucosal dissection[J]. Endoscopy, 2015, 47(2): 113-121.

[19] Terheggen G, Horn E M, Vieth M, et al. A randomised trial of endoscopic submucosal dissection versus endoscopic mucosal resection for early Barrett's neoplasia[J]. Gut, 2017, 66(5): 783-793.

[20] Peters F P, Kara M A, Rosmolen W D, et al. Endoscopic treatment of high-grade dysplasia and early stage cancer in Barrett's esophagus[J]. Gastrointest Endosc, 2005, 61(4): 506-514.

[21] Fleischer D E, Overholt B F, Sharma V K, et al. Endoscopic radiofrequency ablation for Barrett's esophagus: 5-year outcomes from a prospective multicenter trial[J]. Endoscopy, 2010, 42(10): 781-789.

[22] Weusten B, Bisschops R, Coron E, et al. Endoscopic management of Barrett's esophagus: European Society of Gastrointestinal Endoscopy (ESGE) position statement[J]. Endoscopy, 2017, 49(2): 191-198.

[23] Koop H, Fuchs K H, Labenz J, et al. S2k guideline: Gastroesophageal reflux disease guided by the German Society of Gastroenterology: AWMF register no. 021-013[J]. Z Gastroenterol, 2014, 52: 1299-1346.

[24] Zablotska L B, Chak A, Das A, et al. Increased risk of squamous cell esophageal cancer after adjuvant radiation therapy for primary breast cancer[J]. Am J Epidemiol, 2005, 161(4): 330-337.

[25] Lee C H, Wu D C, Lee J M, et al. Anatomical subsite

discrepancy in relation to the impact of the consumption of alcohol, tobacco and betel quid on esophageal cancer[J]. Int J Cancer, 2007, 120(8): 1755-1762.

[26] Bollschweiler E, Baldus S E, Schröder W, et al. High rate of lymph-node metastasis in submucosal esophageal squamous-cell carcinomas and adenocarcinomas[J]. Endoscopy, 2006, 38(2): 149-156.

[27] Lee C T, Chang C Y, Lee Y C, et al. Narrow-band imaging with magnifying endoscopy for the screening of esophageal cancer in patients with primary head and neck cancers[J]. Endoscopy, 2010, 42(8): 613-619.

[28] Inoue H, Rey J F, Lightdale C. Lugol chromoendoscopy for esophageal squamous cell cancer[J]. Endoscopy, 2001, 33(1): 75-79.

[29] Kondo H, Fukuda H, Ono H, et al. Sodium thiosulfate solution spray for relief of irritation caused by Lugol's stain in chromoendoscopy[J]. Gastrointest Endosc, 2001, 53(2): 199-202.

[30] Oyama T, Inoue H, Arima M, et al. Prediction of the invasion depth of superficial squamous cell carcinoma based on microvessel morphology: Magnifying endoscopic classification of the Japan Esophageal Society[J]. Esophagus, 2017, 14(2): 105-112.

[31] Japan Esophageal Society. Japanese Classification of Esophageal Cancer, 11th Edition: part II and III[J]. Esophagus, 2017, 14(1): 37-65.

[32] Zhang Y M, Boerwinkel D F, Qin X, et al. A randomized trial comparing multiband mucosectomy and cap-assisted endoscopic resection for endoscopic piecemeal resection of early squamous neoplasia of the esophagus[J]. Endoscopy, 2016, 48(4): 330-338.

[33] Ishihara R, Iishi H, Takeuchi Y, et al. Local recurrence of large squamous-cell carcinoma of the esophagus after endoscopic resection[J]. Gastrointest Endosc, 2008, 67(6): 799-804.

[34] Tahara K, Tanabe S, Ishido K, et al. Argon plasma coagulation for superficial esophageal squamous-cell carcinoma in high-risk patients[J]. World J Gastroenterol, 2012, 18(38): 5412-5417.

[35] He S, Bergman J, Zhang Y, et al. Endoscopic radiofrequency ablation for early esophageal squamous cell neoplasia: Report of safety and effectiveness from a large prospective trial[J]. Endoscopy, 2015, 47(5): 398-408.

[36] McCann P, Stafinski T, Wong C, et al. The safety and effectiveness of endoscopic and non-endoscopic approaches to the management of early esophageal cancer: A systematic review[J]. Cancer Treat Rev, 2011, 37(1): 11-62.

翻译：黄盛，中山大学肿瘤防治中心胸外科
审校：林耀彬，中山大学肿瘤防治中心胸外科
　　　杨弘，中山大学肿瘤防治中心胸外科

doi: 10.21037/aoe-2020-35
Cite this article as: Fleischmann C, Probst A, Messmann H. Indications for endoscopic treatment of adenocarcinoma and squamous cell cancer of the esophagus. Ann Esophagus, 2023, 6: 5.

第六章　早期食管癌的内镜治疗：文献综述

Praneet Wander, Jeffrey L. Tokar

Division of Gastroenterology and Hepatology, Fox Chase Cancer Center, Temple Health, Philadelphia, PA, USA
Contributions: (I) Conception and design: All authors; (II) Administrative support: All authors; (III) Provision of study materials or patients: All authors; (IV) Collection and assembly of data: All authors; (V) Data analysis and interpretation: All authors; (VI) Manuscript writing: All authors; (VII) Final approval of manuscript: All authors.
Correspondence to: Jeffrey L. Tokar MD, FASGE, AGAF. Associate Professor, Department of Medicine, Gastroenterology Section, Director, Gastrointestinal Endoscopy, Fox Chase Cancer Center, Temple Health, 333 Cottman Avenue, Philadelphia, PA 19111, USA. Email: Jeffrey.Tokar@fccc.edu.

目的：本综述的目的是让读者熟悉早期食管癌的内镜下切除术（ER）的种类及选择标准。

背景：食管癌包括食管鳞状细胞癌（ESCC）和食管腺癌（EAC），在世界范围内具有高并发症发生率和死亡率。在出现症状（如吞咽困难）后才被诊断的患者通常具有更晚期的肿瘤分期以及更差的长期预后结果。外科的食管切除术是食管癌患者根治性治疗的金标准。内镜筛查和监测高危险因素患者，如巴雷特食管患者等，有助于在早期发现食管癌。内镜技术的发展使处于非常早期阶段的食管癌得以在内镜下切除，一些患者不需要经受食管切除术这一伴有高并发症发生率及死亡率的治疗方法。

方法：通过对文献进行电子检索和数据提取，对早期食管癌的内镜治疗进行叙述性综述。

结论：食管肿瘤根治性外科治疗的目标是实现R0切除。如今，处于最早阶段的食管癌（原位癌，没有淋巴结或血管侵袭的中、高分化的pT1a癌）越来越多地采用ER技术治疗，例如内镜下黏膜切除术（EMR）和内镜黏膜下剥离术（ESD）。这些有效的切除技术为特定的患者提供了额外的根治性治疗选择，尽管ER仅可在没有局部或远处转移性疾病的患者中实现肿瘤根治。在这篇综述中，我们讨论了早期食管癌内镜治疗的不同方法

关键词：食管癌；内镜下切除术（ER）；内镜黏膜下剥离术（ESD）；内镜下黏膜切除术（EMR）

View this article at: https://dx.doi.org/10.21037/aoe-21-30

一、引言

食管癌确诊人数约占美国所有癌症确诊人数的1%，但其死亡人数占所有癌症死亡人数的2.6%。美国癌症协会估计，2021年美国有19 260例（15 310例男性和3 950例女性）新的食管癌确诊病例和约15 530例（12 410例男性和3 120例女性）食管癌死亡病例[1]。筛查和监测项目可以识别癌前病变和早期恶性肿瘤，患者可以降低食管癌的发病率并改善预后。研究表明，T1期食管癌患者的预后极佳，5年疾病特异性生存率超过80%，而局部晚期食管癌（T2期或T3期）或有远处转移患者的5年生存率分别仅为45.2%和4.8%[2-3]。

食管癌（包括ESCC和EAC）是一种高侵袭性的疾病，这一方面是由于该疾病的生物学性质；另一方面则是由于食管具有促进肿瘤细胞局部和远处扩散的解剖学特征，例如食管内及其周围的广泛淋巴管网络。这一点尤为重要，任何一名正在思考如何运用内镜治疗该疾病的临床医生都应牢记。单纯从肿瘤学的角度来看，食管切除术是早期食管癌最根本的治疗方式，尽管与内镜治疗相比，与其治疗相关的主要并发症发生率、死亡率更高，住院时间更长，举例来说，食管切除术的死亡率在高手术量中心约为2%[4]。微创、保留器官的内镜介入治疗（如EMR和ESD）的主要并发症发生率较低，基本上没有治疗相关死亡，因此，在患有合并症的老年患者中尤其具有吸引力。在这篇综述中，我们讨论了早期食管癌内镜治疗的不同方法。我们根据叙述性综述报告清单（https://dx.doi.org/10.21037/aoe-21-30）发表以下文章。

二、方法

我们采用电子检索和数据提取的方法，从MEDLINE、Embase和已知的教科书中检索文献，纳入的均为英文研究。用于数据检索的术语包括"食管癌""内镜下黏膜切除术""内镜黏膜下剥离术""EMR"以及"ESD"。我们对选定的文章和摘要进行了总结和评估，最终发表这一叙述性综述。

三、早期食管癌的诊断与特征

（一）高级成像内镜检查和色素内镜检查

食管癌的早期诊断对于达成治疗目的而言至关重要。食管癌高危人群，建议进行内镜筛查。一旦确定了内镜风险因素（如巴雷特食管等），建议根据是否存在异型增生进行随访监测或内镜治疗（采用消融或相应的内镜技术治疗）。几种内镜成像技术可被用于增强可疑病变的检测和表征。一些技术在市售内镜上广泛可用，可被用于增强黏膜表面和血管图像的细微形态学特征；而另一些则不是传统内镜的固有技术，因此并非广泛可用。前者的例子包括高清白光成像技术、光学放大技术和数字色素内镜技术[例如，窄带成像（NBI）、蓝激光成像（BLI）、联动成像技术（linked color imaging，LCI）、智能染色技术（i-scan）]。基于局部喷雾的染色内镜检查剂也经

常被应用，包括用于改善鳞状不典型增生/癌的检测的鲁氏碘液和用于表征巴雷特癌变形成的乙酸。所有这些图像增强方法和技术都有助于增强正常和异常黏膜表面形态和血管图像的可视化。有研究表明，这些技术应用都增加了食管细微病变的检出率[5]。一些成像模式和技术应用相对没那么广泛，但效果尚佳，包括激光共聚焦显微内镜检查术（confocal laser endomicroscopy，CLE）、光学相干层析术（optical coherence tomography，OCT）和容积激光显微内镜（volumetric laser endomicroscopy，VLE；它是基于OCT的第二代技术）。观察者之间的差异会影响这些方法的诊断准确性，因此通常在进行内镜下切除术（ER）之前应进行可疑病变黏膜的组织学活检。然而，侵袭性组织取样可诱导上皮下纤维化，这会显著增加随后EMR或ESD的难度。在对代表性组织采样时，如果仅依靠可疑食管病变的钳取活检，那么当其不能确认异型增生或恶性病变的存在时，将成为潜在的灾难性问题。因此，在一些具有丰富的增强成像诊断和ER技术经验的中心，有时会在没有组织活检的情况下进行ER。

（二）超声内镜（EUS）

EUS是诊断食管癌T分期最准确的工具，但它高度依赖操作者的水平，相比于区分"低风险"和"高风险"的T1期癌症，它对进展期癌症的分期更准确。它经常在行ER之前应用，以排除明显的T2~4期肿瘤并评估区域淋巴结转移（lymph node metastases，LNM）情况[6-7]。例如，EUS区分早期食管癌是否侵入但不穿过黏膜肌层（T1a期或T1M期）或进入黏膜下层（T1b期或T1SM期）的可靠性不太理想。由于这种局限性，只要可用的内镜、EUS和放射学检查结果不提示T2或更高的T分期和（或）LNM的存在，许多高级职称内镜医生就会直接进行EMR或ESD，因为它们可以达到两个目的：①提供更准确的组织病理学分期信息，指导治疗管理决策（T1a期 vs T1b期、分化程度、是否存在淋巴或血管浸润）；②如果肿瘤仅存在预后较好的特征，则ER可以作为一种根治性肿瘤干预措施。

（三）CT和PET/CT

计算机断层扫描（CT）和正电子发射计算机体层显像（PET/CT）的分辨率不足以区分食管壁的各

个层，从而不足以对大多数食管癌，尤其是早期食管癌进行T分期。它们主要被用于评估局部组织与更晚期食管癌的关系，并明确肿瘤是否存在局部和远处转移。一项研究表明，PET/CT在检测是否存在远处转移方面准确度比CT更高，但低于微创手术分期或临床评判[8]。对于拟进行ER的早期食管癌患者，我们的经验是必须获得CT和（或）PET/CT的结果支持。

四、早期食管癌的TNM分期及可行ER患者的选择

（一）早期EAC

T1期食管癌包括局限于黏膜的肿瘤（定义为T1a期）和那些延伸超过黏膜肌层并进入黏膜下层（T1b期）而没有更深侵入固有肌层（T2期）的肿瘤[9]。只有T1期食管癌患者是治愈性ER的潜在受益者。更具体地说，具有治愈目的的ER主要对象是没有高风险特征[如低分化、淋巴血管浸润、ER后的阳性深（垂直）边缘]的T1a期患者，T1a期EAC患者LNM的风险应<2%。

对于身体条件适合接受手术的患者，确认或高度怀疑黏膜下浸润（T1b期）时，应组织多学科团队讨论并认真考虑是否行外科食管切除术，因为在放射学或超声内镜检查未见淋巴结增大的情况下，T1b期肿瘤的LNM风险仍较大。换句话说，由于伴随LNM的风险（高达45%的T1b期EAC），外科食管切除术才是除少数被选定T1b期癌症患者（通常被认为行食管切除术风险畸高的患者）外的所有T1b期患者的首选治疗。

尽管单独的ER也可能适用于一些T1b期患者，但T2期（肿瘤侵犯固有肌层）、T3期（肿瘤侵犯外膜）和T4期（肿瘤侵犯邻近结构）肿瘤患者绝不是治愈性内镜治疗的合适人选。同样，已被证实或高度怀疑淋巴结受累或远处转移的患者也不适合进行内镜治疗。

早期食管癌的ER正被越来越多地运用，其最适合治疗浅表、扁平形态的小于2 cm的肿瘤。考虑接受ER治疗的患者和医疗服务提供者必须仔细权衡ER的优点（如器官得以保留，并发症发病率和死亡率低于手术，住院时间较短）与根治性食管切除术的缺点。目前仍缺乏随机对照研究直接比较内镜与外科食管切除术治疗早期食管癌的肿瘤学结局，现

在的临床实践主要由观察性系列研究和系统综述指导。一项内镜下根除治疗或食管切除术治疗高级别异型增生（high-grade dysplasia，HGD）和黏膜内EAC患者的治疗结局评估的系统性综述和Meta分析发现，两者的完全根治率和总生存期相当，内镜治疗与肿瘤复发率极轻微升高相关，但不良事件发生率显著降低[10]。一项对1 000例黏膜内癌进行长期随访的研究显示，其中局部复发病例接受重复内镜治疗后，完全局部缓解率为93.8%[11]。美国胃肠内镜学会（American Society for Gastrointestinal Endoscopy，ASGE）和欧洲胃肠内镜学会（ESGE）的指南建议对HGD和高分化或中分化（0级或1级）黏膜内（T1a期）EAC[无淋巴管浸润（lymphovascular invasion，LVI）]患者进行ER，因为其并发症发生率和死亡率低于手术治疗[4,12]。

来自小型研究的有限数据表明，对于极浅表（SM受侵深度≤500 μm）T1b期肿瘤的早期EAC患者，内镜治疗也可以获得可被接受的结局。这在最近的《胃肠病学》发表的临床实践更新中得到了认可。该更新提出，具有微小黏膜下浸润（<500 μm）的T1b期EAC可作为高手术风险患者的治愈性替代治疗选择，只要肿瘤不是低分化的并且没有LVI，因为这些特征与LNM的风险增加相关，并易导致内镜治疗失败[13]。一项研究显示，在49个月的时间内，53例"低风险"T1b期癌症患者中只有1例（1.9%）发生了LNM[14]。在另一个研究中，EMR后内镜消融使87%的患者获得完全缓解。在最初达到完全缓解的患者中，19%发生了异时性癌症，如果早期发现，这些新发病灶同样可以通过内镜进行治疗。1例患者（2%）发生LNM，5年生存率约为84%[15]。

美国国家综合癌症网络（National Comprehensive Cancer Network，NCCN）目前将ER列为低风险pTis期和pT1a期EAC患者的首选治疗方案，并指出对于浅表性pT1b期EAC患者，ER后消融或食管切除术均可被接受。食管切除术则是其他pT1bN0期食管癌患者的唯一推荐选择。如上所述，早期EAC特别是浅表性pT1b期食管癌，仅使用内镜治疗而不进行食管切除术或其他辅助干预的决定时，应采取多学科讨论，并与受影响患者共同进行决策。完全内镜根除所有巴雷特上皮（而非早期巴雷特相关EAC的区域）是普遍被接受的治疗目标，当残留的"风险"巴雷特上皮留在原位

时，存在的异时性EAC风险将显著增加。ASGE建议首先通过对巴雷特节段内的所有可见病变（如结节）进行ER来实现该目标，然后再对所有剩余的巴雷特上皮进行射频消融（RFA）[4]。所有巴雷特食管病灶的环周ER通常是可行的，可以考虑用来代替RFA，但存在较高食管狭窄的风险，尤其是当行环周或近环周ER时。在做内镜治疗还是手术治疗的决定时，巴雷特食管节段的总长度也应纳入考虑，特别是对于迫切需要行根治性手术治疗的患者，因为治疗失败（无法完全根除BE节段）在BE节段很长的情况中更常见。例如，在一项研究中发现，对于巴雷特食管上皮长度为3~10 cm的人来说，使用EMR和RFA未能实现根治目标的风险比为0.46，对于巴雷特食管上皮长度大于10 cm的人来说，风险比则为0.22[16]。

（二）早期ESCC

早期ESCC患者较早期EAC患者更易发生LNM，而黏膜下浸润深度较浅。在ESCC中，M1期和M2期（侵犯黏膜上皮或固有层）的LNM风险低至0；M3期（侵犯但不穿过黏膜肌层）的LNM风险为8%~18%；黏膜下层浸润≤200 μm的LNM风险为11%~53%；更深的黏膜下浸润癌LNM的风险则为30%~54%[17]。因此，日本食管学会（JES）提倡ER作为T1M1期或T1M2期肿瘤的治愈性治疗方法，但建议T1M3期肿瘤和T1b期肿瘤的患者须接受额外治疗（如食管切除术、放化疗等）[18]。

NCCN认为，内镜治疗或食管切除术是病理性Tis期或T1a期ESCC的主要治疗方法，但对T1bN0期肿瘤NCCN则提倡行食管切除术[9]。另一种策略是将早期ESCC分为有"绝对指征"（T1a期，M1~M2期肿瘤，肿瘤侵犯食管周长的2/3或更少）的情况和有"扩展适应证"的情况（T1a期，M2期肿瘤或T1b期肿瘤且黏膜下浸润<200 μm，临床N0状态，无LVI），通过ESD进行整块切除。有报道称后一组患者行ESD后LNM率低至4.7%[17,19]。对于那些身体状况不适合手术，但符合上述扩展适应证的患者，具有治愈目的的ESD整块切除更适合他们。

对于经历过ER并被发现具有相关不良组织学特征[如T1b期和（或）LVI]的患者而言，食管切除术为其提供了最佳的治愈机会。最近有研究比较了放化疗（chemradiotherapy，CRT）和食管切除术对ER后发现

组织学检查结果不佳的患者的疗效。在一项包含83例经ER标本证实的pT1b期SCC患者的研究中，CRT和食管切除术之间的总生存率和无复发生存率存无显著差异[20]。在另一项包含175例患者的研究（非随机性）中，pT1b期伴阴性切缘或pT1a伴LVI的患者接受40.4 Gy放疗；所有垂直/深部切缘阳性的患者接受根治性放化疗[21]。该研究的3年生存率>90%，与历史手术队列相当，表明非手术治疗可能是一种可行的选择[21]。

（三）LNM的其他预测因素

如前所述，LNM的风险受肿瘤浸润深度和组织学亚型（EAC或SCC）的影响。预示LNM风险更大的其他因素包括肿瘤大小（>2 cm），形态学（与相对平坦的Paris 0~II型病变相比，Paris 0~I型突出病变和Paris 0~III型凹陷病变具有更大的LNM风险并且不太适合行治愈性ER），低分化的组织学特征，切除标本中存在淋巴脉管浸润，以及检出生物标志物（如E-钙黏蛋白和细胞周期蛋白D1）[22-23]。

五、ER技术

本节讨论EMR和ESD治疗食管肿瘤的技术问题，以及考虑选择该种技术的理由。

（一）EMR

食管肿瘤常显扁平状，黏膜下注射溶液常致病灶隆起不充分，因此，EMR通常利用连接到内镜插入管远端的"帽（cap）"形成"假息肉"，然后可以通过圈套器抓住肿瘤并切除"假息肉"。基于帽的EMR有两种主要类型：透明帽辅助EMR和多环EMR[24-25]。

1. 透明帽辅助EMR

该术语是指使用专门为EMR设计的透明远端连接帽。在帽的最远侧边缘内存在浅的"脊"或"架"。内镜医师将专有的新月形圈套器沿内镜的工作通道向下插入，并且操纵该圈套器的开放线环，直到其位于脊内几乎不可见（该过程可能是耗时持久且困难的）；在注射溶液以提供黏膜下衬垫之后，帽的开口端抵靠目标组织定位并且施加内镜负压吸引，从而有效地在帽/圈套器组件内产生目标组织的假息肉。在施加抽吸的同时，内镜检查的助手闭合圈套器，从而

有效地将组织捕获在圈套器内。然后使用电外科能量设备横切组织。如果在第一次尝试中没有切除整个标本，则可以进行额外的黏膜切除[26]。

2. 多环EMR

这种方法是在透明帽辅助EMR出现之后被开发的，并且由于其具备安全性和易用性（无须安置前文所述的新月形圈套器）的特点，如今在许多内镜市场上占据主导地位。目前市面上存在各种专有的多环EMR套件，它们类似于静脉曲张套扎套件，由一个透明的盖子组成，在盖子周围预置几个扩张的橡胶圈。通过旋转连接到内镜附件通道的专用手柄，橡胶圈可以从帽上"发射"；旋转该轮将张力施加到远端帽/带组件的绳或线上，从而使得橡胶圈释放。在识别出靶病变之后，将其抽吸到帽中，并且释放橡胶圈，通过收缩的橡胶圈结扎组织蒂部，产生假息肉。然后通过工作通道推进圈套器，并使用电外科能量设备切除假息肉（图6-1）。

总的来说，基于帽的EMR允许一次性切除约15 mm的靶组织（透明帽辅助EMR的切除量比多环EMR略多），并且可以实现小于15 mm的病变的整块R0切除。与ESD相比，基于帽的EMR技术明显节省了时间，并且可以以分段切割的方式切除大于15 mm的病变。然而，分段切除术在病变为早期食管癌的情况下有其固有缺点，因为它阻碍了医生对标本进行最佳组织病理学评估，并且可能使评估边缘状态变得困难甚至完全无法被评估。

（二）ESD

ESD是一种比EMR更耗时且技术要求更高的方法，并发症（特别是穿孔）风险更大。它的主要优点是可以整块切除较大的病变，并更好地控制环周切缘。ESD对于不适合EMR的纤维化病变或既往行EMR后复发的肿瘤是可行的，尽管这种情况下ESD更具挑战性。ESD在亚洲的应用更为广泛，其最初的目的是治疗早期胃癌，减少胃切除术的开展。在美国，ESD

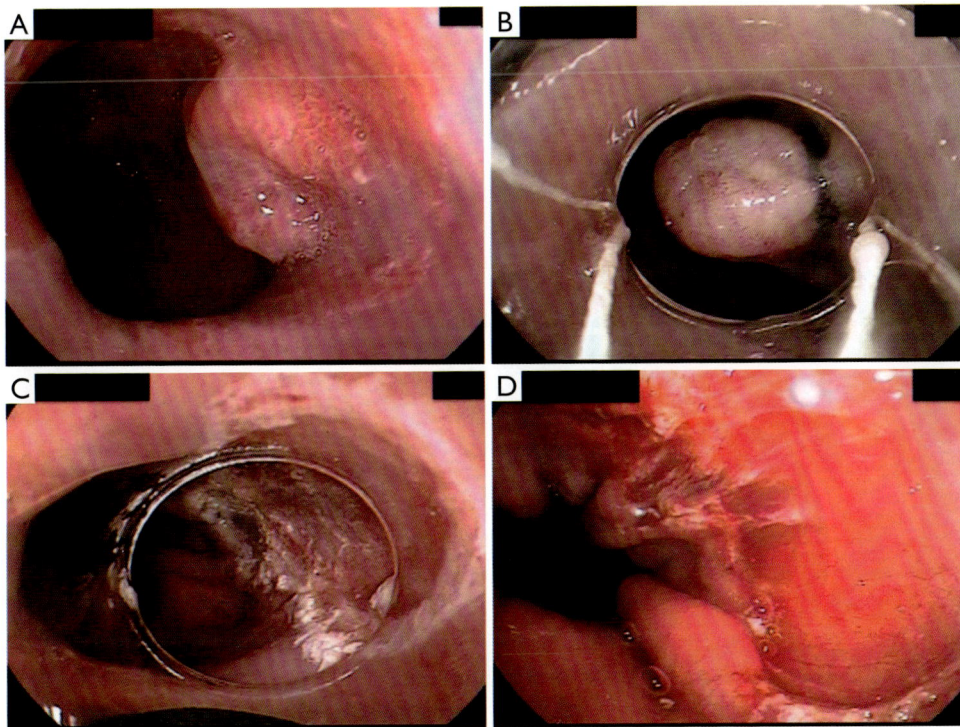

（A）在巴雷特食管上皮岛中发现的食管肿块；（B）将靶病变抽吸到帽中，释放橡皮筋以有效地创建假息肉；（C）使用电外科能量设备切除假息肉；（D）切除后的食管检查。

图6-1　内镜下黏膜切除术（EMR）

技术尚未得到普及，但其普及程度和培训机会正在不断地扩大。许多因素包括缺乏对该技术及其益处的认识，陡峭的学习曲线，与EMR相比明显更长的手术时间，以及之前缺乏美国食品药物监督管理局（Food and Drug Administration，FDA）对ESD设备的批准（尽管近年来已显著改善）阻碍了ESD在美国的应用，同时，西方病理学者需要接受培训学习如何以最佳的方式处理ESD标本[27]。

目前存在多种被用于ESD的内镜工具，其中许多已在美国被使用，包括刀型（分为绝缘尖端和非绝缘尖端，直刀和钩刀品种）和剪刀型器械。ESD技术类似于将鱼皮整块去除。在进行ESD时，靶病变的边缘通常被热标记仔细地标明。这些标记有助于切除术的进行，因为在ESD期间逐渐形成的黏膜"瓣"可以移动并扭曲，导致解剖方向模糊。在黏膜下注射生理盐水或某种黏性溶液，以将靶病变从固有肌层上抬起，防止透壁穿孔。在传统的ESD中，从病变周围穿过上皮和黏膜肌层做环周黏膜切口（确保非恶性黏膜的几毫米安全切缘），暴露充满流体的黏膜下层平面（即所谓的"第三空间"）。然后将固定有透明远端连接帽（不同于用在基于帽的EMR的那种）的内镜递送到黏膜下平面中，并且使用电外科能量设备仔细地进行黏膜下纤维的剥离，并进行穿透黏膜下的血管的凝固/横切，直到病变被整体切除。然后将标本固定在石蜡、软木或其他材料上进行组织病理学检查（图6-2）。许多技术和方法已有相关文献进行介绍（不同ESD步骤中的变化、电外科发生器设置、在ESD期间使用辅助方法向黏膜瓣施加牵引以改善黏膜下结构的可见性并加速切除）。

（三）EMR与ESD的比较

一项纳入了8项研究的Meta分析评估了ESD和EMR治疗浅表性食管癌的有效性。接受ESD的患者具有更高的整块切除率和根治性切除率，以及更低的局部

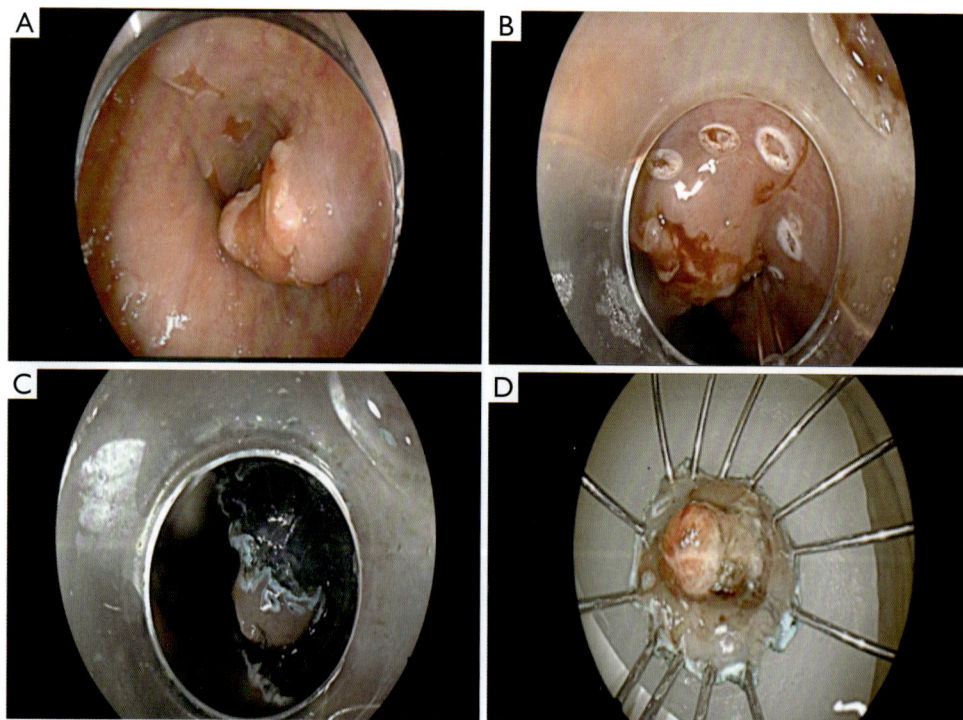

（A）食管远端的食管肿块，与巴雷特食管上皮岛相关；（B）靶病变的边缘用热标记标明；（C）使用电外科能量设备剥离黏膜下纤维，以整块方式切除病变；（D）通过内镜黏膜下剥离进行整块切除后，将标本固定在石蜡上。

图6-2 内镜黏膜下剥离术（ESD）

复发率[28]。Ishihara等[29]的一项研究比较了ESD与两种EMR方法治疗直径≤20 mm的食管癌的区别。结果发现，ESD具有最高的整块切除率（100%）和根治性切除率（97%）。基于帽的EMR被认为是直径<15 mm病变的良好治疗方案（整块切除率和治愈性切除率分别为100%和86%）[29]。在我们看来，EMR对于有机会整块切除的小病变而言，是一个可接受的选择。假如病理学家能够明确地证实肿瘤为T1a期、有清晰的垂直/深切缘、无LVI或组织学低分化，那么分段EMR（尽管有碎片性质）也可以成为早期食管癌的根治性治疗方式。否则，ESD的优点（整块R0切除）应与其缺点（耗时、并发症风险更高）相平衡。目前已有大量关于EMR和ESD的前瞻性和回顾性研究，更大队列的前瞻性研究也正在进行，以明确这些技术的疗效。

（四）EMR和ESD的并发症

食管ESD后最常见的并发症是食管狭窄，其发生率为5%~17%（在某些研究中更高），并且与切除区域的范围成正比。当切除范围超过2/3的食管管腔周长时，发生风险的概率达到最大。如果利用EMR技术切除类似的大范围病灶，狭窄也是其主要的并发症。2015年，Chevaux等[30]的研究结果显示，在接受ESD的75例患者中，平均标本直径约为52 mm，60%的患者发生食管狭窄，所有这些狭窄都可以通过内镜治疗解决。在这种情况下，狭窄形成的机制尚未完全明确。切除导致上皮屏障功能的暂时丧失，这使黏膜下层暴露于来自食管中的酸和食物中的化学和机械损伤，激活了炎性细胞浸润和肌成纤维细胞增殖，导致增生性瘢痕形成[31]。目前已有各种方式被尝试用于预防狭窄，并取得不同程度的疗效，包括旨在减少炎症和纤维化的糖皮质激素制剂（例如局部黏膜下注射曲安西龙、局部口服布地奈德或全身口服糖皮质激素）、连续预防性内镜球囊扩张、临时支架置入或使用其他新型抗有丝分裂剂和抗纤维化剂。

相对于胃肠道的其他部分而言，食管具有更薄的固有肌层并且缺乏浆膜层。尽管如此，在多环EMR期间食管穿孔并不常见；原因在于商品化的橡胶圈不易被固定于食管的固有肌层。ESD发生透壁穿孔的风险大于EMR。Park等[32]的研究纳入了225例接受ESD

治疗的患者（总计261处食管病变），其中33例患者（12.6%）发生了不良事件，包括出血（1.5%）、穿孔（4.6%）和狭窄（6.5%）。Kim等[33]报告了129例患者总计147例浅表食管肿瘤的ER，22例患者（17.1%）发生了不良事件，包括出血（$n=2$，1.6%）、穿孔（$n=12$，9.3%）和狭窄（$n=8$，6.2%）。如果在ESD手术过程中发生穿孔，内镜下修补术有时是可行的，此时应考虑临时内镜支架置入。然而，置入临时内镜支架仍可能发生危及生命的后遗症，如纵隔炎、张力性气胸或纵隔气肿。在ER期间使用CO_2进行腔充气是常见的操作，因为CO_2比常规空气能更快地被身体吸收并代谢。

六、结论

ER是一种有效的、微创的治疗选择，对于早期食管癌患者具有保留器官的治疗潜力。ER得以实现与外科食管切除术相当的肿瘤学预后的关键在于仔细选择具有极低淋巴结或远处转移风险的患者。在早期食管癌的ER选择中，EMR治疗较小的病变是可靠的，并且与ESD相比，具有更快的学习曲线、更短的手术时间和更少并发症的优点。ESD更具挑战性，需要医生有更高的技术熟练度，但当需要整块切除较大的黏膜病变时，ESD是最佳的选择，因为ESD可以为病理学家提供最准确的组织病理学诊断和分期。

参考文献

[1] American Cancer Society. Key Statistics for Esophageal Cancer[EB/OL]. [2023-01-12]. https://www.cancer.org/cancer/types/esophagus-cancer/about/key-statistics.html

[2] Tachibana M，Kinugasa S，Dhar D K，et al. Prognostic factors in T1 and T2 squamous cell carcinoma of the thoracic esophagus[J]. Arch Surg，1999，134(1)：50-54.

[3] Torre L A，Siegel R L，Ward E M，et al. Global Cancer Incidence and Mortality Rates and Trends--An Update[J]. Cancer Epidemiol Biomarkers Prev，2016，25(1)：16-27.

[4] Standards of Practice Committee，Wani S，Qumseya B，et al. Endoscopic eradication therapy for patients with Barrett's esophagus-associated dysplasia and intramucosal cancer[J]. Gastrointest Endosc，2018，87(4)：907-931.e9.

[5] Pohl J，May A，Rabenstein T，et al. Computed virtual chromoendoscopy vs. conventional chromoendoscopy with acetic acid for detection of neoplasia in Barrett's esophagus：A prospective randomized

crossover study[J].Gastrointest Endosc,2007,65:AB348.

[6] Kelly S, Harris K M, Berry E, et al. A systematic review of the staging performance of endoscopic ultrasound in gastro-oesophageal carcinoma[J]. Gut,2001,49(4):534-539.

[7] Puli S R, Reddy J B, Bechtold M L, et al. Staging accuracy of esophageal cancer by endoscopic ultrasound:A meta-analysis and systematic review[J]. World J Gastroenterol,2008,14:1479-1490.

[8] Li Z, Rice T W. Diagnosis and staging of cancer of the esophagus and esophagogastric junction[J]. Surg Clin North Am,2012,92(5):1105-1126.

[9] Amin M B, Greene F L, Edge S B, et al. The Eighth Edition AJCC Cancer Staging Manual:Continuing to build a bridge from a population-based to a more "personalized" approach to cancer staging[J]. CA Cancer J Clin,2017,67(2):93-99.

[10] Wu J, Pan Y M, Wang T T, et al. Endotherapy versus surgery for early neoplasia in Barrett's esophagus:A meta-analysis[J]. Gastrointest Endosc,2014,79:233-241,e2.

[11] Pech O, May A, Manner H, et al. Long-term efficacy and safety of endoscopic resection for patients with mucosal adenocarcinoma of the esophagus[J]. Gastroenterology,2014,146(3):652-660.e1.

[12] Pimentel-Nunes P, Dinis-Ribeiro M, Ponchon T, et al. Endoscopic submucosal dissection:European Society of Gastrointestinal Endoscopy (ESGE) Guideline[J]. Endoscopy,2015,47(9):829-854.

[13] Sharma P, Shaheen N J, Katzka D, et al. AGA Clinical Practice Update on Endoscopic Treatment of Barrett's esophagus with dysplasia and/or early cancer:expert review[J]. Gastroenterology,2020,158(3):760-769.

[14] Manner H, May A, Pech O, et al. Early Barrett's carcinoma with "low-risk" submucosal invasion:long-term results of endoscopic resection with a curative intent[J]. Am J Gastroenterol,2008,103(10):2589-2597.

[15] Manner H, Pech O, Heldmann Y, et al. Efficacy, safety, and long-term results of endoscopic treatment for early stage adenocarcinoma of the esophagus with low-risk sm1 invasion[J]. Clin Gastroenterol Hepatol,2013,11(6):630-635.

[16] Shimamura Y, Iwaya Y, Kobayashi R, et al. Clinical and pathological predictors of failure of endoscopic therapy for Barrett's related high-grade dysplasia and early esophageal adenocarcinoma[J]. Surg Endosc,2021,35(10):5468-5479.

[17] Draganov P, Gotoda T, Yang, D. Advanced Techniques for Endoscopic Resection in the GI Tract [M]. New Jersey: Slack Incorporated,2019.

[18] Kitagawa Y, Uno T, Oyama T, et al. Esophageal cancer practice guidelines 2017 edited by the Japan esophageal society:Part 2[J]. Esophagus,2019,16(1):25-43.

[19] Draganov P V, Wang A Y, Othman M O, et al. AGA institute clinical practice update:endoscopic submucosal dissection in the United States[J]. Clin Gastroenterol Hepatol,2019,17(1):16-25.e1.

[20] Tanaka T, Ueno M, Iizuka T, et al. Comparison of long-term outcomes between esophagectomy and chemoradiotherapy after endoscopic resection of submucosal esophageal squamous cell carcinoma[J]. Dis Esophagus,2019,32(12):doz023.

[21] Minashi K, Nihei K, Mizusawa J, et al. Efficacy of Endoscopic Resection and Selective Chemoradiotherapy for Stage I Esophageal Squamous Cell Carcinoma[J]. Gastroenterology,2019,157(2):382-390.e3.

[22] Bollschweiler E, Baldus S E, Schröder W, et al. High rate of lymph-node metastasis in submucosal esophageal squamous-cell carcinomas and adenocarcinomas[J]. Endoscopy,2006,38(2):149-156.

[23] Esaki M, Matsumoto T, Hirakawa K, et al. Risk factors for local recurrence of superficial esophageal cancer after treatment by endoscopic mucosal resection[J]. Endoscopy,2007,39(1):41-45.

[24] Inoue H, Endo M. Endoscopic esophageal mucosal resection using a transparent tube[J]. Surg Endosc,1990,4(4):198-201.

[25] Inoue H, Endo M, Takeshita K, et al. Endoscopic resection of early-stage esophageal cancer[J]. Surg Endosc,1991,5(2):59-62.

[26] Inoue H, Endo M, Takeshita K, et al. A new simplified technique of endoscopic esophageal mucosal resection using a cap-fitted panendoscope (EMRC)[J]. Surg Endosc,1992,6(5):264-265.

[27] Draganov P V, Gotoda T, Chavalitdhamrong D, et al. Techniques of endoscopic submucosal dissection: application for the Western endoscopist?[J]. Gastrointest Endosc,2013,78(5):677-688.

[28] Guo H M, Zhang X Q, Chen M, et al. Endoscopic submucosal dissection vs endoscopic mucosal resection for superficial esophageal cancer[J]. World J Gastroenterol,2014,20(18):5540-5547.

[29] Ishihara R, Iishi H, Uedo N, et al. Comparison of EMR and endoscopic submucosal dissection for en bloc resection of early esophageal cancers in Japan[J]. Gastrointest Endosc,2008,68(6):1066-1072.

[30] Chevaux J B, Piessevaux H, Jouret-Mourin A, et al. Clinical outcome in patients treated with endoscopic submucosal dissection for superficial Barrett's neoplasia[J]. Endoscopy,2015,47(2):103-112.

[31] Barret M, Beye B, Leblanc S, et al. Systematic review: the prevention of oesophageal stricture after endoscopic resection[J].

Aliment Pharmacol Ther, 2015, 42(1): 20-39.

[32] Park H C, Kim D H, Gong E J, et al. Ten-year experience of esophageal endoscopic submucosal dissection of superficial esophageal neoplasms in a single center[J]. Korean J Intern Med, 2016, 31(6): 1064-1072.

[33] Kim D H, Jung H Y, Gong E J, et al. Endoscopic and oncologic outcomes of endoscopic resection for superficial esophageal neoplasm[J]. Gut Liver, 2015, 9(4): 470-477.

doi: 10.21037/aoe-21-30
Cite this article as: Wander P, Tokar JL. Endoscopic management of early esophageal cancer: a literature review. Ann Esophagus, 2023, 6: 16.

翻译：李志超，中山大学肿瘤防治中心胸外科
审校：赵泽锐，中山大学肿瘤防治中心胸外科
杨弘，中山大学肿瘤防治中心胸外科

第七章　食管癌的内镜治疗：叙述性综述（不包括食管支架治疗）

Danjing Zhao, Kevin Shahbahrami, Hiran C. Fernando

Esophageal and Lung Institute of Allegheny Health Network, Department of Thoracic and Cardiovascular Surgery, Allegheny General Hospital, Pittsburgh, PA, USA

Contributions: (I) Conception and design: All authors; (II) Administrative support: All authors; (III) Provision of study materials or patients: All authors; (IV) Collection and assembly of data: All authors; (V) Data analysis and interpretation: All authors; (VI) Manuscript writing: All authors; (VII) Final approval of manuscript: All authors.

Correspondence to: Danjing Zhao, MD. 320 E North Ave., Pittsburgh, PA 15212, USA. Email: danjing.zhao.md@gmail.com.

目的： 本文旨在提供关于内镜消融治疗作为食管癌姑息治疗可行方法的叙述性综述，重点介绍光动力疗法（photodynamic therapy，PDT）、冷冻疗法、钇铝石榴石（yttrium aluminum garnet，YAG）激光疗法和氩气等离子凝固（argon plasma coagulation，APC）等内镜消融治疗方法。食管支架治疗将在其他文章中讨论。

背景： 食管癌是全球第八大常见癌症和第六大死因。不幸的是，大多数患者就诊时已为晚期，非手术的姑息治疗已成为医生治疗方案中重要的一部分。除了食管支架、化疗和放疗外，腔内治疗变得越来越重要。因为这些方式可以在不同程度上解决吞咽困难和由此导致的营养不良，降低误吸风险。

方法： 我们进行了文献检索，重点关注原创性研究。本文对文献研究结果进行了总结和回顾，提出了用于治疗食管癌引起的吞咽困难的姑息治疗方法。

结论： 现在已经开发了数种用于晚期食管癌姑息治疗的内镜消融技术，每种技术都有其自身的优点和缺点。治疗食管癌的医生应该熟悉各种治疗选择并可以选择不同的治疗方案。可能需要采用多模式或多疗程的方式来获得最佳治疗结果。

关键词： 食管癌；内镜；姑息治疗；光动力疗法；冷冻疗法

View this article at: https://dx.doi.org/10.21037/aoe-21-51

一、引言

食管癌仍然是全球第八大常见癌症和第六大死因。仅在美国，2021年食管癌的患者数为19 260例，因食管癌而死亡的人数为15 530例[1]。虽然外科手术、新辅助放化疗仍然是许多早期和局部晚期食管癌患者治疗的重要基石，但大多数患者在就诊时已为晚期，非手术的姑息治疗方式已成为医生治疗方案中重要的一部分。吞咽困难和出血导致的呕血和贫血可以显著影响晚期食管癌患者的生活质量。内镜治疗可以在不同程度上缓解吞咽困难、误吸风险和由此引起的营养不良，因此内镜治疗变得愈发重要。在本文中，我们将重点介绍内镜消融治疗，如光动力疗法（PDT）和冷冻疗法。食管支架将在其他章节中讨论。我们根据叙述性综述报告清单（https://dx.doi.org/10.21037/aoe-21-51）发表了下述文章。

二、PDT

PDT是一种被用于许多非肿瘤性和肿瘤性疾病的微创治疗方法。在食管癌中，PDT可以被用于治疗高级别异型增生和不适宜手术切除的浅表型肿瘤患者[2]。与此相关的是，PDT在食管癌的姑息治疗中非常重要。PDT是一个多步骤的过程。首先，在患者静脉中注射光敏剂。目前，美国FDA批准的唯一可用于食管的光敏剂是卟吩姆钠（porfimer sodium，商品名：Photofrin）。光敏剂会选择性地在肿瘤细胞内聚集，并在给药后48小时内达到最佳浓度。在注射光敏剂后的24~48小时内，进行柔性内镜检查，并使用圆柱扩散光纤维内镜进行治疗（图7-1）。特定波长为630 nm的光线穿透含有卟吩姆钠的组织，并引发一系列化学反应，导致活性氧形成，破坏细胞结构，从而产生PDT的肿瘤杀伤效应。48小时后再次进行内镜检查。通常在PDT的作用下，食管腔内会出现组织坏死。二次内镜检查中，可以对坏死的组织进行清创和灌洗，并可以为仍存活的肿瘤进行额外的PDT治疗。在多数情况下，会在48小时后重复这个过程，进行第3次内镜检查。这个过程，即注射、内镜/PDT治疗、内镜/清创/额外的PDT治疗被认为是一个疗程。在某些情况下，患者可能需要额外的疗程（重复注射和内镜治疗）[3]。PDT适用于主要表现为腔内疾病的患者。PDT对于淋巴结较大或食管壁内病变引起的吞咽困难的患者效果较差。在这种情况下，更建议使用支架治疗。

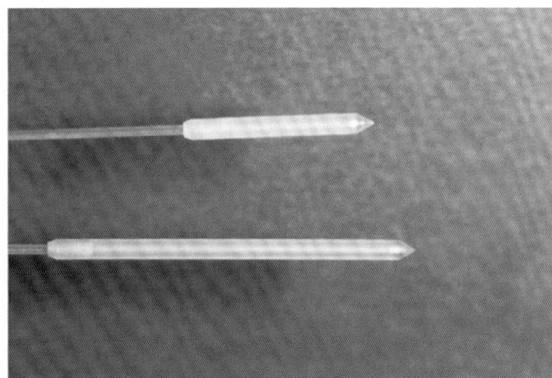

经内镜递送并紧贴病变部位。

图7-1 光动力疗法（PDT）光扩散器

过去，PDT主要用于治疗食管高级别异型增生和巴雷特食管（BE）。然而，对于上述适应证，射频消融很大程度上代替了PDT。射频消融更为有效，且并发症更少[4]。美国FDA也批准了PDT作为姑息治疗用于有症状的梗阻性食管癌。多项研究表明，PDT在缓解吞咽困难以及控制出血方面是有效的。在一项纳入了215例有症状或复发的食管癌患者的研究中，Litle等[5]使用PDT对梗阻性/出血性食管癌患者进行姑息治疗。该研究还纳入了食管切除术后出现腔内复发的患者。研究表明，PDT使85%的患者的吞咽困难症状得到改善，并实现了患者2个月的无吞咽困难生存期以及4.8个月的总生存期。PDT还控制了所有食管出血（共6例患者）的症状，无须进行额外的治疗。

整体而言，PDT是一种安全的治疗方法，其严重并发症的发生率和死亡率在1.3%至3.9%之间[6-7]。PDT常见的并发症包括食管狭窄，在某些情况下还会导致食管穿孔和食管瘘的发生。食管狭窄与PDT对正常黏膜的影响有关，因此在高度异型增生患者的治疗后更容易出现这些并发症。在进行肿瘤清创时，通常会进行食管扩张，因此应注意减少过度扩张。在Litle等[5]的研究中，作者报道了PDT后常见的并发症包括光损伤（10%）、食管狭窄（4.8%）、真菌性食管炎（3.2%）和有症状的胸腔积液（3.2%）。

尽管光敏剂在肿瘤内选择性富集，但包括皮肤在内的所有器官都会在不同程度上吸收该分子。接受光敏剂治疗的患者必须避免阳光暴晒，以最大限度地减少皮肤的光敏感性。建议患者在户外穿戴手套、长袖衬衫、长裤和太阳镜，在室内避免直接坐在窗边。这种光敏感性在使用第一代光敏剂（卟吩姆钠）后可以持续长达30天，在使用第二代光敏剂（他拉泊芬钠）后可以持续2周[3,8]。在北美以外的一些中心已经报道了第二代光敏剂的使用[8-9]。研究显示，与第一代光敏剂相比，第二代光敏剂在参与局部晚期食管癌的挽救治疗时，短期疗效更好，总体并发症的发生率更低[9]。

Lindenmann等[10]回顾性研究了1999至2009年接受多模式姑息治疗的250例食管癌患者。研究中采用的治疗方式包括PDT、支架置入、扩张、腔内放射治疗、造口术、外部放疗、化疗和姑息性切除等，大多数患者接受了多种方式的组合治疗。由于PDT可以快速地缓解吞咽困难的症状，因此在肿瘤未明显浸润到纵隔的患者中，PDT通常被选择作为初始治疗方法。总体而言，共有171例患者接受了PDT治疗，其中118例患者以PDT作为初始治疗方法，平均生存期为34个月。当PDT作为初始治疗方法时，其中位生存期为50.9个月，相较于其他治疗方式作为初始治疗时的中位生存期17.3个月，其生存期有显著延长，但是这可能是由于患者选择偏倚所致。该研究中PDT治疗后的主要并发症为食管穿孔，治疗后5天内的并发症发生率为8.8%，所有病例均通过食管支架进行局部控制和处理。肿瘤坏死相关的出血的发生率为7.6%，所有病例均通过内镜和氩气等离子凝固成功被治疗。

三、冷冻疗法

冷冻疗法是一种相对较新的技术，最初被用于治疗BE和食管高级别异型增生[11]。多个回顾性研究和病例报告表明，冷冻疗法作为食管癌的姑息治疗也是安全和有效的。在内镜引导下，冷冻消融导管通过内镜的附属管道进入并指向消融区域。然后，使用液态氮以低压在肿瘤上喷洒20~40秒。之后解冻组织，然后再次冻结20~40秒。在每次治疗中，这个循环可能被重复2~4次。液态氮从导管中释放后会变成气态。这种从液态到气态的变化会导致其体积增加约700倍，因此存在腔内穿孔的风险。为了令这一风险最小化，治疗团队会使用特制的减压管（类似于鼻胃管）对胃和食管进行通气。治疗团队的成员还会在治疗过程中触诊腹部，以评估腹胀的情况。随访应每2~6周进行一次[3,12]。这些冷冻-解冻循环会导致细胞内破坏和细胞缺血，从而导致肿瘤坏死。冷冻疗法的难点之一是很难将减压管放置在内镜旁边，以及在治疗体积较大的肿瘤时，难以清晰地观察其解剖结构。在这些情况下，尽管冷冻疗法可避免PDT造成的光敏感性，并且降低狭窄的发生风险，但临床更倾向于选择其他方法，如PDT或支架置入。

尽管可以多次重复进行冷冻治疗，但通常在单次治疗后就可以观察到临床效果。在Shah等[12]的研究中，21例伴有吞咽困难的转移性或局部晚期食管癌患者接受一次冷冻治疗后，其中71%的患者吞咽困难的症状在1周内得到了改善，并且没有发生严重不良事件。此外，在那些接受过放化疗的局部晚期食管癌患者中，67%的患者实现了局部完全缓解，56%的患者实现了临床完全缓解，说明冷冻疗法和放化疗可能产生了协同效应[12]。

在Kachaamy等[13]的一项回顾性、多中心研究中，49例存在吞咽困难症状的、不可手术治疗的食管癌患者接受了包括食管胃结合部在内的全长姑息性内镜冷冻疗法治疗。根据吞咽困难的严重程度和治疗反应，每2~12周重复进行一次治疗。49例患者一共进行了120次冷冻疗法治疗，其中65%的疗程中同时进行了化疗，对113次疗程进行了吞咽困难症状评分（Likert量表），其中59.3%的疗程吞咽困难症状评分出现了改善，38.1%没有改善，2.7%吞咽困难症状评分上升了一个等级。没有通过冷冻疗法改善吞咽困难的患者接受了其他方式的治疗。5%的疗程出现了轻微的不良反应，如胸痛，还有1例患者术后出现狭窄，需要进行内镜扩张治疗。

冷冻疗法导致的不良反应较为少见，而且通常不严重。在一项研究中，Tsai等[14]对11个中心的88例接受了姑息性和治愈性冷冻疗法治疗的食管癌患者进行了安全性和有效性方法的评估。所有患者均拒绝、未能顺利完成或被认为不适合接受食管切除术、化疗或放疗等传统治疗方法。该研究中，共进行了359次冷冻疗法治疗，没有发生与治疗相关的穿孔或死亡事件。12例患者（13.6%）术后出现了狭窄，但其中3例患者在接受冷冻疗法之前就已经有狭窄。其他常见的术后不良反应包括腹痛（19.3%）、吞咽困难（10.2%）、咽喉痛（9%）和胸痛（8%）。55.8%的患者腔内肿瘤完全被清除，44.2%的患者治疗效果不理想。在Greenwald等[15]的另一项研究中，来自10个中心的79例食管癌且未能接受传统治疗的患者接受了冷冻疗法治疗。纳入患者的肿瘤分期为T1~3期，肿瘤直径为1~15 cm。61.2%的患者达到完全缓解，无包括穿孔和出血在内的严重不良事件发生，10例患者出现了良性狭窄，所有这些患者之前都接受过治疗，如手术切除、光动力疗法治疗和化疗，27%的患者报告了术后需要镇痛剂镇痛。总体而言，冷冻疗法被认为是一种耐受性良好、有效的食管癌治疗方法，可以作为传统治疗的补充或替代方法。

四、YAG激光

目前关于YAG激光治疗恶性吞咽困难的有效性的数据相对较少。一项对比激光消融与可扩张金属支架置入治疗吞咽困难的随机对照试验显示，在生活质量方面，激光消融组表现优于可扩张金属支架组。但是

两组患者的吞咽困难症状缓解效果均不理想[16]。YAG
和PDT的对比研究表明，对于大于8 cm的肿瘤、位于
食管上段的肿瘤和环周性病变，PDT的食管腔内通畅
性表现优于YAG。在Lightdale等[17]进行的一项前瞻性
多中心随机试验中，将218例晚期食管癌的患者随机
分配，分别接受PDT或YAG治疗。两组患者在吞咽困
难方面初步改善效果相当，但在1个月后的评估中，
PDT组中有32%的患者仍然没有症状，而YAG组中只有
20%的患者没有症状；PDT组中有9例患者实现了完全
缓解，而YAG组中只有2例。YAG激光治疗的缺点是其
纤维是端扩散纤维，因此需要在纤维末端精确传递能
量，这更像是一种"瞄准并射击"的治疗方法，不可
避免地比PDT或冷冻疗法所需的时间更长，因此具有
更高的穿孔风险。综上所述，尽管YAG激光疗法已被
用于肿瘤消融，但与PDT相比，它在缓解食管癌的吞
咽困难症状方面表现较差。

五、APC

APC已经被用于治疗BE，并在小规模的临床研
究和个案报道中被用于肿瘤细胞减灭。有报道称，
APC可以借助非接触电凝技术减缓支架内肿瘤生长
和控制出血，但关于姑息性吞咽困难的治疗效果、
症状复发、并发症和对死亡率的影响尚不明确[18]。
Rupinski等[19]进行的随机对照试验比较了单用APC，
APC联合高剂量腔内放射治疗和APC联合PDT对于恶
性吞咽困难治疗的有效性。该研究得出结论，与APC
单独治疗组相比，联合治疗组在首次吞咽困难复发
时间上有显著改善。

六、总结

不幸的现实是，大多数患者在发现食管癌时已处
于晚期。用于缓解吞咽困难症状的内镜技术正在不断
发展，其中包括了许多先前用于治疗BE和食管高级别
异型增生的技术。最常用的方法包括支架置入、扩张
术、PDT和冷冻疗法，其中，后两者是被报道最多的
用于缓解症状的姑息性消融技术。

尽管PDT的应用因其显著的光敏感性而受到限
制，但使用相同原理和疗效的第二代光敏剂可能使
PDT成为姑息性治疗方案的另一种选择。PDT已被证
明可缓解梗阻和控制腔内出血，但可能需要多个疗

程。冷冻疗法也可有效缓解吞咽困难，其主要优势
是避免了PDT相关的光敏感性，另一优势在于避免了
PDT所需要的数天的治疗过程（即注射光敏剂并进行
反复内镜检查）。然而，当治疗较大体积的肿瘤时，
冷冻疗法可能会有困难。

虽然本文未讨论，但支架置入仍然是一种可行的
替代方法，甚至可以说是大多数医疗中心主要的姑息
治疗方法。支架置入操作相对简单，是一种"一次完
成"的治疗方法，无须进行额外的内镜检查或治疗。
然而，支架置入也存在一些问题。部分患者会因纵隔
内支架径向扩张出现明显不适，并且在某些情况下需
要取出支架。此外，支架可能移位，可能因食物蓄积
导致梗阻，并且如果使用无覆盖式支架，则可能出现
肿瘤在支架端部的过度生长和肿瘤穿过支架间隙内生
长的情况。当肿瘤内生长或过度生长时，采用消融技
术是非常有效的。

另外，跨越食管胃结合部的支架可能引起患者反
流和误吸；靠近环咽肌的支架可能会导致患者出现癔
球症；在一些颈部肿瘤较大的患者中，放置支架可能
导致气管压迫。在这些情况下，内镜下消融治疗将是
更好的选择。

治疗食管癌的医生应该熟悉并掌握不同的治疗方
法。虽然恶性吞咽困难显著影响患者的舒适度，但在
处理这个问题之前，需要评估姑息治疗的其他方面，
包括生活质量和并发症。图7-2展示了内镜姑息治疗吞
咽困难的决策树，值得注意的是，可能需要采用多模
式或多疗程的方法达到最佳疗效。

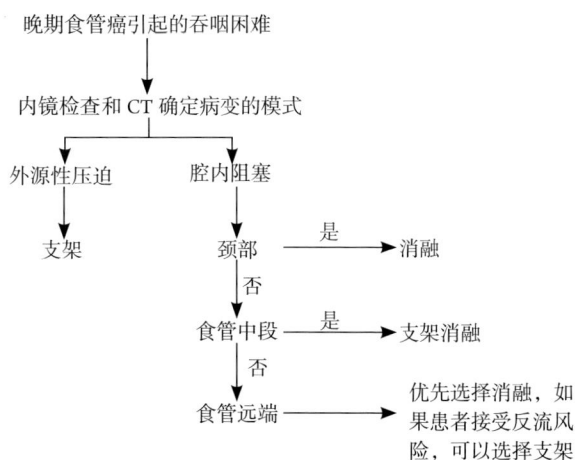

图7-2 吞咽困难的内镜姑息治疗流程图

参考文献

[1] Surveillance Research Program. Cancer Stat Facts：Esophageal Cancer[EB/OL]. https://seer.cancer.gov/statfacts/html/esoph. html

[2] Overholt B F, Wang K K, Burdick J S, et al. Five-year efficacy and safety of photodynamic therapy with Photofrin in Barrett's high-grade dysplasia[J]. Gastrointest Endosc, 2007, 66(3)：460-468.

[3] Gurmendi A F, Fernando H C.International Principles of Laparoscopic Surgery[M]. 1st ed. Cine-Med, 2009：267-275.

[4] Shaheen N J, Sharma P, Overholt B F, et al. Radiofrequency ablation in Barrett's esophagus with dysplasia[J]. N Engl J Med, 2009, 360(22)：2277-2288.

[5] Litle V R, Luketich J D, Christie N A, et al. Photodynamic therapy as palliation for esophageal cancer：Experience in 215 patients[J]. Ann Thorac Surg, 2003, 76(5)：1687-1692.

[6] McCaughan J S Jr, Ellison E C, Guy J T, et al. Photodynamic therapy for esophageal malignancy：A prospective twelveyear study[J]. Ann Thorac Surg, 1996, 62：1005-1009; discussion 1009-1010.

[7] Gilbert S, Luketich J D, Fernando H C. Endoscopic therapies for the airway and the esophagus[M]. Philadelphia：WB Saunders, 2004：65-78.

[8] Minamide T, Yoda Y, Hori K, et al. Advantages of salvage photodynamic therapy using talaporfin sodium for local failure after chemoradiotherapy or radiotherapy for esophageal cancer[J]. Surg Endosc, 2020, 34(2)：899-906.

[9] Yano T, Kasai H, Horimatsu T, et al. A multicenter phase II study of salvage photodynamic therapy using talaporfin sodium (ME2906) and a diode laser (PNL6405EPG) for local failure after chemoradiotherapy or radiotherapy for esophageal cancer[J]. Oncotarget, 2017, 8(13)：22135-22144.

[10] Lindenmann J, Matzi V, Neuboeck N, et al. Individualized, multimodal palliative treatment of inoperable esophageal cancer：Clinical impact of photodynamic therapy resulting in prolonged survival[J]. Lasers Surg Med, 2012, 44(3)：189-198.

[11] Shaheen N J, Greenwald B D, Peery A F, et al. Safety and efficacy of endoscopic spray cryotherapy for Barrett's esophagus with high-grade dysplasia[J]. Gastrointest Endosc, 2010, 71(4)：680-685.

[12] Shah T, Kushnir V, Mutha P, et al. Neoadjuvant cryotherapy improves dysphagia and may impact remission rates in advanced esophageal cancer[J]. Endosc Int Open, 2019, 7(11)：E1522-E1527.

[13] Kachaamy T, Prakash R, Kundranda M, et al. Liquid nitrogen spray cryotherapy for dysphagia palliation in patients with inoperable esophageal cancer[J]. Gastrointest Endosc, 2018, 88(3)：447-455.

[14] Tsai F C, Ghorbani S, Greenwald B D, et al. Safety and efficacy of endoscopic spray cryotherapy for esophageal cancer[J]. Dis Esophagus, 2017, 30(11)：1-7.

[15] Greenwald B D, Dumot J A, Abrams J A, et al. Endoscopic spray cryotherapy for esophageal cancer：Safety and efficacy[J]. Gastrointest Endosc, 2010, 71(4)：686-693.

[16] Dallal H J, Smith G D, Grieve D C, et al. A randomized trial of thermal ablative therapy versus expandable metal stents in the palliative treatment of patients with esophageal carcinoma[J]. Gastrointest Endosc, 2001, 54(5)：549-557.

[17] Lightdale C J, Heier S K, Marcon N E, et al. Photodynamic therapy with porfimer sodium versus thermal ablation therapy with Nd：YAG laser for palliation of esophageal cancer：A multicenter randomized trial[J]. Gastrointest Endosc, 1995, 42(6)：507-512.

[18] Akhtar K, Byrne J P, Bancewicz J, et al. Argon beam plasma coagulation in the management of cancers of the esophagus and stomach[J]. Surg Endosc, 2000, 14(12)：1127-1130.

[19] Rupinski M, Zagorowicz E, Regula J, et al. Randomized comparison of three palliative regimens including brachytherapy, photodynamic therapy, and APC in patients with malignant dysphagia (CONSORT 1a) (Revised II)[J]. Am J Gastroenterol, 2011, 106(9)：1612-1620.

翻译：李智毓，四川省乐山市人民医院胸外科
审校：黄盈梓，四川省肿瘤医院胸外科
李濠君，四川省肿瘤医院胸外科
冷雪峰，四川省肿瘤医院胸外科

doi：10.21037/aoe-21-51
Cite this article as：Zhao D, Shahbahrami K, Fernando HC. Endoscopic palliation of esophageal cancer：a narrative review apart from stenting. Ann Esophagus, 2023, 6：22.

第三部分

手术治疗

第八章　开放式、杂交微创或全腔镜微创食管切除术：一篇基于系统性文献的综述

William Jebril[1,2]**, Fredrik Klevebro**[1,2]**, Ioannis Rouvelas**[1,2]**, Magnus Nilsson**[1,2]

[1]Division of Surgery, Department of Clinical Science Intervention and Technology (CLINTEC), Karolinska Institutet, Sweden;
[2]Department of Upper Abdominal Diseases, Karolinska University Hospital, Stockholm, Sweden

Contributions: (I) Conception and design: All authors; (II) Administrative support: None; (III) Provision of study materials or patients: None; (IV) Collection and assembly of data: None; (V) Data analysis and interpretation: W Jebril; (VI) Manuscript writing: All authors; (VII) Final approval of manuscript: All authors.

Correspondence to: Prof. Magnus Nilsson. Karolinska University Hospital Huddinge, C177, 14186 Stockholm, Sweden. Email: magnus.nilsson@ki.se.

摘要：食管切除术是治疗食管癌和食管胃结合部癌的主要手段，手术旨在治愈癌症，但术后并发症发生率和死亡率很高。为了降低术后并发症发生率和死亡率，微创外科技术被引入。本综述旨在概述微创食管切除术（minimally invasive esophagectomy，MIE）的各种技术及其结果的现有证据。本章节对开放式食管切除术（open esophagectomy，OE）和MIE的随机对照试验（RCT）和大型队列研究进行了系统性文献搜索，对相关研究进行总结、讨论，并进行综述。MIE可以采用多种方式进行，从杂交MIE到全腔镜MIE，越来越多的机器人手术系统也被用于MIE。已发布的研究有些模棱两可。RCT报道显示，与OE相比，MIE与较低的术后短期并发症发生率和更佳的短期和中期生活质量相关。一些基于人群的队列研究表明，MIE术后短期结果较差。大多数研究报告称，MIE术后长期生存率与OE类似。食管癌的最佳手术方法仍有待进一步研究，但明确的是，MIE将继续发展，并成为未来治愈性治疗的重要组成部分。

关键词：微创食管切除术（MIE）；机器人辅助微创食管切除术（robot-assisted minimally invasive esophagectomy，RAMIE）；杂交MIE

View this article at: http://dx.doi.org/10.21037/aoe-2020-03

一、引言

与其他类型的手术相比，食管切除术术后发生并发症的风险较高，因此确立最有利的手术方法对于患者术后短期结果、长期健康相关生活质量（health-related quality of life，HRQoL）和生存至关重要。

1992年，苏格兰的Alfred Cuschieri爵士报道了首批成功的5例胸腔镜辅助食管切除术患者，采用俯卧位胸腔镜检查，然后采用类似于McKeown开放手术

50

描述的三阶段方法进行腹腔镜检查[1]。此后，出现了各种各样的MIE技术。多年来，一系列混合技术将开放手术与某种形式的微创手术相结合，以实现微创手术。在胸腔镜检查期间采用的不同体位（俯卧位、半俯卧位、左侧卧位）以及不同的方法（两阶段、三阶段）已得到实施。此外，近年来，RAMIE越来越受欢迎。

在本综述中，我们系统搜索了已发表的科学文献，对其做了全面摘要，并讨论了目前使用的3种主要手术方法：OE、全腔镜MIE和杂交MIE（包括机器人辅助技术）。

二、文献检索

我们进行了文献搜索以识别PubMed、Web of Science、Embase和Cochrane中的相关研究。使用了以下搜索词汇："esophagectomy""esophagectomies""minimally invasive procedures""laparoscopy""minimal*invasive""minimal access""minimal*surg""minimal*surgical"或"hybrid"。纳入标准包括：①以英语语言发表的研究；②比较OE、全腔镜MIE或杂交MIE之间结果的RCT或队列研究（前瞻性或回顾性）。未受控制的病例系列被排除在外。

第一步，我们搜索得到了918篇文章。在查看标题、摘要和部分文章全文后，选择了186篇进行综述；第二步，排除评论、病例报告、Meta分析和综述文章，最后剩下121篇文章（图8-1）；第三步，选择最终纳入综述的RCT和大型队列研究。研究的细节已在表8-1中进行呈现。

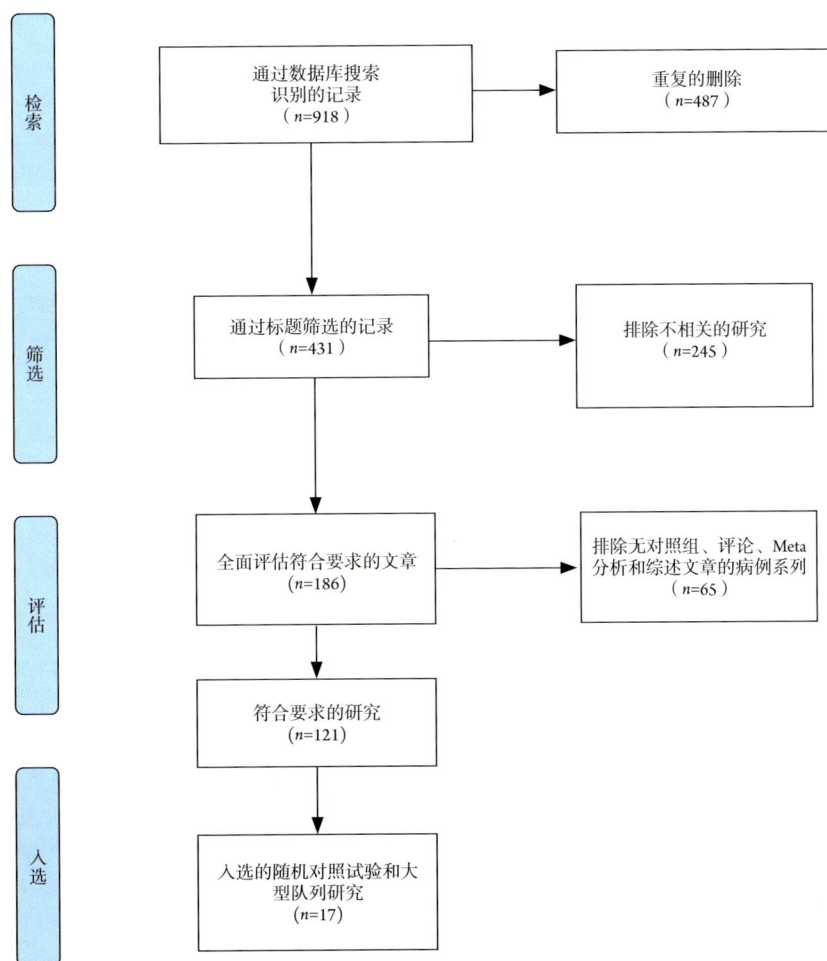

图8-1　文献筛选流程图

表8-1 开放式食管切除术和微创食管切除术的随机对照试验和基于人群的队列研究的汇总

作者/地区	时间/年	研究类型/方法/数据来源	纳入研究对象	干预和指标	发现
Mariette等/荷兰[2]	2019	随机对照试验	207例接受食管切除术的患者	杂交MIE和OE的比较	杂交MIE组术中和术后重大并发症发生率较低，特别是杂交MIE组的肺部并发症较OE组少
Yerokun等/美国[3]	2016	人群基础分析	4 266例接受食管切除术的患者	比较MIE、OE和RAMIE的围手术期结果和3年生存率	接受RAMIE的食管鳞状细胞癌患者具有更好的生存率
Mitzman等/美国[4]	2017	国家癌症数据库	3 032例患者被纳入研究，2 050例接受OE，790例接受MIE，192例接受RAMIE	比较OE、MIE和RAMIE的总生存率和围手术期死亡率	MIE组的平均淋巴结检出数量高于OE组
Halpern等/美国[5]	2019	国家癌症数据库	7 224例接受MIE或RAMIE的患者被纳入本研究	MIE和RAMIE转开放手术比较	1 487例RAMIE中有82例（5.5%）转为开放手术，而5 737例MIE中有691例（12%）转为开放手术
Yun等/美国[6]	2020	倾向评分加权分析	371例患者中，130例（35.0%）行RAMIE，241例（65.0%）行OE	短期和长期临床结果的比较	OE组的肺炎发病率和血管升压药物需求量较高，RAMIE组的死亡率明显高于OE组
Maas等/荷兰[7]	2015	随机对照试验	115例患者被随机分为OE组和MIE组	OE与MIE术后的生活质量和远期并发症比较	MIE组术后1年生活质量优于OE组
Biere等/荷兰[8]	2012	随机对照试验	2009年6月—2011年3月，来自欧洲5个中心的115例患者随机接受MIE或OE治疗	MIE与OE术后肺部感染发生率、住院时间和短期HRQoL的比较	接受MIE患者的肺部感染发生率较低，住院时间较短，短期HRQoL较好
Maas等/荷兰[9]	2014	随机对照试验	27例接受食管切除术的患者	观察MIE与OE术后的免疫学变化	OE组与MIE组在术后1周白细胞计数、白细胞介素-8和催乳素水平方面存在显著差异
Mamidanna等/英国[10]	2012	人群基础分析	2005年4月—2010年3月，7 502例接受食管切除术的患者	MIE和OE术后的短期结果	MIE组与OE组的30天死亡率和并发症发生率无差异，MIE组的再干预率较高
Yoshida等/日本[11]	2020	国家临床数据库	24 233例接受食管切除术的患者	MIE和OE的比较	在术后并发症发生率和手术相关死亡率方面，MIE与OE相当或优于OE
Takeuchi等/日本[12]	2017	国家临床数据库	2011—2012年，9 584例接受食管切除术的患者	MIE与OE患者的短期预后比较	MIE组手术时间明显延长，出血量明显减少，术后需要的呼吸通气支持明显减少
Kauppila等/瑞士和芬兰[13]	2018	人群基础分析	2007—2014年，1 614例患者，其中217例接受了MIE，1 397例接受了OE	MIE与OE术后的短期疗效比较	与OE相比，MIE的90天死亡率更低，住院时间更短，术后30天再入院率更低
Helminen等/瑞士和芬兰[14]	2019	人群基础分析	2007—2014年，209例患者接受MIE治疗，1 430例接受OE治疗	MIE与OE术后吻合口狭窄发生率比较	与OE相比，MIE术后重复扩张的需求更高
Sihvo等/芬兰[15]	2019	人群基础分析	2004年1月—2014年12月，590例患者，其中159接受MIE，431例接受OE	OE与MIE术后的长期疗效比较	MIE与长期生存的改善有关

续表8-1

作者/地区	时间/年	研究类型/方法/数据来源	纳入研究对象	干预和指标	发现
Sihag等/美国[16]	2016	国家数据库	2008—2011年，3 708例接受食管切除术的患者	MIE与OE术后短期结果的比较	MIE是安全的，其并发症发生率和死亡率与OE相当
Markar等/荷兰[17]	2020	人群基础分析	来自TIME试验的115例患者（59例MIE vs 56例OE）和来自荷兰上消化道癌症审计数据库的4605例患者（2 652例MIE vs 1 953例OE）	在荷兰上消化道癌症审计数据库的帮助下，检查TIME试验的外部有效性	MIE的肺部并发症发生率和再手术率有增长
van der Sluis等/荷兰[18]	2019	随机对照试验	112例患者随机接受RAMIE或OE治疗	RAMIE和OE比较	RAMIE术后并发症发生率较低，患者出院后功能恢复快，生活质量较好
Straatman等/荷兰[19]	2017	随机对照试验	2009年6月—2011年3月，来自欧洲5个中心的115例患者	MIE与OE的3年生存率	MIE和OE的3年生存率无差异

OE，开放式食管切除术；MIE，微创食管切除术；RAMIE，机器人辅助微创食管切除术；HRQoL，健康相关生活质量。

三、OE与MIE的比较

多年来，OE一直是食管癌治疗的金标准。然而，OE的缺点是有大型手术切口，包括在上腹部正中线进行开腹和伴肋骨扩张的开胸手术。影像指导下MIE理论上的优点包括切口较小、手术视野放大和视觉分辨率提高，但患者层面的相关（临床）益处仍不清楚。

下面的研究报告了OE与杂交MIE和全腔镜MIE之间的比较结果，因此使结果的解释更加复杂。在一项以英国人口为基础的研究中，杂交MIE技术和OE之间的并发症发生率和30天死亡率没有差异，但MIE组的再介入率更高，这可能在一定程度上受MIE学习曲线的影响[10]。一项日本的全国性研究显示，与OE相比，杂交MIE技术的短期结果更佳，特别是呼吸系统并发症更少；此外，MIE术中出血量明显减少，但手术时间更长，再手术率更高，但二者术后死亡率没有差异[12]。在另一项包括24 233例食管切除术的日本人口队列研究中证实，MIE技术在术后并发症发生率和死亡率方面优于或等同于OE[11]。在一项基于美国国家癌症数据库的研究中，与OE相比，使用MIE技术清除的淋巴结数量显著增加，住院时间缩短且两组之间的肿瘤完全切除率、再入院率、30天死亡率和3年生存率相似，该研究得出结论：食管癌的MIE与患者围手术期结果改善相关，但不影响生存率[3]。一项最新的使用相同数据库的研究也证实，与开放手术相比，MIE似乎具有类

似的肿瘤学结局和生存率[4]（表8-1）。

四、OE与全腔镜MIE的比较

全腔镜MIE的种类很多。首先是Ivor Lewis全腔镜MIE，这在技术上具有挑战性，因为必须进行胸腔镜下的胸内吻合。这个过程始于腹腔镜下对胃的游离和腹部淋巴结切除，患者处于仰卧位。其次是经膈肌裂孔的全腔镜MIE患者转向俯卧位、半俯卧位或左侧卧位，以便在右侧胸腔内获得胸腔镜通道；其侵入性更低，模仿OE，通过腹腔镜游离胃和食管胃结合部，然后经食管下段中隔切离，接着做传统的左侧颈部切口和上中线腹壁微小切口，正如OE那样，上纵隔解剖的完成通常通过钝性手动解剖和所谓的剥离技术完成。最后，McKeown的三阶段全腔镜MIE是最早普及的MIE技术。McKeown的全腔镜MIE开始患者以俯卧位、半俯卧位或左侧卧位的姿势进行食管游离和纵隔淋巴结切除，然后将患者转到仰卧位，进行胃的游离和腹腔淋巴结切除，最后一步是通过颈部切口完成近端食管和管状胃的吻合[20]。

研究表明，全腔镜MIE对所有患者都是可行的，不论年龄、肿瘤大小和生理适应性如何[21]。欧洲多中心TIME试验是首项比较OE与全腔镜MIE的小型RCT。该研究显示，全腔镜MIE组术后肺部感染率较低，住院时间较短，而两组的淋巴结检出率和R0切除率相

似。术后6周的随访显示，在除精神成分外的HRQoL方面，全腔镜MIE组患者比OE组患者表现更好[8]。该试验后续发表的研究显示，在随访1年后，全腔镜MIE组具有HRQoL优势[7]，而在无病生存率方面没有显著差异[19]。该试验的一个子研究调查了全腔镜MIE术后的免疫学变化，并与OE进行了比较，结果显示，全腔镜MIE组的术后1周白细胞计数、白细胞介素-8和催乳素水平较低[9]，提示炎症反应减轻，全腔镜MIE对免疫系统的影响可能较小。

最近一项基于瑞典和芬兰人口的研究比较了Ivor Lewis和McKeown类型的全腔镜MIE和OE在癌症治疗中的短期结果：与OE相比，全腔镜MIE具有较低的90天死亡率、较短的住院时间和较低的30天再入院率[13]。在同一研究小组进行的另一项基于瑞典和芬兰人口的研究中，报道了全腔镜MIE和OE的吻合口狭窄发生率的比较：与OE相比，全腔镜MIE需要更频繁地进行扩张治疗[14]。

基于2016年美国胸外科医师学会国家数据库的全腔镜MIE和OE比较的研究显示，两组患者术后并发症发生率和死亡率相当，但全腔镜MIE的手术时间较长，而中位住院时间较短。正如其他研究所示，接受全腔镜MIE的患者重新手术的比例较高；而OE术后出现伤口感染、肠梗阻和术后输血的比例较高。全腔镜MIE中手术时间较长和重新手术可能反映了学习曲线。该研究得出结论，全腔镜MIE与OE相比，安全性相当，具有相似的并发症发生率和死亡率[16]。

目前比较全腔镜MIE和OE长期生存率的人口研究很少，但在一项芬兰的人口研究中，相较OE，全腔镜MIE与改善患者5年生存率相关，而在这项研究中，患者30天和90天死亡率没有显著差异[15]。在一项最近发表的研究中，研究人员研究了全腔镜MIE试验结果在临床实践中的适用性，并将试验结果与荷兰上消化道癌症审计数据库数据进行了比较[17]，发现试验组和数据库组之间存在不一致：MIE术后总体并发症和肺部并发症的发生风险增加，而MIE的R0切除率和淋巴结检出率更高，30天死亡率更低[17]。

总的来说，唯一一项比较OE和传统非机器人全腔镜MIE的RCT表明，全腔镜MIE与减少肺部感染风险，获得更好的短期和中期HRQoL以及相似的淋巴结切除数量相关联，这可能是改善或至少不会损害肿瘤学结局的替代指标。基于人群的大规模队列研究结果不

一，甚至在某些情况下表明全腔镜MIE术后的短期结果更差。全腔镜MIE常常与手术时间更长和重新手术风险增加有关，这在一定程度上反映了全腔镜MIE具有相当长的学习曲线。

五、杂交MIE与OE的比较

杂交MIE的定义是将开放手术和微创手术技术结合在同一手术中，即腹腔镜联合开胸术或腹部开放手术联合胸腔镜手术。杂交MIE主要用于Ivor Lewis食管切除术，采用腹腔镜和传统开放式胸腔切口，因为这可以实现开放式胸内吻合，这是全腔镜MIE Ivor Lewis手术学习曲线中的主要难点之一。多项研究表明，相较腹部开放手术，腹腔镜手术与术后呼吸功能更好相关[22-23]。已经确定的是，上腹中线切口可以显著影响呼吸功能，程度与胸腔切口相似，两者联合可能会导致OE术后一些并发症的发生[24-25]。因此，杂交MIE的主要假设是，两侧膈肌上的大手术切口可能与术后并发症的风险增加有关。因此，杂交MIE采用单一腔室微创手术的方法，可以降低这种风险[26]。在全腔镜MIE的推广和发展期间，许多中心使用了杂交MIE。

MIRO试验是一项最近发表的RCT，纳入食管中下段癌症患者，比较了杂交MIE和OE的疗效。主要终点是30天内分级为Clavien-Dindo II 级或更高级别的术中或术后并发症。从2009年10月到2012年4月，共有207例患者被随机分配到杂交MIE组或OE组。在杂交MIE组中，共有37例患者（36%）发生Clavien-Dindo II 级或更高级别的并发症；相比之下，OE组中有67例患者（64%）发生同样级别的并发症[比值比（OR）：0.31；95%置信区间（CI）：0.18~0.55；P<0.001）。与OE组相比，杂交MIE术后主要肺部并发症减少（18% vs 30%）。3年后，杂交MIE组的总生存率为67%（95%CI：57~75），而OE组为55%（95%CI：45~64），但并未达到统计学意义[2]。30天后，与OE相比，杂交MIE显著改善了HRQoL，特别是角色功能和社交功能领域[27]。MIRO试验的结果与比较杂交MIE与OE的大多数队列研究一致[28]。

综上所述，目前唯一发表的RCT和基于人群的队列研究几乎一致地报告，相较于OE，杂交MIE与术后短期结果的显著改善相关，并且该手术的肿瘤学结果至少与OE一样。

六、RAMIE

机器人辅助手术的应用很有前景，并显示出通过改善机动性和可视化来提高解剖准确性的潜力。DaVinci机器人系统已被广泛应用于泌尿外科、胃肠外科和妇科领域。机器人的优点之一是其机械臂可以灵活运动，因此相较传统腹腔镜手术器械有更好的灵巧性，可以高度模拟开放手术技术，最小化手术创伤。与其他MIE技术相比，RAMIE的优势尚待证明，特别是考虑到机器人手术相对于传统微创手术所带来的成本增加。未来的研究可能会显示，与传统MIE相比，机器人手术可以进一步减少出血量、术后并发症发生和住院时间，从而抵消成本的增加[29]。

在一项2016年发表的基于人群研究的亚组分析中，对RAMIE与MIE进行了比较。结果显示，在肿瘤切除边缘、切除淋巴结数量、住院时间、30天再入院率或30天死亡率方面，RAMIE和MIE没有差异。有趣的是，该研究揭示了在进行组织学分类之后，腺癌患者在3年生存率方面，MIE和RAMIE没有显著差异。然而，接受RAMIE的鳞癌患者在2年生存率方面明显更佳[3]。

一项2019年的研究，分析了接受MIE和RAMIE的患者转换为OE的相关因素以及转换对术后结果的影响。RAMIE的总转换率为5.2%，而全腔镜MIE组为12.0%。两种方法的转换率在研究期间均显著降低，表明研究期包括了两种手术类型的学习曲线。执行案例数量高和采用机器人手术方法与转换率降低相关，表明RAMIE的学习曲线可能比传统MIE更短。转换为OE患者的90天死亡率更高、住院时间更长以及计划外再入院率更高[5]。2019年韩国一项针对鳞癌患者的倾向性匹配队列研究显示，OE组患者术后肺炎发生率更高，术后需要升压药物的比例更高，疼痛更严重，短期HRQoL评分更差。有趣的是，在长期生存方面，与RAMIE相比，OE的全因死亡率更高，无病生存率更低[6]。其他队列研究也报道了相似的发现，即与OE相比，RAMIE具有更低的出血量、更少的术后疼痛、更短的住院时间及更少的重症监护时间等[30-31]。

最近，首项比较RAMIE和OE的RCT研究——ROBOT试验发表。ROBOT试验是荷兰的一项单中心试验，设计类似于TIME试验，112例食管癌患者随机分别接受三期McKeown RAMIE和三期McKeown OE。该试验在术后Clavien-Dindo Ⅱ~Ⅴ并发症的主要终点方面呈阳性结果，RAMIE组的并发症发生率显著降低（59%），而OE组为80%（P=0.02）。RAMIE术后的患者功能恢复和短期HRQoL也更好[18]。

综上所述，RAMIE的术后早期结果与MIE相当，与OE相比，具有优势。目前对于RAMIE是否优于MIE的问题尚缺乏充足的高质量数据解答，需要在未来的研究中进行评估。

七、讨论

本综述中包含的多数研究表明，微创手术技术与食管癌和食管胃结合部癌症治疗的结果改善有关。这在某种程度上可能受到残留混杂因素和病例选择偏倚的影响。有趣的是，已经发表的3项RCT的结果与基于人群的队列研究结果存在差异。前者非常明确地显示MIE术后的短期结果更好，而后者却暗示MIE术后存在更多的并发症。这种差异可能反映出RCT的普遍问题，因为其经常在中心选定的患者中进行。因此，基于人群的队列研究是一个重要补充，可以反映出在选定的高手术量中心以外的临床实践中实施复杂新技术所遇到的困难。

术后短期结果更好、并发症风险降低以及住院时间更短是重要的进展[8,12,13]。研究发现，MIE可能与切除淋巴结数量增加和长期生存改善有关[4,6,15,32]，这些结果非常有前景，但仍不成熟，需要在大型、设计良好的基于人群的队列研究中进行确认，或者最好在大型、实用的多中心随机Ⅲ期试验中进行确认。

此外，还应该注意MIE的缺点。该手术程序复杂，有证据表明在实施技术方面存在较长的学习曲线[33]，这导致MIE在术后与OE相比吻合口瘘和再手术率更高[14]。

本综述的优点是侧重高质量的科学证据，仅包括RCT和队列研究，局限性包括该领域的RCT数量相对较少，以及大多数研究中食管切除术后并发症的报告不够标准化[34]。

综上所述，现有的A级证据表明，微创手术技术与食管癌和食管胃结合部癌症的开放手术相比，患者术后并发症减少，MIRO试验甚至表明，患者生存期可能得到改善。然而，在外科医生和医疗中心开始使用该技术时，需要解决MIE的学习曲线问题，以避免对患者造成伤害。RAMIE是MIE技术的改进，这种改进可能与食管癌治疗更好的结果相关联，需要未来进行更多的研究来加以验证。未来为了追求更好的结果和更低的死亡率，肯定会需要进一步实施和发展微创食管切除术。

参考文献

[1] Cuschieri A, Shimi S, Banting S. Endoscopic oesophagectomy through a right thoracoscopic approach[J]. J R Coll Surg Edinb, 1992, 37(1): 7-11.

[2] Mariette C, Markar S R, Dabakuyo-Yonli T S, et al. Hybrid minimally invasive esophagectomy for esophageal cancer[J]. N Engl J Med, 2019, 380(2): 152-162.

[3] Yerokun B A, Sun Z, Yang C J, et al. Minimally Invasive Versus Open Esophagectomy for Esophageal Cancer: A Population-Based Analysis[J]. Ann Thorac Surg, 2016, 102(2): 416-423.

[4] Mitzman B, Lutfi W, Wang C H, et al. Minimally Invasive Esophagectomy Provides Equivalent Survival to Open Esophagectomy: An Analysis of the National Cancer Database[J]. Semin Thorac Cardiovasc Surg, 2017, 29(2): 244-253.

[5] Halpern A L, Friedman C, Torphy R J, et al. Conversion to open surgery during minimally invasive esophagectomy portends worse short-term outcomes: An analysis of the National Cancer Database[J]. Surg Endosc, 2020, 34(8): 3470-3478.

[6] Yun J K, Chong B K, Kim H J, et al. Comparative outcomes of robot-assisted minimally invasive versus open esophagectomy in patients with esophageal squamous cell carcinoma: A propensity score-weighted analysis[J]. Dis Esophagus, 2020, 33(5): doz071.

[7] Maas K W, Cuesta M A, van Berge Henegouwen MI, et al. Quality of Life and Late Complications After Minimally Invasive Compared to Open Esophagectomy: Results of a Randomized Trial[J]. World J Surg, 2015, 39(8): 1986-1993.

[8] Biere S S, van Berge Henegouwen MI, Maas K W, et al. Minimally invasive versus open oesophagectomy for patients with oesophageal cancer: a multicentre, open-label, randomised controlled trial[J]. Lancet, 2012, 379(9829): 1887-1892.

[9] Maas K W, Biere S S, van Hoogstraten IM, et al. Immunological changes after minimally invasive or conventional esophageal resection for cancer: a randomized trial[J]. World J Surg, 2014, 38(1): 131-137.

[10] Mamidanna R, Bottle A, Aylin P, et al. Short-term outcomes following open versus minimally invasive esophagectomy for cancer in England: a population-based national study[J]. Ann Surg, 2012, 255(2): 197-203.

[11] Yoshida N, Yamamoto H, Baba H, et al. Can Minimally Invasive Esophagectomy Replace Open Esophagectomy for Esophageal Cancer? Latest Analysis of 24,233 Esophagectomies From the Japanese National Clinical Database[J]. Ann Surg, 2020, 272(1): 118-124.

[12] Takeuchi H, Miyata H, Ozawa S, et al. Comparison of Short-Term Outcomes Between Open and Minimally Invasive Esophagectomy for Esophageal Cancer Using a Nationwide Database in Japan[J]. Ann Surg Oncol, 2017, 24(7): 1821-1827.

[13] Kauppila J H, Helminen O, Kytö V, et al. Short-Term Outcomes Following Minimally Invasive and Open Esophagectomy: A Population-Based Study from Finland and Sweden[J]. Ann Surg Oncol, 2018, 25(1): 326-332.

[14] Helminen O, Kytö V, Kauppila J H, et al. Population-based study of anastomotic stricture rates after minimally invasive and open oesophagectomy for cancer[J]. BJS Open, 2019, 3(5): 634-640.

[15] Sihvo E, Helminen O, Gunn J, et al. Long-term outcomes following minimally invasive and open esophagectomy in Finland: A population-based study[J]. Eur J Surg Oncol, 2019, 45(6): 1099-1104.

[16] Sihag S, Kosinski A S, Gaissert H A, et al. Minimally Invasive Versus Open Esophagectomy for Esophageal Cancer: A Comparison of Early Surgical Outcomes From The Society of Thoracic Surgeons National Database[J]. Ann Thorac Surg, 2016, 101(4): 1281-1288.

[17] Markar S R, Ni M, Gisbertz S S, et al. Implementation of Minimally Invasive Esophagectomy From a Randomized Controlled Trial Setting to National Practice[J]. J Clin Oncol, 2020, 38(19): 2130-2139.

[18] van der Sluis PC, van der Horst S, May A M, et al. Robot-assisted Minimally Invasive Thoracolaparoscopic Esophagectomy Versus Open Transthoracic Esophagectomy for Resectable Esophageal Cancer: A Randomized Controlled Trial[J]. Ann Surg, 2019, 269(4): 621-630.

[19] Straatman J, van der Wielen N, Cuesta M A, et al. Minimally Invasive Versus Open Esophageal Resection: Three-year Follow-up of the Previously Reported Randomized Controlled Trial: the TIME Trial[J]. Ann Surg, 2017, 266(2): 232-236.

[20] Nilsson M, Kamiya S, Lindblad M, et al. Implementation of minimally invasive esophagectomy in a tertiary referral center for esophageal cancer[J]. J Thorac Dis, 2017, 9(Suppl 8): S817-S825.

[21] Bailey L, Khan O, Willows E, et al. Open and laparoscopically assisted oesophagectomy: A prospective comparative study[J]. Eur J Cardiothorac Surg, 2013, 43(2): 268-273.

[22] Coelho J C, de Araujo R P, Marchesini J B, et al. Pulmonary function after cholecystectomy performed through Kocher's incision, a mini-incision, and laparoscopy. World J Surg, 1993; 17: 544-546.

[23] Frazee R C, Roberts J W, Okeson G C, et al. Open versus

laparoscopic cholecystectomy. A comparison of postoperative pulmonary function[J]. Ann Surg, 1991, 213(6): 651-653.

[24] Ford G T, Whitelaw W A, Rosenal T W, et al. Diaphragm function after upper abdominal surgery in humans[J]. Am Rev Respir Dis, 1983, 127(4): 431-436.

[25] Simonneau G, Vivien A, Sartene R, et al. Diaphragm dysfunction induced by upper abdominal surgery. Role of postoperative pain[J]. Am Rev Respir Dis, 1983, 128: 899-903.

[26] Voron T, Lintis A, Piessen G. Hybrid esophagectomy[J]. J Thorac Dis, 2019, 11: S723-S727.

[27] Mariette C, Markar S, Dabakuyo-Yonli T S, et al. Health-related Quality of Life Following Hybrid Minimally Invasive Versus Open Esophagectomy for Patients With Esophageal Cancer, Analysis of a Multicenter, Open-label, Randomized Phase III Controlled Trial: The MIRO Trial[J]. Ann Surg, 2020, 271: 1023-1029.

[28] Glatz T, Marjanovic G, Kulemann B, et al. Hybrid minimally invasive esophagectomy vs. open esophagectomy: a matched case analysis in 120 patients[J]. Langenbecks Arch Surg, 2017, 402: 323-331.

[29] Boone J, Schipper M E I, Moojen W A, et al. Robot-assisted thoracoscopic oesophagectomy for cancer[J]. Br J Surg, 2009, 96: 878-886.

[30] Sarkaria I S, Rizk N P, Goldman D A, et al. Early Quality of Life Outcomes After Robotic-Assisted Minimally Invasive and Open Esophagectomy[J]. Ann Thorac Surg, 2019, 108: 920-928.

[31] Jeong D M, Kim J A, Ahn H J, et al. Decreased Incidence of Postoperative Delirium in Robot-assisted Thoracoscopic Esophagectomy Compared With Open Transthoracic Esophagectomy[J]. Surg Laparosc Endosc Percutan Tech, 2016, 26: 516-522.

[32] Gottlieb-Vedi E, Kauppila J H, Malietzis G, et al. Long-term Survival in Esophageal Cancer After Minimally Invasive Compared to Open Esophagectomy: A Systematic Review and Meta-analysis[J]. Ann Surg, 2019, 270: 1005-1017.

[33] van Workum F, Stenstra M H B C, Berkelmans G H K, et al. Learning Curve and Associated Morbidity of Minimally Invasive Esophagectomy: A Retrospective Multicenter Study[J]. Ann Surg, 2019, 269: 88-94.

[34] Low D E, Alderson D, Cecconello I, et al. International Consensus on Standardization of Data Collection for Complications Associated With Esophagectomy: Esophagectomy Complications Consensus Group (ECCG)[J]. Ann Surg, 2015, 262: 286-294.

翻译：张小丹，福建医科大学胸心外科专业
审校：郑斌，福建医科大学附属协和医院胸外科

doi: 10.21037/aoe-2020-03
Cite this article as: Jebril W, Klevebro F, Rouvelas I, Nilsson M. Open, hybrid or total minimally invasive esophagectomy: a comprehensive review based on a systematic literature search. Ann Esophagus, 2021, 4: 9.

第九章　杂交微创食管切除术

Alex Fourdrain, Pascal Alexandre Thomas, Xavier Benoit D'Journo

Department of Thoracic Surgery, Aix-Marseille University, CNRS, INSERM, Marseille Cancer Research center, Assistance-Publique Hôpitaux de Marseille, Marseille, France
Contributions: (I) Conception and design: All authors; (II) Administrative support: A Fourdrain, XB D'Journo; (III) Provision of study materials or patients: A Fourdrain, XB D'Journo; (IV) Collection and assembly of data: A Fourdrain, XB D'Journo; (V) Data analysis and interpretation: A Fourdrain, XB D'Journo; (VI) Manuscript writing: All authors; (VII) Final approval of manuscript: All authors.
Correspondence to: Xavier Benoit D'Journo, MD, PhD. Service de Chirurgie Thoracique, Chemin des Bourrely, Hôpital Nord, Aix-Marseille Université, 13915 Marseille cedex 20, France. Email: xavier.djourno@ap-hm.fr.

摘要： 食管切除术通常需要二野或三野手术入路进行切除和重建。随着麻醉和外科技术的进步，减少手术创伤的可能性不断增加，微创食管切除术（MIE）在世界范围内得到广泛应用。杂交MIE是将微创手术和开放手术相结合，在手术的两个阶段（腹部和胸部）中的一个阶段应用微创技术。杂交MIE可以在术前决定具体策略，在两个阶段中选择哪个阶段保持开放手术，而选择哪个阶段进行开放手术，要么由预期的手术决定，要么为了获得更好的胸内吻合的暴露。有时，选择杂交技术也可能是由于在MIE的两个阶段都有进行术中转换的必要性。报道最多的杂交技术是杂交腹腔镜Ivor Lewis食管切除术，其采用腹腔镜进行胃游离，而胸内吻合术采用开放入路。这种技术看起来安全、可重复且易于传授。最近的MIRO试验提供了证据，表明在食管切除术的腹部阶段应用腹腔镜对术后气道管理有巨大的益处，这与MIE总体效果一致。MIRO试验表明，杂交MIE获益更多的是腹腔镜部分，而不是胸腔镜部分。此外，与开放手术相比，杂交腹腔镜的MIE的短期、中期和长期结果更好，但对肿瘤预后没有任何影响。最后，杂交腹腔镜的MIE改善了与健康相关的生活质量，必须被视为一种新的标准方法。

关键词： 食管癌；食管切除术；微创手术

View this article at: http://dx.doi.org/10.21037/aoe.2019.12.01

一、引言

食管切除术的特异性在于必须采用二野或三野的手术入路进行肿瘤的切除和组织重建。由于其复杂性，目前食管切除术主要在三级医疗中心进行。20世纪90年代以来，随着麻醉技术、器械和手术技术的进步，减少手术创伤的可能性逐步提高。过去的20年中，全球对小切口和微创的食管手术的偏好已经成为共识[1-3]。此外，这一趋势在文献综述中逐渐得到Ⅰ级证据的支持。迄今为止，3个前瞻性RCT证明了这种方法的益处[4-6]。然而，MIE的主要问题在于胃重建和食管胃的吻合，许多外科医生对微创下的吻合技术仍不满意。因此，他们选择了杂交开放方法和微创方法来克服这个问题，并保留了MIE的好处[7-8]。

杂交MIE是将微创手术和开放手术相结合，在手术的两个阶段（腹部或胸部）中的一个阶段应用微创技术，既可以在腹部阶段使用腹腔镜操作，也可以在胸部阶段使用胸腔镜操作。杂交MIE可以在术前决定手术策略中的重点，并因为预期会出现问题而在两个阶段中的一个阶段保持开放手术。此外，选择杂交MIE也可能是由于在MIE期间需要在两个阶段进行转换，并保留MIE的好处。

在这些杂交技术中，被描述和研究最多的是杂交腹腔镜Ivor Lewis食管切除术，胃部操作采用腹腔镜进行，而胸内吻合术采用开放方式进行。该技术特别适用于食管胃结合部腺癌或食管下段肿瘤。此外，杂交胸腔镜食管切除术联合开腹手术已有报道，但关于这种技术的数据很少。

这篇综述的目的是描述几种杂交MIE，并讨论这些方式的结果。

二、手术技巧

图9-1总结了几种采用不同吻合方式的杂交MIE。

（一）杂交腹腔镜Ivor Lewis食管切除术

杂交腹腔镜Ivor Lewis食管切除术使用腹腔镜进行胃游离，并保持右侧开胸，进行食管切除术与胸内吻合。腹腔镜手术采用CO_2充气建立气腹，患者采用反向Trendelenburg体位（头高脚低）和French体位（仰卧位）。该技术主要需要5个切口（通常是2个5 mm，2个11 mm和1个12 mm套管针）。胃部操作行开放手术，包括肝胃韧带和大网膜的游离，直至胃短血管。大网膜完全游离并保持右侧胃网膜血管的完整。使用超声能量器械（Harmonic超声刀）很容易进行解剖。

在胰腺的上方对胃左血管进行解剖和分离，使用血管夹或血管自动吻合器进行切割。根据标准二野淋巴结（腹腔干、脾脏、左肝总动脉、胃左血管淋巴结）切除术的定义进行根治性腹部淋巴结清扫。采用切割吻合器（SC45 A Echelon Flex Endopath吻合器，45 mm金钉）与右胃网膜动脉基本平行进行裁胃，获得约4 cm宽的管状胃。管状胃从腹部开始直到胸部结束。管状胃的血管弓的完整性和血供评估可以通过吲哚菁绿（indocyanine green，ICG）荧光成像来检查。腹腔镜下的空肠造口术通常在手术末尾进行。不需要腹部引流管。然后将患者转向左侧卧位，进行右后外侧开胸手术，需要使用左侧双腔气管插管（如失败可行支气管封堵）进行对侧单肺通气。随后离断奇静脉弓进行标准的整体食管切除，进行根治性和标准化的纵隔淋巴结清扫，无论其组织学亚型如何，都包括以下几站淋巴结：隆突下、左右主支气管旁、食管旁和胸导管旁淋巴结。根据外科医生的习惯，胸内食管和管状胃的端侧吻合可以通过不同的技术进行：手工缝合、机械（25 mm自动圆形吻合器）或半自动吻合器。通过在鼻胃管中注入亚甲基蓝试剂来检查吻合口的完整性。在吻合口周围放置两根胸腔引流管。

（二）杂交胸腔镜Ivor Lewis食管切除术

杂交胸腔镜Ivor Lewis食管切除术采取开腹手术的方法进行胃的操作，保留右侧胸腔镜进行食管切除和胸内吻合。目前，由于吻合困难，这种技术已被放弃。现在被全腔镜MIE Ivor Lewis（胸腔镜或机器人）所取代。

（三）杂交McKeown食管切除术

杂交McKeown食管切除术包括一个三野手术与颈部重建。在这种情况下，通过对腹部或胸部应用微创技术，将微创技术杂交到开放手术中。杂交McKeown也可以衍生出在手术的两个阶段都需要转换的全腔镜MIE手术。

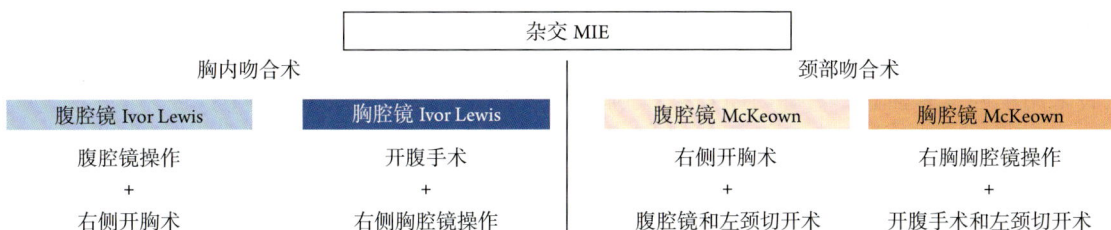

杂交 MIE			
胸内吻合术		颈部吻合术	
腹腔镜 Ivor Lewis	胸腔镜 Ivor Lewis	腹腔镜 McKeown	胸腔镜 McKeown
腹腔镜操作 + 右侧开胸术	开腹手术 + 右侧胸腔镜操作	右侧开胸术 + 腹腔镜和左颈切开术	右胸胸腔镜操作 + 开腹手术和左颈切开术

图9-1　不同吻合方式的杂交MIE

1. 腹腔镜McKeown食管切除术

腹腔镜McKeown食管切除术的适应证是胸部器官游离困难，须首选胸部开放手术，腹部保留微创操作。病例可能接受过胸部大剂量放疗，有既往胸部手术史，肿瘤巨大或需要同期进行相关的肺或纵隔手术。该技术从右后外侧切口进胸进行食管游离，并进行标准的淋巴结清扫。胸部操作结束后，改变患者体位，使其呈仰卧裂腿位（French体位），左臂沿身体放置以利于左侧颈部切口操作。腹腔镜下的腹部操作与上文所述的完全相同。常规使用CO_2充气建立气腹进行胃的游离和淋巴结清扫。管状胃制作在幽门上方2 cm开始，管状胃4 cm宽，长度可到达颈部。管状胃制作在腹腔镜下完成，使用8颗或9颗切割闭合器钉砧（45 mm金钉Echelon®）。然后将管状胃缝合两针连接在离断的食管胃结合部上，在腹腔镜直视下将切除的标本和管状胃通过后纵隔轻轻向上拉至左侧颈部切口，切除的标本通过颈部切口取出。然后通过手工缝合或半机械吻合器进行端侧吻合或侧侧吻合。另一种方法是通过一个5 cm的正中腹部切口，用Alexis牵开器固定，在体外制作管状胃。这种方法需要之前在后纵隔（鼻胃管或胸管）中放置一个导引管以将管状胃拉到颈部，切除的标本通过腹部正中小切口取出。然后将管状胃缝合到导引管上，在腹腔镜直视下通过后纵隔轻轻向上拉至颈部切口。

2. 胸腔镜McKeown食管切除术

胸腔镜McKeown食管切除术的适应证是评估腹部游离困难需考虑开腹手术。在开腹手术前通常要进行胸腔镜下胸部食管游离。这种方法可能发生在腹部高剂量放疗后，既往的腹部手术史，肿瘤侵犯膈肌或胰腺，需同期行相关的腹部手术，或者考虑采用不同的途径重建管状胃时（胸骨前或胸骨后）。值得注意的是，当认为需要开腹术（结肠间置）时，也可以采用杂交胸腔镜食管切除术。该技术始于胸腔镜下游离食管[9-10]。患者可采用半俯卧位，也可采用左侧卧位，每个体位都有一些优缺点。俯卧位不需要双腔气管插管。患者采用单腔气管插管，右肺因CO_2人工气胸（8 mmHg）而塌陷。俯卧位的缺点是患者转换体位困难，术中暴露程度较差。一般需要3或4个切口（分别位于第4、第6和第8肋间隙）。食管游离是通过标准化技术进行的，包括打开纵隔胸膜、奇静脉离断、食管整体切除和纵隔淋巴结清扫。使用Penrose引流管牵引食管的"悬浮"技术使得解剖游离更加容易。在膈顶平面结扎胸导管。在手术的第二步，食管不横断以保证消化道的连续性和胃可以被上拉到颈部。放置纵隔引流管在颈部吻合口周围。然后把患者转到仰卧位。正中开腹手术和左颈切口通过一个标准的方式进行。进行管状胃制作，管状胃通过后纵隔被向上拉至颈部，必要时也可以经胸骨后路线。

三、杂交MIE的结果

（一）包括腹腔镜操作的杂交MIE

即使已经报道了几种杂交食管切除术的技术[2]，但迄今为止最好的报道来自杂交Ivor Lewis手术[5,7,11-15]。腹腔镜游离胃的概念来自一个假设，即与传统的开腹手术相比，腹腔镜有可能显著减少呼吸系统并发症。这一假设被腹腔镜技术在其他手术中的运用所论证，如胆囊切除术[16-19]。开腹手术后膈肌功能障碍、免疫应激和呼吸功能障碍已被认为是常规开腹手术的并发症。在这种情况下，腹腔镜手术与传统的开腹手术相比，无疑有几个优势：探查腹腔，排除癌种植，避免不必要的开腹手术；胃游离的标准化；减少失血；更易结扎处理胃左血管和胃短血管；无论患者的体重如何，都能获得良好的暴露；良好的放大视野方便进行根治性淋巴结清扫；如果有需要，可进行空肠造口术，利于术后加速康复。此外，用腹腔镜进行腹部操作似乎比用胸腔镜进行胸部操作更容易教授。最后，这种方法似乎更有吸引力，因为胸内吻合是开放手术，其与MIE的吻合相比更容易[20]。这为那些在胸腔镜吻合术中面临问题的外科医生提供了一个强有力的论点。

大多数关于杂交腹腔镜Ivor Lewis手术的文献来自与开放手术比较的非对照研究。最近，法国MIRO试验的结果为杂交腹腔镜Ivor Lewis手术的短期、中期和长期结果均更优提供了证据[5]。第一个也是最容易被证明的一点是腹腔镜手术对30天内主要肺部并发症的有益影响（腹腔镜手术的并发症发生率为15%，开腹手术的则为42%）[7]，这已被进一步的研究证实[12-14]。腹腔镜技术所被证明的第二点是对术后死亡率的显著影响。基于倾向评分匹配方法，一项包括3 000多例患者的回顾性大型全国性研究发现，腹腔镜技术的30天和90天死亡率显著降低（30天死亡率：3.3% vs 5.9%，$P=0.029$；90天死亡率：6.9% vs 10.1%，$P=0.018$）[11]。腹腔镜手术的其他重要优点是减少失血量，缩短手术时间，缩短住院时间。最后，与开腹手术相比，其手术质量相同，转化率相似，切除淋巴结数量相似，R0切除率相似，长期结果相同[15]。

最近，MIRO试验发表并提供了关于杂交腹腔镜Ivor Lewis比开腹手术更好的Ⅰ级证据[5]。在这项前瞻性随机试验中，104例患者被分配到开腹手术组，103例患者被分配到腹腔镜手术组。在术后主要并发症发生率方面，与开放组的64.4%（67例患者）相比，腹腔镜组的并发症发生率为35.9%（37例患者），有显著降低（OR：0.3；95%CI：0.1~0.5；$P<0.001$）。次要结果之一是腹腔镜手术组肺部并发症发生率降低：腹腔镜组17%（18例）vs 开放组30%（31例）（$P=0.037$）。MIRO试验具有相似的30天死亡率（1.9% vs 1.0%），在切除淋巴结的数量和切除的完整性方面显示了相似的肿瘤学结局。

此外，两种方法的长期结果相似。与开腹手术相比，腹腔镜手术甚至显示出了一个意想不到的、更好的5年生存率和无病生存率。研究者在MIRO试验的一项辅助研究中进一步证明，与开腹手术相比，腹腔镜手术对健康相关的生活质量的影响更积极。这主要体现在疼痛、社交和角色功能方面，这些益处可以归因于腹腔镜手术组术后并发症的减少[21]。

MIRO试验的主要结果见表9-1。其短期结果与随机TIME试验的结果相反，该试验显示了全腔镜MIE与开放手术的比较[4-5]。即使这两项试验在方法学和主要终点方面不具有可比性，问题仍然是全腔镜MIE的最大益处是在腹部阶段还是胸部阶段。与传统开放手术相比，两项研究均显示出呼吸并发症的减少。然而，TIME试验[相对危险度（relative risk，RR）：0.35，0.16~0.78]的减少似乎多于MIRO试验（RR：0.5，0.26~0.96），但试验纳入的患者数量不同。毫无疑问，MIRO试验比TIME试验的手术转换率低，因为在MIRO试验中，两种方法都含有开放手术。然而，MIRO试验再次手术的比例较低，这可能与吻合口相关的操作难度较小有关。这两项研究的肿瘤学结局似乎是相同的。然而，TIME试验的对照组与试验组相比，不完全切除率出人意料地高，提示纳入方案存在一定的偏倚。最后，两个研究的长期结果都表明试验组有更好的生存率。在TIME试验中，开放组的3年生存率为40%，而MIE组的为50%。在MIRO试验中，开放组的3年和5年生存率分别为55%和39%，杂交手术组的分别为67%和60%。另外两项回顾性研究比较了杂交Ivor Lewis食管切除术和全腔镜MIE[22-23]，没有发现两种技术中任何一种有明显的优势。

表9-1　TIME试验（全腔镜MIE）[4]和MIRO试验（杂交腹腔镜Ivor Lewis食管切除术）[5]的比较

临床变量	TIME 试验		MIRO 试验	
	开放组 ($n=56$)	MIE组 ($n=59$)	开放组 ($n=104$)	杂交组 ($n=103$)
手术时间	299 min	329 min	330 min	327 min
手术转换率	—	8例（14%）	—	3例（3%）
肺部并发症	19例（34%）	7例（12%）*	31例（30%）	18例（17%）*
吻合口瘘	4例（7%）	7例（12%）	5例（5%）	8例（8%）
二次手术	6例（11%）	8例（14%）	3例（3%）	2例（2%）
30天死亡	0	1例（2%）	2例（2%）	1例（1%）
住院时间	14（1~120）天	11（7~80）天	14（7~95）天	14（3~218）天
切除淋巴结数量	21（7~47）枚	20（3~44）枚	22（9~64）枚	21（7~76）枚
R0 切除	47例（84%）	54例（92%）	101例（98.1%）	97例（95.1%）
3年生存率（95%CI）	40.4%（32%~48%）	50.5%（42%~58%）	55%（44%~63%）	67%（57%~75%）

*$P<0.05$。

到目前为止，在这些研究基础上可以得出结论：无论MIE技术（杂交或全腔镜）为何，在食管切除术中使用腹腔镜均对术后呼吸管理有益，但对肿瘤的长期结局没有任何影响。无论胸部采用什么技术入路，腹腔镜技术都应被视为一种新的标准入路。

（二）包括胸腔镜操作的杂交MIE

关于杂交MIE的胸腔镜与开腹手术的研究数据很少[1,9,10,24-25]。胸腔镜技术在杂交MIE中的应用多种多样，包括胸腔镜下Ivor Lewis与McKeown食管切除术。胸腔镜杂交Ivor Lewis食管切除术在胸腔镜下进行吻合的复杂性和至少需要40例的陡峭学习曲线使得其相关研究甚少。关于吻合技术的细节，需要在世界范围内形成被更为广泛接受的标准化的方法。到目前为止，在所有大型研究中，有5~6种吻合方法（全机械吻合、半自动吻合、圆形吻合、手工吻合、经口OrVil端端吻合、机器人吻合）被报道[26]。

四、结论

杂交MIE多为杂交腹腔镜下Ivor Lewis食管切除术。该技术安全、可重复、易于教学，不改变胸内吻合技术，而全腔镜MIE需要在胸腔镜下进行吻合，迄今为止结果令人失望。在不久的将来，随着胸腔镜吻合技术的标准化和机器人手术的发展，我们很可能会克服最后这一点。

MIRO试验提供了良好的证据表明，腹腔镜在杂交MIE腹腔阶段的独特应用对术后呼吸道管理大有裨益，与全腔镜MIE观察到的益处相同。这表明，微创技术的益处是通过腹腔镜而不是胸腔镜来提供的。此外，腹腔镜提供了高质量的手术解剖，而不影响肿瘤的长期结局。无论采用什么具体方法，杂交腹腔镜的MIE都必须被视为一种新的标准方法，并应尽可能被应用于所有食管切除术。ROMIO研究将阐明增加胸腔镜操作的好处，并考虑将全腔镜MIE作为一个新的标准[27]。

参考文献

[1] Decker G, Coosemans W, De Leyn P, et al. Minimally invasive esophagectomy for cancer[J]. Eur J Cardiothorac Surg, 2009, 35(1): 13-20.

[2] Bonavina L, Asti E, Sironi A, et al. Hybrid and total minimally invasive esophagectomy: How I do it[J]. J Thorac Dis, 2017, 9(Suppl 8): S761-S772.

[3] van der Sluis PC, Schizas D, Liakakos T, et al. Minimally Invasive Esophagectomy[J]. Dig Surg, 2020, 37(2): 93-100.

[4] Biere S S, van Berge Henegouwen M I, Maas K W, et al. Minimally invasive versus open oesophagectomy for patients with oesophageal cancer: A multicentre, open-label, randomised controlled trial[J]. Lancet, 2012, 379(9829): 1887-1892.

[5] Mariette C, Markar S R, Dabakuyo-Yonli T S, et al. Hybrid minimally invasive esophagectomy for esophageal cancer[J]. N Engl J Med, 2019, 380(2): 152-162.

[6] van der Sluis PC, van der Horst S, May A M, et al. Robot-assisted minimally invasive thoracolaparoscopic esophagectomy versus open transthoracic esophagectomy for resectable esophageal cancer: A randomized controlled trial[J]. Ann Surg, 2019, 269(4): 621-630.

[7] Briez N, Piessen G, Torres F, et al. Effects of hybrid minimally invasive oesophagectomy on major postoperative pulmonary complications[J]. Br J Surg, 2012, 99(11): 1547-1553.

[8] Voron T, Lintis A, Piessen G. Hybrid esophagectomy[J]. J Thorac Dis, 2019, 11(Suppl 5): S723-S727.

[9] Cuschieri A, Shimi S, Banting S. Endoscopic oesophagectomy through a right thoracoscopic approach[J]. J R Coll Surg Edinb, 1992, 37(1): 7-11.

[10] Gossot D, Fourquier P, Celerier M. Thoracoscopic esophagectomy: technique and initial results[J]. Ann Thorac Surg, 1993, 56(3): 667-670.

[11] Messager M, Pasquer A, Duhamel A, et al. Laparoscopic Gastric Mobilization Reduces Postoperative Mortality After Esophageal Cancer Surgery: A French Nationwide Study[J]. Ann Surg, 2015, 262(5): 817-822.

[12] Bjelovic M, Babic T, Spica B, et al. Could hybrid minimally invasive esophagectomy improve the treatment results of esophageal cancer?[J]. Eur J Surg Oncol, 2016, 42(8): 1196-1201.

[13] Yun J S, Na K J, Song S Y, et al. Comparison of perioperative outcomes following hybrid minimally invasive versus open Ivor Lewis esophagectomy for esophageal cancer[J]. J Thorac Dis, 2017, 9(9): 3097-3104.

[14] Glatz T, Marjanovic G, Kulemann B, et al. Hybrid minimally invasive esophagectomy vs. open esophagectomy: A matched case analysis in 120 patients[J]. Langenbecks Arch Surg, 2017, 402(2): 323-331.

[15] Rinieri P, Ouattara M, Brioude G, et al. Long-term outcome of open versus hybrid minimally invasive Ivor Lewis oesophagectomy: a propensity score matched study†[J]. Eur J Cardiothorac Surg, 2017, 51(2): 223-229.

[16] Simonneau G, Vivien A, Sartene R, et al. Diaphragm

dysfunction induced by upper abdominal surgery. Role of postoperative pain[J]. Am Rev Respir Dis, 1983, 128(5): 899-903.

[17] Ford G T, Whitelaw W A, Rosenal T W, et al. Diaphragm function after upper abdominal surgery in humans[J]. Am Rev Respir Dis, 1983, 127(4): 431-436.

[18] Coelho J C, de Araujo R P, Marchesini J B, et al. Pulmonary function after cholecystectomy performed through Kocher's incision, a mini-incision, and laparoscopy[J]. World J Surg, 1993, 17: 544-546.

[19] Frazee R C, Roberts J W, Okeson G C, et al. Open versus laparoscopic cholecystectomy. A comparison of postoperative pulmonary function[J]. Ann Surg, 1991, 213(6): 651-653.

[20] Degisors S, Pasquer A, Renaud F, et al. Are Thoracotomy and/or Intrathoracic Anastomosis Still Predictors of Postoperative Mortality After Esophageal Cancer Surgery?: A Nationwide Study[J]. Ann Surg, 2017, 266(5): 854-862.

[21] Mariette C, Markar S, Dabakuyo-Yonli T S, et al. Healthrelated Quality of Life Following Hybrid Minimally Invasive Versus Open Esophagectomy for Patients With Esophageal Cancer, Analysis of a Multicenter, Open-label, Randomized Phase III Controlled Trial: The MIRO Trial[J]. Ann Surg, 2020, 271(6): 1023-1029.

[22] Bonavina L, Scolari F, Aiolfi A, et al. Early outcome of thoracoscopic and hybrid esophagectomy: Propensitymatched comparative analysis[J]. Surgery, 2016, 159: 1073-1081.

[23] Berlth F, Plum P S, Chon S H, et al. Total minimally invasive esophagectomy for esophageal adenocarcinoma reduces postoperative pain and pneumonia compared to hybrid esophagectomy[J]. Surg Endosc, 2018, 32(12): 4957-4965.

[24] Law S, Fok M, Chu K M, et al. Thoracoscopic esophagectomy for esophageal cancer[J]. Surgery, 1997, 122(1): 8-14.

[25] Liu H P, Chang C H, Lin P J, et al. Video-assisted endoscopic esophagectomy with stapled intrathoracic esophagogastric anastomosis[J]. World J Surg, 1995, 19(5): 745-747.

[26] Maas K W, Biere S S, Scheepers J J, et al. Minimally invasive intrathoracic anastomosis after Ivor Lewis esophagectomy for cancer: a review of transoral or transthoracic use of staplers[J]. Surg Endosc, 2012, 26(7): 1795-1802.

[27] Avery K N, Metcalfe C, Berrisford R, et al. The feasibility of a randomized controlled trial of esophagectomy for esophageal cancer--the ROMIO (Randomized Oesophagectomy: Minimally Invasive or Open) study: protocol for a randomized controlled trial[J]. Trials, 2014, 15: 200.

翻译：李峰，四川省内江市中医医院胸外科
审校：李勇，中国医学科学院肿瘤医院胸外科

doi: 10.21037/aoe.2019.12.01
Cite this article as: Fourdrain A, Thomas PA, D'Journo XB. Hybrid approaches to minimally invasive esophagectomy. Ann Esophagus, 2019, 2: 20.

第十章　微创食管切除术的未来：一篇叙述性综述

Sarah Yousef, James D. Luketich, Inderpal S. Sarkaria

Department of Cardiothoracic Surgery, The University of Pittsburgh School of Medicine and the University of Pittsburgh Medical Center, Pittsburgh, PA, USA
Contributions: (I) Conception and design: All authors; (II) Administrative support: JD Luketich, IS Sarkaria; (III) Provision of study materials or patients: None; (IV) Collection and assembly of data: All authors; (V) Data analysis and interpretation: None; (VI) Manuscript writing: All authors; (VII) Final approval of manuscript: All authors.
Correspondence to: Inderpal S. Sarkaria, MD, MBA. Department of Cardiothoracic Surgery, University of Pittsburgh Medical Center, UPMC Presbyterian-Shadyside, 5200 Centre Avenue, Pittsburgh, PA 15232, USA. Email: sarkariais@upmc.edu.

摘要： 从首例经胸食管切除术到现在，食管切除外科技术已经有了很大的发展。尽管开放手术仍被广泛使用，但微创食管切除术（MIE）在全球许多中心的采用率大幅上升，实际上已经超过了开放食管切除术。近年来，机器人辅助微创食管切除术（RAMIE）也持续稳步增多。随着包括新辅助治疗和辅助治疗在内的综合治疗方式的开展，MIE也有助于同时降低围手术期并发症的发生率和死亡率，并提高食管癌的总生存率。无论采用何种手术方式或技术，都必须进一步降低吻合口瘘和肺部并发症的发生率，推动食管切除术的发展。重要的是，内镜手术如内镜下黏膜切除术和内镜黏膜下剥离术在早期食管癌的治疗中发挥了重要作用。同时，新型机器人内镜系统也处于早期开发阶段。食管切除术的未来无疑将继续涉及新技术的应用，包括机器人技术和其他新技术。

关键词： 微创食管切除术（MIE）；内镜；机器人

View this article at: http://dx.doi.org/10.21037/aoe-2019-08

一、引言

2020年，美国预计有18 440人新诊断为食管癌，并导致16 170人死亡。食管癌是男性第七大常见癌症死亡原因，总体5年生存率为19%，高于20世纪60年代和70年代的生存率（5%）。局限期（T1~3N0期）食管癌患者的5年生存率为45%，存在区域淋巴结转移（N1~3期）患者的5年生存率为24%，Ⅳ期食管癌患者的5年生存率为5%[1]。多个中心的亚组分析表明，在某些食管癌中心，非常早期的T1N0期病例的治愈率接近90%[2]。

从20世纪70年代到21世纪初，美国食管腺癌患者的比例几乎增加了1倍。在此期间，89%的局限期食管癌患者接受了外科手术，这一比例有显著增加。食管癌患者总体中位生存期（6个月 vs 10个月，*P*<0.001）和5年生存率（9% vs 22%，*P*<0.001）随之提高，这可能与早期诊断和外科手术治疗比例的增加有关[3]。迄今为止，食管切除术仍然是局限期食管癌治疗的重要手段。以下将简要回顾食管切除术的历史和最新研究

数据，并对MIE的未来方向进行讨论。

二、食管切除术的历史

1913年，Franz Torek成功完成了首例食管鳞状细胞癌的经胸食管切除术。16年后，Tohru Osawa成功实施了世界上第二例食管切除术，成为首位对切除的食管进行胃代食管重建并进行食管胃胸内吻合术的人[4]。1933年，Turner完成了首例经膈肌裂孔食管切除术。这种方法在20世纪70年代末由Orringer推广。2007年，Orringer报告了经膈肌裂孔食管切除术的全部数据（第1组，1 063例，1976—1998年；第2组，944例，1998—2006年），总体吻合口瘘发生率为12%（第1组为14%，第2组9%），院内死亡率为3%（第1组为4%，第2组为1%）[5]。

1946年，Ivor Lewis报道了分期经胸食管切除术。一期手术为经腹胃游离术，二期手术（两周后进行）包括食管切除和经右胸消化道重建。1976年，McKeown报道了另一种技术，包括经右侧胸廓切开术、腹腔手术以及经左侧颈部切口进行颈部食管胃吻合术。

传统的开放两切口（Ivor Lewis）或三切口（McKeown）食管切除术均有较高的并发症发生率和死亡率，在手术量较大的中心，死亡率为5%~8%，并发症发生率高达60%。虽然经膈肌裂孔入路的手术并发症发生率可能较低，但与经胸手术相比，经膈肌裂孔入路的淋巴结清扫范围相对局限，肿瘤根治效果也存在很大的争议。随着微创手术的发展以及开胸食管切除术并发症发生率降低的明确需求，微创食管切除术的未来发展方向是减少手术并发症，同时保证手术的肿瘤根治优势。

三、MIE

MIE于1992年由Cuschieri提出，他进行了首例胸腔镜食管切除术。最初的微创食管手术包括许多方式，例如腹腔镜联合开胸手术或胸腔镜联合开腹手术。

Luketich于1996年完成了首例完全微创食管切除术，并于1998年报道了这一病例[6]。最初的MIE是通过全腹腔镜进行的，但Luketich的技术很快就发展到包括对McKeown手术方式的改良——电视胸腔镜联合腹腔镜[7]。

Luketich使用这种改良后的McKeown MIE术式，报告了77例MIE病例，这些病例30天手术死亡率为0[8]。2003年，Luketich等[9]报告了222例MIE病例，其中206例成功进行了MIE，无1例中转开放手术。该队列的主要手术方式是改良的McKeown技术，包括胸腔镜游离和颈部吻合术。该队列的手术死亡率为1.4%，等于或优于大多数开放病例的手术死亡率[9]。2012年，Luketich等[10]发表了随访结果，1996年至2011年共有1 000例患者接受了McKeown术式（481例）或Ivor Lewis术式（530例）的MIE手术。该队列的30天总手术死亡率为1.68%（Ivor Lewis 0.9%，McKeown 2.5%）。McKeown术式与更高的喉返神经损伤率（8% vs 1%，$P<0.001$）和急性呼吸窘迫综合征发生率（4% vs 2%，$P=0.3$）相关。这项研究表明，使用任何一种术式都可以较低的并发症发生率和死亡率完成MIE。虽然Ivor Lewis术式被证明能使死亡率显著降低，但这可能与学习曲线有关，因为该医院从早期的McKeown手术过渡到目前占主导地位的Ivor Lewis手术，部分原因是下段食管腺癌发病率的逐渐升高[10]。

根据单中心研究，我们小组与MIE的其他先驱者合作，开展了东部肿瘤合作组2202（the Eastern Cooperative Oncology Group 2202，ECOG2022）研究。这是一项前瞻性多中心组间Ⅱ期临床试验，来自17家中心的95例患者接受了McKeown或Ivor Lewis术式的MIE手术。96%的患者为R0切除，中位随访40个月后，仅6.7%的患者发生局部区域复发。这项研究证明了在多家中心进行MIE的可行性和安全性，该试验病例30天死亡率为2.1%，吻合口瘘发生率为8.6%，3年生存率为58.4%[11]。基本上，ECOG2202研究证明MIE并不是"匹兹堡手术"。2012年的TIME研究是首项对比MIE与开放性食管切除术的多中心随机对照研究，这项欧洲多国参与的研究在2009年至2011年将5家中心的食管癌患者随机分为微创经胸食管切除术（59例）或开放经胸食管切除术（56例）两组。与开放式手术相比，MIE表现出较低的肺部感染率（9% vs 29%）和较短的住院时间（11天 vs 14天）[12]。所有患者的30天死亡率和院内死亡率为2.6%，无组间差异；总吻合口瘘发生率为9.6%，无组间差异。

这些研究表明，与传统食管切除术相比，MIE的发展可提供同等的肿瘤学根治结果并降低并发症发生率和潜在死亡率，从而显著改善了食管癌患者的生存，尤其是显著减少了住院时间和肺部并发症的发生。因此，MIE的应用比例目前已超过开放食管切除术[13]。

四、RAMIE

在过去的十年中，RAMIE越来越多地被应用，因其具有放大的三维视野，更易分辨及保护重要结构，灵活的机械手臂和良好的自由度，以及通过增加手术过程中操作台的控制而减少对人员的依赖[14]。Kernstine等[15]于2004年报道了首例全腔镜机器人三切口MIE手术。纪念斯隆-凯瑟琳癌症中心（Memorial Sloan Kettering Cancer Center，MSKCC）的Sarkaria等[16]2013年首次报道了17例患者的全机器人微创Ivor Lewis手术（另外有4例患者接受了三切口RAMIE手术）。在早期队列中，3例患者出现吻合口瘘，3例患者出现气管瘘（1例早期出现，2例分别于术后2个月和3个月出现）。作者提示，沿气管使用能量器械清扫淋巴结需要格外谨慎。作者通过改良技术解决了这些缺陷，后续100例RAMIE病例的研究表明，吻合口瘘发生率为6%，气管瘘发生率为0，30天死亡率为0，90天死亡率为1%[17]。

五、内镜下食管切除术

1955年，注射辅助的内镜黏膜切除术被引入乙状结肠硬镜检查中，然后于1973年被引入结肠软镜检查以切除可疑的黏膜病变[18]。如今，内镜手术被广泛应用于早期食管癌（高级别上皮内瘤变或仅限于黏膜的食管癌）的分期、诊断和治疗。与光动力疗法或氩气等离子体凝固等消融疗法不同，内镜下切除术（ER）作为早期食管癌的治疗方法具有格外突出的优点，即可以对切除的标本进行组织学评估，以确定肿瘤浸润的深度和保证侧面及基底切缘阴性。曾经，黏膜内食管癌是食管切除术的适应证，但随着ER的出现，以及人们认识到仅限于黏膜层的食管癌淋巴结转移风险较低，现在有一种并发症发生率和死亡率显著降低的治疗替代方案。Ell等[19]2007年的研究是首个前瞻性研究，证明了ER治疗早期食管癌的效果，与外科食管切除术相比，其并发症发生率和病死率均较低。在144例病例中，没有重大并发症发生，1.9个月后99%的患者实现了局部完全缓解。研究者经过3年的随访发现，

11%的患者出现复发或新发肿瘤，但所有患者都可通过内镜再次成功进行切除。这项研究的一个重要信息是，超过500例患者因存在高危因素（如多灶性癌变、淋巴血管侵犯、巴雷特食管节段较长等）而被排除在内镜下黏膜切除术之外。在这个仔细筛选的亚组人群中，5年生存率为98%。ER的出现对于早期食管癌患者的治疗尤其重要，这些患者因存在手术风险可能不适合进行外科食管切除术[19]。

六、微创食管手术的现在和未来：结局、未解答的问题和新兴技术平台

已有多项大型系列研究探讨了MIE，包括日本国家临床数据库（Japanese National Clinical Database）对2012年至2016年进行的24 233例食管切除术进行了分析。这项研究证明，在术后并发症和手术相关死亡率方面，MIE与开放食管切除术相当或更占优势（MIE的总手术相关死亡率为1.7%，开放手术为2.4%）（$P<0.001$）[20]。比较MIE与开放食管切除术的TIME研究的3年随访结果于2017年发表。开放手术组的3年生存率为40.4%，MIE组的3年生存率为50.5%（$P=0.207$），开放手术组的3年无病生存率为35.9%，MIE组的为40.2%［HR：0.691（0.389~1.239）］[21]。MSKCC进行的一项匹配后的RAMIE（65例）与开放式经胸食管切除术（108例）的前瞻性非随机临床研究提示，RAMIE改善了患者短期生活质量以及感染和肺部并发症的发生率，并且各组之间的并发症发生率和死亡率相当[22]。2019年发表的ROBOT研究是首个比较开放食管切除术（55例）与RAMIE（54例）的随机对照研究。这项研究表明，与开放手术组相比，RAMIE组的肺部、心脏和总体并发症发生率显著降低，肿瘤学结果、中位无病生存期或总生存期无差异[23]。比较MIE与开放食管切除术以及比较RAMIE与MIE的其他随机对照研究目前正在进行中（分别为ROMIO研究[24]和RAMIE研究[25]）。早期的机构系列研究表明，在手术量较大的中心，RAMIE可以取得与MIE或开放手术类似的肿瘤学和手术结果[14]。

关于最佳技术和手术的必要性，仍有几个未解决的问题，例如，胃排空手术的必要性仍然存在疑问。虽然一些外科医生可能更喜欢幽门成形术或幽门肌切开术，但其他外科医生主张注射肉毒杆菌，还有一些外科医生根本不会进行胃排空手术。幽门引流手术

与显著的并发症发生率相关，特别是当该操作导致了幽门成形或幽门肌切开部位发生瘘时。一项研究食管切除术后幽门引流必要性的随机对照研究Meta分析发现，进行幽门引流手术可减少术后早期胃出口梗阻，但对患者预后影响不大。值得注意的是，上述分析中包含的研究在食管切除方式、管状胃的大小以及其他可能影响幽门引流手术潜在益处的因素方面均存在差异。此外，这些研究早于MIE的研究[26]。针对接受MIE手术的患者，由于目前缺乏在管状胃狭窄情况下进行幽门引流手术必要性的研究数据，我们中心目前正在进行一项关于幽门成形术与无幽门引流术的随机对照研究。

管状胃的最佳大小、吻合技术甚至患者的体位在食管外科仍然是有争议的话题。开展MIE或RAMIE的外科医生主张使用直径为4 cm的管状胃，但缺乏有关管状胃最佳大小的数据支持。最近，我们中心开始转向应用2.5~3 cm的管状胃。同样，关于最佳吻合技术的建议也没有明确定义。有些人使用端端吻合器以端侧方式进行吻合；有些人则采用部分线性吻合器和部分缝合的混合技术进行吻合。虽然我们在Ivor Lewis方式的MIE中常规采用端端吻合器端侧吻合术，但我们中心也可以采用端对端的安全手工吻合技术。2014年的一项随机对照研究Meta分析对接受食管切除重建术的患者的器械吻合与手工吻合效果进行了比较，结果表明，器械吻合会增加吻合口狭窄率、肺部并发症发生率和死亡率，而两种技术之间的吻合口瘘发生率没有差异[27]。另外，最近的一项系统性回顾和Meta分析发现，与完全手工吻合或三角吻合相比，器械直线吻合/混合和圆形吻合技术可降低吻合口瘘发生率，并且与手工吻合相比，器械直线吻合/混合和圆形吻合技术能够降低吻合口狭窄发生率[28]。

食管切除术患者是否需要常规行空肠造口进行管饲也是研究热点。最近的研究表明，食管切除术后患者体重减轻发生在肠内营养管饲终止时，与持续时间无关，并且出院后进行家庭管饲不会减少住院时间、再入院次数或造成总体体重减轻[29]。这样的结果对常规空肠造口术的实用性提出了挑战，特别是考虑到可能出现的并发症，例如肠饲管闭塞、移位、造口部位感染，甚至患者需要再次手术。

微创食管手术的未来可能包括使用先进技术，例如使用吲哚菁绿或其他组织和（或）癌症特异性成像剂的近红外荧光成像技术。这些技术可能有助于识别前哨淋巴结或准确实时评估管状胃灌注，以降低吻合口瘘发生率[30]。机器人平台可能会继续发展并提供新的微创食管手术的改良技术。为了进一步推动微创食管手术发展，各个中心正在研究单孔食管切除术。单孔胸腔镜手术最初由Marello Migliore在20世纪90年代末引入胸外科[31]，主要用于肺部手术。Dmitrii等[32]和Batirel[33]描述了单孔食管切除术。Guo等[34]第一次报道了单孔MIE的研究。该研究纳入了41例患者，其中29例接受了4孔胸腔镜手术，12例接受了单孔胸腔镜手术。两组均无死亡病例。这些经验表明单孔食管切除术作为食管手术未来发展方向的潜力，但是需要进行更大样本量的研究来阐明其可行性和安全性[35]。

在食管良性疾病的治疗中也出现了几种创新的微创治疗方式。内镜下吻合器憩室切除术已被用于治疗咽食管憩室（Zenker's憩室）。然而，这种方法因高达20%的病例出现持续性憩室和复发性吞咽困难而变得复杂。这是由于与开放憩室切除术相比，内镜下吻合器切除后憩室共同壁更大。目前已有一种新技术，通过使用吻合器折叠残余憩室壁来减小共同壁的大小[36]。对于难治性胃食管反流，腹腔镜胃底折叠术是唯一的替代疗法。在过去的20年中，内镜下胃食管反流治疗取得了许多进展，发挥加强食管下括约肌手术的作用或者进行食管胃结合部重建。目前可行加强食管下括约肌手术方式包括Stretta手术，该手术通过射频消融提供热能量给食管下括约肌以及LINX手术，于食管下括约肌周围放置顺应性钛珠磁串。胃食管连接部重建方式包括经口无切口胃底折叠术、胃食管连接部黏膜消融和缝合、切除和折叠手术以及内镜下胃底折叠术。在经口无切口胃底折叠术中，胃底围绕远端食管折叠并用聚丙烯紧加固。对于患有难治性胃食管反流、Hill分级为Ⅱ级，且不合并大面积裂孔疝的患者来说，这是一个越来越有优势的选择[37]。C-BLART（夹子结扎抗反流疗法）最近被提出作为难治性胃食管反流治疗的新方法。这种内镜手术包括收缩食管胃结合部黏膜并诱导疤痕形成，从而仅利用带状结扎和夹子形成抗反流屏障[38]。

机器人技术与内镜技术的结合将进一步推进微创食管手术发展。如上所述，内镜已经为许多食管手术提供了替代方法，但其主要受到仪器灵活性低和工作空间有限的限制。将机器人技术应用于内镜手术，可能会适用于更复杂的情况。目前已经存在多个此类机器人平台，包括MASTER平台（除了标准内镜外还使用两个机械臂）以及STRASS平台。

这些平台允许使用具有5个自由度的仪器，从而能够执行更复杂的手术。最近出现的i² Snake机器人平台由一个带有支撑臂的蛇形机器人、光源、相机和两个机器人仪器组成。它专为执行内镜黏膜下剥离术和经口内镜肌切开术等手术而设计[39]。

七、结论

MIE在过去几十年里蓬勃发展，彻底改变了食管良性和恶性疾病的治疗模式。该领域仍有几个问题需要进一步被研究：进行幽门引流手术的必要性，最佳管状胃大小，吻合技术和食管切除术后最佳营养方式的选择，以及RAMIE和MIE的进一步比较。此外，一些新型手术机器人系统和内镜手术技术正在出现，在食管疾病的治疗中得到了广泛应用。

参考文献

[1] American Cancer Society.Cancer Facts &Statistics[EB/OL]. [2019-11-28]. https://www.cancer.org/research/cancer-facts-statistics.html

[2] Lerut T. Esophagectomy versus endoscopic resection for patients with early-stage adenocarcinoma : Mercedes versus Tesla[J]. J Thorac Cardiovasc Surg, 2018, 155(5) : 2209-2210.

[3] Njei B, McCarty T R, Birk J W. Trends in esophageal cancer survival in United States adults from 1973 to 2009 : A SEER database analysis[J]. J Gastroenterol Hepatol, 2016, 31(6) : 1141-1146.

[4] Karamanou M, Markatos K, Papaioannou T G, et al. Hallmarks in history of esophageal carcinoma[J]. J BUON, 2017, 22(4) : 1088-1091.

[5] Orringer M B, Marshall B, Chang A C, et al. Two thousand transhiatal esophagectomies : Changing trends, lessons learned[J]. Ann Surg, 2007, 246(3) : 363-372.

[6] Luketich J D, Nguyen N T, Schauer P R. Laparoscopic Transhiatal Esophagectomy for Barrett's Esophagus with High Grade Dysplasia[J]. JSLS, 1998, 2 : 75-77.

[7] Nguyen N T, Schauer P R, Luketich J D. Combined laparoscopic and thoracoscopic approach to esophagectomy[J]. J Am Coll Surg, 1999, 188(3) : 328-332.

[8] Luketich J D, Schauer P R, Christie N A, et al. Minimally invasive esophagectomy[J]. Ann Thorac Surg, 2000, 70(3) : 906-911.

[9] Luketich J D, Alvelo-Rivera M, Buenaventura P O, et al. Minimally invasive esophagectomy : outcomes in 222 patients[J]. Ann Surg, 2003, 238(4) : 486-494.

[10] Luketich J D, Pennathur A, Awais O, et al. Outcomes after minimally invasive esophagectomy : Review of over 1000 patients[J]. Ann Surg, 2012, 256(1) : 95-103.

[11] Luketich J D, Pennathur A, Franchetti Y, et al. Minimally invasive esophagectomy : results of a prospective phase II multicenter trial-the eastern cooperative oncology group (E2202) study[J]. Ann Surg, 2015, 261(4) : 702-707.

[12] Biere S S, van Berge Henegouwen M I, Maas K W, et al. Minimally invasive versus open oesophagectomy for patients with oesophageal cancer : A multicentre, open-label, randomised controlled trial[J]. Lancet, 2012, 379(9829) : 1887-1892.

[13] Espinoza-Mercado F, Imai T A, Borgella J D, et al. Does the Approach Matter? Comparing Survival in Robotic, Minimally Invasive, and Open Esophagectomies[J]. Ann Thorac Surg, 2019, 107(2) : 378-385.

[14] Okusanya O T, Sarkaria I S, Hess N R, et al. Robotic assisted minimally invasive esophagectomy (RAMIE) : the University of Pittsburgh Medical Center initial experience[J]. Ann Cardiothorac Surg, 2017, 6(2) : 179-185.

[15] Kernstine K H, DeArmond D T, Karimi M, et al. The robotic, 2-stage, 3-field esophagolymphadenectomy[J]. J Thorac Cardiovasc Surg, 2004, 127(6) : 1847-1849.

[16] Sarkaria I S, Rizk N P, Finley D J, et al. Combined thoracoscopic and laparoscopic robotic-assisted minimally invasive esophagectomy using a four-arm platform : experience, technique and cautions during early procedure development[J]. Eur J Cardiothorac Surg, 2013, 43(5) : e107-e115.

[17] Sarkaria I S, Rizk N P, Grosser R, et al. Attaining Proficiency in Robotic-Assisted Minimally Invasive Esophagectomy While Maximizing Safety During Procedure Development[J]. Innovations (Phila), 2016, 11(4) : 268-273.

[18] Ferreira A O, Moleiro J, Torres J, et al. Solutions for submucosal injection in endoscopic resection : a systematic review and meta-analysis[J]. Endosc Int Open, 2016, 4(1) : E1-E16.

[19] Ell C, May A, Pech O, et al. Curative endoscopic resection of early esophageal adenocarcinomas (Barrett's cancer)[J]. Gastrointest Endosc, 2007, 65 : 3-10.

[20] Yoshida N, Yamamoto H, Baba H, et al. Can Minimally Invasive Esophagectomy Replace Open Esophagectomy for Esophageal Cancer? Latest Analysis of 24,233 Esophagectomies From the Japanese National Clinical Database[J]. Ann Surg, 2020, 272(1) : 118-124.

[21] Straatman J, van der Wielen N, Cuesta M A, et al. Minimally Invasive Versus Open Esophageal Resection : Three-year Follow-up of the Previously Reported Randomized Controlled Trial : the

TIME Trial[J]. Ann Surg, 2017, 266(2): 232-236.

[22] Sarkaria I S, Rizk N P, Goldman D A, et al. Early Quality of Life Outcomes After Robotic-Assisted Minimally Invasive and Open Esophagectomy[J]. Ann Thorac Surg, 2019, 108(3): 920-928.

[23] van der Sluis P C, van der Horst S, May A M, et al. Robot-assisted Minimally Invasive Thoracolaparoscopic Esophagectomy Versus Open Transthoracic Esophagectomy for Resectable Esophageal Cancer: A Randomized Controlled Trial[J]. Ann Surg, 2019, 269(4): 621-630.

[24] Brierley R C, Gaunt D, Metcalfe C, et al. Laparoscopically assisted versus open oesophagectomy for patients with oesophageal cancer-the Randomised Oesophagectomy: Minimally Invasive or Open (ROMIO) study: protocol for a randomised controlled trial (RCT)[J]. BMJ Open, 2019, 9(11): e030907.

[25] Yang Y, Zhang X, Li B, et al. Robot-assisted esophagectomy (RAE) versus conventional minimally invasive esophagectomy (MIE) for resectable esophageal squamous cell carcinoma: protocol for a multicenter prospective randomized controlled trial (RAMIE trial, robot-assisted minimally invasive Esophagectomy)[J]. BMC Cancer, 2019, 19(1): 608.

[26] Urschel J D, Blewett C J, Young J E, et al. Pyloric drainage (pyloroplasty) or no drainage in gastric reconstruction after esophagectomy: a meta-analysis of randomized controlled trials[J]. Dig Surg, 2002, 19(3): 160-164.

[27] Castro P M, Ribeiro F P, Rocha Ade F, et al. Hand-sewn versus stapler esophagogastric anastomosis after esophageal resection: systematic review and meta-analysis[J]. Arq Bras Cir Dig, 2014, 27: 216-221.

[28] Kamarajah S K, Bundred J R, Singh P, et al. Anastomotic techniques for oesophagectomy for malignancy: systematic review and network meta-analysis[J]. BJS Open, 2020, 4(4): 563-576.

[29] Weijs T J, van Eden HWJ, Ruurda J P, et al. Routine jejunostomy tube feeding following esophagectomy[J]. J Thorac

Dis, 2017, 9(Suppl 8): S851-S860.

[30] Wald O, Smaglo B, Mok H, et al. Future directions in esophageal cancer therapy[J]. Ann Cardiothorac Surg, 2017, 6(2): 159-166.

[31] Migliore M, Deodato G. A single-trocar technique for minimally invasive surgery of the chest[J]. Surg Endosc, 2001, 15: 899-901.

[32] Dmitrii S, Pavel K. Uniportal Video-Assisted Thoracic Surgery Esophagectomy[J]. Thorac Surg Clin, 2017, 27(4): 407-415.

[33] Batirel H F. Uniportal video-assisted thoracic surgery for esophageal cancer[J]. J Vis Surg, 2017, 3: 156.

[34] Guo W, Ma L, Zhang Y, et al. Totally minimally invasive Ivor-Lewis esophagectomy with single-utility incision video-assisted thoracoscopic surgery for treatment of mid-lower esophageal cancer[J]. Dis Esophagus, 2016, 29(2): 139-145.

[35] Lerut T. Uniportal video-assisted thoracoscopic surgery in esophageal diseases: an introduction[J]. J Vis Surg, 2017, 3: 182.

[36] Ching H H, Kahane J B, Reeve N H, et al. The Plication Technique to Enhance the Endoscopic Approach to Zenker's Diverticulum[J]. Otolaryngol Head Neck Surg, 2018, 159: 799-801.

[37] Bazerbachi F, Krishnan K, Abu Dayyeh BK. Endoscopic GERD therapy: a primer for the transoral incisionless fundoplication procedure[J]. Gastrointest Endosc, 2019, 90(3): 370-383.

[38] Liu S, Chai N, Zhai Y, et al. New treatment method for refractory gastroesophageal reflux disease (GERD): C-BLART (clip band ligation anti-reflux therapy)—a short-term study[J]. Surg Endosc, 2020, 34: 4516-4524.

[39] Berthet-Rayne P, Gras G, Leibrandt K, et al. The i^2 Snake Robotic Platform for Endoscopic Surgery[J]. Ann Biomed Eng, 2018, 46(10): 1663-1675.

翻译：陈尚霖，复旦大学附属中山医院胸外科

审校：尹俊，复旦大学附属中山医院胸外科

doi: 10.21037/aoe-2019-08

Cite this article as: Yousef S, Luketich JD, Sarkaria IS. Future directions—minimally invasive approaches to esophageal resection: a narrative review. Ann Esophagus, 2021, 4: 28.

第十一章　Ivor Lewis 微创食管切除术

Gail E. Darling

Division of Thoracic Surgery, Kress Family Chair in Esophageal Cancer, University of Toronto, Toronto General Hospital, University Health Network, Toronto, Ontario, Canada

Correspondence to: Gail E. Darling, MD, FRCSC. Professor of Surgery, Division of Thoracic Surgery, Kress Family Chair in Esophageal Cancer, University of Toronto, Toronto General Hospital, University Health Network, 200 Elizabeth St. 9N-955, Toronto, Ontario, M5G 2C4, Canada. Email: Gail.darling@uhn.ca.

摘要： 食管切除术是一项复杂的手术，需要进行多个步骤。许多外科医生采用微创手术方法，包括全腔镜和杂交Ivor Lewis微创食管切除术（MIE）。其中，杂交Ivor Lewis MIE在腹部或胸部手术阶段采用微创方式，而另一阶段采用开放方式。建议在进行微创手术时，应包括与开放手术相同的步骤。然而，对于食管切除术的某些组成部分，如整块切除或胃排空手术的使用，业内缺乏共识，甚至在开放入路选择方面也存在差异。有些外科医生喜欢采用 Ivor Lewis 入路；有些喜欢经膈肌裂孔入路；还有一些喜欢McKeown入路。本文将描述我们采用的全腔镜Ivor Lewis MIE的方法，并对实践中的变化进行注释。

关键词： 食管切除术；微创外科；食管肿瘤

View this article at: http://dx.doi.org/10.21037/aoe-20-26

一、Ivor Lewis MIE

总体而言，Ivor Lewis MIE的入路与开放手术相同，其手术的目标都是完全切除肿瘤（R0），保留适当的近端、远端和径向边缘切除，并进行完整的淋巴结清扫。手术后需要进行胃和食管的重建，吻合于右胸。腹腔镜/胸腔镜技术已经被应用于Ivor Lewis MIE，并取得了良好的效果，在肿瘤预后方面与开放手术相当，且能够减少肺部并发症[1]。

Ivor Lewis MIE是一项具有挑战性的手术，需要进行大量的学习和实践。一些人认为，需要进行超过100例的手术才能熟练地掌握该技术，而另一些人则报告只需要进行30~40例手术即可掌握[2-4]。机器人技术可能有助于操作的进行，但这不是本章的主要讨论内容。

1946年，Ivor Lewis在《英国外科杂志》上发表了他采用剖腹和右开胸手术治疗食管癌的方法[5]。这种手术入路从此开始流行，并被加入食管外科医生的手术技术中[6]。1992年，Cuschieri报道了Ivor Lewis食管切除术的全腔镜入路[7]。随着微创手术技术的发展，食管切除术也被加入可以以微创方式进行的手术列表中[8]。然而，真正将这种手术带入主流的是James Luketich，他首次报告了自己的早期病例[9-10]，并且于最近报告了超过1 000例病例[11]。

二、Ivor Lewis MIE 的技术

Ivor Lewis MIE由多个部分组成,可以根据患者的体型、肿瘤的大小和位置以及解剖的难易程度以不同的顺序进行。其组成部分包括:腹腔镜下的近端胃切除术和制备胃导管、腹腔镜下的上腹部淋巴结清扫术(最小D1淋巴结清扫)、右胸腔镜下的胸段食管切除术、纵隔淋巴结清扫术、胃导管的置入以及食管胃吻合术;此外,可能还需要进行胃排空手术和喂养空肠造口术,但在当前时代,这些手术的使用频率较低。参见框11-1。

框11-1　Ivor Lewis微创食管切除术的步骤

腹部手术阶段

建立腹腔气压

检查腹部

使用5个手术孔

切断胃肝韧带

暴露和解剖右侧膈肌

暴露膈肌汇合部位的后方

切断膈食管韧带

暴露和解剖左侧膈肌前方

切断胃结肠韧带

将胃从胰腺和腹膜后移向幽门后方

切断短胃动脉

将胃底从胰腺和左侧膈肌后方移开

识别胃左动脉管束

剥离和切断胃左静脉

剥离胃左动脉、脾动脉和肝总动脉的起始部分

切断胃左动脉

建立胃食管吻合术

淋巴结清扫:肝总动脉、腹腔动脉干(腹主动脉)、脾动脉

经食管切除术的手术步骤:

切除主动脉前方带有淋巴结的组织

切割右侧纵隔胸膜和右下肺韧带的下部

去除后心包的包膜组织

切割左侧胸膜并切断左下肺韧带的下部

完成沿主动脉至心包、右侧胸膜、左侧胸膜的大范围切除

将切除的近端胃的远端缝合至食管胃结合部的近端

关闭腹部

放置左侧胸管

续框11-1

胸部手术阶段

左侧卧位(俯卧或半俯卧)

使用4个手术孔

注入8 mmHg CO_2

移动并切断奇静脉

从分离开的奇静脉水平处开始,切开纵隔胸膜,沿右主支气管分叶向下切开,将右迷走神经在右主支气管下缘处切断

此时或稍后切除右主支气管支架下的隆突下淋巴结

打开右肺静脉后的胸膜,切断右下肺韧带

将心下隐突下食管从后心包上解剖游离,自气管分叉处向下至食管裂孔(从右到左暴露左下肺静脉)

切断纵隔胸膜至顶部

将食管从隆突和气管上分离

升奇静脉上方的前内侧胸膜从奇静脉弓切口处开始切开,向下延伸至食管裂孔

将食管从降主动脉上分离

将食管从主动脉弓上分离

将食管从左主支气管上分离,保持靠近食管以避免损伤左喉返神经

完全分离食管和左下肺静脉

在左下肺叶和左下肺静脉之间切断左迷走神经

完全切断左侧胸膜

将食管向上移动

切断食管

将切除的近端胃、胃食管吻合部和连接管放入胸腔

扩大前上孔口,取出切除标本

完成隆突下淋巴结清扫

(右侧和左侧完成气管旁淋巴结清扫)

吻合

放置荷包缝合线

将端端环形吻合器置于食管中

用荷包缝合线固定

再用第二个荷包缝合线加固

在胃小弯切线相对的位置上创造胃造口

将端端吻合器引入并将吻合器的端点穿过胃大弯

将吻合器对接于环形吻合器上,翻转并操作

关闭胃造口

检测漏气,如有必要加固吻合处

肋间神经阻滞

放置引流管

关闭手术切口

（一）方法及变化

在患者清醒时我们检查第一份手术清单，然后施行麻醉和气管插管。手术开始时，使用双腔气管插管，避免胸腔部分重新插管。放置动脉导管、foley导管和顺序压力装置。通常在右颈内静脉插入三腔中心静脉导管，用于术后全肠外营养（total parenteral nutrition，TPN）。进行低分子肝素皮下注射和抗生素静脉注射。进行支气管镜检查和支气管洗涤培养。我们已经在一些患者中发现了革兰氏阴性菌的定植，这有助于最大限度地降低术后肺炎的严重程度。

我不希望在计划切除食管的时候做内镜检查，因为这会将空气引入胃肠道，使随后的腹腔镜手术更加困难。在我的实践中，我通常会在利用超声内镜（EUS）进行诊断或分期时，或者开始新辅助治疗之前进行内镜检查。在第一次内镜检查时，我会注意巴雷特食管（BE）的上部范围（如果存在）、肿瘤的上部和下部范围以及胃贲门或胃底的受累程度。如果我们没有在最初的内镜检查时进行食管检查，我会在术前进行检查，但不是在手术当天检查。

患者仰卧在手术台上，所有支撑点垫好。如果可能的话，我会将双臂放在身体两侧，以避免术后肩部疼痛；从乳头线上方至耻骨联合的腹部区域，从手术台的右侧到左侧，使用氯己定消毒。

（二）端口放置

我们检查第二份手术清单，然后放置腹腔镜端口。在切开皮肤之前，我们使用0.5%可卡因和肾上腺素混合物进行局部浸润麻醉。我使用开放式哈桑技术的相机端口，通常放置在脐带以上数厘米。对于体质指数（body mass index，BMI）较大的患者，端口可能放置得更高；对于BMI较小的患者，特别是肋弓狭窄的患者，相机端口放置在脐部，注入CO_2维持15 mmHg的腹腔内压力，然后插入摄像机检查腹部，寻找癌变的证据。在放置额外的5 mm端口后，对任何可疑病变进行活检和快速病理切片检查。如果没有转移性疾病的证据，则再插入4个端口。通常我们在左右肋下位置两侧使用两个5mm的端口，在中线左右的上腹部使用两个12 mm的端口，这些端口与相机端口之间有足够的距离。我选择使用两个12 mm的端口，这样我就可以与助手灵活地操作，并且可以横向移动相机，以便在从患者的右侧或左侧操作时，采用更符合人体工程学的方法。我使用5 mm的右肋下端口放置肝牵开器，它也可以被放置在剑突下位置。

（三）胃的解剖游离

胃结肠韧带、胃脾韧带和胃肝韧带在这部分手术中被游离。我们使用超声剪切能量装置进行所有解剖游离。过去，我从分离胃结肠韧带开始，但最近我改变了方法，分离胃肝韧带，我从松弛部开始，向头侧方向分离，露出右侧的膈肌（图11-1）。然后从右膈肌开始切开膈食管韧带，延伸至左侧膈肌，将左侧膈肌暴露在前方（图11-2）。

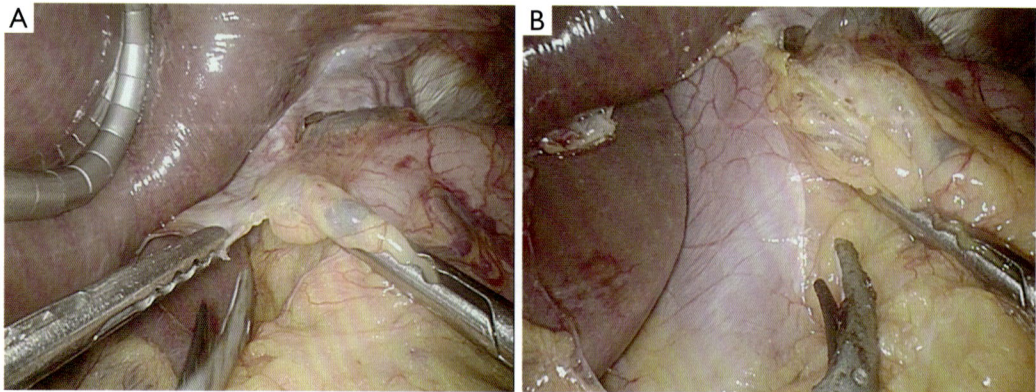

（A）从松弛部位开始切断胃肝韧带；（B）切断胃肝韧带后，显示出右膈肌的位置。

图11-1　胃小弯侧解剖开始

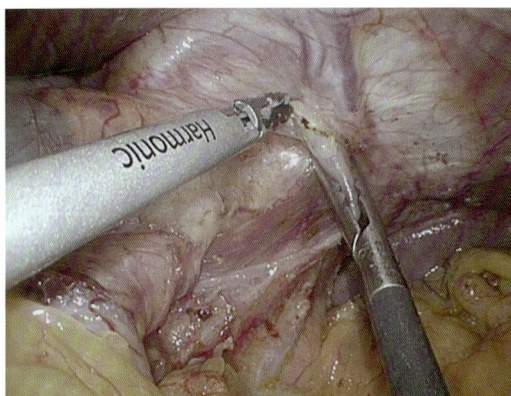

图11-2　从左侧打开膈食管韧带

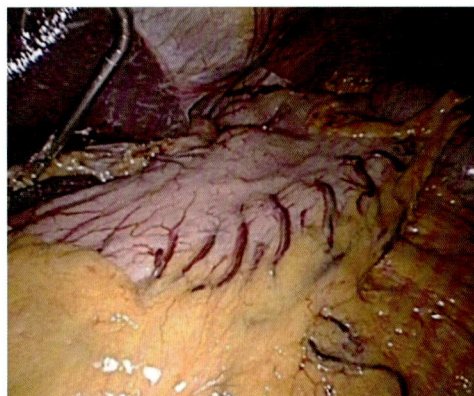

图11-4　部分切割胃结肠韧带后

胃肝韧带已经切开，然后切断胃小弯侧的组织直至胃壁。以前这些组织是在切迹的水平位置分开的，但现在我将这些组织分开到Crow's脚下方的胃壁，这将成为胃部缝合线的起始点。

接下来，我们开始分离胃结肠韧带。在操作中，术者用左手轻轻抓住胃前壁，将胃向胃裂孔方向提起，同时助手向下牵拉横结肠边缘附近的胃结肠韧带。这会使胃结肠韧带处于一定的张力状态，有助于暴露右侧胃网膜弓（图11-3）。一旦确定了右侧胃网膜血管的位置，通常从靠近中腔的一点开始分离胃结肠韧带。在解剖过程中，首先沿着胃大弯向头部方向进行，直至到达左胃网膜血管水平，然后使用能量装置切断左胃网膜血管（图11-4）。对于超重的患者，由于脂肪量大，这部分分离可能具有一定的挑战性，需要非常谨慎地操作，以免损伤脾曲。

一旦进入了小囊，胃就可以从胰腺和腹膜后升高，并且可以利用锐器将粘连分开。有时，从胃的后侧面更容易看到右胃网膜弓，因为那里可能有较少的脂肪，并且可以通过保持血管弓在视野中进行胃结肠韧带的分离。为了实现这一点，需要抓住胃的后壁并将其向上抬起，远离胰腺，向裂孔和肝脏方向。一旦到达胃网膜和胃短血管之间的分水岭，就可以在靠近胃壁的地方完成胃脾韧带和胃短血管的分离，通过将胃缩回至患者右侧，使韧带处于一定的张力状态，可以促进这一过程（图11-5）。在操作过程中，必须确保能量装置的钳口完全穿过每条血管，这些血管是按顺序处理的，部分分离可能导致出血。将胃从腹膜后抬高，并将胃底缩回到患者的右侧，有助于暴露最上部的短胃和脾动脉的后分支。一旦这些血管被分开，胃底就可以完全从腹膜后和左侧膈肌处抬离出来（图11-6），然后，就可以从左侧膈肌内侧进入裂孔（图11-7）。

然后，我们将注意力转向远端胃窦。再次将胃向上前方抬起，将胃的后壁与胰腺之间的粘连分开（图11-8）。将胃结肠韧带分开，直到幽门的水平，但要小心，避免损伤右胃网膜，因为它向后弯曲至胃十二指肠动脉起源处。在这个水平上，重要的是要小心地移动薄膜组织，以提高弓的可视性和远端胃的活动性（图11-9）。这样可以看到向后延伸的蒂，并将蒂与剩余的胃结肠韧带分离（图11-10）。完成这一解剖后，幽门前后均可见到。我们不进行Kocher操作。

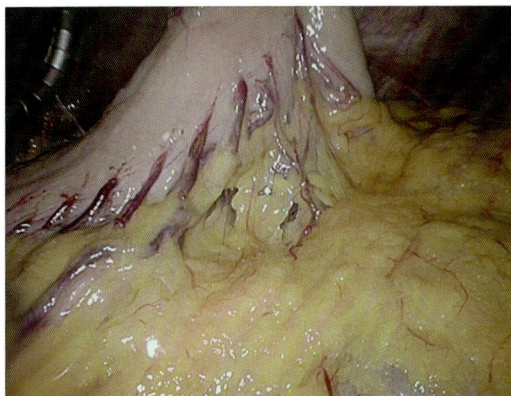

图11-3　通过向上牵引胃，暴露出右胃网膜弓

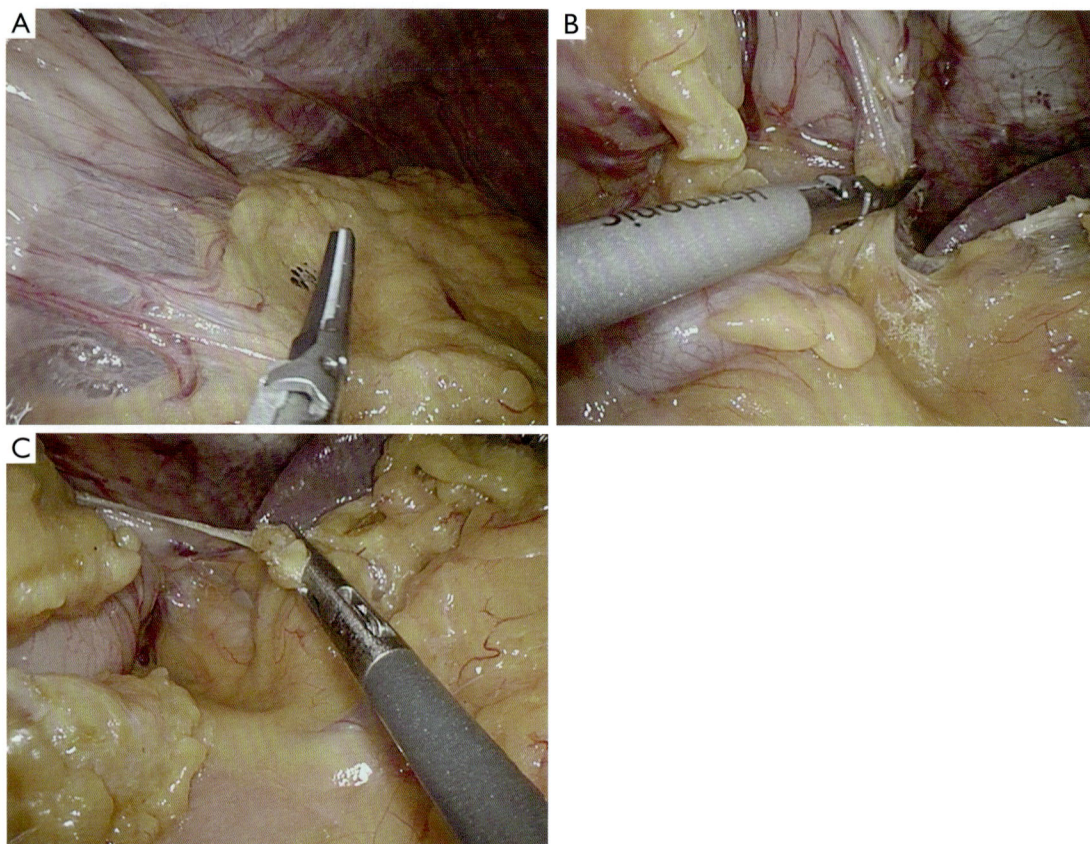

（A）接近右胃网膜弓的末端；（B）切断短胃血管；（C）脾动脉的分支以及最上方的短胃血管。

图11-5　胃大弯侧解剖完成

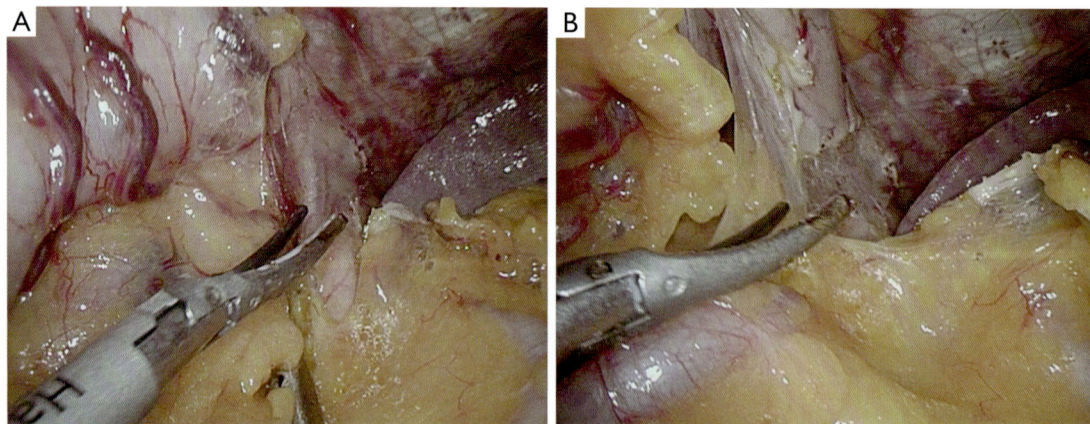

图11-6　（A，B）切断胃底部与左侧膈肌的连接

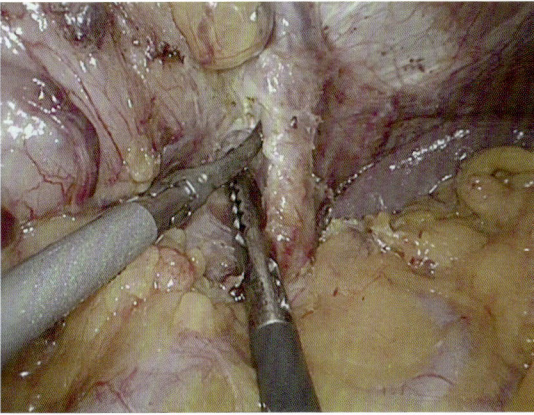

图11-7　打开位于左侧膈肌内侧的裂孔

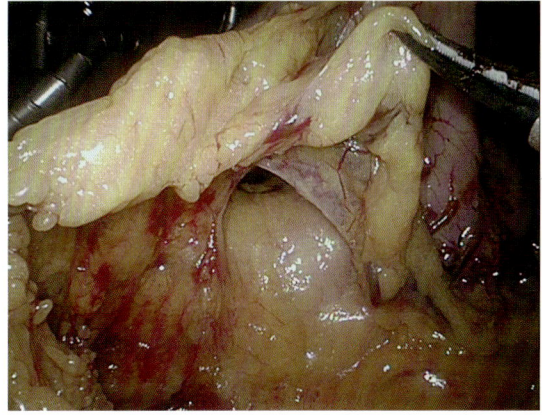

图11-9　切割右胃网膜弓后方的薄膜组织

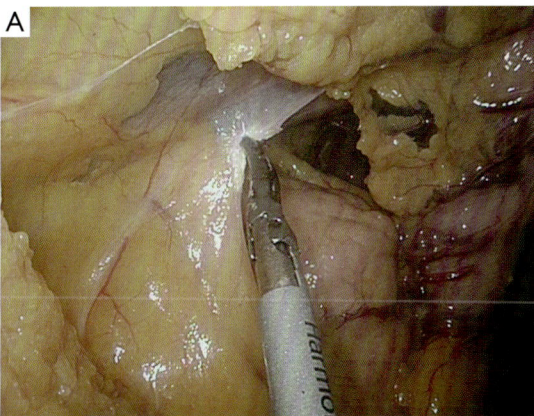

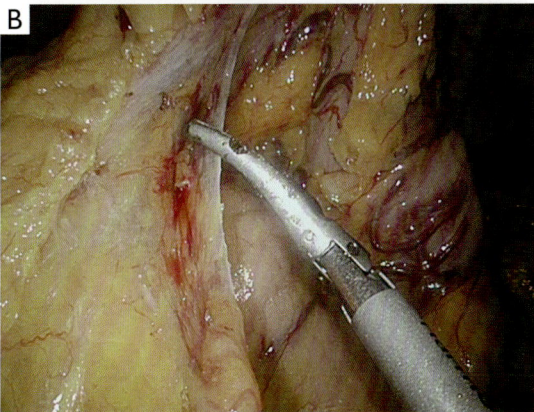

图11-10　幽门后胃部分解剖完成，切断胃结肠韧带

图11-8　（A、B）切割胃后壁与胰腺之间的粘连

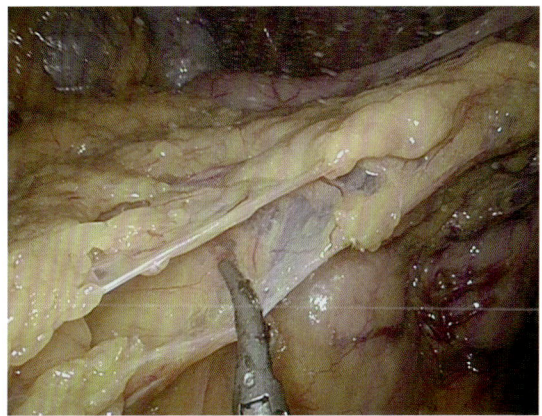

（四）胃左动脉（LGA）解剖术

在胃完全抬离后，靠近胃小弯曲度处抓住胃左动脉蒂并施加轻度向头部的牵引力。这使得胃左动脉蒂处于一定的张力状态，有助于确定其起点（图11-11）。

切开覆盖在胰腺上缘的腹膜，然后加深解剖层次。在胃左动脉蒂向后下方连接门静脉处将胃左静脉分开（图11-12）。暴露出胃左动脉的起始位置和腹腔动脉分成胃左动脉、肝总动脉和脾动脉的分叉点（图11-13A）。看到三条动脉的起源非常重要，因为胃左动脉蒂应尽可能地在靠近其起源处分开。胃左动脉被清理出来，同时将带有淋巴结的脂肪组织随标本一起清扫。这个解剖过程通过在胃左动脉的起源和左膈肌右侧支脉汇合处分离软组织来实现。动脉可以使用内镜负荷的切割吻合器（Endo-GIA）取出，如果动脉较小，可以使用夹子取出。我之前已经完成了胃左动脉的完整淋巴结清扫（图11-13B），并在进行胃食管吻合术之前进行。我发现，分开胃左动脉并进行食管吻合术可以更好地观察淋巴结清扫的完成情况。

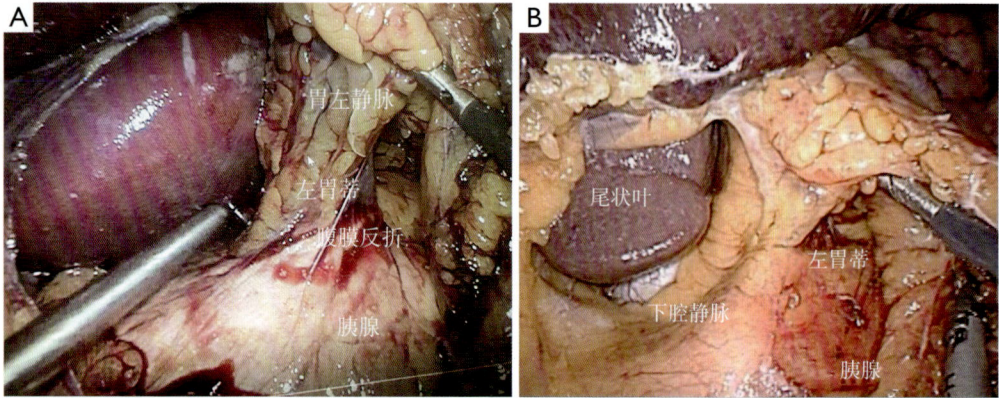

（A）向上牵引胃左动脉有助于确定腹膜反折处，从而开始解剖胃左动脉；（B）向上牵引胃左动脉，
暴露出其起点。

图11-11 胃左动脉的解剖

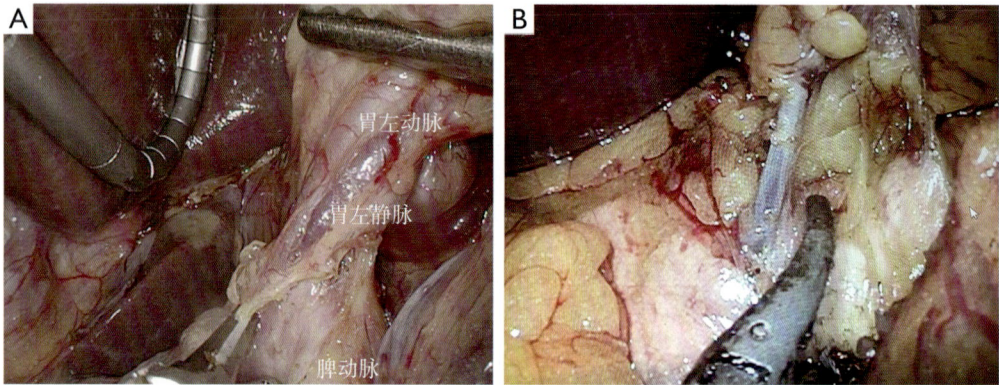

（A）沿着脾动脉前侧进行解剖，从左到右，可以确定胃左静脉的位置；（B）切断胃左静脉有助于解
剖胃左动脉的起点。

图11-12 胃左动脉和静脉的暴露

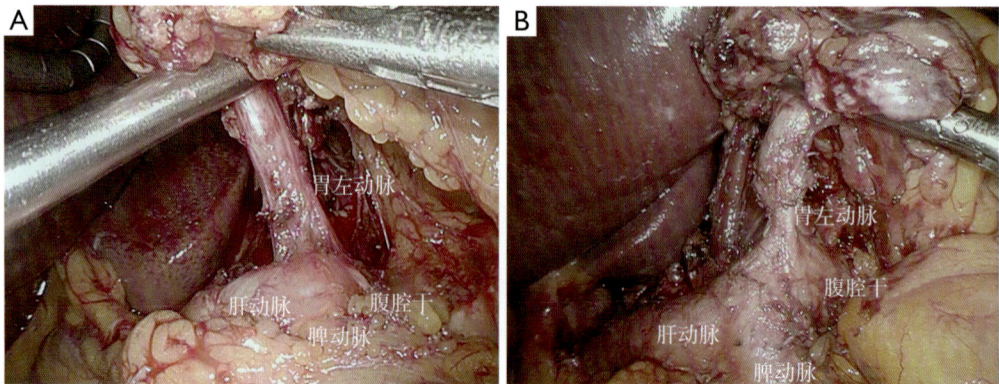

（A）胃左动脉的骨骼化；（B）胃左动脉、肝总动脉、脾动脉和腹腔动脉的骨骼化。

图11-13 腹腔动脉分叉的解剖

（五）胃食管吻合术

一旦胃左动脉蒂被分开，我们就开始进行胃食管吻合术。在胃底部施加牵引力并对抗幽门的牵引力，使用45 mm紫色内镜负荷三合一钉枪在Crow's脚下方开始制作管状胃（图11-14）。需要多次使用内镜负荷钉枪，一般使用45 mm或60 mm紫色三合一钉枪弹夹来创建一个长而窄的管道。这是通过灵活地使用钉枪而不是直接地使用钉枪的方式来实现的。我们还发现，这一定程度上解决了"螺旋"吻合的问题。从钉线到胃大弯的宽度约为4 cm，这通常需要使用6个钉仓（图11-15）。我在腹腔内完全切断胃，放弃了在我的早期经验中将胃底最上部分留下的做法。这允许近端切除的胃自由移动，并有助于在隐窝和下纵隔进行解剖。它还减少了对管道的操作，并降低了其受伤的风险。完成管状胃的创建后，将其放置于下方以改善淋巴结清扫的可视性。

（六）淋巴结清扫

在这个阶段，胃左动脉周围的淋巴结已经被切除，并留在了切除的近端胃部分上。从胃左动脉残端开始，将盖在肝总动脉上的腹膜切开，然后将肝动脉从其起点剥离到其分为左、右两支。然后，通过轻轻地向下牵引肝总动脉的起源，将携带淋巴结的组织从肝动脉的头侧边缘剥离（图11-16）。在进行这项操作时，必须注意门静脉位于肝动脉的后面，可以通过牵引动脉而将其暴露出来。一旦这些淋巴结被完全剥离，它们就会被从腹腔中取出，放在一个无菌标本袋中，并作为单独的标本进行病理学检查。

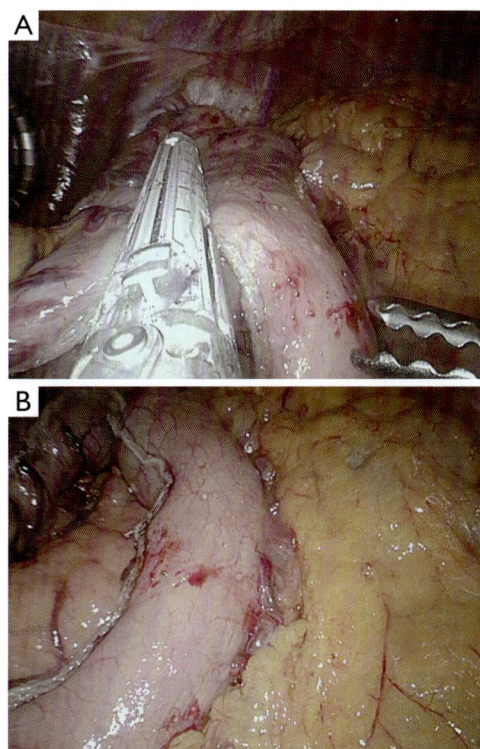

图11-15 （A、B）制作管状胃

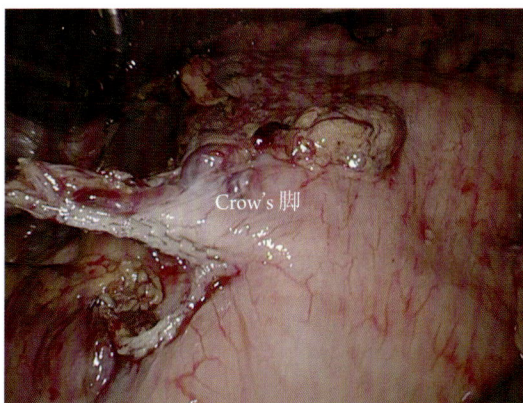

图11-14 管状胃制作从Crow's脚下方开始

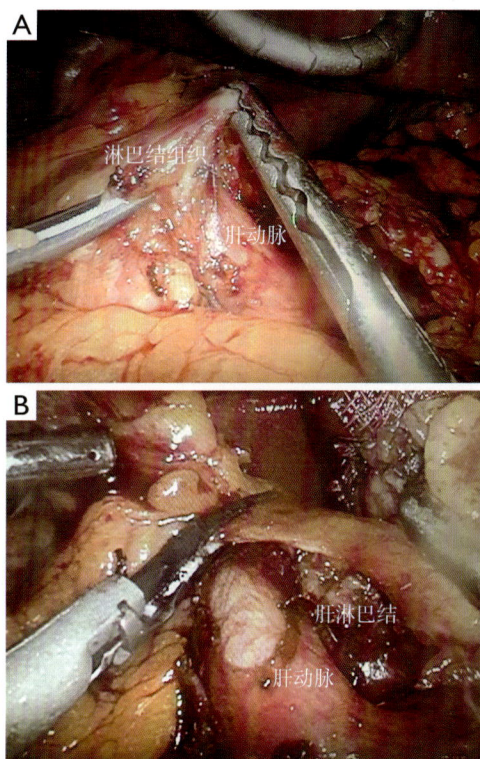

图11-16 （A、B）清扫肝总动脉淋巴结

接下来，我们使用超声剪进行锐性分离，同时使用吸引装置和（或）花生海绵进行钝性分离，清扫位于主动脉/腹腔动脉轴和下腔静脉之间的主动脉下腔淋巴结。在这个区域内通常很少有组织，我们不进行正式的清扫。接下来清扫腹腔动脉淋巴结，从胃左动脉残端开始，一直到左、右膈肌汇合处（图11-17）。最后，我们开始清扫脾淋巴结，从脾动脉起始处开始向下进行。通常我们不会清扫脾门区，但会清扫包括位于脾动脉和左侧膈肌之间的腹膜后软组织。同样，这是通过轻轻向下牵引胰腺来实现的，注意脾静脉位于动脉的后面（图11-18）。最安全的方法是紧密地跟随动脉，从近端到远端一直保持在动脉上，因为动脉可能非常曲折，如果外科医生偏离动脉，可能会导致损伤（图11-19）。一旦淋巴结清扫完成，肝动脉、脾动脉、胃左动脉和腹腔动脉都被完全剥离。

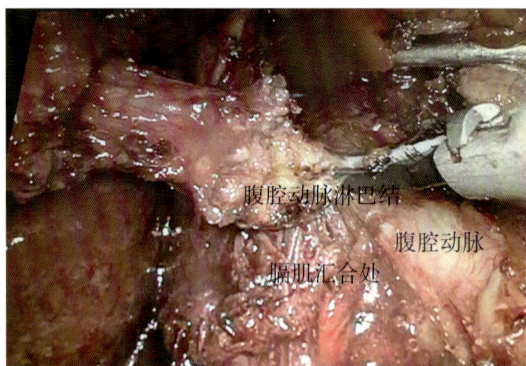

图11-17　清扫腹腔动脉淋巴结

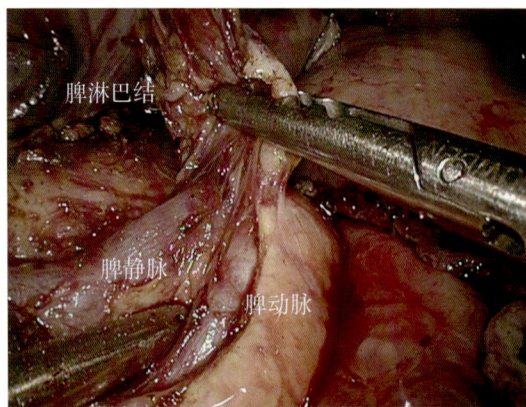

图11-18　解剖脾动脉和静脉，清扫脾淋巴结

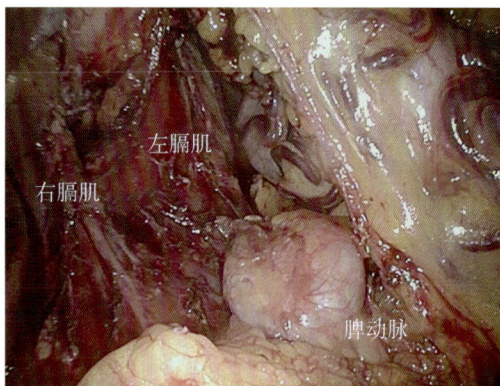

图11-19　清扫脾淋巴结必须沿着脾动脉进行，以避免损伤脾动脉

所有淋巴结都作为单独的标本提交，并正确标注其来源。这有助于准确计算淋巴结数量，并定位阳性淋巴结。

（七）食管裂孔解剖

淋巴结清扫完成后，我们开始进行食管裂孔解剖。裂孔在右膈肌内侧打开，膈肌汇合点和左膈肌在后方显露出来（图11-20）。这是通过向患者的左侧牵引切除的近端胃来实现的。我们将胃食管上端上翘，暴露出裂孔上方的降主动脉并对其进行剥离，将所有脂肪组织与食管一起向上清扫（图11-21），然后绕到右侧，进入右侧胸腔，再次将脂肪组织与裂孔上方的食管相邻（图11-22），我们继续向前，剥离后心包膜（图11-23）。我们将右下肺韧带靠近肺实质处切断，以便将韧带中携带淋巴结的组织包括在我们切除的标本中（图11-23）。然后我们将切除的近端胃向患者的右侧拉伸，切除裂孔周围的脂肪组织、左侧胸膜和左下肺韧带，从后向前进行，直到与后心包膜的切口相接。通过向外侧牵引膈肌，有助于观察下纵隔。我们尽可能在舒适的高度进行解剖，但不会试图完全切断下肺韧带，在向上进行时要小心，避免损伤下肺静脉。

一旦食管裂孔解剖完成，我们使用两根缝线将移植物的末端缝合到切除的近端胃的下部，以保持定向。然后拆除肝脏牵引器，接着拆除所有端口，将腹腔内的CO_2排出，并按标准方式关闭端口位置。然后我们通过在左腋前线的左下乳褶处进行小切口，将胸管插入左侧胸腔。我们最近从28号转换到20号胸管。

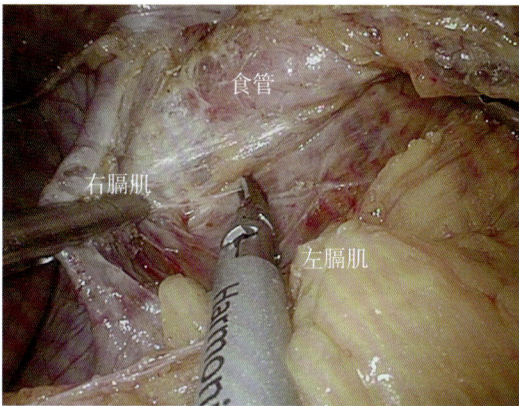

图11-20　开始进行食管裂孔解剖，骨骼化食管后的左右膈肌

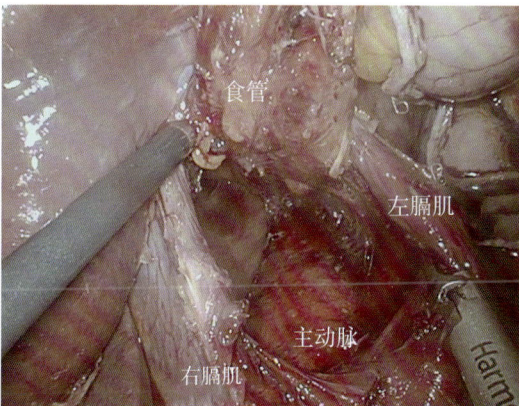

图11-21　继续进行食管裂孔解剖，通过将食管向前提起，骨骼化降主动脉

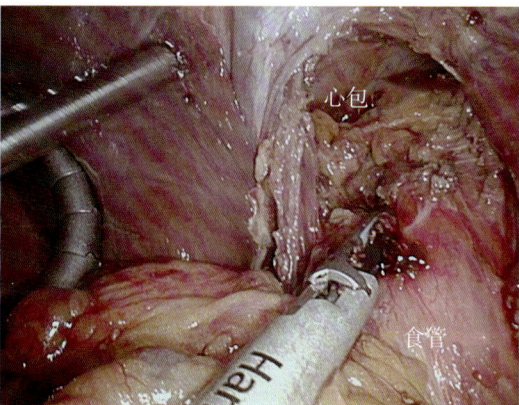

图11-22　通过将食管向后缩回，骨骼化心包后壁

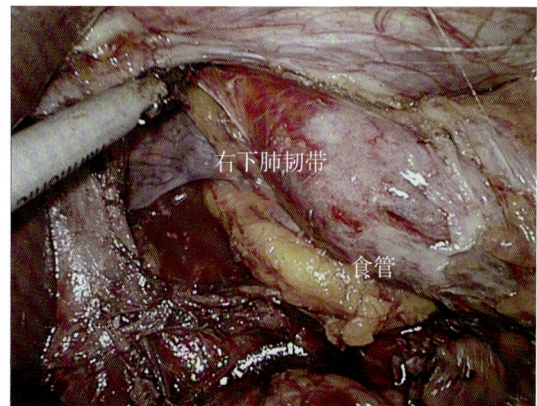

图11-23　进入右侧胸腔，找到右下肺韧带，该韧带将从腹腔部分切断

（八）胸部手术阶段

一旦腹部关闭，患者被转换到左侧卧位，身体稍微向前倾斜。现在许多外科医生采用俯卧位进行胸部手术，我们认为这可能有许多优点，但尚未进行这种转变。半俯卧姿势是一个妥协方法，手术医生站在患者的前方。

一般来说，我们使用4个端口：腋前线第三、第五、第七肋间隙各一个，还有一个在第八或第九肋间隙的后方。在进行皮肤切口之前，所有端口位置都会注入含有1∶200 000肾上腺素的0.05%麻卡因。我们使用CO_2充气的闭合系统，初始解剖时气压为8 mmHg，将肺向前牵引（患者俯卧角度越大，所需的牵引力越小）。

从主动脉弓附近的胸膜处切开，剥离奇静脉，并使用Endo-GIA取出。随后，食管被轻轻向后牵引，覆盖在右主支气管上方的胸膜被小心地从奇静脉切断处开始向下打开。右迷走神经在穿越右主支气管时被分离（图11-24）。在对食管进行后向牵引的同时，从右主支气管到膈肌后面的食管解剖松动，直至达到腹部手术阶段所达到的水平。在这个解剖过程中，我们可以将隆突下淋巴结包囊保留在原位或将其与食管一起切除，是否切除取决于切除的难易程度。在从右侧主支气管向下进行时，我们剥离右下肺静脉。将食管从心包后面松动，从右向左继续进行，直到确定并剥离左下肺静脉（图11-25），必须格外小心以避免对膜状气道造成热损伤的同时，左主支气管由于双腔管的支气管气囊膨胀而特别容易受到损伤。一旦暴露了远端气管和左主支气管，注意力就转向了食管的后方解剖。

　　将食管向前牵引，将奇静脉上升支前内侧胸膜从奇静脉弓水平处开始切开，向下延伸至食管裂孔处（图11-26）。将食管从降主动脉上松解下来（图11-27），再从主动脉弓到食管裂孔，剥离降主动脉，暴露出左肺和左下肺韧带（图11-28）。大部分主动脉的分支可以使用超声切割器进行管理，但是在主动脉侧留下这些分支的短残端以允许放置夹子或缝合，如果超声切割器的止血效果不足，这样做是明智的。特别麻烦的是从主动脉弓的下表面发出的两个小分支。

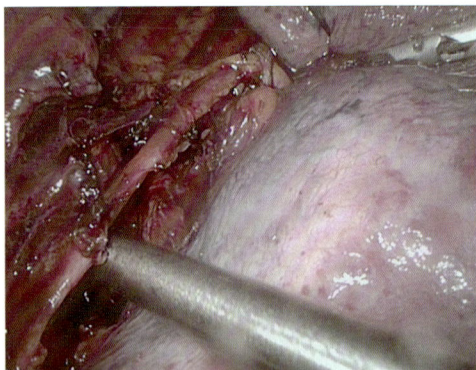

图11-24　在胸部手术阶段，切断奇静脉并打开覆盖右主支气管的胸膜后，鉴别右迷走神经并将其分离

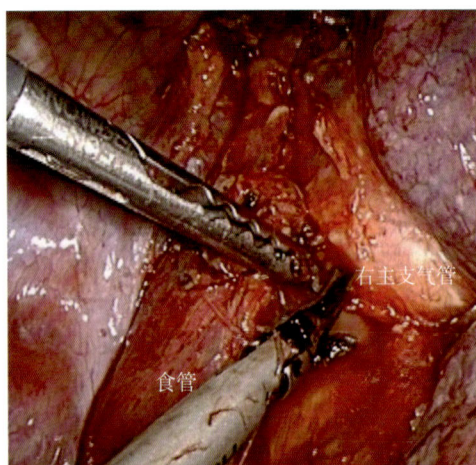

图11-25　食管与右主支气管及气管分叉下淋巴结一起被解剖

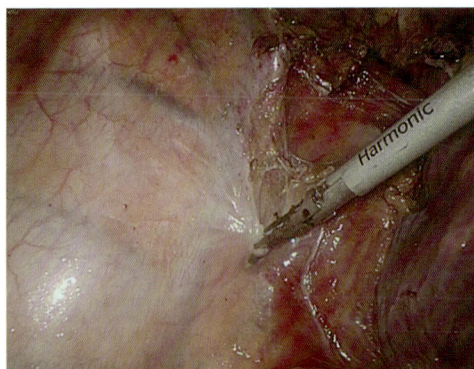

图11-26　将奇静脉上升支前内侧的胸膜切开

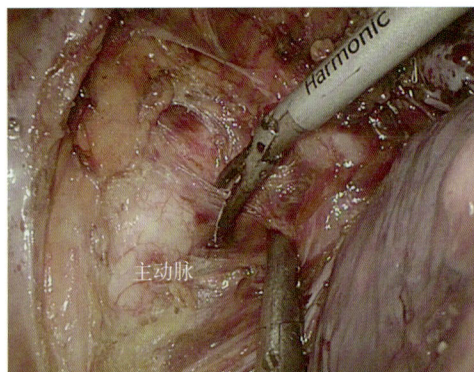

图11-27　解剖食管脱离降主动脉，骨骼化主动脉

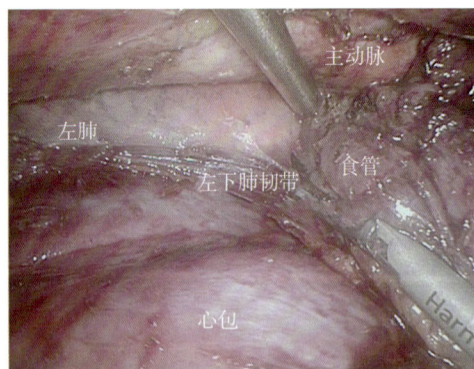

图11-28　切断左下肺韧带

　　如果需要移除胸导管（这是在剥离主动脉的过程中完成的），要注意在主动脉弓和奇静脉弓的交汇处从右到左的位置上方和食管裂孔的上方向下夹住导管，我们通常不会常规地移除胸导管。

一旦降主动脉被剥离，从下胸部向上完成左侧胸膜和左下肺韧带的切割（图11-29A~图11-29B），剥离左下肺静脉，然后切断左下肺静脉上方的左侧迷走神经。然后将食管完全地从主动脉弓、左主支气管和远端气管上松解出来（图11-29C）。在这个水平上，解剖过程要紧贴着食管进行，以避免对左侧喉返神经造成损伤。一旦解剖到隆突下区域，右主支气管、左主支气管、气管分叉、右下肺静脉、左下肺静脉、降主动脉和心包后壁都要被剥离（图11-30）。

我们通常在奇静脉上方4~6 cm处对食管进行解剖，然后在奇静脉上方3 cm处切断食管（图11-31）。由于我们使用端端吻合器进行吻合，因此使用超声切割器切断食管。如果想使用Orvil吻合器或直线吻合器，则可以使用Endo-GIA切断食管。

然后我们关闭CO_2充气，扩大前上方的切口。切除的近端胃和连接管被送入胸腔，将它们固定在一起的缝线被切断，然后将一个大标本袋放入胸腔中，将切除的标本放入袋中，然后一起从胸腔中取出。淋巴结被单独收集并作为单独的标本送检（胃左动脉淋巴结、心包淋巴结、食管周围淋巴结、隆突下淋巴结）。然后检查切缘。通常从食管切端处取出一段切缘进行快速冰冻病理切片检查，但如果胃切缘看起来很接近，也会被取出。

标本被取出后，如果隆突下淋巴结被留在原位，我们将对其进行解剖，同时骨骼化主支气管、气管分叉和心包后壁（如果之前没有做过）。如果进行上纵隔淋巴结清扫，那么就在该操作点进行。我们使用双极电凝和钝性解剖工具进行淋巴结清扫，将气管侧壁上的气管旁组织取下，直到右无名动脉和左侧颈总动脉。这本不是我们常规的操作，因为我们的大多数患者患有远端食管和食管胃结合部的癌症。然而，我们在该区域发现了晚期的孤立性复发，并开始将气管旁组织清扫作为常规手术的一部分。

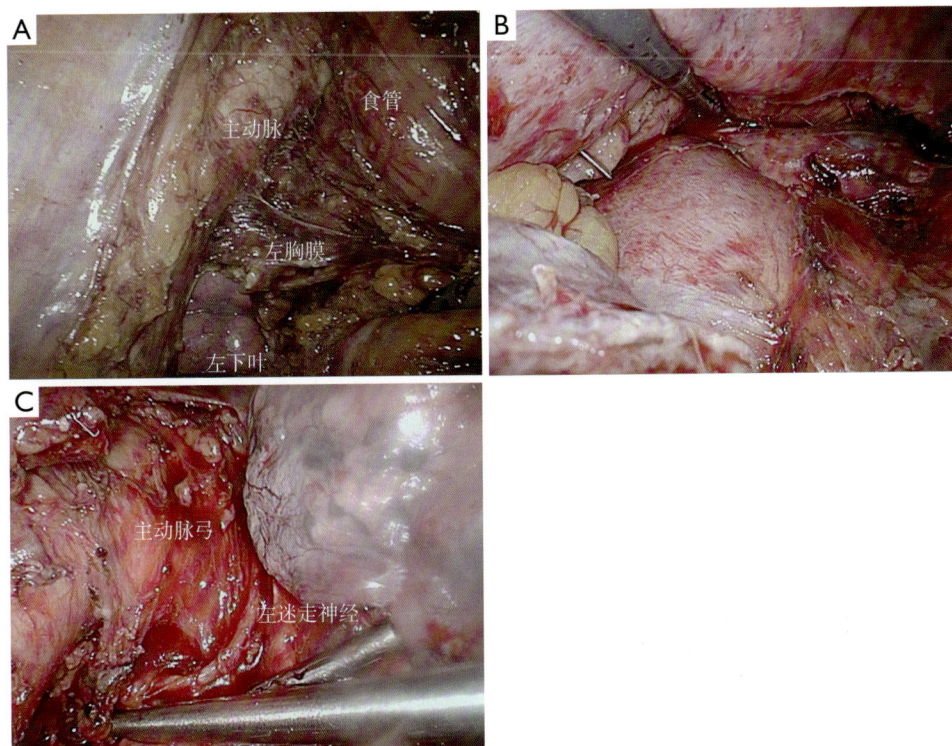

（A）切开左侧胸膜后，从下方开始并沿着主动脉上升；（B）沿着主动脉继续解剖，骨骼化左下肺静脉，暴露左主支气管，在左下肺静脉和左主支气管远端之间切断左侧迷走神经；（C）沿着主动脉继续解剖到主动脉弓，在那里识别出环绕弓部的左侧迷走神经并小心保存。

图11-29　腹主动脉旁解剖

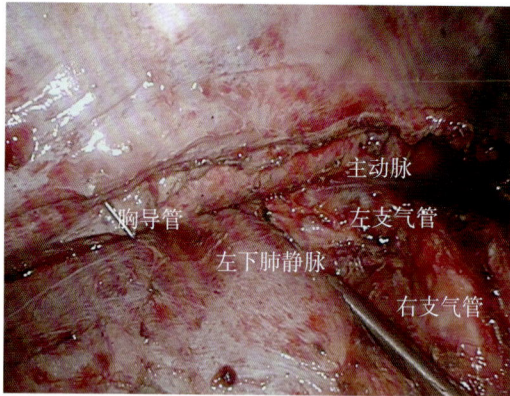

图11-30　完成的食管裂孔下解剖

（九）吻合

我们继续使用标准的端端吻合器进行吻合。使用自动缝合器械（Endo-Stitch）放置2-0 Tevdek的荷包缝合线（图11-32）。然后将端端吻合器钩头通过前方切口引入。在食管末端处的两个点上抓住食管末端，将钩头旋转到腔内并使用荷包缝合线的两端固定在原位（图11-33A）。我们不使用Endo-Stitch来结扎第一根荷包缝合线，而是在针头水平处剪断缝合线并使用两个针持器进行腔内结扎。然后使用Endo-Stitch再次放置2-0 Tevdek的第二根荷包缝合线来加强缝合，这次使用器械完成结扎（图11-33B）。

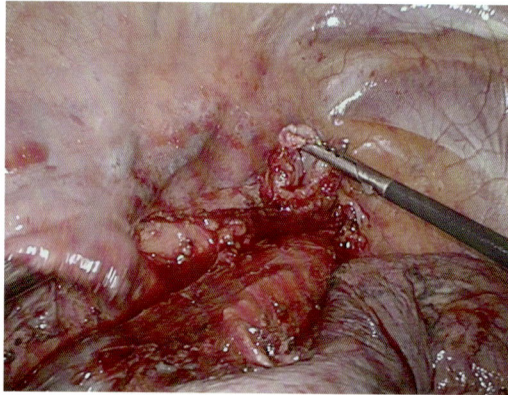

图11-31　切断食管，切口距离奇静脉3 cm

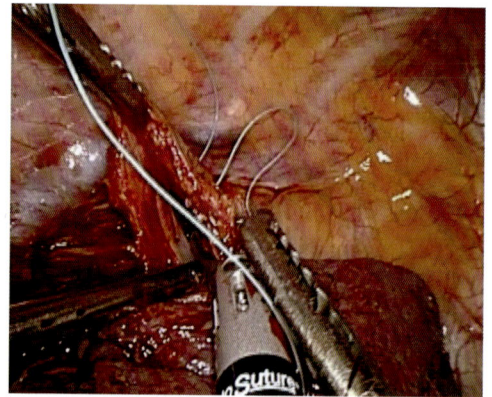

图11-32　使用Endo-Stitch在切断的食管末端放置第一根荷包缝合线

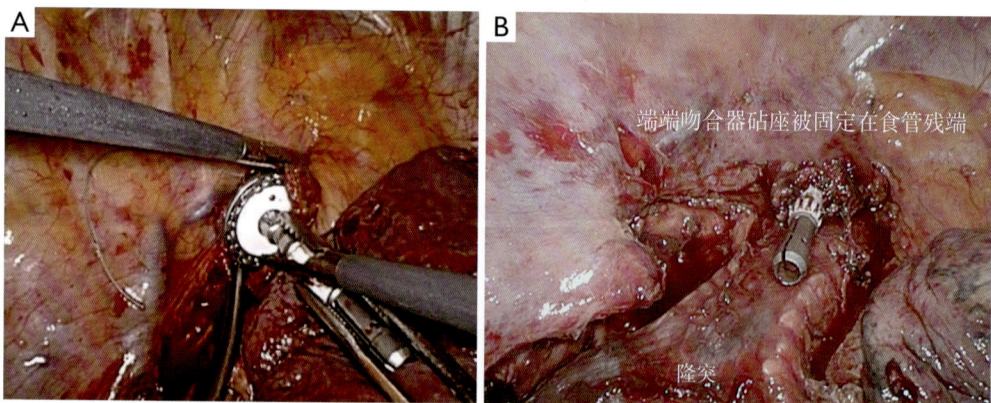

图11-33　(A) 25 mm 端端吻合器砧座被旋入切断的食管末端，然后用第一根荷包缝合线固定；(B)放置第二根荷包缝合线，带砧座的食管残端位于胸部顶部

　　然后，我们将连接管完全送入胸腔。通常，胃小弯的远端缝线刚好位于食管裂孔上方。这将使靠近幽门的胃窦部分位于膈下。如果将其拉入胸腔并放在膈上，可以消除胃窦部位的滞留。通过轻轻地向上和向前牵引来将连接管送入胸腔，以避免对血管蒂造成损伤。必须注意确保将连接管送入胸腔时不会扭曲。胃小弯的缝线应朝向远离纵隔的上方，而血管蒂应朝向进入纵隔的下方。然后，检查胃大弯并确定右胃网膜弓的末端（图11-34）。之后使用L形钩子在胃小弯缝线旁边制作胃切口，钩子的另一端位于右胃网膜弓的末端（图11-35）。排空胃连接管的内容物后，将端端吻合器通过切口引入，穿过胃切口并定位，使吻合器的尖端从胃大弯向上突出，刚好位于胃网膜弓的末端上方（图11-36A）。吻合器向上倾斜，并对接在先前放置的钩头上（图11-36B），然后向下转动并进行吻合。吻合器向后旋转5个半圈并取出。通过胃切口检查吻合情况（图11-37）。

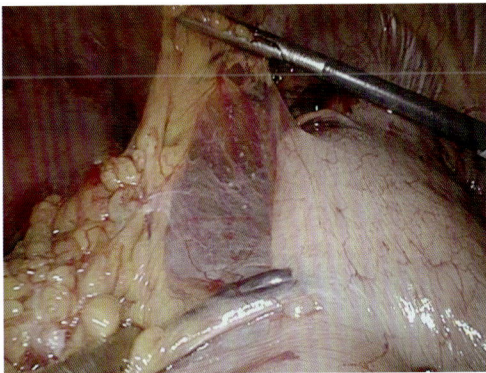

图11-36　（A）端端吻合器通过前侧切口进入，通过胃切口引入导管，吻合器放置在吻合口处；（B）吻合器向上旋转，拉伸导管，并对准先前放置的砧座

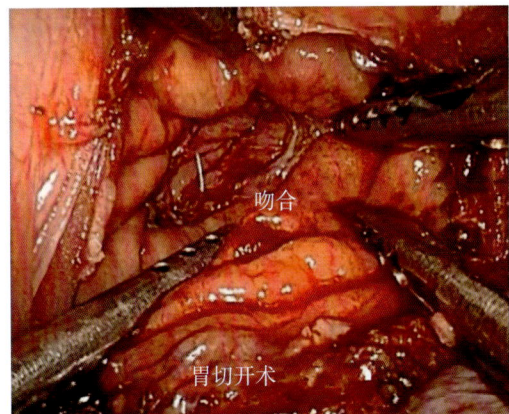

图11-34　检查胃大弯，以确定右胃网膜弓的末端

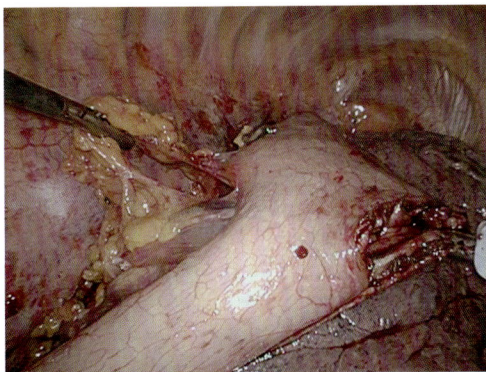

图11-35　在胃小弯缝线旁，靠近右胃网膜弓末端的部位，做一个胃切口

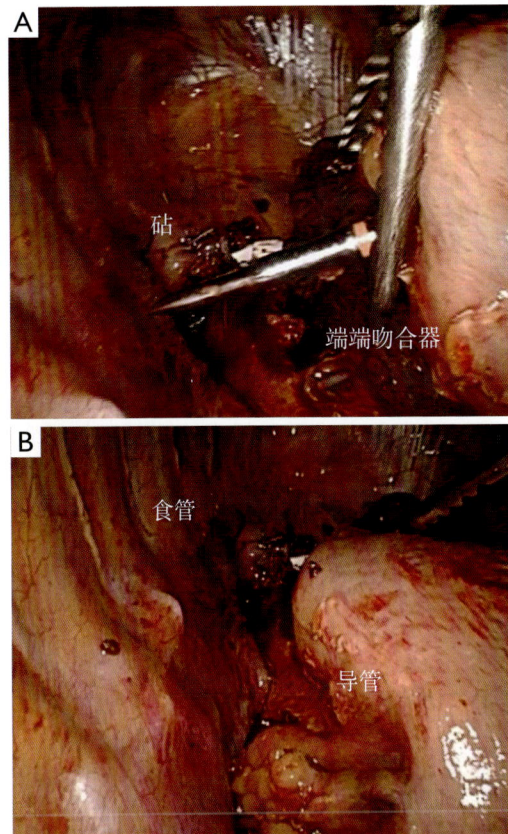

图11-37　在将吻合器对准砧座，操作者按下按钮，击发吻合器，然后旋转吻合器，将它取出，通过胃切口检查吻合情况

最后，关闭胃切口并使用Endo-GIA吻合器切除多余的胃（图11-38）。我们通常发现有过多的连接管，并通过将吻合部位放置在胃大弯上靠近右胃网膜弓的位置，能够将吻合部位放置在胃血供丰富的部位，并切除更缺血的连接管的上部分。对吻合部位的外部进行全方位检查（图11-39）。如果有任何问题区域，可以用缝合线加固吻合部位。最终重建的管腔应平直无余隙，吻合部位位于胸腔高位（图11-40）。

将吻合器在肋骨之间推进可能会很困难。通常我们使用25 mm的吻合器，发现这可以提供一个令人满意的管腔，没有狭窄或吞咽困难的情况。如果食管非常粗，可能需要使用28 mm的吻合器，但是将吻合器在肋骨之间传递更加困难。一些外科医生通过一个间隙更宽的下部切口引入吻合器。然后，可以通过胃小弯切口或连接管的最高端将吻合器引入胃中，

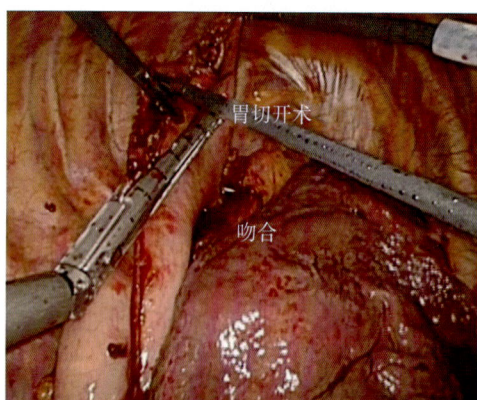

图11-40　完成的重建，重建管腔平直无余隙，胃小弯吻合线向上远离纵隔

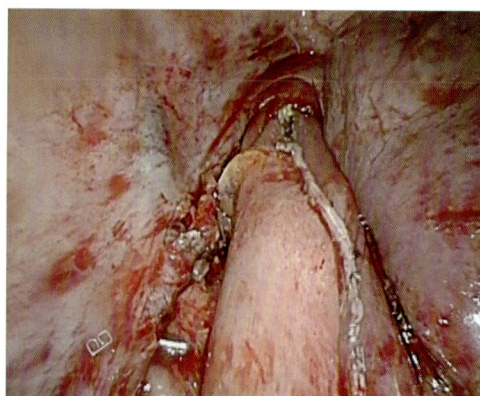

图11-38　关闭胃切口，并使用Endo-GIA吻合器进行一次或多次烧结切除多余的胃

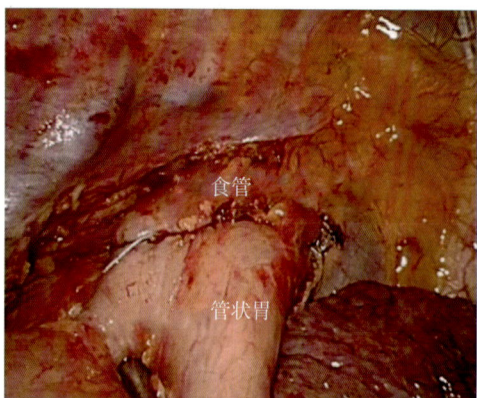

图11-39　全方位检查吻合口的外部情况

像穿袜子一样将连接管拉到吻合器上。但我个人对这些方法的经验有限。使用这些方法时，我发现在胃大弯的期望位置上准确吻合有些困难，往往会比预期的位置更高，但也许随着更多的经验积累可以克服这个问题。

另一种吻合技术多使用Orvil装置。通过口腔将Orvil装置置入食管残端。将其穿过上括约肌可能会很具挑战性，所以我们经常使用喉镜协助麻醉医生完成此步骤。在食管残端的缝线末端旁边制作一个小的食管切口，然后将传递装置穿过食管切口推进到胸腔，直到砧座位于食管缝线处，杆完全处于食管切口之外。然后将端端吻合器对接到砧座上，向下转动并进行吻合。由于交叉的缝线问题，可能会出现吻合口瘘的现象。这导致一些外科医生将食管切口从食管缝线中央移到一个角落或距离食管缝线1 cm的位置。由于使用该装置时吻合口瘘的发生概率较高，我们已经不再使用Orvil。据外科医生的个人经验，他们使用缝线加固吻合部位，特别是在缝线交叉的地方。

另一种选择是使用线性Endo-GIA创建一个侧向的、功能性的端端吻合，可以使用Orringer技术或改良的Collard技术。这两种技术都需要更长的食管残端长度，可以创建较大直径的吻合口，在食管非常扩张时很有用。使用直线吻合器创建吻合部位，使用30 mm或45 mm的钩头，然后使用运行或间断缝合，如3-0 PDS或Vicryl缝线来缝合前壁。也可以使用V-lock缝线。一些外科医生报告使用另一个Endo-GIA来关闭前壁，但这会导致吻合部位变窄，因此我们更

喜欢手工缝合前壁。

完成吻合后，将吻合部位浸泡在温生理盐水中，并进行内镜检查，将空气注入食管重建部位。在生理盐水中没有气泡出现是令人放心的，这表示没有技术性渗漏。我们发现这不仅对于吻合部位，也对于偶发的连接管损伤或胃缝线处渗漏非常有用。将胃镜穿过幽门，然后撤回，以验证连接管的正确定位。我们发现将内镜通过幽门可以使其略微扩张。

然后，在吻合部位旁边的后纵隔放置一根10号平头Jackson-Pratt（JP）引流管，并通过下部端口位置放置一根单独的20 Fr肋间引流管。放置肋间神经阻滞，并关闭胸腔。在胸腔内放置一个鼻胃管引流管。

患者在手术室中被唤醒并拔除气管插管。使用氢吗啡酮进行患者控制的静脉镇痛来管理术后疼痛。胸管在48~72小时后被拔除，JP引流管留置以测量引流液淀粉酶。鼻胃管通常在48~72小时后被拔除，但我们有时会在24小时后拔除。

三、总结

Ivor Lewis MIE包括开放手术的所有关键组成部分。不同的外科医生之间会有一些操作差异。每个外科医生都在评估自己的成果并完善自己的技术，以便为患者提供最佳的治疗。从肿瘤学的角度来看，R0切除和足够的淋巴结清扫是关键；从患者的角度来看，能够舒适地进食和吞咽是关键，这与可靠的、不存在渗漏或狭窄的吻合口，以及直的、无冗余的且排空良好的导管有关。此外，通过在胸腔尽可能高的位置进行吻合来减少反流将提高患者的舒适度。随着多学科综合治疗和外科手术的发展，我们改善了食管癌患者的生存率，还应该努力为患者提供更好的生活质量。

参考文献

[1] Giugliano D N, Berger A C, Rosato E L, et al. Total minimally invasive esophagectomy for esophageal cancer: approaches and outcomes[J]. Langenbecks Arch Surg, 2016, 401(6): 747-756.

[2] Claassen L, van Workum F, Rosman C. Learning curve and postoperative outcomes of minimally invasive esophagectomy[J]. J Thorac Dis, 2019, 11(Suppl 5): S777-S785.

[3] van Workum F, Stenstra M H B C, Berkelmans G H K, et al. Learning Curve and Associated Morbidity of Minimally Invasive Esophagectomy: A Retrospective Multicenter Study[J]. Ann Surg, 2019, 269(1): 88-94.

[4] Tapias L F, Morse C R. Minimally invasive Ivor Lewis esophagectomy: description of a learning curve[J]. J Am Coll Surg, 2014, 218(6): 1130-1140.

[5] Lewis I. The surgical treatment of carcinoma of the oesophagus: with special reference to a new operation for growths of the middle third[J]. Br J Surg, 1946, 34: 18-31.

[6] Mathisen D J, Grillo H C, Wilkins EW Jr, et al. Transthoracic esophagectomy: a safe approach to carcinoma of the esophagus[J]. Ann Thorac Surg, 1988, 45(2): 137-143.

[7] Cuschieri A, Shimi S, Banting S. Endoscopic oesophagectomy through a right thoracoscopic approach[J]. J R Coll Surg Edinb, 1992, 37(1): 7-11.

[8] Watson D I, Davies N, Jamieson G G. Totally endoscopic Ivor Lewis esophagectomy[J]. Surg Endosc, 1999, 13(3): 293-297.

[9] Luketich J D, Schauer P R, Christie N A, et al. Minimally invasive esophagectomy[J]. Ann Thorac Surg, 2000, 70(3): 906-911.

[10] Luketich J D, Alvelo-Rivera M, Buenaventura P O, et al. Minimally invasive esophagectomy: outcomes in 222 patients[J]. Ann Surg, 2003, 238(4): 486-494.

[11] Luketich J D, Pennathur A, Awais O, et al. Outcomes after minimally invasive esophagectomy: review of over 1000 patients[J]. Ann Surg, 2012, 256(1): 95-103.

翻译：张小丹，福建医科大学胸心外科专业
审校：郑斌，福建医科大学附属协和医院胸外科

doi: 10.21037/aoe-20-26
Cite this article as: Darling GE. Ivor Lewis minimally invasive esophagectomy. Ann Esophagus, 2021, 4: 18.

第十二章　McKeown微创食管切除术：基于当前手术与肿瘤学结果的叙述性综述

James J. Choi, Smita Sihag

Thoracic Service, Department of Surgery, Memorial Sloan Kettering Cancer Center, New York, NY, USA

Contributions: (I) Conception and design: All authors; (II) Administrative support: None; (III) Provision of study materials or patients: All authors; (IV) Collection and assembly of data: All authors; (V) Data analysis and interpretation: All authors; (VI) Manuscript writing: All authors; (VII) Final approval of manuscript: All authors.

Correspondence to: Smita Sihag, MD. Assistant Attending, Thoracic Service, Department of Surgery, Memorial Sloan Kettering Cancer Center, 1275 York Avenue #C-881, New York, NY 10065, USA. Email: sihags@mskcc.org.

摘要：McKeown食管切除术或者说三野食管切除术是切除食管中段恶性肿瘤的首选手术方式。它可以在完成颈部吻合的同时实现三野淋巴结清扫。McKeown食管切除术常伴有严重的并发症，而微创技术可以减少部分并发症。在北美，食管恶性肿瘤的流行病学已经从以前占主导地位的食管中段鳞癌转变为更远端的食管腺癌。Ivor Lewis食管切除术与胸内吻合通常是治疗远端食管恶性肿瘤的首选方法，它可以避免颈淋巴结清扫和相关并发症，如喉返神经损伤的发生。尽管如今行食管手术时，外科医生能够根据疾病的程度选择合适的手术或入路，但McKeown手术仍然是外科医生必备的一项重要技术。这篇综述将概述McKeown微创食管切除术（MIE）的发展，并对该式式的手术和肿瘤学效果做出评价。

关键词：食管切除术；McKeown微创食管切除术；机器人食管切除术

View this article at: http://dx.doi.org/10.21037/aoe-20-12

一、引言

全球第一篇关于胸段食管切除术的报道由Torek在1913年发表[1]。当时患者接受了颈部食管造口术和腹部胃造口术，并保持着永久性间离状态。直到1933年，研究者运用颈腹胃向上提拉的方法，才完成了首例成功的食管切除术[2]，随后于1938年进行了食管切除术和食管胃吻合术[3]。

在这段时间里，麻醉技术的进步使经胸切除食管成为可能。1946年，Lewis报道了一项两野手术，包括开腹游离胃、右开胸食管切除，以及完成胸段食管胃吻合[4]。这种经胸胸内食管胃吻合入路后来成为食管切除和重建的标准技术。

三野食管切除术由McKeown于20世纪70年代首次报道，涉及胸、腹部的解剖和颈部吻合[5]。传统的手术方法是开胸游离食管，开腹游离胃，然后经左颈部切口进行颈部吻合。迄今，三野食管切除术的适应证包括食管中段肿瘤、长段巴雷特食管和良性疾病（如运动障碍）。并发症包括：房性心律失常、肺炎、喉返神经损伤、吻合口瘘以及吻合口狭窄[6]。

McKeown食管切除术的主要优点是更直接地处理颈部吻合口瘘，降低了胸腔内吻合口瘘的发生率，这可能是胸腔内食管切除术之后更难处理的。然而，三孔食管切除术也有相关的并发症，包括胸腹联合切口术后的呼吸功能不全。因此，为了避免行开胸手术，Orringer再次推广了经食管裂孔食管切除术[7]。目前，McKeown食管切除术在临床上仍被广泛应用，随着微创、麻醉和术后护理技术的进步，其应用也越来越受到重视[8]。

二、McKeown MIE技术

（一）胸腔部分

经全麻诱导后，对患者采用单腔气管插管。行软性支气管镜检查以减轻对气道的损伤，然后进行软性内镜检查以评估食管病变的范围。然后用左侧双腔气管插管代替单腔气管插管。手术开始时，患者处于左侧卧位，向前轻微旋转。根据Pennathur等[9]的描述放置胸腔镜端口。主刀医生在后方有两个操作孔，助手在前方有两个操作孔（反之亦然，具体取决于主刀医生的偏好）。此外，还有一个切口用于放置5 mm 45°镜头。将CO_2注入胸腔至8 mmHg压力，和（或）使脏层胸膜回缩，这对于改善胸腔中的可视化有帮助。

使用电刀将食管从食管裂孔游离至胸腔入口。作者更倾向使用LigaSure Maryland切割闭合系统。奇静脉用直线切割吻合器进行切断。第八组和第九组淋巴结与食管一起被整体切除，同时在食管游离后分别进行喉返神经旁和右侧气管旁淋巴结的清扫。

为了预防乳糜胸，如果可以看到胸导管可给予结扎。随着食管的游离至胸廓入口和颈部，应注意保护喉返神经。在食管周围放置一个环形Penrose引流管，用止血夹固定，以便于牵拉。该引流管最终被留在胸廓入口，以帮助术者从颈部切口识别食管。第二个Penrose引流管放置在心膈脚下方的裂孔中，以便于在腹部手术阶段拉回和识别食管。一旦游离完成，通过最下面的切口，于胸顶后方放置一根28号胸管。因为术前没有硬膜外麻醉，最后使用布比卡因进行肋间神经阻滞。

（二）腹部部分

将患者重新改为仰卧位，用脚踏板固定，双臂收好，垫肩垫使头部向右倾斜，露出左颈部。中央切口位于镰状韧带下方和脐上方，用于放置摄像头。然后是左上腹的两个主刀医生操作孔和右上腹的两个助手操作孔。如果第一助手和第二助手都可用，则该配置是最佳的。额外的剑突下切口可用于肝脏的牵开。

一旦患者处于垂直的特伦德伦伯卧位（Trendelenburg position），游离从胃小弯侧开始，分离肝胃韧带至食管裂孔（小心变异的肝左动脉）。然后清扫腹腔淋巴结，包括肝总动脉和胃左动脉旁淋巴结。再将胃左动脉骨骼化后用切割吻合器切断，注意保存脾动脉。

然后沿着胃大弯可以清晰地识别胃网膜弓，并通过胃结肠韧带进入小网膜囊。沿胃大弯向左小腿方向继续解剖，确保胃短动脉分支被充分电凝。然后继续向十二指肠进行解剖，将胃与横结肠分离。作者没有常规放置引流管。此外，作者没有进行充分的Kocker操作。

随着从胃网膜蒂至十二指肠球部的腹膜被充分松解，使管状胃可以充分到达颈部。接下来，打开膈下食管韧带，在食管裂孔处环形游离食管。通过识别纵隔中的Penrose引流管来建立与胸部解剖的连续性。在胃完全游离的情况下，从胃底的角切迹至胃底起始用切割吻合器来制作管状胃。管状胃直径最好为3~5 cm，且管状胃与标本完全分离。

最后，放置空肠造瘘管（J管）。患者处于特伦德伦伯卧位，网膜和横结肠在上方复位。确定Treitz韧带位置后，在距离韧带远端30~40 cm的空肠段插入J管。用带2-0号Surgidac缝线的内镜缝合装置分4个象限，将空肠固定在腹壁上。使用塞丁格技术放置J管，一旦将J管固定在腹壁上，就可以进行抗扭转缝合。然后将网膜和横结肠恢复到正常解剖位置，以防止将来发生膈疝。

（三）颈部部分

沿着胸锁乳突肌前方做左颈部切口。颈动脉鞘向侧面拉开，甲状腺向内侧拉开，显露出气管食管沟。不管喉返神经是否可见，解剖仅限于紧邻食管的平面，一旦空间打开，就使用钝性技术游离。继续向胸廓入口进行解剖，通过保留了的Penrose引流管与之前的胸部解剖建立了连续性，随后将标本从颈部慢慢取出，同时助手则通过腹腔镜将远端送入食管裂孔。将食管近端切开，将标本送病理检查，对近端和远端切缘进行冰冻切片分析。

为了便于将管状胃引入颈部，将Foley导管或胸管穿过颈部切口和后纵隔，进入腹腔。使用带有2-0号Surgidac缝线的内镜缝合装置将尖端固定在管状胃上，并再次在腹腔镜辅助下在准确的方向通过食管裂孔，将管状胃送入颈部。

吻合是用25 mm或28 mm的端端吻合器完成的。鼻胃导管穿过吻合口并固定在距鼻孔45 cm处。将Jackson Pratt引流管放置于吻合口旁边，然后缝合切口。

三、McKeown MIE：演变和结果

首次描述MIE的文章发表于20多年前。与开放式入路类似，MIE入路大致分为经食管裂孔入路、经胸Ivor Lewis入路和McKeown入路。从开放式食管切除术过渡到经食管裂孔MIE需要在腹部进行腔镜操作，通常需要手动端口进行辅助，然后进行左颈部切开和颈部吻合。1995年，DePaula等[10]发表了一系列病例，共有12例患者接受了经食管裂孔MIE治疗，其中只有1例由于肝左叶增大需要中转开放手术。类似地，1997年，Swanstrom等[11]报道了9例接受经食管裂孔MIE的患者，除了有1例由于管状胃短而需要胸内吻合，其他均不需要中转开放手术，也没观察到吻合口瘘发生。

考虑到需要在两个不同的体腔中进行手术，微创经胸食管切除术的发展采取了更为循序渐进的方法。Cuschieri等[12]于1992年首次报道了胸腔镜食管切除术。然而，最丰富的初始经验来自Luketich等[13-14]的报道，其中包括3种手术入路的组合：60例患者接受三野经胸McKeown MIE腹腔镜、胸腔镜和颈部吻合；9例接受经食管裂孔MIE；8例接受Ivor Lewis MIE腹腔镜腹部手术和胸部小切口胸内吻合。由于粘连，只有4例中转，且30天病死率为0。吻合口瘘和喉返神经损伤的发生率分别为9.1%和2.6%[13-14]。这些研究能够确定使用微创方法进行食管切除术的可行性，但存在的挑战也是显而易见的。该操作在技术上要求很高，学习曲线也很长。为了缩短手术时间、胸管持续时间和住院时间，大约需要35~40例手术后才能达到手术熟练程度[15]。这种手术量更可能在大型三级医疗中心实现。

随后，Luketich等[16]继续报道了经胸MIE的更多经验，包含了222例患者，除8例患者外，其余均接受了

McKeown MIE。中转率为7.2%，均为非紧急原因，其中5.4%的患者需要行开胸手术，1.8%的患者需要行开腹手术。围手术期30天病死率为1.4%，吻合口瘘发生率为11.7%，胃残端坏死发生率为3.2%。其他相关并发症中，心房颤动发生率为11.7%、肺炎发生率为7.7%和声带麻痹的发生率为3.6%。值得注意的是，3~4 cm管状胃瘘的发生概率明显升高（25.9% vs 6.1%）。生存率与342例接受开放式McKeown食管切除术的患者相当，尽管在MIE队列中，Ⅱ期肿瘤似乎与较差的生存率有相关性，Ⅲ期肿瘤的存活率却有明显改善[17]。

四、McKeown MIE与Ivor Lewis MIE的结果比较

针对1996—2011年接受MIE治疗的1 011例患者，将McKeown MIE与Ivor Lewis MIE进行了比较[18]。48%的患者接受McKeown MIE，52%的患者接受Ivor Lewis MIE。两种方法的中转率相似：McKeown MIE为2.5%，Ivor Lewis MIE为2.0%。术后住院时间或30天病死率没有差异（总病死率为1.68%；Ivor Lewis MIE为0.9%；McKeown MIE为2.5%；$P=0.083$）。有趣的是，尽管没有报告总体吻合口瘘发生率，但McKeown MIE需要再次手术的吻合口瘘率为2.6%，Ivor Lewis MIE为2.3%，差异无统计学意义（$P=0.439$）。

基于两种方法在围手术期结果方面的显著差异，本研究很具有影响力。

具体而言，McKeown MIE组的声带麻痹（3.7% vs 0.5%，$P<0.001$）和急性呼吸窘迫综合征（1.8% vs 0.8%，$P=0.026$）发生率较高。考虑到北美患者人口结构的变化，随着食管中段肿瘤发病率的降低，胸内吻合变得更加突出，因此颈部淋巴结清扫和声带麻痹的发生率可能会降低。为了直接验证这一假设，荷兰设计了一项多中心随机优势试验，目的是证明与颈部食管胃吻合相比，胸内食管胃吻合后吻合口并发症的发生率更低[19]。这项试验于2019年末结束。除此之外，许多最新MIE随机对照试验结果不包括三切口的McKeown方法，而只包括两切口Ivor Lewis方法。两项已完成的试验（MIRO试验和MIOMIE试验）和一项待结题试验（ROMIO试验）比较了开放式Ivor Lewis食管切除术与在腹部使用腹腔镜和在胸部进行开胸术的混合式Ivor Lewis食管切除术[20-23]。

五、开放式McKeown食管切除术与McKeown MIE的结果比较

Law等[24]首次对McKeown MIE的肿瘤学结果做了研究。他们对开放式McKeown食管切除术和McKeown MIE进行了直接对比，手术方法为在胸部使用胸腔镜，在腹部进行开腹手术。大多数患者为食管中段肿瘤。在85例患者中，18例采用混合入路，63例采用完全开放入路。共有4次中转开放手术，有1例改为开放手术的患者死亡。胸腔镜下清扫淋巴结的中位数量为7个（范围在2~13个），开胸术下清扫的中位数量为13个（范围在5~34个）。混合入路患者的2年生存率为62%，而开放入路为63%。然而，值得注意的是，在整个研究人群中，只有36例（44%）患者接受了根治性切除术，其余接受了姑息性手术。另一项回顾性综述比较了开放式McKeown食管切除术和McKeown MIE的疗效[25]。这些患者都为早期病理分期为T1N0期的肿瘤，中位随访时间为12个月。整个组总的5年生存率为84.3%。

一项针对来自16项病例对照研究中1 212例患者的Meta分析显示，在所有评估的时间间隔（30天和1、2、3、5年）内，无论是McKeown MIE，Ivor Lewis MIE，还是经食管裂孔MIE，都与开放式食管切除术的生存率没有差异，且有更高的淋巴结检出率[26]。这可能是由于胸腔镜可视化更佳，但作者指出，送检的淋巴结数量也可能与病理检查的质量有关[26]。随后对13项研究中的1 549例患者进行Meta分析发现，在排除了经食管裂孔入路后，MIE相比开放手术在肿瘤学结果、5年生存率方面没有差异，但2年生存率有所改善[27]。然而，鉴于缺乏Ⅰ级证据，应谨慎地看待这两项Meta分析的结果。

将开放式食管切除术与MIE进行比较的最佳证据来自欧洲的前瞻性随机对照试验TIME[28-29]。手术方法包括McKeown和Ivor Lewis食管切除术，但McKeown食管切除术患者的数量至少是Ivor Lewis患者的两倍，并且完全排除了经食管裂孔手术患者。

开放组的R0切除率为90.4%，而MIE组为98.2%，且差异无统计学意义。两组之间清扫的淋巴结总数也没有差异。在对分期、性别和年龄进行调整后，两组的3年生存率和无病生存率没有差异；然而，作者指出按分期进行的分析无说服力。开放组的3年生存率为41.2%，而MIE组为42.9%；开放组的3年无病生存率为37.3%，而MIE组为42.9%；开放组的复发率为62.5%，而MIE组为49.2%。尽管开放式食管切除术组的声带麻痹发生率更高（14% vs 2%，$P=0.012$），但两组的吻合口瘘发生率没有差异。

值得注意的是，该研究的主要监测指标是肺功能和肺部并发症发生率。结果显示，在康复的前两周，开放组的肺炎发生率为29%，而MIE组仅为9%（RR：0.30；95%CI：0.12~0.76；$P=0.005$）。前期研究表明，后外侧开胸术降低了胸壁顺应性，与开放手术相比，Mckeown MIE在术后3个月能更好地保护肺功能[30-31]。具体来说，第一秒用力呼气量、肺活量和功能状态都有所改善。然而，将开放式Mckeown食管切除术与Mckeown MIE进行比较的最佳证据可能来自中国正在进行的一项随机对照试验，那里的食管中段鳞状细胞癌仍然有相对较高的发病率[32]。

六、机器人Mckeown食管切除术

2006年的一份病例报告报道了首例机器人辅助经食管裂孔食管切除术，随后，2007年报道了一系列McKeown MIE病例[33-34]。总共有14例患者，逐步过渡到机器人MIE。第一位患者接受了胸部机器人辅助手术和开腹手术；接下来的3例患者接受了机器人辅助胸腔镜和常规腹腔镜手术，最后8名患者接受了机器人辅助胸腔镜和腹腔镜手术。吻合口瘘2例，需要气管切开的双侧声带麻痹1例。术后第3天，还有1例死于肺炎和呼吸衰竭。此后，Sarkaria等[35]报道了包含21例患者的一系列机器人辅助McKeown和Ivor Lewis食管切除术。24%的患者转换为开放入路，另有24%的患者需要转换为腹腔镜或胸腔镜手术。转换的最常见原因是胃大弯和动脉弓解剖的可视化不足。没有术后30天死亡病例，但有1例患者在术后第70天死于呼吸衰竭和吻合口瘘。

七、机器人与开放式McKeown食管切除术的结果比较

现在可以使用更大样本量来分析机器人辅助食管切除术（表12-1）。来自荷兰的一项随机对照试验，即ROBOT试验，比较了开放式与机器人McKeown食管切除术[38-40]。结果R0切除率和淋巴结清扫数量没有差异。此外，总生存率和无病生存率没有差异。机器人组的手术时间比开放组更长（349 min vs 296 min，$P<0.001$），

表12-1 机器人微创McKeown食管切除术的结果

项目	病例数/例	手术时间(中位数)/min	失血量(中位数)/mL	中转率/%	R0切除率/%	淋巴结清扫数量/个	诱导治疗比例/%	肺炎发生率/%	心房颤动发生率/%	喉返神经损伤率/%	吻合口瘘率/%	住院时间/天	30天病死率/%	90天病死率/%
Deng[36], 2019年														
机器人McKeown	79	353*	96	—	—	21.5*	—	9.6	—	13.5	5.8	14.3	—	3.8
VATS McKeown	72	274*	128	—	—	17.3*	—	7.7	—	7.7	3.8	12.7	—	3.8
Yang[37], 2020年														
机器人McKeown	280	245*	210	0.7*	94.1	20.3	10.7	8.9	3.3	29.2*	11.8	11	—	0
VATS McKeown	372	276*	210	5.9*	93.7	19.2	13.4	12.5	3.0	15.1*	14.4	11	—	0.7
van der Sluis[38], 2019年														
机器人McKeown	54	349*	400*	5	93	27	90	0	22*	9	24	14	2	—
开放式McKeown	55	296*	568*	NA	96	25	87	6	46*	11	20	16	0	—
Yun[39], 2020年														
机器人杂交MIE	130	275*	111	2.3	97.7	39.1	16.2*	3.8*	0.8	25.4	3.1	16.5	0	—
开放式食管切除术	241	240*	94	NA	96.7	38.3	42.3*	10.8*	3.3	19.9	2.9	18.2	1.7	—

*: 有统计学意义(P<0.05); MIE. 微创食管切除术; VATS. 电视辅助胸腔镜手术; NA. 数据缺失。

围手术期结果的唯一统计学显著差异是机器人组的心房颤动发生率较低(22% vs 46%, P=0.01)。

一项比较机器人与开放式McKeown或Ivor Lewis食管切除术的回顾性研究分析了130例接受了传统腹腔镜和机器人辅助胸腔镜手术的患者,241例接受了开放手术[39]。同样,在淋巴结清扫相似的情况下,R0切除率没有差异。开放组接受诱导治疗的患者比例较高(42.3% vs 16.2%, P=0.001),但这似乎并不影响生存率,二者3年生存率或无病生存率无差异。机器人组的术后肺炎发生率低于开放组(3.8% vs 10.8%, P=0.035)。

八、机器人MIE与McKeown MIE的结果比较

Deng等[36]对151例患者进行了倾向评分匹配分析,将机器人MIE与McKeown MIE进行了比较。机器人MIE的淋巴结清扫率高于McKeown MIE,作者得出结论,机器人可能具有更扩大的淋巴结清扫优势,但作者没有提供生存情况数据。Yang等[37]对652例患者在倾向评分匹配分析中对机器人与开放式McKeown MIE进行了类似的比较。关于淋巴结清扫数量,总体上没有差异,但机器人组在右喉返神经附近的淋巴结清扫数较高,这也可以解释机器人组声带麻痹发生率较高的原因(29.2% vs 15.1%, P<0.001)。重要的是,总生存率和无病生存率没有统计学差异。尽管总复发率没有统计学意义,但机器人组纵隔淋巴结复发率较低(2.0% vs 5.3%, P=0.044)。

九、结论

McKeown或者说三野食管切除术是食管中段恶性肿瘤切除的首选手术。从开放式入路到微创入路的发展,在不影响肿瘤学结果的同时,降低了其手术相关的围手术期并发症发病率。McKeown MIE代表了食管外科治疗的一个有意义的进步,这已得到最新的TIME随机对照试验证实。一项正在进行的直接对比开放式和微创McKeown食管切除术的随机试验结果备受期待。此外,机器人食管切除术的方法已被证明是安全可行的,并为外科医生处理食管恶性肿瘤增加了一种选择。

参考文献

[1] Torek F. The first successful resection of the thoracic portion of

the esophagus for carcinoma[J]. JAMA, 1913, 60: 1533.

[2] Turner G G. Excision of thoracic esophagus for carcinoma with construction of extrathoracic gullet[J]. Lancet, 1933, 2: 1315.

[3] Adams W E, Phemister D B. Carcinoma of the lower thoracic esophagus[J]. J Thoracic Surg, 1938, 7: 621-632.

[4] Lewis I. The surgical treatment of carcinoma of the oesophagus with special reference to a new operation for growths of the middle third[J]. Br J Surg, 1946, 34: 18-31.

[5] McKeown K C. Total three-stage oesophagectomy for cancer of the oesophagus[J]. Br J Surg, 1976, 63(4): 259-262.

[6] Mallipeddi M K, Onaitis M W. The contemporary role of minimally invasive esophagectomy in esophageal cancer[J]. Curr Oncol Rep, 2014, 16(3): 374.

[7] Orringer M B, Sloan H. Esophagectomy without thoracotomy[J]. J Thorac Cardiovasc Surg, 1978, 76(5): 643-654.

[8] Dimick J B, Pronovost P J, Heitmiller R F, et al. Intensive care unit physician staffing is associated with decreased length of stay, hospital cost, and complications after esophageal resection[J]. Crit Care Med, 2001, 29(4): 753-758.

[9] Pennathur A, Awais O, Luketich J D. Technique of minimally invasive Ivor Lewis esophagectomy[J]. Ann Thorac Surg, 2010, 89(6): S2159-S2162.

[10] DePaula A L, Hashiba K, Ferreira E A, et al. Laparoscopic transhiatal esophagectomy with esophagogastroplasty[J]. Surg Laparosc Endosc, 1995, 5(1): 1-5.

[11] Swanstrom L L, Hansen P. Laparoscopic total esophagectomy[J]. Arch Surg, 1997, 132(9): 943-947.

[12] Cuschieri A, Shimi S, Banting S. Endoscopic oesophagectomy through a right thoracoscopic approach[J]. J R Coll Surg Edinb, 1992, 37(1): 7-11.

[13] Luketich J D, Nguyen N T, Weigel T, et al. Minimally invasive approach to esophagectomy[J]. JSLS, 1998, 2(3): 243-247.

[14] Luketich J D, Schauer P R, Christie N A, et al. Minimally invasive esophagectomy[J]. Ann Thorac Surg, 2000, 70(3): 906-911.

[15] Tapias L F, Morse C R. Minimally invasive Ivor Lewis esophagectomy: description of a learning curve[J]. J Am Coll Surg, 2014, 218(6): 1130-1140.

[16] Luketich J D, Alvelo-Rivera M, Buenaventura P O, et al. Minimally invasive esophagectomy: outcomes in 222 patients[J]. Ann Surg, 2003, 238(4): 486-494.

[17] Swanson S J, Batirel H F, Bueno R, et al. Transthoracic esophagectomy with radical mediastinal and abdominal lymph node dissection and cervical esophagogastrostomy for esophageal carcinoma[J]. Ann Thorac Surg, 2001, 72(6): 1918-1924.

[18] Luketich J D, Pennathur A, Awais O, et al. Outcomes after minimally invasive esophagectomy: review of over 1000 patients[J]. Ann Surg, 2012, 256(1): 95-103.

[19] van Workum F, Bouwense S A, Luyer M D, et al. Intrathoracic versus Cervical ANastomosis after minimally invasive esophagectomy for esophageal cancer: study protocol of the ICAN randomized controlled trial[J]. Trials, 2016, 17(1): 505.

[20] Mariette C, Markar S R, Dabakuyo-Yonli T S, et al. Hybrid Minimally Invasive Esophagectomy for Esophageal Cancer[J]. N Engl J Med, 2019, 380(2): 152-162.

[21] Paireder M, Asari R, Kristo I, et al. Morbidity in open versus minimally invasive hybrid esophagectomy (MIOMIE): Long-term results of a randomized controlled clinical study[J]. Eur Surg, 2018, 50(6): 249-255.

[22] Metcalfe C, Avery K, Berrisford R, et al. Comparing open and minimally invasive surgical procedures for oesophagectomy in the treatment of cancer: the ROMIO (Randomised Oesophagectomy: Minimally Invasive or Open) feasibility study and pilot trial[J]. Health Technol Assess, 2016, 20(48): 1-68.

[23] Brierley R C, Gaunt D, Metcalfe C, et al. Laparoscopically assisted versus open oesophagectomy for patients with oesophageal cancer-the Randomised Oesophagectomy: Minimally Invasive or Open (ROMIO) study: protocol for a randomised controlled trial (RCT)[J]. BMJ Open, 2019, 9(11): e030907.

[24] Law S, Fok M, Chu K M, et al. Thoracoscopic esophagectomy for esophageal cancer[J]. Surgery, 1997, 122: 8-14.

[25] Nafteux P, Moons J, Coosemans W, et al. Minimally invasive oesophagectomy: A valuable alternative to open oesophagectomy for the treatment of early oesophageal and gastro-oesophageal junction carcinoma[J]. Eur J Cardiothorac Surg, 2011, 40(6): 1455-1463.

[26] Dantoc M, Cox M R, Eslick G D. Evidence to support the use of minimally invasive esophagectomy for esophageal cancer: A meta-analysis[J]. Arch Surg, 2012, 147(8): 768-776.

[27] Guo W, Ma X, Yang S, et al. Combined thoracoscopic-laparoscopic esophagectomy versus open esophagectomy: a meta-analysis of outcomes[J]. Surg Endosc, 2016, 30(9): 3873-3881.

[28] Biere S S, van Berge Henegouwen M I, Maas K W, et al. Minimally invasive versus open oesophagectomy for patients with oesophageal cancer: a multicentre, open-label, randomised controlled trial[J]. Lancet, 2012, 379(9829): 1887-1892.

[29] Straatman J, van der Wielen N, Cuesta M A, et al. Minimally Invasive Versus Open Esophageal Resection: Three-year Follow-up of the Previously Reported Randomized Controlled Trial: the TIME Trial[J]. Ann Surg, 2017, 266(2): 232-236.

[30] Peters R M, Wellons HA Jr, Htwe T M. Total compliance and work of breathing after thoracotomy[J]. J Thorac Cardiovasc Surg, 1969, 57(3): 348-355.

[31] Taguchi S, Osugi H, Higashino M, et al. Comparison of three-field esophagectomy for esophageal cancer incorporating open or thoracoscopic thoracotomy[J]. Surg Endosc, 2003, 17(9):

1445-1450.

[32] Mu J, Gao S, Mao Y, et al. Open three-stage transthoracic oesophagectomy versus minimally invasive thoraco-laparoscopic oesophagectomy for oesophageal cancer: protocol for a multicentre prospective, open and parallel, randomised controlled trial[J]. BMJ Open, 2015, 5(11): e008328.

[33] Gutt C N, Bintintan V V, Köninger J, et al. Robotic-assisted transhiatal esophagectomy[J]. Langenbecks Arch Surg, 2006, 391(4): 428-434.

[34] Kernstine K H, DeArmond D T, Shamoun D M, et al. The first series of completely robotic esophagectomies with three-field lymphadenectomy: initial experience[J]. Surg Endosc, 2007, 21(12): 2285-2292.

[35] Sarkaria I S, Rizk N P, Finley D J, et al. Combined thoracoscopic and laparoscopic robotic-assisted minimally invasive esophagectomy using a four-arm platform: experience, technique and cautions during early procedure development[J]. Eur J Cardiothorac Surg, 2013, 43(5): e107-e115.

[36] Deng H Y, Luo J, Li S X, et al. Does robot-assisted minimally invasive esophagectomy really have the advantage of lymphadenectomy over video-assisted minimally invasive esophagectomy in treating esophageal squamous cell carcinoma? A propensity score-matched analysis based on short-term outcomes[J]. Dis Esophagus, 2019, 32(7): doy110.

[37] Yang Y, Zhang X, Li B, et al. Short- and mid-term outcomes of robotic versus thoraco-laparoscopic McKeown esophagectomy for squamous cell esophageal cancer: a propensity score-matched study[J]. Dis Esophagus, 2020, 33(6): doz080.

[38] van der Sluis P C, van der Horst S, May AM, et al. Robot-assisted Minimally Invasive Thoracolaparoscopic Esophagectomy Versus Open Transthoracic Esophagectomy for Resectable Esophageal Cancer A Randomized Controlled Trial[J]. Ann Surg, 2019, 269: 621-630.

[39] Yun J K, Chong B K, Kim H J, et al. Comparative outcomes of robot-assisted minimally invasive versus open esophagectomy in patients with esophageal squamous cell carcinoma: a propensity score-weighted analysis[J]. Dis Esophagus, 2020, 33(5): doz071.

[40] van der Sluis P C, Ruurda J P, van der Horst S, et al. Robot-assisted minimally invasive thoraco-laparoscopic esophagectomy versus open transthoracic esophagectomy for resectable esophageal cancer, a randomized controlled trial (ROBOT trial)[J]. Trials, 2012, 13: 230.

翻译: 杨磊, 山东省滨州市中心医院胸外科
审校: 郭旭峰, 上海交通大学医学院附属胸科医院胸外科

doi: 10.21037/aoe-20-12
Cite this article as: Choi JJ, Sihag S. Minimally invasive McKeown esophagectomy: a narrative review of current operative and oncologic outcomes. Ann Esophagus, 2021, 4: 16.

第十三章　经食管裂孔微创食管切除术

David S. Demos[1], William B. Tisol[1], Natalie S. Lui[2]

[1]Aurora St. Luke's Medical Center, Milwaukee, Wisconsin, USA; [2]Department of Cardiothoracic Surgery, Stanford University, Stanford, California, USA

Contributions: (I) Conception and design: All authors; (II) Administrative support: All authors; (III) Provision of study materials or patients: DS Demos; (IV) Collection and assembly of data: DS Demos; (V) Data analysis and interpretation: All authors; (VI) Manuscript writing: All authors; (VII) Final approval of manuscript: All authors.

Correspondence to: Natalie S. Lui, MD, MAS. 300 Pasteur Drive, Falk Building, Stanford, California 94305, USA.
Email: natalielui@stanford.edu.

摘要：食管切除术可被用于治疗食管癌或食管良性疾病。Orringer等在1978年发表了经食管裂孔食管切除颈部吻合术，并将其发展成为一种安全、可重复、有效的手术方式。与其他类型的食管切除术相比，其优点在于避免了胸部切口，从而减少了呼吸道并发症；并且当发生颈部吻合口瘘时，其病死率较低。其主要弊端在于胸部淋巴结清扫不彻底。与其他类型的食管切除术相比，经食管裂孔食管切除术的肿瘤预后无明显差异。2003年，Horgan等发表了第一例机器人辅助经食管裂孔食管切除术，包括机器人辅助下的腹部手术和颈部的开放手术。此后，在腹部和颈部采用机器人与内镜辅助相结合的经食管裂孔食管切除术相继被发表。在本文中，我们介绍了一种于腹部使用机器人辅助、于颈部使用内镜辅助的微创食管切除术技术。在术中借助摄像头便可以进行彻底的胸部淋巴结清扫。

关键词：食管肿瘤；经食管裂孔食管切除术；微创食管切除术

View this article at: http://dx.doi.org/10.21037/aoe.2019.12.02

一、引言

食管切除术可被用于治疗食管癌以及食管良性疾病。1978年，Orringer等[1]报道了经食管裂孔食管切除颈部吻合术，并将其发展成为一种安全、可重复、有效的手术方式[2-3]。与其他类型的食管切除术相比，其优点在于避免了胸部切口，从而减少了呼吸道并发症；并且当发生颈部吻合口瘘时，其病死率较低。其主要的弊端在于胸部淋巴结清扫不彻底。与其他类型的食管切除术相比，经食管裂孔食管切除术的肿瘤预后无明显差异。

2003年，Horgan等[4]报道了第一例机器人辅助经裂孔食管切除术，包含机器人辅助下的腹部手术和开放的颈部手术。

数个医疗机构的病例结果显示，使用类似的手术方式能带来良好的预后[5-7]。Bumm等在1993年首次介绍了内镜辅助下的颈部入路食管切除术，带来了更彻底的胸部淋巴结清扫。这项技术通过使用更小的内镜和气腹法，使手术得到全面改进[8-9]。在腹部和颈部使用内镜与机器人系统结合的食管切除术[10-11]以及均使用机器人辅助的食管切除术也相继被报道[12-13]。大多数外科医生倾向于采用较小的腹部切口来采集标本。

在本文中，作者之一的David S. Demos分享了他的微创食管切除术技术，包含在机器人辅助下的腹部手术和内镜辅助下的颈部手术。

机器人辅助下的腹部手术的主要优点在于机器上摄像头为术者提供放大的、立体的术野以及机械臂提供的更高的灵活性。在腹部与颈部均使用摄像头的手术方式，可以进行彻底的胸部淋巴结清扫。

二、术前计划

患者需要接受大量的术前评估，包括上消化道内镜检查；使用静脉注射造影剂对胸部、腹部和盆腔进行计算机断层扫描（CT）；氟代脱氧葡萄糖（FDG）正电子发射计算机体层显像（PET/CT）评估；若内镜下或手术切除为可能的治疗方式，则要接受超声内镜检查；如果肿瘤靠近气道，则需要接受支气管镜检查。已进行术前化疗的患者应接受FDG PET/CT检查，进行再次分期，以确保其病变仍可切除。营养不良的患者可在新辅助治疗前接受空肠造口术进行肠内营养。

三、麻醉和体位

全身麻醉采用单腔气管插管。需要建立外周静脉通道，必要时可经右颈内静脉或任一股静脉建立中央静脉通道，无须常规放置动脉导管。进行上消化道内镜检查以确认肿瘤位置。患者取仰卧位，双臂收拢，颈部伸展并向右旋转，便于提供进入左颈的通道。

四、一般操作

该手术的腹部和颈部操作可以同时进行。手术时间将大大减少，麻醉剂用量也可降到最低。导管的灌注情况是减少术后初期不良事件的重要因素，术中吻合情况也很重要。

五、机器人辅助的腹腔操作

（一）套管针的安置和连接

我们倾向于用钝针在左肋缘下方进行腹部充气。摄像头套管针（trocar）放置于脐部左上方两指。对于躯干较长的患者，可以进行适当调整。右侧肋下机械臂trocar在安全的范围内尽可能远地与摄像头trocar置于同一水平面内。额外的工作臂trocar被放置在前2个trocar之间。可将摄像头放置在右侧的trocar中，以便能够清楚地看到左侧的情况。在安全的情况下，将左侧肋下的trocar尽可能置于外侧，与前3个trocar在同一水平面。然后，同样地在摄像头和左肋下trocar之间放置一个11 mm的辅助trocar。最后，在剑突下放置一个Nathanson牵引器。

患者体位采取反特伦德伦伯位（头低脚高位），然后与机器人进行对接。当所有操作孔对接完毕后，机器臂将被分开，1号和2号臂向患者的右侧摆动，3号和4号臂向患者的左侧摆动。这为颈部操作提供了足够空间（表13-1）。

表13-1 机器人辅助下经腹微创经食管切除术的trocar和器械

trocar	尺寸/mm	位置	操作人	器械
1号臂trocar	8	右肋下	主刀（左手）	小号夹持牵开器
2号臂trocar	8	1号臂trocar和3号臂trocar之间靠右侧	主刀（左手）	Cadiere镊
3号臂trocar	8	脐部左上两指	—	摄像头
4号臂trocar	8	左肋下	主刀（右手）	血管钳或双极电凝镊
辅助trocar	11	3号臂trocar和4号臂trocar之间靠左侧	助手	吸引器或腹腔镜抓取器
—*	—	剑突		肝脏牵引器

trocar，套管针；*Nathanson牵引器不使用trocar。

（二）技术

首先使用Nathanson牵引器将肝脏抬起。用小号夹持牵开器来抬高胃（图13-1），然后用血管钳来分离网膜，并进入远离胃底动脉的小网膜囊（图13-2），通过胃短血管继续进行解剖直至间隙（图13-3），然后将胃进一步向前抬高，并分离胃后粘连。确定左侧胃血管蒂，以便后续分离（图13-4），之后使用Kocher法，以确保肠道有良好的移动性和可及性（图13-5），为此，我们通常右手使用双极电凝镊，完成此步骤后，幽门应在无张力的情况下到达裂孔处。然后打开肝胃韧带，通过间隙分离进入纵隔。在食管胃结合部周围使用Penrose引流管，以便助手能够协助主刀医生进行分离（图13-6~图13-7）。这应该与从颈部进行的分离相连。胃左动脉应该在此时分离开。以上步骤可以在进入纵隔之前完成。

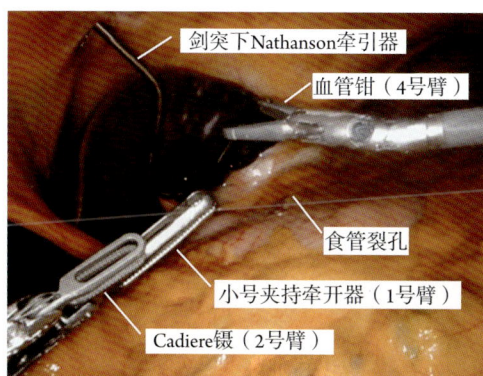

图13-3　用血管钳分离胃短血管

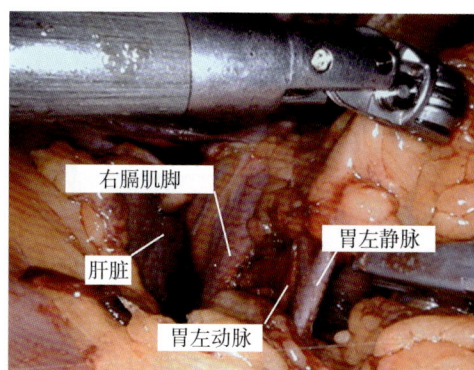

图13-4　暴露出左侧胃血管蒂

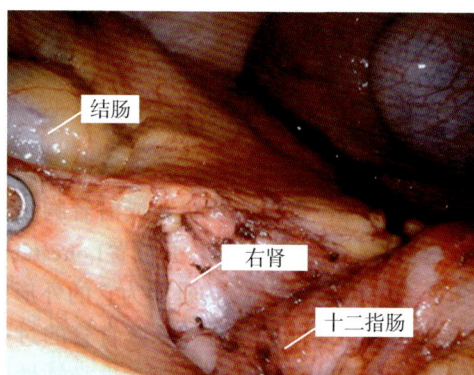

图13-1　机器人与所有器械对接，使用Nathanson牵引器暴露食管裂孔

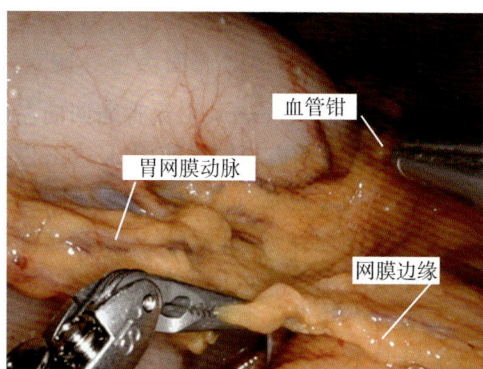

图13-5　使用Kocher法常可暴露出右肾

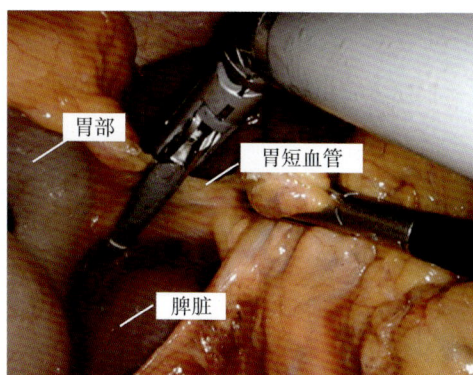

图13-2　使用血管钳分离网膜和胃，并与胃网膜动脉保持距离

通常所有胃肠手术均可以安置trocar，并且通常使用8 mm口径的trocar，将其安置于同一平面。

可由床边的助手用血管钳或手持式腹腔镜吻合器来完成分离。此时，通过从颈部对食管进行牵引，便可观察到胃是完全可活动的。

且患者无恶心感，则在术后第二天拔除导管。经认证的语言病理学家评估后，在术后第二天拔除鼻胃管，开始食用清淡的流食，并在能耐受的情况下食用软食。由于颈部吻合有较高的喉返神经损伤风险，所有患者在开始进食前都要接受语言评估。常规不做食管造影。在术后第二天开始插管喂食，如果放置了喂食管，则根据临床情况推进，患者通常在术后第五天出院。

八、结论

我们介绍了一种于腹部使用机器人辅助、于颈部使用内镜辅助的微创食管切除术。机器人辅助下的腹部手术的主要优点在于摄像头为术者提供了放大的、立体的术野，机械臂则提供了更高的灵活性。在腹部与颈部均使用摄像头的手术方式，可以进行彻底的胸部淋巴结清扫。

参考文献

[1] Orringer M B, Sloan H. Esophagectomy without thoracotomy[J]. J Thorac Cardiovasc Surg, 1978, 76(5): 643-654.

[2] Orringer M B. Transhiatal Esophagectomy: How I Teach It[J]. Ann Thorac Surg, 2016, 102(5): 1432-1437.

[3] Orringer M B, Marshall B, Chang A C, et al. Two thousand transhiatal esophagectomies: Changing trends, lessons learned[J]. Ann Surg, 2007, 246(3): 363-372.

[4] Horgan S, Berger R A, Elli E F, et al. Robotic-assisted minimally invasive transhiatal esophagectomy[J]. Am Surg, 2003, 69(7): 624-626.

[5] Dunn D H, Johnson E M, Anderson C A, et al. Operative and survival outcomes in a series of 100 consecutive cases of robot-assisted transhiatal esophagectomies[J]. Dis Esophagus, 2017, 30(10): 1-7.

[6] Galvani C A, Gorodner M V, Moser F, et al. Robotically assisted laparoscopic transhiatal esophagectomy[J]. Surg Endosc, 2008, 22(1): 188-195.

[7] Coker A M, Barajas-Gamboa J S, Cheverie J, et al. Outcomes of robotic-assisted transhiatal esophagectomy for esophageal cancer after neoadjuvant chemoradiation[J]. J Laparoendosc Adv Surg Tech A, 2014, 24(2): 89-94.

[8] Tangoku A, Yoshino S, Abe T, et al. Mediastinoscope-assisted transhiatal esophagectomy for esophageal cancer[J]. Surg Endosc, 2004, 18(3): 383-389.

[9] Mori K, Aikou S, Yagi K, et al. Technical details of video-assisted transcervical mediastinal dissection for esophageal cancer and its perioperative outcome[J]. Ann Gastroenterol Surg, 2017, 1(3): 232-237.

[10] Fujiwara H, Shiozaki A, Konishi H, et al. Transmediastinal approach for esophageal cancer: A new trend toward radical surgery[J]. Asian J Endosc Surg, 2019, 12(1): 30-36.

[11] Seto Y, Mori K, Aikou S. Robotic surgery for esophageal cancer: Merits and demerits[J]. Ann Gastroenterol Surg, 2017, 1(3): 193-198.

[12] Egberts J H, Schlemminger M, Hauser C, et al. Robot-assisted cervical esophagectomy (RACE procedure) using a single port combined with a transhiatal approach in a rendezvous technique: A case series[J]. Langenbecks Arch Surg, 2019, 404(3): 353-358.

[13] Nakauchi M, Uyama I, Suda K, et al. Robot-assisted mediastinoscopic esophagectomy for esophageal cancer: The first clinical series[J]. Esophagus, 2019, 16(1): 85-92.

翻译：何文武，四川省肿瘤医院胸外科
　　　倪琨涵，四川省肿瘤医院胸外科
审校：冷雪峰，四川省肿瘤医院胸外科

doi: 10.21037/aoe.2019.12.02
Cite this article as: Demos DS, Tisol WB, Lui NS. Minimally invasive transhiatal esophagectomy. Ann Esophagus, 2019, 2: 21.

第十四章　微创食管切除术的学习曲线和安全实施

Frans van Workum[1,2], Frits J. H. van den Wildenberg[3], Fatih Polat[3], Maroeska M. Rovers[4], Camiel Rosman[1]

[1]Department of Surgery, Radboud University Medical Center, Nijmegen, The Netherlands; [2]Department of Surgery and Cancer, Imperial College, London, UK; [3]Department of Surgery, CWZ Nijmegen, Nijmegen, The Netherlands; [4]Departments of Health Evidence and Operating Rooms, Radboudumc, Nijmegen, The Netherlands

Contributions: (I) Conception and design: F van Workum, C Rosman; (II) Administrative support: None; (III) Provision of study materials or patients: FJH van den Wildenberg, F Polat, C Rosman; (IV) Collection and assembly of data: F van Workum; (V) Data analysis and interpretation: All authors; (VI) Manuscript writing: All authors; (VII) Final approval of manuscript: All authors.

Correspondence to: Frans van Workum, MD. Imperial College London (UK)/Radboudumc Nijmegen (NL), P.O. Box 9101, 6500 HB, Nijmegen, The Netherlands. Email: frans.vanworkum@radboudumc.nl.

摘要：食管切除术是食管癌的根本治疗方法。微创食管切除术 (MIE) 的出现减少了食管切除术后并发症，但MIE因学习曲线较长，目前仍是一种具有挑战性的手术技术。在学习曲线期间，外科医生手术技术不熟练，可能会导致患者手术并发症（即学习相关并发症）增加。本文旨在讨论外科手术学习曲线的临床相关性，特别是MIE的学习曲线，并提出如何在临床实践中安全实施MIE的建议。在本文的第二部分中，简要讨论外科技术创新所遇到的挑战，并描述外科手术学习曲线的重要性，特别是对于MIE而言。在实施复杂的干预措施时，外科医生努力取得和保持高水平的手术熟练度。在第三部分中，探讨确保高效学习和安全实施外科手术的可能策略，并根据当前可用的文献进行讨论。最后，文章总结了如何根据潜在的可用文献安全地将复杂的外科手术程序引入实践，并提出未来研究的主题建议。

关键词：食管切除术；微创食管切除术 (MIE)；学习曲线；熟练曲线；安全实施

View this article at: http://dx.doi.org/10.21037/aoe-2020-04

一、引言

食管切除术是食管癌的根本治疗方法[1-2]。历史上，食管切除术以开放手术为主，但是，随着研究表明MIE可以在术后早期减少并发症，并且不会影响肿瘤学安全性[3-5]，MIE的使用开始越来越广泛。

MIE被认为是一种复杂的手术程序，需要比开放式食管切除术更高水平的外科技能，并且与较长的学习曲线和学习相关并发症的发生有关[6]。学习相关并发症是指在学习曲线期间发生的可避免的并发症，如果患者的手术由已完成学习曲线的外科团队进行，那么这些并发症本可以避免[7]。这意味着在新手术的学习阶段，患者的安全性可能会受到损害。最近的两项研究进一步支持了这一观点。这些研究发现，在随机对照试验中发现的MIE的有利结果在全国实践中无法复制[8-9]。由于MIE的学习曲线可能需要数年才能完成，且越来越多的证据表明存在学习相关并发症，因此急需开发有效的学习方法和安全实施策略，以提高患者的安全性。

本文旨在概述外科手术，特别是MIE学习曲线的一般临床相关性，并提供如何在临床实践中安全实施MIE的建议。本文简要讨论了外科技术创新的挑战，并描述了手术学习曲线对于MIE的重要性；同时探讨了确保有效的手术学习和安全实施的可能策略，并结合当前可用的文献进行了讨论。

二、外科手术的创新和学习曲线所面临的挑战

（一）外科手术创新的吸引力和风险

外科手术创新和患者预后的改善密不可分。在公众舆论中，手术创新与患者的受益相关，患者的偏好是外科医生采用新外科技术的重要动力。同样真实的是，30%~50%的新干预措施在充分测试时被证明是无效的[10]。此外，实施创新的外科技术本身可能对患者构成风险，绝大多数创新都与最初患者伤害水平的增加相关[11-12]。

在外科学中，平衡实施手术创新的好处和风险往往是由于有限的证据质量，这些证据不足以充分证明手术创新的附加价值高于现有治疗。这意味着在彻底的有效性评估之前，手术创新已被实施。造成这种情况的重要原因可能是，历史上实施新手术的规定不如应用新药物严格[13-14]，而且进行手术研究可能由于干预措施的交付差异（即手术质量不同）而变得复杂[14-16]。虽然外科创新已经实施了许多年，但证明其有效性的证据有限，外科手术的质量也参差不齐。然而，外科手术学习曲线的重要性日益凸显，正在使其成为一个重要的问题。

（二）正在进行的外科手术创新所面临的挑战

外科学习曲线变得越来越重要，因为外科医生正在以越来越快的速度实施复杂的手术干预措施，其附加价值比替代方案更小。为了解释这一点，让我们来看两个外科创新实施的例子：早期应用无张力网修补术治疗腹股沟疝以及近期应用腹腔镜手术治疗胃肠疾病。

当无张力网修补术被用于治疗腹股沟疝时，与非网修补技术相比，其复发率显著降低[17-18]。此外，学习曲线相对较短，反映了新技术的有限复杂性。总的来说，无张力网修补术较短的学习曲线和较大的附加价值使得学习曲线对该程序的影响微乎其微，并且让外科医生很容易承认这种新技术产生了更好的结果，应该被采用（图14-1A）[19]。

与常规技术相比，如今实施的创新技术通常具有更低的附加价值。例如，一项比较腹腔镜与开放性胃肠手术的随机对照试验结果显示，患者的预后改善有限[3-4,20]，而在比较机器人与腹腔镜手术的试验中，附加价值的差异甚至更小[21]；与此同时，当前实施的外科手术更复杂，并伴随着更长的学习曲线和相当数量的学习相关并发症[19,22-23]。总之，这意味着高效的外科学习和新技术的安全实施变得更加重要（图14-1B），并且已经有人建议，精通一项手术对患者的益处可能比手术本身更大[24]。

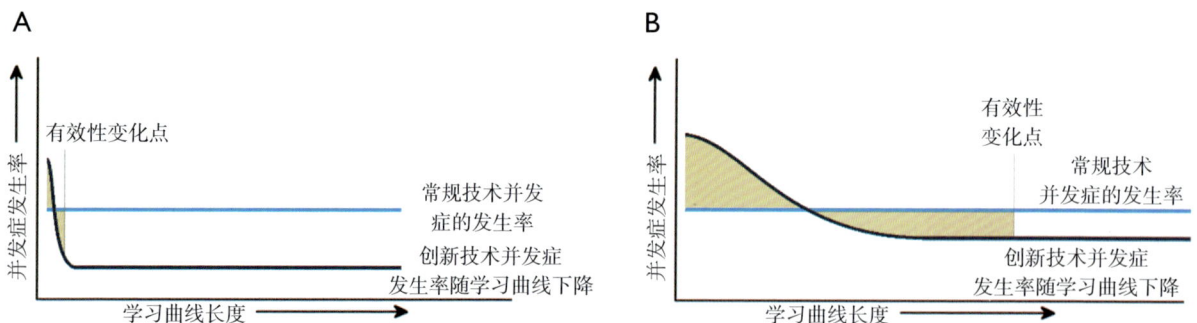

A

B

（A）在创新技术的学习曲线较短且相对有效性差异较大的情况下，可以忽略学习曲线；（B）如果创新技术的学习曲线较长且相对有效性差异较小，则学习曲线对创新技术何时生效有较大的影响。

图14-1　学习曲线对创新技术效果影响的不同情景

上述挑战在很大程度上也适用于MIE，因为MIE的实施与较长的学习曲线和显著的学习相关并发症发生率[6]相关。在我们的另一项研究中，学习曲线期间吻合口瘘的平均发生率比学习曲线后高10.1%，造成了学习相关并发症发生率显著升高[7]。如果将这些出现吻合口瘘的患者受到的损害与MIE相对于开放手术的益处进行权衡[3-4,25]，我们甚至可以得出结论，MIE的受益可能被其在学习曲线期间对结果的负面影响所抵消。

三、克服外科手术创新和学习曲线的挑战

（一）建立创新的有效性

一般来说，外科医生实施创新技术的先决条件是揭示和协调所有利益相关者的观点[26-27]。第一个挑战是判断创新是否对患者有益。这些决定可以通过获取患者偏好、临床数据评估和类似创新的经验来决定，但往往存在许多不确定性。早期的卫生技术评估模型可被用于证实创新的有效性，而不考虑现有数据中的不确定性[28]。

为了帮助创新者系统生成有关技术创新的有效性数据，IDEAL框架已经被创建出来[26]。该框架提供了在不同创新阶段进行适当评估的建议，涵盖了概念化（想法阶段）、广泛实施和长期跟进3个阶段。如果按照这些建议进行操作，可以提供更多关于技术创新的益处和风险的数据，从而帮助外科医生做出更明智的决策。据报道，在医院层面上成立专门的团队做出这些安全决策，可以同时提高创新应用速度和安全性[27]。

对于MIE，杂交MIE[4]、全腔镜MIE[3]和机器人辅助MIE[25]的高质量随机对照试验已经证实了其有效性优于开放式食管切除术。尽管这些试验提供了有关这3种类型MIE相对于开放式食管切除术更有效的高质量证据，但这3种手术方法尚未被直接进行比较。在从杂交MIE转向全腔镜MIE或机器人辅助MIE，或从全腔镜MIE转向机器人辅助MIE时，必须考虑到这些不确定性。为了决定是否实施新的手术技术，应该权衡采用创新技术的可能好处和报告的学习曲线效应。

在确定了一项创新可能有利于患者并应该得到实施之后，最重要的是确保实施过程尽可能地安全。应该努力减少与学习相关的并发症，因为不应以患者安全为代价来学习。接受新干预措施的患者应该被告知并了解创新技术可能存在的风险和预期的益处。虽然没有全球通用的外科手术程序安全实施指南，但可能有当地或国家的指南可供参考和遵循[29-30]。

在回顾相关文献后，可以确定可能影响新技术安全实施的几个因素，并可细分为以下4个领域[31-34]。

（1）环境：外科手术单位必须具备一定的资质，以保证复杂外科手术的安全实施。这些因素可以是外科团队的经验，配备能够处理重症感染患者的重症监护室，以及每年进行的最低外科手术数量等。

（2）程序：手术程序可能具有使其更难安全实施的特性（例如复杂性）。此外，处于创新早期阶段的手术程序可能更难安全地实施，可能会不同于标准化的外科创新。

（3）培训：一个结构化的培训计划可以帮助外科团队学习手术程序的关键步骤和缺陷，并将其技能练习到足够的水平。在手术室里担任导师的指导者也可能在培训外科医生方面发挥作用。

（4）反馈：一个结构化的外科技能评估工具可以向外科团队提供有针对性的反馈，以便团队知晓是否有改进的空间和需要改进的方面。此外，一个前瞻性结果数据库可以帮助进行定期的内部评估，以确定是否继续实施或调整创新技术。

（二）MIE实施的案例

为了说明安全实施领域如何揭示可能有助于患者安全的可变因素，我们将提供一个临床案例。在这个例子中，我们将评估安全实施Ivor Lewis全腔镜MIE的领域和范围。

2010年，奈梅亨Canisius Wilhelmina医院成为荷兰首个将Ivor Lewis全腔镜MIE作为可切除食管癌患者的标准手术程序实施的医院。当时，没有适用于新外科手术实施的特定指南，尽管这些指南后来已经出现[29-30]。关于该医院实施Ivor Lewis全腔镜MIE的情况，我们之前已经进行了更详细的讨论[35-36]。

该医院的环境适合实施Ivor Lewis全腔镜MIE，符合2017年发布的一份MIE国际专家共识（环境领域）[33]。然而，缺乏一个规范和可重复的手术程序的详细描述（程序领域），也没有结构化的培训计划或专家指导（培训领域）。当时没有评价工具可用，但有一个前瞻性结果数据库，并定期举行全体治疗团队的评估会

议（反馈领域）。

在这个例子中，安全实施受到了寻找最佳外科手术技术、缺乏结构化培训和缺乏结构化反馈的阻碍。这导致了实践中学习或开拓性探索等情况的出现。因此，荷兰的其他医疗中心在接下来的几年里采用了Ivor Lewis全腔镜MIE作为标准程序，并且在所描述的安全实施领域中也有类似的情况。我们后来发现，这导致了大量的学习相关并发症的发生[7]。

（三）Ivor Lewis全腔镜MIE在当前实践中的实施

显然，如果患者要从被广泛实施的Ivor Lewis全腔镜MIE中受益，那么实施该手术的外科团队能够安全通过学习曲线是至关重要的。近年来，人们越来越意识到安全实施复杂的创新外科技术的重要性。在荷兰，医学专家联盟已经发布了有关新干预措施安全实施的指南，尽管这些指南在实践中的被接受速度较慢[30]。

除了增加了一般意识和指导之外，安全实施的4个领域特征已经发生了变化，特别是对于MIE。目前在欧洲已经有大量能够操作Ivor Lewis全腔镜MIE的专家。在乌得勒支有一年一度的课程，可以学习标准化全腔镜MIE的基本步骤，并且外科医生可以在大体标本上练习手术技能。虽然还没有建立标准化的培训计划，但已经达成共识，即培训计划应具备哪些特征[33]。目前还缺乏被普遍接受的Ivor Lewis全腔镜MIE标准化描述和相应的反馈工具，因此，我们的团队计划在不久的将来发表这些内容。由于标准化的培训和专家指导对于学习其他手术已被证明有效[37-39]，我们期望为Ivor Lewis全腔镜MIE量身定制的培训计划将有助于更安全地实施MIE。然而，这需要在未来的研究中进行确认。

（四）与有效学习相关因素的证据

虽然环境、程序、培训和反馈领域的因素可以促进安全实施和高效的外科学习，但重要的是要调查这些因素在临床上的相关性。仅有两项研究调查了这些因素与临床学习效率之间的关联[40-41]。在这些研究中，高手术量与更高的学习效率和更安全的实施相关。除了证明高手术量与改善结果相关外，这些研究结果为进一步集中化培训提供了论据[42-43]。这些研究结果可能意味着，将计划在低手术量中心实施复杂创新技术的外科医生送到高手术量的中心以获得必要的技能可能更为有效。考虑到学习曲线期间增加的术后并发症的高成本，这种策略甚至可能是具有成本效益的，但在繁忙的外科实践中可能难以安排，因此通常将寻求专家指导作为替代方案。然而，目前尚不清楚专家指导是否可以确保复杂外科创新技术的安全实施，以及有效的指导具有哪些特征。

（五）关于实施外科手术创新的建议

目前缺乏使用临床相关结果参数研究与高效外科学习和安全实施相关因素的研究，这表明存在明显的知识缺口和研究的需求。以下建议是基于有限的现有证据和我们的经验提出的。

我们认为，外科医生应该考虑到采用创新外科手术技术可以提高治疗效果。他们应该了解其学习曲线有多长，并评估是否有与学习相关并发症的报告。如果新技术的附加益处有限（即通过实施新技术无法获得太多益处）或根本没有附加益处的证据，那么显著的学习曲线效应应该引起警惕。这意味着，在某些情况下，外科医生最好继续执行他们完全掌握的手术技术，而不是转向附加益处有限、学习曲线长以及高学习相关并发症发生率的新手术技术。最好由医院内的专业团队做出是否实施新技术的决策[27]。

因此，临床医生应该努力确保新技术的安全实施。前提是遵循安全实施的国家和地方指南，并根据这些指南制定实施策略。安全实施的领域可以帮助识别可能妨碍安全实施的可改变因素。在高手术量中心学习新技术更能保障患者安全性，也可以寻求指导者的监督。然而，指导者的监督尚未被临床研究证明是有效的，也不能被视为患者安全的保证，不同的指导特征（例如指导的强度和次数），应该被仔细考虑。

四、结论

对于MIE，我们已经描述了其较长的学习曲线和较高的学习相关并发症发生率，这应该促使外科医生谨慎实施MIE。当考虑实施MIE时，应该权衡MIE的预期收益和初始学习曲线效应。应该认识到可能有助于在实施期间提高患者安全的可改变因素，并在可能的情况下进行优化。

参考文献

[1] Rustgi A K, El-Serag H B. Esophageal carcinoma[J]. N Engl J Med, 2014, 371: 2499-2509.

[2] Lagergren J, Smyth E, unningham D, et al. Oesophageal cancer[J]. Lancet, 2017, 390: 2383-2396.

[3] Biere S S, van Berge Henegouwen M I, Maas K W, et al. Minimally invasive versus open oesophagectomy for patients with oesophageal cancer: A multicentre, open-label, randomised controlled trial[J]. Lancet, 2012, 379(9829): 1887-1892.

[4] Mariette C, Meunier B, Pezet D, et al. Hybrid minimally invasive versus open oesophagectomy for patients with oesophageal cancer: A multicenter, open-label, randomized phase III controlled trial, the MIRO trial[J]. J Clin Oncol, 2015, 33: 5.

[5] Straatman J, van der Wielen N, Nieuwenhuijzen G A, et al. Techniques and short-term outcomes for total minimally invasive Ivor Lewis esophageal resection in distal esophageal and gastroesophageal junction cancers: Pooled data from six European centers[J]. Surg Endosc, 2017, 31(1): 119-126.

[6] Claassen L, van Workum F, Rosman C. Learning curve and postoperative outcomes of minimally invasive esophagectomy[J]. J Thorac Dis, 2019, 11(Suppl 5): S777-S785.

[7] van Workum F, Stenstra M H B C, Berkelmans G H K, et al. Learning Curve and Associated Morbidity of Minimally Invasive Esophagectomy: A Retrospective Multicenter Study[J]. Ann Surg, 2019, 269(1): 88-94.

[8] Seesing M F J, Gisbertz S S, Goense L, et al. A Propensity Score Matched Analysis of Open Versus Minimally Invasive Transthoracic Esophagectomy in the Netherlands[J]. Ann Surg, 2017, 266(5): 839-846.

[9] Markar S R, Ni M, Gisbertz S S, et al. Implementation of Minimally Invasive Esophagectomy From a Randomized Controlled Trial Setting to National Practice[J]. J Clin Oncol, 2020, 38(19): 2130-2139.

[10] Djulbegovic B, Kumar A, Glasziou P P, et al. New treatments compared to established treatments in randomized trials[J]. Cochrane Database Syst Rev, 2012, 10: MR000024.

[11] Barkun J S, Aronson J K, Feldman L S, et al. Evaluation and stages of surgical innovations[J]. Lancet, 2009, 374(9695): 1089-1096.

[12] Parsons J K, Messer K, Palazzi K, et al. Diffusion of surgical innovations, patient safety, and minimally invasive radical prostatectomy[J]. JAMA Surg, 2014, 149(8): 845-851.

[13] McCulloch P, Schuller F. Innovation or regulation: IDEAL opportunity for consensus[J]. Lancet, 2010, 376(9746): 1034-1036.

[14] Roberts D J, Zygun D A, Ball C G, et al. Challenges and potential solutions to the evaluation, monitoring, and regulation of surgical innovations[J]. BMC Surg, 2019, 19(1): 119.

[15] Cook J A, Ramsay C R, Fayers P. Statistical evaluation of learning curve effects in surgical trials[J]. Clin Trials, 2004, 1(5): 421-427.

[16] Blencowe N S, Mills N, Cook J A, et al. Standardizing and monitoring the delivery of surgical interventions in randomized clinical trials[J]. Br J Surg, 2016, 103(10): 1377-1384.

[17] Lichtenstein I L, Shulman A G, Amid P K, et al. The tension-free hernioplasty[J]. Am J Surg, 1989, 157(2): 188-193.

[18] EU Hernia Trialists Collaboration. Mesh compared with non-mesh methods of open groinhernia repair: Systematic review of randomized controlled trials[J]. Br J Surg, 2000, 87(7): 854-859.

[19] van Workum F, Fransen L, Luyer M D, et al. Learning curves in minimally invasive esophagectomy[J]. World J Gastroenterol, 2018, 24(44): 4974-4978.

[20] Veldkamp R, Kuhry E, Hop W C, et al. Laparoscopic surgery versus open surgery for colon cancer: Short-term outcomes of a randomised trial[J]. Lancet Oncol, 2005, 6(7): 477-484.

[21] Roh H F, Nam S H, Kim J M. Robot-assisted laparoscopic surgery versus conventional laparoscopic surgery in randomized controlled trials: A systematic review and meta-analysis[J]. PLoS One, 2018, 13(1): e0191628.

[22] Harrysson I J, Cook J, Sirimanna P, et al. Systematic review of learning curves for minimally invasive abdominal surgery: A review of the methodology of data collection, depiction of outcomes, and statistical analysis[J]. Ann Surg, 2014, 260(1): 37-45.

[23] Dankelman J. Increasing complexity of medical technology and consequences for training and for outcome of care[EB/OL]. [2018-08-24]. http://apps.who.int/iris/handle/10665/70455

[24] Markar S R, Lagergren J. Surgical and Surgeon-Related Factors Related to Long-Term Survival in Esophageal Cancer: A Review[J]. Ann Surg Oncol, 2020, 27(3): 718-723.

[25] van der Sluis P C, van der Horst S, May A M, et al. Robot-assisted Minimally Invasive Thoracolaparoscopic Esophagectomy Versus Open Transthoracic Esophagectomy for Resectable Esophageal Cancer: A Randomized Controlled Trial[J]. Ann Surg, 2019, 269(4): 621-630.

[26] McCulloch P, Altman D G, Campbell W B, et al. No surgical innovation without evaluation: The IDEAL recommendations[J]. Lancet, 2009, 374(9695): 1105-1112.

[27] Marcus R K, Lillemoe H A, Caudle A S, et al. Facilitation of Surgical Innovation: Is It Possible to Speed the Introduction of New Technology While Simultaneously Improving Patient Safety?[J]. Ann Surg, 2019, 270(6): 937-941.

[28] Grutters J P C, Govers T, Nijboer J, et al. Problems and Promises of Health Technologies: The Role of Early Health Economic Modeling[J]. Int J Health Policy Manag, 2019, 8(10):

575-582.

[29] Bongers M Y, Jansen F W, Mol B W, et al. Richtlijn minimaal invasieve chirurgie[R/OL]. [2020-05-18]. https:// richtlijnendatabase.nl/richtlijn/minimaal_invasieve_chirurgie_ laparoscopie.

[30] Schalij M J, Bemelman W A, Boersma L, et al. Leidraad Federatie Medisch Specialisten: Nieuwe interventies in de klinische praktijk[R/OL]. [2020-05-18]. https://www.demedischspecialist. nl/sites/default/files/Leidraad%20Nieuwe%20interventies%20 in%20de%20klinische%20praktijk%20def.pdf

[31] Fleshman J, Marcello P, Stamos M J, et al. Focus Group on Laparoscopic Colectomy Education as endorsed by The American Society of Colon and Rectal Surgeons (ASCRS) and The Society of American Gastrointestinal and Endoscopic Surgeons (SAGES)[J]. Surg Endosc, 2006, 20: 1162-1167.

[32] Moekotte A L, Rawashdeh A, Asbun H J, et al. Safe implementation of minimally invasive pancreas resection: A systematic review[J]. HPB (Oxford), 2020, 22(5): 637-648.

[33] Visser E, van Rossum P S N, van Veer H, et al. A structured training program for minimally invasive esophagectomy for esophageal cancer-a Delphi consensus study in Europe[J]. Dis Esophagus, 2018(3).

[34] Neugebauer E A, Becker M, Buess G F, et al. EAES recommendations on methodology of innovation management in endoscopic surgery[J]. Surg Endosc, 2010, 4(7): 1594-1615.

[35] van Workum F, van den Wildenberg F J, Polat F, et al. Minimally invasive oesophagectomy: Preliminary results after introduction of an intrathoracic anastomosis[J]. Dig Surg, 2014, 31(2): 95-103.

[36] Stenstra M H B C, van Workum F, van den Wildenberg F J H, et al. Evolution of the surgical technique of minimally invasive

Ivor-Lewis esophagectomy: Description according to the IDEAL framework[J]. Dis Esophagus, 2019, 32(3): doy079.

[37] Mackenzie H, Cuming T, Miskovic D, et al. Design, delivery, and validation of a trainer curriculum for the national laparoscopic colorectal training program in England. Ann Surg, 2015, 261(1): 149-156.

[38] Greenberg J A, Jolles S, Sullivan S, et al. A structured, extended training program to facilitate adoption of new techniques for practicing surgeons[J]. Surg Endosc, 2018, 32(1): 217-224.

[39] de Rooij T, van Hilst J, Topal B, et al. Outcomes of a Multicenter Training Program in Laparoscopic Pancreatoduodenectomy (LAELAPS-2)[J]. Ann Surg, 2019, 269(2): 344-350.

[40] Gottlieb-Vedi E, Mackenzie H, van Workum F, et al. Surgeon volume and surgeon age in relation to proficiency gain curves for prognosis following surgery for esophageal cancer[J]. Ann Surg Oncol, 2019, 26(2): 497-505.

[41] Markar S R, Ni M, Mackenzie H, et al. The effect of time between procedures upon the proficiency gain period for minimally invasive esophagectomy[J]. Surg Endosc, 2020, 34(6): 2703-2708.

[42] Wouters M W, Karim-Kos H E, le Cessie S, et al. Centralization of esophageal cancer surgery: Does it improve clinical outcome?[J]. Ann Surg Oncol, 2009, 16(7): 1789-1798.

[43] Markar S R, Karthikesalingam A, Thrumurthy S, et al. Volume-outcome relationship in surgery for esophageal malignancy: Systematic review and meta-analysis 2000-2011[J]. J Gastrointest Surg, 2012, 16(5): 1055-1063.

翻译: 杜建挺, 福建医科大学附属协和医院胸外科
审校: 郑斌, 福建医科大学附属协和医院胸外科

doi: 10.21037/aoe-2020-04
Cite this article as: van Workum F, van den Wildenberg FJH, Polat F, Rovers MM, Rosman C. Learning curves and safe implementation of minimally invasive esophagectomy. Ann Esophagus, 2021, 4: 36.

第十五章　关于机器人辅助食管切除术结果全球数据的叙述性综述

Ernest G. Chan[1], Manuel Villa Sanchez[2]

[1]Division of Thoracic Surgery, Department of Cardiothoracic Surgery, University of Pittsburgh Medical Center, Pittsburgh, PA, USA;
[2]Division of Thoracic Surgery, Department of Cardiothoracic Surgery, Staten Island University Hospital, Staten Island, NY, USA
Contributions: (I) Conception and design: Both authors; (II) Administrative support: MV Sanchez; (III) Provision of study materials or patients: Both authors; (IV) Collection and assembly of data: Both authors; (V) Data analysis and interpretation: Both authors; (VI) Manuscript writing: Both authors; (VII) Final approval of manuscript: Both authors.
Correspondence to: Manuel Villa Sanchez, MD. Chief, Division Thoracic Surgery, Department: Cardiothoracic Surgery, Institution: Staten Island University Hospital, Staten Island, NY, USA. Email: mvillasanche@northwell.edu.

目的： 本文旨在介绍过去10年中机器人辅助食管切除术（robotic-assisted esophagectomy，RAE）在世界各地的应用情况，并重点介绍与机器人辅助微创食管切除术（RAMIE）最相关且最新的几个方面重要内容，包括并发症、病死率、手术结果以及短期和长期的肿瘤学结果。

背景： 自从机器人辅助的胸外科手术方法被引入以来，RAMIE的应用呈指数级增长。因此，对RAMIE术后结果的批判性分析应该遵循与其前身——微创食管切除术（MIE）相同的标准。此外，考虑到与Da Vinci™平台相关的技术改进，RAMIE的支持者们已经宣传它是一种优于MIE和开放手术的技术。因此，我们整理了最新和最相关的RAMIE的文献，总结了包括术后并发症、病死率、手术以及短期和长期肿瘤学在内的研究结果。

方法： 我们通过检索PubMed和Embase数据库中所有与"机器人食管切除术"和"机器人辅助食管切除术"相关的文献，并根据病例报告和集群经验进行选择，仅分析病例数最多的研究。

结论： RAE的报告结果与MIE的历史数据相当，其在切除喉返神经（recurrent laryngeal nerve，RLN）旁淋巴结数量方面似乎优于MIE，且RLN损伤的发生率较低。然而，还需要更高质量的数据加以验证。

关键词： RAE；RAMIE；食管癌

View this article at: https://dx.doi.org/10.21037/aoe-21-56

一、引言

食管切除术是治疗食管癌的标准方法，但是该手术存在明显的并发症和较高的病死率。自从微创手术技术被应用于食管切除以来，其术后结果得到了改善，包括呼吸道并发症减少、住院时间缩短和短期生活质量（quality of life，QoL）改善等。更重要的是，这些改善是在保持与开放式食管切除术（OE）相似的肿瘤学结果的前提下实现的[1-3]。

目前，MIE已取代OE，成为食管手术优先选用的方法。TIME试验[1]是一项多中心随机对照试验（RCT），其中56例患者接受OE治疗，59例患者接受MIE治疗。在该研究中，MIE组的肺部感染情况和失血量明显更少，短期QoL也明显较好。此外，MIE组的住院时间（length of stay，LOS）有缩短的趋势。在术后吻合口瘘发生率、返回手术室发生率、30天病死率等方面，两组患者均无显著差异。TIME试验的一项随访研究[2]显示，两组患者的3年无病生存期（disease-free survival，DFS）和3年生存期（overall survival，OS）相似。大量关于MIE手术结果的经验积累已经促成了国际共识的形成[4]，为数据收集提供了指导，并按照系统对与食管切除术相关的并发症和死亡情况进行了分类和标准化定义。这些并发症包括吻合口瘘、引流管坏死、乳糜漏和声带损伤/麻痹等。此外，正在进行和发表的研究旨在定义和明确食管切除术的最佳可能结果[5-6]。

RAE最初由Horgan等[7]在2003年报告，Kernstine等[8]在2004年报告了Mckeown RAMIE，van Hillegersberg等[9]发表了第一篇系列研究论文。在过去的10年中，报告的RAE病例数量呈指数增长，并且有多种资源可被用于教育和培训。最近，上消化道国际机器人协会（The Upper GI International Robotic Association，UGIRA）推出了达芬奇Ivor Lewis食管切除术操作指南，其中详细地描述了手术步骤，并提供了周到的建议、技术注释以及大量图像。还有一份关于RAMIE的国际共识声明[10]，这是一个全球性倡议，由23位专家组成，审查了现有的证据，并加入了他们的专业经验，为缩短学习曲线和改善手术结果提供了指导。

最近发表的针对食管切除术后围手术期护理的指南强调了其重要性，这有助于改善食管切除术后的护理结果。本研究旨在回顾RAE的相关文献，并将其与标准手术技术的结果进行比较。

本综述遵循叙述性综述报告检查清单（https://dx.doi.org/10.21037/aoe-21-56）。

二、方法

在2021年5月，我们在PubMed和Embase数据库上进行了"机器人食管切除术"和"机器人辅助食管切除术"的搜索，并筛选出涉及手术经验的一系列病例结果。由于涉及的文献数量庞大，我们后来将搜索结果限定为患者数量较多的研究。在一些对RAMIE与MIE进行比较的文献中，提取了反映RAMIE结果的数据。鉴于MIE在食管癌治疗中的明确地位以及与OE相比的

短期益处，我们还筛选了比较RAMIE和MIE的研究。此外，还根据机构系列研究、大型国家数据库的分析、文献综述和Meta分析以及正在进行的相关随机试验提供了一个关于机器人食管切除术最新技术的综述。

三、机构系列研究

目前，关于RAMIE的大部分文献都是来自机构经验的贡献（表15-1）。迄今为止最大的多中心研究是由Kingma等[12]报告的，该研究覆盖欧洲、亚洲、南美洲和北美洲的20个中心，时间跨度为2016—2019年。在856例接受RAMIE的患者中，报告的病死率（3%）、并发症发生率（60%）、R0切除率（94%）和淋巴结清扫数量（中位数28个）均符合国际基准研究的结果。这项研究呈现了RAMIE在全球的应用现状。而最大的单中心RAMIE经验则由Pointer等[13]提供，他们在2010—2016年对350例患者进行了RAMIE手术，并发症发生率为74%，病死率为2.6%，R0切除率为95%，与Kingma等报告的结果相似。

Cerfolio等[14]回顾性地分析了他们在2011—2015年进行的85例RAMIE的单中心经验。虽然这项研究被认为是早期的单中心研究之一，但由于提供了有关机器人手术技术相关并发症的详细信息，并尝试通过根本原因分析来改善结果，这篇论文特别引人关注。此外，它也是少数列出了患者（2例）管状胃缺血并发症，须转换为开放式方法的报告之一。

Park等[15]报告了他们2006—2014年对114例患者进行RAMIE McKeown的单中心经验。在他们的队列中，73%的患者接受了腹腔镜手术，仅有1例患者需要将胸部部分转换为开胸手术。作者进行了扩大的淋巴结清扫，所收获的淋巴结数量[（43.5±1.4）枚]是本文所有引用文献中数量最多的一项研究。该研究中报道的RLN损伤率为26.3%。

同时，该研究也报告了1例气管瘘事件，并通过支架置入进行了充分的治疗。

Puntambekar等[16]回顾性分析了他们2009—2012年进行的83例RAMIE的单中心经验。在他们的McKeown方法中，虽然腹部部分开展的是腹腔镜手术，但管状胃是在腹外创建的。此外，食管解剖全部由机器人完成，淋巴结清扫以整块方式进行，并保留奇静脉。该研究未报告手术方式的转换。吻合口瘘、乳糜漏和RLN损伤的发生率分别为3.6%、1.2%和2.4%。

表15-1 大型机构系列研究的数据

参考文献（年份）	患者/例	死亡率/%	R0切除率/%	清扫淋巴结数量/枚	并发症发生率/%	转换率/%	LOS/d	ICU住院时间/d	并发症发生率/%						
									肺炎	管状胃缺血	吻合口瘘	吻合口狭窄	喉返神经损伤	乳糜漏	气道损伤或气管瘘
Puntambekar等（2015）	83	0	97.6	18.3（13~24）	19.2	0	10.3（10~13）	1（1~3）	4.8	NR	3.6	NR	2.4	1.2	NR
Park等（2016）	114	2.6	97.4	43.5±1.4	NR	0.8	16（7~350）	1（0~117）	9.6	NR	14.9	NR	26.3	1.8	0.8
Park等（2016）	62	1.6	98	37±17	NR	1.6	—	—	14.5	NR	NR	NR	13	NR	NR
Cerfolio等（2016）	85	3.5	99	22	36.4	2.4	8（5~46）	—	7.1	2.2	4.3	NR	NR	5.9	NR
Sarkaria等（2019）	64	1.6	97	25	NR		9（5~17）	8（5~34）	14	NR	2	4.7	3.1	0	NR
Chen等（2019）	68	0	100	24.7±7.5	NR	NR	15.1±9.3	3.8±5.8	18	NR	9	NR	NR	2.9	NR
van der Sluis等（2019）	56	4	93	27（17~33）	59	5	14（11~25）	1~2	28	NR	22	NR	9	—	NR
Xu等（2021）	310	0.6	96.2	22.4±8.1	31.6	NR	—	NR	8.7	NR	7.4	NR	9.7	1.3	NR
Yang等（2020）	271	0	93.9	20.3±9.5	45	–	11（6~81）	2（0~15）	8.9	0.4	11.8	NR	29.2	1.5	NR
Meredith等（2020）	144	1.4	100	20±9	23.6	NR	9（4~66）	NR	6.9	NR	2.8	7.6	NR	NR	NR
Kingma等（2020）	856	3	94	28（0~89）	60	NR	NR	NR	NR	NR	6~33	NR	IL：0~2，Mckeown：7~11	NR	NR
Pointer等（2020）	350	2.6	95.7	21（4~63）	74	NR	9（4~65）	NR	15	NR	15.7	NR	NR	1.7	NR
van der Sluis等（2021）	100	1	92	29（8~65）	30	2	11（7~92）	1[0~84]	17	NR	8	NR	3	4	1

LOS，住院时间；ICU，重症监护室；NR，没有报道。

Sarkaria等[17]报告了在其机构于2012—2014年接受OE的106例患者和接受RAMIE的64例患者的QoL测量差异。在他们的研究中，使用食管癌治疗功能评估量表（functional assessment of cancer therapy-esophageal，FACT-E）和简要疼痛指数（brief pain inventory，BPI）在食管切除术后1个月和4个月进行QoL评估，作者发现RAMIE与OE患者的FACT-E评分相似，但BPI评分显著低于OE患者。在术后2年的随访研究[18]中，RAMIE患者的FACT-E评分更高，BPI评分更低。van der Sluis等[19]报告了他们在欧洲的经验，结果显示100例接受RAMIE的患者进行了胸内吻合，吻合口为25 mm或28 mm的端端吻合，手术并发症的发生率为30%，吻合口瘘发生率为8%。该研究报告了2例胸部部分手术转化为开放式手术的案例，其中1例由于管状胃的技术问题，另1例由于粘连。30天和90天病死率分别为1%和3%。

四、大型国家数据库分析

对大型国家数据库中的数据进行回顾是有价值的，因为这样可以对大量患者的结果进行分析，提供当前临床实践状况的一瞥。然而，这种类型的分析也存在一些缺陷，包括临床实践存在很大的变异性、遵循的协议不同，以及不同中心之间一般缺乏一致的标准。此外，由于报告不针对特定的手术技术，因此通常不提供数据粒度和与食管切除术相关的信息，例如术后并发症的标准化定义（表15-2）。

（一）国家癌症数据库

Yerokun等[20]利用美国国家癌症数据库（the National Cancer Database，NCDB）发表了一篇回顾性研究，比较了食管切除术的开放式和微创手术方法。2010—2012年，美国共进行了4 266例食管癌切除手术，其中2 958例接受了开放式手术，1 308例接受了微创手术。对微创手术组的进一步分析发现，17.5%（231例）患者接受了RAMIE。尽管微创手术组的淋巴结清扫数量更多，但MIE组和OE组之间在R0切除率、病死率或3年生存率等主要终点上没有差异。在利用NCDB进行类似比较的研究中，Weksler等[21]比较并报告了2010—2013年进行的9 217例食管切除术的队列研究。在这个队列中，有581例患者接受了RAMIE，2 379例患者接受了MIE，6 257例患者接受了OE。值得注意的是，分析中的重要差异是RAMIE更可能在高手术量的中心进行。尽管3个组的中位生存期没有差异，但未匹配的分析显示接受RAMIE或MIE的患者的淋巴结清扫数量比OE患者更多。然而，在比较MIE和RAMIE时，清扫的淋巴结数量没有差异。尽管RAMIE组的30天病死率较高，90天病死率没有差异。相似地，倾向匹配分析显示，淋巴结清扫数量或R0切除率无差异，RAMIE组的30天病死率较高。Ali等[22]查询了2010—2016年的NCDB数据，共计6 661例患者，其中1 543例接受RAMIE手术，5 118例接受MIE手术，多变量分析显示RAMIE患者转换为开腹手术的风险较低，R1切除率较低，淋巴结清扫量较高。90天病死率相似。

（二）美国外科医师学会国家外科质量改进计划

Harbison等[23]对美国外科医师学会国家外科质量改进计划（American College of Surgeons National Surgical Quality Improvement Program，ACS-NSQIP）2016—2017年的数据进行了回顾性分析，比较了接受RAMIE和MIE患者术后病死率和总体并发症发生率。在这个为期2年的研究中，纳入了725例接受食管切除手术的患者，其中100例接受RAMIE手术，625例接受MIE手术，两组的病死率和手术并发症发生率没有显著差异。报告的并发症中，14%的患者出现了吻合口瘘，11%的患者出现了肺炎。

五、文献综述和Meta分析

Ruurda等[24]对2007—2014年的文献进行检索，发现16项研究中共有432例患者接受了RAE，其中118例RAMIE患者采用经食管入路。报告的病死率为0~6%。R0切除率为81%~100%，切除的淋巴结数量为18~38个。Bongiolatti等[25]对发表于2009—2019年的14项研究中RAMIE手术和肿瘤学结果进行了文献综述。在对3 104例患者进行的分析中，根据质量评估，作者得出结论：RAMIE的效果与MIE相似（表15-3）。

Jin等[26]对8项研究进行了Meta分析，该分析对比了931例RAMIE和931例MIE患者情况，虽然作者未发现两种技术之间有显著差异，但他们发现RAMIE手术时间长，失血量少，并且有较低的RLN损伤发生率。尽管存在这些差异，但是在R0切除率、淋巴结清扫数量和病死率等方面没有差异。

表15-2 国家数据库的回顾

参考文献（年份）	RAMIE数量/例	病死率/%	R0切除率/%	R1切除率/%	清扫淋巴结数量/枚	转换率/%	LOS/d	备注
Yerokun等（2016）	231	3.70	NR	6.50	16	11.60	10	NCDB，2010—2012年
Weksler等（2017）	581	5.40	95.20	NR	10~23	6.70	NR	NCDB，2010—2013年
Harbison等（2019）	100	3	NR	6	NR	11	10	ACS-NSQIP，2016—2017年
Ali等（2021）	1 543	7.8	NR	3.9	16	5.4	12	NCDB，2010—2016年

RAMIE，机器人辅助微创食管切除术；LOS，住院时间；NR，没有报道；NCDB，国家癌症数据库；ACS-NSQIP，美国外科医师学会国家手术质量改进计划。

表15-3 Meta分析和系统综述

参考文献（年份）	类型	包含文献的数量/篇	患者数量/例	备注
Ruurda等（2007—2014）	系统综述	16	432	转换为开放手术的发生率为0~21%，吻合口瘘的发生率为4%~38%
Bongiolatti等（2009—2019）	文献综述	14	3 104	转换为开放手术的发生率为6.7%~12.1%，吻合口瘘的发生率为3.1%~37%
Jin等（到2018）	Meta分析	8	931（RAMIE）	在R0切除率、转归、病死率、术后并发症方面无差异
Zheng等（1980—2020）	Meta分析	14	1 435（RAMIE） 1 452（MIE）	总体结果相似，但RAMIE手术时间较长，肺炎发生率较低
Manigrasso等（到2021）	Meta分析	23	3 832（RAMIE） 7 947（MIE）	总体结果相似，但RAMIE清扫淋巴结数量更多，并且有较少肺炎发生的趋势
Angeramo等（2000—2020）	Meta分析	16（RAMIE） 46（MIE）	974（RAMIE） 5 275（MIE）	只有Ivor Lewis食管切除术，RAMIE的R0切除率较高

RAMIE，机器人辅助微创食管切除术；MIE，微创食管切除术。

最近Zheng等[27]发表了一篇关于RAMIE和MIE短期临床结果的Meta分析。其选择了14项研究，包括RAMIE组1 435例患者和MIE组1 452例患者。与MIE组相比，虽然RAMIE组的手术时间较长，但肺炎和RLN损伤发生率较低，两组的病死率和总生存率相似。

Manigrasso等[28]对35项比较RAMIE和MIE或者比较RAMIE和OE的研究进行了Meta分析。这项Meta分析对比了3 832例接受RAMIE的患者和7 947例接受MIE的患者，两组的病死率、切缘阴性率、乳糜漏发生率、失血量和转为开放手术的比例没有差异。RAMIE组清扫的淋巴结数量更多，肺炎发生率更低[28]。这项Meta分析还比较了1 919例接受RAMIE的患者和2 566例接受OE的患者[28]，RAMIE组在许多方面优于OE组，包括减少出血、降低术后肺炎和手术部位感染的发生率，缩短住院时间，淋巴结清扫数量和切缘阴性切除率更高；在吻合口瘘、RLN损伤和乳糜漏发生率方面没有差异。

Angeramo等[29]进行了一项Meta分析，比较了接受Ivor Lewis食管切除术的RAMIE和MIE患者。共纳入60项研究，其中16项为RAMIE，34项为MIE；MIE组共5 275例患者，RAMIE组共974例患者。研究分析发现，两组在病死率、吻合口瘘发生率和清扫淋巴结数量上相似，RAMIE组的肺炎发生率较低，切缘阴性率更高，并发症发生率较低。

六、比较RAMIE和MIE的研究

目前已发表的多项比较RAMIE和MIE的研究发现，机器人手术在技术上被认为优于腹腔镜/胸腔镜手术。两项正在进行的随机试验也将为这种比较提供更强的证据（表15-4）。

在一项回顾性单中心研究中，Chen等[30]对108例患者进行了倾向评分匹配分析，其中54例接受了RAMIE手术，54例接受了MIE手术，均为食管鳞状细胞癌（ESCC）。在大多数短期结果分析中，这两种方法效果相似，但MIE组RLN损伤的发生率（31.5%）显著高于RAMIE组（13%）。

Meredith等[31]在一项单中心分析中对包含302例患者的前瞻性数据库进行了分析，其中144例接受了RAMIE手术，95例接受了Ivor Lewis MIE，63例接受了经食管裂孔MIE。结果显示，RAMIE手术时间更长，但淋巴结清扫数量更多，肺部并发症发生率更低。另外，3组患者的病死率无显著差异。

Deng等[32]对84例接受McKeown食管切除术的患者进行了单中心回顾性研究，其中42例接受RAMIE手术，42例接受MIE手术。两组的总体短期结果相似，但RAMIE患者RLN周围清扫的淋巴结数量显著增加。Duan等[33]报告了类似的结果，且RAMIE组RLN损伤率更低。Gong等[34]发现RAMIE组RLN损伤率与MIE组损伤率相似，但淋巴结清扫的数量更多。Tsunoda等[35]报道的RAMIE组的RLN损伤率更低，术后肺炎发生率显著更低。

迄今为止样本量最大的一项研究是由Yang等[36]发表的单中心回顾性研究，该研究对650例接受McKeown食管切除术的患者进行了分析，其中280例患者接受

RAMIE手术，372例接受MIE手术，在进行倾向评分匹配后，每组比较了271例患者。短期来看结果相似，但RAMIE组RLN损伤率显著增高。他们还报道了类似的复发率和复发模式，RAMIE组为11.8%，MIE组为10.2%。在20.2个月的中位随访时间内，两组的总生存率和无疾病生存率没有差异[36]。

Park等[37]报道了2006—2014年的单中心经验，其中，62例患者接受RAMIE手术，43例接受MIE手术。研究比较了两组的早期术后结果和长期生存率。值得注意的是，在RAMIE组中，42%的患者采用腹腔镜手术。中位随访时间为22个月。两组的5年生存率相似，RAMIE组5年生存率为69%，MIE组5年生存率为59%。

Xu等[38]进行了一项倾向评分匹配研究，比较了RAMIE和McKeown MIE手术的长期结果。2015—2019年，共有721例患者接受了食管切除术，其中310例接受RAMIE手术，411例接受MIE手术。在倾向评分匹配后，每组共292例患者，随访时间为1~56个月，中位随访时间为39.2个月。两组的5年生存率和无疾病生存率相似。

表15-4　RAMIE系列与MIE系列的比较

| 参考文献（年份） | 研究分组 | 数量/例 | 病死率/% | R0切除率/% | 清扫淋巴结数量/枚* | 并发症发生率/% | | | | | 转换率/% | ICU住院时间/d* | 住院时间/d* |
						吻合口瘘	喉返神经损伤	乳糜漏	肺炎	管状胃坏死			
He 等（2018）	RAMIE	27	0	NR	20±7	11.10	14.80	0	18.50	NR	NR	NR	13.8±2
	MIE	88	2.30	NR	18±6	10.20	15.90	1.10	18.20	NR	NR	NR	14.1±4.2
Deng 等（2018）	RAMIE	42	0	NR	21.9±9.9	4.80	9.50	2.40	7.10	NR	NR	NR	NR
	MIE	42	2.40	NR	17.8±8.3	2.40	14.30	2.40	4.80	NR	NR	NR	NR
Park 等（2016）	RAMIE	62	1.60	98	37±17	8.10	13	NR	14.50	NR	1.60	NR	NR
	MIE	43	0	98	28.7±11.8	2.30	24	NR	14	NR	2.30	NR	NR
Zhang 等（2019）	RAMIE	76	1.30	100	19.7±9.8	9.20	6.60	1.30	6.60	NR	NR	NR	9（8~12）
	MIE	108	1.90	99.10	20.3±9.7	5.60	6.50	2.80	9.30	NR	NR	NR	9（8~12.3）
Chen 等（2019）	RAMIE	54	0	100	25.4±7.5	9.30	13	1.90	14.80	NR	0	4±6.3	17.1±10.1
	MIE	54	0	100	24.7±11.2	3.70	31.50	3.70	24	NR	0	2.5±3.7	15.2±9.8
Meredith 等（2020）	RAMIE	144	1.40	NR	20±9	2.80	NR	NR	6.90	NR	NR	NR	NR
	MIE	95	2.10	NR	14±7	4.20	NR	NR	13.70	NR	NR	NR	NR
Yang 等（2020）	RAMIE	271	0	94.10	20.3±9.9	11.80	29.20	1.50	8.90	0.40	0.70	2（0~15）	11（6~54）
	MIE	271	0.70	93.70	19.2±9.6	14.40	15.10	0.70	12.50	1.10	5.90	1（0~61）	11（4~94）
Tsunoda 等（2021）	RAMIE	45	0.00	96	60（32~124）	NR	7	NR	18.00	NR	NR	NR	NR
	MIE	45	0	100	54（26~123）	NR	20	NR	44	NR	NR	NR	NR
Gong 等（2020）	RAMIE	91	0.00	100	22.8±8.4	4.40	22	1.10	9.89	NR	NR	NR	NR
	MIE	144	0	100	23.1±10.2	6.90	24	0.07	10.40	NR	NR	NR	NR
Xu 等（2021）	RAMIE	292	6.80	96.20	22.4±8.1	7.20	8.20	1	8.60	NR	NR	NR	NR
	MIE	292	1	95.50	21.7±5.9	8.20	9.20	1.40	9.90	NR	NR	NR	NR
Shirakawa 等（2021）	RAMIE	51	0	NR	NR	9.80	17.70	NR	17.70	NR	0	5（5~6）	25（21~36）
	MIE	51	0	NR	NR	13.70	15.70	NR	19.60	NR	0	6（5~6）	23（18~33）
Tagkalos 等（2021）	RAMIE	50	0	NR	27（13~84）	12	NR	NR	12	NR	NR	1（1~43）	12（7~59）
	MIE	50	2.50	NR	23（11~48）	18	NR	NR	18	NR	NR	2.5（1~25）	19（9~55）
Duan 等（2021）	RAMIE	109	0	100	24.8±8	5.50	14.70	0.90	6.40	NR	NR	6（4~21）	NR
	MIE	75	0	98.70	22.2±8.6	5.30	14.70	1.30	12	NR	NR	7（3~20）	NR

*，数据以中位数（范围）或平均值±标准差表示。RAMIE，机器人辅助微创食管切除术；MIE，微创食管切除术；ICU，重症监护病房；NR，没有报道。

Shirakawa等[39]详细介绍了75例接受RAMIE手术的患者的结果，并将其与MIE进行了比较，通过倾向评分匹配方法对51例患者进行了配对。未发现两种技术之间存在显著差异。Tagkalos等[40]、Zhang等[41]和He等[42]也报道了类似的结果。

七、随机对照试验

迄今为止，只有一项比较RAMIE和其他食管切除术的随机对照试验被发表。ROBOT试验[43]是一项单中心随机对照试验，共112例患者参与，其中56例接受RAMIE手术，56例接受OE手术。在这项研究中，手术后并发症发生率和病死率没有显著差异，肿瘤学结果相当。然而，在术后的短暂时期内，ROBOT试验发现RAMIE组的心肺并发症发生率降低，出血量减少，功能恢复更好。de Groot等[44]发表了长期随访结果，结果显示：5年生存率（RAMIE组为41%，OE组为40%）和5年无疾病生存率（RAMIE组为42%，OE组为43%）相当，复发模式和发生率也相似。

目前，有3项正在进行的随机对照试验。RAMIE试验[45]是一项多中心、前瞻性、随机非劣效性试验，于2017年启动。来自中国4个高水平中心的360例ESCC患者将被分配到RAE或MIE组。RAMIE试验的主要终点是5年生存率，次要终点包括短期结果、QoL、5年DFS和3年生存率。REVATE试验[46]是一项随机对照试验，旨在比较RAE和腔镜辅助食管切除术对于进行RLN旁淋巴结清扫的ESCC患者的影响。这是一项多中心、开放标签的随机对照试验，患者招募始于2018年。ROBOT-2试验是一项欧洲多中心研究，始于2021年，旨在比较RAMIE和MIE对食管腺癌治疗的影响，主要终点是淋巴结清扫数量。次要终点包括并发症发生率、病死率、生存率、QoL和成本分析[47]（表15-5）。

八、讨论

虽然引入Da Vinci™平台在胸外科手术中革命性地改变了我们进行各种手术的方式，然而，我们必须对结果进行批判性分析，以改善我们实施这项技术的方式。为了定义和明确食管切除术的最佳结果[5-6]，来自欧洲和美国的13个外科中心（每个中心每年至少完成20例食管切除术）在2011—2016年收集了微创食管切除术的前瞻性数据，共有1 057例患者，在其中选择了334例符合低手术风险标准的患者，将这些低风险患者的手术结果作为标准，评估其他患者是达到还是超过这一标准。研究进一步分析的几个领域包括从机器人手术转换为开放式手术的发生率以及几个特定的手术后并发症。

（一）开放手术的转换率

在MIE被广泛应用期间，其开放手术转换率经常被报道。在RAMIE文献中，Cerfolio等[14]报道了2例患者需要转换为开放手术。其中1例患者在创建管状胃的过程中吻合线脱垂，需要转换为开腹手术；另1例患者由于发现肿瘤侵犯气管而需要转换为开胸手术。Sarkaria等[48]在21例患者中报告了5例患者转换为开放式手术，原因包括手术时间过长、吻合部位不确定、粘连严重和切缘阳性。Park等[15]报告了1例由于左下肺静脉分支出血无法控制而需要转换为开放手术的案例。van der Sluis等[19]在100例患者中报告了2例转换开放手术的案例，其中1例由于创建管状胃的技术问题，另1例是由于存在粘连。对于想要采用RAMIE方法的医疗机构，这些讨论的开展可能有助于制定合理的标准和实践目标。

表15-5　随机对照试验分析RAMIE的结果

试验名称	研究年份	中心类型	研究目的
ROBOT	2019年	单中心	112例患者（56例RAMIE，56例OE），术后并发症发生率和病死率无差异，肿瘤预后相似；RAMIE患者心肺并发症少，出血量少，功能恢复好
RAMIE	始于2017年	多中心	360例ESCC患者，RAMIE vs MIE，主要终点为5年生存率；短期预后、生活质量是次要终点
REVATE	始于2018年	多中心	比较RAMIE与MIE在ESCC RLN清扫术中的应用
ROBOT-2	始于2021年	多中心	为了比较RAMIE和MIE，主要终点是食管腺癌中取出的淋巴结数量

RAMIE，机器人辅助微创食管切除术；OE，开放式食管切除术；ESCC，食管鳞状细胞癌；MIE，微创食管切除术。

（二）喉返神经淋巴结清扫

是否需要在喉返神经附近进行淋巴结清扫取决于多种因素，包括但不限于肿瘤位置、肿瘤组织学和术前影像。支持RAMIE的人士认为，机器人平台更好的视野和更精确的切割可能令RAMIE的手术效果优于MIE和OE。在机器人平台上，一些作者报道了在喉返神经旁清扫的淋巴结数量显著增加[36,38]。然而，多项研究也报告了RAMIE组喉返神经损伤的发生率更高，报道的喉返神经麻痹发生率为26.3%（其中单侧麻痹发生率为23.7%，双侧麻痹发生率为2.6%）[15,36,38]。虽然这可能令人担忧，并可能增加食管切除术后的并发症发生率和病死率，但Yang等[36]报道称，所有他们遇到的喉返神经损伤都是可逆的，并在随访期间完全恢复。Duan等[33]发现，RAMIE在左喉返神经旁切除的淋巴结数量更多，并且与MIE相比，在学习曲线之后的损伤发生率相似或更低。损伤发生率也与学习曲线有关，报道显示，随着经验的增长，损伤显著减少[33]。

（三）吻合口瘘和管状胃并发症

Cerfolio等[14]报告称，吻合口瘘或管状胃缺血患者的30天病死率为16.6%，90天病死率为33.3%。Yang等[36]报告了4例合并管状胃坏死的患者，其中1例来自RAMIE组，3例来自MIE组。Kingma等[12]在他们纳入了856例患者的研究中详细描述了吻合部位和吻合技术，并给出了每个部位发生吻合口瘘的概率。手工缝合的颈部或胸内吻合口瘘的发生率最高，分别为27%和33%。圆形吻合器吻合的吻合口瘘发生率较低，在颈部吻合口瘘发生率为6%，胸内吻合口瘘发生率为17%。在一项Meta分析中，Manigrasso等[28]对此进行了研究，一共收集了18项研究中1 471例RAMIE和2 011例MIE患者，结果显示两种方法之间没有统计学差异。总的来说，没有观察到RAMIE和MIE之间吻合口瘘发生率有显著差异，而且非常少有报道管状胃缺血和坏死的案例。目前尚不清楚这是由于更好的光学仪器和使用吲哚菁绿（ICG）来评估管状胃灌注，还是由于报道偏差所致。随着机器人平台上缝合技术的改进，应进行专门的研究来评估吻合技术和结果。

（四）乳糜漏

Dezube等[49]特别针对这个问题进行了研究，收集了347例食管切除术案例，其中70例为RAMIE，277例为MIE。RAMIE的乳糜漏发生率为12.9%，而MIE的乳糜漏发生率为3.6%。McKeown食管切除术比Ivor Lewis食管切除术更容易发生乳糜漏，外科医生的机器人手术经验也会对其产生影响，预防性胸导管结扎的病例也更容易发生乳糜漏。在一项Meta分析[28]中，总共涉及2 433例患者，其中1 207例为RAMIE，1 226例为MIE，结果未发现两种方法之间的差异。总的来说，两种方法乳糜漏的发生率似乎没有明显差异。

（五）气管瘘

Sarkaria等[48]在纪念斯隆-凯特琳癌症中心（MSKCC）最初的RAMIE经验中报告了2例气管支气管瘘和吻合口瘘的患者，作者警告在靠近气管处进行切割时存在热损伤风险。Park等[15]报告了1例经支架治疗的气管瘘，但未提供任何细节。van der Sluis等[19]报告了1例术中气道损伤，该损伤通过机器人心包补片修复。Duan等[33]报告了3例气管食管瘘，但没有提供详细信息。与管状胃缺血一样，由于机器人技术的专业性和经验的增加，近期的出版物中很少报道气管瘘。

（六）短期QoL

据估计，采用微创技术的短期疗效和QoL将优于开放手术方法。来自MSKCC的团队报道了RAMIE和OE[17-18]早期和2年后的患者QoL，结果显示短期功能评估类似，但在接受RAMIE手术的患者中发现2年后QoL有所改善。在一项倾向评分匹配的研究中[50]，与OE相比，RAMIE患者的长期健康相关QoL更优。密歇根大学团队最近发表的文章[51]发现传统的经食管入路和机器人经食管入路食管切除术的1年QoL没有差异。但仍然需要进行更多的研究来评估这个非常重要的结果。

（七）肿瘤学结果

随着外科医生机器人技术的熟练，喉返神经旁淋巴结的清扫数量增加，预计患者长期疗效特别是ESCC患者的长期疗效将得到改善。目前来看，RAMIE和MIE的短期和中期肿瘤学结果相似。Motoyama等[52]报道了RAMIE患者纵隔淋巴结局部复发率较低，作者指出这可能是因为RAMIE能够清扫更多的RLN旁淋巴结。目前正在进行的RAMIE试验和REVATE试验也将解答这个问题。

参考文献

[1] Biere S S, van Berge Henegouwen M I, Maas K W, et al. Minimally invasive versus open oesophagectomy for patients with oesophageal cancer: A multicentre, open-label, randomised controlled trial[J]. Lancet, 2012, 379(9829): 1887-1892.

[2] Straatman J, van der Wielen N, Cuesta M A, et al. Minimally invasive versus open esophageal resection: Three-year follow-up of the previously reported randomized controlled trial: The TIME trial[J]. Ann Surg, 2017, 266(2): 232-236.

[3] Luketich J D, Pennathur A, Franchetti Y, et al. Minimally invasive esophagectomy: Results of a prospective phase II multicenter trial-the eastern cooperative oncology group (E2202) study[J]. Ann Surg, 2015, 261(4): 702-707.

[4] Low D E, Alderson D, Cecconello I, et al. International consensus on standardization of data collection for complications associated with esophagectomy: Esophagectomy Complications Consensus Group (ECCG)[J]. Ann Surg, 2015, 262(2): 286-294.

[5] Schmidt H M, Gisbertz S S, Moons J, et al. Defining benchmarks for transthoracic esophagectomy: A multicenter analysis of total minimally invasive esophagectomy in low risk patients[J]. Ann Surg, 2017, 266(5): 814-821.

[6] Low D E, Kuppusamy M K, Alderson D, et al. Benchmarking complications associated with esophagectomy[J]. Ann Surg, 2019, 269: 291-298.

[7] Horgan S, Berger R A, Elli E F, et al. Robotic-assisted minimally invasive transhiatal esophagectomy[J]. Am Surg, 2003, 69(7): 624-626.

[8] Kernstine K H, DeArmond D T, Karimi M, et al. The robotic, 2-stage, 3-field esophagolymphadenectomy[J]. J Thorac Cardiovasc Surg, 2004, 127(6): 1847-1849.

[9] van Hillegersberg R, Boone J, Draaisma W A, et al. First experience with robot-assisted thoracoscopic esophagolymphadenectomy for esophageal cancer[J]. Surg Endosc, 2006, 20(9): 1435-1439.

[10] Li B, Yang Y, Toker A, et al. International consensus statement on robot-assisted minimally invasive esophagectomy (RAMIE)[J]. J Thorac Dis, 2020, 12(12): 7387-7401.

[11] Low D E, Allum W, De Manzoni G, et al. Guidelines for perioperative care in esophagectomy: Enhanced recovery after surgery (eras®) society recommendations[J]. World J Surg, 2019, 43(2): 299-330.

[12] Kingma B F, Grimminger P P, van der Sluis P C, et al. Worldwide techniques and outcomes in robot-assisted minimally invasive esophagectomy (RAMIE): Results from the multicenter international registry[J]. Ann Surg 2022, 276(5): e386-e392.

[13] Pointer D T Jr, Saeed S, Naffouje S A, et al. Outcomes of 350 robotic-assisted esophagectomies at a highvolume cancer center: A contemporary propensity-score matched analysis[J]. Ann Surg, 2022, 276(1): 111-118.

[14] Cerfolio R J, Wei B, Hawn M T, et al. Robotic Esophagectomy for Cancer: Early Results and Lessons Learned[J]. Semin Thorac Cardiovasc Surg, 2016, 28(1): 160-169.

[15] Park S Y, Kim D J, Yu W S, et al. Robot-assisted thoracoscopic esophagectomy with extensive mediastinal lymphadenectomy: experience with 114 consecutive patients with intrathoracic esophageal cancer[J]. Dis Esophagus, 2016, 29(4): 326-332.

[16] Puntambekar S, Kenawadekar R, Kumar S, et al. Robotic transthoracic esophagectomy[J]. BMC Surg, 2015, 15: 47.

[17] Sarkaria I S, Rizk N P, Goldman D A, et al. Early Quality of Life Outcomes After Robotic-Assisted Minimally Invasive and Open Esophagectomy[J]. Ann Thorac Surg, 2019, 108(3): 920-928.

[18] Vimolratana M, Sarkaria I S, Goldman D A, et al. Two-Year Quality of Life Outcomes After Robotic-Assisted Minimally Invasive and Open Esophagectomy[J]. Ann Thorac Surg, 2021, 112: 880-889.

[19] van der Sluis P C, Tagkalos E, Hadzijusufovic E, et al. Robot-Assisted Minimally Invasive Esophagectomy with Intrathoracic Anastomosis (Ivor Lewis): Promising Results in 100 Consecutive Patients (the European Experience)[J]. J Gastrointest Surg, 2021, 25(1): 1-8.

[20] Yerokun B A, Sun Z, Yang C J, et al. Minimally Invasive Versus Open Esophagectomy for Esophageal Cancer: A Population-Based Analysis[J]. Ann Thorac Surg, 2016, 102(2): 416-423.

[21] Weksler B, Sullivan J L. Survival after esophagectomy: A propensity-matched study of different surgical approaches[J]. Ann Thorac Surg, 2017, 104(4): 1138-1146.

[22] Ali A M, Bachman K C, Worrell S G, et al. Robotic minimally invasive esophagectomy provides superior surgical resection[J]. Surg Endosc, 2021, 35(11): 6329-6334.

[23] Harbison G J, Vossler J D, Yim N H, et al. Outcomes of robotic versus non-robotic minimally-invasive esophagectomy for esophageal cancer: An American College of Surgeons NSQIP database analysis[J]. Am J Surg, 2019, 218(6): 1223-1228.

[24] Ruurda J P, van der Sluis P C, van der Horst S, et al. Robot-assisted minimally invasive esophagectomy for esophageal cancer: A systematic review[J]. J Surg Oncol, 2015, 112: 257-265.

[25] Bongiolatti S, Annecchiarico M, Di Marino M, et al. Robot-sewn Ivor-Lewis anastomosis: Preliminary experience and technical details[J]. Int J Med Robot, 2016, 12(3): 421-426.

[26] Jin D, Yao L, Yu J, et al. Robotic-assisted minimally invasive esophagectomy versus the conventional minimally invasive one: A meta-analysis and systematic review[J]. Int J Med Robot, 2019, 15(3): e1988.

[27] Zheng C, Li X K, Zhang C, et al. Comparison of shortterm clinical outcomes between robot-assisted minimally invasive esophagectomy and video-assisted minimally invasive esophagectomy: A systematic review and meta-analysis[J]. J Thorac Dis, 2021, 13: 708-719.

[28] Manigrasso M, Vertaldi S, Marello A, et al. Robotic Esophagectomy. A Systematic Review with Meta-Analysis of Clinical Outcomes[J]. J Pers Med, 2021.

[29] Angeramo C A, Bras Harriott C, Casas M A, et al. Minimally invasive Ivor Lewis esophagectomy: Robot-assisted versus laparoscopic-thoracoscopic technique. Systematic review and meta-analysis[J]. Surgery, 2021, 170(6): 1692-1701.

[30] Chen J, Liu Q, Zhang X, et al. Comparisons of short-term outcomes between robot-assisted and thoraco-laparoscopic esophagectomy with extended two-field lymph node dissection for resectable thoracic esophageal squamous cell carcinoma[J]. J Thorac Dis, 2019, 11(9): 3874-3880.

[31] Meredith K, Blinn P, Maramara T, et al. Comparative outcomes of minimally invasive and robotic-assisted esophagectomy[J]. Surg Endosc, 2020, 34(2): 814-820.

[32] Deng H Y, Huang W X, Li G, et al. Comparison of shortterm outcomes between robot-assisted minimally invasive esophagectomy and video-assisted minimally invasive esophagectomy in treating middle thoracic esophageal cancer[J]. Dis Esophagus, 2018, 31(8): doy012.

[33] Duan X, Yue J, Chen C, et al. Lymph node dissection around left recurrent laryngeal nerve: Robot-assisted vs. video-assisted McKeown esophagectomy for esophageal squamous cell carcinoma[J]. Surg Endosc, 2021, 35(11): 6108-6116.

[34] Gong L, Jiang H, Yue J, et al. Comparison of the shortterm outcomes of robot-assisted minimally invasive, video-assisted minimally invasive, and open esophagectomy[J]. J Thorac Dis, 2020, 12: 916-924.

[35] Tsunoda S, Obama K, Hisamori S, et al. Lower incidence of postoperative pulmonary complications following robot-assisted minimally invasive esophagectomy for esophageal cancer: propensity score-matched comparison to conventional minimally invasive esophagectomy[J]. Ann Surg Oncol, 2021, 28(2): 639-647.

[36] Yang Y, Zhang X, Li B, et al. Short- and mid-term outcomes of robotic versus thoraco-laparoscopic McKeown esophagectomy for squamous cell esophageal cancer: A propensity score-matched study[J]. Dis Esophagus, 2020, 33(6): doz080.

[37] Park S, Hwang Y, Lee H J, et al. Comparison of robot-assisted esophagectomy and thoracoscopic esophagectomy in esophageal squamous cell carcinoma[J]. J Thorac Dis, 2016, 8: 2853-1861.

[38] Xu Y, Li X K, Cong Z Z, et al. Long-term outcomes of robotic-assisted versus thoraco-laparoscopic McKeown esophagectomy for esophageal cancer: A propensity scorematched study[J]. Dis Esophagus, 2021, 34: doaa114.

[39] Shirakawa Y, Noma K, Kunitomo T, et al. Initial introduction of robot-assisted, minimally invasive esophagectomy using the microanatomy-based concept in the upper mediastinum[J]. Surg Endosc, 2021, 35(12): 6568-6576.

[40] Tagkalos E, Goense L, Hoppe-Lotichius M, et al. Robot-assisted minimally invasive esophagectomy (RAMIE) compared to conventional minimally invasive esophagectomy (MIE) for esophageal cancer: A propensitymatched analysis[J]. Dis Esophagus, 2020, 33: doz060.

[41] Zhang Y, Han Y, Gan Q, et al. Early outcomes of Robot-assisted versus thoracoscopic-assisted ivor lewis esophagectomy for esophageal cancer: a propensity score-matched study[J]. Ann Surg Oncol, 2019, 26: 1284-1291.

[42] He H, Wu Q, Wang Z, et al. Short-term outcomes of robot-assisted minimally invasive esophagectomy for esophageal cancer: A propensity score matched analysis[J]. J Cardiothorac Surg, 2018, 13(1): 52.

[43] van der Sluis P C, van der Horst S, May A M, et al. Robot-assisted minimally invasive thoracolaparoscopic esophagectomy versus open transthoracic esophagectomy for resectable esophageal cancer: a randomized controlled trial[J]. Ann Surg, 2019, 269(4): 621-630.

[44] de Groot EM, van der Horst S, Kingma B F, et al. Robot-assisted minimally invasive thoracolaparoscopic esophagectomy versus open esophagectomy: Long-term follow-up of a randomized clinical trial[J]. Dis Esophagus, 2020, 33(Supplement_2): doaa079.

[45] Yang Y, Zhang X, Li B, et al. Robot-assisted esophagectomy (RAE) versus conventional minimally invasive esophagectomy (MIE) for resectable esophageal squamous cell carcinoma: Protocol for a multicenter prospective randomized controlled trial (RAMIE trial, robot-assisted minimally invasive Esophagectomy)[J]. BMC Cancer, 2019, 19(1): 608.

[46] Chao Y K, Li Z G, Wen Y W, et al. Robotic-assisted esophagectomy vs video-assisted thoracoscopic esophagectomy (REVATE): Study protocol for a randomized controlled trial[J]. Trials, 2019, 20(1): 346.

[47] Tagkalos E, van der Sluis PC, Berlth F, et al. Robot-assisted minimally invasive thoraco-laparoscopic esophagectomy versus minimally invasive esophagectomy for resectable esophageal adenocarcinoma, a randomized controlled trial (ROBOT-2 trial)[J]. BMC Cancer, 2021, 21(1): 1060.

[48] Sarkaria I S, Rizk N P, Finley D J, et al. Combined thoracoscopic and laparoscopic robotic-assisted minimally invasive esophagectomy using a four-arm platform: Experience, technique and cautions during early procedure development[J]. Eur J

Cardiothorac Surg,2013,43(5):e107-e115.

[49] Dezube A R, Kucukak S, De León L E, et al. Risk of chyle leak after robotic versus video-assisted thoracoscopic esophagectomy[J]. Surg Endosc,2022,36(2):1332-1338.

[50] Mehdorn A S, Möller T, Franke F, et al. Long-Term, Health-related quality of life after open and robot-assisted ivor-lewis procedures-a propensity scorematched study[J]. J Clin Med, 2020,9:3513.

[51] Williams A M, Kathawate R G, Zhao L, et al. Similar quality of life after conventional and robotic transhiatal esophagectomy[J].

Ann Thorac Surg,2022,113(2):399-405.

[52] Motoyama S, Sato Y, Wakita A, et al. Lower local recurrence rate after robot-assisted thoracoscopic esophagectomy than conventional thoracoscopic surgery for esophageal cancer[J]. Sci Rep,2021,11(1):6774.

翻译：杜建挺，福建医科大学附属协和医院胸外科
审校：郑斌，福建医科大学附属协和医院胸外科

doi:10.21037/aoe-21-56
Cite this article as: Chan EG, Sanchez MV. Narrative review of worldwide data on outcomes of robotic esophagectomy. Ann Esophagus,2023,6:24.

第十六章　机器人辅助微创食管切除术

Chigozirim N. Ekeke, James D. Luketich, Inderpal S. Sarkaria

Department of Cardiothoracic Surgery, The University of Pittsburgh School of Medicine and the University of Pittsburgh Medical Center, Pittsburgh, PA, USA

Contributions: (I) Conception and design: All authors; (II) Administrative support: JD Luketich, IS Sarkaria; (III) Provision of study materials or patients: JD Luketich, IS Sarkaria; (IV) Collection and assembly of data: CN Ekeke, IS Sarkaria; (V) Data analysis and interpretation: All authors; (VI) Manuscript writing: All authors; (VII) Final approval of manuscript: All authors.

Correspondence to: Inderpal S. Sarkaria, MD, MBA. Department of Cardiothoracic Surgery, University of Pittsburgh, Shadyside Medical Building, 5200 Center Ave., Suite 715, Pittsburgh, PA 15232, USA. Email: sarkariais@upmc.edu.

摘要：晚期难治性良性食管疾病和局部晚期食管癌的最佳手术方法仍存在争议。食管切除术对技术要求很高，可能导致严重的并发症甚至死亡。为降低并发症发生率，微创技术被采用，特别是机器人辅助方法。在过去的20年间，机器人手术已被许多胸外科医生广泛采用，并取得了一些技术上的进步，规避了传统开放或微创手术方法的固有限制。机器人辅助微创食管切除术（RAMIE）被认为是安全有效的，它降低了失血量、手术部位和呼吸道感染等并发症的发生率，并且疗效可接受。RAMIE的关键步骤包括适当的腹部和胸部腔镜端口放置、胃部移动、幽门成形术、管状胃构建、食管移动、最佳淋巴结清扫和创建食管胃吻合。机器人手术的熟练程度可以通过监测教程来实现，而在有相关经验的外科医生中，已经显示出早期的熟练途径。总的来说，早期的研究在方法和围手术期结果方面有所不同，但正在进行的前瞻性试验很少，长期数据仍然有限。我们重点关注描述RAMIE和非机器人方法之间差异的现有文献，并探讨在一个高手术量中心接受RAMIE患者的围手术期和术中治疗方法。

关键词：机器人食管切除术；机器人辅助食管切除术；食管癌

View this article at: http://dx.doi.org/10.21037/aoe-20-34

一、引言

食管切除术是晚期难治性良性食管疾病和局部晚期食管恶性肿瘤多模式治疗的核心组成部分[1-2]。鉴于这种手术的围手术期并发症发生率高和术中的复杂性，外科医生继续完善手术方法，以保证患者安全，同时产生最佳的治疗效果。目前对手术切除的最佳方法仍然存在很大的争议，但随着人们对手术技术的接受程度不断提高，技术也在不断完善。

开放式食管切除术（OE）、微创食管切除术（MIE）和机器人辅助微创食管切除术（RAMIE）是公认的晚期良性和恶性疾病的食管切除方法[3-5]。

与MIE和RAMIE相比，OE的围手术期并发症发生率更高[6]。减少手术创伤（失血、手术部位和肺部感染）、住院时间和并发症是MIE与OE相比的优势所在[7-8]。然而，有限的清晰度和二维视图、不理想的光学稳定性和有限的自由度是MIE的固有限制[9]。

对RAMIE的早期研究证实了该手术的可行性，同时提供了与MIE相比更好的结果[9-14]。RAMIE技术的发展克服了MIE固有的技术局限性，机器人可通过动作的转换来实现更精确的解剖操作，并具备自我辅助能力[8-9]。可能由于这些改进，RAMIE越来受欢迎，同时也保证了患者的安全，获得了有效的肿瘤学结果，并改善了围手术期的治疗结果[9-15]。

RAMIE的最初经验是在千禧年之际推出的。2003年，Horgan等[16]报告了最早的机器人辅助经食管切除术。之后不久，Kernstine等[17]描述了第一个使用McKeown方法的RAMIE研究。这项研究包括14例食管癌前病变（2例）和恶性病变（12例）的患者。第一个亚组3例患者接受了机器人胸腔部分的食管切除术，而腹部则通过开腹手术进行；另一个亚组的3例患者接受了类似的手术，加入了胸导管结扎和视频辅助腹腔镜手术；最后一个亚组（8例）接受了完全的RAMIE。这项研究统计的中位手术时间为11.2 h，操作台上所用时间为4.9 h（开放经食管裂孔入路仅需要4.2 h），这提示了在研究时需要提高术中效率[17]。van der Sluis等[11]描述了其对108例患者行机器人手术经验的前瞻性研究，中位手术时间为381 min。肺部并发症（37%）是比较常见的术后并发症之一，术中失血量中位数为340 mL。吻合口瘘和乳糜胸的发生率分别为19%和18%。这些结果与当时RAMIE的普遍经验一致。

Sarkaria等[18]进行了一项前瞻性试验，比较了RAMIE（64例）和OE（164例）的疗效和安全性。大多数患者接受了Ivor Lewis方法（RAMIE 62例，开腹103例），并接受了诱导化疗（80.2% vs 73.4%）。两组的R0切除率相当（97.2% vs 96.9%），但RAMIE组ICU住院人数较少（$P=0.03$），肺部（14% vs 34%，$P=0.014$）和感染并发症（17.2% vs 38%，$P=0.029$）减少。两组之间的主要并发症、30天和90天病死率没有差异，但RAMIE组的失血量较少（250 mL vs 350 mL，$P<0.001$），疼痛严重程度较低（$P<0.05$）。

ROBOT试验是第一项比较RAMIE（56例）和开腹手术（56例）的随机对照试验，以评估术后并发症和生活质量[19]。与开放式方法相比，RAMIE的术后并发症发生率较低，失血量减少（400 mL vs 569 mL，$P<0.001$），患者术后疼痛持续时间较短。另一项多中

心前瞻性试验[20]，即RAMIE与MIE治疗可切除食管鳞状细胞癌的试验正在进行中，这项研究比较了RAMIE（180例）和MIE（180例）对可切除食管鳞状细胞癌患者的安全性和疗效的差异。主要终点包括5年生存率、3年生存率、5年无病生存率、生活质量和短期结果[20]。

此外，与MIE相比，改善淋巴结检出率是RAMIE的一个优势[21-23]。Deng等[21]根据RAMIE与MIE之间的结果进行了倾向评分匹配分析，并报告了RAMIE组与MIE组相比，喉返神经淋巴结的检出量更多[平均值：（1.0±1.8）枚 vs（0.4±0.8）枚，$P=0.033$]，总淋巴结检出量也更大（20.6枚 vs 17.9枚，$P=0.048$），但没有增加喉返神经损伤的风险。

基于现有的回顾性研究和RAMIE试验，有越来越多的数据表明RAMIE与OE和MIE相比，可以提供更佳的术后效果和有利的技术优势[11,17,19]。

对食管癌患者的治疗来说，我们强调实施RAMIE的技术方法和管理。

二、术前评估

RAMIE的术前评估与MIE或OE无差异。患者要接受彻底的术前检查，包括体格检查、实验室检查、影像诊断和分期。对患者（特别是对接受过诱导化疗或经历过有限的口服营养支持的患者）的营养状况进行评估。同时医生对患者进行肺功能和心脏压力测试以进一步评估心肺功能储备。此外，外科医生应优化患者术前身体功能，并让患者参与预康复，以改善生理储备和术后恢复。

胸部、腹部和盆腔的^{18}F-FDG PET/CT被用于检测远处转移性疾病的存在，以及评估患者对诱导治疗的反应。食管胃十二指肠镜和超声内镜（EUS）通过评估肿瘤累及程度和区域淋巴结受累情况来对恶性肿瘤进行局部分期。如果是上胸到中胸的食管病变，则利用支气管镜评估，以评估气管支气管的受累情况。

三、操作技术

（一）腹部部分

1. 围手术期注意事项和患者定位

所有患者在麻醉诱导前都要接受预防剂量的皮下依诺肝素或肝素注射。患者在接受全身麻醉诱导和气管插管后，被置于仰卧姿势。在本中心，我们常规使

用动脉血管和大口径外周静脉血管进行血流动力学监测和抢救。

外科医生常规进行食管胃十二指肠镜检查，主要是为了评估肿瘤的近端和远端范围。重要的是要评估胃的受累情况，以及肿瘤向贲门的延伸情况，这可能会影响到远端边缘，并禁止使用胃作为导管。在这个内镜检查中，最小的充气量是最重要的，以防止在腹腔镜检查前肠道的过度膨胀。患者被安置在床的右侧，以方便使用肝脏牵引器（DiamondFlex）和稳定系统（MediFlex）。放置一个脚板以支持患者在反垂头仰卧位时的姿势。患者的左臂被收起并固定，而右臂保持外展。

手术台的位置允许机器人推车装置和机械臂（达芬奇Xi手术机器人）在患者身体的中线上安全进入。

2. 端口的安置

腹部入路是由外科医生决定的。一般来说，我们利用一个标准的5 mm光学分离器，在中线摄像头部位或"右手"（左上腹）工作部位直接进入腹部。这个端口后来被换成了机器人的8 mm端口，5 mm的光学分离器被保留下来，在右侧肋下部位用于引入肝脏牵引器。另外，机器人的8 mm端口可以通过可直接开刀的Hassan技术插入。在15 mmHg的压力下实现CO_2充气，并利用30°的机器人摄像头来观察后续端口的安全放置。虽然更新的机器人平台（达芬奇Xi）上可做到更小的距离，但还是建议机器人端口之间的距离约为9 cm，以减少碰撞并优化床旁协助。在左肋下缘和左锁骨中线插入8 mm的端口，与腹中对齐，在右锁骨中线插入一个12 mm的机器人端口，以便之后容纳机器人腔镜缝合器。在这个部位使用一个8 mm的减速器，以便在大部分解剖过程中容纳"左手"器械。在右侧肋下边缘也有一个5 mm的端口，注意避免无意中损伤升结肠。将肝脏牵引器放在5 mm的端口，将机器人无创伤抓取器（小抓取器）放在8 mm的左肋下端口，使用8 mm的减速器将双极钳（Force Bipolar或Fenestrate Bipolar）放在12 mm的右锁骨中线端口，以及机器人超声剪（Harmonic Scalpel）处在8 mm的左锁骨中线端口。

一个12 mm的标准腹腔镜端口被插入右腰椎水平位置，在12 mm的右锁骨中部和8 mm的脐部端口之

间。如果不使用机器人腔镜缝合器，这个端口将被用于床旁协助、额外的回缩和随后的腔镜缝合器。其次，这个端口提供了一个替代的入口部位，以便在胃腹腔镜和网膜动员时使用摄像头。

图16-1A显示了RAMIE的端口放置。

（二）胃部调动

在实现反垂头仰卧位后，我们开始解剖，暴露小囊并分割小网膜。作为对疾病范围和可切除性的初步评估，进行有限的剥离以确定受累情况。

食管裂孔环、主动脉、胰体尾以及腹腔轴都要进行解剖。在这个解剖过程中，可能会遇到被替换的左肝动脉，如果在临时动脉结扎后没有证据表明肝脏左叶有血管损伤，通常会被忽略掉。在大约5%的病例中，必须保留一条重要的被替换的动脉，以避免严重的肝脏缺血。清扫胃后、肝周和脾周的淋巴结，并将其提升到胃左动脉和静脉的分界线以上。这些淋巴组织将与手术标本一起被完全切除。用机器人辅助臂对胃部进行向前牵引，可以充分暴露左胃血管基底和腹腔。通过12 mm的"左手"端口插入机器人腔镜切割吻合器，用来分割左胃血管干。

在保持胃部前部回缩的同时，通过解除粘连来进一步实现胃后部的游离，并使用超声剪从后部分割胃短动脉。在游离左胃的同时解剖胃脾血管，并重新进入小囊以进一步游离胃直至幽门。

使用近红外成像的术中荧光血管成像技术是术中可视化导管灌注的有用辅助工具[24-25]。静脉注射10 mg吲哚菁绿（ICG），通过机器人平台光学系统（Firefly，USA）内置的近红外荧光成像来观察导管和血管供应。根据我们之前的经验，在静脉注射ICG后，近红外成像血管造影在所有病例中都找到了胃底动脉（寻找的中位时间为37 s）[24,26]。Ladak等[27]描述了术中ICG在可视化微血管灌注和导管部位选择方面的作用，从而减少了食管切除术后的吻合口瘘。关于近红外成像创新应用的初步报告显示，其在机器人辅助的腹腔镜胃切除术中可用于改善淋巴结的可视化情况[28]。

在使用左侧机器人辅助臂的情况下，通过对胃大弯的内侧和上侧进行回缩，可以清楚地暴露胃网膜弓通道。要注意沿胃大弯充分保留胃网膜弓，手术医生必须坚持"不接触"原则，以减少导管对胃部的创伤。

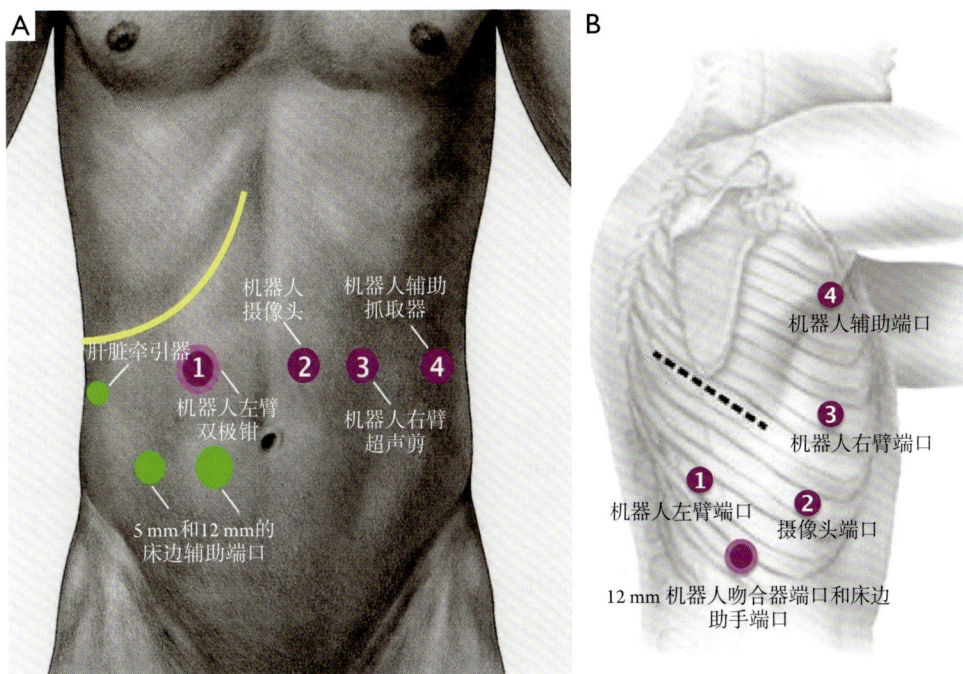

机器人辅助食管切除术的端口放置：腹腔部分（A）和胸腔部分（B）。

图16-1　RAMIE的端口放置

1. 幽门成形术

用左侧的机器人助手臂将胃窦向左缩回，以优化幽门的视野。梅奥静脉可作为一个标志，以确定幽门成形术的实施位置。在幽门外侧放置不可吸收的回缩缝线（2-0 Ethibond）。使用超声剪打开幽门，以Heineke-Mikulicz的方式进行幽门成形术，使用4~6条间断缝线横向缝合。

2. 管状胃的建造

左侧肋下机器人辅助臂将胃底的移动端向左上腹缩回，另外一个机器人抓取器将胃窦向下侧缩回。在移除鼻胃管后，机器人胃肠吻合器被插入12 mm的"左手"辅助端口。连续应用吻合器来创建一个直径为3~4 cm的管状胃。过程中，要注意保持管状胃的正确方向。管状胃被固定在手术标本上，以便在胸腔镜进入胸腔时能有适当的方向。

3. 空肠造瘘管放置

使用标准的腹腔镜方法放置一个12 Fr空肠造瘘管。

（三）胸腔部分

1. 端口安置

患者位于左侧卧位。右臂应处于中立位置，进行无菌准备和铺巾。在直视下，可使用带光学分离器的机器人5 mm端口进入腋窝后线最前面的端口部位（小抓取器）。在8 mmHg压力下进行CO_2充气，并放置其余的端口。在直视下将8 mm摄像头端口引入腋窝中后缘的第八肋间，并在第三和第五肋间额外预留8 mm。在第八或第九肋间放置一个8 mm的机器人端口，大致与肩胛骨尖端位置一致，位于裂孔上方（Force Bipolar Grasper或Fenestrated Biopolar Grasper）。在"左手"端口和摄像头端口之间的膈肌水平插入一个12 mm的机器人辅助端口。这被用作辅助端口以及机器人腔镜吻合器端口。机器人推车在端口上移动并停靠。

胸腔部分RAMIE端口的位置见图16-1B。

2. 游离食管

使用机器人抓取牵引器将肺右下叶往上牵引，使用谐波手术刀将下韧带分割到下肺静脉水平。随后，将右肺向前方牵开，用超声剪将覆盖在食管上的后纵隔胸膜剖开，并将其移至颈静脉水平。所有淋巴结组织都与食管一起被处理，隆突下淋巴结的剥离应小心翼翼地进行，以避免损伤气管支气管树的后部膜质部分。钝性剥离和正确使用热能是防止气道热损伤的关键。机器人双极钳可能是解剖的另一种选择。在成功解剖后纵隔至颈静脉水平后，使用内镜切割吻合器分割静脉。迷走神经也被分割，以减少对喉返神经的牵引损伤，保留或切断其肺部分支的尾部，以降低吸入性肺炎和肺部并发症的发生风险。

通过机器人实现在上纵隔有限的区域内进行更好的解剖，而胸腔镜的器械解剖可能更具挑战性。Chao等[29]证明，采用RAMIE后，沿左喉返神经的淋巴清扫率更高，同时降低了其损伤的概率。REVATE试验是一项正在进行的随机对照试验，将前瞻性地比较RAMIE和MIE，以评估沿左喉返神经进行根治性淋巴结清扫的结果[23]。

解剖应该在腹股沟上方3~4 cm处结束。如有必要，可将解剖深入到胸腔入口。所有的胸导管分支和主动脉食管穿支都可以用夹子结扎。有人建议进行胸导管切除术，不过我们在实践中没有常规进行。虽然目前还不清楚整个胸导管的切除是否对患者预后有明显影响，但根据外科医生的经验和技术，这个操作可以完成。一些研究表明，胸导管切除在获得较高的淋巴结取样数和更准确的肿瘤分期方面有优势[30]。其他良好匹配的研究表明，常规切除胸导管或不切除胸导管的病例在总生存率和无病生存率方面没有差异[31]。

在完成食管裂孔解剖后，将管状胃和标本引入胸腔，同时保持适当的方向，注意吻合器线应朝向侧面位置。重点是要小心处理管状胃，以减少对管状胃和邻近胃的胃膜弓的创伤。分开固定管状胃和标本的缝线，将导管固定在横膈膜上，以防止其缩回至腹腔。将标本侧向收回，并将其上移至胸腔入口的水平。

在沿对侧胸膜、主动脉周围区域以及左主支气管和心包进行淋巴结的清扫时，外科医生必须注意气管的位置。

大约在颈静脉上方3~4 cm处，鼻胃管向近端缩回，食管被分割。通过延长第五肋间孔的位置创建一个入路切口，并插入一个伤口保护器。将标本整块切除，并送去进行病理研究。

（四）食管胃吻合术的建立

用机器人辅助抓取器夹住食管口，并将一个28 mm的铁砧插入食管远端开口。在插入之前，用机器人做一个"棒球"样的荷包缝合，以确保砧板到位，并在最初固定砧板之后再缝合一条线用于加固。将管状胃与横膈膜分离，在管状胃上做一个近端胃切口，将超长端端吻合器（DST XL）引入入路切口并置于管状胃的近端部分。吻合器的钉子沿着管状胃的大弯展开，正好在血管弓的起源处。砧板和腔镜吻合器对接，并以正确的方向实现组织贴合。吻合口被创建，胃切口连同管状胃的多余部分被密封，并用机器人胃肠腔镜吻合器移除。吻合处可以用网膜瓣覆盖固定。研究表明，用网膜瓣包裹吻合口后有可能减少吻合口瘘和狭窄率[32-34]。鼻胃管在直视下被重新推进。

在心尖位置放置一个28 Fr胸管，在吻合口后方的附近放置一个Jackson-Pratt引流管。

四、术后管理

一般来说，患者在手术室拔管并进入重症监护室。我们建议进行输液，并鼓励患者在术后第一天就尽早行走。患者在术后第二天出院，并开始以缓慢的速度进行管饲（通过空肠造口管）。在术后第五天，移除鼻胃管，并进行食管钡餐检查以评估吻合口的完整性。如果没有渗漏就开始吃流食，并在出院前拔掉胸管。患者在手术后1~2周内到门诊随访。在门诊中评估并移除吻合口引流管，并根据患者对固体食物的耐受能力移除空肠造瘘管。

五、讨论

尽管采用MIE方法降低了手术并发症发生率，但将RAMIE与MIE或OE进行比较的研究有限。MIE的缺点主要集中在技术上的限制：自由度有限、学习曲线长、二维视图以及需要与助手协调[35-36]。RAMIE的技术进步使外科医生能够克服视觉上的限制，同时对纵隔淋巴结、支气管周围和食管周围平面进行精确的无创伤解剖[9]。通过机器人的可视化和器械臂的灵巧性，MIE具有挑战性部分（食管胃吻合口的建立-加强、幽门成形术、食管裂孔解剖）得到了改善。由于机器人的光学和自由度优势，一般的解剖可以更精确地进行。此外，卓越的三维视图、改进的放大倍率、灵巧性和自我协助能力是机器人辅助手术中有利的技术特点。

机器人的应用允许外科医生以多种方式进行胸腔镜吻合术：机器人手缝、圆形吻合器或线性吻合器。Plat等[37]发表了一篇评论，讨论了多种吻合技术的优势和局限性。圆形吻合器被统一采用，特别是在外科医生过渡到机器人平台时。线性吻合器和手缝技术在技术上更具挑战性，但不需要床旁协助进行[37]。据我们所知，目前还没有前瞻性的研究来证明哪种技术更优。

我们的机构在利用RAMIE治疗食管癌患者方面取得了良好的效果。Okusanya等[14]描述了我们对25例患者使用RAMIE的初步经验，我们中位手术时间为661 min，中位失血量为250 mL。有8%的转换率（4例），但术后30天或90天内没有死亡病例。这项研究显示，病死率（0 vs 2.8%）与我们机构以前的MIE研究（1 011例）相当。R0切除率（96% vs 98%）、淋巴结检出数量（26枚 vs 19枚）和吻合口瘘发生率（4% vs 5%）也相当[38]。Cerfolio等[13]对22例接受RAMIE的患者进行了一项回顾性研究：病例的中位失血量为75 mL，收获了17枚淋巴结；没有患者从胸腔镜转换到开胸手术，但进行了一次腹腔转换。所有患者都实现了R0切除。Weksler等[39]证明了RAMIE（11例）和胸腔镜MIE（26例）的效果相当。两种方法的手术时间（439 min vs 483 min）、失血量（20 mL vs 26 mL）、淋巴结检出量（23枚 vs 23枚）和ICU住院时间（8.7天 vs 10天）都是相当的。

鉴于外科医生对RAMIE方法的兴趣和技术本身的适用性不断增强，该技术的外科培训数量也在不断增加，学习曲线也变得更加明确，以便为外科受训者和外科医生提供指导。Hernandez等[40]在经验丰富的食管外科医生进行了20例手术后，报告了RAMIE方法的手术熟练度；Zhang等[41]针对26例RAMIE病例报告了手术时间的减少。Sarkaria等[42]根据纪念斯隆-凯特琳癌症中心接受RAMIE手术的100例患者队列，强调了达到熟练程度的学习曲线，90天病死率为1%，并建议需要40~45例才能达到熟练程度并将并发症发生率减至最低。在实施监督计划的情况下，也对学习曲线进行了评估，结果是在监督下完成24例手术可达到熟练程度，而无监督则需要70例[43]。根据英国上消化道外科

医生协会和腹腔镜外科医生协会[44]报道，MIE方法可能需要30~50例才可以掌握。其他回顾性研究认为至少需要35~40例才能熟练掌握MIE方法[45]。

RAMIE队列的早期熟练程度，可能归因于先前在非机器人食管切除术和前肠病例中的经验。因此，通过实施外科学员和外科医生的监督/培训计划，可以缩短RAMIE的学习曲线。

改善手术解剖和降低RAMIE后并发症发生率的努力仍在进行中。迄今为止，在临床前的尸体研究中已完成了3例经颈达芬奇单孔机器人辅助食管切除术，其中2例达芬奇SP完成，1例达芬奇Xi完成[46]。3个尸体模型都完成了食管游离，但达芬奇SP允许更广泛的食管解剖（到食管裂孔水平），而达芬奇Xi能达到颈部水平）。这种方法可能有以下好处：食管肿瘤剥离范围大，左上喉返神经水平的淋巴结清扫得到改善，胸膜外清扫导致的肺部后遗症减少[46]。术中诊断辅助手段包括用于术中分子成像的肿瘤特异性荧光标志物，类似于用于检测肺腺癌的标志物，可能在检测食管癌和评估手术切缘方面发挥作用[47]。

我们详细说明了RAMIE的可行性，与其他显示RAMIE的短期结果良好的研究结果一致。未来需要更多的前瞻性研究来确定RAMIE和MIE与OE之间的长期肿瘤学疗效差异。

参考文献

[1] Omloo J M, Lagarde S M, Hulscher J B, et al. Extended transthoracic resection compared with limited transhiatal resection for adenocarcinoma of the mid/distal esophagus: Five-year survival of a randomized clinical trial[J]. Ann Surg, 2007, 246(6): 992-1000.

[2] Burmeister B H, Smithers B M, Gebski V, et al. Surgery alone versus chemoradiotherapy followed by surgery for resectable cancer of the oesophagus: A randomised controlled phase III trial[J]. Lancet Oncol, 2005, 6(9): 659-668.

[3] Turner G G. Carcinoma of the esophagus: The question of its treatment by surgery[J]. Lancet, 1936, 227: 130-134.

[4] Lewis I. The surgical treatment of carcinoma of the oesophagus; with special reference to a new operation for growths of the middle third[J]. Br J Surg, 1946, 34: 18-31.

[5] Mathisen D J, Grillo H C, Wilkins EW Jr, et al. Transthoracic esophagectomy: A safe approach to carcinoma of the esophagus[J]. Ann Thorac Surg, 1988, 45(2): 137-143.

[6] Hulscher J B, van Sandick J W, de Boer A G, et al. Extended

transcthoracic resection compared with limited transhiatal resection for adenocarcinoma of the esophagus[J]. N Engl J Med, 2002, 347(21): 1662-1669.

[7] Nguyen N T, Follette D M, Wolfe B M, et al. Comparison of minimally invasive esophagectomy with transthoracic and transhiatal esophagectomy[J]. Arch Surg, 2000, 135(8): 920-925.

[8] Luketich J D, Alvelo-Rivera M, Buenaventura P O, et al. Minimally invasive esophagectomy: Outcomes in 222 patients[J]. Ann Surg, 2003, 238(4): 486-494.

[9] van Hillegersberg R, Boone J, Draaisma W A, et al. First experience with robot-assisted thoracoscopic esophagolymphadenectomy for esophageal cancer[J]. Surg Endosc, 2006, 20(9): 1435-1439.

[10] Okusanya O T, Hess N R, Luketich J D, et al. Technique of robotic assisted minimally invasive esophagectomy (RAMIE)[J]. J Vis Surg, 2017, 3: 116.

[11] van der Sluis P C, Ruurda J P, Verhage R J, et al. Oncologic long-term results of robot-assisted minimally invasive thoraco-laparoscopic esophagectomy with two-field lymphadenectomy for esophageal cancer[J]. Ann Surg Oncol, 2015, 22 Suppl 3: S1350-S1356.

[12] Sarkaria I S, Rizk N P. Robotic-assisted minimally invasive esophagectomy: The Ivor Lewis approach[J]. Thorac Surg Clin, 2014, 24(2): 211-22, vii.

[13] Cerfolio R J, Bryant A S, Hawn M T. Technical aspects and early results of robotic esophagectomy with chest anastomosis[J]. J Thorac Cardiovasc Surg, 2013, 145(1): 90-96.

[14] Okusanya O T, Sarkaria I S, Hess N R, et al. Robotic assisted minimally invasive esophagectomy (RAMIE): The University of Pittsburgh Medical Center initial experience[J]. Ann Cardiothorac Surg, 2017, 6(2): 179-185.

[15] Zhang X, Su Y, Yang Y, et al. Robot assisted esophagectomy for esophageal squamous cell carcinoma[J]. J Thorac Dis, 2018, 10(6): 3767-3775.

[16] Horgan S, Berger R A, Elli E F, et al. Robotic-assisted minimally invasive transhiatal esophagectomy[J]. Am Surg, 2003, 69(7): 624-626.

[17] Kernstine K H, DeArmond D T, Shamoun D M, et al. The first series of completely robotic esophagectomies with three-field lymphadenectomy: Initial experience[J]. Surg Endosc, 2007, 21(12): 2285-2292.

[18] Sarkaria I S, Rizk N P, Goldman D A, et al. Early quality of life outcomes after robotic-assisted minimally invasive and open esophagectomy[J]. Ann Thorac Surg, 2019, 108(3): 920-928.

[19] van der Sluis P C, Ruurda J P, van der Horst S, et al. Robot-assisted minimally invasive thoraco-laparoscopic esophagectomy versus open transthoracic esophagectomy for resectable esophageal cancer, a randomized controlled trial (ROBOT trial)[J]. Trials, 2012, 13: 230.

[20] Yang Y, Zhang X, Li B, et al. Robot-assisted esophagectomy (RAE) versus conventional minimally invasive esophagectomy (MIE) for resectable esophageal squamous cell carcinoma: Protocol for a multicenter prospective randomized controlled trial (RAMIE trial, robot-assisted minimally invasive Esophagectomy)[J]. BMC Cancer, 2019, 19(1): 608.

[21] Deng H Y, Luo J, Li S X, et al. Does robot-assisted minimally invasive esophagectomy really have the advantage of lymphadenectomy over video-assisted minimally invasive esophagectomy in treating esophageal squamous cell carcinoma? A propensity score-matched analysis based on short-term outcomes[J]. Dis Esophagus, 2019, 32(7): doy110.

[22] Park S, Hwang Y, Lee H J, et al. Comparison of robot-assisted esophagectomy and thoracoscopic esophagectomy in esophageal squamous cell carcinoma[J]. J Thorac Dis, 2016, 8: 2853-2861.

[23] Chao Y K, Li Z G, Wen Y W, et al. Robotic-assisted Esophagectomy vs Video-Assisted Thoracoscopic Esophagectomy (REVATE): Study protocol for a randomized controlled trial[J]. Trials, 2019, 20(1): 346.

[24] Okusanya O, Lu M, Luketich J D, et al. Intraoperative near infrared fluorescence imaging for the assessment of the gastric conduit[J]. J Thorac Dis, 2019, 11(Suppl 5): S750-S754.

[25] Okusanya O T, Hess N R, Luketich J D, et al. Infrared intraoperative fluorescence imaging using indocyanine green in thoracic surgery[J]. Eur J Cardiothorac Surg, 2018, 53(3): 512-518.

[26] Sarkaria I S, Bains M S, Finley D J, et al. Intraoperative near-infrared fluorescence imaging as an adjunct to robotic-assisted minimally invasive esophagectomy[J]. Innovations (Phila), 2014, 9(5): 391-393.

[27] Ladak F, Dang J T, Switzer N, et al. Indocyanine green for the prevention of anastomotic leaks following esophagectomy: A meta-analysis[J]. Surg Endosc, 2019, 33(2): 384-394.

[28] Herrera-Almario G, Patane M, Sarkaria I, et al. Initial report of near-infrared fluorescence imaging as an intraoperative adjunct for lymph node harvesting during robot-assisted laparoscopic gastrectomy[J]. J Surg Oncol, 2016, 113: 768-770.

[29] Chao Y K, Hsieh M J, Liu Y H, et al. Lymph node evaluation in robot-assisted versus video-assisted thoracoscopic esophagectomy for esophageal squamous cell carcinoma: A propensity-matched analysis[J]. World J Surg, 2018, 42: 590-598.

[30] Matsuda S, Takeuchi H, Kawakubo H, et al. Clinical outcome of transthoracic esophagectomy with thoracic duct resection: Number of dissected lymph node and distribution of lymph node metastasis around the thoracic duct[J]. Medicine, 2016, 95: e3839.

[31] Oshikiri T, Takiguchi G, Miura S, et al. Thoracic duct resection during esophagectomy does not contribute to improved prognosis in esophageal squamous cell carcinoma: A propensity score

matched-cohort study[J]. Ann Surg Oncol, 2019, 26: 4053-4061.

[32] Liu K, Zhang G C, Cai Z J. Avoiding anastomotic leakage following esophagogastrostomy[J]. J Thorac Cardiovasc Surg, 1983, 86: 142-145.

[33] Goldsmith H S, Kiely A A, Randall H T. Protection of intrathoracic esophageal anastomoses by omentum[J]. Surgery, 1968, 63: 464-466.

[34] Zhang K, Yang Y H. Use of pedicled omentum in oesophagogastric anastomosis: analysis of 100 cases[J]. Ann R Coll Surg Engl, 1987, 69: 209-211.

[35] Germain A, Bresler L. Robotic-assisted surgical procedures in visceral and digestive surgery[J]. J Visc Surg, 2011, 148: e40-46.

[36] Ruurda J P, van Vroonhoven T J, Broeders I A. Robot-assisted surgical systems: A new era in laparoscopic surgery[J]. Ann R Coll Surg Engl, 2002, 84: 223-226.

[37] Plat V D, Stam W T, Schoonmade L J, et al. Implementation of robot-assisted Ivor Lewis procedure: Robotic hand-sewn, linear or circular technique?[J]. Am J Surg, 2020, 220: 62-68.

[38] Luketich J D, Pennathur A, Awais O, et al. Outcomes after minimally invasive esophagectomy: Review of over 1000 patients[J]. Ann Surg, 2012, 256: 95-103.

[39] Weksler B, Sharma P, Moudgill N, et al. Robot-assisted minimally invasive esophagectomy is equivalent to thoracoscopic minimally invasive esophagectomy[J]. Dis Esophagus, 2012, 25: 403-409.

[40] Hernandez J M, Dimou F, Weber J, et al. Defining the learning curve for robotic-assisted esophagogastrectomy[J]. J Gastrointest Surg, 2013, 17: 1346-1351.

[41] Zhang H, Chen L, Wang Z, et al. The learning curve for robotic McKeown esophagectomy in patients with esophageal cancer[J]. Ann Thorac Surg, 2018, 105: 1024-1030.

[42] Sarkaria I S, Rizk N P, Grosser R, et al. Attaining proficiency in robotic-assisted minimally invasive esophagectomy while maximizing safety during procedure development[J]. Innovations (Phila), 2016, 11: 268-273.

[43] van der Sluis P C, Ruurda J P, van der Horst S, et al. Learning curve for robot-assisted minimally invasive thoracoscopic esophagectomy: Results from 312 cases[J]. Ann Thorac Surg, 2018, 106: 264-271.

[44] The Association of Upper Gastrointestinal Surgeons (AUGIS) and the Association of Laparoscopic Surgeons (ALS) of Great Britain & Ireland. A consensus view and recommendations on the development and practice of minimally invasive oesophagectomy[EB/OL]. [2009-9]. http://www.augis.org.

[45] Tapias L F, Morse C R. Minimally invasive Ivor Lewis esophagectomy: Description of a learning curve[J]. J Am Coll Surg, 2014, 218: 1130-1140.

[46] Grimminger P P, van der Sluis P C, Stein H, et al. Feasibility of transcervical robotic-assisted esophagectomy (TC-RAMIE) in a cadaver study—A future outlook for an extrapleural approach[J]. Appl Sci, 2019, 9: 3572.

[47] Predina J D, Okusanya O, Newton A D, et al. Standardization and optimization of intraoperative molecular imaging for identifying primary pulmonary adenocarcinomas[J]. Mol Imaging Biol, 2018, 20: 131-138.

翻译：聂军，皖南医学院第一附属弋矶山医院胸外科
审校：郭旭峰，上海交通大学医学院附属胸科医院胸外科

doi: 10.21037/aoe-20-34
Cite this article as: Ekeke CN, Luketich JD, Sarkaria IS. Robotic-assisted minimally invasive esophagectomy. Ann Esophagus, 2021, 4: 7.

第十七章　机器人辅助食管切除术能清扫更多淋巴结吗

Carlos Eduardo Domene, Paula Volpe

CIMA - Centro Integrado de Medicina Avançada, São Paulo, Brazil
Contributions: (I) Conception and design: All authors; (II) Administrative support: None; (III) Provision of study materials or patients: None; (IV) Collection and assembly of data: None; (V) Data analysis and interpretation: None; (VI) Manuscript writing: All authors; (VII) Final approval of manuscript: All authors.
Correspondence to: Carlos Eduardo Domene. Professor of Surgery University of Sao Paulo Medical School, São Paulo, Brazil.
Email: cedomene@terra.com.br.

摘要：食管切除术被认为是一种高并发症发病率和高病死率的超大型手术。食管切除术的结果与外科医生的经验和医院的手术量直接相关。微创食管切除术（MIE）旨在实现经胸食管切除术和充分的淋巴结清扫，同时减少与开胸手术相关的并发症发病率。结果显示，MIE与失血量显著降低、住院时间缩短相关，且淋巴结清扫数目与开放食管切除术无差异。

关键词：食管癌；食管切除术；机器人手术

View this article at: http://dx.doi.org/10.21037/aoe.2020.02.03

一、历史

胸腔镜下食管切除术于1993年被首次报道，被称为整体食管切除术[1]。开放式食管切除术的病死率为8%~23%，微创食管切除术的病死率显著下降到2%以下[2-3]。

第一例（机器人辅助）经胸食管切除术由Melvin等[4]于2002年实施；Horgan等[5]于2003年报道了18例高级别上皮内瘤变和食管癌的病例；Kernstine等[6]于2004年在14例患者中引进了机器人辅助微创食管切除术（RAMIE），率先成功实施了三野淋巴结清扫。他们在2008年发表了一篇大型的研究报道[7]。RAMIE与传统的视频辅助微创食管切除术（video-assisted minimally invasive esophagectomy，VAMIE）比较，其机械臂和仪器具有更好的操作性；与VAMIE的传统二维（2

Dimensions，2D）视野相比，机器人具有良好的三维（3 Dimensions，3D）可视化视野。

机器人手术采用俯卧位[8]，允许在没有选择性支气管插管的情况下进行食管切除术，从而显著减少肺部并发症的发生率，肺部并发症是开放和传统腔镜食管切除术的主要并发症之一[9]。

二、引言

食管癌是世界上第六大癌症死因。据估计，每年约有超过45万例食管癌新发病例，以及40多万人死亡。食管癌有两种最常见的类型：腺癌和鳞状细胞癌。它们的病因、位置和自然进化是完全不同的。食管鳞状细胞癌最重要的病因是吸烟和酗酒，它们主要位于食管较高的位置，主要在食管中部。腺癌常与胃食管反流相关，发生在食管胃结合部。主要症状为吞咽困难，往往发生在癌症的晚期，晚期诊断决定了腺癌的预后差，只有不到1/3的患者接受了根治性治疗；即使进行根治性治疗，也只有不到1/3的5年生存率[10]。

食管切除术是食管癌的首选治疗方法，具有较高的并发症发生率和病死率。随着时间的推移，随着微创手术技术的发展、更好的围手术期营养和临床护理，以及可选择的更好的手术病例，并发症发生率和病死率已经下降。微创手术主要采取俯卧位，肺部并发症明显减少，并发症发生率降低，病死率下降，更多的患者有机会接受辅助治疗[11]。

食管切除术是最激进的外科手术之一，手术结果与医院的手术量和手术团队的经验密切相关。开胸手术的病死率可能高于10%，主要并发症的病死率可能超过50%。腔镜或机器人微创手术具有较小的手术创伤，以及更好的可视化水平和操作性能，能更准确地进行解剖和淋巴结清扫，这些微创技术与出血情况和住院时间有关[12]。

胸腔镜手术在20世纪90年代早期被引入，机器人手术在21世纪初被引入。这两种方法都被应用于经食管裂孔、Ivor Lewis和McKeown手术，一些研究报道了新方法有更好的结果和更少的并发症[13]。

胸腔镜和机器人手术有一些差异，用更为细小的器械进行微创手术可能导致食管切除术的结果不同：一方面，常规胸腔镜使用刚性器械限制了外科医生的解剖操作；另一方面，机器人手术提供了3D视野和可以更好地操作进行解剖的机械臂，提高了外科医生操作的灵活性[11]。机器人手术同时能减少手术创伤，减少出血，也能减少手术并发症，缩短重症监护时间和住院时间，从而降低病死率[14]。有证据表明，降低并发症发生率的另一个因素是手术的标准化[15]。人们一直在努力地总结经验，以确定经食管裂孔和经胸机器人食管切除术与淋巴结切除术的步骤与标准[16]，从而在专业的中心提供更安全的机器人手术技术。

机器人手术还有其他优点。其中之一是实时使用近红外荧光技术来实现血管结构可视化和淋巴结定位，降低食管切除术瘘的发生率[15]。医生需要完成50多台食管切除术才能通过机器人手术的学习曲线，这是高手术量外科医生在特定环境下的额外手术工具[11]。

机器人手术的另一个潜在优势是通过3D视野、更细小灵活的器械，在传统胸腔镜方法无法到达的

区域进行精确的解剖，开展以前几乎不可能完成的手术[17-18]，机器人需要到达两个关键的区域：上纵隔和颈胸交界处。

在传统的方法中，颈段食管旁淋巴结清扫总是通过颈部切开进行。使用机器人进行颈段食管旁淋巴结清扫是可行的，可以直接观察颈部食管，对淋巴结进行三角测量和清扫[19]。常规器械行喉返神经淋巴结清扫具有挑战性，导致高位食管肿瘤的高复发率和高神经麻痹率，主要在左侧喉返神经，机器人手术可以减少这些并发症的发生[20]。

三、机器人辅助食管切除术的病例系列

完全通过机器人进行食管手术是可行的；Grimminger等[21]使用该技术进行了100次手术：与常规手术相比，胸内胃上提重建允许进行更优的和更可控的淋巴结清扫。结果优于以往的常规方法，呼吸机支持少，重症监护时间短，肺部并发症少，而阳性淋巴结切除率和R0结果相似。

Chiu等[11]混合使用胸腔机器人手术和腹部腹腔镜手术进行McKeown颈部吻合术，平均手术时间长（超过8 h），出血量约300 mL，无肺部并发症，平均住院时间13天。

Dunn等[22]对40例病例进行了机器人辅助经食管裂孔食管切除术（robot-assisted transhiatal esophagectomy，RATE），手术时间缩短，失血量、术后并发症减少；Pötscher等[14]通过33例机器人手术得出了类似的结论，无中转或术中并发症。

Cerfolio等[23]报道了22例机器人Ivor Lowis食管切除术，均采用手工吻合。只出现1例吻合口瘘，作者报道指出该技术可以减少管状胃缺血，避免左喉返神经损伤。

一个回顾性研究收集了2007年3月—2014年12月连续接受RAMIE手术治疗的100例食管癌病例的临床结果和生存数据。术后常见的并发症为非恶性胸腔积液（38%）和喉返神经损伤（33%），30天病死率为2%。RAMIE被认为是一种有效且安全的肿瘤手术方法，在经严格筛选的患者群体中，手术时间可接受，失血量最低，术后并发症发生率符合标准[22,24]。

在一项更大型的研究中，140例患者（93.6%为食管鳞状细胞癌）接受了手术，作者强调学习曲线的重要性及其在减少并发症方面的影响。30例后，淋巴结

清扫数量从25枚增加到45枚；60例后，声带麻痹率从36%下降到17%；80例后，总手术时间（从496 min降至433 min）、住院时间（从24天降至14天）和吻合口瘘发生率（从15%降至2%）显著降低[25]。

Kim等[26]对21例食管癌病例采用了俯卧位，作者之前没有开展胸腔镜手术的经验。他们强调更多的淋巴结清扫数目[（38.0±14.2）枚]，以及8次手术后手术时间显著减少。本研究表明，机器人手术在进行食管切除术方面可能更具有优势，降低了学习曲线的陡峭程度。

Guerra等[27]进行了38例机器人食管切除术，所有病例均未进行转换，并达到R0切除，淋巴结切除数为33（10~89）枚；并发症发生率为42%，病死率为10%。1年后，78.9%的患者无疾病生存，总生存率为84.2%。在由van der Sluis等[28]手术的108例可切除的食管癌病例中，切除淋巴结的中位数为26枚、5年生存率为42%、中位无病生存期为21个月，中位总生存期为29个月。51例肿瘤复发的患者中，仅6例（6%）患者发生了局部复发，31例（29%）患者发生全身复发，14例（13%）患者发生混合复发。Park等[29]的111例手术病例中，97.4%达到R0切除；淋巴结切除数目多，总数为（43.5±1.4）枚，中位切除数为（24.5±1.0）枚，喉返神经旁淋巴结切除数目为（9.7±0.7）枚。

在所有这些报道的病例中，RAMIE具有较高的R0切除率和适当的淋巴清扫数量，经过长期随访，食管癌局部复发率低。

四、机器人辅助食管切除术与微创食管切除术的比较

（一）开胸食管切除术 vs RAMIE

van der Sluis等[30]在随机对照试验中对RAMIE和开胸食管切除术（open transthoracic esophagectomy, OTE）进行了比较，结果显示，与OTE相比，RAMIE的手术相关并发症包括肺部并发症较少，术后疼痛减轻，患者生活质量更好，功能恢复更好；另一方面，两种方法的肿瘤学预后相似。

包括晚期食管癌患者的RAMIE的研究显示，RAMIE优于OTE，其优点包括并发症发生率低、术中出血少、心肺并发症少，但R0切除率和清扫淋巴结数量相似[21]。

（二）经食管裂孔腹腔镜食管切除术 vs RATE

Washington等[31]得出结论，经食管裂孔腹腔镜食管切除术和RATE在R0切除率和清扫淋巴结方面具有相似的肿瘤学结果。作者认为，机器人手术在肿瘤学结果方面不逊于腹腔镜手术。

（三）RATE vs RAMIE

对RATE和RAMIE的比较表明，RAMIE术后，患者有更好的生活质量[32]。

另一项对37例下段食管癌病例的2种手术方法进行比较的研究表明：RATE组在生理、情感和社交以及疼痛方面的评分优于RAMIE组；2年后，RATE组在生活质量包括疼痛、疲劳、口干和失眠方面的得分更高。RATE组与RAMIE组在饮食失调、身体成分和营养状况方面症状相似[33]。

（四）RAMIE vs VAMIE vs OTE

两项来自美国国家癌症数据库的大样本研究比较了RAMIE、VAMIE和OTE[34]。

其中一项研究纳入了9217例病例，包括RAMIE（581例，6.3%）、VAMIE（2 379例，25.8%）和OTE（6 257例，67.9%）的未匹配和匹配队列的数据。其中，RAMIE组的30天病死率较高，OTE组的淋巴结清扫数量少于RAMIE组和VAMIE组，生存期差异无统计学意义（RAMIE组为48个月，VAMIE组为44个月，OTE组为41个月）。在倾向评分匹配研究中，每组有569例患者，其结果不同：3组有相似的淋巴结清扫数量和生存期（分别为48个月、49个月和44个月）。作者认为，外科医生的经验和专业知识可能比食管切除术的手术方法对手术有更大的影响[34]。

另一项研究纳入了5 553例0~III期食管癌患者（7.8%接受RAMIE，28.4%接受VAMIE，63.8%接受OTE）[12]。住院时间、30天再入院率、病死率和总生存率在3组间的差异无统计学意义。RAMIE在全纵隔淋巴结和上纵隔淋巴结清扫方面效果更好，且清扫更为彻底，术后5年无病生存率和总生存率更高[34]。

（五）胸腔镜手术 vs 机器人手术

研究发现，MIE McKeown与RAMIE McKeown的手术时间、出血量和清扫淋巴结数量相当，2组之间的

并发症发生率和病死率、R0切除率以及在重症监护室和医院花费的时间均无显著差异。得出的结论是这2种方法具有可比性[13,35]。与胸腔镜相比，机器人有更好的光学系统、更稳定的视野、更灵活且可旋转的机械臂，允许术者在狭窄的空间进行更困难的解剖，此外，术者坐着进行手术更为舒适。机器人的缺点是不便于移动，维护成本较高，术者需要接受专门的培训以及术者与患者距离较远。

（六）RAMIE vs VAMIE

一些研究显示，RAMIE与VAMIE相比，患者的并发症发生率相似[17,36]，但ICU住院时间明显缩短，且RAMIE的淋巴结清扫有改善的趋势[37]。

一项包括1862例患者（每组931例）的Meta分析显示：二者在R0切除率、中转率、30天病死率、90天病死率、住院病死率、术后并发症发生率、清扫的淋巴结数量、手术时间和住院时间方面无差异。与VAMIE组相比，RAMIE组的术中失血量明显减少，声带麻痹发生率明显降低[38]。

VAMIE在过去的20年里的重要进步导致经验丰富的手术组有更好的手术结果，但由于技术限制（空间狭小，操作困难，硬直的器械和2D视野），淋巴结清扫仍是一个挑战，特别是左侧喉返神经淋巴结的清扫。随机研究显示，RAMIE在减少喉返神经淋巴结清扫术后声带麻痹方面具有优势[20]。

Suda等[39]对36例接受RAMIE或VAMIE的食管鳞状细胞癌患者进行了比较。与RAMIE相比，VAMIE患者的声带麻痹和声音嘶哑的发生率更高，这是因为机器人具有更好的视野和人体工程学设计，使解剖更安全。

Chao等[20,40-41]发表了一系列比较RAMIE和VAMIE行McKeown食管切除术和双侧喉返神经淋巴结清扫术治疗食管鳞状细胞癌病例的研究。2组间唯一的区别是左侧喉返神经淋巴结清扫后的复发率，2组有相似的肺部并发症发生率和声带麻痹率。

Deng等[17]在一项比较RAMIE和VAMIE的随机前瞻性研究中纳入了84例连续病例，每组42例。2组在并发症发生率和住院时间方面的结果相似；RAMIE手术时间较长，但在出血量、淋巴结清扫总数（21.9枚 vs 17.8枚）、右侧喉返神经淋巴结清扫数（2.1枚 vs 1.2枚）和腹部淋巴结清扫数（10.8枚 vs 7.7枚）方面的切除效果优于VAMIE。Peng等[42]和Kim等[43]也获得

了类似的结果；在喉返神经麻痹率相同的情况下，RAMIE的右侧喉返神经淋巴结清扫数量高于VAMIE。

Park等[44]共对105例食管鳞状细胞癌病例进行了类似的研究。手术时间、手术结果和长期生存率的结果相似，5年的生存率结果相似（69% vs 59%）。RAMIE在淋巴结清扫中具有优势，包括清扫总数［（37.3±17.1）枚 vs（28.7±11.8）枚］、上纵隔清扫数量［（10.7±9.7）枚 vs（6.3±9.3）枚］和腹部清扫数量［（12.2±8.7）枚 vs（7.8±7.1）枚］；然而，更多的淋巴结清扫数量对患者长期生存没有影响[27]。

机器人手术通过直接的视野和三角暴露为淋巴结清扫提供了一种颈部手术入路，这在开放手术中是不可能的，而通过传统腔镜入路也几乎不可能做到[44]。对于淋巴结阳性的病例，这种方法可以切除相应淋巴结，而通过开放式或胸腔镜方法是很困难的[45-46]。尽管根治性手术有更高的并发症发生率和病死率，但肿瘤学结果与更远端癌症相当[46]。

五、评论

食管切除术仍然是外科领域的一个挑战，具有较高的病死率。这是一个复杂的手术，通常需要进行长时间的颈部、胸部和腹部手术。需要熟练的外科医生、训练有素的外科团队、小心谨慎的麻醉、专门的强化病房设施和长期住院期间的精心护理，以减少并发症的发生。

在过去的20年里，通过使用不那么激进的胸腔镜技术替代开胸方式，对手术创伤导致的应激产生了巨大的影响，提高了手术的安全性和有效性，显著降低了轻微和重大并发症的发生率和病死率。没有选择性通气的俯卧位甚至决定了更低的肺部并发症发生率。VAMIE并不差于开放手术，重症监护时间和住院时间随着时间的推移而缩短。VAMIE的肿瘤学预后与开放食管切除术相似或更好[13,47]。

但是传统胸腔镜有一定的局限性，包括：

（1）2D的视野和不稳定的摄像，使手术视野的可视化更加困难，尤其是在需要进行淋巴结清扫时；

（2）刚性的器械限制了手术的灵活性并决定了繁琐的程序，特别是在胸部，尤其是在食管上部；

（3）常规胸腔镜只能在胸椎区域进行适当的三角暴露和解剖；

（4）无法使用刚性和大型的器械通过狭小空间进

入颈胸交界区域。

在这一背景下，人们引入了机器人手术。关于机器人在外科手术中的优势仍存在争议。该技术由于高成本环境而使用有限，外科医生对需要艰苦的训练和漫长的时间来完成的新技术具有自然抵抗，这是影响机器人手术推广的因素之一。

在泌尿外科，使用机器人手术治疗前列腺癌几乎是一个共识。这可能是外科手术重要的共识之一，并令泌尿外科医生从开放手术转向机器人手术。因为腹腔镜泌尿外科手术的限制，其在要求和技术上具有挑战性。

其他专科采用机器人手术的情况不一。妇科手术（主要是子宫切除术）采用机器人的概率显著增加。在普通外科，机器人平台已被用于几乎所有的手术，从腹壁缺损到肝切除术，不同的医院、地区和国家的接受度各不相同。在胸外科，机器人的使用率增长缓慢，与当初胸腔镜技术被引入到这个特殊专业时的情况类似。

有一些激进的作者声称，机器人代表了一种具有前瞻性的，但永远不会有应用前景的技术，不会带来更好的手术效果和患者结局[13,47]。

与腹腔镜平台相比，机器人平台有一些非常重要的区别（和优势），其中一些可以被传统的腹腔镜装置克服，但其他的不能。

第一个区别是3D可视化摄像系统。在目前的达芬奇手术机器人中，手术视野可以通过控制台看到，就好像外科医生在"腔内"非常接近目标结构。而未来的大多数机器人平台都将不会使用这项技术，因为3D视觉系统是通过带有眼球追踪系统的监视器或传统眼镜来创建3D图像的。目前的一些腹腔镜手术已经采用了这个概念。

为机器人系统开发的腕带式器械也可以被用于腹腔镜手术，但有一些不同。

然而，机器人系统最重要的理念是使外科医生的双手与设备分离，从而创造了一个可以通过修改软件改善外科实践的环境。外科医生坐在一个更符合人体工程学的位置，减少了长时间手术造成的疲劳和身体僵硬。摄像机和器械由外科医生直接控制，没有腹腔镜的支点效应；在这个系统中，设备的末端与外科医生手臂反向移动，会放大震动。在机器人系统中，设备有7个自由度来抑制抖动。使用染料来突出显示结构

或流体，特殊的镜头，帮助控制仪器并按比例活动的软件，未来的"智能"设备来识别组织结构，使用大数据来帮助识别结构并在手术过程中实时决策，机器学习和许多其他创造性发展的可能性，允许通过当前的开放和视频系统执行不可能的新程序。

这个全新的系统将有助于使非常困难和复杂的手术变得更容易[32]。对于食管手术，稳定的3D图像可以非常近距离地观察手术区域，可以更精确地解剖食管及周围组织，有助于保存所需要的重要的精细结构[48]。这在纵隔解剖中尤其重要，稳定的摄像头和放大10倍的视野使得对精细结构的操作更安全，这些结构由于呼吸运动和心脏主动脉的跳动而不断运动[33]。染料的使用，即目前的近红外荧光成像荧光血管造影，有助于识别胃的血管，定位淋巴结和血管结构，从而防止意外损伤，有助于克服手术的学习曲线。可以通过开发软件来识别结构甚至恶性肿瘤，这项技术有巨大的应用潜力[49]。

目前的机器人系统有各种已知的缺点。该系统的使用、维护成本高，以及仪器的数量有限，阻碍了该系统的迅速普及。该平台比较笨重，限制了外科医生和辅助人员的活动；手术刚开始时对接机械臂增加了手术时间[47]。

越来越多的证据表明，传统胸腔镜食管切除术相对于开放式食管切除术的优势可以通过机器人手术来实现[32]，包括减少手术创伤、减少出血、缩短重症监护时间和住院时间、降低并发症发生率和病死率。在食管切除术中，机器人手术的程序与胸腔镜手术类似，由于机器人系统的多功能性，最终很可能会有新的手术方法出现[13,50]。

一种与颈部入路相关的全机器人体外穿刺术已被证实可减少术后肺部并发症，并保证淋巴结清扫，其短期结果很有前景[51]。其他优势如俯卧位和使用4个臂有助于完成纵隔游离[50]。

机器人手术相对于传统胸腔镜手术的优势目前还没有达成共识。现有的文献有限，病例数量相对较少，使用的技术多种多样，最终很难确定机器人辅助好处的明确结论；确实，这两种技术在术后即刻结果方面至少是相等的[13,50]。

淋巴结清扫是根治性食管切除术的关键部分，而RAMIE与VAMIE相比，在淋巴结清扫方面的优势尚不清楚。还有其他因素会影响结果，例如准确的术前准

备、外科医生的专业知识和适当的环境[14]。

关于机器人在淋巴结清扫方面的优势，相关文献有一个相互矛盾的现象：一些研究显示了机器人的优势，而另一些则显示没有差异。比较这两种技术的研究，如Weksler等[34]发表的研究发现，11例RAMIE患者和26例VAMIE患者的淋巴结清扫数量相同（平均数量均为23枚）。Suda等[39]在16例RAMIE和20例VAMIE病例的对比中发现，RAMIE和VAMIE之间的淋巴结清扫数量相当（平均数量分别为37.5枚和39枚）。Yerokun等[52]在一组340例患者（170例RAMIE患者和170例VAMIE患者）中也发现了等效性（平均数量均为16枚）。其他作者也发现了机器人的优势。Park等[53]比较研究了62例RAMIE患者和43例VAMIE患者，与VAMIE组相比，RAMIE组有明显更多的解剖性淋巴结清扫总数（37.3枚 vs 28.7枚），上纵隔淋巴结清扫数量（10.7枚 vs 6.3枚）以及腹部淋巴结清扫数量（12.2枚 vs 7.8枚）。Chao等[40]的研究每组有34例患者，研究发现，两组总淋巴结清扫数目相当（37.2枚 vs 36.2枚），但RAMIE组左喉返神经旁淋巴结的清扫数量明显多于VAMIE组（5.3枚 vs 3.4枚）。Kim等[26]的研究获得了类似的结果，喉返神经旁淋巴结的清扫数量（RAMIE组2.1枚 vs VAMIE组1.2枚）没有增加喉返神经麻痹率。Motoyama等[54]也报道了RAMIE在左侧喉返神经旁淋巴结清扫方面的优势（RAMIE组6枚 vs VAMIE组4枚）。

机器人手术是一种发展中的技术，它有望实现更安全、更完整的手术，从而减少创伤和术后并发症[13]。

六、结论

食管切除术是困难、复杂、耗时的，它有较高的并发症发生率和病死率。采用微创技术是为了在不影响手术的安全性和有效性的情况下，降低手术并发症的发生率和病死率。在过去的20年里，许多关于MIE的安全性和有效性的论文被发表，证实了常规胸腹腔镜微创食管切除术的短期和长期结果与开放食管切除术相似。与VAMIE和长期肿瘤学数据相比，越来越多的RAMIE随机试验将确立机器人辅助的作用[45,55]。虽然可能难以证实给患者带来的直接临床益处，但对外科医生简化手术程序，减少长时间工作带来的劳损的效果可能是显著的[56]。

RAMIE在术后并发症、住院时间和生活质量方面都优于开放式食管切除术，但与传统VAMIE相比，RAMIE的好处还没有很好地被确定，RAMIE的成本效益是一个真正的问题[55]。对于一些研究者来说，最好的方法是让拥有不同经验和技能的外科医生在尽可能小的创伤前提下提供持续良好的结果[57]。机器人辅助的一些潜在优势可能会导致术后并发症问题的改善，其中之一是可以进行安全的手工缝合而不是胸内吻合，但必须确定其在减少吻合口瘘和吻合口狭窄方面的优势。另一个潜在的优势显然是RAMIE可以在上胸部沿喉返神经进行精细和安全的解剖，允许对肿瘤进行手术并切除位于上纵隔的淋巴结。更重要的是，计算机平台可以通过引入新技术和软件来进行改进，甚至是进行图像引导的手术[55]。

综上所述，RAMIE是可行的，但由于一些局限性，其真正的益处尚未得到证实。新的软件和技术将继续修正机器人手术的缺点，突破其局限性。有一致的证据表明，RAMIE将继续存在[58]，但对现有文献的回顾表明，没有数据支持RAMIE相对于标准的微创食管切除术的实际优势[59]。

参考文献

[1] Collard J M, Lengele B, Otte J B, et al. En bloc and standard esophagectomies by thoracoscopy[J]. Ann Thorac Surg, 1993, 56(3): 675-679.

[2] Birkmeyer J D, Siewers A E, Finlayson E V, et al. Hospital volume and surgical mortality in the United States[J]. N Engl J Med, 2002, 346(15): 1128-1137.

[3] Luketich J D, Alvelo-Rivera M, Buenaventura P O, et al. Minimally invasive esophagectomy: Outcomes in 222 patients[J]. Ann Surg, 2003, 238(4): 486-494.

[4] Melvin W S, Needleman B J, Krause K R, et al. Computer-enhanced robotic telesurgery. Initial experience in foregut surgery[J]. Surg Endosc, 2002, 16: 1790-1792.

[5] Horgan S, Berger R A, Elli E F, et al. Robotic-assisted minimally invasive transhiatal esophagectomy[J]. Am Surg, 2003, 69(7): 624-626.

[6] Kernstine K H, DeArmond D T, Karimi M, et al. The robotic, 2-stage, 3-field esophagolymphadenectomy[J]. J Thorac Cardiovasc Surg, 2004, 127(6): 1847-1849.

[7] Kernstine K H. The first series of completely robotic esophagectomies with three-field lymphadenectomy: Initial experience[J]. Surg Endosc, 2008, 22(9): 2102.

[8] Puntambekar S P, Rayate N, Joshi S, et al. Robotic transthoracic esophagectomy in the prone position: Experience with 32 patients

with esophageal cancer[J]. J Thorac Cardiovasc Surg, 2011, 142(5): 1283-1284.

[9] Straughan D M, Azoury S C, Bennett R D, et al. Robotic-assisted esophageal surgery[J]. Cancer Control, 2015, 22: 335-339.

[10] Biebl M, Andreou A, Chopra S, et al. Upper Gastrointestinal Surgery: Robotic Surgery versus Laparoscopic Procedures for Esophageal Malignancy[J]. Visc Med, 2018, 34(1): 10-15.

[11] Chiu P W, Teoh A Y, Wong V W, et al. Robotic-assisted minimally invasive esophagectomy for treatment of esophageal carcinoma[J]. J Robot Surg, 2017, 11(2): 193-199.

[12] Espinoza-Mercado F, Borgella J D, Sarkissian A, et al. Does the approach matter? Comparing survival in robotic, minimally invasive and open esophagectomies[J]. Ann Thorac Surg, 2019, 107: 378-385.

[13] Hammoud Z. The 5 most important recent publications regarding robotic esophageal surgery[J]. Semin Thorac Cardiovasc Surg, 2016, 28(1): 147-150.

[14] Pötscher A, Bittermann C, Langle F. Robot-assisted esophageal surgery using the da Vinci XI system: Operative technique and initial experiences[J]. J Robot Surg, 2019, 13: 469-474.

[15] Egberts J H, Biebl M, Perez D R, et al. Robot-assisted oesophagectomy: Recommendations towards a standardized Ivor Lewis procedure[J]. J Gastrointest Surg, 2019, 23: 1485-1492.

[16] Grimminger P P, Hadzijusufovic E, Ruurda J P, et al. The da Vinci Xi Robotic four-arm approach for robotic-assisted minimally invasive esophagectomy[J]. Thorac Cardiovasc Surg, 2018, 66(5): 407-409.

[17] Deng H Y, Hang W X, Li G, et al. Comparison of shortterm outcomes between robot-assisted minimally invasive esophagectomy and video-assisted minimally invasive esophagectomy in treating middle thoracic esophageal cancer[J]. Dis Esophagus, 2018, 31: 49-54.

[18] Dunn D H, Johnson E M, Anderson C A, et al. Operative and survival outcomes in a series of 100 consecutive cases of robot-assisted transhiatal esophagectomies[J]. Dis Esophagus, 2017, 30(10): 1-7.

[19] Egberts J H, Schlemminger M, Hauser C, et al. Robot-assisted McKeown procedure via a cervical mediastinoscopy avoiding an abdominal and thoracic incision[J]. Thorac Cardiovasc Surg, 2019, 67(7): 610-614.

[20] Chao Y K, Li Z G, Wen Y W, et al. Robotic-assisted esophagectomy vs video-assisted thoracoscopic esophagectomy (REVATE) study protocol for a randomized controlled trial[J]. Trials, 2019, 20: 346-354.

[21] Grimminger P P, Hadzijusufovic E, Babic B, et al. Innovative fully robotic 4-arm Ivor Lewis esophagectomy for esophageal cancer (RAMIE4)[J]. Dis Esophagus, 2020, 33(3): doz015.

[22] Dunn D H, Johnson E M, Morphew J A, et al. Robot-assisted trans hiatal esophagectomy: A 3-year single-center experience[J]. Dis Esophagus, 2013, 26: 159-166.

[23] Cerfolio R J, Bryant A S, Hawn M T. Technical aspects and early results of robotic esophagectomy with chest anastomosis[J]. J Thorac Cardiovasc Surg, 2013, 145(1): 90-96.

[24] Somashekhar S P, Jaka R C. Total (transthoracic and transabdominal) robotic radical three-stage esophagectomy-initial indian experience[J]. Indian J Surg, 2017, 79: 412-417.

[25] Park S, Hyun K, Lee HJ, et al. A study of the learning curve for robotic esophagectomy for oesophageal cancer[J]. Europ J Cardiothorac Surg, 2017, 53: 862-870.

[26] Kim D J, Hyung W J, Lee C Y, et al. Thoracoscopic esophagectomy for esophageal cancer: Feasibility and safety of robotic assistance in the prone position[J]. J Thorac Cardiovasc Surg, 2010, 139(1): 53-59.e1.

[27] Guerra F, Vegni A, Gia E, et al. Early experience with totally robotic esophagectomy for malignancy. Surgical and oncological outcomes[J]. Int J Med Robot, 2018, 14(3): e1902.

[28] van der Sluis P C, Ruurda J P, Verhage R J J, et al. Oncologic long-term results of robot-assisted minimally invasive tohraco-laparoscopic esophagectomy with two-field lymphdenectomy for esophageal cancer[J]. Ann Surg Oncol, 2015, 22: 1350-1356.

[29] Park S Y, Kim D J, Yu W S, et al. Robot-assisted thoracoscopic esophagectomy with extensive mediastinal lymphadenectomy: Experience with 114 consecutive patients with intrathoracic esophageal cancer[J]. Dis Esophagus, 2016, 29(4): 326-332.

[30] van der Sluis PC, van Hillegersberg R. Robot assisted minimally invasive esophagectomy (RAMIE) for esophageal cancer[J]. Best Pract Res Clin Gastroenterol, 2018, 36-37: 81-83.

[31] Washington K, Watkins J R, Jay J, et al. Oncologic Resection in Laparoscopic Versus Robotic Transhiatal Esophagectomy[J]. JSLS, 2019.

[32] Yoshimura S, Mofri K, Yamagata Y, et al. Quality of life after robot-assisted transmediastinal radical surgery[J]. Surg Endosc, 2018, 32: 2249-2254.

[33] Sugawara K, Yoshimura S, Yagi K, et al. Long term health related quality of life following robot-assisted radical transmediastinal esophagectomy[J]. Surg Endosc, 2020, 34: 1602-1611.

[34] Weksler B, Sullivan J L. Survival After Esophagectomy: A propensity-matched study of different surgical approaches[J]. Ann Thorac Surg, 2017, 104(4): 1138-1146.

[35] Palanivelu C, Dey S, Sabnis S, et al. Robotic assisted minimally invasive oesophagectomy for cancer: An initial experience[J]. Surg Endos, 2006, 20: 1435-1439.

[36] van der Sluis P C, Ruurda J P, van der Horst S, et al. Robot-assisted minimally invasive thoraco-laparoscopic esophagectomy versus open transthoracic esophagectomy for resectable esophageal cancer: A randomized controlled trial (ROBOT trial)[J]. Trials,

2012,13:230.

[37] Tagkalos E, Goense L, Hoppe-Lotichius M, et al. Robot-assisted minimally invasive esophagectomy (RAMIE) compared to conventional minimally invasive esophagectomy (MIE) for esophageal cancer: A propensity-matched analysis[J]. Dis Esophagus,2020,33:345-349.

[38] Jin D, Yao L, Yu J, et al. Robotic-assisted minimally invasive esophagectomy versus the conventional minimally invasive one: A meta-analysis and systematic review[J]. Int J Med Robot,2019, 15(3):e1988.

[39] Suda K, Ishida Y, Kawamura Y, et al. Robot-assisted thoracoscopic lymphadenectomy along the left recurrent laryngeal nerve for esophageal squamous cell carcinoma in the prone position: technical report and short-term outcomes[J]. World J Surg,2012,36(7):1608-1616.

[40] Chao Y K, Hsieh M J, Liu Y H, et al. Lymph node evaluation in robot-assisted versus video-assisted thoracoscopic esophagectomy for esophageal squamous cell carcinoma: A propensity-matched analysis[J]. World J Surg,2018,42(2):590-598.

[41] Chiu C H, Wen Y W, Chao Y K. Lymph node dissection along the recurrent laryngeal nerves in patients with oesophageal cancer who had undergone chemoradiotherapy: Is it safe?[J]. Eur J Cardiothorac Surg,2018,54(4):657-663.

[42] Peng J S, Kukar M, Mann G N, et al. Minimally invasive esophageal cancer surgery[J]. Surg Oncol Clin N Am,2019, 28(2):177-200.

[43] Kim D J, Park S Y, Lee S, et al. Feasibility of a robot-assisted thoracoscopic lymphadenectomy along the recurrent laryngeal nerves in radical esophagectomy for esophageal squamous carcinoma[J]. Surg Endosc,2014,28:1866-1873.

[44] Park S, Hwang Y, Lee H J, et al. Comparison of robot-assisted esophagectomy and thoracoscopic esophagectomy in esophageal squamous cell carcinoma[J]. J Thorac Dis,2016,8:2853-2861.

[45] van der Horst S, de Maat M F G, van der Sluis P C, et al. Extended thoracic lymph node dissection in robotic-assisted minimal invasive esophagectomy (RAMIE) for patients with superior mediastinal lymph node metastasis[J]. Ann Cardiothorac Surg,2019,8:218-225.

[46] van der Horst S, Weijs T J, Ruurda J P, et al. Robot-assisted minimally invasive thoraco-laparoscopic esophagectomy for esophageal cancer in the upper mediastinum[J]. J Thorac Dis, 2017,9(Suppl 8):S834-S842.

[47] Oshikiri T, Takiguchi G, Miura S, et al. Current status of minimally invasive esophagectomy for esophageal cancer: Is it truly less invasive?[J]. Ann Gastroenterol Surg,2019,3(2):138-145.

[48] Ruurda J P, van der Sluis PC, van der Horst S, et al. Robot-assisted minimally invasive esophagectomy for esophageal cancer:

A systematic review[J]. J Surg Oncol,2015,112(3):257-265.

[49] Sarkaria I S, Bains M S, Finley D J, et al. Intraoperative near-infrared fluorescence imaging as an adjunct to robotic-assisted minimally invasive esophagectomy[J]. Innovations (Phila),2014, 9(5):391-393.

[50] Okusanya O T, Sarkaria I S, Hess N R, et al. Robotic assisted minimally invasive esophagectomy (RAMIE): The university of pittsburgh medical center initial experience[J]. Ann Cardiothorac Surg,2017,6(2):179-185.

[51] Seto Y, Mori K, Aikou S. Robotic surgery for esophageal cancer: Merits and demerits[J]. Ann Gastroenterol Surg,2017,1(3): 193-198.

[52] Yerokun B A, Sun Z, Yang C J, et al. Minimally invasive versus open esophagectomy for esophageal cancer: A population-based analysis[J]. Ann Thorac Surg,2016,102(2):416-423.

[53] Park S Y, Kim D J, Kang D R, et al. Learning curve for robotic esophagectomhy and dissection of bilateral recurrent laryngeal nerve nodes for esophageal cancer[J]. Dis Esophagus,2018, 31:1-9.

[54] Motoyama S, Sato Y, Wakita A, et al. Extensive lymph node dissection around the left laryngeal nerve achieved with robot-assisted thoracoscopic esophagectomy[J]. Anticancer Res,2019, 39(3):1337-1342.

[55] Kingma B F, de Maat M F G, van der Horst S, et al. Robot-assisted minimally invasive esophagectomy (RAMIE) improves perioperative outcomes: A review[J]. J Thorac Dis,2019,11: S735-S742.

[56] Taurchini M, Cuttitta A. Minimally invasive and robotic esophagectomy: State of the art[J]. J Vis Surg,2017,3:125.

[57] Klapper J A, Hartwig M G. Robotic esophagectomy: A better way or just another way?[J]. J Thorac Dis,2017,9(8):2328-2331.

[58] Lin M W, Lee J M. Robotic-assisted minimally invasive esophagectomy: Is it advantageous over thoracoscopic esophagectomy?[J]. J Thorac Dis,2017,9(3):490-491.

[59] Murthy R A, Clarke N S, Hernstine K H. Minimally invasive and robotic esophagectomy: A review[J]. Innovations,2018,13: 391-403.

翻译：李峰，四川省内江市中医医院胸外科
审校：李勇，中国医学科学院肿瘤医院胸外科

doi:10.21037/aoe.2020.02.03
Cite this article as: Domene CE, Volpe P. Do robotic arms retrieve more lymph nodes during an esophagectomy? Ann Esophagus,2020,3:13.

第十八章　异时性转移性食管癌的手术治疗

Dimitrios Schizas, Michail Vailas, Maria Sotiropoulou, Alkistis Kapelouzou, Theodore Liakakos

First Department of Surgery, National and Kapodistrian University of Athens, Laikon General Hospital, Athens, Greece
Contributions: (I) Conception and design: D Schizas, M Vailas, M Sotiropoulou; (II) Administrative support: T Liakakos; (III) Provision of study materials or patients: D Schizas; (IV) Collection and assembly of data: D Schizas, M Vailas; (V) Data analysis and interpretation: D Schizas, M Sotiropoulou; (VI) Manuscript writing: All authors; (VII) Final approval of manuscript: All authors.
Correspondence to: Dimitrios Schizas, MD, PhD. First Department of Surgery, National and Kapodistrian University of Athens, Laikon General Hospital, 11527, Athens, Greece. Email: schizasad@gmail.com.

摘要： 食管癌是一种高侵袭性恶性肿瘤，目前仅在美国地区每年就有16 000人死于食管癌，在西方国家每年则有400 200人死于食管癌。尽管在多学科治疗、手术和围手术期管理方面有了显著的改善，但食管癌5年生存率仍徘徊在25%～50%之间，而且相当比例（30%～50%）的患者会在接受食管切除术后数月或数年内复发。本文的目的是回顾手术治疗在异时性寡转移食管癌中的作用。我们对异时性转移性食管癌的外科治疗进行了文献检索，并给出了大量相关研究的结果。复发的类型和部位在个体之间有很大差异，主要分为吻合口复发、淋巴转移和血行转移或这3者的组合。目前针对食管癌术后复发患者的标准治疗是全身化疗和（或）放疗。最近的文献显示，对高选择性的寡转移病灶行手术切除可能会改善预后。目前，只有少数小样本的回顾性研究（retrospective study，RS）报告了寡转移食管癌手术治疗的效果。因此，现有的低级别数据还不足以定义手术在伴有孤立性实体器官远处转移食管癌患者多学科治疗中的地位。然而，有孤立的单野淋巴结或器官寡转移且无病生存期（DFS）超过12个月的患者可能从手术治疗中受益。

关键词： 癌症；食管癌；异时性；转移；寡转移；手术

View this article at: http://dx.doi.org/10.21037/aoe-2020-06

一、引言

食管癌是全球癌症相关死亡率第六的恶性肿瘤，西方国家每年有400 200人死于食管癌[1-2]。新辅助化疗或放化疗联合手术切除及淋巴结清扫是目前食管癌的主要治疗手段。尽管多学科治疗已经有了很大的进步，但食管癌患者的5年生存率仍然一般，为25%～50%，这意味着几乎一半的食管癌患者会在术后几个月或几年内出现复发[3]，复发后虽可进行全身治疗，但中位生存时间仍然较短（6.0~8.2个月）[4]。

食管癌最常见的远处复发部位是非区域淋巴结、肝、脑、肺和骨。复发的类型和部位在个体之间有很大差异，主要分为吻合口复发、淋巴转移和血行转移或这3者的组合。大多数患者出现多处转移[5-6]。寡转移的概念最初是由Hellman[7]提出的，其定义即单个器官或单射野淋巴结（最多5个病灶）的转移灶，可以采取局部治疗，目前被认为是一种生物学行为更惰性的疾病状态。初次诊断食管癌时就已发现的转移灶即被定义为同时性转移灶，而在原发灶根治性治疗后出现的转移灶则被定义为异时性转移灶[8]。

非小细胞肺癌和结直肠癌患者寡转移手术效果好，近期的研究表明，手术也可能适用于食管癌寡复发转移的患者[9-12]。尽管尚缺乏针对食管癌寡复发患者的最佳治疗策略和可靠的科学数据，但许多专业机构已经开始对个别患者进行手术治疗[13]。本文旨在回顾手术在食管癌术后异时性寡转移中的治疗作用。

二、方法

我们对食管癌异时性转移的外科治疗进行了文献检索，并总结了与本话题最相关的研究结果。筛选范围包括MEDLINE（通过PubMed）和Cochrane数据库中自建库到2020年6月30日发表的文章，筛选关键词包括"手术""手术治疗""癌症""食管""转移""转移灶切除"和"复发"。

三、结果

（一）淋巴结

基于上述寡转移疾病的概念，孤立性淋巴结复发代表有更良性的生物学行为，可以采取积极的手术治疗措施[14]。Wang等[15]对66例孤立性颈部淋巴结复发或多站淋巴结复发的患者进行了评估，与减瘤手术相比，根治性挽救性淋巴结切除术的患者预后更好。Ma等[16]对79例颈部淋巴结复发患者接受手术与补救性放疗和（或）化疗后进行生存分析发现，手术组与放疗和（或）化疗组患者的5年生存率分别为50.1%和12.6%。同样，Watanabe等[17]报道了17例食管切除术后因淋巴结复发行淋巴结切除术的患者，总生存率达75.5%。Motoyama等[18]报道了10例颈部淋巴结复发患者在行淋巴结切除术后行放疗和（或）化疗获得了20个月的中位生存时间。

（二）肝脏

肝脏是食管癌较常见的转移部位之一，6%~25%的食管癌患者首次出现转移的部位就是肝脏[19]。虽然这些患者通常会接受姑息性化疗[20]，但由于化疗疗效通常不好，因此出现了新的治疗策略，即对低肿瘤负荷患者行化疗联合肝转移灶切除术[21]，但目前大多数据来自个案报道，尚没有前瞻性队列研究或随机对照试验（表18-1）。

多学科团队会诊后对一组生物学行为良好、肿瘤负荷低的患者进行了食管癌的异时性肝转移灶切除术。Liu等[22]于2018年发表了一项大规模研究成果，比较了食管癌术后出现肝转移灶行手术治疗（26例）和非手术治疗（43例）的结局，手术组患者1年和2年的总生存率分别为50.8%和21.2%，优于非手术组的31.0%和7.1%；与DFS小于12个月者相比，DFS大于12个月者的生存率更高（$P<0.05$）。Adam等[23]共回顾了1 452例患者，以确定肝转移灶切除术在治疗非结直肠、非内分泌性肝转移患者中的疗效。20例食管癌肝转移患者和25例食管胃结合部癌肝转移患者被纳入研究，3年生存率分别为32%和12%，提示在高选择性患者中，手术可为食管癌肝转移者带来尚可的生存率。同样，Ichida等[24]评估了食管癌术后肝、肺转移患者行肝、肺转移灶切除术后的生存时间，其中5例肝转移患者手术治疗后的中位生存时间为13个月。

表18-1　接受手术治疗的肝转移或肺转移患者最相关的数据

第一作者	研究类型	发表时间	病理类型	食管癌肝脏或肺寡转移患者	DFS/月	生存情况
Liu等[22]	RS	2018年	ESCC	26例肝转移	14.15±9.68	2年总生存率为21.2%
Adam等[23]	RS	2006年	NR	45例肝转移（20例食管癌，25例食管胃结合部癌）	NR	3年生存率分别为32%和12%
Ichida等[24]	RS	2013年	EAC	5例肝转移	0~14	OS为13个月
Ohkura等[25]	RS	2020年	NR	53例肺转移	16.9	3年生存率为60.6%
Shiono等[26]	RS	2008年	混合型	49例肺转移	14	中位OS为27个月
Kanamori等[27]	RS	2017年	ESCC（1例基底细胞癌）	33例肺转移	15.5	中位OS为17.9个月
Kobayashi等[28]	RS	2014年	ESCC（1例癌肉瘤）	23例肺转移	23.8	中位OS为37.4个月

DFS，无病生存期；RS，回顾性研究；NR，未报告；OS，总生存期；ESCC，食管鳞状细胞癌；EAC，食管腺癌。

（三）肺

过去10年间，大量研究报道了异时性肺寡转移的食管癌患者行肺转移灶切除术后可获得较好的生存情况（表18-1）。Ohkura等[25]研究发现，119例伴异时性寡转移食管癌的患者中，53例接受转移灶切除术的患者3年和5年生存率分别为64.3%和55.6%。此外，Shiono等[26]回顾了49例伴异时性肺转移食管癌[主要是食管鳞状细胞癌（ESCC）]患者，发现肺转移灶切除后5年生存率为29.6%。此外，研究者指出，DFS小于12个月的患者预后较差。Kanamori等[27]研究发现33例食管癌异时性肺寡转移的患者行肺转移灶切除术后的中位生存时间为17.9个月。最后，Kobayashi等[28]回顾了23例因异时性肺寡转移行肺转移灶切除的患者，并探索了患者的长期预后因素。共30例患者（其中楔形切除26例，肺段切除2例，肺叶切除2例），平均生存时间为37.4个月（1~114个月），其中5例因复发性肺转移而接受转移灶切除术的患者平均生存时间为58个月（24~114个月）。此外，该研究还发现肺转移前的肺外转移史、低分化癌和DFS短是预后不良的危险因素[28]。

（四）脑

食管癌的脑转移较少见，文献报道了大约100例患者，发病率约为2%[29]。Ogawa等[30]回顾了1986—2000年接受治疗的36例食管癌脑转移患者，12例（33%）行手术切除加放疗，其余24例患者仅行放疗，被诊断为食管癌脑转移后患者最长的中位生存期为9.6个月，发生于切除孤立性脑转移灶并接受全脑放疗（whole brain radiotherapy，WBRT）的患者，而单纯放疗组的中位生存时间为1.8个月[30]。Song等[31]回顾了26例发生中枢神经系统转移的食管癌患者[4例食管腺癌（EAC），22例ESCC]；其中，12例患者为单发脑转移，14例患者为多发脑转移；5例患者行转移灶切除手术后WBRT，5例患者行立体定向放疗，13例患者仅行WBRT，3例患者接受化疗。结果发现，手术组、WBRT组和化疗组的中位生存时间分别为7个月、4个月和1.8个月[31]。同样，Weinberg等[32]试图评估脑转移在食管癌中发生的概率，确定其与生存相关的因素，并描述治疗方式及结局。研究者报道了27例脑转移患者（22例EAC、3例未分类癌和2例ESCC）的预后；27例患者中，15例患者行WBRT，10例患者接受了手术（其中4例同时接受了WBRT），2例患者行立体定向放疗。结果发现，单发脑转移手术后行WBRT的患者中位生存时间最长，为9.6个月，而单发脑转移灶仅行手术的患者中位生存时间仅为3.8个月[32]。

（五）肾上腺

已有大量关于手术治疗肾上腺转移灶的研究，且在多种肿瘤中被证实可改善患者预后，例如肺癌肾上腺转移。然而，在食管癌中，异时性肾上腺转移尚没有明确的手术适应证[33]。Fumagalli等[34]报道了1例孤立性肾上腺转移的食管癌患者，该患者在接受肾上腺转移灶切除术后存活了15个月。Abate等[35]报道了2例孤立性肾上腺异时性转移患者行手术切除加或不加辅助放化疗，2例患者的中位生存时间为18个月。此外，Bui等[36]报道了3例伴异时性肾上腺转移的EAC患者，3例伴肾上腺转移灶患者均行手术切除，其中2例患者分别在术后20个月和术后5年仍存活，而第3例患者在术后3个月出现纵隔淋巴结复发。

四、讨论

尽管食管癌患者可行根治性手术切除，也有新的化疗方案或其他治疗方式，但仍然有约一半的患者在术后1~3年复发[19,37]。一些回顾性及小样本研究报道了食管癌寡复发转移后，在全身治疗的基础上行手术治疗可改善生存情况，然而，这些患者通常是从更大的转移患者群中挑选的。一般来说，手术在异时性寡转移患者中的治疗作用尚处于探索阶段，相比之下，放化疗常因其并发症发生率/病死率低而成为这类患者的一线治疗选择。

食管癌有如下可能的转移途径及原因：淋巴结复发与肿瘤沿黏膜下层纵向扩散至淋巴结区域有关；而肿瘤细胞通过固有肌层浸润及垂直扩散至胸导管和静脉系统则是其远处转移的原因[5]。在小样本研究或病例报告中，也有罕见的复发/转移部位，如软组织、胆囊、肾脏、脾脏、皮肤、眼睛、心脏和胰腺[33]。

最近，Guckenberger等[38]提出了一种新的命名系统，以更全面地描述寡转移性疾病。基于这一新的命名法，在被诊断为寡转移性疾病之前的多发转移病史被当作区分诱导性寡转移和真正寡转移。此外，真正寡转移又被细分为重复性寡转移（既往有寡转移史）和新发寡转移（首次被诊断为寡转移）。新发寡转移中又分为同时性寡转移（寡转移发生在原发肿瘤确诊的6个月内）和异时性寡转移（寡转移发生在原发肿瘤确诊的6个月后）。基于寡转移发生的时间（治疗间歇期还是全身治疗期间）以及当前影像学上是否有寡转移病变进展依据，有人建议将寡转移分为寡复发、寡进展和寡疾病持续的最终亚分类[38]。在世界范围内采用这一命名法对不同研究之间的比较具有重要意义，并可能促进这一领域的进展。

虽然复发通常与广泛的远处转移相关，但仍有一部分食管癌患者表现为局部的寡转移。Depypere等[37]分析了766例行根治性切除术后复发的食管癌患者，评估了不同亚组的食管癌复发患者在食管切除术后的生存情况，并强调了手术的疗效。在单一器官复发组，与非手术组相比，手术切除可为患者带来显著的生存获益；手术组与非手术组患者复发后的中位生存时间分别为54.8个月和11.6个月。

近期的研究试图探索手术治疗可能为哪类食管癌寡转移患者带来生存获益及其预后相关因素。DFS超过12个月是手术可能带来获益的标准[2,20,27-28,39-41]。此外，TNM分期是另一个预后因素[6,39]。肝脏转移后对化疗的良好反应也被确定为生物学行为良好肿瘤的预测因素和根治性肝转移灶切除术的潜在选择标准[42]。据报道，肿瘤的原发部位也是复发转移性疾病患者的预后因素之一[13]，而在接受转移灶手术治疗的转移性食管胃结合部肿瘤中，HER2阳性是曲妥珠单抗治疗后

获得良好生存的预测因素[43]。

遗憾的是，现有的研究均存在如下局限：①这些研究多为小样本回顾性研究，且研究人群的基线特征存在显著异质性；②许多研究存在严重的选择偏倚；③一般身体状况较差和（或）病灶较大的患者通常被排除在手术治疗之外。此外，基于近期有研究发现新的化疗药物可改善患者生存情况，不同研究所选择的全身化疗方案不同。因此，尚不能得出手术和保守治疗在统计学上孰优孰劣的结论。

五、结论

众所周知，目前对于异时性寡转移的食管癌患者仍然缺乏统一的治疗策略。然而，一组经过精心挑选的患者，特别是那些DFS超过12个月且仅有孤立的单野淋巴结转移或孤立性器官转移的患者更可能从手术治疗中获益。因此，目前急需开展前瞻性和注册研究，以便更好地评估手术在异时性转移性疾病中的作用，以及如何选择可能受益的患者。我们小组提出的处理方法如图18-1所示。我们的结论是具有良好肿瘤生物学行为的寡转移患者应先行全身治疗[化疗和（或）放疗]，以评估转移灶对治疗的反应和肿瘤生物学行为。在此基础上，可为精心挑选并且全身治疗时未出现进展的患者行手术治疗。

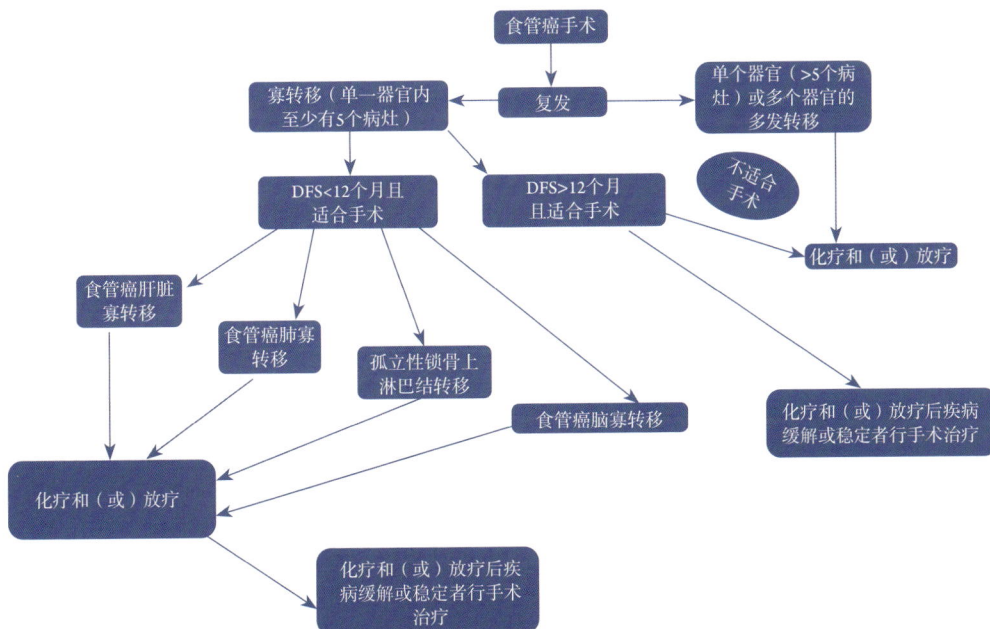

图18-1　异时性寡转移食管癌的治疗建议

参考文献

[1] Napier K J, Scheerer M, Misra S. Esophageal cancer: A Review of epidemiology, pathogenesis, staging workup and treatment modalities[J]. World J Gastrointest Oncol, 2014, 6(5): 112-120.

[2] Ghaly G, Harrison S, Kamel M K, et al. Predictors of Survival After Treatment of Oligometastases After Esophagectomy[J]. Ann Thorac Surg, 2018, 105(2): 357-362.

[3] Mariette C, Piessen G, Triboulet J P. Therapeutic strategies in oesophageal carcinoma: Role of surgery and other modalities[J]. Lancet Oncol, 2007, 8(6): 545-553.

[4] Miyata H, Yamasaki M, Kurokawa Y, et al. Survival factors in patients with recurrence after curative resection of esophageal squamous cell carcinomas[J]. Ann Surg Oncol, 2011, 18(12): 3353-3361.

[5] Tustumi F, Kimura C M, Takeda F R, et al. Evaluation of lymphatic spread, visceral metastasis and tumoral local invasion in esophageal carcinomas[J]. Arq Bras Cir Dig, 2016, 29(4): 215-217.

[6] Mariette C, Balon J M, Piessen G, et al. Pattern of recurrence following complete resection of esophageal carcinoma and factors predictive of recurrent disease[J]. Cancer, 2003, 97(7): 1616-1623.

[7] Hellman S. Karnofsky Memorial Lecture. Natural history of small breast cancers[J]. J Clin Oncol, 1994, 12(10): 2229-2234.

[8] Niibe Y, Chang J Y. Novel insights of oligometastases and oligo-recurrence and review of the literature[J]. Pulm Med, 2012, 2012: 261096.

[9] Jones R P, Stättner S, Sutton P, et al. Controversies in the oncosurgical management of liver limited stage IV colorectal cancer[J]. Surg Oncol, 2014, 23(2): 53-60.

[10] Mercier O, Fadel E, de Perrot M, et al. Surgical treatment of solitary adrenal metastasis from non-small cell lung cancer[J]. J Thorac Cardiovasc Surg, 2005, 130(1): 136-140.

[11] Hiyoshi Y, Morita M, Kawano H, et al. Clinical significance of surgical resection for the recurrence of esophageal cancer after radical esophagectomy[J]. Ann Surg Oncol, 2015, 22(1): 240-246.

[12] Sudarshan M. Locoregional and oligometastatic recurrence of esophageal cancer-what are the management strategies?[J]. J Thorac Dis, 2019, 11(Suppl 13): S1643-S1645.

[13] Shimada A, Tsushima T, Tsubosa Y, et al. Validity of Surgical Resection for Lymph Node or Pulmonary Recurrence of Esophageal Cancer After Definitive Treatment[J]. World J Surg, 2019, 43(5): 1286-1293.

[14] Yano M, Takachi K, Doki Y, et al. Prognosis of patients who develop cervical lymph node recurrence following curative resection for thoracic esophageal cancer[J]. Dis Esophagus, 2006, 19(2): 73-77.

[15] Wang Z, Lin S, Wang F, et al. Salvage lymphadenectomy for isolated cervical lymph node recurrence after curative resection of thoracic esophageal squamous cell carcinoma[J]. Ann Transl Med, 2019, 7(11): 238.

[16] Ma X, Zhao K, Guo W, et al. Salvage lymphadenectomy versus salvage radiotherapy/chemoradiotherapy for recurrence in cervical lymph node after curative resection of esophageal squamous cell carcinoma[J]. Ann Surg Oncol, 2015, 22(2): 624-629.

[17] Watanabe M, Mine S, Yamada K, et al. Outcomes of lymphadenectomy for lymph node recurrence after esophagectomy or definitive chemoradiotherapy for squamous cell carcinoma of the esophagus[J]. Gen Thorac Cardiovasc Surg, 2014, 62(11): 685-692.

[18] Motoyama S, Kitamura M, Saito R, et al. Outcome and treatment strategy for mid- and lower-thoracic esophageal cancer recurring locally in the lymph nodes of the neck[J]. World J Surg, 2006, 30(2): 191-198.

[19] Dresner S M, Griffin S M. Pattern of recurrence following radical oesophagectomy with two-field lymphadenectomy[J]. Br J Surg, 2000, 87(10): 1426-1433.

[20] Procopio F, Marano S, Gentile D, et al. Management of Liver Oligometastatic Esophageal Cancer: Overview and Critical Analysis of the Different Loco-Regional Treatments[J]. Cancers (Basel), 2019.

[21] Pawlik T M, Gleisner A L, Bauer T W, et al. Liver-directed surgery for metastatic squamous cell carcinoma to the liver: results of a multi-center analysis[J]. Ann Surg Oncol, 2007, 14(10): 2807-2816.

[22] Liu J, Wei Z, Wang Y, et al. Hepatic resection for postoperative solitary liver metastasis from oesophageal squamous cell carcinoma[J]. ANZ J Surg, 2018, 88: E252-E256.

[23] Adam R, Chiche L, Aloia T, et al. Hepatic resection for noncolorectal nonendocrine liver metastases: Analysis of 1,452 patients and development of a prognostic model[J]. Ann Surg, 2006, 244(4): 524-535.

[24] Ichida H, Imamura H, Yoshimoto J, et al. Pattern of Postoperative Recurrence and Hepatic and/or Pulmonary Resection for Liver and/or Lung Metastases From Esophageal Carcinoma[J]. World Journal of Surgery, 2013, 37: 398-407.

[25] Ohkura Y, Shindoh J, Ueno M, et al. Clinicopathologic Characteristics of Oligometastases from Esophageal Cancer and Long-Term Outcomes of Resection[J]. Ann Surg Oncol, 2020, 27(3): 651-659.

[26] Shiono S, Kawamura M, Sato T, et al. Disease-free interval length correlates to prognosis of patients who underwent metastasectomy for esophageal lung metastases[J]. J Thorac

Oncol,2008,3(9): 1046-1049.

[27] Kanamori J, Aokage K, Hishida T, et al. The role of pulmonary resection in tumors metastatic from esophageal carcinoma[J]. Jpn J Clin Oncol,2017,47(1): 25-31.

[28] Kobayashi N, Kohno T, Haruta S, et al. Pulmonary metastasectomy secondary to esophageal carcinoma: Longterm survival and prognostic factors[J]. Ann Surg Oncol,2014,21 Suppl 3: S365-S369.

[29] Go P H, Klaassen Z, Meadows M C, et al. Gastrointestinal cancer and brain metastasis: A rare and ominous sign[J]. Cancer,2011,117(16): 3630-3640.

[30] Ogawa K, Toita T, Sueyama H, et al. Brain metastases from esophageal carcinoma: Natural history, prognostic factors, and outcome[J]. Cancer,2002,94(3): 759-764.

[31] Song Z, Lin B, Shao L, et al. Brain metastases from esophageal cancer: Clinical review of 26 cases[J]. World Neurosurg,2014, 81(1): 131-135.

[32] Weinberg J S, Suki D, Hanbali F, et al. Metastasis of esophageal carcinoma to the brain[J]. Cancer,2003,98(9): 1925-1933.

[33] Schizas D, Lazaridis I I, Moris D, et al. The role of surgical treatment in isolated organ recurrence of esophageal cancer-a systematic review of the literature[J]. World J Surg Oncol,2018, 16(1): 55.

[34] Fumagalli U, de Carli S, de Pascale S, et al. Adrenal metastases from adenocarcinoma of the esophagogastric junction: Adrenalectomy and long-term survival[J]. Updates Surg,2010, 62(1): 63-67.

[35] Abate E, DeMeester S R, Zehetner J, et al. Recurrence after esophagectomy for adenocarcinoma: Defining optimal follow-up intervals and testing[J]. J Am Coll Surg,2010,210(4): 428-435.

[36] Bui Q L, Paye F, Siksik J M, et al. Is it permissible to undertake surgery for adrenal metastases of esophageal adenocarcinomas?[J]. J Visc Surg,2019,156(3): 275.

[37] Depypere L, Lerut T, Moons J, et al. Isolated local recurrence or solitary solid organ metastasis after esophagectomy for cancer is not the end of the road[J]. Dis Esophagus,2017,30(1): 1-8.

[38] Guckenberger M, Lievens Y, Bouma A B, et al. Characterisation and classification of oligometastatic disease: A European Society for Radiotherapy and Oncology and European Organisation for Research and Treatment of Cancer consensus recommendation[J]. Lancet Oncol,2020,21(1): e18-e28.

[39] Jamel S, Tukanova K, Markar S. Detection and management of oligometastatic disease in oesophageal cancer and identification of prognostic factors: A systematic review[J]. World J Gastrointest Oncol,2019,11(9): 741-749.

[40] Hamai Y, Hihara J, Emi M, et al. Treatment Outcomes and Prognostic Factors After Recurrence of Esophageal Squamous Cell carcinoma[J]. World J Surg,2018,42(7): 2190-2198.

[41] Yamashita K, Watanabe M, Mine S, et al. Patterns and Outcomes of Recurrent Esophageal Cancer After Curative Esophagectomy[J]. World J Surg,2017,41(9): 2337-2344.

[42] Huddy J R, Thomas R L, Worthington T R, et al. Liver metastases from esophageal carcinoma: Is there a role for surgical resection?[J]. Dis Esophagus,2015,28(5): 483-487.

[43] Carmona-Bayonas A, Jiménez-Fonseca P, Echavarria I, et al. Surgery for metastases for esophageal-gastric cancer in the real world: Data from the AGAMENON national registry[J]. Eur J Surg Oncol,2018,44(8): 1191-1198.

翻译：高伊媚，北京大学肿瘤医院胸外一科
审校：戴亮，北京大学肿瘤医院胸外一科

doi: 10.21037/aoe-2020-06
Cite this article as: Schizas D, Vailas M, Sotiropoulou M, Kapelouzou A, Liakakos T. Surgery for metachronic metastasized esophageal cancer. Ann Esophagus,2021,4: 40.

第十九章　手术在同时性转移性食管癌治疗中的作用

Mickael Chevallay, Minoa Jung, Charles-Henri Wassmer, Stefan Mönig

Division of Visceral Surgery, Department of Surgery, Geneva University Hospital, Geneva, Switzerland
Contributions: (I) Conception and design: All authors; (II) Administrative support: None; (III) Provision of study materials or patients: None; (IV) Collection and assembly of data: None; (V) Data analysis and interpretation: None; (VI) Manuscript writing: All authors; (VII) Final approval of manuscript: All authors.
Correspondence to: Prof. Stefan Mönig. Division of Visceral Surgery, Department of Surgery, Geneva University Hospital, Rue Gabrielle-Perret-Gentil 4, 1205 Geneva, Switzerland. Email: Stefan.Moenig@hcuge.ch.

摘要：转移性食管癌的预后较差。曾经在转移性食管癌的治疗上，外科手术一直没有立足之地，而化（放）疗是主要的治疗方法。但在转移性结肠癌和乳腺癌患者中，已有研究证实手术切除转移灶可以改善远期预后。在上消化道肿瘤中，最早在胃癌中开展转移灶切除术。这就引出了转移性食管癌的外科治疗。随着化（放）疗方案和手术技术的不断进步，手术完全切除所有病灶，尤其是寡转移灶成为可能。转移灶的R0切除对提高生存至关重要。因此，术前检查应关注肿瘤是否可以被完全切除。此外，患者的选择同样至关重要，应经过多学科肿瘤委员会讨论。预后评分可用于预测该类患者的生存。本文就同时性转移性食管癌外科手术的研究进展进行综述。正在进行的随机试验的结果将有助于阐明手术是否在同时性转移性疾病的治疗中有一席之地。

关键词：食管癌；寡转移；手术

View this article at: http://dx.doi.org/10.21037/aoe-2020-07

一、引言

2018年全球新发的食管癌患者有57.2万，死亡的患者有50.8万[1]。食管癌在全球癌症发病率排名仍保持在第8位，而在死亡率排名中则居第6位。食管癌主要有两大病理亚型：食管鳞状细胞癌（ESCC）和食管腺癌（EAC）。ESCC主要见于非西方国家，常累及食管中上1/3；而EAC在欧美国家更为常见，多发生于食管远端1/3和食管胃结合部，且其发病率仍在上升[2]。

手术常作为可治愈转移性食管癌患者多学科治疗的一种手段[3]。然而，50%的转移性食管癌患者在就诊时已不适合手术治疗[4]。这可能是由于肿瘤侵犯邻近结构而不可切除，有远处转移或患者有合并症/一般状况差而不可耐受手术）[5]。延迟转诊到专业中心也会影响获得治愈的可能。荷兰的一项研究表明，食管癌患者的首诊医院和接受根治性治疗的机会之间有很强的关联性[6]。

疾病诊断时分期较晚患者与高龄患者常采用根治性放化疗治疗。对于不适合手术者，5年生存率从0~14%提高到20%~25%[7-9]。相比之下，尽管新的化疗药物被不断研发出来，但转移性肿瘤是一个重大负担，通常预后较差。有远处转移的食管癌患者5年生存率低于许多其他转移性恶性肿瘤[10]，包括乳腺癌（5年生存率26.3%）[11]和结直肠癌（5年生存率13.5%）[12]。初诊时就存在远处转移者中位生存时间为1年[13]。恶性肿瘤转移应区分同时性转移（在初诊的同时发生恶性的肿瘤转移）和异时性转移（原发病灶治疗后发生恶性的肿瘤转移）。

直到最近，手术在转移性食管癌中治疗中的作用一直很有限。有效的化疗，如FLOT方案（5-氟尿嘧啶、亚叶酸钙、奥沙利铂、多西他赛）可以达到良好的局部控制和缩小转移灶的作用。因此，诱导化疗可被用于可能从手术切除中获益的患者。

二、食管癌的转移

食管癌患者的不良预后是由于该疾病在早期阶段即有发生转移的倾向，且缺乏有效的治疗方法。有研究利用美国国家癌症研究所监测、流行病学和最终结果（surveillance, epidemiology, and end results, SEER）数据库对9 000例食管癌患者远处转移的部位进行了研究，发现ESCC、EAC的转移模式存在差异，即ESCC中肿瘤的肺转移率较高，而EAC中肿瘤的肝、骨和脑转移率较高[14-15]。表19-1总结了肿瘤的不同部位的转移率。

来自亚洲的一项研究证实了上述结果[14]，EAC患者更易出现肝转移，而肺转移在ESCC患者中更常见。但ESCC和EAC的远处淋巴结和骨转移的概率相似。不同的转移模式可能和食管癌的位置相关：比如EAC多见于食管下部，其位置与肝静脉邻近。

与上述转移部位形成对比的是，脑转移在食管癌中相对罕见（转移率为1%~5%）。然而近年来，可能是由于成像方式的改进和更广泛的影像学检查的开展，食管癌的脑转移率出现了上升：EAC和ESCC的

脑转移率分别为6%和2%。这与非小细胞肺癌中的脑转移模式相似，即肺腺癌的脑转移率是肺鳞状细胞癌的2倍[15]。转移部位的数量似乎对总生存有影响，当转移灶涉及2个部位时，风险比为1.49[95%置信区间（CI）：1.23~1.8][16]。然而，当转移灶仅局限于某些器官或仅影响一小部分器官时，手术可能是一种治疗选择。

Hellman等[17]于1995年首次提出了寡转移的概念。寡转移性疾病最被接受的定义是转移灶少于5个。但仍有个别研究者质疑这一定义，有人建议将寡转移定义为单个器官中有3~5个转移灶，而其他转移灶累及1~2个器官，每个器官有1~2个转移灶[18]。寡转移单个转移灶的直径应小于3 cm[19]。

全身化（放）疗联合手术多学科综合治疗可能为寡转移肿瘤患者带来生存获益，如手术切除是目前公认的结直肠癌肝转移、软组织肉瘤肺转移和肺癌脑转移的治疗方法[20]。

针对转移性食管癌，难点在于如何提供适当的治疗而不是无效的管理。对转移性食管癌患者施行手术可能会因延迟全身治疗而加速肿瘤的播散。然而，如果手术能实现更低的并发症发生率控制所有转移灶，并迅速启动全身治疗，则可能为患者带来生存获益。

三、转移性胃癌和M1期疾病的手术

虽然关于手术治疗转移性食管癌疗效的数据有限，但有一些证据表明，转移性胃癌患者可从手术治疗中获益。实际上，目前尚没有临床指南推荐对转移瘤进行手术，然而，在不到1%的转移性胃癌中，肝转移灶的切除具有可行性。对于经过高度选择的符合手术指征的胃癌肝转移患者来说，手术能够带来尚可的结局。既往研究表明，R0切除后的5年生存率高达27%~37%[21-22]。对SEER数据库[23]中5 185例肿瘤远处转移患者进行回顾性分析发现，手术切除原发灶和转移灶可改善患者生存状况，即使是在广泛转移的肿瘤患者中，积极地治疗也可能对患者有益。

来自亚洲的多中心、随机REGATTA试验[24]对转移性胃癌的手术部位进行了分析。研究者纳入了转移部位单一（肝/腹膜/淋巴结）的晚期胃癌患者。患者被随机分配至单纯化疗组或胃切除术+辅助化疗组，结果发现，两组患者的2年总生存率（单纯化疗组为31.7%；手术+化疗组为25.1%）和中位生存时间（单纯

表19-1　EAC和ESCC转移到不同部位的转移率比较[14-15]

位置	EAC	ESCC
肝	19%~30%	9%~15%
肺	9%~15%	11%~26%
脑	2%~6%	0.6%~2%
骨	8%~20%	5%~15%

EAC，食管腺癌；ESCC，食管鳞状细胞癌。

化疗组为16.6个月，手术+化疗组为14.3个月）无显著差异。基于此，研究者得出结论，胃切除术后化疗没有带来生存优势，不应被推荐。

然而，上述试验有两个主要的问题：首先，淋巴结清扫仅限于D1，就肿瘤学切除标准而言，D1切除是不够的；其次，未切除肿瘤转移灶。

一项观察性研究AIO-FLOT3试验[25]证实了化疗联合手术对于伴寡转移的胃及食管胃结合部癌患者的可行性。该研究纳入了3类患者（局部晚期肿瘤、有限转移性肿瘤以及不可切除的转移性肿瘤患者），研究结果显示，有限转移性肿瘤患者接受新辅助化疗联合手术治疗后可获得良好生存。在有限转移性肿瘤

患者组中，接受手术的肿瘤患者和其他患者的中位生存时间分别为31.3个月（95%CI：18.9~未达到上限）和15.9个月（95%CI：7.1~22.9个月）（图19-1）。

AIO-FLOT3试验为正在进行的RENAISSANCE（AIO-FLOT5）试验[26]提供了证据基础，后者纳入了有限转移性胃和食管胃结合部腺癌患者。在该研究中，HER2阳性的患者接受了4个周期的单独化疗或化疗联合曲妥珠单抗治疗。4个周期治疗后，再次进行肿瘤分期，如果证实无疾病进展迹象，则将患者随机分组，分别接受额外的化疗或手术切除原发灶和转移灶（图19-2）。RENAISSANCE试验的结果可能为转移性胃癌和食管胃结合部癌的治疗带来新的标准。

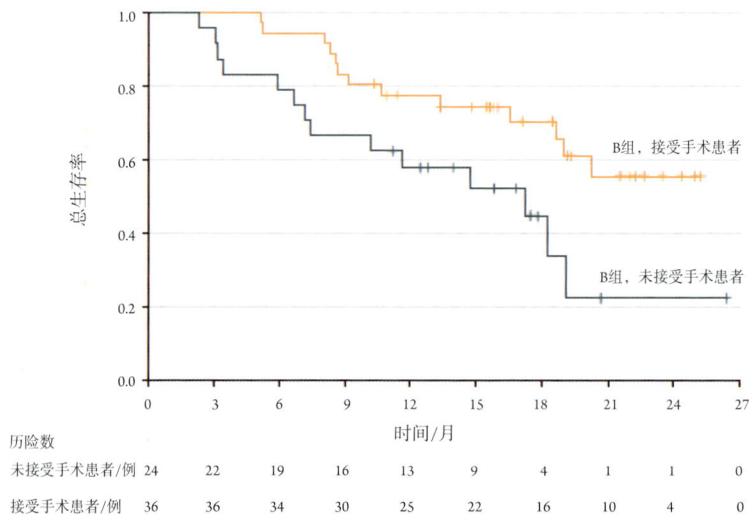

图19-1　接受手术和未接受手术的有限转移性肿瘤（B组）患者的总生存率
Kaplan-Meier曲线[25]

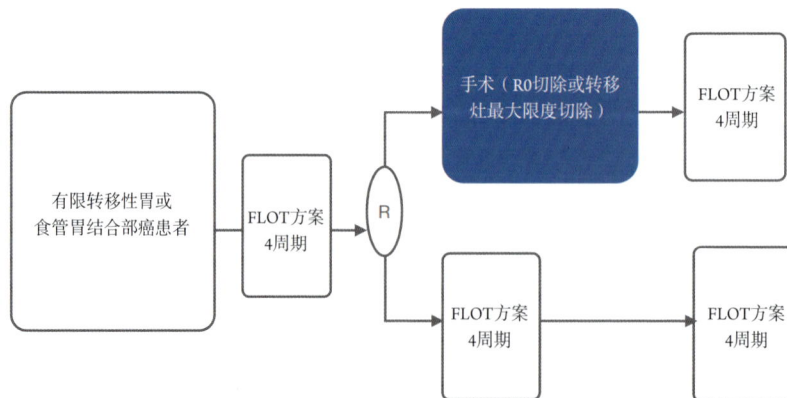

FLOT方案，5-氟尿嘧啶、亚叶酸素、奥沙利铂和多西他赛；R，随机化。

图19-2　RENAISSANCE（AIO-FLOT5）试验[26]的研究流程图

四、食管癌

对于局部及远处转移的不可切除的肿瘤的控制是令人不满意的。尽管化（放）疗方案取得了重大进展，但真正降低肿瘤分期以达到手术适应证的患者的比例很少。有研究者报道了一些肿瘤分期为T4期并在放化疗后肿瘤降期接受根治性切除手术的患者[27-28]。2011年发表的一篇系统综述对放化疗联合手术治疗与单纯放化疗进行了比较[29]，现有研究的结论是，在T4bNxM0期食管癌中，在局部控制和短期预后方面，放化疗加手术治疗效果优于单纯化疗，两组患者的1年生存率分别为57%和39.5%。放化疗似乎使患者可达到足够的局部或全身肿瘤控制以促进肿瘤手术切除。

化疗仍是治疗转移性肿瘤患者的首选治疗方案[30]。然而，对于转移灶数量有限的患者，针对转移灶的局部治疗也是一种可供选择的治疗方式[31]。这些局部治疗包括手术（如肝转移或肺转移时）[32-33]、射频消融、冷冻消融以及放疗。这些治疗方法在结直肠癌、肺癌和乳腺癌转移患者中被广泛接受。在食管癌中，此类相关证据也越来越多，因此，有限转移性晚期食管癌越来越多地采用局部根治性治疗[34-35]。

Chiapponi等[36]对食管癌寡转移治疗的相关研究进行了系统综述，结果发现两项对原发肿瘤转移灶行放疗的研究。在这些研究中，食管癌患者的总生存状况最差[31,37]。该系统综述中还包括了一项关于转移性食管癌的回顾性研究[38]：研究者对初始影像学检查怀疑有转移性病灶，但诱导放化疗后未出现疾病新进展的局部晚期食管癌患者进行了生存分析，32%接受食管切除术的患者在最初的影像学检查中被怀疑有肿瘤转移，结果发现，在食管切除术中病理证实发生转移的10例患者的生存期均未超过2.5年。然而，作者没有提到患者转移灶的病理确诊是通过组织学活检还是手术切除，而这与REGATTA研究结论一致，对转移灶的完整切除（如有可能）可以改善患者的生存状况。

肺转移灶的切除可延长部分患者的生存时间。有研究者对来自西班牙几个中心的数据进行了回顾性分析[18]：该研究纳入了远处转移的食管腺癌、食管胃结合部腺癌和胃腺癌患者，其主要目的是对西班牙全国范围内行转移瘤切除术的比例进行研究和描述。研究者发现，92例患者在化疗后中位时间5个月后接受了转移灶切除术，大多数患者（64%）获

得了R0切除（切缘阴性）；R1、R2切除患者分别占14%和22%[18]。接受转移灶切除术患者的3年生存率为30.6%，而全组患者的3年生存率为8.4%；该回顾性研究证明，在经过挑选的患者（寡转移、无进展、一般情况/营养状况良好）中，手术切除转移灶可提高患者的长期生存率[18]。

Schmidt等[39]对123例接受手术治疗的转移性食管胃结合部癌患者进行了回顾性分析。在该研究中，63例患者接受了肿瘤及转移灶的R0切除；相较于未切除转移灶的患者，同时切除原发灶和转移灶的患者中位生存期显著增长[（29.5±6.7）个月，95%CI：16.4~42.7个月]（P=0.003）。当对所有转移癌患者进行分析时，包括完整切除在内的手术切除和术前放化疗均与生存期延长相关（所有P<0.001）[39]。

Schizas等[40]对接受转移灶切除术的局限性转移性食管癌患者预后的相关研究进行了系统综述，其研究共纳入来自6项回顾性研究的420例患者。73.5%的患者在切除原发灶的同时行转移灶切除术。相对于ESCC（22.7%），EAC是更常见的病理类型（77.3%）。69.8%的患者转移灶切缘为阴性（R0）。作者采用自助法（bootstrap method）来估算预后，结果发现，患者的平均生存时间为24.5个月，而5年生存率为36.3%。与文献报道的接受最大限度药物治疗的患者（生存时间为4~11个月）相比，接受手术切除患者的生存期延长了2~6倍[41]。

Jamel等[42]对食管癌寡转移患者管理的相关文章进行了系统综述，共纳入14项研究（12项关于异时性寡转移，2项关于同时性寡转移）。在同时性寡转移研究中，一项研究[43]报告了7例患者的原发肿瘤和局限性脑转移的治疗，食管癌根治性放化疗与脑转移灶局部治疗（放疗或手术）同时进行，患者的中位生存期为18.9个月。

上述两篇系统综述似乎支持对食管癌寡转移患者进行手术切除。然而，考虑对远处转移灶进行手术治疗时，一个重要的因素是患者的选择。Ghaly等[44]研究了56例患者的预后相关因素。在该研究中，有限转移至肝、骨、脑、肾上腺的食管癌患者均接受了多学科治疗；在56例异时性转移患者中，31例接受了手术治疗联合或不联合放化疗，25例仅接受了根治性放化疗。患者的中位无疾病生存期为19个月；1年和3年术后复发后生存率分别为78%和38%。多因素分析发现，

肿瘤复发时间是生存的唯一独立预后因素[44]。12个月（复发时间）的临界值是最佳的敏感性和特异性组合。食管癌初次治疗后复发时间在1年以上是肿瘤侵袭性较低的指标[45]。

一项来自德国的多中心回顾性研究[46]提出并验证了转移性食管癌和胃癌患者的预后评分，包括肿瘤分级、对化疗的临床应答和切除范围。根据评分将患者分为低危组和高危组，两组患者的中位生存时间分别为35.3个月和12.0个月。

研究者认为（肿瘤分化）分级、化疗疗效和R0切除3个简单因素可以预测转移性食管胃结合部癌患者术后的预后情况。经验丰富的多学科团队可以在术前相对较准确地确定这些因素，对至少具有2个有利因素的患者行手术切除可得到生存获益。

其他关于预后因素的研究将有助于明确和发现从积极治疗中获益最大的转移性肿瘤患者。表19-2总结了转移性食管癌外科治疗的关键研究。

目前尚无明确的针对食管癌转移灶的治疗指南。根据欧洲肿瘤内科学会（European Society for Medical Oncology，ESMO）指南[30]，可以考虑对转移性食管癌患者采取不同的姑息治疗方案。德国的指南[51]也与ESMO说法一致，即如果术前发现了转移灶，则不建议进行手术切除。但该指南提出了一个例外情况，即如果在术中发现局限性转移，则建议行手术切除；如能达到原发灶和转移灶切缘阴性，指南建议一并切除原发灶和转移灶。但对远处转移灶行手术治疗的决策应由肿瘤多学科团队做出，这属于个体化治疗方案的一部分，且接受手术治疗的患者应有较好的身体状况和较长的肿瘤转移时间。

五、结论

食管癌是一种具有快速地局部和远处浸润的侵袭性肿瘤，改善局部状况和全身治疗有助于控制肿瘤进展。"转移性疾病是不可治愈的"这一教条现在正受到质疑。选择性的有限转移性疾病的患者可从积极的局部治疗中获益。目前尚缺乏高质量研究来确定这些方法对食管癌患者的疗效。正在进行的RENAISSANCE研究结果将有助于阐明关于转移性胃癌和食管胃结合部癌该如何治疗的争论。

表19-2 转移性食管癌外科治疗的关键研究

研究	年份/年	转移类型	转移部位及人数/例	总人数/例	生存情况
Adam等[47]	2006	混合型（同时性和异时性）	肝：20	20	中位生存时间：16个月；3年生存率：32%
Schmidt等[39]	2015	仅同时性	淋巴结：27；肝：14；肺：8；腹膜：4；>1个部位：4；其他：6	63	中位生存时间：29.5个月
Van Daele等[48]	2018	仅同时性	肝，淋巴结	12	中位生存时间：22个月
Carmona-Bayonas等[18]	2018	仅同时性	腹膜：27；肝：22；淋巴结：11；其他：32	92	中位生存时间：16.7个月；3年生存率：30.6%
Depypere等[49]	2018	仅同时性	肺：5；腹膜：1；肾上腺：2；胸膜：1；胰腺：1	10	中位生存时间：21.4个月；3年生存率：26.7%
Seesing等[50]	2019	混合型（同时性和异时性）	肝：19；肺：15	34	中位生存时间：28个月；1年生存率：84%；3年生存率：41%；5年生存率：31%

参考文献

[1] Ferlay J, Ervik M, Lam F, et al. Global Cancer Observatory: Cancer Today.International Agency for Research on Cancer 2018[EB/OL].Available online: https://gco.iarc.fr/today

[2] Bollschweiler E, Plum P, Mönig S P, et al. Current and future treatment options for esophageal cancer in the elderly[J]. Expert Opin Pharmacother, 2017, 18(10): 1001-1010.

[3] Mönig S P, Chevallay M, Niclauss N, et al. Esophageal and esophago-gastric junction cancer: Management and multimodal treatment[J]. Rev Med Suisse, 2020, 16: 1292-1299.

[4] Crosby T, Hurt C N, Falk S, et al. Chemoradiotherapy with or without cetuximab in patients with oesophageal cancer (SCOPE1): a multicentre, phase 2/3 randomised trial[J]. Lancet Oncol, 2013, 14: 627-637.

[5] van Rossum PSN, Mohammad N H, Vleggaar F P, et al. Treatment for unresectable or metastatic oesophageal cancer: Current evidence and trends[J]. Nat Rev Gastroenterol Hepatol, 2018, 15(4): 235-249.

[6] Koëter M, van Steenbergen L N, Lemmens V E P P, et al.Hospital of diagnosis and proba-bility to receive a curative treatment for oesophageal cancer[J]. Eur J Surg Oncol, 2014, 40: 1338-1345.

[7] Versteijne E, van Laarhoven H W, van Hooft J E, et al.Definitive chemoradiation for patients with inoperable and/or unresectable esophageal cancer: locoregional recurrence pattern[J]. Dis Esophagus, 2015, 28: 453-459.

[8] Kleinberg L, Gibson M K, Forastiere A A. Chemoradiotherapy for localized esophageal cancer: Regimen selection and molecular mechanisms of radiosensitization[J]. Nat Clin Pract Oncol, 2007, 4(5): 282-294.

[9] Herskovic A, Martz K, al-Sarraf M, et al. Combined chemotherapy and radiotherapy compared with radiotherapy alone in patients with cancer of the esophagus[J]. N Engl J Med, 1992, 326(24): 1593-1598.

[10] Institute NC. SEER Stat Fact Sheets: Esophageal Cancer 2016[EB/OL]. [2020-09-09]. http://seer.cancer.gov/statfacts/html/esoph.html.[2020-09-09].

[11] Institute NC. SEER Stat Fact Sheets: Female Breast Cancer 2016[EB/OL]. [2020-09-09]. http://seer.cancer. gov/statfacts/html/breast.html

[12] Institute NC. SEER Stat Fact Sheets: Colon and Rectum Cancer 2016[EB/OL]. [2020-09-09]. http://seer.cancer.gov/statfacts/html/breast.html

[13] Parry K, Visser E, van Rossum P S N, et al. Prognosis and treatment after diagnosis of re-current esophageal carcinoma following esophagectomy with curative intent[J]. Ann Surg Oncol, 2015, 22: S1292-S1300.

[14] Ai D, Zhu H, Ren W, et al. Patterns of distant organ metastases in esophageal cancer: A population-based study[J]. J Thorac Dis, 2017, 9(9): 3023-3030.

[15] Wu S G, Zhang W W, Sun J Y, et al. Patterns of distant metastasis between histological types in esophageal cancer[J]. Front Oncol, 2018, 8: 302.

[16] Shi A A, Digumarthy S R, Temel J S, et al. Does initial staging or tumor histology better identify asymptomatic brain metastases in patients with non-small cell lung cancer?[J]. J Thorac Oncol, 2006, 1(3): 205-210.

[17] Hellman S, Weichselbaum R R. Oligometastases[J]. J Clin Oncol, 1995, 13(1): 8-10.

[18] Carmona-Bayonas A, Jiménez-Fonseca P, Echavarria I, et al. surgery for metastases for esophagealgastric cancer in the real world: data from the AGAMENON national registry[J]. Eur J Surg Oncol, 2018, 44: 1191-1198.

[19] Procopio F, Marano S, Gentile D, et al. Management of liver oligometastatic esophageal cancer: Overview and critical analysis of the different loco-regional treatments[J]. Cancers (Basel), 2019, 12(1): 20.

[20] Broomfield J A, Greenspoon J N, Swaminath A. Utilization of stereotactic ablative radiotherapy in the management of oligometastatic disease[J]. Curr Oncol, 2014, 21: 115-117.

[21] Song A, Zhang X, Yu F, et al. Surgical resection for hepatic metastasis from gastric cancer: A multi- institution study[J]. Oncotarget, 2017, 8(41): 71147-71153.

[22] Markar S R, Mikhail S, Malietzis G, et al. Influence of surgical resection of hepatic metastases from gastric adenocarcinoma on long-term survival: systematic review and pooled analysis[J]. Ann Surg, 2016, 263: 1092-1101.

[23] Chen J, Kong Y, Weng S, et al. Outcomes of surgery for gastric cancer with distant metastases: A retrospective study from the SEER database[J]. Oncotarget, 2017, 8(3): 4342-4351.

[24] Fujitani K, Yang H K, Mizusawa J, et al. gastrectomy plus chemotherapy versus chemotherapy alone for advanced gastric cancer with a single non-curable factor (REGATTA): A phase 3, randomized controlled trial[J].Lancet Oncol, 2016, 17: 309-318.

[25] Al-Batran S E, Homann N, Pauligk C, et al. Effect of neoadjuvant chemotherapy followed by surgical resection on survival in patients with limited metastatic gastric or gas-troesophageal junction cancer: The AIOFLOT3 trial[J]. JAMA Oncol, 2017, 3(9): 1237-1244.

[26] Al-Batran S E, Goetze T O, Mueller D W, et al. The RENAISSANCE (AIO-FLOT5) trial: Effect of chemotherapy alone vs. chemotherapy followed by surgical resection on survival and quality of life in patients with limited-metastatic adenocarcinoma of the stomach or esophagogastric junction - a

phase III trial of the German AIO/CAO-V/CAOGI[J]. BMC Cancer, 2017, 17(1): 893.

[27] Shimoji H, Karimata H, Nagahama M, et al. Induction chemotherapy or chemoradiotherapy followed by radical esophagectomy for T4 esophageal cancer: Results of a prospective cohort study[J]. World J Surg, 2013, 37: 2180-2188.

[28] Jung M K, Schmidt T, Chon S H, et al. Current surgical treatment standards for esophageal and esophagogastric junction cancer[J]. Ann N Y Acad Sci, 2020, 1482(1): 77-84.

[29] Makino T, Doki Y. Treatment of T4 esophageal cancer: Definitive chemoradiotherapy versus chemoradiotherapy followed by surgery[J]. Ann Thorac Cardiovasc Surg, 2011, 17: 221-228.

[30] Lordick F, Mariette C, Haustermans K, et al. Oesophageal cancer: ESMO Clinical Practice Guidelines for diagnosis, treatment and follow-up[J]. Ann Oncol, 2016, 27(suppl 5): v50-v57.

[31] Milano M T, Katz A W, Zhang H, et al. Oligometastases treated with stereotactic body radiotherapy: Long-term follow-up of prospective study[J]. Int J Radiat Oncol Biol Phys, 2012, 83(3): 878-886.

[32] Al-Asfoor A, Fedorowicz Z, Lodge M. Resection versus no intervention or other surgical interventions for colorectal cancer liver metastases[J]. Cochrane Database Syst Rev, 2008: CD006039.

[33] Sternberg D I, Sonett J R. Surgical therapy of lung metastases[J]. Semin Oncol, 2007, 34(3): 186-196.

[34] Martel G, Hawel J, Rekman J, et al. Liver resection for non-colorectal, non-carcinoid, non-sarcoma metastases: A multicenter study[J]. PLoS One, 2015, 10(3): e0120569.

[35] Huddy J R, Ni M Z, Markar S R, et al. Point-of-care testing in the diagnosis of gastrointes-tinal cancers: Current technology and future directions[J]. World J Gastroenterol, 2015, 21: 4111-4120.

[36] Chiapponi C, Berlth F, Plum P S, et al. Oligometastatic disease in upper gastrointestinal cancer - How to proceed?[J]. Visc Med, 2017, 33(1): 31-34.

[37] Omae K, Hiraki T, Gobara H, et al. Longterm survival after radiofrequency ablation of lung oligometastases from five types of primary lesions: A retrospective evaluation[J]. J Vasc Interv Radiol, 2016, 27: 1362-1370.

[38] Erhunmwunsee L, Englum B R, Onaitis M W, et al. Impact of pretreatment imaging on survival of esophagectomy after induction therapy for esophageal cancer: Who should be given the benefit of the doubt?: Esophagectomy outcomes of patients with suspicious metastatic lesions[J]. Ann Surg Oncol, 2015, 22(3): 1020-1025.

[39] Schmidt T, Alldinger I, Blank S, et al. Surgery in oesophagogastric cancer with metastatic disease: Treatment, prognosis and preoperative patient selection[J]. Eur J Surg Oncol, 2015, 41(10): 1340-1347.

[40] Schizas D, Mylonas K S, Kapsampelis P, et al. Patients undergoing surgery for oligometastatic oesophageal cancer survive for more than 2 years: Bootstrapping systematic review data[J]. Interact CardioVasc Thorac Surg, 2020, 31: 299-304.

[41] Smyth E C, Lagergren J, Fitzgerald R C, et al. Oesophageal cancer[J]. Nat Rev Dis Primers, 2017, 3: 17048.

[42] Jamel S, Tukanova K, Markar S. Detection and management of oligometastatic disease in oesophageal cancer and identification of prognostic factors: A systematic review[J]. World J Gastrointest Oncol, 2019, 11(9): 741-749.

[43] Onal C, Akkus Yildirim B, Guler O C. Outcomes of aggressive treatment in esophageal cancer patients with synchronous solitary brain metastasis[J]. Mol Clin Oncol, 2017, 7(1): 107-112.

[44] Ghaly G, Harrison S, Kamel M K, et al. Predictors of survival after treatment of oligometastases after esophagectomy[J]. Ann Thorac Surg, 2018, 105: 357-362.

[45] Mönig S, van Hootegem S, Chevallay M, et al. The role of surgery in advanced disease for esophageal and junctional cancer[J]. Best Pract Res Clin Gastroenterol, 2018, 36-37: 91-96.

[46] Blank S, Lordick F, Dobritz M, et al. A reliable risk score for stage IV esophagogastric cancer[J]. Eur J Surg Oncol, 2013, 39(8): 823-830.

[47] Adam R, Chiche L, Aloia T, et al. Hepatic resection for noncolorectal nonendocrine liver metastases: Analysis of 1,452 patients and development of a prognostic model[J]. Ann Surg, 2006, 244(4): 524-535.

[48] Van Daele E, Scuderi V, Pape E, et al. Long-term survival after multimodality therapy including surgery for metastatic esophageal cancer[J]. Acta Chir Belg, 2018, 118(4): 227-232.

[49] Depypere L P, Moons J, Lerut T E, et al. Palliative esophagectomy in unexpected metastatic disease: Sense or nonsense?[J]. Asian Cardiovasc Thorac Ann, 2018, 26: 552-557.

[50] Seesing M F J, van der Veen A, Brenkman H J F, et al. Resection of hepatic and pulmonary metastasis from metastatic esophageal and gastric cancer: A nationwide study[J]. Dis Esophagus, 2018, 31: 9.

[51] Hölscher A H, Gockel I, Porschen R. Updated German S3 guidelines on esophageal cancer and supplements from a surgical perspective[J]. Chirurg, 2019, 90: 398-402.

翻译：吴亚亚，北京大学肿瘤医院胸外一科
审校：戴亮，北京大学肿瘤医院胸外一科

doi: 10.21037/aoe-2020-07

Cite this article as: Chevallay M, Jung M, Wassmer CH, Mönig S. Role of surgery in the management of synchronous metastatic esophageal cancer. Ann Esophagus, 2021, 4: 39.

第二十章 食管切除术后标准化临床路径的早期分布、临床益处和实施的局限性

Francesco Puccetti, Madhan Kumar Kuppusamy, Michal Hubka, Donald E. Low

Department of Thoracic Surgery and Thoracic Oncology, Virginia Mason Medical Center, Seattle, WA, USA
Contributions: (I) Conception and design: F Puccetti, DE Low; (II) Administrative support: DE Low; (III) Provision of study materials or patients: None; (IV) Collection and assembly of data: F Puccetti, DE Low; (V) Data analysis and interpretation: F Puccetti, DE Low; (VI) Manuscript writing: All authors; (VII) Final approval of manuscript: All authors.
Correspondence to: Donald E. Low. Department of Thoracic Surgery and Thoracic Oncology, Virginia Mason Medical Center, 1100 Ninth Avenue, Seattle, WA 98101, USA. Email: Donald.Low@virginiamason.org.

摘要：虽然食管切除术历来都伴随着较高的术后并发症发生率和病死率，但其仍是食管癌多模式治疗的一个主要组成部分。随着时间的推移，多项进步改善了食管切除术后临床和肿瘤的结局和预后。与加速康复外科（enhanced recovery after surgery，ERAS）方案所展示的结果类似，标准化临床路径（standardized clinical pathway，SCP）代表了为患者提供改善临床结局的基础架构。本报告的目的是分析SCP的全球应用，评估其对临床结局的影响，并评估其目前在大容量手术中心的应用水平。通过主要搜索引擎（PubMed、Embase、MEDLINE和Cochrane数据库）进行文献综述，以确定符合条件的比较研究。收集所有有关总并发症发生率、住院时间（LOS）和术后病死率的数据并进行统计分析。检索得到26篇报道SCP的文章[其中包括5篇随机对照试验（RCT）和6篇前瞻性试验]，但关注的是不同的围手术期结果。应用SCP后，术后临床结局得到改善，包括总并发症发生率（29.8% vs 32.5%，$P=0.350$）和LOS[（9.9 ± 2.8）天 vs（13.4 ± 1.0）天，$P<0.001$]，再入院率无显著差异。吻合口瘘发生率（8.3% vs 10.3%，$P=0.659$），肺部并发症发生率（17.0% vs 22.4%，$P=0.011$）也有显著改善。总之，SCP在食管手术中开始被应用后，在大容量手术中心显示出可测量的临床优势。

关键词：食管切除术；关键路径；循证实践；加速康复

View this article at: http://dx.doi.org/10.21037/aoe.2020.02.06

一、引言

食管癌是世界上第六大常见的导致死亡的恶性肿瘤。直到最近，食管癌的发病率仍在上升。来自亚洲的数据显示，其发病率达到了峰值，每年有40多万新发病例，最近西方国家出现了类似的稳定发病率[1]。美国食管癌的发病率和病死率多年来一直保持稳定，在过去10年中略有下降，这可能与巴雷特食管的监测项目有关。食管癌发病率的演变也与5年生存率的提高有关，所有癌症生存率从20世纪60—70年代的约5%提

高到目前的20%[2]。

随着时间的推移，可以从多方面来解释这些变化，其中包含了筛查项目以及内镜和手术治疗的发展。局部食管癌的治疗目前以多学科治疗为主，这是一种更全面和系统的方法，也有助于改善局部晚期食管癌的生存结局（T2~3，N0~3，M0）。

食管切除术历来作为潜在的治愈性治疗方案的基石而被广泛接受，尽管术后结局与高并发症发生率和病死率相关。新的治疗方法的引入，以及过程的改进有助于降低食管切除术后的并发症的发生率。Biere等[3]进行了一项多中心RCT，评估了与应用微创手术相关的肺部并发症的发生率。该试验由在高手术量医院（每年开展>30例食管切除术）具有开放手术和腹腔镜手术经验的外科医生参与进行。同样，食管切除术后的总病死率在过去几十年中逐渐下降，从10%~15%到最近报告显示的90天病死率低至4.5%[4-5]。由于缺乏标准化的报告系统，食管切除术围手术期并发症的发生率以前很难被量化。最近，食管切除术并发症共识组（Esophagectomy Complications Consensus Group，ECCG）发表的报告纠正了这一观点，该报告记录了当代国际上其并发症的发生率为59%[5]。

食管切除术这一大型外科手术的复杂性体现在手术包括了胸部和腹部两部分，还需要进行复杂的手术重建，这都与即时和长期的不良反应有关。此外，患者通常表现为营养不良，并伴有与高龄相关的原发合并症。许多国家已通过启动集中的高危癌症治疗程序来解决这一复杂性问题。尽管美国尚未启动一项集中综合的癌症治疗计划[6]，但许多研究已经证明，患者在大容量手术中心接受治疗可改善预后[4]。

围手术期结局需要常规接受一套标准化的报告结果和质量测定的系统的测量和审计，该系统于2015年由ECCG报告完成[7]。随着时间的推移，标准化临床路径（SCP）和加速康复外科（ERAS）指南的发展和应用也对治疗结局产生了积极的影响，从而使患者的护理路径和目标标准化。这些路径也纳入了外科技术和多模式护理的进展。SCP已显示可显著降低围手术期病死率（<1%），并能改善住院时间（LOS）（7~9天）[8-9]。SCP也被证明可适用于其他高手数量手术中心[10]。总之，标准化围手术期路径旨在减少手术影响并优化恢复[11]。

ERAS协会制定了清晰的SCP，并发展了围手术期

相关模块，如术前康复和检查、术中/术后即刻管理和目标基础架构，以避免并发症发生，提高出院效率，这是SCP应用获益的最佳国际范例。ERAS指南已被广泛应用于结直肠手术，并扩展到其他外科领域，如胃切除术、减重手术、肝脏手术和妇科肿瘤手术。食管切除术的ERAS指南于2019年2月发布[12]，该指南采用了许多在以前的ERAS指南中已经被验证的概念，同时扩展了建议范围，以涵盖食管切除术的特有领域。

本文旨在回顾目前的相关文献，以评估SCP和ERAS对食管切除术相关结局的影响，并评估目前在高容量手术中心的应用水平。

二、研究方法

通过PubMed、Embase、MEDLINE和Cochrane数据库搜索引擎进行文献评审，以确定相关性研究。根据以下《医学主题词表》（Medical Subject Headings，MeSH）词汇和关键词搜索："食管切除术（esophagectomy）""食管肿瘤（esophageal neoplasms）""关键路径（critical pathways）""循证医学（evidence-based medicine）""循证实践（evidence-based practice）""加速康复（enhanced recovery）""快速通道（fast track或fast-track），仅比较研究、RCT以及前瞻性和回顾性队列分析被纳入。其他纳入标准包括：分析食管癌手术中SCP结局的英文文章，无论其是否采用ERAS方案。排除了非食管手术或缺乏围手术期方案的研究。根据主要术后结局对所有符合条件的文章进行分类和分析：术后并发症和总并发症发生率、LOS和早期病死率。对所有入选的文献进行回顾，进一步提取感兴趣的变量，如营养结果、住院费用和SCP描述，这些变量可能被纳入统计分析。

三、结果

文献检索发现289篇文献（图20-1）。通过初步的摘要评估和对非英语出版物的排除，共250篇文献被舍弃。经过全面的全文评估后，检索出26篇符合条件的文献[8,10,13-36]，涉及3 721例患者。所有研究均包括采用多种手术入路进行食管切除术的患者，包括经膈肌裂孔、左胸腹、二野或三野手术、微创或开放手术。26篇文献均为比较研究（包括5项RCT和6项前瞻性试

验），并报道了与SCP或ERAS方案应用相关的结局。在选定的研究中，关于主要结局的信息差异很大，而对营养结局和住院费用的数据收集不足，无法进行全面的分析。

（一）ERAS项目和审阅文献方案

近来，正式的食管癌ERAS推荐意见已被提出，收集了所有围手术期相关条目，并首次提出了严格适用于食管切除术围手术期的一些内容。新模块包括了特定流程（如术前营养评估和治疗、术前口服药理营养、多学科肿瘤委员会和术前康复计划的采用等）和手术内容（新辅助治疗后的手术时机、食管替代物的选择、幽门成形术和淋巴结清扫范围、吻合口周围引流或胸腔引流的使用、鼻胃管和肠内营养导管、对于液体治疗和通气的麻醉管理）。然而，入选的大多数文章回顾了其机构SCP的结局，一定程度上导致了各机构方案中元素和结局评估的差异性。

（二）术后结局

1. LOS

24项研究（共计3 626例患者）报告了有关LOS的

数据。SCP组的LOS[（9.9±2.8）天]明显低于对照组的[（13.4±1.0）天]，其差异有统计学意义（$P<0.001$）。2组再入院率是相似的（$P=0.739$）。

2. 术后并发症发生率

共有19项研究报道了总体并发症，SCP组和传统方法组患者分别为1 129例和962例。总体并发症发生率分别为29.8%和32.5%，SCP组优于传统方法组，但差异无统计学意义（$P=0.350$）。

3. 术后病死率

纳入了17项研究，共2 661例患者，随机报告住院病死率和90天病死率，并记录其复合结局。SCP组的病死率为2.2%，传统方法组为2.9%。差异无统计学意义（$P=0.982$）。

4. 吻合口瘘

对数据集进行特定并发症分析，共有19项研究（包含3 010例患者）报告了2组间的吻合口瘘发生率：SCP组和传统方法组的吻合口瘘发生率分别为8.3%和10.3%，差异无统计学意义（$P=0.659$）。

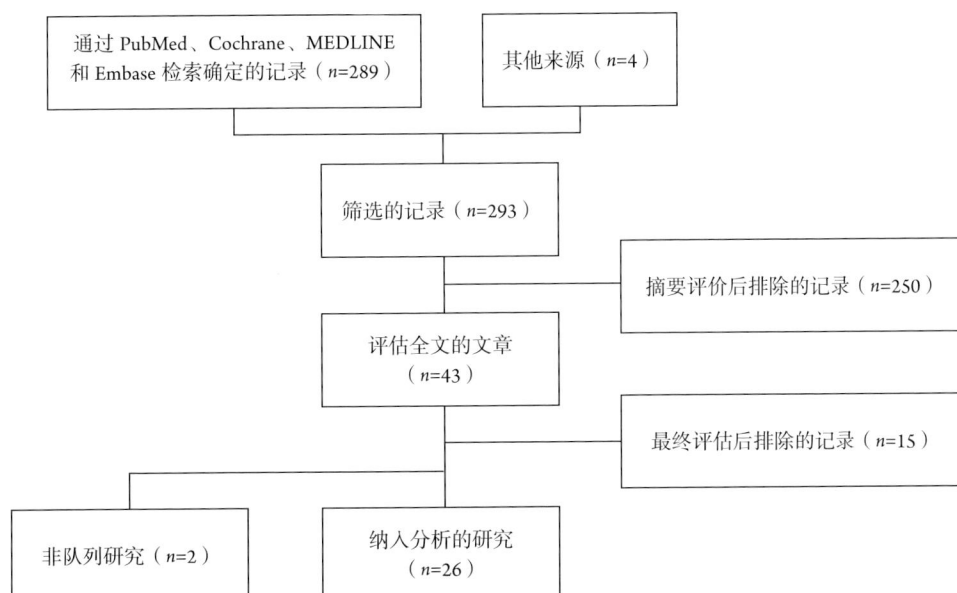

图20-1　检索流程图（包括综述策略和研究选择）

5. 肺部并发症

17项研究（涉及2 509例患者）报告了肺部并发症。SCP组肺部并发症的发生率为17.0%，传统方法组为22.4%。分析显示，SCP的应用与肺部并发症发生率显著降低相关（$P=0.011$）。

四、讨论

由于并发症发生率和病死率较高，食管切除术在历史上一直是肿瘤学手术中的异类。SCP和最近的ERAS指南普遍被认为是改善食管切除术预后的有效方法。本分析表明，在食管切除术后应用SCP有可能降低术后的LOS、并发症发生率和病死率。此外，SCP和肺部并发症的发生率之间有显著的统计学相关性，这是历来临床试验的目标结局参数[37]。这些数据支持了SCP对围手术期结局产生积极影响的观点。虽然这些研究仅报告了初步结果，但本综述表明，随着越来越多的中心开始制定个性化的SCP和ERAS指南，外科文献中有关临床报告正在增加。

启动这些项目的障碍包括资源不足、医生对变革的抗拒和员工培训开展困难。在此之前，没有一个标准化的方案，能使各中心根据自己的观念和现有资源引入SCP。最近发布的食管切除术ERAS指南为希望启动或扩大ERAS项目的大容量手术中心提供了一种结构化的方法，为架构的改变提供了基础。

一旦启动了SCP或ERAS项目，就需要对"关键路径目标"进行定期审核，以确保ERAS指南的依从性和持续性。当对关键目标的不依从和偏离出现时，问题可以得到解决。长期维持SCP和ERAS项目的最大问题是多学科团队关键学科的人员流动。这一点必须得到监督，持续的指导和教育是项目成功的关键。

成功启动项目的最大障碍是关键人员是否愿意在SCP或ERAS项目中改变其传统的处理方法并采用新技术。以前的文章已经记录了由于不愿意采用这些新方法而导致的"抗拒改变"行为。

本临床综述证实了食管切除术患者围手术期管理采用SCP和ERAS方案与潜在临床获益密切相关，但这一评估存在一定的内在局限性。本报告回顾了各中心应用不同方法实施ERAS和SCP的经验。这不可避免地导致所选研究之间和研究内部存在异质性，可能影响分析结果。例如，大多数被纳入的试验关注的是非特异性手术方式的结果，只有5项试验（包括3项前瞻性试验和2项回顾性试验）严格按照手术类型选择患者（3项试验手术类型为开放式Ivor Lewis手术，1项为左胸腹联合手术，1项为微创三野食管切除术）。进一步的变异性是由于在所有报告中应用了不同的SCP成分导致的。这些不同之处源于不同的方案，凸显了目前SCP和ERAS计划目标之间的差异。

另一个可能导致偏倚的原因是对大多数术后并发症的定义不明确，通常根据各中心的定义来报告，而不是按照ECCG发表的标准化方式报告[7]。尽管如此，对当前文献的全面回顾清楚地证实了SCP和ERAS对食管切除术的结局有重要的积极影响。

总之，SCP或ERAS方案已被证明在食管切除术后结局方面具有可测量的临床优势，如降低并发症的发生率和显著缩短LOS。然而，仍需要开展更多的研究，关注特异性食管切除术相关的ERAS指南，并评估在大容量手术中心维持这些路径的长期可行性。

参考文献

[1] International Agency for Research on Cancer. CI5: Cancer incidence in five continents[EB/OL]. Available online: http://ci5.iarc.fr/Default.aspx.

[2] NIH. Cancer stat facts: esophageal cancer[EB/OL]. [2019-01-01]. https://seer.cancer.gov/statfacts/html/esoph.html.

[3] Biere S S, van Berge Henegouwen M I, Maas K W, et al. Minimally invasive versus open oesophagectomy for patients with oesophageal cancer: A multicentre, open-label, randomised controlled trial[J]. Lancet, 2012, 379(9829): 1887-1892.

[4] Reames B N, Ghaferi A A, Birkmeyer J D, et al. Hospital volume and operative mortality in the modern era[J]. Ann Surg, 2014, 260(2): 244-251.

[5] Low D E, Kuppusamy M K, Alderson D, et al. Benchmarking complications associated with esophagectomy[J]. Ann Surg, 2019, 269: 291-298.

[6] Munasinghe A, Markar S R, Mamidanna R, et al. Is It Time to Centralize High-risk Cancer Care in the United States? Comparison of Outcomes of Esophagectomy Between England and the United States[J]. Ann Surg, 2015, 262(1): 79-85.

[7] Low D E, Alderson D, Cecconello I, et al. International Consensus on Standardization of Data Collection for Complications Associated With Esophagectomy: Esophagectomy Complications Consensus Group (ECCG)[J]. Ann Surg, 2015, 262(2): 286-294.

[8] Markar S R, Schmidt H, Kunz S, et al. Evolution of standardized

clinical pathways: Refining multidisciplinary care and process to improve outcomes of the surgical treatment of esophageal cancer[J]. J Gastrointest Surg, 2014, 18(7): 1238-1246.

[9] Low D E, Kunz S, Schembre D, et al. Esophagectomy--it's not just about mortality anymore: Standardized perioperative clinical pathways improve outcomes in patients with esophageal cancer[J]. J Gastrointest Surg, 2007, 11(11): 1395-1402.

[10] Preston S R, Markar S R, Baker C R, et al. Impact of a multidisciplinary standardized clinical pathway on perioperative outcomes in patients with oesophageal cancer[J]. Br J Surg, 2013, 100(1): 105-112.

[11] Ljungqvist O, Scott M, Fearon K C. Enhanced Recovery After Surgery: A Review[J]. JAMA Surg, 2017, 152(3): 292-298.

[12] Low D E, Allum W, De Manzoni G, et al. Guidelines for perioperative care in esophagectomy: Enhanced recovery after surgery (ERAS®) Society Recommendations[J]. World J Surg, 2019, 43: 299-330.

[13] Zhang Z, Zong L, Xu B, et al. Observation of clinical efficacy of application of enhanced recovery after surgery in perioperative period on esophageal carcinoma patients[J]. J BUON, 2018, 23(1): 150-156.

[14] Taniguchi H, Sasaki T, Fujita H, et al. Effects of goaldirected fluid therapy on enhanced postoperative recovery: An interventional comparative observational study with a historical control group on oesophagectomy combined with ERAS program[J]. Clin Nutr ESPEN, 2018, 23: 184-193.

[15] Akiyama Y, Iwaya T, Endo F, et al. Effectiveness of intervention with a perioperative multidisciplinary support team for radical esophagectomy[J]. Support Care Cancer, 2017, 25(12): 3733-3739.

[16] Giacopuzzi S, Weindelmayer J, Treppiedi E, et al. Enhanced recovery after surgery protocol in patients undergoing esophagectomy for cancer: A single center experience[J]. Dis Esophagus, 2017, 30(4): 1-6.

[17] Cooke D T, Calhoun R F, Kuderer V, et al. A Defined Esophagectomy Perioperative Clinical Care Process Can Improve Outcomes and Costs[J]. Am Surg, 2017, 83(1): 103-111.

[18] Li W, Zheng B, Zhang S, et al. Feasibility and outcomes of modified enhanced recovery after surgery for nursing management of aged patients undergoing esophagectomy[J]. J Thorac Dis, 2017, 9(12): 5212-5219.

[19] Raman V, Kaiser L R, Erkmen C P. Clinical pathway for esophagectomy improves perioperative nutrition[J]. Healthc (Amst), 2016, 4(3): 166-172.

[20] Chen L, Sun L, Lang Y, et al. Fast-track surgery improves postoperative clinical recovery and cellular and humoral immunity after esophagectomy for esophageal cancer[J]. BMC Cancer, 2016, 16: 449.

[21] Karran A, Wheat J, Chan D, et al. Propensity score analysis of an enhanced recovery programme in upper gastrointestinal cancer surgery[J]. World J Surg, 2016, 40(7): 1645-1654.

[22] Gatenby P A, Shaw C, Hine C, et al. Retrospective cohort study of an enhanced recovery programme in oesophageal and gastric cancer surgery[J]. Ann R Coll Surg Engl, 2015, 97(7): 502-507.

[23] Wang J Y, Hong X, Chen G H, et al. Clinical application of the fast track surgery model based on preoperative nutritional risk screening in patients with esophageal cancer[J]. Asia Pac J Clin Nutr, 2015, 24(2): 206-211.

[24] Bhandari R, Hao Y Y. Implementation and effectiveness of early chest tube removal during an enhanced recovery programme after oesophago-gastrectomy[J]. JNMA J Nepal Med Assoc, 2015, 53(197): 24-27.

[25] Shewale J B, Correa A M, Baker C M, et al. impact of a fast-track esophagectomy protocol on esophageal cancer patient outcomes and hospital charges[J]. Ann Surg, 2015, 261(6): 1114-1123.

[26] Pan H, Hu X, Yu Z, et al. Use of a fast-track surgery protocol on patients undergoing minimally invasive oesophagectomy: Preliminary results[J]. Interact Cardiovasc Thorac Surg, 2014, 19(3): 441-447.

[27] Findlay J M, Tustian E, Millo J, et al. The effect of formalizing enhanced recovery after esophagectomy with a protocol[J]. Dis Esophagus, 2015, 28(6): 567-573.

[28] Ford S J, Adams D, Dudnikov S, et al. The Implementation and effectiveness of an enhanced recovery programme after oesophago-gastrectomy: A prospective cohort study[J]. Int J Surg, 2014, 12(4): 320-324.

[29] Zhao G, Cao S, Cui J. Fast-track surgery improves postoperative clinical recovery and reduces postoperative insulin resistance after esophagectomy for esophageal cancer[J]. Support Care Cancer, 2014, 22(2): 351-358.

[30] Tang J, Humes D J, Gemmil E, et al. Reduction in length of stay for patients undergoing oesophageal and gastric resections with implementation of enhanced recovery packages[J]. Ann R Coll Surg Engl, 2013, 95(5): 323-328.

[31] Blom R L, van Heijl M, Bemelman W A, et al. Initial experiences of an enhanced recovery protocol in esophageal surgery[J]. World J Surg, 2013, 37(10): 2372-2378.

[32] Li C, Ferri L E, Mulder D S, et al. An enhanced recovery pathway decreases duration of stay after esophagectomy[J]. Surgery, 2012, 152(4): 606-614.

[33] Cao S, Zhao G, Cui J, et al. Fast-track rehabilitation program and conventional care after esophagectomy: A retrospective controlled cohort study[J]. Support Care Cancer, 2013, 21(3): 707-714.

[34] Munitiz V, Martinez-de-Haro L F, Ortiz A, et al. Effectiveness of a written clinical pathway for enhanced recovery after

transthoracic (Ivor Lewis) oesophagectomy[J]. Br J Surg, 2010, 97(5): 714-718.

[35] Tomaszek S C, Cassivi S D, Allen M S, et al. An alternative postoperative pathway reduces length of hospitalisation following oesophagectomy[J]. Eur J Cardiothorac Surg, 2010, 37(4): 807-813.

[36] Zehr K J, Dawson P B, Yang S C, et al. Standardized clinical care pathways for major thoracic cases reduce hospital costs[J]. Ann Thorac Surg, 1998, 66(3): 914-919.

[37] van Hagen P, Hulshof M C, van Lanschot J J, et al. Preoperative chemoradiotherapy for esophageal or junctional cancer[J]. N Engl J Med, 2012, 366(22): 2074-2084.

翻译：黄轶轩，电子科技大学外科学专业

审校：方强，四川省肿瘤医院胸外科

　　　　冷雪峰，四川省肿瘤医院胸外科

doi: 10.21037/aoe.2020.02.06

Cite this article as: Puccetti F, Kuppusamy MK, Hubka M, Low DE. Early distribution, clinical benefits, and limits of the implementation of the standardized clinical pathway following esophagectomy. Ann Esophagus, 2020, 3: 7.

第四部分

微创食管切除术与吻合术

第二十一章　微创食管切除术：吻合技术

Rebecca A. Carr, Daniela Molena

Department of Surgery, Memorial Sloan Kettering Cancer Center, New York, NY, USA
Contributions: (I) Conception and design: All authors; (II) Administrative support: All authors; (III) Provision of study materials or patients: All authors; (IV) Collection and assembly of data: All authors; (V) Data analysis and interpretation: All authors; (VI) Manuscript writing: All authors; (VII) Final approval of manuscript: All authors.
Correspondence to: Rebecca A. Carr. Department of Surgery, Memorial Sloan Kettering Cancer Center, New York, NY, USA. Email: carrR1@mskcc.org.

摘要：食管切除术是胸外科难度较高的手术之一，伴随着并发症发生的可能性。食管切除术的目标包括R0切除肿瘤、充分清扫淋巴结和重建消化道。传统手术需要开胸和开腹，这导致了较高的并发症发生率和病死率。随着食管外科手术的发展，微创手术相较于开放手术，不仅能减少患者的术后并发症，还能带来同等甚至更好的肿瘤学收益。尽管如此，技术性的吻合口问题仍然是导致术后并发症和围术期死亡的重要原因，严重影响患者的生活质量和生存。因此，吻合口重建是食管切除术中最关键的一步。另外，随着微创食管切除术与吻合重建技术的同步发展，目前对于吻合方式和吻合部位的选择仍存在较多争议，尽管有大量研究探索了食管的重建方法，但目前尚无统一的手术标准。本文旨在讨论食管重建的方法，并对现有研究进行综述。

关键词：食管癌；食管切除术；微创；手术技术；吻合术

View this article at: http://dx.doi.org/10.21037/aoe-20-40

一、引言

大多数食管癌患者就诊时分期已达到局部晚期，因此标准治疗方案仍然是以食管切除术为主。食管切除术的目标包括R0切除、淋巴结清扫和消化道重建。

传统的开放食管切除术有几种不同的入路。最常见的有右侧开胸和开腹手术，但这种手术入路相关的术后并发症发生率和病死率非常高[1]。开放食管切除术最常见的术后并发症是肺部并发症，并发症发生率高达40%，且患者死亡风险显著增加[2-3]。据多项研究报道，肺炎是食管切除术后出现并发症和死亡的独立危险因素，其病死率为20%[2-7]。

微创技术首次被应用于食管癌的外科治疗是在20世纪90年代初，可减少开放手术相关的并发症[8-9]。最初的微创食管切除术（MIE）是一种利用胸腔镜技术进行食管切除术从而避免开胸并在随后进行开腹手术和制作管状胃的杂交手术[8,10-12]。随后在2005年，腹腔镜下经食管裂孔食管切除术成为首个全微创食管切除术，避免了开胸和开腹[11-14]。随着微创技术的进一步迅速发展，形成了经胸食管切除技术，其中以胸腹腔镜联合下三切口McKeown食管切除术和胸腹腔镜联合下Ivor Lewis食管切除术最为常见。

与传统的开放手术相比，MIE不仅提供了同等的肿瘤切除效果，在无病生存期或总生存期方面没有差异，还能降低术后输血、伤口感染、肠梗阻、肺炎和声带麻痹等的发生率，且患者住院时间更短[1,15-20]。尽管MIE有这些优势，然而对40多项研究进行的几项大规模系统综述未能显示开放食管切除术患者与MIE患者之间吻合口瘘发生率存在任何显著差异[21-23]。机器人辅助微创食管切除术（RAMIE）是MIE的另一种技术，与传统的MIE方法相比，它能提供肿瘤学上同等效力的切除，且术后并发症发生率和病死率没有差异[20,24]。

消化道重建最常使用胃来代替食管，将残端食管与胃进行吻合。胃具有丰富的壁内血管网，可以被做成管状并移动至胸部或者颈部，因此只需要做一次吻合。在制作管状胃时，需要离断胃左动脉、胃网膜左动脉和胃短动脉，因此在整个管状胃的制作过程中，保护胃网膜右动脉以避免管状胃缺血至关重要[25]。结肠和空肠也可被用于消化道重建，适用于既往接受过上消化道手术的患者。

无论选择何种替代器官或手术方式，建立吻合都是至关重要的一步。食管缺乏浆膜层，肌层的纵向排列又导致其易碎，不能很好地固定缝线和吻合钉。吻合口并发症是食管切除术后最严重的并发症，因为它会导致患者并发症发生率和病死率大幅升高[26-29]。这些并发症可能立即威胁生命，还有可能导致食管狭窄和胃液反流从而大幅降低患者的生活质量[28,30-31]。此外，吻合口瘘会降低食管癌患者手术的肿瘤学收益，是人群死亡的独立危险因素[32-34]。吻合口瘘和管状胃坏死会增加食管切除术后气管食管瘘的风险，这种并发症虽罕见但很严重，与高病死率相关。因此，吻合技术对于预防术后吻合口并发症至关重要，但其最佳选择一直存在争议。

二、吻合位置

根据食管胃吻合的位置可将手术方法分为两大类。一类是McKeown术式的经胸经食管裂孔下的颈部吻合，另一类是Ivor Lewis术式和左胸腹联合切口下的胸内吻合[35]。

颈部吻合最常见在左颈，因为颈部食管有轻微弯曲，且左喉返神经在气管食管沟附近走行较长，胸部手术时有损伤的风险，左颈吻合可避免双侧喉返神经

意外损伤[36-37]。

在腹腔镜下制作管状胃、胸腔镜下游离食管并清扫纵隔淋巴结后，可进行胸内吻合。在奇静脉水平离断近端食管后，在胸内将管状胃放置于奇静脉上方和游离的近端食管下方，注意确保管状胃方向正确且没有张力[38-41]。胸内食管胃吻合需要在近端食管和管状胃的血液供应丰富的部位进行吻合，这样可实现充分愈合从而降低吻合口瘘的风险[42-43]。在胸腔高处进行吻合可预防管状胃冗长和胃液反流[42,44]。

随着微创技术的引入，颈部吻合应用越来越广泛，因为它仍然可以在没有重大技术变化的情况下进行。相反，建立微创胸内吻合则需要技术突破。因此，胸内吻合与颈部吻合相比在技术上更有挑战性且更耗时。尽管如此，但胸内吻合具有其显著的优势，包括减少吻合口瘘、良性吻合口狭窄和喉返神经麻痹的发生，减少出血，提高R0切除率，增加淋巴清扫个数[21,35,45-48]。颈部吻合发生吻合口瘘更多的原因包括，管状胃拉伸更长及管状胃残端缺血区域无法避免。

虽然胸内吻合的吻合口瘘总体发生率较低，但其一旦发生就难以处理，并且并发症发生率和病死率较高，而颈部吻合口瘘临床处理起来相对容易，很少危及生命[45]。颈部吻合口瘘可以通过保守方法进行治疗，包括禁食、使用抗生素、胃液引流和肠内外营养，但胸内吻合口瘘则可能导致严重后果，需要更积极地干预，例如手术探查、开胸、胸腔镜下引流，甚至彻底的消化道改道等[46,49]。

吻合口瘘的介入治疗已取得了重大进展，包括内镜下支架治疗或内镜下真空辅助闭合装置，使得外科医生对建立胸内吻合更加自信。因此，Ivor Lewis术式现在是临床上最常用的MIE术式[50]。表21-1列出了比较胸内吻合与颈部吻合的研究。虽然部分研究的样本量受限，但总体而言，颈部吻合的吻合口瘘发生率较高，而两种吻合方式的心肺并发症发生率、围术期病死率和良性吻合口狭窄发生率相似。

三、吻合技术

建立食管胃吻合方法有3大类（图21-1），包括手工、机械（吻合钉）和混合（半机械）吻合技术[59-62]。无论选择何种技术，都必须确保黏膜下层足够贴合，因为食管黏膜下层内的胶原蛋白对于维持吻合口的完

表21-1 比较胸内吻合与颈部吻合的研究

第一作者	年份/年	研究设计	部位	患者数/例	吻合口瘘率	狭窄率	主要结果
Chasseray[51]	1989	前瞻性随机	颈部	43	26%	23%	颈部吻合口瘘率更高，吻合口狭窄率无显著差异
			胸内	49	4%	14%	
Ribet[52]	1992	前瞻性随机	颈部	30	23%	—	颈部吻合的吻合口瘘、肺部并发症、喉返神经损伤发生率更高
			胸内	30	3%	—	
Blewett[53]	2001	回顾性队列	颈部	19	5%		吻合口瘘发生率无显著差异
			胸内	55	16%		
Walther[35]	2003	前瞻性随机	颈部	41	2.4%	20%	吻合口瘘、吻合口狭窄、心肺并发症、住院病死率无显著差异
			胸内	42	0	29%	
Okuyama[54]	2007	前瞻性随机	颈部	18	16.7%	0	由于研究人数少，吻合口瘘和吻合口狭窄发生率差异无统计学意义
			胸内	14	7.1%	14.2%	
Price[55]	2013	回顾性队列	颈部	164	20.1%	24.4%	颈部吻合的吻合口瘘和吻合口狭窄发生率更高
			胸内	268	6.0%	13.8%	
Gooszen[49]	2018	回顾性队列	颈部	654	21.9%	—	胸部吻合的吻合口瘘和喉返神经损伤发生率更低，患者住院时间更短
			胸内	654	17.0%	—	
Liu[56]	2018	回顾性队列	颈部	126	16.6%	19.8%	吻合口瘘率无差异；胸部吻合的喉返神经损伤、吞咽困难、反流、狭窄（需要扩张）的发生率更低
			胸内	332	10.2%	13.5%	
Schroder[57]	2019	回顾性队列	颈部	430	17.2%	—	吻合口瘘率无显著差异；与颈部吻合相比，胸内吻合整体的并发症率更低
			胸内	536	15.9%	—	
van Workum[58]	2020	回顾性队列	颈部	210	28.1%	—	颈部吻合的吻合口瘘、喉返神经损伤、心肺并发症、90天内病死率更高，患者住院时间更长
			胸内	210	13.8%	—	

整性和强度至关重要[21,63]。建立食管胃吻合有3种不同的方式，包括端端、端侧和侧侧吻合。端端吻合是指食管残端吻合至管状胃残端；端侧吻合是指从食管残端吻合至管状胃侧端；侧侧吻合是指将管状胃前壁横向切开，与食管残端的后壁进行吻合[64]。这3种技术均可用于建立颈部或胸内食管胃吻合，下面我们将进一步详细讨论。

（一）手工吻合技术

一般来说，颈部吻合通常首选手工吻合，因为管状胃的长度可能不允许使用机械吻合器。相反，建立胸内手工吻合需要相当高的技术且耗时，因此最常使用吻合器技术[35,65-67]。

手工缝合可以使用可吸收或不可吸收的缝线以连续或间断的方式进行吻合。大多数情况下，连续缝合优于间断缝合，因为它不仅技术简便还便宜，而且可以更快

地操作[63,68]，但最终选择是根据外科医生的偏好。

对食管和胃进行吻合可用单层或双层缝合。单层缝合是使用可吸收或不可吸收缝线，以圆周的方式对黏膜和固有肌层进行全层缝合，以确保黏膜足够贴合[63]。双层缝合则是在浆肌层使用一排可吸收或不可吸收缝线缝合，可间断或连续，而内层额外用可吸收缝线包埋黏膜[69]。一项回顾性研究报告了双层缝合可减少吻合口瘘和吻合口狭窄的发生[70]，然而，这一结论在之后的随机对照试验中没有得到验证[71-72]。通常首选单层缝合，因为它比双层缝合的操作时间更短、成本更低。表21-2列出了一些比较单层和双层缝合用于颈部吻合的相关研究。

1. 颈部手工吻合

手工颈部吻合通常使用端端或端侧吻合，具体选择取决于管状胃的长度和外科医生的偏好。与端端吻

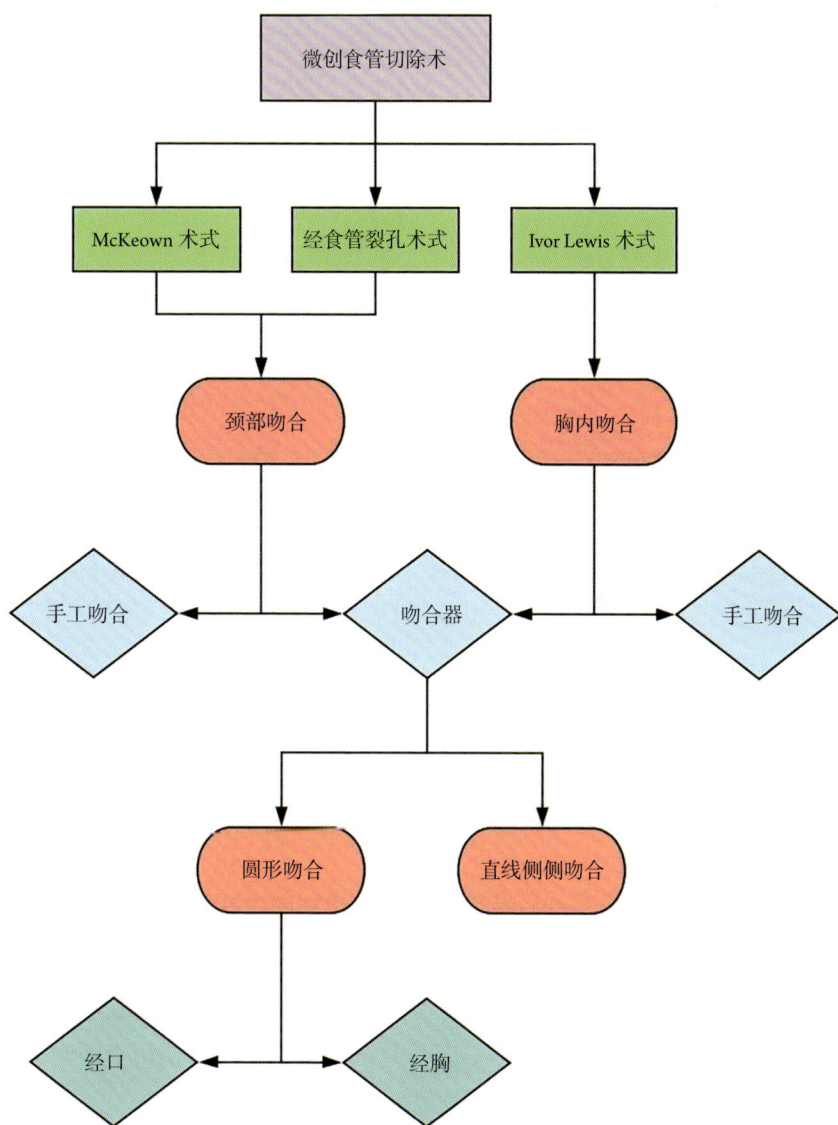

图21-1　开放和微创食管切除术吻合技术概述

合相比，端侧吻合需要更长的管状胃，这会增加管状胃残端缺血的风险，从而导致缝线和吻合钉裂开的发生率更高[73]。这一机制也可以解释为什么端侧吻合会导致吻合口瘘发生率升高和患者住院时间延长[73]。相反，端端吻合由于吻合口直径减小，吻合口狭窄的发生率升高[73-74]。表21-3列出了一些比较不同手工吻合技术用于颈部吻合的相关研究。

2. 胸内手工吻合

胸内手工吻合的方式与颈部手工吻合类似。通常在食管残端和管状胃之间沿胃大弯侧进行单层或双层的端端或端侧吻合[76]。从后外层开始，由食管近端后壁的中心经两端向前正中进行浆肌层间断缝合，然后在前壁缝完之前在胃大弯侧上切除残胃[13,44,77-78]。然而，与颈部吻合不同的是，胸腔镜下手工吻合可能具有较大难度，因此很少使用传统胸腔镜进行吻合[50,79-80]。

由于机器人下视野暴露和器械运动范围得到改善，因此胸腔镜下胸内手工吻合更多使用机器人完成[41]（图21-2）。

表21-2 比较颈部吻合单层和双层缝合的研究

第一作者	年份/年	研究设计	吻合技术	患者数/例	吻合口瘘发生率	吻合口狭窄发生率	主要结果
Zieren[71]	1993	前瞻性随机	单层	54	19%	22%	单层缝合吻合口狭窄发生率降低；吻合口瘘发生率无差异
			双层	53	19%	48%	
Zhu[70]	2008	回顾性队列	单层	69	5.8%	7.8%	双层缝合吻合口瘘和吻合口狭窄发生率均降低
			双层	1 024	0	0.6%	
Aslam[72]	2008	前瞻性随机	单层	24	4.2%	—	吻合口瘘发生率无显著差异，但单层缝合时间更快且成本更低
			双层	26	7.7%	—	

表21-3 比较颈部手工吻合不同吻合方式的研究

第一作者	年份/年	研究设计	方式	患者数/例	吻合口瘘发生率	吻合口狭窄发生率	主要结果
Pierie[75]	1995	回顾性队列	端端	28	14%	32%	两种方式的吻合口瘘和吻合口狭窄发生率无显著差异
			端侧	90	14%	29%	
Nederlof[73]	2011	前瞻性随机	端端	64	22%	44%	端侧吻合的吻合口瘘发生率更高，吻合口狭窄发生率更低
			端侧	64	41%	21%	
Haverkamp[74]	2013	回顾性队列	端端	112	18%	43%	吻合口瘘发生率无显著差异；端端吻合的吻合口狭窄发生率更高
			端侧	278	21%	32%	

随着机器人辅助技术的逐渐普及，其术后结果不断改善，最近的报道表明，与传统MIE相比，机器人辅助下MIE的淋巴结清扫个数更多，术中失血更少，声带麻痹的发生率更低，且具有一致的肿瘤学结局和R0切除率[41,48,81-84]。然而，机器人辅助下MIE的学习曲线陡峭，这些获益也需要更多大样本量的随机对照研究来证实。

（二）机械吻合技术

机械吻合技术是在20世纪70年代圆形吻合器被发明后出现的[85]。机械吻合器有多种分类，根据具体的吻合方式（端端、侧侧或端侧）和装置的缝合机制[59-62]分为两个亚类。临床上最常用的是圆形端端吻合器和直线切割胃肠吻合器。许多外科医生更喜欢机械吻合而不是手工吻合，因为机械吻合可以显著缩短手术时间，对术者的依赖性更小，对手术技巧的要求也更低[63]。

1. 直线吻合器侧侧吻合

直线吻合最常用30 mm或45 mm的胃肠吻合器，通过建立三排交错的钛钉进行侧侧吻合[86-87]。根据方法的不同，可以使用直线吻合器来建立全机械或混合吻合。

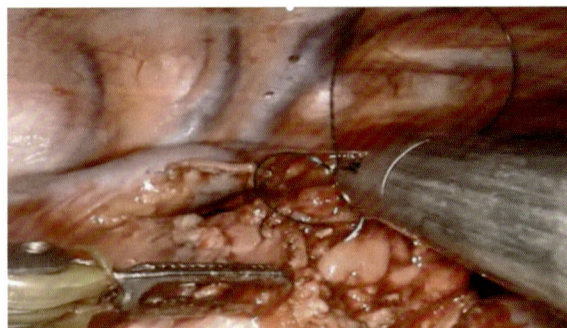

图21-2 机器人辅助下胸内手工吻合

2. 颈部侧侧混合吻合技术

由于手工食管胃颈部吻合技术存在较高的并发症风险，一种用于颈部吻合的终端半机械侧侧吻合技术得以发展[88]。如果管状胃长度足够（管状胃和食管残端重叠>5 cm），通常首选直线吻合器进行Orringer式或改良Collard式侧侧吻合[63,82,88-89]。

将管状胃送到颈部后，在管状胃的前壁切开胃，然后将其对着近端食管残端的后壁[65]。直线吻合器的大臂插入胃切开处，薄刃则插入食管的开放处。确保充分对齐后，击发吻合器，胃和食管之间形成一个V形开口，形成吻合口的后壁[88,90]。这种三角形或V形吻合口较宽，狭窄发生率低。后外侧完成吻合后，插入鼻胃管并引导至食管裂孔进行胃减压。可用30 mm或45 mm的吻合器建立全机械吻合闭合前壁缺口，而半机械吻合则使用3-0丝线进行手工间断垂直褥式内翻缝合[9,82]。表21-4列出了比较手工吻合和改良Collard方法应用于食管癌患者食管切除术中食管胃颈部吻合重建的研究。

表21-4　比较手工吻合和改良Collard方法应用于食管癌患者食管切除术中食管胃吻合重建的研究

第一作者	年份/年	研究设计	类型	患者数/例	吻合口瘘率	吻合口狭窄率	主要结果
Collard[88]	1998	回顾性队列	手工吻合	24	0	46%	吻合口瘘率无差异，但使用吻合器技术的吻合口狭窄发生率较低
			改良Collard方法	16	0	6%	
Orringer[89]	2000	回顾性队列	手工吻合	112	14%	48%	吻合器技术可降低吻合口瘘和狭窄的发生率
			改良Collard方法	111	3%	35%	
Casson[91]	2002	回顾性队列	手工吻合	53	23%	17%	吻合器技术可降低吻合口瘘发生率，缩短患者术后住院时间
			改良Collard方法	38	8%	8%	
Behzadi[66]	2005	回顾性队列	手工吻合	205	13%	34%	使用直线吻合器可降低吻合口瘘和狭窄的发生率
			改良Collard方法	75	5%	15%	
Ercan[82]	2005	回顾性队列	手工吻合	188	11%	—	吻合器技术可减少吻合口瘘和围术期并发症
			改良Collard方法	86	4%	—	
Kondra[92]	2008	回顾性队列	手工吻合	89	27%	55%	吻合器技术可降低吻合口瘘和狭窄的发生率，使患者提早经口进食，并缩短其住院时间
			改良Collard方法	79	13%	31%	
Cooke[93]	2009	回顾性队列	手工吻合	159	21%	—	吻合器技术可降低吻合口瘘的发生率
			改良Collard方法	974	12%	—	
Deng[94]	2009	回顾性队列	手工吻合	8	—	50%	手工吻合可能使吻合口狭窄的发生率增加，吻合器技术吻合口的直径更大
			改良Collard方法	9	—	11%	
Worrell[95]	2010	回顾性队列	手工吻合	18	22%	38%	吻合口瘘和狭窄发生率无显著差异
			改良Collard方法	63	7%	26%	
Saluja[90]	2012	回顾性队列	手工吻合	87	16%	20%	吻合口瘘率没有显著差异，但吻合器技术可减少吻合口狭窄的发生率和缩短手术时间
			改良Collard方法	87	18%	8%	
Mishra[65]	2016	回顾性队列	手工吻合	66	18%	16%	吻合口瘘率没有显著差异，但吻合器技术可减少吻合口狭窄的发生率和缩短手术时间
			改良Collard方法	74	16%	4%	
Kumar[96]	2018	回顾性队列	手工吻合	48	27%	6%	吻合器技术降低吻合口瘘的发生率；吻合口狭窄率无显著差异
			改良Collard方法	29	7%	7%	
Sugimura[97]	2018	回顾性队列	手工吻合	173	8%	59%	吻合口瘘率没有显著差异，但改良Collard方法可降低吻合口狭窄率
			改良Collard方法	225	3%	10%	

3. 胸内侧侧混合吻合技术

同样，为了建立胸内吻合，在游离食管后，将管状胃放在游离的食管后方，使食管在胃上重叠4~5 cm。管状胃的前壁与食管残端的后壁对齐，在管状胃下约4 cm切开胃。然后将30 mm或45 mm腔镜直线切割吻合器的开口插入食管和管状胃，建立一个侧侧、功能性的端端吻合[9,90]。然后用直线吻合器或手工吻合闭合前壁缺口。该技术的优点是直线吻合器易于插入肋间，使用方便，并且吻合口很大。其主要的不足在于食管残端的长度需要与胃对齐，以及在胸腔高位建立吻合较难。

4. 圆形吻合器吻合

圆形吻合方法通常被用于建立颈部和胸内吻合。腔镜端侧吻合器内置有圆柱形刀片，将拆卸下的钉砧置入食管近端，可建立圆形的双排吻合，从而实现食管胃端侧吻合。根据食管的大小有多种钉砧规格可选择。值得注意的是，钉砧的大小已被证明是无吻合口瘘患者吻合口狭窄发生的重要影响因素，最近的数据表明，使用大尺寸圆形吻合器不会导致吻合口瘘的发生率增加，但可能会降低狭窄的发生率[98-99]。

圆形吻合器可以经胸或经口置入食管。从技术上讲，可以使用这两种方法中的任意一种来建立颈部和胸内吻合，但在临床实践中，很少使用经口途径来建立颈部食管胃吻合[35]。

（1）经胸入路

无论位置如何，将端端吻合器的钉砧插入食管近端，并缝两个荷包线将食管固定至钉砧的柄周围[35]。在胃顶端5 cm处沿吻合钉线切开胃2.5~5 cm，将端端吻合器的底部插入管状胃切开处，然后对接到钉砧上[65,69]。随后将钉砧和吻合器相扣，击发吻合器以完成端侧（食管至胃）圆形吻合[63,100]。麻醉医生置入鼻胃管，在外科医生的手动引导下，经胃下行至胃窦，进行术后胃减压。使用直线吻合器将吻合口近端（包括胃前壁切开部位）多余的胃组织切割缝合。

（2）经口入路

经口圆形吻合器于2008年被推出，25 mm的钉砧可被安装在鼻胃管上从而经口通过[101]。这种预包装的商业化设备包含一个倾斜固定的钉砧，该钉砧用缝线固定在90 cm的聚氯乙烯管道上[102]。完成食管横断后再将该装置交给麻醉医生，经口放置砧板前需要用直线吻合器将近端食管离断[102-103]。然后由麻醉医生将聚氯乙烯管插入患者的口腔，直到在食管残端的吻合钉线上看到胃管受阻。

一旦在食管残端内观察到经口胃管的尖端，就沿垂直于食管残端的吻合钉线做一小切口，使胃管向前推送，直到外科医生抓住然后经胸部切口保护器将其拉出，直到端端吻合器钉砧完好地被置于食管近端[103-104]。固定好钉砧后，将管子与钉砧断开，并按照标准方式进行端端吻合（图21-3）。在进行胸内吻合时，该技术特别有用，因为它无须用荷包缝合将钉砧固定在食管上[9,42]。因此，与手工吻合技术相比，它需要的操作技能更少，并且可以更快地建立吻合。在一项前瞻性随机对照试验中，与手工吻合法相比，圆形吻合器被用于食管胃吻合的吻合口瘘的发生率更低，手术时间更短，吻合口狭窄率更高[100]。表21-5和表21-6比较了半机械直线吻合（linear stapled，LS）、圆形吻合（circular stapled，CS）和手工吻合（HS）进行胸内吻合的相关研究。

四、改善吻合结局的其他因素

（一）灌注评估

食管切除术后食管吻合的成功依赖于胃右动脉和胃网膜右动脉的充分灌注，这对伤口愈合和术后吻合口并发症的预防至关重要。吻合口瘘通常是因为技术上的不足造成的，例如管状胃灌注不足，或是因为处理粗糙、准备不充分和技术欠佳导致的吻合口张力问题，且围术期管状胃灌注不足已被证实是食管切除术后吻合口狭窄的重要危险因素[21,112-113]。预防手段旨在纠正患者相关因素和影响吻合口完整的全身因素，包括患者营养状况、合并症、体液平衡、精确的胃食管游离和切除以确保无张力吻合[35,65,114]。

管状胃的近端特别容易发生缺血，因为胃十二指肠动脉血供很少到达管状胃的尖端[115]。因此，术中灌注评估对于早期发现灌注不良至关重要，可用于指导手术吻合口位置的决定，或提示需要额外的手术干预[115-116]。传统上术中管状胃灌注的评估是通过直视器官颜色、血管搏动、切口边缘出血和估测吻合部位的温度来进行[115,117]。然而这种方法的准确性有限，因为它是主观评估，不能可靠地反映灌注[17-18,117]。

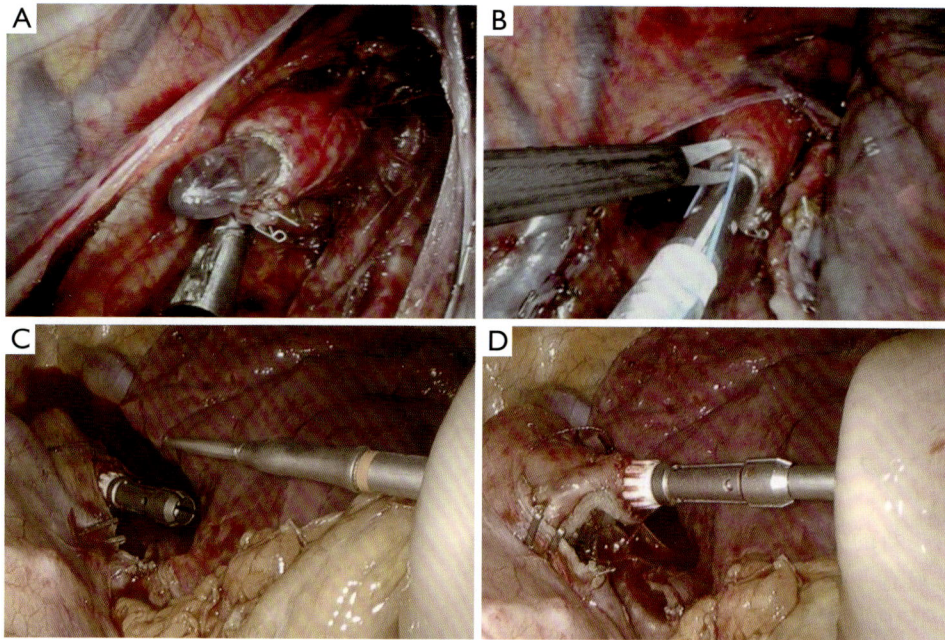

（A）推送经口胃管通过食管残端的切开处，直到端端吻合器砧板完好地被置于食管近端；（B）切断砧板上缝线，将聚氯乙烯管从砧板上取出；（C）将吻合器底座放置在管状胃内后，推动针穿过胃后壁；（D）圆形吻合器的吻合钉连接到砧板上，击发吻合器完成吻合。

图21-3　使用经口OrVil装置进行胸内端端圆形吻合

表21-5　比较半机械直线吻合（LS）、圆形吻合（CS）和手工缝合（HS）进行胸内吻合的研究

第一作者	年份/年	研究设计	类型	患者数/例	吻合口瘘率	吻合口狭窄率	主要结果
Craig[105]	1996	前瞻性随机	手工吻合	50	6.0%	26.0%	吻合口瘘率、住院时间、吻合口狭窄率和生存率无显著差异
			圆形吻合	50	8.0%	26.0%	
Law[60]	1997	前瞻性随机	手工吻合	61	1.6%	8.2%	吻合口瘘率无显著差异，但吻合器技术会提高吻合口狭窄率
			圆形吻合	61	4.9%	32.8%	
Blackmon[76]	2007	回顾性队列	手工吻合	23	4.3%	34.8%	手工吻合的吻合口狭窄的发生率更高；吻合口瘘率、围术期并发症发生率、病死率和生存率无差异
			直线吻合	44	6.8%	9.1%	
			圆形吻合	147	7.5%	13.6%	
Luechakiettisak[106]	2008	前瞻性随机	手工吻合	59	6.7%	16.9%	吻合口瘘率、吻合口狭窄率、围术期并发症发生率和30天病死率无显著差异
			圆形吻合	58	3.4%	32.8%	
Wang[107]	2013	前瞻性随机	手工吻合	52	5.8%	9.6%	吻合口瘘率无显著差异，但手工吻合可降低吻合口狭窄率
			直线吻合	45	0	0	
			圆形吻合	47	2.1%	19.1%	
Harustiak[108]	2016	回顾性队列	手工吻合	134	20.9%	20.3%	吻合器技术的吻合口瘘和吻合口狭窄发生率更低
			直线吻合	281	10.0%	6.3%	

表21-6 比较直线吻合（LS）和圆形吻合（CS）进行胸内吻合的研究

第一作者	年份/年	研究设计	类型	患者数/例	吻合口瘘率	吻合口狭窄率	主要结果
Xu[109]	2011	回顾性队列	直线吻合	166	1.2%	1.8%	吻合口瘘率无显著差异，但直线吻合可降低吻合口狭窄率
			圆形吻合	68	1.5%	20.6%	
Blackmon[76]	2007	回顾性队列	直线吻合	44	6.8%	9.1%	吻合口瘘率和狭窄率无显著差异
			圆形吻合	147	7.5%	13.6%	
Yanni[110]	2019	回顾性队列	直线吻合	74	4.1%	5.4%	直线吻合降低吻合口瘘的发生率；住院时间和30天病死率无差异
			圆形吻合	85	15.3%	9.4%	
Zhang[111]	2019	回顾性队列	直线吻合	35	8.6%	5.7%	吻合口瘘率和狭窄率无显著差异
			圆形吻合	42	4.8%	16.7%	
Wang[107]	2013	前瞻性随机	圆形吻合	47	2.1%	19.1%	吻合口瘘发生率差异无统计学意义，直线吻合的吻合口狭窄发生率更低
			直线吻合	45	0	0	

随后，有一些新的方法被开发出来帮助评估管状胃的活力，目前有几种无创光学技术可以在术中实时评估灌注。其中第一项光学技术是术中激光多普勒血流仪，它使用低功率激光来测量微循环中移动红细胞的多普勒频移[118]。使用这种技术在建立吻合口前进行灌注评估，以便选择最佳吻合位置，尽量减少管状胃的张力[119]。

吲哚菁绿结合近红外成像技术的术中荧光血管造影是我们机构最常用的方法。该方法为食管癌患者食管切除术后管状胃动脉血流和静脉回流的重建提供了可视化图像和精准定量测量[120-122]。该系统能提供4张图像以帮助评估灌注（图21-4~图21-5）。

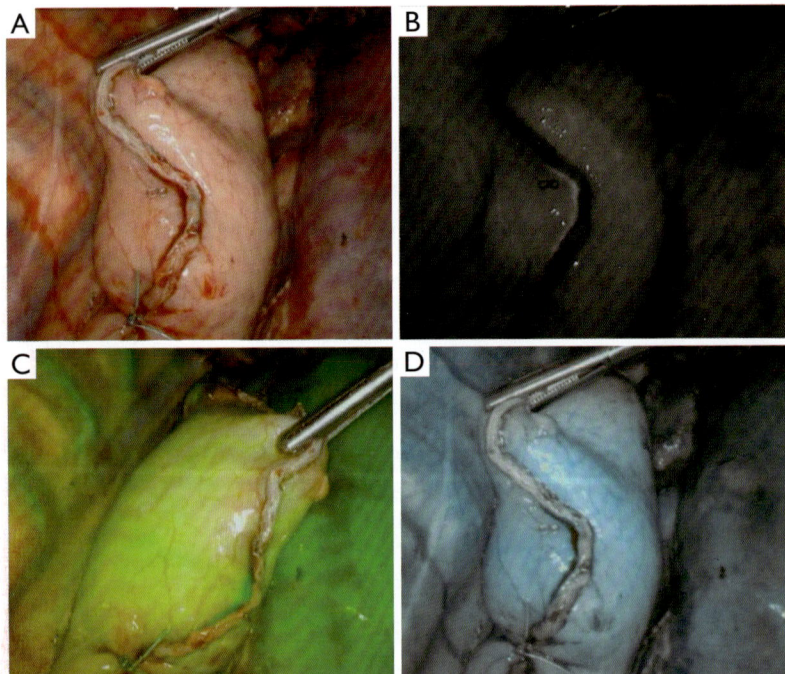

（A）白光模式显示的自然图像；（B）近红外荧光模式；（C）将近红外荧光视图叠加到标准胸腔镜视图；（D）半定量彩色荧光模式。

图21-4 术中使用近红外成像结合吲哚菁绿进行术中荧光血管造影测定管状胃灌注，4个视图均显示有足够的灌注

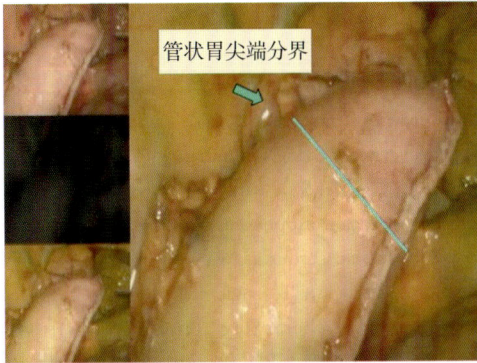

图21-5　采用吲哚菁绿荧光成像技术，可以清楚地显示出管状胃尖端区域的血供不良情况

（二）大网膜瓣或其他加固技术

大网膜是一个游离悬垂的系膜组织，从胃大弯向下垂挂，覆盖腹膜内器官的表面。由于独特的内在解剖和生理特性，大网膜在各种外科手术中经常被用来促进感染的局部控制、伤口愈合和组织再生[117-118]。无论选择哪种入路，只要可行，外科医生通常会在食管切除术中行网膜成形以加固食管胃吻合口。在此过程中，在无血管平面中将网膜从横结肠上分离，形成基于右胃网膜弓的带蒂网膜瓣，然后用于包裹整个吻合口和胃吻合钉线[123-124]。带蒂大网膜有丰富的血液供应、先天免疫功能和高吸收能力，还可以分泌促血管生成因子和趋化因子促进血管生成，因此可促进组织损伤的愈合和再生[125-129]。

近期一项Meta分析纳入了6项随机对照试验共1 608例患者，报道称行网膜成形术后吻合口瘘发生率显著降低，患者住院时间显著减少[130]。值得注意的是，行网膜成形术的患者院内病死率、住院时间、吻合口狭窄率、心肺并发症发生率、感染率、声带麻痹率和空肠造口周围瘘的发生率没有显著变化。虽然有一些回顾性综述也得出了类似的结果，行网膜成形术后颈部和胸内吻合的吻合口瘘发生率降低[126,128,131-133]，但其他综述显示行网膜成形术后吻合口瘘发生率无显著差异[134]，仍需要更大规模的临床试验来进一步确定食管切除术后网膜成形的作用。

五、结论

建立吻合仍然是食管切除术中最关键的步骤。随着围术期结局的不断改善，建立无并发症的稳定吻合更应受重视。尽管有大量的研究探讨这一主题，但最佳吻合技术仍有较大争议。虽然如何确保足够的管状胃灌注和预防吻合口并发症仍需继续研究，但对于外科医生来说，有一个可以放心执行的标准化方法更为重要。

参考文献

[1] Straatman J, van der Wielen N, Cuesta M A, et al. Minimally invasive versus open esophageal resection: Three-year follow-up of the previously reported randomized controlled trial: The TIME trial[J]. Ann Surg, 2017, 266(2): 232-236.

[2] Atkins B Z, Shah A S, Hutcheson K A, et al. Reducing hospital morbidity and mortality following esophagectomy[J]. Ann Thorac Surg, 2004, 78(4): 1170-1176.

[3] Zingg U, Smithers B M, Gotley D C, et al. Factors associated with postoperative pulmonary morbidity after esophagectomy for cancer[J]. Ann Surg Oncol, 2011, 18(5): 1460-1468.

[4] Hulscher J B, van Sandick J W, de Boer A G, et al. Extended transthoracic resection compared with limited transhiatal resection for adenocarcinoma of the esophagus[J]. N Engl J Med, 2002, 347(21): 1662-1669.

[5] Flanagan J C, Batz R, Saboo S S, et al. Esophagectomy and gastric pull-through procedures: Surgical techniques, imaging features, and potential complications[J]. Radiographics, 2016, 36(1): 107-121.

[6] Weijs T J, Ruurda J P, Nieuwenhuijzen G A, et al. Strategies to reduce pulmonary complications after esophagectomy[J]. World J Gastroenterol, 2013, 19(39): 6509-6514.

[7] Vrba R, Vrána D, Neoral Č, et al. Respiratory complications following mini-invasive laparoscopic and thoracoscopic esophagectomy for esophageal cancer. Experience in 215 patients[J]. Wideochir Inne Tech Maloinwazyjne, 2019, 14(1): 52-59.

[8] Giugliano D N, Berger A C, Rosato E L, et al. Total minimally invasive esophagectomy for esophageal cancer: Approaches and outcomes[J]. Langenbecks Arch Surg, 2016, 401(6): 747-756.

[9] Murthy R A, Clarke N S, Kernstine KH Sr. Minimally invasive and robotic esophagectomy: A review[J]. Innovations (Phila), 2018, 13(6): 391-403.

[10] Cuschieri A, Shimi S, Banting S. Endoscopic oesophagectomy through a right thoracoscopic approach[J]. J R Coll Surg Edinb, 1992, 37(1): 7-11.

[11] Collard J M, Lengele B, Otte J B, et al. En bloc and standard esophagectomies by thoracoscopy[J]. Ann Thorac Surg, 1993, 56(3): 675-679.

[12] Vaghjiani R G, Molena D. Surgical management of esophageal

cancer[J]. Chin Clin Oncol, 2017, 6(5): 47.

[13] Watson D I, Davies N, Jamieson G G. Totally endoscopic Ivor Lewis esophagectomy[J]. Surg Endosc, 1999, 13(3): 293-297.

[14] DePaula A L, Hashiba K, Ferreira E A, et al. Laparoscopic transhiatal esophagectomy with esophagogastroplasty[J]. Surg Laparosc Endosc, 1995, 5(1): 1-5.

[15] Ahmadi N, Crnic A, Seely A J, et al. Impact of surgical approach on perioperative and long-term outcomes following esophagectomy for esophageal cancer[J]. Surg Endosc, 2018, 32(4): 1892-1900.

[16] Gottlieb-Vedi E, Kauppila J H, Malietzis G, et al. Longterm survival in esophageal cancer after minimally invasive compared to open esophagectomy: A systematic review and meta-analysis[J]. Ann Surg, 2019, 270: 1005-1017.

[17] Booka E, Takeuchi H, Kikuchi H, et al. Recent advances in thoracoscopic esophagectomy for esophageal cancer[J]. Asian J Endosc Surg, 2019, 12(1): 19-29.

[18] Lv L, Hu W, Ren Y, et al. Minimally invasive esophagectomy versus open esophagectomy for esophageal cancer: A meta-analysis[J]. Onco Targets Ther, 2016, 9: 6751-6762.

[19] Sihag S, Kosinski A S, Gaissert H A, et al. Minimally invasive versus open esophagectomy for esophageal cancer: A comparison of early surgical outcomes from the society of thoracic surgeons national database[J]. Ann Thorac Surg, 2016, 101(4): 1281-1288.

[20] Taurchini M, Cuttitta A. Minimally invasive and robotic esophagectomy: State of the art[J]. J Vis Surg, 2017, 3: 125.

[21] Kassis E S, Kosinski A S, Ross P Jr, et al. Predictors of anastomotic leak after esophagectomy: An analysis of the society of thoracic surgeons general thoracic database[J]. Ann Thorac Surg, 2013, 96(6): 1919-1926.

[22] Zhou C, Ma G, Li X, et al. Is minimally invasive esophagectomy effective for preventing anastomotic leakages after esophagectomy for cancer? A systematic review and meta-analysis[J]. World J Surg Oncol, 2015, 13: 269.

[23] Markar S R, Arya S, Karthikesalingam A, et al. Technical factors that affect anastomotic integrity following esophagectomy: Systematic review and meta-analysis[J]. Ann Surg Oncol, 2013, 20(13): 4274-4281.

[24] Weksler B, Sharma P, Moudgill N, et al. Robot-assisted minimally invasive esophagectomy is equivalent to thoracoscopic minimally invasive esophagectomy[J]. Dis Esophagus, 2012, 25(5): 403-409.

[25] Liebermann-Meffert D M, Meier R, Siewert J R. Vascular anatomy of the gastric tube used for esophageal reconstruction[J]. Ann Thorac Surg, 1992, 54(6): 1110-1115.

[26] Chadi S A, Fingerhut A, Berho M, et al. Emerging trends in the etiology, prevention, and treatment of gastrointestinal

anastomotic leakage[J]. J Gastrointest Surg, 2016, 20(12): 2035-2051.

[27] Aoyama T, Atsumi Y, Hara K, et al. Risk factors for postoperative anastomosis leak after esophagectomy for esophageal cancer[J]. In Vivo, 2020, 34(2): 857-862.

[28] Agzarian J, Visscher S L, Knight A W, et al. The cost burden of clinically significant esophageal anastomotic leaks-a steep price to pay[J]. J Thorac Cardiovasc Surg, 2019, 157(5): 2086-2092.

[29] Jones C E, Watson T J. Anastomotic leakage following esophagectomy[J]. Thorac Surg Clin, 2015, 25(4): 449-459.

[30] Lerut T, Coosemans W, Decker G, et al. Anastomotic complications after esophagectomy[J]. Dig Surg, 2002, 19(2): 92-98.

[31] Tanaka K, Makino T, Yamasaki M, et al. An analysis of the risk factors of anastomotic stricture after esophagectomy[J]. Surg Today, 2018, 48(4): 449-454.

[32] Gujjuri R R, Kamarajah S K, Markar S R. Effect of anastomotic leaks on long-term survival after oesophagectomy for oesophageal cancer: Systematic review and meta-analysis[J]. Dis Esophagus, 2021, 34(3): doaa085.

[33] Andreou A, Biebl M, Dadras M, et al. Anastomotic leak predicts diminished long-term survival after resection for gastric and esophageal cancer[J]. Surgery, 2016, 160(1): 191-203.

[34] Markar S, Gronnier C, Duhamel A, et al. The impact of severe anastomotic leak on long-term survival and cancer recurrence after surgical resection for esophageal malignancy[J]. Ann Surg, 2015, 262(6): 972-980.

[35] Walther B, Johansson J, Johnsson F, et al. Cervical or thoracic anastomosis after esophageal resection and gastric tube reconstruction: A prospective randomized trial comparing sutured neck anastomosis with stapled intrathoracic anastomosis[J]. Ann Surg, 2003, 238(6): 803-812.

[36] Myssiorek D. Recurrent laryngeal nerve paralysis: Anatomy and etiology[J]. Otolaryngol Clin North Am, 2004, 37(1): 25-44, v.

[37] Scholtemeijer M G, Seesing M F J, Brenkman H J F, et al. Recurrent laryngeal nerve injury after esophagectomy for esophageal cancer: Incidence, management, and impact on short-and long-term outcomes[J]. J Thorac Dis, 2017, 9(Suppl 8): S868-S878.

[38] Noble F, Kelly J J, Bailey I S, et al. A prospective comparison of totally minimally invasive versus open Ivor Lewis esophagectomy[J]. Dis Esophagus, 2013, 26(3): 263-271.

[39] Cadière G B, Dapri G, Himpens J, et al. Ivor Lewis esophagectomy with manual esogastric anastomosis by thoracoscopy in prone position and laparoscopy[J]. Surg Endosc, 2010, 24(6): 1482-1485.

[40] Hoppo T, Jobe B A, Hunter J G. Minimally invasive esophagectomy: The evolution and technique of minimally invasive surgery for esophageal cancer[J]. World J Surg, 2011,

35(7): 1454-1463.

[41] Cerfolio R J, Bryant A S, Hawn M T. Technical aspects and early results of robotic esophagectomy with chest anastomosis[J]. J Thorac Cardiovasc Surg, 2013, 145(1): 90-96.

[42] Maas K W, Biere S S, Scheepers J J, et al. Minimally invasive intrathoracic anastomosis after Ivor Lewis esophagectomy for cancer: a review of transoral or transthoracic use of staplers[J]. Surg Endosc, 2012, 26(7): 1795-1802.

[43] Nguyen N T, Follette D M, Lemoine P H, et al. Minimally invasive Ivor Lewis esophagectomy[J]. Ann Thorac Surg, 2001, 72(2): 593-596.

[44] Agasthian T, Shabbir A. VATS hand sewn intrathoracic esophagogastric anastomosis[J]. J Vis Surg, 2017, 3: 90.

[45] van Workum F, van der Maas J, van den Wildenberg FJ, et al. Improved functional results after minimally invasive esophagectomy: Intrathoracic versus cervical anastomosis[J]. Ann Thorac Surg, 2017, 103(1): 267-273.

[46] Biere S S, Maas K W, Cuesta M A, et al. Cervical or thoracic anastomosis after esophagectomy for cancer: A systematic review and meta-analysis[J]. Dig Surg, 2011, 28(1): 29-35.

[47] Luketich J D, Pennathur A, Awais O, et al. Outcomes after minimally invasive esophagectomy: Review of over 1000 patients[J]. Ann Surg, 2012, 256(1): 95-103.

[48] Meredith K, Blinn P, Maramara T, et al. Comparative outcomes of minimally invasive and robotic-assisted esophagectomy[J]. Surg Endosc, 2020, 34(2): 814-820.

[49] Gooszen J A H, Goense L, Gisbertz S S, et al. Intrathoracic versus cervical anastomosis and predictors of anastomotic leakage after oesophagectomy for cancer[J]. Br J Surg, 2018, 105(5): 552-560.

[50] Haverkamp L, Seesing M F, Ruurda J P, et al. Worldwide trends in surgical techniques in the treatment of esophageal and gastroesophageal junction cancer[J]. Dis Esophagus, 2017, 30(1): 1-7.

[51] Chasseray V M, Kiroff G K, Buard J L, et al. Cervical or thoracic anastomosis for esophagectomy for carcinoma[J]. Surg Gynecol Obstet, 1989, 169(1): 55-62.

[52] Ribet M, Debrueres B, Lecomte-Houcke M. Resection for advanced cancer of the thoracic esophagus: Cervical or thoracic anastomosis? Late results of a prospective randomized study[J]. J Thorac Cardiovasc Surg, 1992, 103: 784-789.

[53] Blewett C J, Miller J D, Young J E, et al. Anastomotic leaks after esophagectomy for esophageal cancer: A comparison of thoracic and cervical anastomoses[J]. Ann Thorac Cardiovasc Surg, 2001, 7(2): 75-78.

[54] Okuyama M, Motoyama S, Suzuki H, et al. Hand-sewn cervical anastomosis versus stapled intrathoracic anastomosis after esophagectomy for middle or lower thoracic esophageal cancer: a prospective randomized controlled study[J]. Surg Today, 2007, 37(11): 947-952.

[55] Price T N, Nichols F C, Harmsen W S, et al. A comprehensive review of anastomotic technique in 432 esophagectomies[J]. Ann Thorac Surg, 2013, 95(4): 1154-1160.

[56] Liu Y J, Fan J, He H H, et al. Anastomotic leakage after intrathoracic versus cervical oesophagogastric anastomosis for oesophageal carcinoma in Chinese population: A retrospective cohort study[J]. BMJ Open, 2018, 8(9): e021025.

[57] Schröder W, Raptis D A, Schmidt H M, et al. Anastomotic techniques and associated morbidity in total minimally invasive transthoracic esophagectomy: Results from the esobenchmark database[J]. Ann Surg, 2019, 270(5): 820-826.

[58] van Workum F, Slaman A E, van Berge Henegouwen MI, et al. Propensity Score-Matched Analysis Comparing Minimally Invasive Ivor Lewis Versus Minimally Invasive Mckeown Esophagectomy[J]. Ann Surg, 2020, 271(1): 128-133.

[59] Kim R H, Takabe K. Methods of esophagogastric anastomoses following esophagectomy for cancer: A systematic review[J]. J Surg Oncol, 2010, 101(6): 527-533.

[60] Law S, Fok M, Chu K M, et al. Comparison of hand-sewn and stapled esophagogastric anastomosis after esophageal resection for cancer: A prospective randomized controlled trial[J]. Ann Surg, 1997, 226(2): 169-173.

[61] Beitler A L, Urschel J D. Comparison of stapled and hand-sewn esophagogastric anastomoses[J]. Am J Surg, 1998, 175(4): 337-340.

[62] Honda M, Kuriyama A, Noma H, et al. Hand-sewn versus mechanical esophagogastric anastomosis after esophagectomy: A systematic review and meta-analysis[J]. Ann Surg, 2013, 257(2): 238-248.

[63] Yuan Y, Wang K N, Chen L Q. Esophageal anastomosis[J]. Dis Esophagus, 2015, 28(2): 127-137.

[64] Gorenstein L A, Bessler M, Sonett J R. Intrathoracic linear stapled esophagogastric anastomosis: An alternative to the end to end anastomosis[J]. Ann Thorac Surg, 2011, 91(1): 314-316.

[65] Mishra P K, Shah H, Gupta N, et al. Stapled versus handsewn cervical esophagogastric anastomosis in patients undergoing esophagectomy: A retrospective cohort study[J]. Ann Med Surg, 2016, 5: 118-124.

[66] Behzadi A, Nichols F C, Cassivi S D, et al. Esophagogastrectomy: The influence of stapled versus hand-sewn anastomosis on outcome[J]. J Gastrointest Surg, 2005, 9(8): 1031-1040.

[67] Boone J, Livestro D P, Elias S G, et al. International survey on esophageal cancer: Part I surgical techniques[J]. Dis Esophagus, 2009, 22(3): 195-202.

[68] Bardini R, Bonavina L, Asolati M, et al. Single-layered cervical esophageal anastomoses: A prospective study of two suturing techniques[J]. Ann Thorac Surg, 1994, 58(4): 1087-1089.

[69] Linden P A, Sugarbaker D J. Section Ⅴ: Techniques of esophageal resection[J]. Semin Thorac Cardiovasc Surg, 2003, 15(2): 197-209.

[70] Zhu Z J, Zhao Y F, Chen L Q, et al. Clinical application of layered anastomosis during esophagogastrostomy[J]. World J Surg, 2008, 32(4): 583-588.

[71] Zieren H U, Müller J M, Pichlmaier H. Prospective randomized study of one- or two-layer anastomosis following oesophageal resection and cervical oesophagogastrostomy[J]. Br J Surg, 1993, 80(5): 608-611.

[72] Aslam V, Bilal A, Khan A, et al. Gastroesophageal anastomosis: Single-layer versus double-layer technique-an experience on 50 cases[J]. J Ayub Med Coll Abbottabad, 2008, 20: 6-9.

[73] Nederlof N, Tilanus H W, Tran T C, et al. End-to-end versus end-to-side esophagogastrostomy after esophageal cancer resection: A prospective randomized study[J]. Ann Surg, 2011, 254(2): 226-233.

[74] Haverkamp L, van der Sluis P C, Verhage R J, et al. Endto-end cervical esophagogastric anastomoses are associated with a higher number of strictures compared with end-toside anastomoses[J]. J Gastrointest Surg, 2013, 17: 872-876.

[75] Pierie J P, De Graaf P W, Poen H, et al. End-to-side and end-to-end anastomoses give similar results in cervical oesophagogastrostomy[J]. Eur J Surg, 1995, 161(12): 893-896.

[76] Blackmon S H, Correa A M, Wynn B, et al. Propensity-matched analysis of three techniques for intrathoracic esophagogastric anastomosis[J]. Ann Thorac Surg, 2007, 83(5): 1805-1813.

[77] Elshaer M, Gravante G, Tang C B, et al. Totally minimally invasive two-stage esophagectomy with intrathoracic handsewn anastomosis: short-term clinical and oncological outcomes[J]. Dis Esophagus, 2018, 31(3).

[78] Caso R, Wee J O. Esophagogastric anastomotic techniques for minimally invasive and robotic ivor lewis operations[J]. Oper Tech Thorac Cardiovasc Surg, 2020, 25: 105-123.

[79] Kingma B F, de Maat M F G, van der Horst S, et al. Robot-assisted minimally invasive esophagectomy (RAMIE) improves perioperative outcomes: A review[J]. J Thorac Dis, 2019, 11: S735-S742.

[80] Charalabopoulos A, Lorenzi B, Kordzadeh A, et al. Role of 3D in minimally invasive esophagectomy[J]. Langenbecks Arch Surg, 2017, 402(3): 555-561.

[81] van der Sluis PC, Ruurda J P, Verhage R J, et al. Oncologic long-term results of robot-assisted minimally invasive thoraco-laparoscopic esophagectomy with two-field lymphadenectomy for esophageal cancer[J]. Ann Surg Oncol, 2015, 22(Suppl 3): S1350-S1356.

[82] Ercan S, Rice T W, Murthy S C, et al. Does esophagogastric anastomotic technique influence the outcome of patients with esophageal cancer?[J]. J Thorac Cardiovasc Surg, 2005, 129(3): 623-631.

[83] Harbison G J, Vossler J D, Yim N H, et al. Outcomes of robotic versus non-robotic minimally-invasive esophagectomy for esophageal cancer: An American College of Surgeons NSQIP database analysis[J]. Am J Surg, 2019, 218(6): 1223-1228.

[84] Jin D, Yao L, Yu J, et al. Robotic-assisted minimally invasive esophagectomy versus the conventional minimally invasive one: A meta-analysis and systematic review[J]. Int J Med Robot, 2019, 15(3): e1988.

[85] Liboni A, Mari C, Zamboni P, et al. A new technic for esophago-enteral anastomosis with a mechanical stapler without purse-string sutures[J]. Ann Ital Chir, 1989, 60: 125-127; discussion 128.

[86] Muguruma K, Tanaka H, Sakurai K, et al. Laparoscopyassisted total gastrectomy: A simplified approach[J]. Int Surg, 2014, 99: 79-85.

[87] Kimura M, Mitsui A, Kuwabara Y. Creation of the ideal gastric tube: Comparison of three methods: A prospective cohort study[J]. Ann Med Surg (Lond), 2016, 6: 42-45.

[88] Collard J M, Romagnoli R, Goncette L, et al. Terminalized semimechanical side-to-side suture technique for cervical esophagogastrostomy[J]. Ann Thorac Surg, 1998, 65(3): 814-817.

[89] Orringer M B, Marshall B, Iannettoni M D. Eliminating the cervical esophagogastric anastomotic leak with a sideto-side stapled anastomosis[J]. J Thorac Cardiovasc Surg, 2000, 119: 277-288.

[90] Saluja S S, Ray S, Pal S, et al. Randomized trial comparing side-to-side stapled and hand-sewn esophagogastric anastomosis in neck[J]. J Gastrointest Surg, 2012, 16(7): 1287-1295.

[91] Casson A G, Porter G A, Veugelers P J. Evolution and critical appraisal of anastomotic technique following resection of esophageal adenocarcinoma[J]. Dis Esophagus, 2002, 15(4): 296-302.

[92] Kondra J, Ong S R, Clifton J, et al. A change in clinical practice: a partially stapled cervical esophagogastric anastomosis reduces morbidity and improves functional outcome after esophagectomy for cancer[J]. Dis Esophagus, 2008, 21(5): 422-429.

[93] Cooke D T, Lin G C, Lau C L, et al. Analysis of cervical esophagogastric anastomotic leaks after transhiatal esophagectomy: Risk factors, presentation, and detection[J]. Ann Thorac Surg, 2009, 88(1): 177-184.

[94] Deng B, Wang R W, Jiang Y G, et al. Functional and menometric study of side-to-side stapled anastomosis and traditional hand-sewn anastomosis in cervical esophagogastrostomy[J]. Eur J Cardiothorac Surg, 2009, 35(1): 8-12.

[95] Worrell S, Mumtaz S, Tsuboi K, et al. Anastomotic

complications associated with stapled versus hand-sewn anastomosis[J]. J Surg Res, 2010, 161(1): 9-12.

[96] Kumar T, Krishanappa R, Pai E, et al. Completely Linear Stapled Versus Handsewn Cervical Esophagogastric Anastomosis After Esophagectomy[J]. Indian J Surg, 2018, 80(2): 134-139.

[97] Sugimura K, Miyata H, Matsunaga T, et al. Comparison of the modified Collard and hand-sewn anastomosis for cervical esophagogastric anastomosis after esophagectomy in esophageal cancer patients: A propensity score-matched analysis[J]. Ann Gastroenterol Surg, 2019, 3(1): 104-113.

[98] Hosoi T, Abe T, Uemura N, et al. The impact of circular stapler size on the incidence of cervical anastomotic stricture after esophagectomy[J]. World J Surg, 2019, 43(7): 1746-1755.

[99] Allen W, Wells C I, Greenslade M, et al. Association between circular stapler diameter and stricture rates following gastrointestinal anastomosis: systematic review and meta-analysis[J]. World J Surg, 2018, 42(10): 3097-3105.

[100] Liu Q X, Qiu Y, Deng X F, et al. Comparison of outcomes following end-to-end hand-sewn and mechanical oesophagogastric anastomosis after oesophagectomy for carcinoma: A prospective randomized controlled trial[J]. Eur J Cardiothorac Surg, 2015, 47(3): e118-e123.

[101] Campos G M, Jablons D, Brown L M, et al. A safe and reproducible anastomotic technique for minimally invasive Ivor Lewis oesophagectomy: The circular-stapled anastomosis with the trans-oral anvil[J]. Eur J Cardiothorac Surg, 2010, 37(6): 1421-1426.

[102] Nguyen N T, Nguyen X M, Masoomi H. Minimally invasive intrathoracic esophagogastric anastomosis: Circular stapler technique with transoral placement of the anvil[J]. Semin Thorac Cardiovasc Surg, 2010, 22(3): 253-255.

[103] Jaroszewski D E, Williams D G, Fleischer D E, et al. An early experience using the technique of transoral OrVil EEA stapler for minimally invasive transthoracic esophagectomy[J]. Ann Thorac Surg, 2011, 92(5): 1862-1869.

[104] Valmasoni M, Capovilla G, Pierobon E S, et al. A technical modification to the circular stapling anastomosis technique during minimally invasive ivor lewis procedure[J]. J Laparoendosc Adv Surg Tech A, 2019, 29(12): 1585-1591.

[105] Craig S R, Walker W S, Cameron E W, et al. A prospective randomized study comparing stapled with handsewn oesophagogastric anastomoses[J]. J R Coll Surg Edinb, 1996, 41(1): 17-19.

[106] Luechakiettisak P, Kasetsunthorn S. Comparison of handsewn and stapled in esophagogastric anastomosis after esophageal cancer resection: A prospective randomized study[J]. J Med Assoc Thai, 2008, 91: 681-685.

[107] Wang W P, Gao Q, Wang K N, et al. A prospective randomized controlled trial of semi-mechanical versus hand-sewn or circular stapled esophagogastrostomy for prevention of anastomotic stricture[J]. World J Surg, 2013, 37(5): 1043-1050.

[108] Harustiak T, Pazdro A, Snajdauf M, et al. Anastomotic leak and stricture after hand-sewn versus linear-stapled intrathoracic oesophagogastric anastomosis: Single-centre analysis of 415 oesophagectomies[J]. Eur J Cardiothorac Surg, 2016, 49(6): 1650-1659.

[109] Xu Q R, Wang K N, Wang W P, et al. Linear stapled esophagogastrostomy is more effective than handsewn or circular stapler in prevention of anastomotic stricture: a comparative clinical study[J]. J Gastrointest Surg, 2011, 15: 915-921.

[110] Yanni F, Singh P, Tewari N, et al. Comparison of outcomes with semi-mechanical and circular stapled intrathoracic esophagogastric anastomosis following esophagectomy[J]. World J Surg, 2019, 43(10): 2483-2489.

[111] Zhang H, Wang Z, Zheng Y, et al. Robotic side-to-side and end-to-side stapled esophagogastric anastomosis of ivor lewis esophagectomy for cancer[J]. World J Surg, 2019, 43(12): 3074-3082.

[112] Prasetya H, Jansen S M, Marquering H A, et al. Estimation of microvascular perfusion after esophagectomy: A quantitative model of dynamic fluorescence imaging[J]. Med Biol Eng Comput, 2019, 57(9): 1889-1900.

[113] Wang X, Pei X, Li X, et al. Predictive value of anastomotic blood supply for anastomotic stricture after esophagectomy in esophageal cancer[J]. Dig Dis Sci, 2019, 64(11): 3307-3313.

[114] Messager M, Warlaumont M, Renaud F, et al. Recent improvements in the management of esophageal anastomotic leak after surgery for cancer[J]. Eur J Surg Oncol, 2017, 43(2): 258-269.

[115] Koyanagi K, Ozawa S, Oguma J, et al. Blood flow speed of the gastric conduit assessed by indocyanine green fluorescence: New predictive evaluation of anastomotic leakage after esophagectomy[J]. Medicine (Baltimore), 2016, 95(30): e4386.

[116] Schlottmann F, Patti M G. Evaluation of gastric conduit perfusion during esophagectomy with indocyanine green fluorescence imaging[J]. J Laparoendosc Adv Surg Tech A, 2017, 27(12): 1305-1308.

[117] Athanasiou A, Hennessy M, Spartalis E, et al. Conduit necrosis following esophagectomy: An upto-date literature review[J]. World J Gastrointest Surg, 2019, 11: 155-168.

[118] Jansen S M, de Bruin DM, van Berge Henegouwen MI, et al. Optical techniques for perfusion monitoring of the gastric tube after esophagectomy: A review of technologies and thresholds[J]. Dis Esophagus, 2018, 31(6).

[119] Boyle N H, Pearce A, Owen W J, et al. Validation of scanning laser doppler flowmetry against single point laser doppler flowmetry in

the measurement of human gastric serosal/muscularis perfusion[J]. Int J Surg Investig, 2000, 2(3): 203-211.

[120] Ladak F, Dang J T, Switzer N, et al. Indocyanine green for the prevention of anastomotic leaks following esophagectomy: A meta-analysis[J]. Surg Endosc, 2019, 33(2): 384-394.

[121] Ishige F, Nabeya Y, Hoshino I, et al. Quantitative assessment of the blood perfusion of the gastric conduit by indocyanine green imaging[J]. J Surg Res, 2019, 234: 303-310.

[122] Slooter M D, Eshuis W J, Cuesta M A, et al. Fluorescent imaging using indocyanine green during esophagectomy to prevent surgical morbidity: A systematic review and meta-analysis[J]. J Thorac Dis, 2019, 11: S755-S765.

[123] Liu Q X, Deng X F, Hou B, et al. Preventing and localizing esophagogastric anastomosis leakage by sleeve-wrapping of the pedicled omentum[J]. World J Gastroenterol, 2014, 20(43): 16282-16286.

[124] Dai J G, Zhang Z Y, Min J X, et al. Wrapping of the omental pedicle flap around esophagogastric anastomosis after esophagectomy for esophageal cancer[J]. Surgery, 2011, 149(3): 404-410.

[125] Shrager J B, Wain J C, Wright C D, et al. Omentum is highly effective in the management of complex cardiothoracic surgical problems[J]. J Thorac Cardiovasc Surg, 2003, 125(3): 526-532.

[126] Di Nicola V. Omentum a powerful biological source in regenerative surgery[J]. Regen Ther, 2019, 11: 182-191.

[127] Wang A W, Prieto J M, Cauvi D M, et al. The Greater Omentum-A Vibrant and Enigmatic Immunologic Organ Involved in Injury and Infection Resolution[J]. Shock, 2020, 53(4): 384-390.

[128] Shelton E L, Poole S D, Reese J, et al. Omental grafting: A cell-based therapy for blood vessel repair[J]. J Tissue Eng Regen Med, 2013, 7(6): 421-433.

[129] Bhat M A, Dar M A, Lone G N, et al. Use of pedicled omentum in esophagogastric anastomosis for prevention of anastomotic leak[J]. Ann Thorac Surg, 2006, 82(5): 1857-1862.

[130] Yuan Y, Zeng X, Hu Y, et al. Omentoplasty for esophagogastrostomy after esophagectomy[J]. Cochrane Database Syst Rev, 2012, 11: CD008446.

[131] Zhou D, Liu Q X, Deng X F, et al. Anastomotic reinforcement with omentoplasty reduces anastomotic leakage for minimally invasive esophagectomy with cervical anastomosis[J]. Cancer Manag Res, 2018, 10: 257-263.

[132] Tuo G, Jin G, Pang Y, et al. Omentoplasty decreases leak rate after esophagectomy: A meta-analysis[J]. J Gastrointest Surg, 2020, 24(6): 1237-1243.

[133] Lu M, Luketich J D, Levy R M, et al. Anastomotic complications after esophagectomy: Influence of omentoplasty in propensity-weighted cohorts[J]. J Thorac Cardiovasc Surg, 2020, 159(5): 2096-2105.

[134] Kamarajah S K, Boyle C, Bundred J R, Tan BH. Critical appraisal of gastric conduit ischaemic conditioning (GIC) prior to oesophagectomy: A systematic review and meta-analysis[J]. Int J Surg, 2020, 77: 77-82.

翻译：黄炎，中山大学肿瘤防治中心胸外科
审校：李志超，中山大学肿瘤防治中心胸外科
　　　杨弘，中山大学肿瘤防治中心胸外科

doi: 10.21037/aoe-20-40
Cite this article as: Carr RA, Molena D. Minimally invasive esophagectomy: anastomotic techniques. Ann Esophagus, 2021, 4: 19.

第二十二章　手工吻合在微创腹腔镜两切口（Ivor Lewis）食管切除术中的应用——操作技巧与近期效果

Mauricio Ramirez[1], Matias Turchi[1], Federico Llanos[1], Adolfo Badaloni[1], Alejandro Nieponice[1,2,3]

[1]Esophageal Unit, Department of Surgery, Hospital Universitario Fundación Favaloro, Buenos Aires, Argentina; [2]Instituto de Medicina Trslacional, Trasplante y Bioingeniería (IMETTYB), Universidad Favaloro, Buenos Aires, Argentina; [3]McGowan Institute, University of Pittsburgh, Pittsburgh, PA, USA

Contributions: (I) Conception and design: M Ramirez, A Nieponice; (II) Administrative support: M Ramirez, M Turchi; (III) Provision of study materials or patients: F Llanos; (IV) Collection and assembly of data: M Turchi, F Llanos; (V) Data analysis and interpretation: M Ramirez, A Nieponice, A Badaloni; (VI) Manuscript writing: All authors; (VII) Final approval of manuscript: All authors.

Correspondence to: Alejandro Nieponice, MD, PhD. Esophageal Unit Hospital Universitario Fundación Favaloro, Buenos Aires, Argentina. Email: anieponi@ffavaloro.org.

背景：食管切除术一直是食管癌的主要治疗方法之一，也是局部晚期食管癌的标准治疗方法。胸腔内吻合是该手术较有挑战性的步骤之一。

方法：在本文中，我们对27例食管远端病变患者进行了前瞻性队列研究，这些患者接受了全手工吻合的微创两切口（Ivor Lewis）食管切除术。我们首次介绍了在相同的胸腔镜缝合技术下使用可活动关节式持针器进行手术。

结果：平均吻合时间为60 min（40~120 min）。发生吻合口瘘4例（14.8%）。其中1例（3.7%）为Ⅰ型吻合口瘘，2例（7.4%）为Ⅱ型吻合口瘘，1例（3.7%）为Ⅲ型吻合口瘘；2例（7.4%）患者发生管状胃Ⅲ型坏死；3例患者完成内镜和支架保守治疗；2例（7.4%）需要再次手术。平均住院时间9天（7~28天）。1例患者发生死亡相关的严重并发症（3.7%）。5例（18.5%）患者出现吞咽困难，结果为吻合口狭窄，需要在内镜下扩张。

结论：胸腔镜手工吻合是可行的、可重复的，即使在学习曲线内也有可接受的吻合口瘘和狭窄概率。多自由度器械是一种很有前途的，可在有限空间内被使用的微创手术工具。

关键词：食管癌；两切口（Ivor Lewis）食管切除术；手工吻合

View this article at: https://dx.doi.org/10.21037/aoe-21-46

一、引言

食管癌的发病率在西方国家正以高于其他实体肿瘤的速度迅速增长。一个多世纪以来，食管切除术一直是食管癌的主流治疗方法，也是T1SM/N+期及以上的局限性食管癌的标准治疗方法。

微创食管手术的发展改善了患者术后康复情况，减少了并发症。虽然目前在高手术量中心术后病死率有所下降，但手术吻合口和呼吸衰竭相关并发症仍然时有发生。吻合口并发症是影响食管切除术后并发症发生率的重要因素之一。尤其在Ivor Lewis微创食管切除术（Ivor Lewis minimally invasive esophagectomy，IL-MIE）中，对各种吻合进行了描述，多个报道比较了不同技术的吻合口并发症。然而，没有足够的文献证据明确推荐一种吻合技术。机器人手术和新型关节器械的出现，使人们反过来关注手工吻合。

在这一章节中，我们描述了一系列在IL-MIE手术中接受全手工吻合的患者。我们首次介绍了在相同胸腔镜缝合技术中使用可活动关节式持针器，并根据《加强流行病学中观察性研究报告质量》（*Strengthening the Reporting of Observational Studies in Epidemiology*，*STROBE*）报告清单（https://aoe.amegroups.com/article/view/10.21037/aoe-21-46/rc）提供以下文章。

二、方法

在这一观察性描述性病例系列研究中，我们评估了27例接受IL-MIE治疗的远端食管病变患者。这项研究于2018年6月—2020年11月在阿根廷布宜诺斯艾利斯的2个三级护理中心，即"Favaloro基金会大学医院"和"Sanatorio Finocchietto大学医院"进行，使用前瞻性维护的临床数据库，患者的人口统计学特征、术前临床测量数据、围手术期结局和术后发病率也来自该数据库，患者特征见表22-1所示。

术前通过动态增强计算机断层扫描/正电子发射断层成像（CT/PET）或超声内镜确定肿瘤分期及淋巴结疾病状态，排除局部晚期或转移性疾病。IL-MIE使用管状胃作为所有患者的手术选择。

这项技术在我们组是全新的，我们完成了前27例。这些手术均由同一名外科医生进行，手术结果有逐步改善的趋势，但仍处于IL-MIE学习曲线的早期阶段。

主要终点是吻合技术的可重复性。次要终点包括吻合口瘘发生率、住院时间、再干预率、病死率和术后狭窄发生率，所有来自病历和手术报告的数据均被记录在数据库中。吻合相关并发症按食管切除术并发症共识组（ECCG）[1]分级，详细的并发症定义见表22-2。

这项研究是根据《赫尔辛基宣言》（2013年修订）进行的。Favaloro基金会大学医院伦理委员会批准了该方案[批准编号：DDI（1301）1515 CBE 546/15]，由于该研究属于回顾性研究，因此知情同意被豁免。

（一）手术技术

在全麻下选择性左肺通气，患者俯卧位。3个胸腔穿刺孔位置如下：右肩胛骨的尖端（10 mm，摄像口）、肩胛骨和脊柱中线第一个穿刺孔下的2个肋间（10 mm）以及肩胛骨背侧边缘以下第一个穿刺孔上的2个间隙（5 mm）（图22-1）。

表22-1 患者特征

特征	患者	比例/%
性别		
男性	26例	96.3
女性	1例	3.7
年龄[平均值（标准差）]	60岁（11.2岁）	—
临床T分期		
T1期	7例	25.9
T2期	12例	44.5
T3期	5例	18.5
T4期	3例	11.1
临床N分期		
N0期	14例	51.9
N1期	9例	33.3
N2期	2例	7.4
N3期	2例	7.4
组织学		
腺癌	15例	55.6
鳞状细胞癌	12例	44.4
新辅助治疗方法		
无	3例	11.1
放化疗	17例	63.0
化疗	7例	25.9

表22-2　并发症定义[1]

并发症	定义
吻合口瘘	全层胃肠道缺损，包括食管、吻合口、吻合线、管状胃，无论其表现或辨别方法如何
Ⅰ型	局部缺损，不需要改变治疗方法、进行药物治疗或改变饮食
Ⅱ型	局部缺损需要治疗，但不需要进行手术治疗，如介入放置引流管、支架或床旁开放、填塞等
Ⅲ型	需要手术治疗的局部缺损
管状胃坏死	
Ⅰ型	内镜检查发现管状胃局灶性坏死
Ⅱ型	内镜检查发现管状胃灶性坏死，与瘘无关
Ⅲ型	广泛管状胃坏死

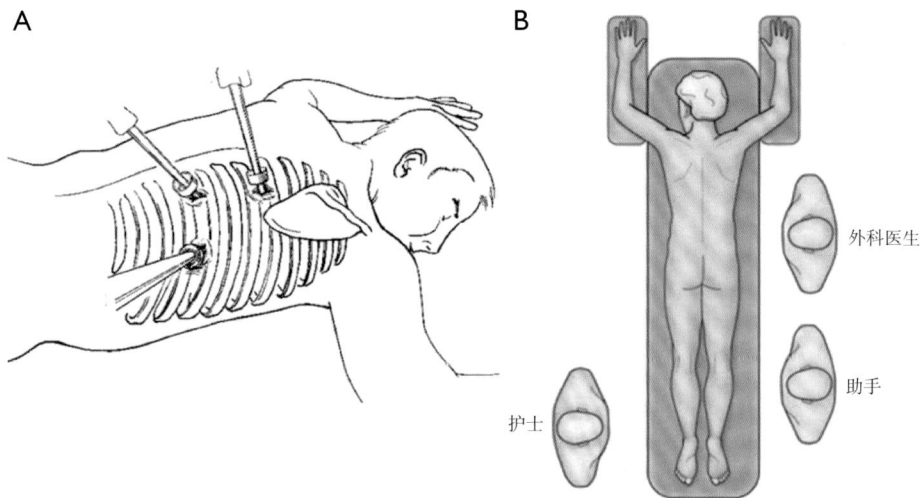

（A）穿刺孔位置；（B）俯卧位。
图22-1　手术体位

食管整块切除，扩大淋巴结切除术，横切于奇静脉上方。从腹部提起管状胃，用60 mm直线切割闭合器在胃右动脉最后一根分支血管和第一根短脉管之间切除。管状胃的长度是由用来制造它的切割闭合器的数量来估计的。

吻合开始前，采用Ethibond 3.0 4针全层缝合食管（图22-2）。吻合在管状胃内的位置是通过从2行吻合线（垂直和横向）测量2 cm来估计的，这样吻合角位于胃右动脉附近，这是管状胃的最佳吻合部位（图22-3）。吻合由后2层（1个浆肌层吊缝和1个全层缝合，图22-4）和前1层构成，用3根松紧U型线固定。所有层均采用3.0自动调节PDS缝线（Stratafix）缝

合。吻合口用网膜补片完全包裹，并用Ethibond 3.0固定（图22-5，扫描文末二维码观看视频）。

在胸部手术结束后，在直视下置入椎旁导管进行局部镇痛。2个右胸管常规放置在吻合水平和右侧膈上方的底部。留置鼻胃管至少进行24 h胃肠减压。如果没有瘘的临床症状，则在第5天开始进食。

（二）使用可活动关节式持针器

最后1个病例使用FlexDex进行吻合。FlexDex是一种单独的机械关节器械，它结合了机器人手术的功能和腹腔镜相对低成本和简洁的特性（图22-6）。它由一个可活动关节式持针器组成，具有360°的自由度，

169

可以精确地将外科医生的手、手腕和手臂的运动转换为胸腔内执行器的运动。

FlexDex的使用并没有改变吻合的概念，而是给外科医生提供了更好的人机工程学辅助，从长远来看对整个手术是有益的。

（三）统计分析

连续变量报告由平均值（有标准偏差）或中位数（有范围），离散特征（使用百分比）组成。采用手工技术行IL-MIE吻合是一种有效的治疗方法。

所有统计分析均使用SPSS 25.0和Microsoft Excel 2018进行。

三、结果

2018年6月—2020年11月，27例患者行MIE手工吻合的患者均为男性，中位年龄为60岁（46~75岁）。

如前所述，所有患者均行端侧吻合，包括食管吻合和网膜包裹。平均吻合时间为60 min（40~120 min）。

用于创建管状胃的直线吻合器的平均数量为6个，而切除管状胃尖端占1个吻合器。

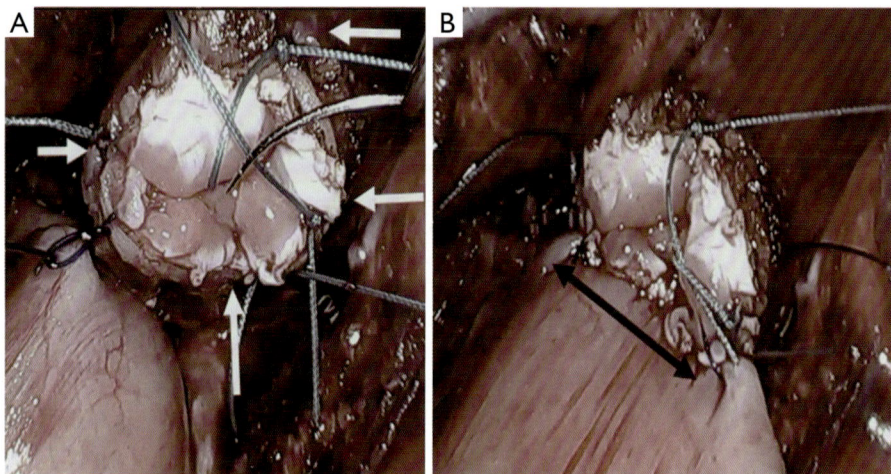

（A）黏膜外层第一针缝合，白色箭头表示基本缝线；（B）黏膜外层完成。

图22-2　全层缝合食管

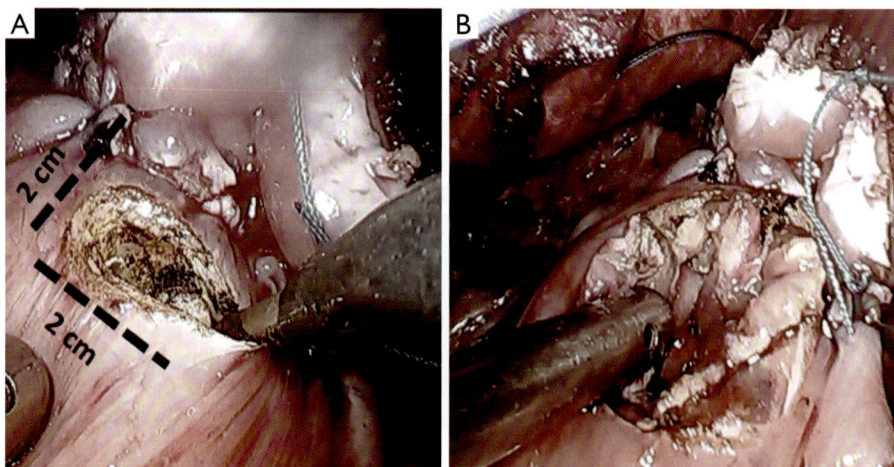

管状胃开口距两吻合器钉缘2 cm。

图22-3　管状胃最佳吻合部位

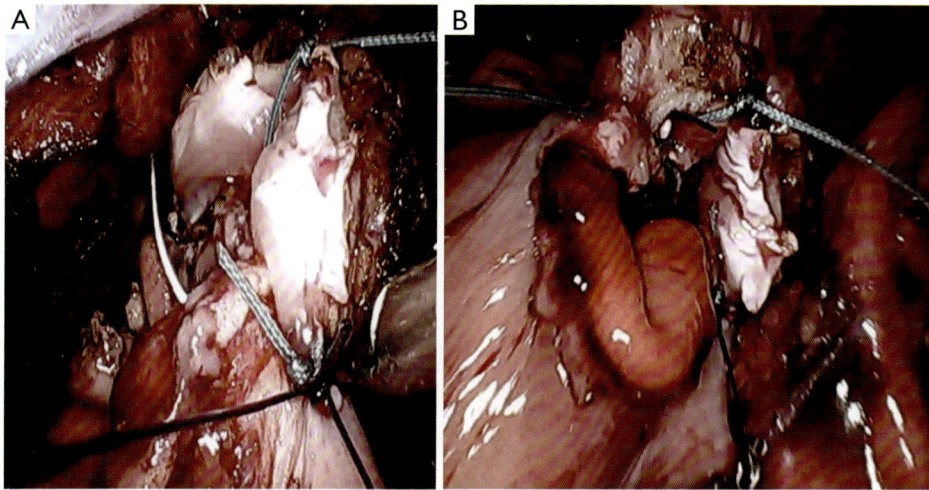

（A）全层缝合后用于后壁第二层缝合；（B）后壁吻合完成。

图22-4 后壁吻合

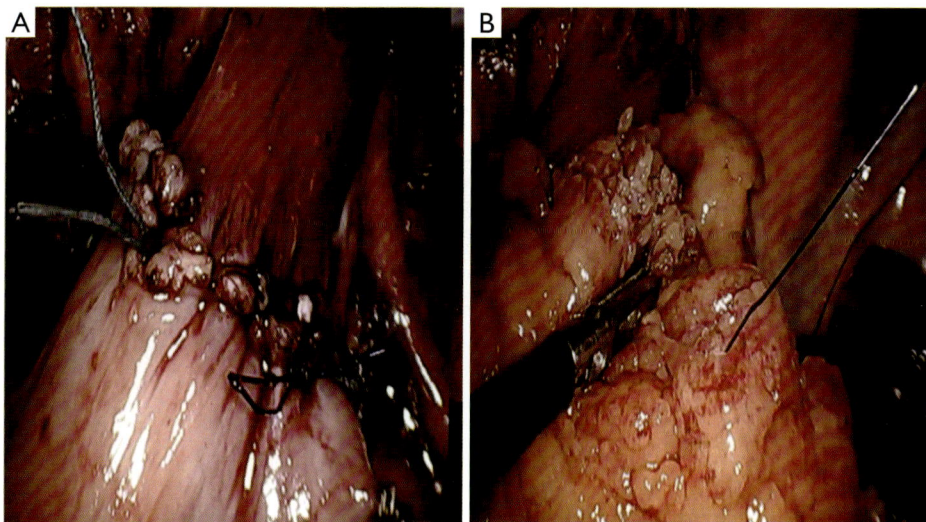

（A）前壁吻合完成；（B）网膜补片包裹。

图22-5 前壁吻合

4例（14.8%）患者发生吻合口瘘。其中1例（3.7%）为I型吻合口瘘，2例（7.4%）为II型吻合口瘘，1例（3.7%）为III型吻合口瘘。2例（7.4%）为管状胃III型坏死。3例患者完成内镜和支架保守治疗。3例（11.1%）患者需要再次手术。平均住院时间为9天（7~28天）。1例（4%）患者发生严重并发症（急性脓毒症休克过程中出现心肌梗死和心律失常），导致术后死亡。5例（19%）患者出现吞咽困难，结果出现吻合口狭窄，需要内镜扩张。结果详见表22-3。

四、讨论

在本研究中，我们描述了IL-MIE在食管癌和食管胃结合部肿瘤患者应用胸腔内全手工端侧吻合的初步经验。我们发现腔镜手工吻合是可行的、可重复的，即使在学习曲线内也有可接受的吻合口瘘发生率和狭窄率[2]。

尽管食管癌手术的病死率和并发症发生率正在下降，但这仍然是一个具有挑战性的过程，所有类型吻合的并发症都是一个值得关注的问题[3-4]。

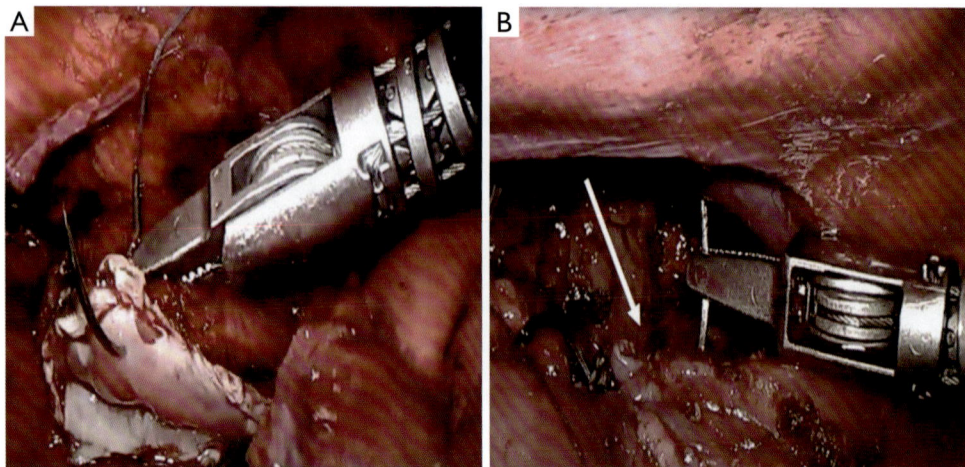

（A）FlexDex缝合；（B）白色箭头指示处为最外侧和最难缝合的点。

图22-6　FLexDex的使用

表22-3　结果

变量	患者	比例
Ⅰ型吻合口瘘	1例	3.7%
Ⅱ型吻合口瘘	2例	7.4%
Ⅲ型吻合口瘘	1例	3.7%
Ⅰ型管状胃坏死	—	—
Ⅱ型管状胃坏死	—	—
Ⅲ型管状胃坏死	2例	7.4%
再次手术	2例	7.4%
住院时间（范围）	9（7~28）天	—
吻合口狭窄	5例	18.5%
死亡	1例	3.7%

微创食管切除术通过减少术后并发症和提高生活质量对患者的康复有显著的促进作用[5]。

胸腔内吻合减少了管状胃和食管近端的张力，并伴有营养良好的管状胃组织，这可能会导致吻合口瘘的发生率降低[6]。虽然以前的研究表明，胸腔内吻合口瘘的发生率和病死率可能高于颈部吻合口瘘[7]，但最近的报道显示，无论吻合口在哪里，其发生率都是相似的[8]。

吻合口瘘易于处理的问题多次引起关于吻合口位置的争论（仅局限于颈时，吻合口瘘更容易处理），但颈部吻合后需要手术干预的胸腔污染率可高达40%[9]。随着内镜疗法的出现[10]，IL-MIE并发症的保守治疗增加，只有少数并发症需要手术干预[11]。在我们的系列研究中，有2例吻合口瘘患者通过内镜和食管支架得到了有效的治疗。在其他方面，如吻合口狭窄、病死率和5年生存率，大多数吻合方法在固定的单位进行时是相似的，无论吻合部位如何。因此，最理想的技术还不清楚。

虽然我们有其他吻合的经验，但与我们以前的病例比较并不可靠，因为这个研究是前瞻性的，并不是所有的吻合数据都可用。技术细节方面，在我们的经验中，在俯卧位使用机械缝合是不舒服的，需要对管状胃进行大量的操作，在环形吻合的情况下需要开胸。

不同吻合方式的瘘发生率为8%~40%[8-12]。食管胃吻合口瘘的影响因素有身体状况、周围血管疾病、新辅助治疗、吸烟习惯、术前准备等。因此，根据每一种吻合方式的疗效来评价结果需要经过复杂的多因素分析，这超出了本文的范围。

我们相信这项技术的标准化是有希望的，虽然在这份手稿中报道的吻合口瘘率比最好的大中心报道的结果略高，但它仍然在可被接受的范围内。我们知道食管切除术需要学习曲线，根据已发表的文献，这可能是高度可变的。因此，我们知道这项技术可以继续改进。考虑到其学习曲线可纳入多达100例患者，这个数字可能会随着时间的推移而改善。

吻合口狭窄是食管胃吻合的另一重要并发症。

使用不同的胸腔内吻合技术的狭窄率很难确定，因为没有客观的评分系统。因此，比较狭窄的研究结果各不相同，没有一种技术优于另一种技术的一致趋势。一般而言，作者报道的范围从术后吞咽困难（22%~73%）到不需要介入治疗的放射检查或内镜显示狭窄，再到需要多次扩张的狭窄（13%~40%）[13-14]。在这项研究中，我们报告了19%的狭窄，这属于较低的报告范围，在最后的内镜检查时，所有的患者饮食都没有限制。未来的研究可能会探讨手工吻合技术所允许的方式是否可以解释这些发现。

这一系列的案例介绍和报告了世界范围内首次使用FlexDex进行IL-MIE吻合术的结果。其他手术方法和培训活动的初步报告表明，在困难部位缝合的人机工程学和有效性得到了改善。他们也展示了更短的手术时间和更好的外科人体工学。对IL-MIE的进一步研究将比较手术时间和手术结果，以评估这种新技术的明显益处。虽然缺乏与标准机器人平台的比较，但直观地说，这种方法在成本和可操作性上应该会使患者受益。

在IL-MIE中所描述的广泛的吻合选择可能标志着这个步骤多么具有挑战性。每种方法的优缺点都应该得到讨论，但由于采样和数据收集的异质性，很难得出客观的结论。

在我们的研究方法中，我们假设手工吻合的方法可以减少对组织的处理和牵引，从而提高吻合位置的精确性。黏膜下血管丛在管状胃存活中起着重要的作用。特别是使用FlexDex缝合，即使使用常规的腔镜工具，吻合也可以在几乎不触及管状胃的情况下完成，这有助于保留血管网[15]。最近关于机器人IL-MIE的文献报道了手工吻合的良好效果。我们的方法采用了与机器人方法相同的概念，但使用了更简单、更容易理解和更具有成本效益的替代方案[16]。

这种方法的缺点是学习曲线比机械吻合方法更陡峭，但在不久的将来，随着FlexDex等单臂器械的广泛应用，这一问题可能会被克服。当外科医生的技术在手术中发挥更大作用时，可重复性总是更困难。然而，吻合器也依赖于外科医生来放置钉砧或缝合。

本研究的局限性在于研究的患者数量少，随访时间短，吻合内各步骤缺乏详细的时间。然而，它仍然是使用该技术的最大病例系列报道。虽然更长时间的随访将提供对吻合功能的进一步了解，但本文报道的随访对于本研究的终点来说是可以接受的。

最后，这项研究的一个重要优点是它首次报道了腔镜手工胸腔内吻合的详细技术参数。这些信息在培训其他外科医生时特别有用。

参考文献

[1] Low D E, Alderson D, Cecconello I, et al. International consensus on standardization of data collection for complications associated with esophagectomy: Esophagectomy Complications Consensus Group (ECCG)[J]. Ann Surg, 2015, 262(2): 286-294.

[2] Tam V, Zenati M, Novak S, et al. Robotic pancreatoduodenectomy biotissue curriculum has validity and improves technical performance for surgical oncology fellows[J]. J Surg Educ, 2017, 74(6): 1057-1065.

[3] Sarela A I, Tolan D J, Harris K, et al. Anastomotic leakage after esophagectomy for cancer: A mortality-free experience[J]. J Am Coll Surg, 2008, 206(3): 516-523.

[4] Viklund P, Lindblad M, Lu M, et al. Risk factors for complications after esophageal cancer resection: A prospective population-based study in Sweden[J]. Ann Surg, 2006, 243(2): 204-211.

[5] Maas K W, Biere S S, Scheepers J J, et al. Minimally invasive intrathoracic anastomosis after Ivor Lewis esophagectomy for cancer: a review of transoral or transthoracic use of staplers[J]. Surg Endosc, 2012, 26(7): 1795-1802.

[6] Gao H J, Mu J W, Pan W M, et al. Totally mechanical linear stapled anastomosis for minimally invasive Ivor Lewis esophagectomy: Operative technique and short-term outcomes[J]. Thorac Cancer, 2020, 11(3): 769-776.

[7] Patil P K, Patel S G, Mistry R C, et al. Cancer of the esophagus: esophagogastric anastomotic leak—a retrospective study of predisposing factors[J]. J Surg Oncol, 1992, 49: 163-167.

[8] Biere S S, Maas K W, Cuesta M A, et al. Cervical or thoracic anastomosis after esophagectomy for cancer: a systematic review and meta-analysis. Database of Abstracts of Reviews of Effects (DARE): Quality-assessed Reviews[Z]. York: Centre for Reviews and Dissemination, 1995.

[9] van Rossum PSN, Haverkamp L, Carvello M, et al. Management and outcome of cervical versus intrathoracic manifestation of cervical anastomotic leakage after transthoracic esophagectomy for cancer[J]. Dis Esophagus, 2017, 30(1): 1-8.

[10] Goenka M K, Goenka U. Endotherapy of leaks and fistula[J]. World J Gastrointest Endosc, 2015, 7(7): 702-713.

[11] Heits N, Bernsmeier A, Reichert B, et al. Long-term quality of life after endovac-therapy in anastomotic leakages after esophagectomy[J]. J Thorac Dis, 2018, 10(1): 228-240.

[12] Low D E, Kuppusamy M K, Alderson D, et al. Benchmarking complications associated with esophagectomy[J]. Ann Surg, 2019,269：291-298.

[13] Williams V A, Watson T J, Zhovtis S, et al. Endoscopic and symptomatic assessment of anastomotic strictures following esophagectomy and cervical esophagogastrostomy[J]. Surg Endosc,2008,22(6)：1470-1476.

[14] Campos G M, Jablons D, Brown L M, et al. A safe and reproducible anastomotic technique for minimally invasive Ivor Lewis oesophagectomy：The circular-stapled anastomosis with the trans-oral anvil[J]. Eur J Cardiothorac Surg,2010,37(6)：1421-1426.

[15] Vetter D, Gutschow C A. Strategies to prevent anastomotic leakage after esophagectomy and gastric conduit reconstruction[J]. Langenbecks Arch Surg,2020,405(8)：1069-1077.

[16] de Groot EM, Möller T, Kingma B F, et al. Technical details of the hand-sewn and circular-stapled anastomosis in robot-assisted minimally invasive esophagectomy[J]. Dis Esophagus,2020, 33(Supplement_2)：doaa055.

翻译：焦妲，复旦大学附属中山医院胸外科
审校：尹俊，复旦大学附属中山医院胸外科

doi：10.21037/aoe-21-46
Cite this article as：Ramirez M, Turchi M, Llanos F, Badaloni A, Nieponice A. Hand-sewn anastomosis for minimally invasive laparoscopic Ivor Lewis esophagectomy—how to do it: operative technique and short-term outcomes. Ann Esophagus, 2022,5：22.

扫码或通过下方链接观看视频
http://ame.pub/MNZtu2eZ

第二十三章　颈部吻合在McKeown微创食管切除术中的应用

Flavio Roberto Takeda, Rubens Antonio Aissar Sallum, Felipe Alexandre Fernandes, Ivan Cecconello

Department of Gastroenterology, Digestive Surgery Division, Hospital das Clínicas HCFMUSP, Faculdade de Medicina, Universidade de São Paulo, São Paulo, Brazil
Correspondence to: Flavio Roberto Takeda, MD, PhD, FACS. Department of Gastroenterology, Digestive Surgery Division, University of São Paulo Medical School, Av. Dr. Enéas de Carvalho Aguiar 255, São Paulo, SP, CEP: 05403-000, Brazil. Email: flavio.takeda@hc.fm.usp.br.

摘要：食管切除术是晚期食管癌的首选治疗方法，但食管切除后吻合口的位置仍存在争议。在此，我们对颈部吻合和胸内吻合后吻合口瘘的发生率进行比较，并讨论吻合口瘘相关的并发症。本文旨在描述McKeown食管切除术中颈部吻合的步骤，也更新了相关文献中的证据。我们进一步报告了本机构在微创食管切除术中应用颈部吻合的经验，并对术后吻合口瘘的发生情况进行简要回顾。2009—2019年，共有345例患者在我院行食管切除术（颈部吻合），其中46例（13.3%）发生吻合口瘘。吻合口瘘后引流的首选部位是颈部（38/46，82.6%），当合并纵隔炎（4/46，8.7%）时，可从上纵隔或纵隔内引流。吻合口瘘的高危因素包括：管状胃的灌注、肥胖、心力衰竭、冠心病、其他血管疾病、吸烟和颈部吻合。文献回顾中展现了来自各中心的外科医生的不同观点及研究结果。McKeown术式是一种可行的、标准化的、安全的手术方式，其吻合口瘘的发生率在10%左右，会增加围术期并发症的发生率及病死率，但总病死率很低。

关键词：食管切除术；颈部吻合；McKeown；并发症

View this article at: http://dx.doi.org/10.21037/aoe-21-11

一、引言

McKeown食管切除术是一种常用的术式，包括右侧开胸进行胸部食管游离、上腹部切口进行管状胃的制作和左颈部吻合。在巴西，大多数食管癌病例的病理分型为鳞状细胞癌（77%）。这些病例往往需要充分的食管近端切缘，因此吻合口位置通常在颈部。在过去的15年里，我们中心已经转向微创手术，通过胸腔镜入路进行胸部肿瘤的切除和淋巴结清扫[1]，因此并发症发生率从62%降低到42.5%[2]。1977年，Henrique

Walter Pinotti教授将经食管裂孔入路的食管切除术引入巴西，与经胸手术相比，因其不再需要进行开胸步骤使得呼吸道并发症发生率从28%降低到12%[3]。在过去的40年中，随着手术量的提高，我们中心并发症的发生率也随之下降。我们通常采用颈部吻合方式进行手术，但其吻合口瘘的发生率在15%左右[3]。

McKeown手术包括3个步骤：①胸腔部分主要包括胸段食管的游离和淋巴结清扫，其中淋巴结清扫包括下纵隔、隆突下、双侧支气管周围、气管旁和喉返神经旁淋巴结清扫（扩大二野淋巴结清扫）；②左颈部分包括颈段食管的游离和颈部吻合；③腹腔部分主要为胃的游离（保留胃大弯侧的血供）和腹腔淋巴结清扫，其中腹腔淋巴结清扫包括肝总动脉旁、肝固有动脉旁、胃左血管旁淋巴结清扫。最后是制作管状胃，并经过后纵隔将其上提至颈部完成颈部吻合。食管胃吻合的位置与步骤①有关，而充分的近端食管切缘在食管鳞状细胞癌手术中尤为重要。外科医生选择食管切除手术的入路主要基于其在术后并发症控制方面积累的经验。颈部吻合的方式主要包括手工吻合、圆形吻合、直线吻合等，然而并没有一种方式有绝对优势。

二、方法与病例

（一）伦理审核

本研究中执行的所有程序均符合机构和（或）国家研究委员会的伦理标准以及《赫尔辛基宣言》（2013年修订）。所有的患者均签署书面知情同意。

（二）手术体位

患者全麻（硬膜外镇痛）后取俯卧位，左肺单肺通气。5个套管针（trocar）的位置如图23-1所示：第一个trocar（12 mm）在肩胛下角处，其余4个trocar都在胸腔镜直视下置入，人工气胸维持在8 mmHg CO_2，另外的4个trocar包括2个10 mm和2个5 mm的trocar；4个trocar沿肩胛骨内侧缘到右后肋缘的半圆形线依次放置，第五个trocar在该半圆形线的中间位置。

（三）隆突下游离

下段食管的游离及其周围淋巴结清扫，包括主动脉旁、膈上及心包旁淋巴结。最后在充分暴露左右主气管后清扫隆突下淋巴结（图23-2）。随后用60 mm腔镜直线切割闭合器离断奇静脉弓，并继续游离上1/3的食管。为了避免术后发生乳糜胸，需要考虑在胸导管起源处对其进行结扎。

（四）隆突上游离

游离上段食管及进行淋巴结清扫，包括气管旁淋巴结和喉返神经旁淋巴结，如图23-3所示。完成胸部操作后，经最下方的trocar放置胸管引流，随后关闭各操作孔。患者翻身取水平仰卧位，头部转向右侧以有利于左侧颈部吻合。从大弯侧游离胃，保留胃网膜右血管；小弯侧游离时须结扎胃左血管。应用直线切割闭合器制作管状胃，自小弯侧向大弯侧切割，我们的管状胃偏细，以保障其在颈部吻合后能够排空。腹腔淋巴结的清扫主要在肝总动脉旁、胃左动脉旁和脾动脉旁周围进行。腹腔部分可通过腹腔镜联合右侧肋弓下小切口辅助完成。颈部吻合与开放经食管裂孔手术切除术相似。沿左侧胸锁乳突肌前缘做颈部切口，解剖颈部结构后显露颈段食管。随后在高位离断食管，将鼻胃管连接到远端食管，从而将管状胃自食管床上提至颈部完成吻合。

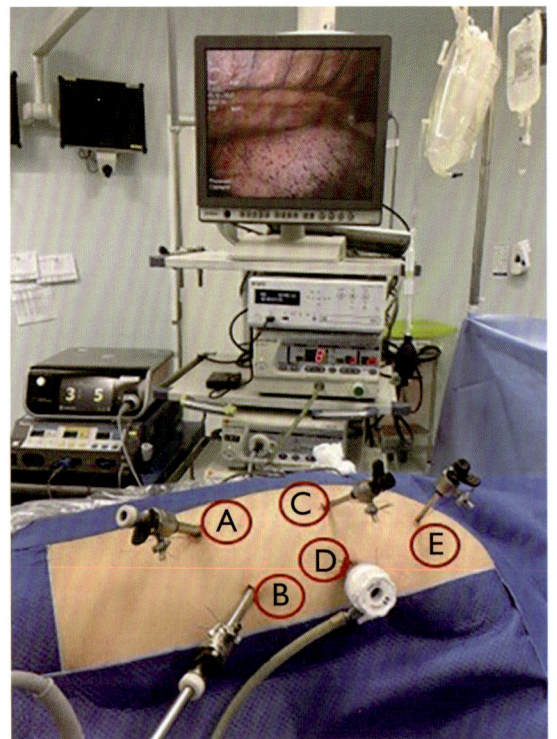

（A）10 mm的trocar位于倒数第2个肋间隙的肩胛后线上；（B）10 mm的trocar位于肩胛骨下方10 cm的腋后线上；（C）5 mm的trocar位于肩胛下线5 cm处；（D）12 mm的trocar位于腋后线和肩胛骨下角处；（E）5 mm的trocar位于半圆形线的中间。

图23-1　食管胃结合部腺癌行胸腔镜经胸入路食管切除术的trocar位置

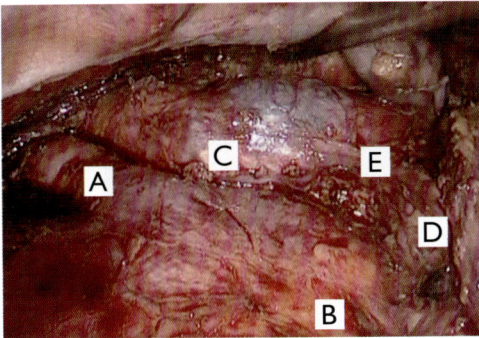

（A）左肺静脉；（B）右肺静脉；（C）左主支
气管；（D）右主支气管；（E）隆突。

**图23-2 胸腔镜食管癌手术行隆突下淋巴结
清扫后的结构**

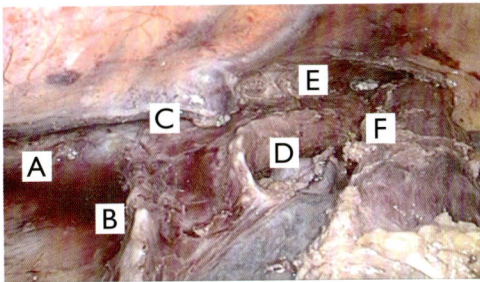

（A）左主支气管，（B）右主支气管；（C）左
侧气管旁区域；（D）右侧气管旁区域；（E）左
喉返神经旁；（F）右喉返神经旁。

**图23-3 胸腔镜食管癌手术行隆突上淋巴结
清扫后的结构**

（五）颈部吻合

通过颈部食管-胃侧侧吻合完成消化道重建，采用直线切割闭合器实现吻合并用3-0 Prolene线加固缝合。放置引流管后逐层关闭颈部切口。未使用大网膜或其他组织加固吻合口来避免吻合口瘘的发生（图23-4）。

（六）吻合口评估

完成颈部吻合后，置鼻肠管至幽门后（腹腔镜辅助）；8天后，我们让患者口服造影剂（无钡）后拍摄胸部X线片评估吻合口情况，如图23-5所示。

三、结果

2009—2019年，我们共完成了食管切除颈部吻合术345例，其中46例（13.3%）被诊断为吻合口瘘。吻合口瘘后首选引流部位为颈部（38/46，82.6%），其次是上纵隔（4/46，8.7%），所有经上纵隔引流的患者都合并纵隔炎（4/46，8.7%）。吻合口瘘的中位发生时间为5.6天（2~8天）；此外，即使X线片结果为阴性，也有2例患者出现了吻合口瘘。我们没有系统地进行内镜检查来评估吻合口瘘的大小。我们估计有4例患者（8.7%）出现管状胃近端部分性坏死，1例患者（2.1%）出现管状胃完全性坏死（既往曾行肝移植手术）。

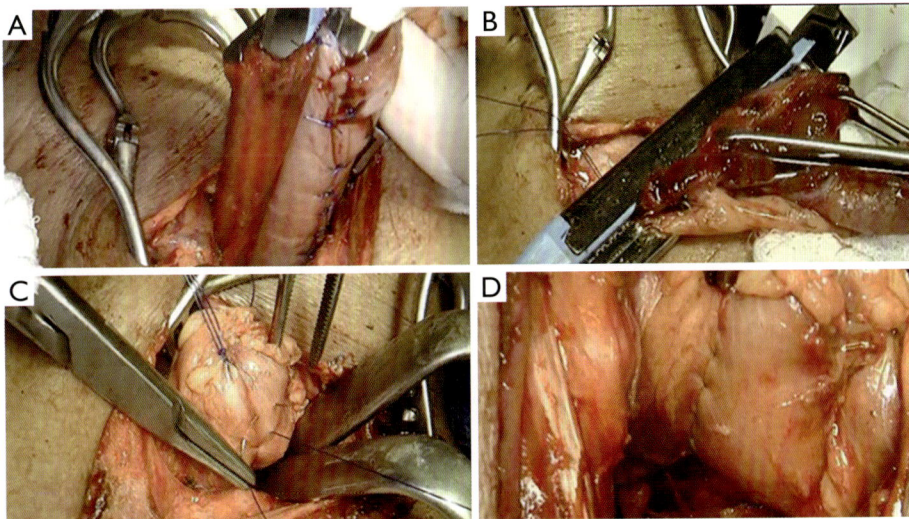

（A）侧侧吻合；（B）关闭残端；（C）加固；（D）颈部吻合口。

图23-4 颈部吻合

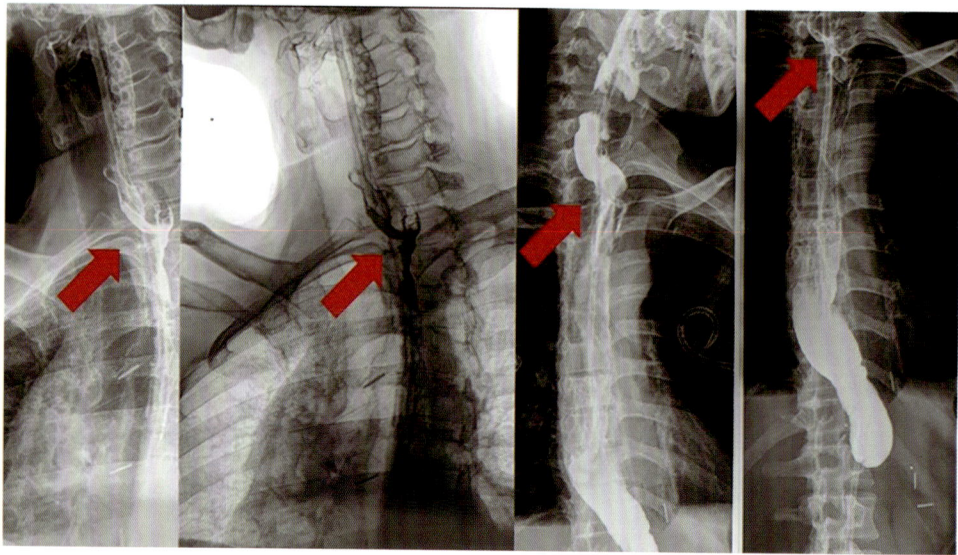

红色箭头所指吻合口完整，无吻合口瘘。

图23-5　颈部吻合口X线片

四、讨论

吻合口瘘仍然是食管切除术后最严重的并发症之一，会引起病死率、住院天数以及发生其他术后并发症风险的增加，如肺炎、急性呼吸窘迫综合征、心律失常、肾功能衰竭、败血症等。近年来，由于手术技术的改进、介入治疗（经皮引流）及微创技术的应用、患者术前的筛选的普及，与吻合口瘘相关的病死率已经有所下降[4]。Kamarajah等[5]的研究表明发生吻合口瘘明显延长患者在重症监护室的时间及住院总时间，但不会影响长期结果，而且不太可能引起肿瘤学结果的差异。识别吻合口瘘的危险因素可能有助于降低术后并发症发生率和病死率，另一方面术前筛选合适的患者也能够降低术后并发症的发生率。

许多与患者相关的因素和全身因素都可能影响吻合口瘘的发生。Kassis等[6]回顾了7 595例食管切除术，发现整体吻合口瘘（包括胸内吻合和颈部吻合）的发生率为10.6%。在大多数情况下，引起吻合口瘘的主要危险因素与管状胃的灌注有关。肥胖、心力衰竭、冠心病、其他血管疾病、术前营养不良、低蛋白血症、高血压、激素使用史、糖尿病、肾衰竭、吸烟史、手术时间超过5 h以及手术类型（经裂孔入路/颈部吻合）等都是吻合口瘘发生的危险因素。颈部吻合口瘘的发生率高于胸内吻合，可能是由于颈部吻合时管状

胃的灌注较低。然而，尽管经裂孔入路行颈部吻合发生吻合口瘘的概率高于胸内吻合，但经裂孔入路和Ivor Lewis两者的病死率在统计学上相似[7]。吻合口瘘的及时处理（包括经皮引流、内镜真空引流、微创手术和重症监护）已经改善了其发病率和病死率。

Juloori等[8]研究发现与吻合口瘘相关的另一重要因素是术前放疗史。他们发现在术前放射野内行吻合是吻合口瘘的一个非常强的预测因素。

Marker等[9]发表的系统综述和Meta分析中指出了影响吻合完整性的主要技术及相关因素：颈部吻合是分析中唯一增加吻合口瘘发生的因素。吻合技术的选择（手工吻合或机械吻合）、手术方法（微创手术或开放手术）以及重建路径（胸骨后或食管床）都不是吻合口瘘的危险因素。这表明，与胸内吻合相比，颈部吻合口愈合所需要的血液供应距离更长，这可能与其更易发生吻合口瘘相关。另一个与吻合口瘘发生率相关的重要因素是吻合口的血流灌注和患者的临床合并症（也与吻合口血流灌注间接相关）。在合并症较少的患者中行颈部吻合和胸内吻合时两者吻合口瘘的发生率没有统计学差异[10]。

在这种情况下（即血流灌注影响颈部吻合愈合），研究开发了改善吻合血管化的替代方案。Akiyama等[11]使用一种被称为胃缺血预处理的方法：在食管切除术前几周栓塞胃的主要供血动脉（胃左、右

动脉以及脾动脉），使胃网膜动脉发育出侧支循环从而减少管状胃缺血的发生率。然而，其吻合口瘘的发生率与其他患者相似。

另一个策略是进行血管吻合，通常是将胃网膜弓的动脉和静脉分支与颈部血管（通常是对颈外动脉和颈外静脉的分支）进行吻合（无论是否通过显微外科手术）。该技术改善了管状胃的灌注并降低了吻合口瘘的风险。Yoshimi等[12]发现血管吻合组的吻合口瘘发生率明显低于对照组。

我们中心常规进行颈部吻合。在巴西，77%的食管癌病理类型为鳞状细胞癌，食管胃吻合的位置与保证充分的肿瘤学切缘相关。食管切除术后近端切缘需要进行颈部吻合。Huang等[13]的研究表明，胸中段食管癌患者行颈部吻合在食管完整切除及淋巴结清扫范围上优于胸内吻合。颈部吻合不会增加病死率，而且其提高了患者的5年生存率。此外，颈部吻合也不会影响患者的长期生存质量。Wormald等[14]的结果表明颈部吻合和胸内吻合的功能或症状评分没有显著差异，包括整体健康评分，吞咽困难、吞咽疼痛等吞咽问题。

参考文献

[1] Pinotti H W. Extrapleural approach to the esophagus through frenolaparatomy[J]. AMB Rev Assoc Med Bras,1976,22:57-60.

[2] World Congress of the International Society.Transhiatal and transthoracic thoracoscopy and thoracotomy esophagectomy for squamous-cell carcinoma.World congress of the International Society for Diseases of the Esopahgus[R]. 2006:78.

[3] Sallum R A A, Takeda F R, Szachnowicz S, et al. Early and late results of 107 mi esophagectomy for cancer compared to data of lymphadenectomy and late survival in last 40 years. World Congress of the International Society for Diseases of the Esophagus[R]. 2016,29:106A.

[4] Martin L W, Swisher S G, Hofstetter W, et al. Intrathoracic leaks following esophagectomy are no longer associated with increased mortality[J]. Ann Surg,2005,242(3):392-399.

[5] Kamarajah S K, Navidi M, Wahed S, et al. Anastomotic Leak Does Not Impact on Long-Term Outcomes in Esophageal Cancer Patients[J]. Ann Surg Oncol,2020,27(7):2414-2424.

[6] Kassis E S, Kosinski A S, Ross P Jr, et al. Predictors of anastomotic leak after esophagectomy:an analysis of the society of thoracic surgeons general thoracic database[J]. Ann Thorac Surg,2013,96(6):1919-1926.

[7] Ryan C E, Paniccia A, Meguid R A, et al. Transthoracic anastomotic leak after esophagectomy:Current trends[J]. Ann Surg Oncol,2017,24(1):281-290.

[8] Juloori A, Tucker S L, Komaki R, et al. Influence of preoperative radiation field on postoperative leak rates in esophageal cancer patients after trimodality therapy[J]. J Thorac Oncol,2014,9(4):534-540.

[9] Markar S R, Arya S, Karthikesalingam A, et al. Technical factors that affect anastomotic integrity following esophagectomy:Systematic review and meta-analysis[J]. Ann Surg Oncol,2013,20(13):4274-4281.

[10] Schmidt H M, Gisbertz S S, Moons J, et al. Defining benchmarks for transthoracic esophagectomy:A multicenter analysis of total minimally invasive esophagectomy in low risk patients[J]. Ann Surg,2017,266(5):814-821.

[11] Akiyama S, Ito S, Sekiguchi H, et al. Preoperative embolization of gastric arteries for esophageal cancer[J]. Surgery,1996,120(3):542-546.

[12] Yoshimi F, Asato Y, Ikeda S, et al. Using the supercharge technique to additionally revascularize the gastric tube after a subtotal esophagectomy for esophageal cancer[J]. Am J Surg,2006,191(2):284-287.

[13] Huang H T, Wang F, Shen L, et al. Clinical outcome of middle thoracic esophageal cancer with intrathoracic or cervical anastomosis[J]. Thorac Cardiovasc Surg,2015,63(4):328-334.

[14] Wormald J C, Bennett J, van Leuven M, et al. Does the site of anastomosis for esophagectomy affect long-term quality of life?[J]. Dis Esophagus,2016,29(1):93-98.

翻译：郁金杰，复旦大学附属中山医院胸外科
审校：尹俊，复旦大学附属中山医院胸外科

doi:10.21037/aoe-21-11
Cite this article as:Takeda FR, Sallum RAA, Fernandes FA, Cecconello I. McKeown—cervical anastomosis in minimally invasive esophagectomy. Ann Esophagus,2022,5:23.

第二十四章　在进行Ivor Lewis微创食管切除术时，使用圆形吻合器进行端侧吻合的操作方法

Edward Cheong[1], James D. Luketich[2]

[1]Norfolk and Norwich Oesophageal and Gastric Cancer Centre, Norfolk and Norwich University Hospital NHS Foundation Trust, Norwich, UK; [2]Department of Cardiothoracic Surgery, University of Pittsburgh Medical Center, Pittsburgh, PA, USA

Correspondence to: Edward Cheong. Norfolk and Norwich Oesophageal and Gastric Cancer Centre, Norfolk and Norwich University Hospital NHS Foundation Trust, Norwich, UK. Email: echeong118@gmail.com.

摘要：自从J. D. Luketich在美国匹兹堡大学医学中心（the University of Pittsburgh Medical Center，UPMC）将Ivor Lewis微创食管切除术（IL-MIE）引入西方以来，这一术式在全球范围内越来越受欢迎。西方大多数患者表现为远端食管癌或食管胃结合部癌，这使得Ivor Lewis MIE和胸内吻合成为首选的手术方式。然而，关于应该采用哪种类型的食管胃吻合术的争论仍在继续。在美国匹兹堡和英国诺维奇，医生使用28 mm或29 mm圆形吻合器进行端侧食管胃吻合，并用网膜瓣覆盖吻合部位，这是一种成熟的标准化技术。在经验丰富的医生操作下，一旦将圆形吻合器插入食管并系好2个提线缝合线，该技术就容易被执行。当正确操作时，吻合口瘘发生率较低（<5%）。在吻合口瘘罕见的情况下，因为钛质钉子在放射学上易于被识别，通过计算机断层扫描（CT）可以令泄漏点可视化。因此，圆形吻合口的泄漏点可以通过内镜简单定位。此外，泄漏点通常较小。所有这些因素都有利于使用EndoVac来治疗圆形吻合口瘘。因此，作者提倡使用圆形吻合器进行端侧食管胃吻合术，并在胸膜帐下用网膜片覆盖。

关键词：MIE；端侧吻合术；圆形吻合器

View this article at: https://dx.doi.org/10.21037/aoe-21-35

一、引言

关于"哪种食管胃吻合（esophago-gastric anastomosis，EGA）构建方式是最好的"这一问题存在争议。然而，在现实生活中，我们总是需要一个"计划A"——EGA技术，以确保患者获得稳定且安全的结果，即低食管胃吻合口瘘发生率（<5%）[1]。这将是最常用的EGA技术，人们对该技术的细节非常熟悉。此外，如果使用此EGA技术出现吻合口瘘，应该很容易通过放射学和内镜检查来诊断和定位泄漏点，并且最好可以使用EndoVac轻松治疗。本文旨在解释为什么首选的技术是使用圆形吻合器（直径28 mm或29 mm）进行端侧EGA。这种技术是由J. D. Luketich演示和教授给我的，并且已被证明是安全且易于执行的，只要操作者经过适当的培训和经验积累[2]。我们在英国诺维奇复制了这种技术，并取得了类似的结果[3]。在MIE中还有其他

用于胸内EGA的技术，例如将半机械化技术与直线吻合器结合，其具有低吻合口瘘发生率和狭窄率，吻合效果良好的特点[4-5]，但需要较高的胸腔镜缝合技术，这种技术可能更适合机器人辅助微创食管切除术。另一种常见的胸内EGA技术是使用Orvil装置，其效果同样良好[6-7]。最重要的是胸内EGA比颈部吻合具有更好的效果，吻合口瘘发生率和狭窄率更低[8]。本研究中的所有操作都符合机构和（或）国家研究委员会的伦理标准，并遵守《赫尔辛基宣言》（2013年修订版），已经取得了患者的书面知情同意。

二、良好的食管胃吻合术的原则

（一）易于使用

机械式圆形吻合器，特别是Echelon圆形电动吻合器CDH29P易于使用，前提是严格按照下面描述的主要步骤进行操作。该吻合器通过手指简单地扳动扳机，就可以均匀地放置吻合钉，组织张力在圆形结构中均匀分布。相比之下，手工吻合或机器人吻合很难复制这一效果。圆形吻合器还允许在手术过程中根据组织厚度的变化进行调整，使用与组织厚度（食管壁的厚度可能会有变化，尤其是如果存在食管梗阻）相适应的吻合钉。此外，圆形吻合器采用3D吻合技术，可以使吻合口的张力分布得更均匀。

（二）易于教授

圆形吻合技术需要一些时间来教授，但主要涉及如何将连接头转入近端食管并进行良好的提线缝合，这取决于外科医生的胸腔镜技术。另一个重要的技能是操作吻合器枪，将其对接到管状胃并与连接头对接，下文将对此进行详细讨论。

（三）易于诊断和治疗（如果发生吻合口瘘）

圆形吻合技术由于应用了钛钉，任何来自EGA的吻合口瘘都很容易被诊断和定位。由于射线不能透过钛钉，它们在CT中呈明亮的环状。具体而言，将门脉期的静脉注射造影剂后，在进行CT时，泄漏点会显示为聚集在明亮钉环外的小气泡。如果怀疑发生吻合口瘘，建议进行CT和上消化道内镜检查。与手工吻合相比，使用这种技术通过内镜很容易发现吻合口瘘，可以迅速使用EndoVac（带或不带海绵）进行治疗。

吻合口瘘或即将发生的吻合口瘘，以及EGA缺陷的典型表现为明亮环的连续性丧失（CT可见）以及吻合钉的早期脱落（CT和内镜可见）。内镜检查中，C形吻合钉的构型或排列方式可能发生变化，这可能表示存在吻合口瘘。这通常可以通过EndoVac轻松治疗。如果泄漏点太小，无法放置EndoVac引流管，则可以将引流管（尖端带有小海绵）定位于EGA腔内，并施加-200 mmHg的负压吸引（腔内EndoVac）。此外，吻合口瘘通常较小并且很好地被包裹在网膜瓣内，因此，可以在静脉镇静下插入EndoVac进行治疗，无须进行另一次全身麻醉、胸腔切开术或胸腔镜手术。

三、腹部阶段的重要性

为了使EGA正常愈合，即没有发生吻合口瘘或狭窄，充分认识到IL-MIE手术的腹部阶段与执行吻合术本身同样重要。关键在于保护管状胃的黏膜下丛，这对于灌注和EGA的愈合至关重要。因此，良好的组织处理至关重要。

理想的情况下，必须小心翼翼地解除胃的束缚，而不损伤管状胃的黏膜下丛。为此，我们采用"无抓取/无触碰"技术，以获得无损伤且健康的管状胃。在这种技术中，胃被解除束缚时，不与计划的管状胃所在的部位接触。相反，胃小弯部位或胃大弯上的网膜脂肪被抓住并被用于牵引，但要避免碰触胃网膜动脉弓。解剖管状胃还要通过网膜瓣进行（网膜瓣最后将被用于在胸腔内覆盖EGA）。构建的管状胃宽度约为4 cm，使用直线吻合器构建。一般患者使用紫色钉仓，但在肥胖病患者或其他胃窦部组织较厚的患者中，使用黑色钉仓。使用哪种装弹夹应在术中进行判断。

直线吻合器的第一次击发始于胃小弯的"乌鸦脚"部位，该部位的血管形状类似乌鸦的脚，留下了一个与构建管状胃相连的胃窦储库。完成胃窦的切割吻合后，确保胃窦的尖端与胃残端（贲门和胃小弯部位，构成食管胃标本的远端部分）完全分离。这一步骤非常重要，可以留出时间在胃窦尖端形成缺血分界线，以便更容易识别胃窦灌注情况。在后续执行EGA时，我们仅使用灌注更好的部分胃窦（图24-1）。

为了防止管状胃变窄，不要对管状胃的切口线进行缝合。对于切口线出血（通常发生在胃窦附近），可以使用内镜夹（Endo Clip 10 mm）轻松地进行控制。

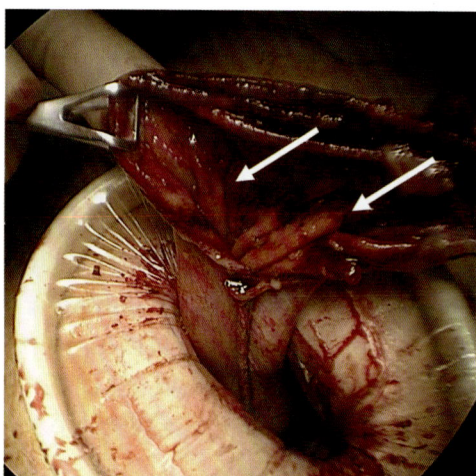

在管状胃尖端，可见黏膜的缺血分界线（见白色箭头）和健康的粉红色黏膜。食管胃吻合口必须位于这条线以下。

图24-1　管状胃已被打开并被抽吸干净

在腹部阶段结束时，必须正确地定位管状胃，使切口线朝向患者的右侧，并将其缝合至胃残端的远端，这样可以通过食管裂孔将管状胃轻松地拉入胸腔。为了防止管状胃在被拉入胸腔时发生扭曲，需要进行2次缝合。还要将网膜瓣缝合到胃残端，以便更容易地将胃管和网膜瓣一起置入胸腔（图24-2）。

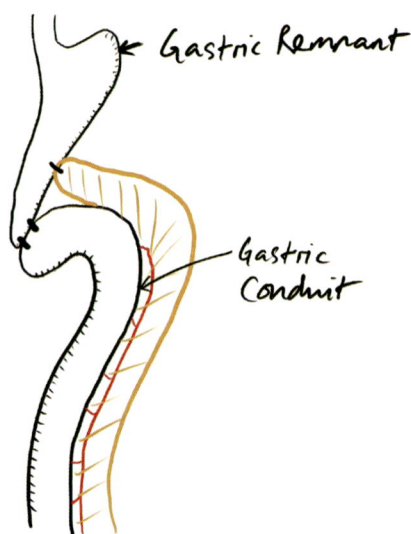

图24-2　管状胃完成并在2个位置缝合到胃残余部分，以防止其扭曲，同时也缝合了大网膜瓣

四、使用圆形吻合器进行EGA端侧吻合的技术步骤说明（扫描文末二维码观看视频）

第1步：在IL-MIE手术胸部阶段结束时（患者位于左侧卧位，图24-3），在主动脉弓水平切断近端食管。切断位置位于主动脉弓残端切口线的底缘，因为切断时食管会向上缩回。将剪刀插入位于腋下的11 mm切口，将食管斜切，以便形成较大直径的腔道，这将有助于稍后将吻合钩插入食管腔道（图24-4）。确保近端食管腔道上有足够的黏膜覆盖，通过在肌肉壁的几毫米远的位置切割黏膜来实现。

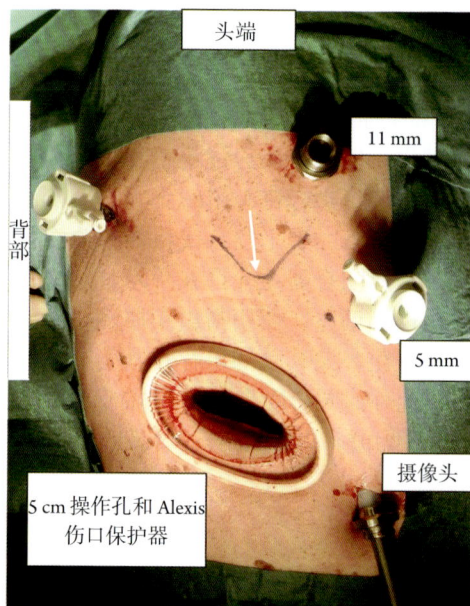

患者处于左侧卧位。箭头指向肩胛骨的下角。

图24-3　微创食管切除术胸腔阶段的入路位置，使用Alexis伤口保护器保护的5 cm操作孔

第2步：插入圆形吻合器的吻合头（视频00：05时）。将圆形电动吻合器CDH29P的吻合头插入近端食管。建议使用29 mm的吻合头，与25 mm相比，其术后狭窄率较低。Echelon吻合器有一个优势，它可以根据组织的厚度调整钉迹高度。助手握住食管腔道边缘的3点钟位置，而主刀外科医生则握住9点钟位置。同时抓住肌肉壁和黏膜，确保食管壁在3点钟和9点钟位置保持张开且全层厚度稳定。重要的是只握住食管壁远端5 mm的边缘，以防止在吻合形成的位置损伤食管壁（图24-5）。使用夹子夹住吻合头的杆子靠近碟状顶部。将吻合器的头部水平插入食管腔道，然后推进，直到只有吻合器的杆子在外部可见。同时，助手和主刀医生的夹子必须向中间移动，闭合腔道，防止吻合器脱落。

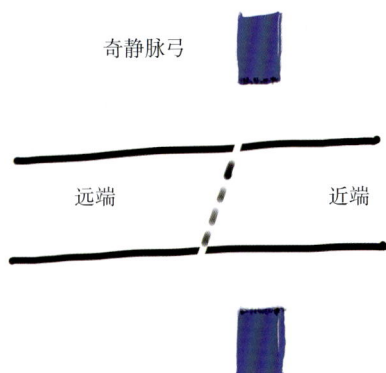

图24-4　食管在奇静脉弓水平沿对角线（虚线）切开，以形成更大的食管腔

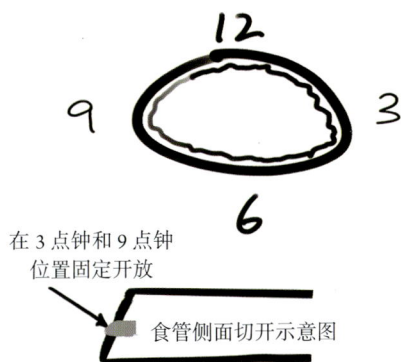

图24-5　在食管近端腔内的3点钟和9点钟位置固定开放，以便插入吻合环

第3步：插入荷包线缝合（视频00：40时）。使用20 cm长的2-0非吸收性聚酯缝线借助Endo stitch缝合器在食管腔道的10点钟位置开始插入荷包线缝合。荷包线缝合应插入靠近食管边缘，并包括食管壁的全部厚度，即黏膜和肌肉壁。为了收紧任何额外的松弛组织，通常在6点钟或7点钟位置插入第二根荷包线缝合

（3-0 PDS缝线），并在吻合头杆子的对侧系紧。目的是创建一个"小蔷薇"（图24-6）和一个干净的食管壁。这些步骤非常重要，可以防止吻合线后面有任何不必要的组织妨碍操作。这还使得管状胃和食管肌肉壁可以相互贴合，而没有任何干扰的组织妨碍钉迹的形成。移除食管壁上可能妨碍吻合的任何组织（例如脂肪和神经），以保持该区域整洁。

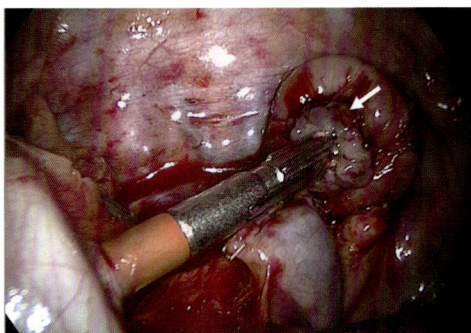

图24-6　在吻合环周围（见箭头）使用荷包线缝合，形成一个小的蔷薇状结构，并保持食管壁干净

第4步：释放食管周围的粘连（视频02：11时）。进一步松解近端食管，以释放其与远端食管粘连的部分，特别是圆形吻合头所在的位置。释放粘连直至吻合头后方，以便后续进行吻合时增加食管/吻合头单位的灵活性。

第5步：休息一下。手术进行到这里，术者已经全神贯注地盯着屏幕/监视器工作了2~3 h。在继续后面的步骤之前，休息10 min，喝点无酒精的饮料，去趟洗手间，因为在进行接下来的食管胃吻合过程中需要全神贯注。

第6步：小心地从食管裂孔处将管状胃移入胸腔，目标是指向胸腔顶部。只抓住管状胃的远端，避免对其造成损伤。后面的部分将作为标本的远端边缘被切除。确保管状胃的缝线位置正确且面朝上，指向患者的右侧。以上每个检查点都很重要，可以帮助防止管状胃扭曲。

第7步：将管状胃送入胸腔，并通过接入口进行减压（视频02：40时）。抓住管状胃的末端，确保管状胃的缝线正确，面朝患者的右侧。通过5 cm的操作孔（操作孔使用Alexis伤口保护器保护）将管状胃从胸

腔取出（图24-1）。用2个Babcocks夹子夹住管状胃的末端，用电凝刀沿着缝线的一侧从末端打开，然后插入Poole吸管到管状胃内清除所有的胃液。这一步很重要，可以防止在后续构建吻合口时胸腔/纵隔中发生胃内容物的泄漏和污染。

第8步：检查管状胃的缺血分界线（视频02：58时）。使用肉眼在明亮的光线下仔细检查管状胃的黏膜。使用McIndoe剪刀进一步打开管状胃的缝线，直到达到健康的粉红色胃黏膜。出血沿着管状胃壁的切割边缘明显可见（确保此时收缩压>100 mmHg）。仔细观察健康胃黏膜和缺血的胃黏膜末端部分之间的缺血分界线，并用紫色记号笔将其标记在整个管状胃壁上（图24-7）。紫色标记作为一个清晰的指导线，在后续构建吻合口时和最后使用直线吻合器关闭胃造口时将很容易被看到。此时，术者将知道EGA的位置在哪里。清除管状胃上可能妨碍EGA或直线吻合器的任何腹膜组织。

第9步：使用镊子固定胃造口左侧，将管状胃重新放入胸腔（视频03：28时）。再次检查管状胃是否被正确定位，通过观察一直到食管裂孔的缝线。使用好的镊子固定胃造口的9点钟位置的左侧，通过切口重新将管状胃放入胸腔。助手通过5 mm的切口在胸腔内固定住胃造口的右侧（3点钟位置），以保持胃造口的打开状态。

第10步：用KY凝胶润滑圆形吻合器的黑色头部。在将吻合器插入胸腔之前，请确保吻合器的尖锐针套已被完全缩回。将圆形吻合器与肋间隙的长轴平行地插入5 cm的操作孔，注意，术者在肋间隙上方做的操作孔越低，肋间隙就越宽。较宽的肋间隙可以令术者更容易地插入圆形吻合器的头部或取出标本。伤口保护器的塑料盖子也可以使经过润滑的吻合器顺利滑入（图24-8）。

第11步：将吻合器倒置握住，通过胃造口将吻合器的黑色头部倾斜滑入管状胃，就像"将脚套进袜子"一样。将吻合器对准食管裂孔。这个动作是在靠近切口处（但不直接在其下方）进行的，以使倾斜的吻合器头部能够朝食管裂孔滑入管状胃。助手手持的夹子（仍然握住食管造口的右侧）将食管移向吻合器的黑色头部（直接靠在吻合器的黑色塑料上）。与助手协调一致，术者控制夹子将食管造口的左侧沿着吻合器移动相同的距离。

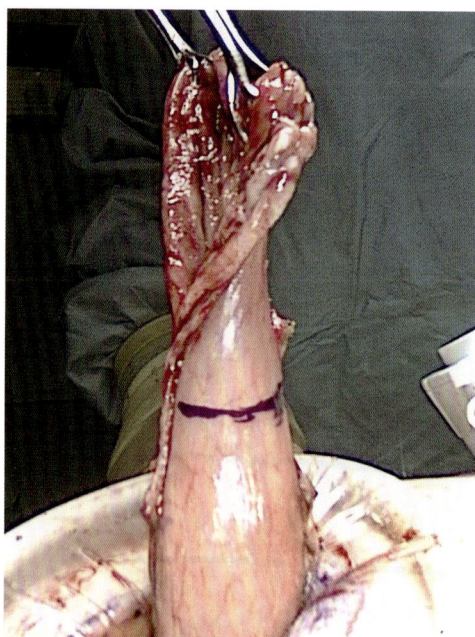

紫线位于黏膜的缺血分界线之下，它是进行食管胃吻合和后续使用直线吻合器进行切割闭合时的清晰的指导线。

图24-7 在管状胃上方标记出紫线

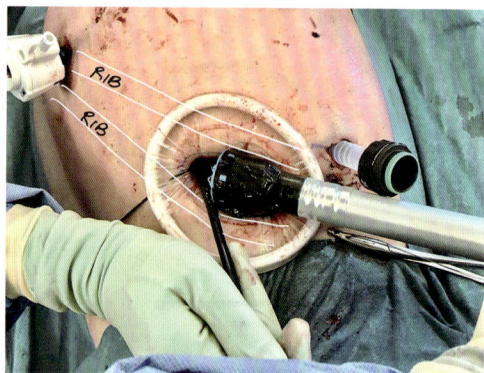

在5 cm操作孔处使用Alexis伤口保护器，既可保护操作孔，也可让吻合器顺利地滑入。

图24-8 将润滑过的圆形吻合器平行于肋间隙的长轴插入操作孔

第12步：术者通过5 cm的操作孔插入另一个夹子，从助手手中抓住食管造口的右侧。从现在开始，外科医生将完全控制所有器械，即食管内的吻合器以及牢牢握住食管造口两侧的2个夹子。

第13步：确保吻合器的黑色头部在紫线以下（视频04：06时）。检查吻合器以确保其头部至少在紫线以下2 cm处。这可以通过在食管造口开口处黑色和银色吻合器杆之间的边缘确认。

第14步：将圆形吻合器转到垂直位置（视频04：20时）。保持2个夹子牢牢地夹住食管造口和胃导管的边缘，施加一定的张力，放在吻合器头部上方。现在小心地将吻合器转到垂直位置。

第15步：再次检查管状胃的定位（视频04：40时）。再次确认管状胃的吻合线位置是否仍然正确，并且胃导管没有扭曲。此时，将摄像头移动到靠近腋窝的端口，以便回望管状胃，特别是观察吻合器的穿刺针从导管中钻出的位置。目标是使穿刺针从管状胃的大弯处钻出，然后将摄像头移回原始的摄像头端口，检查管状胃的吻合线是否仍然被正确定位。如果定位不正确，可进行旋转和调整，直到正确为止。

第16步：在保持管状胃张力的同时推进吻合器的穿刺针（视频04：55时）。仍然握住2个夹持器，保持对覆盖在吻合器头部上的管状胃壁的张力，小心地推进吻合器的穿刺针，使其从管状胃的大弯处穿出（这与直线吻合线的位置相反）。继续推进，直到穿刺针的橙色标记完全可见，然后通过靠近腋窝的12 mm端口插入一把弯曲的腹腔镜Petelin夹了，用了推动胃导管壁的张力，使穿刺针完全露出。这一步始终保持在充分可视的条件下进行。

第17步：在视野下，将吻合器和管状胃靠近环状钳头，然后将穿刺针与钳头的轴对接。确保在钳头和吻合器/管状胃之间没有不必要的组织或腹膜瓣干扰。

第18步：在移动吻合器靠近钳头的同时，助手抬起胸膜帐，术者关闭吻合器。为了关闭吻合器，顺时针转动黑色调节旋钮，直到标记位于绿色区域内，同时将吻合器移向钳头。保持吻合器的柄尽可能地平行于近端食管的长轴是非常重要的。当组织完全相接并合理收紧（不要过度地收紧）时，标记通常位于绿色区域的上半部分（图24-9）。

第19步：等待5 min（视频05：43时）。在使用吻合器之前，至少等待5 min以让组织水肿消退。尽管说明书上要求等待15 s，但过去的经验表明，再多等几分钟是明智的。利用这5 min的时间，将握持器从胃造口上取下，并再次检查管状胃被正确定位。在击发吻合器之前，用两只手保持吻合器稳定，并使吻合器的柄长轴与近端食管的长轴平行（图24-10）。当吻合器被击发时，使用双手握住吻合器，以减少钳头尖端的任

何偏移运动。一旦吻合完全成型，吻合器的指示器上会亮起一个绿色的勾号。

第20步：取出吻合器（视频05：46时）。在取出吻合器之前，将调节旋钮逆时针方向旋转2个完整的360°。在将钉枪头从胃造口中取出时，确保吻合器的长轴尽可能地与近端食管的长轴平行。轻轻地将吻合器沿着顺时针和逆时针方向来回旋转，以松动和释放可能仍附着在吻合器上的任何组织，然后再进行拔出操作。

第21步：检查近端食管环状缝合线的完整性，确保食管黏膜和肌肉形成了完整的环状，并且确认环状缝合线中是否包含了2个完好的荷包线缝合（图24-11）。

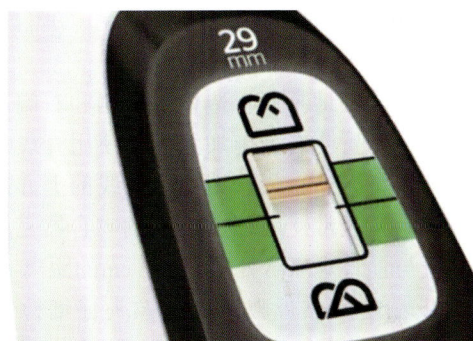

通常情况下，当标记位于绿色区域的上半部分时，组织处于合理收紧状态。

图24-9　在吻合器被击发之前，标记必须位于吻合器的绿色区域内

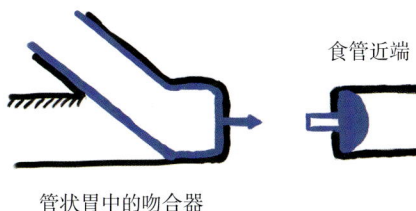

在击发吻合器之前，用双手握住吻合器以保持其静止和稳定。

图24-10　保持吻合器的长轴与食管近端的长轴平行

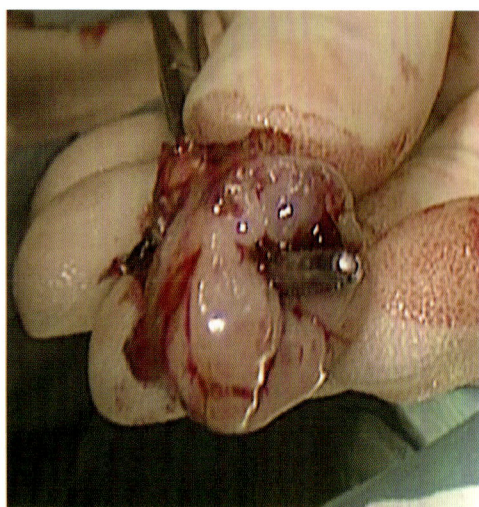

食管环状结构具有完整的黏膜和肌肉环，且两个荷包线缝合完好。

图24-11　食管环状结构

第22步：轻轻地抬起胃造口的左侧和右侧，不要对新形成的食管胃吻合处施加张力。使用直线吻合器（紫色钉仓）将胃造口沿着紫色标记线的上方或下方进行闭合（笔者通常使用2个45 mm的吻合器完成）。确保吻合线与食管胃吻合处保持1~2 cm的距离。

第23步：使用靠近腋窝的摄像头仔细检查吻合处。然后，在EGA的吻合线处，特别是在3点钟和9点钟位置，放置2个或更多的水平褥式缝合线（3-0 PDS缝线），以将吻合线内翻。这样可以减少吻合线处的张力，并将其内翻。还应在吻合线明显处于张力状态的部位插入缝合线，例如在EGA处或变形的吻合线处。

第24步：从管状胃下方将网膜瓣/脂肪从纵隔中拉出。将其拉向右侧肋骨，使管状胃位于原始食管床内。在执行此操作时，管状胃的吻合线将指向心包。

第25步：在胸腔脏层的遮蔽物下，用网膜瓣覆盖EGA吻合口的右侧。用两根3-0 PDS缝线固定网膜瓣，将缝线固定在脏层遮蔽物的边缘处。

第26步：不要在吻合口附近插入任何吸引引流管，因为这可能导致吻合口瘘。将Jackson-Pratt（JP）引流管从右胸壁插入左侧胸腔底部。JP引流管的路径依次经过胃瓣的后方、主动脉的前方，最终到达左侧胸腔底部。随后，在右胸腔底部靠近食管裂孔处插入一个28号右角度胸腔引流管（图24-12）。这个胸腔引

流管通常会在术后的第1天或第2天被取出，而JP引流管通常会在第4天或第5天被取出。

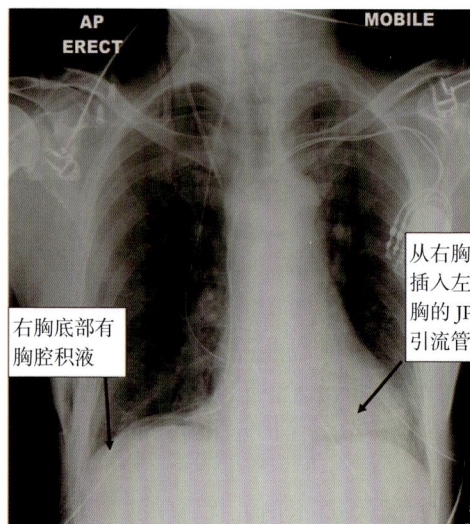

在右侧胸腔底部插入胸腔引流管以排出体液，以及左侧胸腔底部的Jackson-Pratt（JP）引流管（此管从右侧胸腔插入）。

图24-12　食管切除术后的胸部X线片

第27步：最后，进行上消化道内镜检查（食管胃镜），以检查吻合口的完整性，观察健康的胃瓣黏膜，并在直视下引导一个较大的（16号/18号）鼻胃管插入胃瓣。这个鼻胃管的长度通常为42 cm，用于胃减压，从而降低EGA吻合口内的压力。这个鼻胃管通常会在术后的第2天或第3天取出。最后的上消化道内镜检查还可以清除口咽部的分泌物，以防止术后拔管时误吸。

术后多模式镇痛措施包括脊髓镇痛（在患者采用左侧侧卧位时进行），患者控制镇痛和右侧脊旁导管（手术快结束时在直视下插入）镇痛。脊旁导管输注的0.125%左布比卡因速率通常为15 mL/h。不使用硬膜外麻醉以避免术后低血压这一潜在并发症，该并发症可能导致过量静脉液体输注和血管收缩剂的使用。此外，在胸腔手术阶段开始前，还进行了肋间神经阻滞（20 mL 0.25%奇洛卡因）。

不管选择哪种技术，任何良好吻合技术的原则都是普遍适用的：吻合的肠道末端必须具有良好的

血液供应，没有张力，并且采用细致的技术进行吻合。在构建吻合时，关注细节并且不能马虎是至关重要的。在开始手术的最重要阶段之前，可以短暂地休息，重新充电和恢复精神状态。在这一关键阶段，需要全神贯注。同样重要的是，要尽可能谨慎而精确地处理组织。

参考文献

[1] Kuppusamy M K, Low D E, International Esodata Study Group. Evaluation of international contemporary operative outcomes and management trends associated with esophagectomy: A 4-year study with >6000 patients using eccg definitions and the online esodata database[J]. Ann Surg, 2022, 275: 515-525.

[2] Luketich J D, Pennathur A, Awais O, et al. Outcomes after minimally invasive esophagectomy: Review of over 1000 patients[J]. Ann Surg, 2012, 256(1): 95-103.

[3] Cheong E. How minimally invasive esophagectomy was implemented at the Norfolk and Norwich University Hospital[J]. J Thorac Dis, 2017, 9(Suppl 8): S879-S885.

[4] Irino T, Tsai J A, Ericson J, et al. Thoracoscopic side-to-side esophagogastrostomy by use of linear stapler-a simplified technique facilitating a minimally invasive Ivor-Lewis operation[J]. Langenbecks Arch Surg, 2016, 401(3): 315-322.

[5] Kukar M, Ben-David K, Peng J S, et al. Minimally Invasive Ivor Lewis Esophagectomy with Linear Stapled Anastomosis Associated with Low Leak and Stricture Rates[J]. J Gastrointest Surg, 2020, 24(8): 1729-1735.

[6] Laxa B U, Harold K L, Jaroszewski D E. Minimally Invasive Esophagectomy: Esophagogastric Anastomosis Using the Transoral Orvil for the End-to-Side Ivor-Lewis Technique[J]. Innovations (Phila), 2009, 4(6): 319-325.

[7] Foley D M, Emanuwa E J E, Knight W R C, et al. Analysis of outcomes of a transoral circular stapled anastomosis following major upper gastrointestinal cancer resection[J]. Dis Esophagus, 2021, 34(11): doab004.

[8] van Workum F, Verstegen M H P, Klarenbeek B R, et al. Intrathoracic vs cervical anastomosis after totally or hybrid minimally invasive esophagectomy for esophageal cancer: A randomized clinical trial[J]. JAMA Surg, 2021, 156(7): 601-610.

翻译：刘君，云南省第一人民医院胸外科
审校：郭旭峰，上海交通大学医学院附属胸科医院胸外科

doi: 10.21037/aoe-21-35
Cite this article as: Cheong E, Luketich JD. End to side anastomosis with a circular stapler for minimally invasive Ivor Lewis esophagectomy—how I do it. Ann Esophagus, 2022, 5: 12.

扫码或通过下方链接观看视频
http://ame.pub/UYbdqSAd

第二十五章　Ivor Lewis微创食管切除术直线侧侧吻合术

Henricus J. B. Janssen, Grard A. P. Nieuwenhuijzen, Misha D. P. Luyer

Department of Surgery, Catharina Hospital, Eindhoven, The Netherlands
Contributions: (I) Conception and design: All authors; (II) Administrative support: HJB Janssen; (III) Provision of study materials or patients: GAP Nieuwenhuijzen, MDP Luyer; (IV) Collection and assembly of data: HJB Janssen; (V) Data analysis and interpretation: All authors; (VI) Manuscript writing: All authors; (VII) Final approval of manuscript: All authors.
Correspondence to: Misha D. P. Luyer, MD, PhD. Department of Surgery, Catharina Hospital, Michelangelolaan 2, 5623EJ Eindhoven, The Netherlands. Email: misha.luyer@catharinaziekenhuis.nl.

背景: 尽管微创手术、加速康复外科（ERAS）和手术质量控制都取得了进步，食管切除术的并发症发生率仍然很高，尤其是吻合口方面的并发症会对患者生活质量和长期生存造成不利影响。而这些并发症与患者自身因素有关，也与手术技术相关。

方法: 我们总结了2016年1月—2020年11月在我院接受完全Ivor Lewis微创食管切除术（IL-MIE）并行直线侧侧吻合术患者的病例资料，对结果进行了回顾性评价。

结果: 共有246例患者采用这种吻合技术进行了IL-MIE手术。患者平均年龄为65岁，吻合口瘘（anastomotic leakage，AL）发生率为8.9%。其中11例患者（4.5%）为轻微渗漏[即食管切除术并发症共识组（ECCG）定义的Ⅰ级瘘]，可采取保守治疗；8例患者（3.3%）出现了ECCGⅡ级瘘，常规处理方法是食管支架置入术。3例患者（1.2%）需要再次手术（ECCGⅢ级瘘）。术后90天的吻合口狭窄率为2.2%。中位住院时间（LOS）为8天。再入院率为10.2%。平均手术时间为（249 ± 36）min，中转开放手术率为0.8%（2例）。院内病死率为1.6%（4例）。其中1例患者死于SARS-CoV-2。随着整个综合护理路径的不断改进，LOS和总体术后并发症发生率逐年下降（2020年，中位LOS为6天，术后并发症发生率为38.6%）。

结论: 直线侧侧胸腔内吻合技术的吻合口并发症发生率低，患者病死率低。

关键词: 微创食管切除术；Ivor Lewis；侧侧吻合术；直线吻合；吻合相关并发症

View this article at: http://dx.doi.org/10.21037/aoe-20-97

一、引言

围手术期护理技术的改进，如微创手术和ERAS的引入，大大降低了术后并发症的发生率并改善了患者的生活质量[1-3]。

然而，术后并发症发生率仍然很高，AL仍然是严重的并发症之一，严重影响患者的生活质量，甚至与食管癌复发率增加和食管癌患者长期生存率降低有关[3]。围手术期护理对减少术后吻合口瘘非常重要。一个由经验丰富的外科医生、麻醉医生、手术室护士、重症监护医生、护理人员和护理专家组成的专业团队参与整个护理过程，以提供最佳护理治疗。先前有研究表明，手术的学习曲线对术后并发症发生率的高低起着重要作用，特别是对于AL[4-5]。

IL-MIE的吻合技术包括手工吻合（HS）技术、圆形吻合（CS）技术和半机械侧侧直线吻合（LS）技术。在我们的机构，LS技术自2012年开始被实施，数据表明LS技术的AL和吻合口狭窄发生率较低[6-9]。此外，LS技术已在我院被用于减肥和胃癌手术。经过多年的优化，已于2016年开始标准化。

本研究的目的是描述直线侧侧吻合技术在IL-MIE患者中的应用，并报告采用该技术的患者的术后结果。我们根据《加强流行病学中观察性研究报告质量》（STROBE）报告清单（https://aoe.amegroups.com/article/view/10.21037/aoe-20-97/rc）撰写以下文章。

二、方法

（一）研究设计

这项单中心队列研究在荷兰埃因霍温的凯萨琳娜医院进行。所有在2016年1月—2020年11月期间在凯萨琳娜医院接受IL-MIE直线侧侧吻合术的18岁及以上患者均符合纳入本研究的条件，无排除标准。

研究按照《赫尔辛基宣言》（2013年修订）进行，并获得了医疗伦理委员会（伦理批号：W20.314）和凯萨琳娜医院机构审查委员会（伦理批号：nWMO-2021.001）的批准。数据使用回顾性方式收集和分析，不含患者身份识别信息。由于研究的性质，未获得患者知情同意。不过，之前明确表示其数据不能被用于研究的患者被排除在外。

（二）定义

术后并发症根据Clavien-Dindo并发症分类法[10]进行分类。心脏并发症包括：心搏骤停、心脏缺血/梗死、心包炎、充血性心力衰竭和需要干预的心律失常。肺部并发症包括需要干预的（吸入性）肺炎、胸腔积液/水肿、气胸和肺不张，以及需要长期治疗或重新插管的急性呼吸窘迫综合征和呼吸功能不全。肺炎采用统一肺炎评分法（the Uniform Pneumonia Score，UPS）进行评分[11]；AL采用ECCG的定义[12]进行评分；吻合口狭窄的定义是由于吻合口狭窄导致的有症状的吞咽困难，需要进行内镜扩张；病理肿瘤分期（pTNM）根据国际抗癌联盟（UICC）第8版进行分类。

（三）统计分析

在对数据的正态性进行评估后（如果偏度和峰度的范围都在-1~1之间，则假定为正态），数据以均值加标准差（standard deviation，SD）或中位数加四分位数间距（interquartile range，IQR）的形式表示。绝对数与相应的百分比并列。

三、手术技术

（一）腹腔镜阶段

诱导全身麻醉并用单腔气管插管后，将患者置于仰卧分腿位（法式体位）和反向Trendelenburg体位。手术外科医生站在患者两腿之间，助理外科医生站在患者左侧，洗手护士站在患者右侧。做5个腹腔切口（图25-1）。主要入路是一个12 mm的切口，该切口位于脐部上方（剑突和脐部之间的下1/3处）、腹部中线左侧，在Palmers点用Veress针对腹部充气后进入。根据我们的经验，这种体位可以更好地显露腹腔视野，而且更符合人体工程学。腹腔内压力保持在14 mmHg。其他切口都是在腹腔镜直视下插入的。在腹部中线（一只手宽）左右各做一个12 mm的切口，在右侧腋前线肋下缘稍下方再做一个5 mm的切口，最后在剑突下方做一个5 mm的切口，可放入Nathanson肝脏牵开器。置入镜头后，首先检查腹部，以排除腹膜表面和肝脏的晚期/转移性疾病。检查后，不牵拉胃移动胃大弯，在胃结肠网膜上开窗，沿着胃大弯进行解剖，同时注意保护胃网膜右动脉，以确保胃网膜弓有足够的血供。同时留取空间制作网膜补片，以包绕未来的胸内吻合口（图25-2）。随后，用超声刀离断胃短动脉和胃脾韧带，直到胃大弯左外侧部分和左侧膈肌被分离。游离完胃大弯后，用柯氏法（Kocher's maneuver）测试幽门是否可以无张力地被拉到右侧膈脚，如果可以，则认为胃已被充分游离。接下来，在幽门前区域打开小网膜，从而暴露出肝尾叶。在迷走神经干终末分支（"乌鸦脚"）下方离断胃右动脉。通常会从肝门沿腹腔轴向脾门行二野淋巴结清扫（图25-3）。游离胃后区域，并离断胃左动脉/胃右动脉。使用

Hem-o-lok®夹夹闭静脉。使用记号笔在胃大弯向内4.5 cm处标记管状胃（图25-4）。使用45 mm紫色钉Endo-GIA™ Tri-Staple™ XL创建管状胃。使用近红外光谱技术确定残胃血供好与不好的分界线，并在血供良好部分的水平横切管状胃（图25-5）。幽门成形术不是常规开展的。

一旦建立了管状胃，就可经膈肌游离胸腔远端食管。通过打开胸膜腔并分离下肺韧带，向肺静脉方向进行食管旁淋巴结切除。在这一阶段，会在左侧胸膜腔放置一个小引流管，以防止出现张力性气胸。使用带有SK-1针头的Ti-Cron™ 0缝线缝合膈脚。为确保在胸腔阶段充分移动管状胃，不要关闭食管裂孔，但缝合线要被放置在右胸膜腔内，以便将来在胸腔内缝合裂孔。用Biosyn™ 3-0缝合线加固管状胃切缘，尤其是加固钉子上的交叉点，然后将管状胃放入左胸膜腔。最后，行空肠造口术。在右下腹区域做一个额外的12 mm切口，将腹腔镜放到12 mm切口中，确定Treitz韧带，探寻空肠，用三角缝合和防旋转缝合将空肠造口管固定在腹壁上。在腹腔镜直视下使用Seldinger技术将造口管插入空肠。最后检查腹部后，缝合筋膜和皮肤切口。

（二）胸腔镜阶段

在胸腔镜阶段和胸腔内吻合术时，麻醉医生经口插入34号Charrière胃管，然后将患者置于俯卧位，单腔气管插管。在胸腔下方放置两个垫子，骨盆放在其中一个垫子上，确保腹部能自由活动，以防止在手术过程中腹压过大使横膈膜向头端移动，从而限制操作空间和视野。手术外科医生和助理外科医生（站在手术外科医生左侧）站在患者右侧，洗手护士站在患者左侧（与外科医生相对）。在右胸腔做4个切口（图25-6）。在肩胛下角正下方做一个12 mm的切口，在肩胛骨内侧边缘的头侧做另一个12 mm的切口，在椎旁做一个5 mm的切口，最后在更下方做一个12 mm的切口，与肩胛下角的观察口保持一致水平。胸腔内/胸膜压力保持在8 mmHg。进一步分离下肺韧带，对食管旁、心膈脚和主动脉肺窗内的淋巴结进行切除，游离食管，向下到膈脚，向上到奇静脉。

用Endo-GIA™ Tri-Staple™ 30 mm血管枪离断奇静脉，保留奇静脉上方的纵隔胸膜。解剖并保留通向右主支气管并供应右肺的迷走神经肺支，因为我们认为保留这些分支可以减少术后的肺部并发症发生[13]。在肺分支远端切断迷走神经切断，将食管与气管分离，暴露出左主支气管，然后继续向气管头侧分离，以确保管状胃有足够的操作空间。然后将食管游离，并将食管旁淋巴结切除，最后，切除隆突下淋巴结。如果患者是食管鳞状细胞癌或术前诊断发现转移淋巴结在此位置，则要进行扩大淋巴结切除术，切除主动脉肺窗和气管旁的淋巴结，同时保留迷走神经和喉返神经。为防止出现乳糜胸，要确定胸导管的近端胸腔内部分，并用Hem-o-lok®夹进行夹闭，然后与标本一起切除。接下来，使用Endo-GIA™ Tri-Staple™ 60 mm紫色钉在奇静脉上方近端横断食管。在闭合端的1/3处留置缝合线，在保持缝合线张力的同时，使用电刀沿缝合线从右向左切割闭合，并形成一个皮瓣，以便在吻合过程中操作食管近端。随后进行

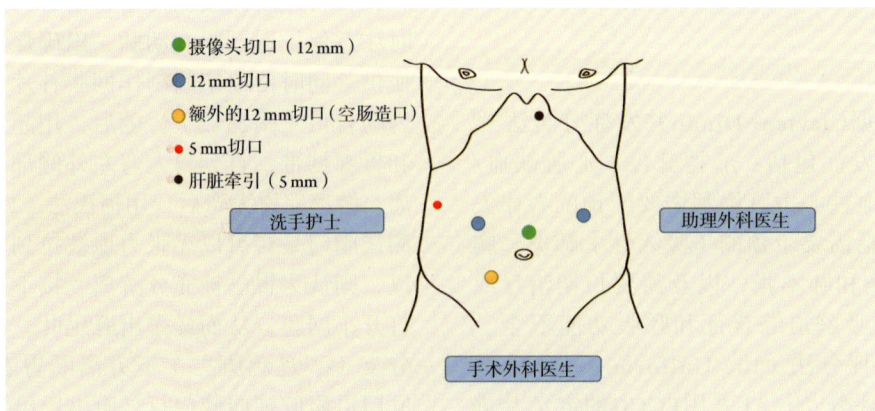

图25-1 腹腔镜阶段的切口位置和手术团队站位

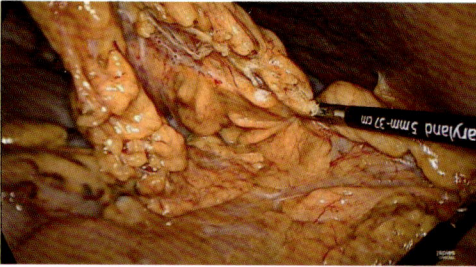

图25-2　沿着胃大弯进行解剖，保护胃网膜右动脉，以确保胃网膜弓有足够的血供

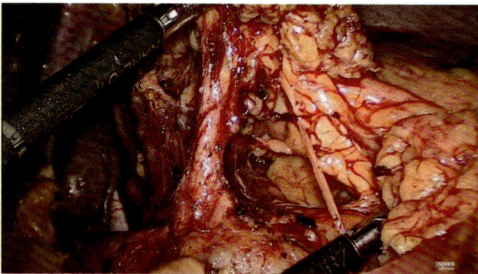

图25-3　打开胃小弯，游离右膈脚，从肝门开始，沿腹腔轴向脾门行二野淋巴结清扫

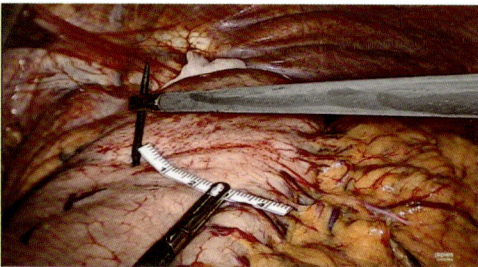

图25-4　使用记号笔在胃大弯向内4.5 cm处标记管状胃

第2次牵拉缝合，为确保在后续吻合时黏膜不会向内回缩，使用Biosyn™ 3-0缝线从3个方向将黏膜缝合固定在肌肉层上（图25-7）。

（三）吻合术

在进行吻合术之前，先将34号Charrière胃管从食管近端推入，切断标本与管状胃之间的连接，小心地将管状胃移向胸腔和食管近端做吻合。尽可能采用无抓持技术，小心移动网膜补片和胃网膜蒂进而移动管状胃。在距管状胃顶部5 cm处，尽可能靠近血管蒂，使用电刀做一个小切口（图25-8）。随后，将Endo-GIA™ XL Tri-Staple™的30mm紫色钉砧一起插入管状胃，若管状胃和近端食管被充分游离，则吻合没有张力。然后由麻醉医生退出34号Charrière胃管，牵拉食管近端预留线，保持张力使吻合器的尖端完全进入食管腔，以促进其完全切割（图25-9）。在确认34号Charrière胃管与闭合器足够分离后，进行侧侧吻合。然后将34号Charrière胃管向前插入并进入管状胃。从左边用两根V-Loc™4-0缝线缝合缺损，牵拉近端食管的切开部分的组织可以充分暴露缺损（图25-10）。使用第1根V-Loc™缝线缝合瘘口后，再用第2根V-Loc™缝线从另一侧闭合剩余的缺陷。将34号Charrière胃管从吻合口的近端拔出后，使用左侧的V-Loc™缝线在反向缝合加固。随后，从右侧使用Biosyn™4-0缝线行4~5个水平褥式缝合。通过34号Charrière胃管进行亚甲蓝注射试验，检查吻合口的完整性后取出管状胃。

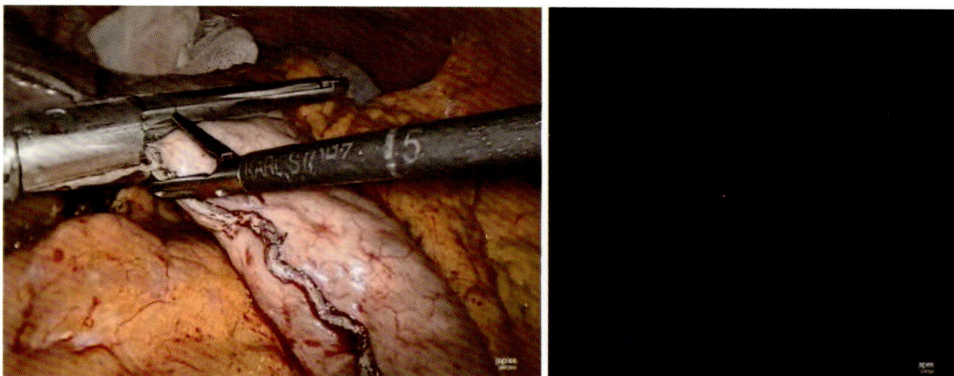

图25-5　在胃网膜动脉分水岭处横断管状胃（左），使用近红外光谱技术确定管状胃血供不佳与血供良好部分的清晰分界（右）

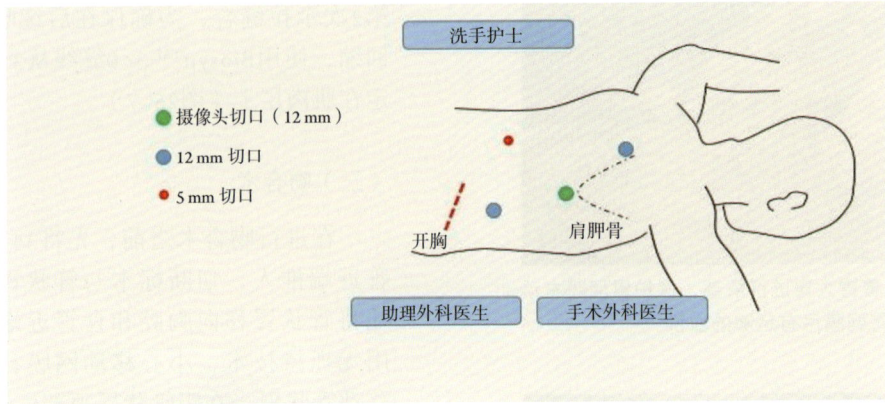

手术外科医生主要使用下方12 mm切口和5 mm切口，而助理外科医生主要使用摄像头切口和上方的12 mm切口。

图25-6　胸腔镜阶段切口和手术团队的位置

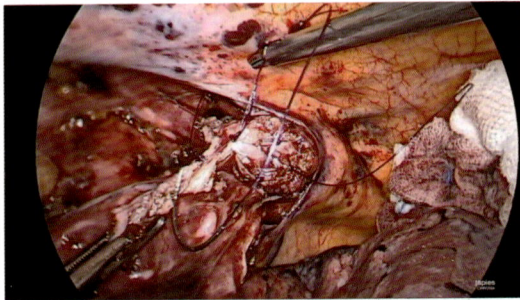

图25-7　使用电刀部分切断缝合线（用左侧抓手夹住皮瓣）后，从3个方向将黏膜缝合固定在肌肉层上

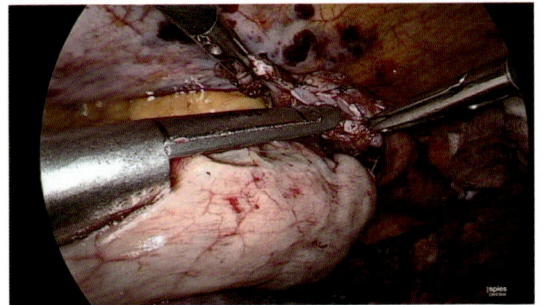

图25-9　将Endo-GIA™ XL Tri-Staple™的钉砧插入管状胃，然后将其牵拉到食管近端，退出34号Charrière胃管，保持张力使吻合器的尖端完全进入食管腔

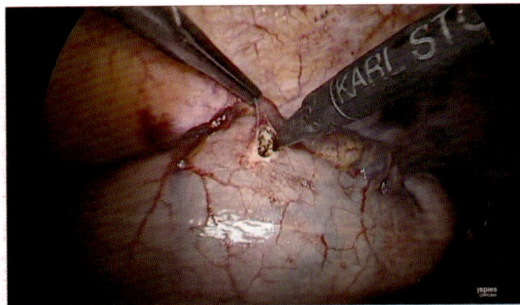

图25-8　使用电刀在距离管状胃顶部约5 cm处做一个小切口，切口尽可能靠近血管蒂

（四）最后阶段

侧侧吻合完成后（图25-11），使用大网膜的肌瓣包裹在吻合口周围，并隔绝管状胃、食管近端和气管（图25-12）。现在使用推结器用Ticron™0缝线缝合之

前的膈脚。将标本放入标本袋中，在胸腔下部做一个5~6 cm的切口（图25-13）取出标本，因为这个部位有更多的肋间空间。为了保持胸腔内压力，胸膜保持完整，可以在胸腔镜直视下做一个5 mm的孔，将标本袋拉向切口。在吻合口区域方放置Jackson-Pratt引流管，并在右胸膜腔内留置一个小型胸膜引流管。最后，打开胸部切口，取出装有标本的标本袋。最后检查胸腔后，关闭肌肉和皮肤切口。

（五）术后管理

患者术后直接在手术室拔管，然后转入重症监护室。第2天患者通常会被转到普通病房。术后不使用鼻胃减压术[14]。根据X线片评估结果，在术后第一天拔除胸膜引流管。患者通常会通过椎旁导管或硬膜外导

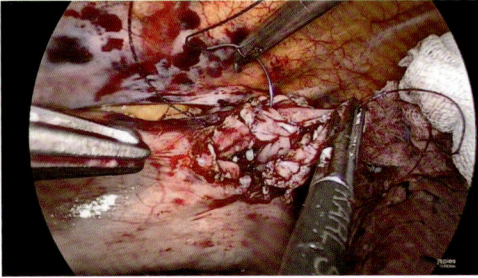

图25-10　从左侧用两根V-Loc™ 4-0缝线缝合缺损，使用右侧抓手（助手的右手）牵拉近端食管切开部分的组织，以便充分暴露缺损

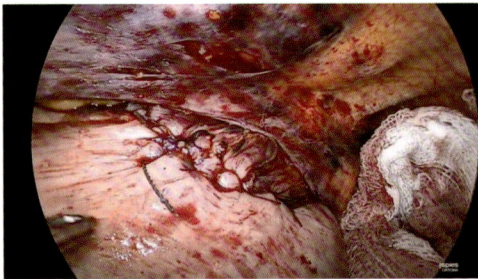

图25-11　采用水平褥式缝合（Biosyn™ 4-0）完成吻合

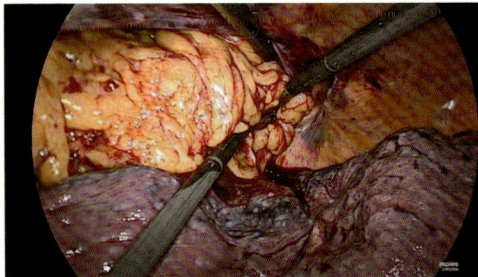

图25-12　使用大网膜的肌瓣包裹吻合口，并隔绝管状胃、食管近端和气管

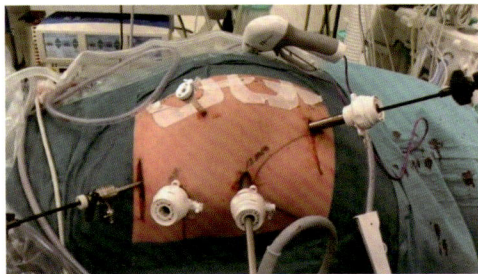

图25-13　在胸腔下部做一个 5~6 cm的切口，保持胸膜完整，在胸腔镜直视下做一个5 mm的孔，将标本袋拉向切口

管接受标准化镇痛，并联合静脉自控镇痛（吗啡）。引流管留在胸腔内，每天监测淀粉酶水平，并在术后第4天例行拔除引流管。所有患者均按照标准化ERAS方案接受术后护理。患者从术后第1天开始直接经口饮水，从术后第6天开始逐渐扩大到无限量的流质饮食，从术后第15天开始过渡到正常饮食。该营养方案自2018年开始实施，已被证明可改善功能恢复并缩短住院时间（LOS），同时不会影响AL或肺部（肺炎）并发症的发生率[1-2]。

四、结果

（一）基线特征

2016年1月—2020年11月，共有246例患者因局部晚期食管癌接受了微创食管切除术，并进行了胸腔内LS侧侧吻合术。所有患者均纳入研究。如表25-1所示，平均年龄为（65±9）岁，66.7%的患者存在合并症，体质指数（BMI）25.6 kg/m²（IQR 23.3~28.4 kg/m²），根据美国麻醉医师协会（American Society of Anesthesiologists, ASA）患者健康状况评估分级标准，大多数患者被评估为Ⅱ级（71.2%）或Ⅲ级（26.0%）。83.3%的患者组织学亚型为食管腺癌，相比之下，食管鳞状细胞癌患者的比例为14.2%。共有221例患者（89.8%）接受了新辅助放化疗。平均手术时间为（249±36） min，手术中转率为0.8%（n=2）。术中出血量中位数为100 mL（IQR 100~200 mL）。

（二）术后结果

术后30天的总并发症发生率为56.9%。肺炎发生率为28.5%。AL总发生率为8.9%（22例）。11例患者（4.5%）为可保守处理的轻微瘘（根据ECCG定义的Ⅰ级瘘），而8例患者（3.3%）则需要进行内镜干预（Ⅱ级瘘），其中7例Ⅱ级瘘患者放置了自膨胀金属支架（self-expanding metallic stent, SEMS; HANAROSTENT®），1例Ⅱ级瘘患者有2个独立的瘘口，我们在1个空腔中放置2个7 Fr双猪尾引流管，在另一个空腔中放置1个10 Fr双猪尾引流管，对这些空腔进行了引流处理。3例患者（1.2%）需要再次进行手术（Ⅲ级瘘）。这些患者的近端管状胃的右侧坏死，而这是吻合最关键的部位。在2例患者中，SEMS支架覆盖了瘘口，但由于胸腔、纵隔污染，需要行手术清

表25-1　患者基线和术中特征

特征	总队列（n=246）
纳入年龄	65 [8.9] 岁
男性	195 例（79.3%）
诊断时的 BMI	25.6 [23.3~28.4] kg/m²
体重减轻	3.0 [0~6.0] kg
ASA 分级	
Ⅰ级	5 例（2.0%）
Ⅱ级	175 例（71.2%）
Ⅲ级	64 例（26.0%）
Ⅳ级	2 例（0.8%）
合并症	164 例（66.7%）
心	50 例（20.3%）
肺	40 例（16.3%）
血管	79 例（32.1%）
糖尿病	26 例（10.6%）
肥胖（BMI>30 kg/m²）	41 例（16.7%）
组织学	
腺癌	205 例（83.3%）
鳞癌	35 例（14.2%）
肿瘤位置	
中段	16 例（6.5%）
远段	158 例（64.2%）
食管胃结合部	69 例（28.0%）
新辅助治疗	
无	16 例（6.5%）
放化疗	221 例（89.8%）
pTNM 分期	
0 期	55 例（22.3%）
Ⅰ期	47 例（19.1%）
Ⅱ期	39 例（15.9%）
Ⅲ期	93 例（37.8%）
Ⅳ期	12 例（4.9%）
术中特征	
手术时间	250 [35] min
术中并发症	8 例（3.3%）
术中失血量	100 [100~200] mL

表格中数值为绝对数（百分比）、平均值[标准差]或中位数[下四分位数~上四分位数]。BMI，体质指数；ASA，美国麻醉医师协会。

创。另1例患者AL导致了左主支气管瘘，需要进行胸腔镜修复，并对吻合口进行修补。在随访至少90天的患者中，术后90天的吻合口狭窄率为2.0%（n=5）。4例狭窄患者采用萨瓦里扩张技术进行了吻合口扩张，1例患者由于管状胃扭曲需要使用生物可降解支架。LOS中位数为8天，IQR为7~12天。再入院率为10.2%。30天病死率（包括院内病死率）为1.6%（4例）。其中，1例患者死于SARS-CoV-2。表25-2进一步细分了微创食管切除术与胸腔内LS侧侧吻合术患者每年围手术期的结果。

五、讨论

在本研究中，我们报告了自2016年我院采用标准化的LS侧侧吻合技术进行IL-MIE患者的术后效果。2012年，LS技术作为完全IL-MIE的重要组成部分开始实施，此前我院已经在减肥和胃癌手术中使用了类似的技术。经过多次优化，本研究中描述的技术自2016年起实现了标准化。

我们队列研究中的总AL率为8.9%。这与之前关于LS技术的报告结果相似或略低。不过，由于食管切除术后AL的定义和发生率多种多样，而且大多数研究都没有对AL进行明确定义，因此比较起来可能比较困难[15-19]。有趣的是，在目前的队列研究中，在LS技术标准化后，AL的发生率在逐年下降。IL-MIE是一种技术上极具挑战性的手术，学习曲线长，学习过程中并发症，尤其是AL的发生率高[4-5]。与HS端端吻合术或CS端端吻合术相比，LS吻合术进一步增加了IL-MIE手术的难度，因为在胸腔镜下缝合前部缺损存在技术难度[15-17]。虽然这种学习曲线可能会阻碍LS侧侧吻合术被广泛应用，但与HS端端吻合术相比，侧侧吻合术只需要手工吻合前端部分，由于技术缺陷较少，可能会降低吻合口瘘的发生率[15-17]。

此外，通过侧侧吻合，管状胃血供较好部位和近端食管做吻合，使吻合口更宽，与HS和CS相比，管腔更加三角化[15-19]。缝合线还能加固后壁，张力分布更广[15-19]，患者的生活质量更高（如更少的吞咽困难、更少的良性吻合口狭窄，更少的扩张以及更低的喉返神经损伤发生率）[15-16,19-20]。我们队列中的吻合口狭窄发生率非常低（2.2%），以前的研究也报道过LS侧侧吻合后吻合口狭窄的发生率明显降低，这是因为张力降低和灌注增加[15-16,19-20]。此外，AL被认为是狭窄形成的一个重要诱发因素，AL发生率的降低也可能解

表25-2　微创食管切除术与胸腔内直线侧侧吻合术的围手术期结果

特征	年份				
	2016年(n=49)	2017年(n=61)	2018年(n=49)	2019年(n=43)	2020年(n=44)
住院天数	9 [7~16]天	9 [7~12]天	8 [7~10]天	7 [6~11]天	6 [6~7]天
30天总并发症	33例（67.3%）	41例（67.2%）	28例（57.1%）	21例（48.8%）	17例（38.6%）
30天死亡*	2例（4.1%）	0例	0例	0例	2例（4.5%）
Clavien-Dindo等级					
Ⅰ级	3例（6.1%）	1例（1.6%）	1例（2.0%）	0例	2例（4.5%）
Ⅱ级	8例（16.3%）	21例（34.4%）	15例（30.6%）	7例（16.3%）	6例（13.6%）
Ⅲa级	7例（14.3%）	5例（8.2%）	7例（14.3%）	7例（16.3%）	4例（9.1%）
Ⅲb级	1例（2.0%）	1例（1.6%）	3例（6.1%）	2例（4.7%）	4例（9.1%）
Ⅳ级	10例（20.4%）	13例（21.3%）	2例（4.1%）	4例（9.3%）	1例（2.3%）
Ⅴ级	2例（4.1%）	0例	0例	0例	1例（2.3%）
肺炎	18例（36.7%）	19例（31.1%）	18例（36.7%）	9例（20.9%）	6例（13.6%）
吻合口瘘	6例（12.2%）	5例（8.2%）	4例（8.2%）	4例（9.3%）	3例（6.8%）
ECCG Ⅰ级	3例	0例	3例	3例	2例
ECCG Ⅱ级	2例	4例	1例	1例	0例
ECCG Ⅲ级	1例	1例	0例	0例	1例
缺损大小					
<1.5 cm	4例	4例	4例	3例	2例
>1.5 cm	2例	1例	0例	1例	1例
组织坏死程度					
<2 cm 或无	2例	4例	4例	2例	1例
>2 cm	4例	1例	0例	2例	2例

表格中数值为绝对数（百分比）或中位数[下四分位数~上四分位数]。*，代表包括院内病死率。2020 年有1例患者死于 SARS-CoV-2。ECCG，食管切除术并发症共识组。

释了我们队列研究中狭窄发生率较低的原因[15]。

本研究采用了回顾性和非随机设计，而且只纳入了一个研究中心，因此存在一定局限性。另一个局限是，我们无法将自己的数据与历史队列进行比较，因为我们无法获得在实施LS技术之前接受手术的患者数据。虽然该中心团队已经度过了学习曲线，但与学习曲线相关的并发症发生率（较低）以及围手术期管理的持续改进（术后直接开始口服流食优化ERAS，实施PREPARE术前康复计划）可能导致研究偏倚产生，这一点从术后并发症发生率和LOS的降低中可以看出[1-3,21-22]。本研究的优势在于患者来自一个大病例中心，所有符合条件的患者均被纳入，从而限制了潜在的选择偏倚

的发生。此外，大多数患者的数据已在之前的前瞻性研究中进行了收集[1-2]，而且与大多数研究不同的是，并发症是根据预先定义和验证定义进行评价的[10-12]。

总之，我们的研究结果表明，微创食管切除术与胸腔内LS侧侧食管胃吻合术是安全的，在同一个大病例中心，吻合术并发症发生率低，病死率也低。

参考文献

[1] Fransen L F C, Janssen T H J B, Aarnoudse M, et al. Direct Oral Feeding After a Minimally Invasive Esophagectomy: A Single-Center Prospective Cohort Study[J]. Ann Surg, 2022, 275(5): 919-923.

[2]   Berkelmans G H K, Fransen L F C, Dolmans-Zwartjes A C P, et al. Direct Oral Feeding Following Minimally Invasive Esophagectomy (NUTRIENT II trial) : An International, Multicenter, Open-label Randomized Controlled Trial[J]. Ann Surg, 2020, 271(1) : 41-47.

[3]   Fransen L F C, Luyer M D P. Effects of improving outcomes after esophagectomy on the short- and long-term : A review of literature[J]. J Thorac Dis, 2019, 11(Suppl 5) : S845-S850.

[4]   Claassen L, van Workum F, Rosman C. Learning curve and postoperative outcomes of minimally invasive esophagectomy[J]. J Thorac Dis, 2019, 11(Suppl 5) : S777-S785.

[5]   van Workum F, Stenstra M H B C, Berkelmans G H K, et al. Learning Curve and Associated Morbidity of Minimally Invasive Esophagectomy : A Retrospective Multicenter Study[J]. Ann Surg, 2019, 269(1) : 88-94.

[6]   Kondra J, Ong S R, Clifton J, et al. A change in clinical practice : a partially stapled cervical esophagogastric anastomosis reduces morbidity and improves functional outcome after esophagectomy for cancer[J]. Dis Esophagus, 2008, 21(5) : 422-429.

[7]   Raz D J, Tedesco P, Herbella F A, et al. Side-to-side stapled intra-thoracic esophagogastric anastomosis reduces the incidence of leaks and stenosis[J]. Dis Esophagus, 2008, 21(1) : 69-72.

[8]   Orringer M B, Marshall B, Iannettoni M D. Eliminating the cervical esophagogastric anastomotic leak with a sideto-side stapled anastomosis[J]. J Thorac Cardiovasc Surg, 2000, 119 : 277-288.

[9]   Behzadi A, Nichols F C, Cassivi S D, et al. Esophagogastrectomy : the influence of stapled versus hand-sewn anastomosis on outcome[J]. J Gastrointest Surg, 2005, 9(8) : 1031-1040.

[10]   Dindo D, Demartines N, Clavien P A. Classification of surgical complications : a new proposal with evaluation in a cohort of 6336 patients and results of a survey[J]. Ann Surg, 2004, 240(2) : 205-213.

[11]   van der Sluis P C, Verhage R J, van der Horst S, et al. A new clinical scoring system to define pneumonia following esophagectomy for cancer[J]. Dig Surg, 2014, 31(2) : 108-116.

[12]   Low D E, Alderson D, Cecconello I, et al. International Consensus on Standardization of Data Collection for Complications Associated With Esophagectomy : Esophagectomy Complications Consensus Group (ECCG)[J]. Ann Surg, 2015, 262 : 286-294.

[13]   Weijs T J, Ruurda J P, Luyer M D, et al. Preserving the pulmonary vagus nerve branches during thoracoscopic esophagectomy[J]. Surg Endosc, 2016, 30(9) : 3816-3822.

[14]   Weijs T J, Kumagai K, Berkelmans G H, et al. Nasogastric decompression following esophagectomy : a systematic literature review and meta-analysis[J]. Dis Esophagus, 2017, 30(3) : 1-8.

[15]   Harustiak T, Pazdro A, Snajdauf M, et al. Anastomotic leak and stricture after hand-sewn versus linear-stapled intrathoracic oesophagogastric anastomosis : single-centre analysis of 415 oesophagectomies[J]. Eur J Cardiothorac Surg, 2016, 49(6) : 1650-1659.

[16]   Price T N, Nichols F C, Harmsen W S, et al. A comprehensive review of anastomotic technique in 432 esophagectomies[J]. Ann Thorac Surg, 2013, 95(4) : 1154-1160.

[17]   Wang F, Zhang H, Zheng Y, et al. Intrathoracic side-to side esophagogastrostomy with a linear stapler and barbed suture in robot-assisted Ivor Lewis esophagectomy[J]. J Surg Oncol, 2019, 120 : 1142-1147.

[18]   Gao H J, Mu J W, Pan W M, et al. Totally mechanical linear stapled anastomosis for minimally invasive Ivor Lewis esophagectomy : Operative technique and short-term outcomes[J]. Thorac Cancer, 2020, 11(3) : 769-776.

[19]   Ben-David K, Tuttle R, Kukar M, et al. Minimally Invasive Esophagectomy Utilizing a Stapled Side-to-Side Anastomosis is Safe in the Western Patient Population[J]. Ann Surg Oncol, 2016, 23(9) : 3056-3062.

[20]   van Workum F, van der Maas J, van den Wildenberg FJ, et al. Improved Functional Results After Minimally Invasive Esophagectomy : Intrathoracic Versus Cervical Anastomosis[J]. Ann Thorac Surg, 2017, 103(1) : 267-273.

[21]   Wynter-Blyth V, Moorthy K. Prehabilitation : Preparing patients for surgery[J]. BMJ, 2017, 358 : j3702.

[22]   Doganay E, Moorthy K. Prehabilitation for esophagectomy[J]. J Thorac Dis, 2019, 11(Suppl 5) : S632-S638.

翻译：唐汉，复旦大学附属中山医院胸外科
审校：尹俊，复旦大学附属中山医院胸外科

doi : 10.21037/aoe-20-97
Cite this article as : Janssen HJB, Nieuwenhuijzen GAP, Luyer MDP. Minimally invasive Ivor-Lewis esophagectomy with linear stapled side-to-side anastomosis. Ann Esophagus, 2022, 5 : 17.

第二十六章　Orvil端侧吻合术在Ivor Lewis微创食管切除术中的应用：技术、考虑和挑战

Andrew D. Grubic, Blair A. Jobe

Allegheny Health Network Esophageal Institute, Pittsburgh, PA, USA
Contributions: (I) Conception and design: BA Jobe; (II) Administrative support: None; (III) Provision of study materials or patients: None; (IV) Collection and assembly of data: None; (V) Data analysis and interpretation: None; (VI) Manuscript writing: Both authors; (VII) Final approval of manuscript: Both authors.
Correspondence to: Blair A. Jobe, MD. Allegheny Health Network Esophageal Institute, 4815 Liberty Avenue, Suite 439, Pittsburgh, PA 15224, USA. Email: blair.jobe@ahn.org.

摘要：新型经口咽入路端端吻合（end-to-end anastomosis，EEA）圆形吻合器的砧座设计，可以解决微创上消化道吻合中在体内放置钉砧的技术难题，且成效显著。自Orvil被市场化以来，圆形吻合器技术已被广泛应用于Ivor Lewis微创食管切除术（MIE）后的重建。尽管该吻合技术相对简单、普及度高，但也因操作中吻合圈易错位而受到质疑，这可能会增加术后食管吻合口瘘和狭窄的发生率。虽然有这些担心，但如果操作时足够认真细致，其不良事件发生率可显著降低，而且术后精心的护理也可减少缺血损伤，同时保持适当的对位可减轻吻合口的张力。一次成功的吻合在食管的整体构建中是连续的过程，且受多种因素影响（例如患者自身因素及技术因素）。参考最新的文献记录：使用Orvil食管胃双吻合器吻合术后，临床吻合口瘘及狭窄的发生率约为4%。在本章中，我们将展示我们的技术，并介绍在Ivor Lewis食管胃吻合术中，成功实现Orvil EEA双吻合器吻合的操作关键点。通过对技术的深入理解、经验积累和实践改进，Orvil EEA吻合术目前已成为食管外科医生的一种有效、便捷的重建术式。

关键词：Orvil；EEA；双吻合器吻合；MIE；Ivor Lewis

View this article at: http://dx.doi.org/10.21037/aoe-21-6

一、引言

　　圆形外科吻合器最早出现在二战后的苏联，后来Ravitch等[1]把这项技术带到美国。最初的吻合器是手枪形状的，这种装置使用了一个"砧座"固定在对侧的管腔内，在钉被释放之前先贴合组织。1977年，美国外科器械公司推出了第一个美国产的圆形吻合器，这最终被称为EEA吻合器。在之后的几十年里，EEA技术在结直肠和上消化道的吻合中越来越受欢迎[2]。尽管这些吻合器在开放式手术中非常有效，但在微创手术期间，放置砧座则会显得繁琐。

　　早在20世纪90年代，新型的经口放置EEA砧座就已被初步应用，但由于难以穿过口咽，缝合器的直径通常被限制在21 mm[3]，尽管如此，仍有下咽穿孔的

报道[4]。为了避免这些问题，Gagner[5]报道了一种方法，应用该方法可以移除砧座弹簧，将砧座内陷到上消化道管道中，并用缝线将切割盘弯曲地固定在砧座杆上。这种装置使得25 mm的砧座更加容易通过。2002年Sutton等[6]在一个小型的经胸食管重建系列研究中报道了类似的方法。这种新型改良装置最终被应用于临床，被称为Orvil（图26-1）。

由于其技术简单且在减重手术中表现优秀，Orvil EEA在2000年成为新型MIE的一个有吸引力的选择。Nguyen等[7]于2008年首次描述了Orvil EEA端侧食管胃吻合术并将其用于Ivor Lewis MIE。此后，该术式因简单、可重复性高和疗效显著，目前已成为许多中心首选的经胸食管吻合技术。虽然不同中心操作存在细小的差异，但吻合都遵循标准的顺序。本文介绍了Orvil食管EEA吻合术治疗Ivor Lewis MIE的技术要点，并对相关文献进行了回顾。

二、技术

以下是基于我们自己的实践和外科医生的偏好进行的技术总结。在上腹部穿刺倒"U"形孔，放置"Nathanson肝脏拉钩"，以便暴露食管裂孔（图26-2）。在保留胃网膜蒂的同时完全游离胃，包括十二指肠部分，暴露胆总管壶腹；同时还需要对毗邻胃的大网膜进行修整。从幽门近端5 cm开始，沿着胃小弯连续直线切割胃，并延续至贲门形成5 cm宽的管状胃。离断后将管状胃和切割线远端连接，这方便将胃和大网膜等组织通过食管裂孔上提到胸腔。

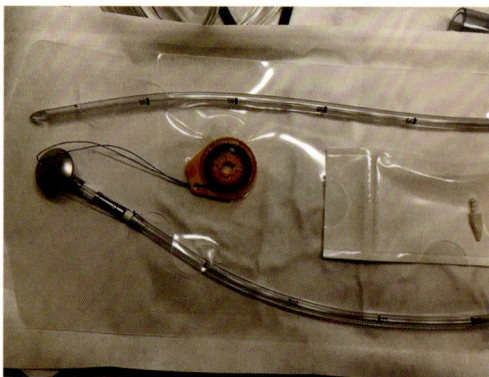

图26-1　25 mm Orvil

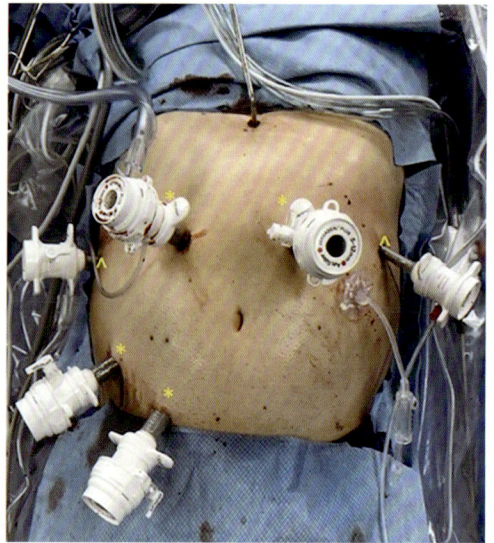

*表示12 mm孔径，^表示5 mm孔径。注意，另外2个右下象限的trocar用于空肠造瘘管的放置。MIE，微创食管切除术。

图26-2　MIE腹腔镜trocar位置

腹部部分完成后，取左侧卧位，胸腔镜入路在腋中线第10肋间隙（观察孔）。其余操作孔的选择：①腋后线第8肋间12 mm切口设置"右操作孔"；②腋后线第4肋间5 mm切口设置"左操作孔"；③腋前线第8肋间5 mm切口设置"辅助孔"；④腋前线第5肋间隙12 mm切口设置"牵开器孔"。在奇静脉水平以上用直线吻合器横断食管（图26-3）。注意确保上段食管的游离度。将带大网膜的标本及管状胃拉入胸腔，扩大后腋下穿刺孔后，放置伤口保护器并将标本取出。使用超声刀在食管吻合线的正中制作一个小孔。麻醉医生经口推进Orvil的口端吻合部分，直到通过食管切开口看到Orvil尖端（图26-4）。然后使尖端小心地穿过食管吻合孔。一旦Orvil杆从食管吻合端完全引出，就切断管状胃的连接缝线，并将管状胃切割线与食管吻合端平齐。

然后将管状胃定位以避免吻合后扭曲，其中胃小弯侧的切割线朝向患者右侧。EEA吻合器头部通过伤口保护器进入胸腔。在胃远端用超声刀将胃打开，将吻合器插入胃内。胃切口的边缘被牵拉在吻合器上，使吻合器尖端在胃大弯侧穿出，折叠管状胃，使胃小弯侧的吻合线相互接触（图26-5）。将吻合钉小心地穿过胃壁（图26-6A），注意胃短动脉残端；将Orvil杆和吻合钉连接（图26-6B），这个装置可避免非吻

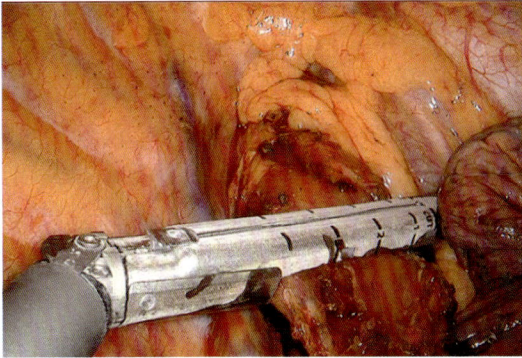

图26-3 用直线吻合器在食管近端奇静脉水平上方分割

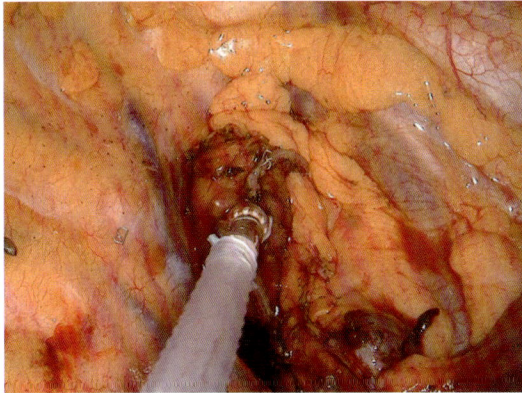

图26-4 通过食管吻合线的中心，砧和管状胃之间的锚定缝合线已被切断

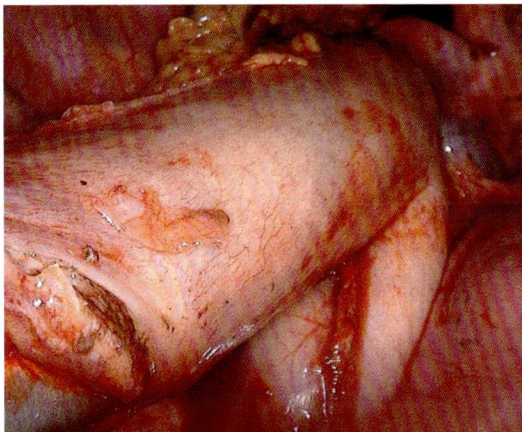

图26-5 将25 mm的EEA吻合器头部伸入胃切口，管状胃被拉到吻合器上，折叠管状胃，使胃小弯侧的吻合线相互接触。EEA，端端吻合

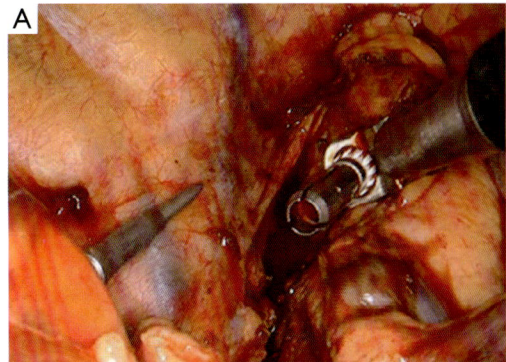

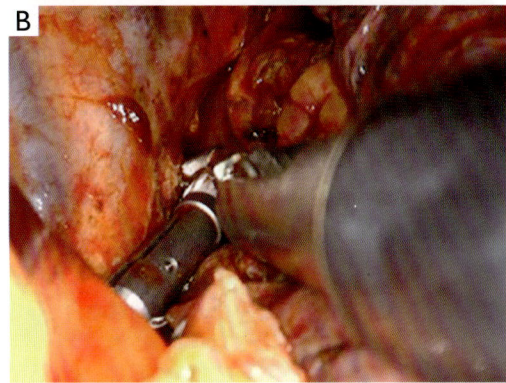

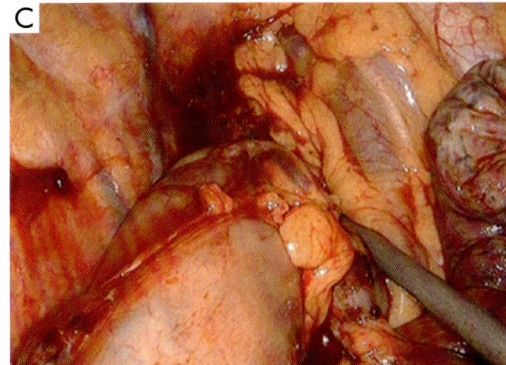

（A）EEA吻合器尖端通过胃大弯侧并操作铁砧，注意砧钳有控制地靠近砧凸缘的白色部分；（B）完全接触EEA吻合钉，通过连接杆覆盖吻合器钉环；（C）接近EEA吻合器和铁砧。EEA，端端吻合。

图26-6 Orvil和EEA吻合器的组装

合组织的嵌入（图26-6C）。吻合器被击发后断开砧座，检查是否有2个完整的"吻合圈"，要确保边缘完整（图26-7）。然后使用直线吻合器关闭管状胃切口，切除近端胃残端，并注意避免引起吻合口狭窄（图26-8）。

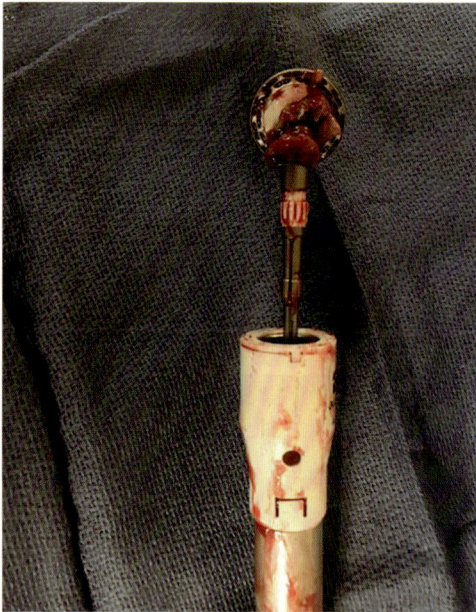

图26-7 击发后拆卸EEA吻合器和铁砧，可以看到有2个完整的"吻合圈"。EEA，端端吻合

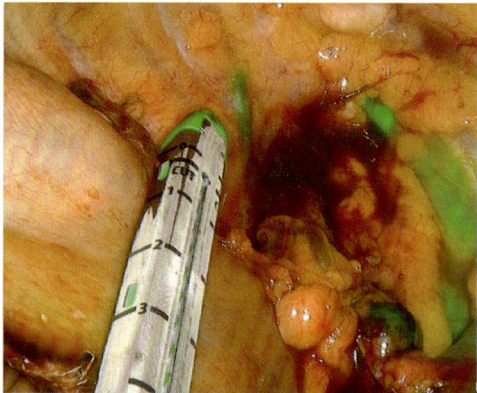

图26-8 用直线吻合器关闭胃切口和切除近端胃尖端

然后进行上消化道内镜检查，以确认其通畅性和黏膜吻合的适度性，并将鼻胃管置入管状胃减压。在右胸腔内，将吻合口浸泡在生理盐水中以评估其是否有渗漏。然后将带蒂大网膜环绕在吻合口周围，用1~2根缝线固定。在食管裂孔处，管状胃和膈肌脚之间缝合关闭间隙，以消除引发疝的潜在可能，并减少管状胃的张力。10 Fr Jackson-Pratt引流管被置于吻合口后方。第3~11肋间注射0.5%布比卡因进行区域麻醉，顶部放置28 Fr胸管用于胸腔引流。

基于患者的生命体征和术后24 h胃酸引流量（<300 mL），决定患者是否需要接受碘剂上消化道造影检查。如果影像学检查无渗漏或梗阻，则拔除患者鼻胃管，并鼓励患者接受清流质饮食。术后第4天，我们将引流管拔出约3 cm并重新固定，以封闭潜在的"残胃腔"，并调整管状胃位置以减少机械损伤。进食逐渐过渡到半流食、普通膳食，患者通常在术后5~7天出院，并拔出引流管，恢复正常饮食。

三、优势与不足

选择合适的吻合器械进行吻合至关重要。在正常情况下，我们更倾向于使用EEA"超长"XL吻合器提供35 cm的长度，用于在奇静脉水平或以上进行吻合。在大多数情况下，我们都可以使用直径为25 mm的吻合器。虽然21 mm的装置更容易被置入，但21 mm的EEA食管吻合器已被证明会导致相当高的狭窄率[8-9]。而且据我们所知，28 mm Orvil尚未上市。关于吻合钉高度，我们认为大多数情况下应采用4.8 mm的吻合钉。尽管3.5 mm的吻合钉可能适用于肿瘤体积较小的良性病变患者，但继发于慢性胃食管反流、食管裂孔疝、新辅助放疗和肿瘤周围免疫介质的炎症通常都会导致局部纤维化增厚。

虽然Orvil大大简化了EEA砧经口通道进入食管的过程，但放置仍有一定挑战。建议麻醉医生在Orvil前进时使钉砧侧面面向口侧，这一点至关重要。下咽水平的环咽肌阻力是常见的。在大多数情况下，下颌轻度前移（上提下颌）将有助于Orvil通过，偶尔也需要暂时对气管插管气囊放气。如果这些初始措施都失败，应进行手动调整，以确保钉砧的方向垂直于食管上括约肌。手指对钉砧上缘施加轻柔压力，可克服括约肌阻力。

对于身高较矮或肌肉较强健的患者，EEA钉头进入胸腔可能会遇到困难。当患者处于左侧卧位时，将手术台屈曲，使其屈曲顶点位于患者的髂骨中心，可使肋间间隙进一步增宽。在插入吻合器之前，涂抹在吻合器头部侧面的水溶性润滑剂减少了与伤口保护器的摩擦。在大多数情况下，用温和的压力"侧向"插入吻合器头部将扩展肋间空间以供吻合器通过。如果采取上述步骤，几乎不需要切除肋骨。

在某些情况下，将Orvil杆连接到吻合钉的步骤也十分困难。在接触之前，上胸廓的暴露是至关重要的。一个10 mm的腹腔镜扇形拉钩对于肺的整体向腹侧牵拉是有用的。应充分止血，并完全吸引上纵隔内的积液。与线性抓取器相比，10 mm的腹腔镜砧钳对Orvil杆具有更好的控制能力，并且杆应始终保持在白色塑料部分的近端，以避免弯曲远端的连接杆。连接杆的任何损伤都可能会影响其与吻合钉的完全对接，而内镜检查损坏的Orvil会增加额外的组织损伤。确认连接杆接合的标准是听到"咔哒"声以及感觉切割顺畅。在接近砧钉和吻合器时，需要适当的可视化，以避免外部组织的嵌入。当与砧钉和吻合器完全贴合时，一个绿色的条带将出现在吻合器的顶部。我们保持在这个位置30 s，以确保在击发吻合器前完全压缩组织。最后，在击发时保证吻合器的稳定性是极其重要的，以避免其剪切力造成的缺血损伤。

Orvil EEA技术的一个重要优势是不包含近端胃的吻合，并且在胃闭合的情况下进行切除。这个区域离胃网膜右蒂最远，发生缺血的风险最高。这一技术的潜在缺点是它减少了胃的总长度，这在肿瘤位于近端或体形不利的病例中可能存在问题。出于同样的原因，包括十二指肠壶腹部在内的完全胃游离术对于确保吻合口达到预期的食管横断线和无张力至关重要。我们发现，在将吻合器置于胃切口中时，静脉推注3 mg吲哚菁绿（ICG）90 s后的术中荧光成像有助于主观评估吻合口的灌注情况。需要指出的是，我们对ICG的使用经验有限，对于正式的ICG策略以及ICG的应用是否能降低吻合口瘘的风险尚未达成共识[10]。

对Orvil EEA食管吻合术的主要质疑是"跨越主要缝合线"。这一概念是基于长期的外科实践形成的，重叠的吻合线会产生"细而尖"的吻合口组织残留物，这有发生缺血的风险[11]。这个问题是Orvil技术才有的，即线性缝合线被切除，砧座用荷包缝线在腔内固定，用于EEA砧座的体内放置。在正确建立吻合口的过程中，应确保将Orvil穿过食管吻合线的中心，在接近时有效地成为EEA头部的吻合口直径（图26-9A）。如果没有处于精确的位置，吻合线可能充当圆形吻合线的弦，产生2个90°以下的"细尖残端组织"，理论上缺血风险较高（图26-9B）。我们怀疑这些薄的区域更容易发生缺血损伤（原因是灌注能力下降）。结直肠外科医生在斜角度的低位前吻合口瘘中也观察到类似的现象[12]，但需要更直接的研究来验证这一理论。

一旦吻合完成，我们采用了几种方法来确认其完整性。其中最关键的是在取出的Orvil上存在2个完整的吻合组织圈。无法形成完整的吻合圈最常见的原因是"吻合口内存在外来组织"和（或）"吻合钉高度不足"。如果没有发现2个完整的环，则应重新吻合[13]。内镜下，水下漏气测试可用于识别非常小的漏口，可以通过简单地缝合大网膜来解决。我们发现，ICG荧光成像在吻合完成后也是有用的。在先前灌注良好的胃残端，术后出现延迟灌注可能提示存在过度的张力，应考虑采取减轻张力的措施。

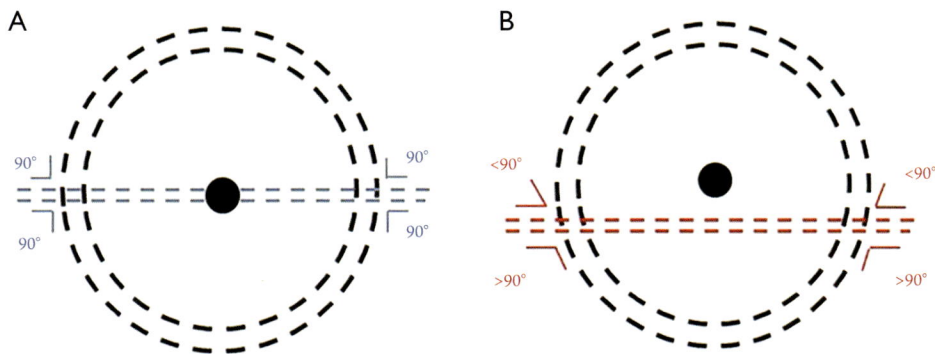

（A）一个被正确定位的吻合线（蓝色），其通过食管吻合口横断面的正中心，在吻合线的组织残端形成4个90°角；（B）一个位置不佳的吻合线，横的食管吻合线（红色）作为几何切线。（注意，吻合线排列不当，组织残端会产生2个尖锐角）

图26-9 圆形和直线吻合线交点的横截面示意图

根据我们的经验，食管造影在"识别食管排空延迟"和"判断是否需要额外的胃管减压"方面最有用。尽管幽门梗阻更常见，但我们已经确定了一些需要腹腔镜扩大食管裂孔的患者。这也提高了我们对这些病例利用网膜的重要性的认识。我们还没有发现临床上存在细微的渗漏。

四、结果

早期临床实践中Orvil EEA技术被应用于MIE取得了良好的效果，与其他MIE吻合方法相当。在2007—2009年的一项回顾性系列研究中，37例患者接受了Ivor Lewis MIE和25 mm Orvil 4.8 mm EEA食管胃吻合术，Campos等[14]报道，仅发生了一次吻合口瘘（2.7%）和13.5%的症状性狭窄。2011年，Jaroszewski等[15]在对51例接受Orvil EEA术的患者进行分析时发现，吻合口瘘发生率较高，为9.8%，但狭窄率相似，为13.7%。值得注意的是，3例患者在手术后90天内死亡，但他们死亡的原因是非手术相关的。

Schröder等[16]使用EsoBenchmark数据库调查了966例接受了经胸MIE的患者的结局，发现双吻合器圆形吻合的吻合口瘘发生率为23.3%。与直线吻合器和荷包环形吻合器相比，双吻合器圆形吻合术的吻合口瘘风险在统计学上有显著升高。但需要指出的是，并不是所有的研究机构都采用了双吻合器圆形吻合术，导致该式式的占比不足，仅占样本量的16.8%。此外，由于肿瘤位置、术者偏好和术者经验等未知变量的存在，作者对于得出的结论持谨慎态度。

最近，Foley等[17]发表了迄今为止规模最大的Orvil上消化道吻合术系列研究，并将其机构数据与汇总文献进行了比较。在227例行胸段食管胃吻合术的患者中，作者发现有临床意义的吻合口瘘和狭窄发生率分别为3.52%和1.98%。与文献报道的有临床意义的吻合口瘘发生率4.65%和狭窄率8.72%相比，差异有统计学意义。综合机构数据和文献数据，有临床意义的吻合口瘘和吻合口狭窄发生率分别为4.01%和4.26%。

五、学习曲线

Ivor Lewis MIE技术与其他手术技术一样，经验和手术量的增加可以显著影响研究结果。Mungo等[18]描述了他们的Ivor Lewis MIE技术在4年间的发展。在这项研究中，作者最初使用25 mm Orvil 3.5 mm EEA进行吻合。由于30.8%的吻合口瘘发生率，他们放弃了这种技术，改为直线侧侧吻合。最终作者选择了25 mm的Orvil，但将吻合钉高度增加至4.8 mm，导致吻合口瘘发生率仅为4%。虽然吻合钉高度可能是早期吻合口瘘发生的一个因素，但外科医生认为他们的经验增加显著改善了结局。2018年，Stenstra等[19]介绍了他们的Ivor Lewis MIE技术的发展。与Mungo等相似，作者在数年时间里根据患者预后系统地完善了他们的技术。调整的范围包括改变吻合器的大小以及网膜覆盖的大小和程度。虽然作者最终放弃了25 mm Orvil，而使用了固定的标准EEA砧，但该研究强调了手术熟练程度和结局驱动改良的重要性。

van Workum等[20]通过追踪欧洲4个不同中心Ivor Lewis MIE随时间推移的手术结果，更好地量化了MIE技术的进展。在最初的五分位研究中，2个中心分别报告了33.3%和21.6%的吻合口瘘发生率。在最后的五分位研究中，这些研究中心发现吻合口瘘发生率分别下降至2.8%和2.7%，这与另一个实施直线吻合器侧侧吻合的研究中心相似。从汇总数据中，作者发现在吻合口瘘发生率稳定之前，手术量不大的医疗中心有119例病例的学习曲线。而在手术量大的医疗中心，对临床实践的调整可能更容易一些。

六、结论

Orvil EEA吻合术具有操作简单、重复性好等优点，与其他Ivor Lewis术式疗效相当。虽然Orvil EEA的实用性相当吸引人，但外科医生必须注意其技术上的细微差别。Orvil EEA吻合术需要通过充分游离胃和十二指肠来降低吻合口张力，以防吻合口的剪切力造成缺血。通过调整食管吻合器的确切中心，来进行细致的几何位置摆放，对于消除吻合器连接处的细长"齿轮"至关重要。最终，经验和实践的改进将优化吻合质量。

参考文献

[1] Ravitch M M, Brown I W, Daviglus G F. Experimental and clinical use of the Soviet bronchus stapling instrument[J]. Surgery, 1959, 46(1): 97-108.

[2] Morgenstern L. How the EEA came to America[J]. Surg Innov,

2013,20(5):435-438.

[3]　Wittgrove A C, Clark G W, Tremblay L J. Laparoscopic gastric bypass, roux-en-Y: Preliminary report of five cases[J]. Obes Surg,1994,4(4):353-357.

[4]　Nguyen N T, Wolfe B M. Hypopharyngeal perforation during laparoscopic Roux-en-Y gastric bypass[J]. Obes Surg,2000, 10(1):64-67.

[5]　Gagner M. Experience of 15 years using the 25-mm flexed end to end anastomosis anvil for safe transoral passage during intracorporeal circular-stapling gastrojejunostomy, esophagogastrostomy, and esophagojejunostomy[J]. Surg Endosc,2011,25(4):1339-1340.

[6]　Sutton C D, White S A, Marshall L J, et al. Endoscopicassisted intrathoracic oesophagogastrostomy without thoracotomy for tumours of the lower oesophagus and cardia[J]. Eur J Surg Oncol,2002:28:46-48.

[7]　Nguyen T N, Hinojosa M W, Smith B R, et al. Thoracoscopic construction of an intrathoracic esophagogastric anastomosis using a circular stapler: Transoral placement of the anvil[J]. Ann Thorac Surg,2008,86(3):989-992.

[8]　Zuiki T, Hosoya Y, Kaneda Y, et al. Stenosis after use of the double-stapling technique for reconstruction after laparoscopy-assisted total gastrectomy[J]. Surg Endosc,2013,27(10):3683-3689.

[9]　Laxa B U, Harold K L, Jaroszewski D E. Minimally invasive esophagectomy: Esophagogastric anastomosis using the transoral orvil for the end-to-side ivor-lewis technique[J]. Innovations (Phila),2009,4(6):319-325.

[10]　Slooter M D, Eshuis W J, Cuesta M A, et al. Fluorescent imaging using indocyanine green during esophagectomy to prevent surgical morbidity: A systematic review and meta-analysis[J]. J Thorac Dis,2019,11:S755-S765.

[11]　Heitmiller R F. Invited commentary. A method for circular stapled esophagogastric anastomosis[J]. Ann Thorac Surg, 2008,86(3):992-993.

[12]　Leroy J, Jamali F, Forbes L, et al. Laparoscopic total mesorectal excision (TME) for rectal cancer surgery: longterm outcomes[J]. Surg Endosc,2004,18:281-289.

[13]　Chassin J L, Rifkind K M, Turner J W. Errors and pitfalls in stapling gastrointestinal tract anastomoses[J]. Surg Clin North Am,1984,64(3):441-459.

[14]　Campos G M, Jablons D, Brown L M, et al. A safe and reproducible anastomotic technique for minimally invasive Ivor Lewis oesophagectomy: The circular-stapled anastomosis with the trans-oral anvil[J]. Eur J Cardiothorac Surg,2010,37(6): 1421-1426.

[15]　Jaroszewski D E, Williams D G, Fleischer D E, et al. An early experience using the technique of transoral OrVil EEA stapler for minimally invasive transthoracic esophagectomy[J]. Ann Thorac Surg,2011,92(5):1862-1869.

[16]　Schröder W, Raptis D A, Schmidt H M, et al. Anastomotic techniques and associated morbidity in total minimally invasive transthoracic esophagectomy: Results from the esobenchmark database[J]. Ann Surg,2019,270(5):820-826.

[17]　Foley D M, Emanuwa E J E, Knight W R C, et al. Analysis of outcomes of a transoral circular stapled anastomosis following major upper gastrointestinal cancer resection[J]. Dis Esophagus, 2021,34(11):doab004.

[18]　Mungo B, Lidor A O, Stem M, et al. Early experience and lessons learned in a new minimally invasive esophagectomy program[J]. Surg Endosc,2016,30(4):1692-1698.

[19]　Stenstra M H B C, van Workum F, van den Wildenberg F J H, et al. Evolution of the surgical technique of minimally invasive Ivor-Lewis esophagectomy: Description according to the IDEAL framework[J]. Dis Esophagus,2019,32(3):doy079.

[20]　van Workum F, Stenstra M H B C, Berkelmans G H K, et al. Learning curve and associated morbidity of minimally invasive esophagectomy: A retrospective multicenter study[J]. Ann Surg,2019,269(1):88-94.

翻译：郝曙光，新乡市中心医院胸瘤一科
审校：郭旭峰，上海交通大学医学院附属胸科医院胸外科

doi:10.21037/aoe-21-6
Cite this article as:Grubic AD, Jobe BA. The Orvil end-to-side anastomosis for Ivor Lewis minimally invasive esophagectomy: technique, considerations, and challenges. Ann Esophagus,2022,5:13.

第二十七章　食管切除术中机器人辅助胸内手工吻合术

Eline M. de Groot, Feike B. Kingma, Lucas Goense, Sylvia van der Horst, Jan Willem van den Berg, Richard van Hillegersberg, Jelle P. Ruurda

Department of Surgery, University Medical Center Utrecht, Utrecht, The Netherlands
Contributions: (I) Conception and design: EM de Groot, FB Kingma, JP Ruurda, R van Hillegersberg; (II) Administrative support: EM de Groot; (III) Provision of study materials or patients: R van Hillegersberg, JP Ruurda, JW van den Berg, S van der Horst; (IV) Collection and assembly of data: EM de Groot; (V) Data analysis and interpretation: All authors; (VI) Manuscript writing: All authors; (VII) Final approval of manuscript: All authors.
Correspondence to: Jelle P. Ruurda. Department of Surgery, University Medical Center Utrecht, POBOX 85500, 3508 GA, Utrecht, The Netherlands. Email: J.P.Ruurda@umcutrecht.nl.

背景： 在两阶段的微创食管切除术（MIE）中，大多数外科医生使用吻合器以降低在上纵隔缝合的难度。然而，在机器人辅助微创食管切除术（RAMIE）中，外科医生受益于器械灵活性增加，可以在胸腔内进行手工吻合。本研究旨在评估一种新的改良技术用于机器人辅助胸内手工吻合术的效果，这项技术于2016年被引入本中心。

方法： 本回顾性研究纳入了2019年11月1日—2020年11月1日在RAMIE中接受机器人辅助胸内手工吻合术的患者。在这段时间内，该技术保持一致，没有进行更多的改进。数据从前瞻性维护的数据库中提取。吻合技术的主要内容包括：支持性留线以将食管黏膜固定到肌肉壁上，手工使用倒刺线缝合后壁和前壁，放置释放张力的吻合线，并用大网膜覆盖吻合口。主要结局是吻合口瘘的诊断，次要结局是吻合术的持续时间。

结果： 有22例患者被纳入了本研究。3例（14%）患者发生了吻合口瘘，其中2例（9%）为Ⅰ级吻合口瘘，1例（5%）为Ⅲ级吻合口瘘。吻合术的总持续时间为37 min（范围为25~48 min）。

结论： 本研究表明，在RAMIE中使用机器人辅助胸内手工吻合术可以产生良好的手术效果。

关键词： 胸腔内吻合术；RAMIE；技术

View this article at: http://dx.doi.org/10.21037/aoe-20-98

一、引言

局部晚期食管癌主要治疗方式为化（放）疗，其实是根治性食管切除术和淋巴结切除术[1]。食管切除术后，通常进行管状胃重建与胸内或颈部吻合。虽然已经对食管切除术的最佳吻合口技术做了大量的研究，但吻合口瘘的发生率仍在15%~20%[2]。此外，手工吻合和吻合器吻合的效果比较的研究结果仍存在争议[3-5]。

为了在食管切除术中构建胸腔内吻合，可以采用手工吻合、直线吻合或圆形吻合技术[6]。随着微创技术的应用越来越多，以及越来越多的外科医生采用Ivor Lewis式式治疗食管中下段肿瘤，吻合器吻合已成为常规MIE的标准操作[7]。然而，在RAMIE中，关节机器人器械提高了外科医生手术的灵活性，促进了胸内手工吻合技术的发展。在我们的医疗中心，该技术于2016年被引入，并在随后的几年中得到了改进[8]。本研究的目的是描述我们目前的技术，并评估RAMIE中接受这种机器人辅助胸内手工吻合的患者的结果。我们根据STROBE报告清单（https://aoe.amegroups.com/article/view/10.21037/aoe-20-98/rc）呈现以下文章。

二、方法

（一）患者群体

本研究选择了荷兰乌特列支大学医学中心（University Medical Center Utrecht，UMCU）前瞻性维护的数据库中的患者，回顾性地纳入了2019年11月1日—2020年11月1日接受机器人辅助胸内手工吻合术的患者。对于接受Ivor Lewis手术的所有患者，手工吻合是标准治疗方法。我们选择这个时期作为纳入期是因为本研究的目的是评估目前的吻合技术在经过改进后的效果[8]，这种吻合技术在所有病例中统一被应用。该研究是根据《赫尔辛基宣言》（2013年修订）进行的，得到了UMCU的机构伦理委员会的批准（编号：13-061），无须获得患者知情同意。

（二）RAMIE过程

所有患者均接受了完全的RAMIE（即腹部和胸部阶段均采用机器人进行手术），扩大的二野淋巴结清扫（包括纵隔第2站和第4站淋巴结），以及胸内吻合的管状胃重建。RAMIE的胸部技术步骤在以前的出版文献中有详细描述[9]。所有手术均由2名外科医生进行，他们分别在2003年和2011年开始开展RAMIE，并从2016年开始进行胸内手工吻合的RAMIE。

（三）吻合术

1. 体位

在胸腔镜阶段，患者被置于左侧半卧位。在第6肋

间隙插入8 mm的机器人套管用于放置摄像头。其他3个8 mm机器人套管分别被插入第4、第8、第10肋间。助手孔位于第5肋间。为了创建胸内吻合，机器人臂1和2用于操作Cadiere钳和血管封堵器，臂3用于操作摄像头，臂4用于操作持针器。助手孔主要用于操作吸引器和引入缝合线。

2. 吻合口位置

一般情况下，吻合口是在肿瘤位置的引导下，在高于奇静脉的水平上构建的。注射7.5 mg吲哚菁绿（ICG），通过荧光成像技术进行观察，以评估管状胃的血管化，并确定管状胃的确切吻合位置（图27-1）。

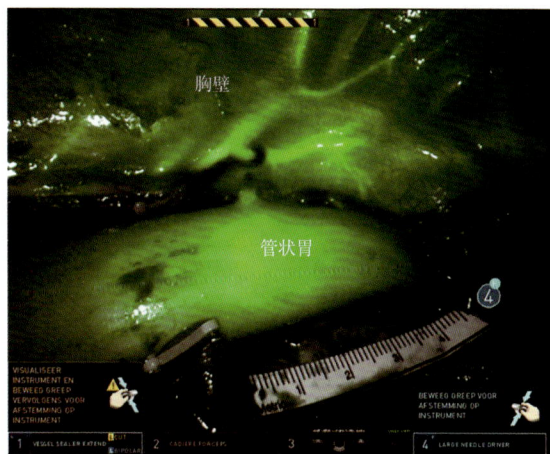

图27-1　用吲哚菁绿确定管状胃的吻合位置

3. 管状胃的切口

管状胃的切口约为1~2 cm，用一个平行于纵向胃吻合线的护理钩做成。相对于吻合线的位置在管状胃的中段，略靠近大网膜。

4. 支持性缝线

为了充分观察食管浆膜的情况，我们使用Vicryl 4-0线分别在食管壁上放置了4根支持性缝线。

5. 缝合吻合口壁

吻合术采用端侧结构（图27-2）。采用V-Loc 4-0倒刺线及单层手工吻合技术缝合后壁。咬口之

间的距离在5 mm左右。同样，前壁也用一个单独的V-Loc 4-0倒刺线缝合。当吻合口几乎关闭时，插入鼻胃管并在视野下放置它。通过使用V-Loc缝线向后缝合进行固定。

6. 张力释放缝线

为了避免对吻合口造成牵拉，将3~4个释放张力的褥式缝线作为覆盖层，以接近食管壁和胃壁（图27-3）。这一步我们使用了Vicryl 3-0缝线。

7. 大网膜包裹

我们在所有病例中都进行了大网膜包裹。为了避免可能的管状胃扭曲，大网膜不是以环形方式进行固定，而是只在吻合口的前壁上进行固定。在将管状胃放置在食管床位时，需要特别注意。

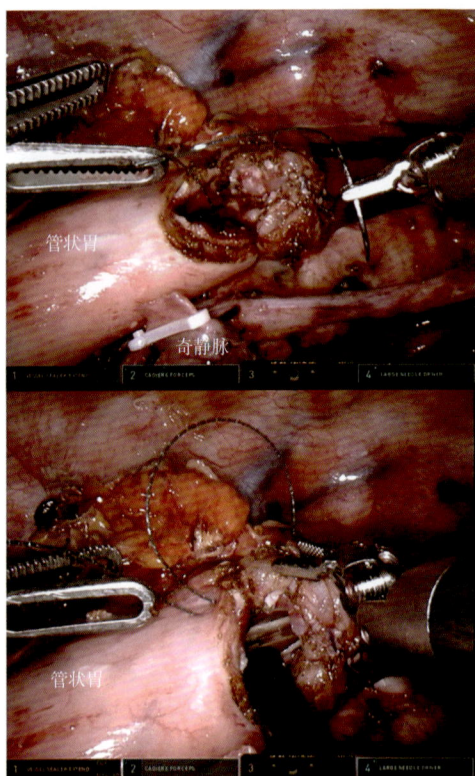

图27-2　在机器人辅助微创食管切除术中用倒刺线连续缝合吻合口的后壁和前壁

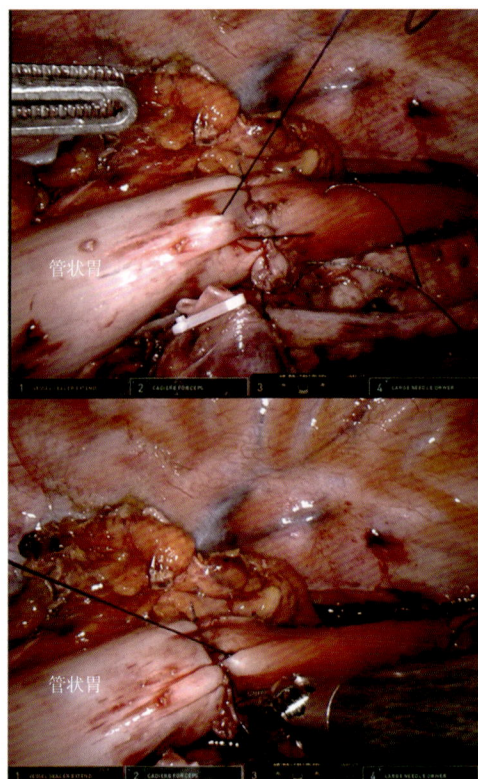

图27-3　在机器人辅助微创食管切除术中放置张力释放缝线，以避免对吻合口造成牵拉

（四）围手术期管理

食管切除术后管理采用加速康复的方案，并且在纳入期间没有更改方案。通常情况下，所有患者接受硬膜外麻醉或椎旁麻醉。硬膜外或椎旁导管在术后第3天拆除。手术期间，双侧在胸腔内插入2个Jackson-Pratt引流管。仅当有必要时才会留下大口径胸腔引流管（例如肺部损伤时）；当排液量少于200 mL/24 h时，通常会拔除Jackson-Pratt引流管；鼻胃管保留到术后第4天进行造影。造影的目的是确认是否有胃排空延迟、声带功能障碍或误吸。如果没有这种情况，鼻胃管在术后第4天拔除，患者可以开始摄入水分。空肠造口管被常规放置，因为口服进食在术后第4天以前是被禁止的，第4天开始谨慎地恢复。

（五）试验终点

所有结果数据都来自前瞻性维护的数据库。主要终点是吻合口瘘的诊断，这一概念由食管切除术并发症共识组（ECCG）[10]定义。次要终点包括住院时间、住院期间病死率和吻合术的持续时间。吻合术总持续时间被定义为自管状胃切口到大网膜包裹的时间（min）；吻合壁的持续时间被定义为自后壁第1针到前壁最后1针的时间（min）。所有手术均被常规记录并存储在医院的服务器上，因此可以回顾手术视频并确定吻合术的确切持续时间。

（六）统计

统计数据采用SPSS 25.0进行分析。只进行了描述性分析。根据数据分布，连续结果显示为中位数和范围或平均值和标准差。分类数据以数字（百分比）共同表示。

三、结果

2019年11月—2020年11月，连续22例接受机器人辅助胸内手工吻合的患者。患者的特征和预后见表27-1所示。吻合时间从管状胃切口开始计算，一直到大网膜包裹完成，中位数为37（25~48）min。关闭后壁和前壁的平均时间为23（16~32）min。21例患者中，3例发生吻合口瘘（14%），其中包括2例（9%）Ⅰ级瘘，1例（5%）Ⅲ级瘘；有Ⅰ级瘘的患者需要用抗生素治疗并禁食。有Ⅲ级瘘的患者需要再次进行手术。1例患者在住院期间死亡（5%），这是由大量误吸引起的。中位住院时间为9（6~20）天。

四、讨论

本研究描述了我们中心开发的RAMIE胸内手工吻合技术。经过多年的技术改进，我们在最近的一系列病例中观察到了14%的吻合口瘘诊断率。因此，当前的技术似乎是安全可靠的，可用于构建RAMIE的胸内吻合。食管切除术后吻合口瘘诊断率在文献中变化很大，一般范围为10%~30%[2,11]。尽管如此，最近的多中心研究表明，10%~20%的吻合口瘘诊断率对于专家中心来说是现实的[2,12-13]。上消化道国际机器人协会（UGIRA）最近的一项多中心研究调查了20个国际中心的856例RAMIE结果，报告了总体吻合口瘘诊断率为20%[14]。在该队列研究中，观察到151例接受胸内机器人辅助手工吻合的患者亚组有33%的吻合口瘘

表27-1　患者的特征和预后

变量	值
特征	
年龄	66（39~81）岁
ASA 分级	
Ⅱ级	11 例（50%）
Ⅲ级	11 例（50%）
肿瘤部位	
远端	16 例（73%）
中段	1 例（5%）
交界处	5 例（22%）
T 分期	
T1b 期	1 例（5%）
T2 期	3 例（14%）
T3 期	17 例（77%）
T4a 期	1 例（5%）
新辅助治疗	
放化疗	20 例（91%）
化疗	1 例（5%）
无	1 例（5%）
结果	
根治程度	
R0	22 例（100%）
淋巴结数目	46（27~72）枚
吻合术时间	
前后壁吻合	23（16~32）min
总计 *	37（25~48）min
吻合口瘘	3 例（14%）
Ⅰ级	2 例
Ⅱ级	—
Ⅲ级	1 例
死亡例数	1 例（5%）
住院时间	9（6~20）天

*，从管状胃切口到大网膜包裹完成。ASA，美国麻醉医师协会。

诊断率。这些初步数据主要来自处于技术学习曲线的中心。然而，最近大多数UGIRA中心转向使用吻合器进行吻合，因为使用胸内手工吻合的初步结果不尽如人意。值得注意的是，一项多中心研究调查了从颈部吻合转换的外科医生的学习曲线，胸内吻合器吻合的初始吻合口瘘诊断率高达30%，在119例后降至8%[13]。

我们以前的研究和当前病例系列研究的结果表明，机器人辅助胸内手工吻合术的学习曲线可能是有可比性的，并有可被接受的结果，我们最近的一系列病例研究中，吻合口瘘诊断率为14%，其中仅有1例患者需要重新进行手术[13]。

机器人辅助手工吻合术有几个好处。首先，当前的技术允许进行完全机器人辅助的胸内吻合术，不需要外科医生离开控制台到手术台上通过小切口插入环形吻合器。其次，手工吻合方法不需要有经验的床边助手来构建吻合口，这有助于提升外科医生的独立性。此外，手工吻合术允许外科医生构建为患者量身定制的吻合，可以根据患者自身情况进行简单调整，特别是在吻合部位、大小和吻合口张力方面。尽管手工吻合术比（半）机械替代方法更难标准化，但在经验丰富的外科医生手中，更强的控制力可能会带来益处。

很少有RAMIE中机器人辅助手工吻合的技术细节

的详细研究[15-19]（表27-2）。虽然这些技术存在很大差异，但普遍强调了2个因素的重要性。其中一个因素是管状胃切口和纵向缝合线之间的距离[16,18]。相对缺血是吻合口瘘的重要风险因素，这可能发生在与纵向缝合线直接邻接的组织和管状胃顶端[20]，因此，应谨慎选择吻合部位，以便在良好的血管化区域内构建吻合口，可能需要使用荧光成像技术进行辅助。另一个可能相关但主观的因素是吻合口张力。如果管状胃切口过长并在没有任何吻合口张力的情况下进行吻合，可能会导致管状胃切口扩张并延迟排空。此外，如果吻合口张力过大，组织可能会撕裂，导致吻合口瘘。这种平衡在手工吻合中可能更容易控制。

吻合术的成功是多因素的，每个细节都很重要。然而，我们认为一些改进对于当前的技术至关重要。首先，使用张力释放缝线似乎可以使吻合口的张力达到适当的平衡。其次，吻合口的血管化是很重要的。吻合口在管状胃的位置和缝合线的类型（V-Loc 4-0缝线）等因素也对吻合技术的进步起到了促进作用。

总之，目前提出的机器人辅助胸内手工吻合技术是安全可行的。在我们最近的RAMIE患者队列中，吻合口瘘的诊断率仅为14%。根据我们的经验，最重要的技术包括确定吻合口的位置和适当平衡吻合口张力。

表27-2　RAMIE中机器人辅助胸内手工吻合的研究

研究	年份	病例数	技术	吻合口瘘例数（发生率）
Cerfolio等[18]	2013 年	16 例	双层，端侧吻合	0 例（0）
Trugeda等[17]	2014 年	14 例	双层，端端吻合	4 例（29%）
Bongiolatti等[16]	2016 年	8 例	单层，端侧吻合	2 例（25%）
Egberts等[15]	2017 年	52 例	双层，端端吻合	5 例（10%）
Zhang等[19]	2018 年	26 例	双层，端端吻合	2 例（8%）

参考文献

[1] Shapiro J, van Lanschot J J B, Hulshof M C C M, et al. Neoadjuvant chemoradiotherapy plus surgery versus surgery alone for oesophageal or junctional cancer (CROSS): Long-term results of a randomised controlled trial[J]. Lancet Oncol, 2015, 16(9): 1090-1098.

[2] Low D E, Kuppusamy M K, Alderson D, et al. Benchmarking Complications Associated with Esophagectomy[J]. Ann Surg, 2019, 269: 291-298.

[3] Markar S R, Karthikesalingam A, V yas S, et al. Handsewn versus stapled oesophago-gastric anastomosis: Systematic review and meta-analysis[J]. J Gastrointest Surg, 2011, 15: 876-884.

[4] Liu Q X, Min J X, Deng X F, et al. Is hand sewing comparable with stapling for anastomotic leakage after esophagectomy? A meta-analysis[J]. World J Gastroenterol, 2014, 20(45): 17218-17226.

[5] Markar S R, Arya S, Karthikesalingam A, et al. Technical factors

that affect anastomotic integrity following esophagectomy: systematic review and meta-analysis[J]. Ann Surg Oncol, 2013, 20(13): 4274-4281.

[6] Plat V D, Stam W T, Schoonmade L J, et al. Implementation of robot-assisted Ivor Lewis procedure: Robotic hand-sewn, linear or circular technique?[J]. Am J Surg, 2020, 220(1): 62-68.

[7] Haverkamp L, Seesing M F, Ruurda J P, et al. Worldwide trends in surgical techniques in the treatment of esophageal and gastroesophageal junction cancer[J]. Dis Esophagus, 2017, 30(1): 1-7.

[8] de Groot E M, Möller T, Kingma B F, et al. Technical details of the hand-sewn and circular-stapled anastomosis in robot-assisted minimally invasive esophagectomy[J]. Dis Esophagus, 2020, 33(Supplement_2): doaa055.

[9] van der Sluis P C, van der Horst S, May A M, et al. Robot-assisted Minimally Invasive Thoracolaparoscopic Esophagectomy Versus Open Transthoracic Esophagectomy for Resectable Esophageal Cancer: A Randomized Controlled Trial[J]. Ann Surg, 2019, 269(4): 621-630.

[10] Low D E, Alderson D, Cecconello I, et al. International Consensus on Standardization of Data Collection for Complications Associated With Esophagectomy: Esophagectomy Complications Consensus Group (ECCG)[J]. Ann Surg, 2015, 262(2): 286-294.

[11] Biere S S, Maas K W, Cuesta M A, et al. Cervical or thoracic anastomosis after esophagectomy for cancer: a systematic review and meta-analysis[J]. Dig Surg, 2011, 28(1): 29-35.

[12] Schmidt H M, Gisbertz S S, Moons J, et al. Defining Benchmarks for Transthoracic Esophagectomy: A Multicenter Analysis of Total Minimally Invasive Esophagectomy in Low Risk Patients[J]. Ann Surg, 2017, 266(5): 814-821.

[13] van Workum F, Stenstra M H B C, Berkelmans G H K, et al. Learning Curve and Associated Morbidity of Minimally Invasive Esophagectomy: A Retrospective Multicenter Study[J]. Ann Surg, 2019, 269(1): 88-94.

[14] Kingma B F, Grimminger P P, van der Sluis P C, et al. Worldwide Techniques and Outcomes in Robot-assisted Minimally Invasive Esophagectomy (RAMIE): Results From the Multicenter International Registry[J]. Ann Surg, 2022, 276(5): e386-e392.

[15] Egberts J H, Stein H, Aselmann H, et al. Fully robotic da Vinci Ivor-Lewis esophagectomy in four-arm techniqueproblems and solutions[J]. Dis Esophagus, 2017, 30: 1-9.

[16] Bongiolatti S, Annecchiarico M, Di Marino M, et al. Robot-sewn Ivor-Lewis anastomosis: preliminary experience and technical details[J]. Int J Med Robot, 2016, 12(3): 421-426.

[17] Trugeda S, Fernández-Díaz M J, Rodríguez-Sanjuán J C, et al. Initial results of robot-assisted Ivor-Lewis oesophagectomy with intrathoracic hand-sewn anastomosis in the prone position[J]. Int J Med Robot, 2014, 10(4): 397-403.

[18] Cerfolio R J, Bryant A S, Hawn M T. Technical aspects and early results of robotic esophagectomy with chest anastomosis[J]. J Thorac Cardiovasc Surg, 2013, 145(1): 90-96.

[19] Zhang Y, Xiang J, Han Y, et al. Initial experience of robot-assisted Ivor-Lewis esophagectomy: 61 consecutive cases from a single Chinese institution[J]. Dis Esophagus, 2018

[20] Myers C J, Mutafyan G, Pryor A D, et al. Mucosal and serosal changes after gastric stapling determined by a new "real-time" surface tissue oxygenation probe: a pilot study[J]. Surg Obes Relat Dis, 2010, 6(1): 50-53.

翻译：杜建挺，福建医科大学附属协和医院胸外科
审校：郑斌，福建医科大学附属协和医院胸外科

doi: 10.21037/aoe-20-98
Cite this article as: de Groot EM, Kingma FB, Goense L, van der Horst S, van den Berg JW, van Hillegersberg R, Ruurda JP. Robot-assisted hand-sewn intrathoracic anastomosis after esophagectomy. Ann Esophagus, 2022, 5: 19.

第二十八章　直线吻合技术在机器人辅助微创食管切除术中的应用

Gijsbert I. van Boxel, Nicholas C. Carter, Benjamin C. Knight, Veronika Fajksova, Nicholas Jenkins, Khalid Akbari, Stuart J. Mercer

Department of Upper GI Surgery, Portsmouth Hospitals University, Portsmouth, UK

Contributions: (I) Conception and design: GI van Boxel; (II) Administrative support: GI van Boxel, NC Carter, SJ Mercer, V Fajksova; (III) Provision of study materials or patients: GI van Boxel, NC Carter; (IV) Collection and assembly of data: All authors; (V) Data analysis and interpretation: GI van Boxel, NC Carter, SJ Mercer, BC Knight; (VI) Manuscript writing: All authors; (VII) Final approval of manuscript: All authors.

Correspondence to: Gijsbert I. van Boxel. Portsmouth Hospitals University, Portsmouth PO6 3LY, UK.
Email: Gijs.vanboxel@porthosp.nhs.uk.

背景： 机器人辅助微创食管切除术（RAMIE）在食管癌手术治疗中越来越受欢迎。切除标本后，在管状胃与剩余食管之间进行吻合。构建这种吻合的方法差别很大，一般来说，外科医生使用圆形吻合、直线吻合或手工吻合技术。

方法： 使用前瞻性维护的数据库，我们回顾了在本中心进行的连续30例RAMIE患者。我们特别回顾了吻合的结果，描述了在使用机器人的情况下，直线侧侧吻合的技术步骤。

结果： 我们报告了在本中心接受RAMIE的前30例患者，他们都接受了机器人直线吻合。在疾病分期、年龄、性别和新辅助治疗方面，患者特征与之前报道的类似的癌症群组相似。30天和90天的病死率均为0。该技术的学习曲线非常陡峭，前10例吻合口瘘发生率为50%，随后20例降至15%。

结论： 食管切除术中机器人直线吻合是安全可行的。其学习曲线似乎类似于手工吻合和圆形吻合技术。

关键词： 机器人手术；直线吻合；食管切除术

View this article at: http://dx.doi.org/10.21037/aoe-21-2

一、引言

微创食管切除术逐渐成为食管癌手术治疗的首选方法。

在过去10年里，我们科室进行了腹腔镜和胸腔镜联合微创食管切除术，是英国规模较大的病例系列之一。我们首选的吻合是直线侧侧吻合，同时进行肠切开术的缝合。我们的单位在2019年初开展了RAMIE，

使用了达芬奇X系统。在第1个病例中，Ivor Lewis食管切除术的腹部阶段继续通过腹腔镜进行，同时使用机器人平台进行手术的胸部阶段操作。

机器人平台的引入对Ivor Lewis食管切除术胸腔阶段的操作方式带来了重大的技术改变。因此，我们热衷于保持我们的胃食管吻合的手术技术。通过使用SureForm吻合器，我们能够复制现有的微创食管癌切除术侧侧吻合。本技术描述了一种机器人线

性侧侧胃食管吻合的方法，以及到目前为止的相关结果和教训。我们根据*STROBE*报告清单（https://aoe.amegroups.com/ article/view/10.21037/aoe-21-2/rc）提供以下文章。

二、方法

到目前为止，我们已经使用达芬奇X系统完成了30例RAMIE。2019年2月—2020年12月连续纳入30例患者。

研究是根据《赫尔辛基宣言》（2013年修订）进行的。这是一个技术说明，所有数据都是完全匿名的。没有患者使用可识别的信息，因此不需要患者知情同意，也不需要伦理委员会的批准。

（一）手术技术

患者被置于半俯卧位，如先前所述的RAMIE手术，建立4个操作机器人使用的穿刺孔[1]。

整体切除食管及相关淋巴结后，使用SureForm 60（绿色）吻合器离断食管，留下横向钉缘。标本和管状胃通过食管裂孔被提上，随后标本和管状胃被分离。标本被放置在视野之外（在膈肌上方），如果标本不能被放置在视野之外，则将12 mm的端口位置延长到5 cm，并在吻合前通过切口保护器将标本取出。这个小切口可以用Alexis器械密封，之后机器人的臂可以重新对接。

食管切开是在食管横向钉缘内侧距顶部约1/3处进行的（图28-1）。随后通过40 Fr胃管确保足够的肠切开。使用3-0 PDS缝线在12点、3点和6点处进行全层支撑缝合，确保食管的所有层都被包括在内。缝线稍长一些，以便在吻合形成过程中辅助牵引。

在管状胃被正确定位后，在管状胃的前部进行胃切开术，距胃尖段5 cm，靠近血供处。

SureForm 60（绿色）吻合器的钉仓侧被置入管状胃，砧座被置入切开的食管（图28-2）。轻柔地使用食管尾侧及头侧的牵引线牵拉食管（由经验丰富的外科医生操作），使管状胃与食管有4 cm的重叠排列，以便实现侧侧吻合。在某些情况下，我们通过3-0 PDS缝线临时将管状胃尖端固定在顶端胸膜上，以减少与管状胃的接触，达到稳定的位置。

在直线吻合器被击发后，前方（图28-3）采用2根3-0 V-Loc缝线闭合（Covidien）。

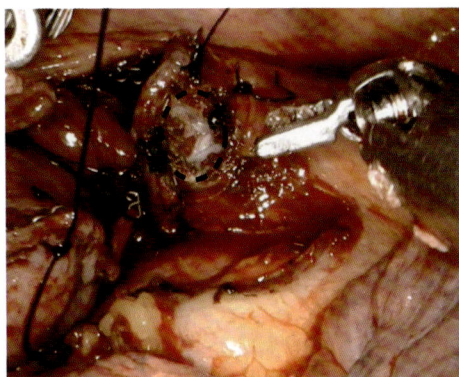

图28-1　自然状态下切开食管（虚线处），游离食管

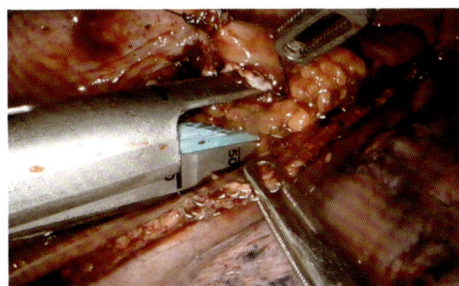

图28-2　自然状态下对管状胃与食管行侧侧吻合

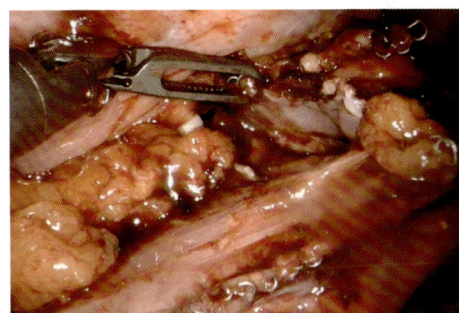

图28-3　吻合后的前壁

初始缝合从外侧到内侧。在进行肠切开术闭合之前，我们非常小心地确保最初的2~3针覆盖吻合口钉缘。缝合过程都是从内侧开始。2根V-Loc缝线从中间穿过吻合口，确保它们是重叠的（图28-4）。

网膜从前方覆盖吻合口，并用间断的2-0缝线固定。吻合完成后，用"鼓气试验"进行内镜检查以确保吻合口的完整性。在直视下放置1根16 Fr鼻胃管，尖端接近幽门。管状胃固定使用Bridle固定器技术固定。

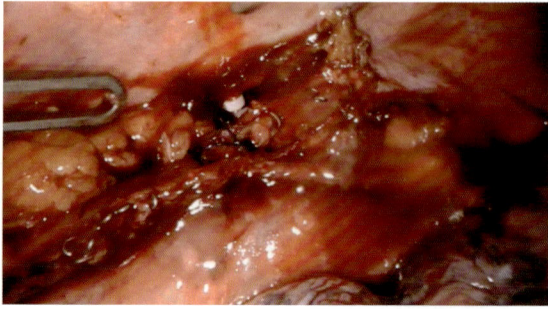

图28-4　使用倒刺线连续缝合，关闭前壁

我们常规放置1根24 Fr的胸管至右侧胸顶，1根28 Fr的胸管至底部。

硬膜外麻醉及椎旁置管用于围手术期，在手术结束时由外科医师在直视下实施。用20 mL 0.25%布比卡因注射。

如前所述，所有患者在食管切除术的腹部阶段结束时都进行了喂养性空肠造口术[2]。口服摄取遵循一套强化恢复方案，尽管根据患者术后的临床进展可能有所偏差。在开始口服营养之前，我们不常规进行对比研究，相反，我们依赖鼻胃管流出量、炎症标志物，主要是患者的临床进展情况。患者平均在术后3~4天开始饮用高能量补充饮料。

三、结果

到目前为止，我们已经使用机器人直线吻合的方式进行了30例食管切除手术。RAMIE队列研究的患者特征见表28-1。新辅助治疗方案通常是FLOT方案[3]，但在一些病例中，使用CROSS方案也包括放化疗[4]。我们的平均吻合时间为55 min，这是根据食管切开时间与胃食管吻合术最后缝合完成的时间计算出来的。患者平均住院时间为13天，故没有30天或90天的病死率数据。8例患者发生吻合口瘘，均经内镜检查证实，其中，3例患者因缺损小而接受非手术治疗，患者处于严格的口腔无引流状态，我们通过鼻胃管直接对缺损和空腔进行吸引，或在内镜下置入支架；4例患者需要返回手术室进行胸腔镜冲洗和引流管放置；1例患者因管状胃坏死需要旷置。值得注意的是，最初的10例患者中有5例（50%）发生了吻合口瘘，而接下来的20例患者中有3例（15%）发生了吻合口瘘。这个明显与学习曲线相关的吻合口瘘发生率与之前发表的机器人手工食管胃吻合术相近[5]。

表28-1　RAMIE队列研究的患者特征

患者特征	值
年龄中位数（范围）	65（42~83）岁
男∶女	25例∶5例
新辅助治疗	25例
腺癌∶鳞状细胞癌	29例∶1例
治疗前肿瘤分期	T1N0：3例
	T1N1：2例
	T2N0：2例
	T3N0：8例
	T3N1：13例
	T3N2：2例

RAMIE，机器人辅助微创食管切除术。

四、讨论

食管切除术中吻合的形成有几种方法：手工吻合，圆形吻合和直线吻合。在RAMIE中，机器人直线吻合的文献报道是最少的[6]。到目前为止，只有一个系列研究报道了真正的机器人直线吻合技术和机器人辅助吻合装置[7]，尽管38人中只有24人接受了Ivor Lewis食管切除术（其余14人接受了McKeown食管切除术）。他们所描述的技术与我们的技术没有什么不同，尽管他们使用的是45 mm的第一代直线吻合器，而我们使用的是60 mm的SureForm吻合器。Guerra等[7]报道了16%的吻合口瘘发生率，尽管尚不清楚Ivor Lewis组的吻合口瘘发生率是多少。

吻合技术在开放、微创和机器人食管手术中仍是一个值得被讨论的话题。一般的共识是，外科医生应该熟悉一种特定技术的所有细节，以达到最佳的手术效果。我们的单位同时开展肿瘤和（复杂的）良性上消化道手术。总的来说，我们在绝大多数吻合中使用侧侧直线吻合，经验和对这项技术的熟练程度为接受食管切除术患者带来了最好的结果。

与Hodari等[8]和Wang等[9]报道的技术（机器人食管切除术中，床边外科医生使用手持直线吻合器进行吻合）相反，我们的技术允许控制台上的外科医生完全自主操作，并且不需要与机器人脱离对接。然而，Hodari等[8]和Wang等[9]报告的吻合口瘘发生率均较低（分别为7%和8%），这些数字是否反映了统计学上的显著差异尚不清楚。机器人手术的一个缺陷是缺乏真正的触觉反馈，这个缺陷在食管胃吻合的形成中是否具有重要意义仍有待观察。我们迄今为止的研究结果显示了一条显著的学习曲线，吻合口瘘发生率从前10例的50%降低到接下来20例的15%。之前发表的唯一一项关于真正的机器人直线吻合器食管胃吻合的研究包括24例胸腔内吻合[7]案例，很可能包括本研究在内的研究都没有完成其学习曲线。

参考文献

[1] Kingma B F, Read M, van Hillegersberg R, et al. A standardized approach for the thoracic dissection in robotic-assisted minimally invasive esophagectomy (RAMIE)[J]. Dis Esophagus, 2020, 33(Supplement_2): doaa066.

[2] Khan O A, Toh S K, Mercer S. A simple technique for cannulation of the jejunum during laparoscopic feeding jejunostomy[J]. Ann R Coll Surg Engl, 2011, 93(6): 490.

[3] Al-Batran S E, Homann N, Pauligk C, et al. Perioperative chemotherapy with fluorouracil plus leucovorin, oxaliplatin, and docetaxel versus fluorouracil or capecitabine plus cisplatin and epirubicin for locally advanced, resectable gastric or gastro-oesophageal junction adenocarcinoma (FLOT4): a randomised, phase 2/3 trial[J]. Lancet, 2019, 393: 1948-1957.

[4] van Hagen P, Hulshof M C, van Lanschot J J, et al. Preoperative chemoradiotherapy for esophageal or junctional cancer[J]. N Engl J Med, 2012, 366(22): 2074-2084.

[5] de Groot EM, Möller T, Kingma B F, et al. Technical details of the hand-sewn and circular-stapled anastomosis in robot-assisted minimally invasive esophagectomy[J]. Dis Esophagus, 2020, 33(Supplement_2): doaa055.

[6] Plat V D, Stam W T, Schoonmade L J, et al. Implementation of robot-assisted Ivor Lewis procedure: Robotic hand-sewn, linear or circular technique?[J]. Am J Surg, 2020, 220(1): 62-68.

[7] Guerra F, Vegni A, Gia E, et al. Early experience with totally robotic esophagectomy for malignancy. Surgical and oncological outcomes[J]. Int J Med Robot, 2018, 14(3): e1902.

[8] Hodari A, Park K U, Lace B, et al. Robot-Assisted Minimally Invasive Ivor Lewis Esophagectomy With Real-Time Perfusion Assessment[J]. Ann Thorac Surg, 2015, 100(3): 947-952.

[9] Wang F, Zhang H, Zheng Y, et al. Intrathoracic side-to-side esophagogastrostomy with a linear stapler and barbed suture in robot-assisted Ivor Lewis esophagectomy[J]. J Surg Oncol, 2019, 120(7): 1142-1147.

翻译：焦姮，复旦大学附属中山医院胸外科
审校：尹俊，复旦大学附属中山医院胸外科

doi: 10.21037/aoe-21-2

Cite this article as: van Boxel GI, Carter NC, Knight BC, Fajksova V, Jenkins N, Akbari K, Mercer SJ. Linear stapled technique for robotic assisted minimally invasive esophagectomy. Ann Esophagus, 2022, 5: 18.

第五部分

食管癌的综合治疗

第二十九章 食管鳞状细胞癌多模式治疗的发展过程——日本临床肿瘤研究组进行的临床试验综述

Kohei Kanamori, Kazuo Koyanagi, Soji Ozawa, Miho Yamamoto, Yamato Ninomiya, Kentaro Yatabe, Tadashi Higuchi, Kohei Tajima

Department of Gastroenterological Surgery, Tokai University School of Medicine, Isehara, Japan
Contributions: (I) Conception and design: K Kanamori, K Koyanagi; (II) Administrative support: None; (III) Provision of study materials or patients: None; (IV) Collection and assembly of data: All authors; (V) Data analysis and interpretation: All authors; (VI) Manuscript writing: All authors; (VII) Final approval of manuscript: All authors.
Correspondence to: Kazuo Koyanagi. Department of Gastroenterological Surgery, Tokai University School of Medicine, 143 Shimokasuya, Isehara, Kanagawa, 259-1193, Japan. Email: kkoyanagi@tsc.u-tokai.ac.jp.

目的: 阐明日本食管癌多模式治疗的发展过程。

背景: 亚洲国家采用的食管癌治疗方法往往与西方国家不同,这是由食管癌病理类型、可用的化疗药物、采用的手术技术等方面的差异引起的。在日本,食管癌治疗方法是根据日本临床肿瘤研究组(Japan Clinical Oncology Group, JCOG)进行的多中心试验的结果来确定的。对于早期食管鳞状细胞癌(ESCC)内镜下切除术(ER)未达到根治的患者,手术和放化疗(CRT)都是标准治疗方案,但CRT比手术创伤小。对于晚期ESCC病例的术后辅助治疗,治疗方案从20世纪80年代的术后放疗转向20世纪90年代的术后化疗,直到2000年,围手术期辅助化疗的最佳时机从术后转为术前。如今JCOG已经完成了对局部晚期ESCC新辅助治疗的三臂随机对照试验{CF[顺铂+5-氟尿嘧啶(5-fluorouracil, 5-FU)] vs DCF(多西他赛+顺铂+5-FU)vs CF+放疗(41.4 Gy)}的患者招募。此外,日本已有研究者尝试了ESCC的挽救性手术和转化手术,并且JCOG对其进行了 I/II 期试验,以确认这种方式的可行性和安全性。目前,JCOG正在对不同分期的可切除和不可切除的ESCC患者进行多项临床试验。

方法: 我们回顾了日本针对处于不同临床分期的ESCC患者进行的临床试验。

结论: 多年来,日本ESCC患者的标准治疗方法随着临床试验的结果而更新。未来的临床试验可能会探索出更好的治疗方法。

关键词: ESCC;多模式治疗;新辅助化疗;CRT;根治性放化疗(definitive chemoradiotherapy, dCRT)

View this article at: https://dx.doi.org/10.21037/aoe-21-22

一、引言

多模式的治疗方式可以改善ESCC[1]患者的结局，这是全世界研究者的共识，但是亚洲国家（例如日本）和西方国家在手术技术、治疗策略等方面尚存在差异。在日本，采用经胸食管切除术加颈、胸和腹三野淋巴结清扫术的治疗方法切除局部晚期胸部ESCC是标准手术流程[2]。并且锁骨上淋巴结转移（LNM）不被认为是远处转移，可以积极开展手术。此外，日本ESCC的多模式治疗旨在为根治病灶创造条件，而西方的多模式治疗被用于Ivor Lewis食管切除术之后。

日本食管肿瘤研究组（Japan Esophageal Oncology Group，JEOG）是JCOG的一个亚组。JEOG根据在日本进行的多中心试验的成果确定了ESCC的优化治疗策略[3]。本文主要讨论日本ESCC的治疗策略的历史和现状，重点讨论JEOG的临床研究结果和日本ESCC相关治疗指南。分期标准由国际抗癌联盟（UICC）制定。

本文根据叙述性综述报告清单（https://dx.doi.org/10.21037/aoe-21-22）要求撰写。

二、对cT1aN0M0期ESCC的治疗

内镜下切除术（ER）包括内镜下黏膜切除术（EMR）和内镜黏膜下剥离术（ESD），适用于LNM风险较低的浅表食管癌患者。ESD技术的进步使早期ESCC整块切除成为可能（无论肿瘤大小）。对于侵入黏膜上皮层（EP）或黏膜固有层（LPM），但不伴有淋巴脉管浸润的浅表癌（T1a-EP或T1a-LPM），可以通过ER实现治愈，因为LNM风险<5%[4-5]，因此，T1a-EP和T1a-LPM被认为是ER的绝对适应证。而侵入黏膜肌层（MM）或黏膜下浸润深度<200 μm的浅表癌，LNM风险为20%[5-6]。对于浸润深度超过MM或有淋巴脉管浸润的浅表癌，LNM风险>20%，因此，如果切除标本的组织病理学检查显示浸润深度超过MM或存在淋巴血管浸润，应该考虑行额外的治疗，因为其LNM风险增加。浅表ESCC非治愈性ER病例的标准治疗方法是食管切除术，但食管切除术的创伤较大，临床中一直在讨论是否可以应用侵入性较低的治疗方式来处理非治愈性内镜切除的病例，以降低复发风险[7]。因此，JCOG开展了一项Ⅱ期临床试验（JCOG0508，2006—2012年），验证CRT治疗浅表ESCC非治愈性ER病例的安全性和有效性（表29-1）。研究者根据

ER切除标本的组织病理学结果，对患者采取了以下治疗措施：对切除边缘阴性且无淋巴脉管浸润的pT1a肿瘤患者不做额外治疗（A组）；对有淋巴脉管浸润的pT1a肿瘤患者或切除边缘阴性的pT1b肿瘤患者进行预防性CRT治疗，辐射剂量为41.4 Gy，照射局部淋巴结（B组）；对垂直切缘阳性的患者进行根治性放化疗（dCRT），辐射剂量为50.4 Gy，并对原发部位进行9 Gy的增强照射（C组）。B组的3年生存率为90.7%[90%置信区间（CI）：84.0%~94.7%]，全部患者的3年生存率为92.6%（90%CI：88.5%~95.2%）。结果显示诊断性ER加选择性CRT的疗效与手术接近，可以考虑将CRT和手术共同作为治疗浅表ESCC非治愈性ER病例的标准治疗方法（图29-1）。

三、对cT1bN0M0期ESCC的治疗

对于不适用内镜治疗的Ⅰ期ESCC患者，标准治疗方法是手术，但手术对人体的创伤较大。因此，JCOG开展了一项Ⅱ期临床试验（JCOG9708，1997—2000年），验证CRT治疗cT1bN0期ESCC的安全性和有效性。治疗方案为顺铂70 mg/m²（第1天）+5-FU 700 mg/（m²·d）（第1~4天），联合30 Gy放疗（2 Gy/d，5 d/周，第1~21天）。治疗方案重复2次，中间间隔1周。共有72例患者参与，其中63例（87.5%）患者达到完全缓解，5年生存率为75.5%[8]；12.5%的患者有残留病变；41%的患者复发。但有残留病变或复发的大多数患者都通过挽救性ER或手术实现了根治。结果显示，对于不适用内镜治疗的Ⅰ期ESCC患者，CRT有着较高的完全缓解率和生存率，是一种有应用前景的治疗方法。

随后，JCOG计划进行一项随机对照试验（RCT），验证对于不适用内镜治疗的Ⅰ期ESCC患者而言，CRT的治疗效果不亚于手术；然而该试验方案并未获得广泛认可，患者的招募十分困难。目前进行了一项平行对照试验（JCOG0502，2006—2013年），患者自愿选择加入手术组或CRT组。CRT组使用顺铂和5-FU，同时进行60 Gy放疗。最终手术组的3年和5年生存率分别为94.7%和86.5%，CRT组的3年和5年生存率分别93.1%和85.5%[调整后HR：1.05；95%CI：0.67~1.64（95%CI<1.78）]。结果显示，CRT对Ⅰ期ESCC患者的治疗效果与手术接近，并且相较于手术，CRT保留了食管[9]。以上2个试验的结果表明，对于不适用内镜治疗的Ⅰ期ESCC患者，CRT可以替代手术。

表29-1 日本早期治疗ESCC的临床试验概述

试验	年份/年	临床分期[†]	临床试验分期/设计方法	分组	患者/例	主要终点	P值	结论
JCOG0508	2006—2012	cT1a期（ER后）	Ⅱ期	对pT1a患者不做额外治疗	74	N/A	N/S	所有患者的3年生存率为92.6%，诊断性ER加选择性CRT的疗效与手术接近
				对有淋巴脉管浸润的pT1a患者/PT1b患者行CRT（41.4 Gy）治疗	87	3年生存率为90.7%		
				对手术切缘阳性的患者行CRT（50.4 Gy）治疗	15	N/A		
JCOG9708	1997—2000	T1bN0M0期	Ⅱ期	CRT（60 Gy）治疗	72	5年生存率为75.5%完全缓解率为87.5%		对于需要手术的Ⅰ期ESCC患者，CRT也是一种有应用前景的治疗方法
JCOG0502	2006—2013	T1bN0M0期	平行对照试验	手术	209	5年生存率为86.5%		CRT是保留了器官的Ⅰ期ESCC的治疗方案
				CRT（60 Gy）治疗	159	5年生存率为85.5%		

[†]，当时的UICC分期。ESCC，食管鳞状细胞癌；ER，内镜下切除术；CRT，放化疗；N/A，不详；N/S，不显著。

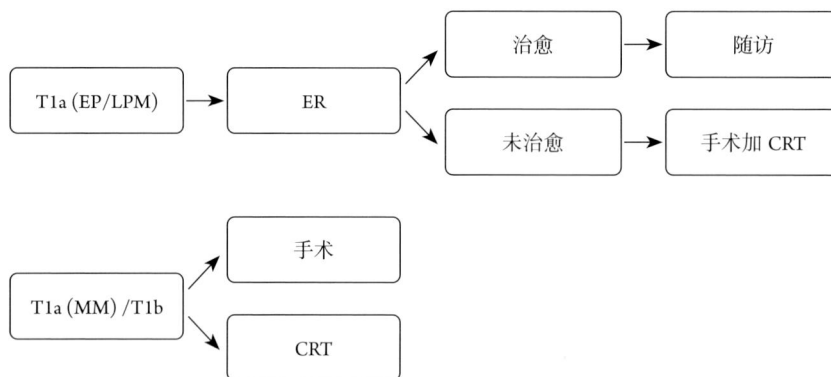

ESCC，食管鳞状细胞癌；EP，黏膜上皮层；LPM，黏膜固有层；ER，内镜下切除术；CRT，放化疗；MM，黏膜肌层。

图29-1 根据日本食管学会的指南修订的cT1期ESCC的治疗策略

四、Ⅰ/Ⅱ/Ⅲ/Ⅳa期ESCC的手术治疗（不包括T4b期）

可切除的晚期ESCC的标准治疗方法是食管切除术加淋巴结清扫术。在日本，晚期ESCC的标准治疗方法是经胸食管切除术加颈、胸和腹三野淋巴结清扫术[2]。

（一）食管切除术的手术方法

ESCC最早的手术方法是开胸和开腹，直到1992年Cuschieri等[10]完成了胸腔镜食管切除术。从那时起，胸腔镜和腹腔镜手术技术便迅速发展。1996年，Akaishi等[11]完成了胸腔镜下全食管切除术和胸部淋巴结清扫术。现在，人们认为胸腔镜和腹腔镜手术比开放式手术更有优势。而根据肿瘤位置、临床分期和患者基本信息开创的一些胸腔镜和腹腔镜切除食管癌的方法被定义为微创食管切除术（MIE）[12-13]。随着研究者们的不断探索，MIE开始被更广泛地使用，手术技术也更加标准。

通过比较开放式食管切除术（OE）和MIE的手术效果，结论是MIE有不亚于OE的淋巴结清扫效果。但MIE的创伤更小，肺部感染风险更低[14]。2004年，Kernstine等[15]完成了机器人辅助微创食管切除术（RAMIE）；2006年，他们介绍了机器人辅助腹腔镜手术的初步临床经验，证实该技术出血少并且具有可行性[16]。

达芬奇机器人系统[17]可以为术者展示三维放大的手术视野。并且，外科机器人在手术器械的衔接、震颤过滤、减少术者的大幅度动作以及人体工程学设计方面均有很多优点，可以帮助医生加快学习MIE的速度。此外，外科机器人的自由度高，更好地克服了胸腔对操作的限制，改善了喉返神经（RLN）周围淋巴结清扫的效果[18]，有效地预防了RLN麻痹。外科机器人的这些优势使RAMIE迅速在日本普及，但也存在一些问题，例如，达芬奇机器人系统的价格高昂，以及与胸腔镜手术相比，RAMIE的临床获益更低等。

（二）三野淋巴结清扫术

食管切除术中进行淋巴结清扫的重要性现已得到充分的认可。1913年，Torek等[19]成功完成了食管切除术。在这之后，食管切除术治疗ESCC的安全性和有效性逐渐得到许多研究者的认可。并且，随着人们对该疾病的认识不断加深，淋巴结的清扫范围也在不断扩大。Kajitani对RLN周围的淋巴结进行了系统的解剖，并开创了上胸部淋巴结清扫术[20]。Sannohe等[21]切除了患者的颈部淋巴结，并报告了转移率。三野淋巴结清扫术就是由这两位日本医生首创的。此后，日本又有一些研究证实了三野淋巴结清扫术的安全性和在延长生存期方面的作用[22-25]。最初的手术并未注意保留RLN，很多病例都发生了RLN麻痹，但随着RLN周围淋巴结清扫术的出现和不断改善，RLN麻痹的发生率在不断下降。在20世纪90年代，三野淋巴结清扫术的治疗效果获得了全世界的认可[26-28]。Kato等[29]的研究表明，接受三野淋巴结清扫术治疗的ESCC患者生存率优于接受二野淋巴结清扫术的患者。Igaki等[2]的研究表明即使是下胸部的食管肿瘤，也应当重视颈部淋巴结的清扫。他们报告，即使是下胸部ESCC伴有上纵隔和（或）中央纵隔淋巴结转移的患者，接受三野淋巴结清扫术治疗的生存率也更高。此外Altorki等[26]报道，在80例接受三野淋巴结清扫术食管切除术的患者中，有30%患者的术后分期都较预期的更晚一些。基于以上研究结果，在日本，食管切除术加三野淋巴结清扫术是ESCC的标准手术方法。

三野淋巴结清扫术不仅可以切除大量有潜在转移风险的淋巴结，而且还可以更准确地进行分期。此外，增加颈部淋巴结的清扫可能会改善纵隔淋巴结清扫的效果，这对患者预后影响极大。

近年来有一些系统综述和Meta分析发表。其中，Shang等[30]对ESCC患者的生存情况进行了分析，发现行三野淋巴结清扫术治疗的、伴有颈部或上纵隔淋巴结转移的患者有更高的生存率。Ma等[31]的Meta分析同样发现三野淋巴结清扫术与食管切除术后生存率的提高有关。

五、Ⅰ/Ⅱ/Ⅲ/Ⅳa期ESCC的辅助治疗（不包括T4b期）

（一）术前和术后放疗

在20世纪70年代，术前放疗是ESCC的主要术前治疗手段。人们普遍认为它有助于完全切除病灶，以避免肿瘤的复发[32]。但还有一些研究者主张术后放疗。通过与对照组的回顾性分析可以发现，术后放疗组的生存率更高而复发率更低[33]。因此，JEOG进行了一项RCT（JCOG8201，1981—1983年），验证患者接受哪种放疗方式的生存率更高（表29-2）。这项研究将术前放疗（30 Gy）加术后放疗（24 Gy）与只进行术后放疗（50 Gy）进行对比。结果显示，单纯手术加术后放疗组的生存率明显高于术前放疗加术后放疗组[34]。基于上述的研究结果，ESCC的辅助放疗从术前改为术后。

（二）术后放疗与术后化疗

在20世纪80年代初的日本，顺铂是治疗ESCC的重要药物。JEOG进行了一项RCT（JCOG8503，1984—1987年），目的是比较术后放疗和术后化疗患者的生存率。放疗辐射剂量为50 Gy，化疗方案为2个疗程的顺铂70 mg/m^2+长春地辛3 mg/m^2。那时5-FU还未普及，顺铂+长春地辛的方案是非小细胞肺癌的标准治疗方法。试验的结果显示，2种治疗方式的5年生存率没有显著差异，表明术后化疗的效果不亚于术后放疗，而术后放疗是当时世界范围内的标准治疗方法[35]。因此，在日本，以顺铂为基础的化疗也成为ESCC的辅助治疗方法之一。

（三）术后化疗与单纯手术

用于治疗ESCC的手术技术已经取得了显著的进

表29-2　日本ESCC辅助治疗的临床研究概述

试验	年份/年	临床分期[†]	临床试验分期	分组	人数/例	主要终点	P值	结论
JCOG8201	1981—1983	Ⅰ～Ⅲ期	Ⅲ期	术前加术后RT	104	OS[‡]: 13.1个月	<0.01	只进行术后化疗的组疗效更好
				只术后RT	103	OS[‡]: 21.6个月		
JCOG8503	1984—1987	Ⅰ～Ⅳ期（可切除）	Ⅲ期	术后RT	127	5年生存率为44%	N/S	
				术后CT（CV）	126	5年生存率为42%		
JCOG8806	1988—1991	Ⅰ～Ⅳ期（可切除）	Ⅲ期	只手术	100	5年生存率为44.9%	N/S	
				手术加术后CT（CV）	105	5年生存率为48.1%		
JCOG9204	1992—1997	Ⅱ/Ⅲ期（除T4b期）	Ⅲ期	只手术	122	5年生存率为45%	0.04	手术加术后CT组的疗效更好
				手术加术后CT（CF）	120	5年生存率为55%		
JCOG9907	2000—2006	Ⅱ/Ⅲ期（除T4b期）	Ⅲ期	术前CT（CF）	164	5年生存率为55%	0.04	术前CT组的疗效更好
				术后CT（CF）	161	5年生存率为43%		
JCOG1109	2012—2018	Ⅱ/Ⅲ期（除T4b期）	Ⅲ期	术前CT（CF）		OS		正在进行随访
				术前CT（DCF）				
				术前CRT				

[†]，当时的UICC分期；[‡]，中位数。ESCC，食管鳞状细胞癌；RT，放疗；OS，总生存期；CT，化疗；CV，顺铂+长春地辛；N/S，不显著；CF，顺铂+5-氟尿嘧啶；DCF，多西他赛+顺铂+5-氟尿嘧啶；CRT，放化疗。

展，特别是胸部和颈部的淋巴结清扫，自20世纪80年代末以来，就成为日本的标准治疗方法。因此，JEOG开展了一项RCT（JCOG8806，1988—1991年），验证术后化疗是否会提高接受食管切除术加三野淋巴结清扫术治疗的患者的生存率。该试验比较了单纯手术与手术加术后化疗（2个疗程的顺铂70 mg/m²+长春酰胺3 mg/m²）的疗效。试验的结果显示，2种治疗方式的5年生存率无显著差异，因此，单纯食管切除术+三野淋巴结清扫术成为当时治疗ESCC的标准治疗方法[36]。

随后，2项Ⅱ期试验证明CF的治疗效果优于顺铂+长春地辛。因此，JEOG进行了一项RCT（JCOG9204，1992—1997年），验证与单纯手术加二野淋巴结清扫术或三野淋巴结清扫术治疗Ⅱ期或Ⅲ期的ESCC（不包括T4期）相比，使用了CF的术后化疗是否会提高患者的生存率。化疗方案为2个疗程顺铂80 mg/m²（第1天）+5-FU 800 mg/m²（第1~5天）。试验的结果显示，术后化疗组（120例患者）和单纯手术组（122例患者）的主要终点——无病生存率分别为55%和45%（P=0.04），5年生存率分别为61%和52%（P=0.13）。在淋巴结转移亚类，手术加使用了CF的术后化疗治疗效果更好[37]。因此，在20世纪90年代末，该方法成为晚期ESCC的标准疗法。

（四）术后化疗与术前化疗

日本通常使用术后化疗治疗ESCC，而西方国家为减少手术对人的创伤并降低并发症发生率，主要使用术前化疗[38]。然而，术前化疗加手术、单纯手术和手术加术后化疗这3种方案，哪种方案患者的生存率最高目前还存在争议。因此，JEOG开展了一项RCT（JCOG9907，2000—2006年），目的是研究晚期ESCC患者（不包括T4期）的最佳化疗时机（术前或术后）。试验将患者随机分配至术前化疗组或术后化疗组，化疗方案为2个疗程的顺铂8 mg/m²（第1天）+持续滴注5-FU 800 mg/m²（第1~5天），2个疗程间隔3周。该试验未达到主要终点——无进展生存期，但术前化疗组（164例患者）的生存率优于术后化疗组（166例患者）（P=0.01）。在最新的研究中，术后化疗组的5年生存率为43%，而术前化疗组为55%（HR: 0.73；95%CI: 0.54~0.99；P=0.04）[39]。并且，术前化疗不会使术后并发症发生率和病死率升高[40]。有学者认为，术前化疗缩小了病灶，最终改善了术前化疗组的预后，这是因为患者被随机分配，治疗开始以前2组患者的临床分期没有明显差异，但术前化疗组的病理分期更低。此外，术前化疗组实现完全切除的人数及完成治疗方案的比例均高于术后化疗组；术前化组有85.4%的患者完成了2个疗程的化疗并成功行完全切除术，而术后化疗组只有75.0%。基于上述的研究结果，在日本，使用CF的术前化疗加手术已经成为Ⅱ/Ⅲ期ESCC患者的标准治疗方法（图29-2）。

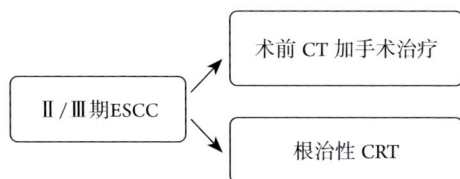

ESCC，食管鳞状细胞癌；CT，化疗；CRT，放化疗。

图29-2　根据日本食管学会的指南修订的Ⅱ/Ⅲ期ESCC的治疗策略

（五）充分的术前治疗

JCOG9907试验中的亚组分析结果显示，临床分期为Ⅱ期或T1~2期的ESCC患者，其术前放疗的治疗效果优于临床分期为Ⅲ期或T3期的患者。而所有复发的患者中，单部位复发的人数较少（2组的复发率分别为31%和25%），这可能与日本外科医生精湛的手术技巧有关。因此，对于要进行手术的患者，顺铂和5-FU的术前化疗是一种合适的增强疗效的治疗方案，而强化的术前化疗或术前放化疗可能对未能有效控制疾病的患者有益。

化疗人数的增加引起了人们对多西他赛的关注，它是最有希望治疗不可切除的ESCC的药物。一项术前化疗中使用DCF（多西他赛+顺铂+5-FU）治疗局部晚期ESCC的探索性试验显示，该方案的反应率良好（61.5%）且没有治疗相关死亡。DCF的治疗前景也在一项Ⅱ期随机试验中得到证实[41]。但是术前化疗和术前CRT哪种方式的生存率更高仍存在争议。

2012年，JEOG启动了1项三臂RCT（JCOG1109），验证单用DCF化疗、CF化疗+放疗和单用CF共3种方案，哪种方案治疗局部晚期ESCC[42]的OS更高。A组接受术前CF化疗[2个疗程的顺铂80 mg/m²（第1天）+5-FU 800 mg/m²（第1~5天），每3周重复一次]；B组接受术前DCF[3个疗程的多西他赛70 mg/m²（第1天）+顺铂70 mg/m²（第1天）+5-FU 750 mg/m²（第1~5天），每3周重复一次]；

C组接受术前放疗（41.4 Gy/23次）和CF[2个疗程顺铂75 mg/m²（第1天）和5-FU 1 000 mg/m²（第1~4天），每4周重复一次]。试验对经胸OE或MIE不作要求，但食管切除术要在术前治疗结束后56天内进行。试验的招募工作于2018年完成，正在进行随访。

（六）免疫检查点抑制剂用于术前治疗

免疫检查点抑制剂是一类具有抗肿瘤活性的新药，以纳武利尤单抗和帕博利珠单抗为代表。目前为止没有任何分子靶向药物被用于治疗晚期ESCC；但美国食品药品监督管理局（FDA）在2019年批准了帕博利珠单抗作为PD-L1阳性患者的二线或后续治疗方案[43]。ESCC通常显示PD-L1高表达。据报道，癌细胞中的PD-L1表达率为15%~83%，免疫细胞中的PD-L1表达率为13%~31%[43-46]。此外，一项2019年的国际Ⅲ期临床试验（ATTRACTION-3）[47]的结果显示，对于5-FU和铂类药物耐药或不耐受的不可切除的晚期或复发性ESCC患者，使用纳武利尤单抗显著延长了患者OS。因此，在2020年，纳武利尤单抗在日本被纳入不可切除的晚期或复发性ESCC患者的二线化疗方案。基于以上研究结果，JEOG启动了一项Ⅰ期试验（JCOG1804E）[48]，目的是对比使用CF的术前化疗加纳武利尤单抗方案和使用DCF的术前化疗加纳武利尤单抗方案患者的获益情况。

六、CRT治疗Ⅰ/Ⅱ/Ⅲ/Ⅳa期的ESCC（不包括T4b期）

1999年美国的一项针对T1~3N0~1M0期ESCC患者的Ⅲ期研究发现，使用50.4 Gy的放疗加CF化疗，使患者的5年OS显著提高了26%，而单纯放疗则为0[49]。这些研究结果使CRT成为不适合手术患者的标准治疗方法。因此，JEOG开展了一项Ⅱ期研究（JCOG9906，2000—2002年），验证CRT对Ⅱ期或Ⅲ期ESCC患者的安全性和有效性。共有96例患者使用了CRT，结果显示CRT组的疗效与术前化疗加手术组的疗效接近，毒性可控。然而，CRT的晚期毒性反应使患者出现了3级或4级食管炎（13%）、心包积液（16%）、胸膜积液（9%），以及放射性肺炎（4%）症状，最终导致4例患者死亡。因此，结论是CRT方案需要进一步改进以降低晚期毒性反应的发生率[50]。

考虑到dCRT晚期毒性反应的高发生率和挽救性手术的术后并发症问题，在日本，60 Gy放疗加CF化疗的dCRT有望成为非手术治疗Ⅱ期或Ⅲ期ESCC患者的替代方案之一。因此，JEOG开展了一项单组验证性研究（JCOG0909，2010—2014年），目的是研究是否可以通过减少放射剂量来降低晚期毒性反应的发生率，是否可以用dCRT结合挽救性手术来改善治疗效果，以及评估dCRT结合挽救性手术的安全性。dCRT结合挽救性手术的3年生存率为74.2%（90%CI：65.9%~80.8%），优于预测的55%，5例患者（20%）出现了3级或4级术后并发症，1例患者（4%）在术后死亡，但76%的患者实现完全切除[51]。因此，挽救性手术被认为对特定病例有效。50.4 Gy的放疗加CF化疗的dCRT在日本成为了希望非手术治疗的ESCC患者的标准治疗方案（表29-3）。

七、CRT治疗Ⅳa期（T4b期）的ESCC

JEOG开展了一项Ⅱ/Ⅲ期试验（JCOG0303，2004—2009年），对患有T4b期疾病或不可切除淋巴结的ESCC患者进行标准剂量CF（A组）和低剂量CF（B组）的CRT。但由于2组没有毒性上的差异，对B组进一步研究的意义不大，最终试验被终止[52]。同理，不需要对日常RT和低剂量CF治疗局部晚期不可切除的ESCC做进一步评估。

2013年进行了一项多中心Ⅱ期试验（COSMOS），目的是研究DCF诱导化疗后进行转化手术治疗最初不可切除的局部晚期ESCC的安全性和有效性。试验结果显示，41.7%的患者在诱导化疗或CRT治疗后进行了转化手术，95%的患者实现完全切除，并且没有出现严重的术后并发症。证明DCF诱导化疗加转化手术的疗效较好，并且患者有较高的耐受性，对于局部晚期不可切除的ESCC患者来说是一种很有前景的多模式治疗方法[53]。随后，JEOG计划进行一项Ⅲ期试验（JCOG1510），目的是对比DCF诱导化疗后进行转化手术、dCRT后进行转化手术与单纯dCRT这3种治疗方案治疗局部晚期不可切除的ESCC的OS，目前正在招募患者[54]（表29-3，图29-3）。

八、Ⅳb期ESCC的化疗

日本对不可切除的晚期ESCC患者主要采用CF化疗。因此，JEOG在2014年启动了一项RCT（JCOG1314），验证DCF治疗不可切除的晚期或复发性ESCC的OS优于CF[55]。A组采用CF治疗[顺铂80 mg/m² （第1天）+ 5-FU 800 mg/m²（第1~5天），每4周重复一次]，B组采用DCF治疗[多西他赛30 mg/m²（第1天和第15天）+顺铂80 mg/m²（第1天）+ 5-FU 800 mg/m²（第1~5天），每4周重复一次]，目前正在招募患者。

他汀类药物是治疗不可切除的晚期或复发性ESCC的二线治疗药物，但如上所述（见"免疫检查点抑制剂用于术前治疗"一节），纳武利尤单抗比他汀类药物更有优势，已被纳入二线治疗方案。自指南修订以来，纳武利尤单抗在日本已被积极地用于治疗不可切除的或晚期食管癌，并显示出一定的疗效。未来有可能出现预后明显改善的报道。

表29-3 日本ESCC的CRT或诱导化疗的临床研究概述

试验	年份/年	临床分期†	临床试验分期	分组	人数/例	主要终点	P值	结论
JCOG9906	2000—2002	Ⅱ/Ⅲ期（除T4期）	Ⅱ期	CRT	76	OS‡：29个月		CRT疗法有效
JCOG0909	2010—2014	Ⅱ/Ⅲ期（除T4期）	Ⅱ期	CRT/CRT加挽救性手术	94	3年生存率：74.2%		CRT加挽救性手术是安全有效的
JCOG0303	2004—2009	T4b期/不可切除的淋巴结	Ⅱ期	CRT（标准剂量的CF）	71	OS‡：14.4个月	N/S	低剂量组的疗效略低于标准剂量组
				CRT（低剂量的CF）	71	OS‡：13.1个月		
COSMOS	2013—2014	T4b期/不可切除的淋巴结	Ⅱ期	indDCF和CS/CRT	48	1年生存率：67.9%		indDCF联合CS有治疗效果且患者能够耐受
JCOG1510	2016	T4b期/不可切除的淋巴结	Ⅲ期	CRT		OS		正在进行患者招募
				indDCF和CS/CRT				

†，当时的UICC分期；‡，中位数。CRT，放疗；ESCC，食管鳞状细胞癌；OS，总生存期；CF，顺铂+5-氟尿嘧啶；N/S，不显著；indDCF，多西他塞+顺铂+5-氟尿嘧啶诱导化疗；CS，转化手术。

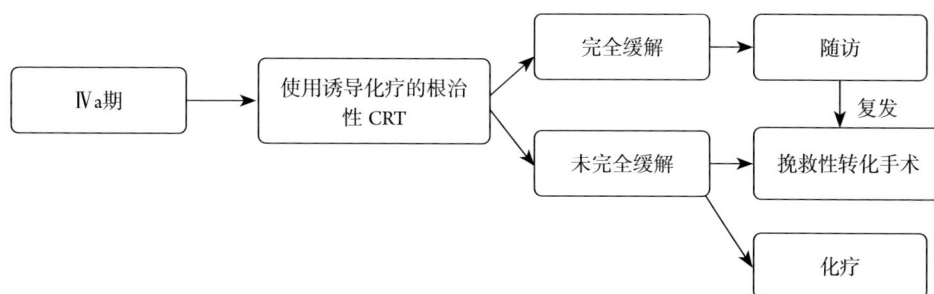

ESCC，食管鳞状细胞癌；CRT，放化疗。

图29-3　根据日本食管学会的指南修订的Ⅳa期ESCC的治疗策略

九、结论

本文结合JCOG开展的临床试验的结果，总结了日本ESCC多模式治疗的历史和现状。

参考文献

[1] Mariette C, Piessen G, Triboulet J P. Therapeutic strategies in oesophageal carcinoma：Role of surgery and other modalities[J]. Lancet Oncol, 2007, 8(6)：545-553.

[2] Igaki H, Tachimori Y, Kato H. Improved survival for patients with upper and/or middle mediastinal lymph node metastasis of squamous cell carcinoma of the lower thoracic esophagus treated with 3-field dissection[J]. Ann Surg, 2004, 239(4)：483-490.

[3] Fukuda H. Development of cancer cooperative groups in Japan[J]. Jpn J Clin Oncol, 2010, 40(9)：881-890.

[4] Endo M, Yoshino K, Kawano T, et al. Clinicopathologic analysis of lymph node metastasis in surgically resected superficial cancer of the thoracic esophagus[J]. Dis Esophagus, 2000, 13(2)：125-129.

[5] Eguchi T, Nakanishi Y, Shimoda T, et al. Histopathological criteria for additional treatment after endoscopic mucosal resection for esophageal cancer：Analysis of 464 surgically resected cases[J]. Mod Pathol, 2006, 19(3)：475-480.

[6] Makuuchi H, Shimada H, Mizutani K, et al. Clinical pathological analysis of surgically resected superficial esophageal carcinoma to determine criteria for deciding on treatment strategy[J]. Diagn Ther Endosc, 1997, 3(4)：211-220.

[7] Minashi K, Nihei K, Mizusawa J, et al. Efficacy of endoscopic resection and selective chemoradiotherapy for stage Ⅰ esophageal squamous cell carcinoma[J]. Gastroenterology, 2019, 157(2)：382-390.e3.

[8] Kato H, Sato A, Fukuda H, et al. A phase Ⅱ trial of chemoradiotherapy for stage Ⅰ esophageal squamous cell carcinoma：Japan Clinical Oncology Group Study (JCOG9708)[J]. Jpn J Clin Oncol, 2009,

39(10)：638-643.

[9] Kato K, Igaki H, Ito Y, et al. Parallel-group controlled trial of esophagectomy versus chemoradiotherapy in patients with clinical stage Ⅰ esophageal carcinoma (JCOG0502). Meeting abstract：Proceeding of the Gastrointestinal Cancer Symposium[C].(2019-02-17).American Society of Clinical Oncology, 2019：7.

[10] Cuschieri A, Shimi S, Banting S. Endoscopic oesophagectomy through a right thoracoscopic approach[J]. J R Coll Surg Edinb, 1992, 37(1)：7-11.

[11] Akaishi T, Kaneda I, Higuchi N, et al. Thoracoscopic en bloc total esophagectomy with radical mediastinal lymphadenectomy[J]. J Thorac Cardiovasc Surg, 1996, 112(6)：1533-1540.

[12] Shichinohe T, Hirano S, Kondo S. Video-assisted esophagectomy for esophageal cancer[J]. Surg Today, 2008, 38(3)：206-213.

[13] Ozawa S, Ito E, Kazuno A, et al. Thoracoscopic esophagectomy while in a prone position for esophageal cancer：A preceding anterior approach method[J]. Surg Endosc, 2013, 27(1)：40-47.

[14] Koyanagi K, Ozawa S, Tachimori Y. Minimally invasive esophagectomy performed with the patient in a prone position：a systematic review[J]. Surg Today, 2016, 46(3)：275-284.

[15] Kernstine K H, DeArmond D T, Karimi M, et al. The robotic, 2-stage, 3-field esophagolymphadenectomy[J]. J Thorac Cardiovasc Surg, 2004, 127(6)：1847-1849.

[16] van Hillegersberg R, Boone J, Draaisma W A, et al. First experience with robot-assisted thoracoscopic esophagolymphadenectomy for esophageal cancer[J]. Surg Endosc, 2006, 20(9)：1435-1439.

[17] Camarillo D B, Krummel T M, Salisbury J K Jr. Robotic technology in surgery：Past, present, and future[J]. Am J Surg, 2004, 188(4A Suppl)：2S-15S.

[18] Suda K, Ishida Y, Kawamura Y, et al. Robot-assisted thoracoscopic lymphadenectomy along the left recurrent laryngeal nerve for esophageal squamous cell carcinoma in the

prone position: Technical report and short-term outcomes[J]. World J Surg, 2012, 36(7): 1608-1616.

[19] Torek F. The first successful case of resection of the thoracic portion of the oesophagus for carcinoma[J]. Surg Gynecol Obstet, 1913, 16: 614-617.

[20] Fujita H. History of lymphadenectomy for esophageal cancer and the future prospects for esophageal cancer surgery[J]. Surg Today, 2015, 45(2): 140-149.

[21] Sannohe Y, Hiratsuka R, Doki K. Lymph node metastases in cancer of the thoracic esophagus[J]. Am J Surg, 1981, 141(2): 216-218.

[22] Kato H, Tachimori Y, Mizobuchi S, et al. Cervical, mediastinal, and abdominal lymph node dissection (three-field dissection) for superficial carcinoma of the thoracic esophagus[J]. Cancer, 1993, 72(10): 2879-2882.

[23] Baba M, Aikou T, Yoshinaka H, et al. Long-term results of subtotal esophagectomy with three-field lymphadenectomy for carcinoma of the thoracic esophagus[J]. Ann Surg, 1994, 219(3): 310-316.

[24] Fujita H, Kakegawa T, Yamana H, et al. Mortality and morbidity rates, postoperative course, quality of life, and prognosis after extended radical lymphadenectomy for esophageal cancer. Comparison of three-field lymphadenectomy with two-field lymphadenectomy[J]. Ann Surg, 1995, 222(5): 654-662.

[25] Ando N, Ozawa S, Kitagawa Y, et al. Improvement in the results of surgical treatment of advanced squamous esophageal carcinoma during 15 consecutive years[J]. Ann Surg, 2000, 232(2): 225-232.

[26] Altorki N, Kent M, Ferrara C, et al. Three-field lymph node dissection for squamous cell and adenocarcinoma of the esophagus[J]. Ann Surg, 2002, 236(2): 177-183.

[27] Lerut T, Nafteux P, Moons J, et al. Three-field lymphadenectomy for carcinoma of the esophagus and gastroesophageal junction in 174 R0 resections: Impact on staging, disease-free survival, and outcome: A plea for adaptation of TNM classification in upper-half esophageal carcinoma[J]. Ann Surg, 2004, 240(6): 962-972.

[28] Fang W T, Chen W H, Chen Y, et al. Selective three-field lymphadenectomy for thoracic esophageal squamous carcinoma[J]. Dis Esophagus, 2007, 20(3): 206-211.

[29] Kato H, Watanabe H, Tachimori Y, et al. Evaluation of neck lymph node dissection for thoracic esophageal carcinoma[J]. Ann Thorac Surg, 1991, 51(6): 931-935.

[30] Shang Q X, Chen L Q, Hu W P, et al. Three-field lymph node dissection in treating the esophageal cancer[J]. J Thorac Dis, 2016, 8(10): E1136-E1149.

[31] Ma G W, Situ D R, Ma Q L, et al. Three-field vs two-field lymph node dissection for esophageal cancer: A meta-analysis[J]. World J Gastroenterol, 2014, 20(47): 18022-18030.

[32] Akakura I, Nakamura Y, Kakegawa T, et al. Surgery of carcinoma of the esophagus with preoperative radiation[J]. Chest, 1970, 57(1): 47-57.

[33] Kasai M. Surgical treatment for carcinoma of the esophagus[J]. J Jpn Surg Soc, 1980, 81: 845-853.

[34] Iizuka T, Ide H, Kakegawa T, et al. Preoperative radioactive therapy for esophageal carcinoma. Randomized evaluation trial in eight institutions[J]. Chest, 1988, 93(5): 1054-1058.

[35] A comparison of chemotherapy and radiotherapy as adjuvant treatment to surgery for esophageal carcinoma. Japanese Esophageal Oncology Group[J]. Chest, 1993, 104(1): 203-207.

[36] Ando N, Iizuka T, Kakegawa T, et al. A randomized trial of surgery with and without chemotherapy for localized squamous carcinoma of the thoracic esophagus: The Japan Clinical Oncology Group Study[J]. J Thorac Cardiovasc Surg, 1997, 114(2): 205-209.

[37] Ando N, Iizuka T, Ide H, et al. Surgery plus chemotherapy compared with surgery alone for localized squamous cell carcinoma of the thoracic esophagus: A Japan Clinical Oncology Group Study—JCOG9204[J]. J Clin Oncol, 2003, 21(24): 4592-4596.

[38] Kleinberg L, Forastiere A A. Chemoradiation in the management of esophageal cancer[J]. J Clin Oncol, 2007, 25(26): 4110-4117.

[39] Ando N, Kato H, Igaki H, et al. A randomized trial comparing postoperative adjuvant chemotherapy with cisplatin and 5-fluorouracil versus preoperative chemotherapy for localized advanced squamous cell carcinoma of the thoracic esophagus (JCOG9907)[J]. Ann Surg Oncol, 2012, 19(1): 68-74.

[40] Hirao M, Ando N, Tsujinaka T, et al. Influence of preoperative chemotherapy for advanced thoracic oesophageal squamous cell carcinoma on perioperative complications[J]. Br J Surg, 2011, 98(12): 1735-1741.

[41] Hara H, Tahara M, Daiko H, et al. Phase II feasibility study of preoperative chemotherapy with docetaxel, cisplatin, and fluorouracil for esophageal squamous cell carcinoma[J]. Cancer Sci, 2013, 104(11): 1455-1460.

[42] Nakamura K, Kato K, Igaki H, et al. Three-arm phase III trial comparing cisplatin plus 5-FU (CF) versus docetaxel, cisplatin plus 5-FU (DCF) versus radiotherapy with CF (CF-RT) as preoperative therapy for locally advanced esophageal cancer (JCOG1109, NExT study)[J]. Jpn J Clin Oncol, 2013, 43(7): 752-755.

[43] Shah M A, Kojima T, Hochhauser D, et al. Efficacy and safety of pembrolizumab for heavily pretreated patients with advanced, metastatic adenocarcinoma or squamous cell carcinoma of

the esophagus: The Phase 2 KEYNOTE-180 Study[J]. JAMA Oncol, 2019, 5(4): 546-550.

[44] Jiang Y, Lo A W I, Wong A, et al. Prognostic significance of tumor-infiltrating immune cells and PD-L1 expression in esophageal squamous cell carcinoma[J]. Oncotarget, 2017, 8(18): 30175-30189.

[45] Guo W, Wang P, Li N, et al. Prognostic value of PD-L1 in esophageal squamous cell carcinoma: A meta-analysis[J]. Oncotarget, 2018, 9(17): 13920-13933.

[46] Qu H X, Zhao L P, Zhan S H, et al. Clinicopathological and prognostic significance of programmed cell death ligand 1 (PD-L1) expression in patients with esophageal squamous cell carcinoma: a meta-analysis[J]. J Thorac Dis, 2016, 8(11): 3197-3204.

[47] Kato K, Cho B C, Takahashi M, et al. Nivolumab versus chemotherapy in patients with advanced oesophageal squamous cell carcinoma refractory or intolerant to previous chemotherapy (ATTRACTION-3): A multicentre, randomised, open-label, phase 3 trial[J]. Lancet Oncol, 2019, 20(11): 1506-1517.

[48] Yamamoto S, Kato K, Daiko H, et al. Feasibility study of nivolumab as neoadjuvant chemotherapy for locally esophageal carcinoma: FRONTiER (JCOG1804E)[J]. Future Oncol, 2020, 16(19): 1351-1357.

[49] Cooper J S, Guo M D, Herskovic A, et al. Chemoradiotherapy of locally advanced esophageal cancer: Long-term follow-up of a prospective randomized trial (RTOG 85-01). Radiation Therapy Oncology Group[J]. JAMA, 1999, 281(17): 1623-1627.

[50] Kato K, Muro K, Minashi K, et al. Phase II study of chemoradiotherapy with 5-fluorouracil and cisplatin for Stage II-III esophageal squamous cell carcinoma: JCOG trial (JCOG 9906)[J]. Int J Radiat Oncol Biol Phys, 2011, 81(3): 684-690.

[51] Ito Y, Takeuchi H, Ogawa G, et al. A single-arm confirmatory study of definitive chemoradiotherapy (dCRT) including salvage treatment in patients (pts) with clinical (c) stage II/III esophageal carcinoma (EC) (JCOG0909)[J]. J Clin Oncol, 2018, 36: 4051.

[52] Shinoda M, Ando N, Kato K, et al. Randomized study of low-dose versus standard-dose chemoradiotherapy for unresectable esophageal squamous cell carcinoma (JCOG0303)[J]. Cancer Sci, 2015, 106(4): 407-412.

[53] Yokota T, Kato K, Hamamoto Y, et al. Phase II study of chemoselection with docetaxel plus cisplatin and 5-fluorouracil induction chemotherapy and subsequent conversion surgery for locally advanced unresectable oesophageal cancer[J]. Br J Cancer, 2016, 115(11): 1328-1334.

[54] Terada M, Hara H, Daiko H, et al. Phase III study of tri-modality combination therapy with induction docetaxel plus cisplatin and 5-fluorouracil versus definitive chemoradiotherapy for locally advanced unresectable squamous-cell carcinoma of the thoracic esophagus (JCOG1510: TRIANgLE)[J]. Jpn J Clin Oncol, 2019, 49(11): 1055-1060.

[55] Kataoka K, Tsushima T, Mizusawa J, et al. A randomized controlled Phase III trial comparing 2-weekly docetaxel combined with cisplatin plus fluorouracil (2-weekly DCF) with cisplatin plus fluorouracil (CF) in patients with metastatic or recurrent esophageal cancer: Rationale, design and methods of Japan Clinical Oncology Group study JCOG1314 (MIRACLE study)[J]. Jpn J Clin Oncol, 2015, 45(5): 494-498.

翻译：梁朔铭，成都医学院胸心外科学专业
审校：陆思秒，电子科技大学医学院
　　　李佳龙，四川省肿瘤医院胸外科
　　　冷雪峰，四川省肿瘤医院胸外科

doi: 10.21037/aoe-21-22
Cite this article as: Kanamori K, Koyanagi K, Ozawa S, Yamamoto M, Ninomiya Y, Yatabe K, Higuchi T, Tajima K. Multimodal therapy for esophageal squamous cell carcinoma according to TNM staging in Japan—a narrative review of clinical trials conducted by Japan Clinical Oncology Group. Ann Esophagus, 2023, 6: 32.

第三十章　食管癌患者新辅助治疗后残留病灶检测优化

Maria J. Valkema[1], Michail Doukas[2], Manon C. W. Spaander[3], Roelf Valkema[4], Henry C. Woodruff[5,6], J. Jan B. van Lanschot[1]

[1]Department of Surgery, [2]Department of Pathology, [3]Department of Gastroenterology and Hepatology, [4]Department of Radiology and Nuclear Medicine, Erasmus University Medical Center, Rotterdam, The Netherlands; [5]The D-Lab, Department of Precision Medicine, GROW—School for Oncology and Developmental Biology, Maastricht University, Maastricht, The Netherlands; [6]Department of Radiology and Nuclear Imaging, Maastricht University Medical Center, Maastricht, The Netherlands

Contributions: (I) Conception and design: MJ Valkema, JJB van Lanschot; (II) Administrative support: All authors; (III) Provision of study materials or patients: None; (IV) Collection and assembly of data: MJ Valkema; (V) Data analysis and interpretation: All authors; (VI) Manuscript writing: All authors; (VII) Final approval of manuscript: All authors.

Correspondence to: Maria J. Valkema. Department of Surgery, Erasmus University Medical Center, RG-229k, P.O. Box 2040, 3000 CA Rotterdam, The Netherlands. Email: m.valkema@erasmusmc.nl.

摘要：目前，新辅助化疗或新辅助放化疗（neoadjuvant chemoradiotherapy，nCRT）联合手术治疗是针对局部晚期食管癌患者的主要治疗模式。近1/3的患者在nCRT后达到病理学完全缓解（pCR）。因此，对nCRT有完全（临床）反应的患者可通过积极随访监测，推迟手术直到在临床反应评估（clinical response evaluations，CREs）中检测到肿瘤复发。对于接受了nCRT的患者，CREs需要使用精确的诊断手段以及时监测、评估局部复发以及远处转移。内镜及镜下深度活检、超声内镜（EUS）-细针穿刺抽吸术（FNA）穿刺疑似转移淋巴结以及正电子发射计算机体层显像（PET/CT）的联合检测，对大量残余肿瘤（>10%）检测的敏感性为90%。在本文中，我们讨论目前在CREs中使用的诊断手段，以及如何提高nCRT后检测残余肿瘤的准确性。对于目前采用的咬合活检技术，应在初始肿瘤部位较大的黏膜区域进行充分的咬合活检，以减少采样误差；EUS-FNA则需要对所有可见淋巴结进行采样，以提高对阳性淋巴结的检出率；PET/CT和一体化正电子发射断层成像/磁共振成像（positron emission tomography/magnetic resonance imaging，PET/MRI）技术的发展有望通过定性和定量评估来改善CREs的效能；其他有前景的技术有待进一步的探索。与常规活检相比，使用广域经上皮取样（wide-area transepithelial sampling，WATS）可检测更大的黏膜区域，但在接受nCRT治疗的患者中仍缺乏相关研究数据。超声内镜弹性成像或谐波造影增强超声内镜（contrast enhanced harmonic endoscopic ultrasonography，CEH-EUS）对阳性淋巴结的检出率可能有所提高，但这些技术在nCRT后的患者中仍需要进一步研究。此外，影像组学的图像分析，从呼气[挥发性有机化合物（volatile organic compounds，VOCs）]和液体活检[血液样本中检测到的循环肿瘤DNA（circulating tumor DNA，ctDNA）]中提取的新型生物标志物，可能对当前的诊断方法具有补充价值。

关键词：主动监测；人工智能；影像引导活检；诊断成像；食管肿瘤

View this article at: http://dx.doi.org/10.21037/aoe-2020-02

一、引言

局部晚期食管癌的标准治疗包括新辅助治疗联合食管切除术[1-3]。根据CROSS研究，nCRT可提高5年生存率和手术根治性切除率[3-4]。进一步的分析显示，在接受nCRT治疗的食管腺癌患者中，23%的患者达到pCR，而在食管鳞状细胞癌患者中，49%的患者达到pCR。达到临床完全缓解（clinically complete response，cCR），即新辅助治疗后复查无残留病灶的患者有机会在主动监测中获益，手术仅在有残留病灶的患者中进行。因此，有一部分患者可能有机会避免手术相关的术后并发症、围术期死亡和生活质量下降的风险[5]。SANO和ESOSTRATE 2项随机对照研究显示，主动监测可能使这部分患者获益[6-7]。

在主动监测的操作中，准确的CREs是及时发现nCRT术后残留肿瘤的重要手段。在荷兰进行的preSANO研究中，已经对CREs诊断模式的组成进行了研究[8]。该研究的诊断模式包括咬合活检、EUS-FNA穿刺可疑淋巴结以及18F-氟代脱氧葡萄糖（FDG）正电子发射计算机体层显像（PET/CT），其对大量残留肿瘤（>10%残留存活肿瘤）的监测敏感性为90%。在亚洲，目前正在进行一项与之类似的preSINO研究，以研究食管鳞状细胞癌患者CREs的诊断模式[9]。

然而用这种方法监测残留的局部区域肿瘤（≥1%残留存活肿瘤）的准确性较低，敏感性为77%，特异性为72%，有待被进一步优化[8]。理想情况下，患者若体力状态良好，只要存在局部区域肿瘤残留且无远处转移，就应立即接受手术治疗。这就有赖于敏感的局部区域和远处转移的监测。应尽量减少CREs的假阳性率，以免患者接受不必要的手术。另一个重要目标是尽可能减少CREs的负担，辅以新的诊断方式，如影像、血液及呼气检查，以达到高精度、低侵入性的效果。

本文的目的是探讨目前在CREs中使用的诊断模式，并展望在局部晚期食管癌接受nCRT后的优化残留肿瘤监测的前景。

二、内镜评估

（一）现行内镜检查方法

可以通过组织病理学方法对局部病灶进行残留肿瘤的评估，常规内镜咬合活检以及对可疑淋巴结进行EUS-FNA是当前CREs的重要方式。最好的评估原发肿瘤残留病灶的方法是广泛采样黏膜与黏膜下层组织。一项研究结果显示，在接受CROSS方案治疗的患者的术后标本中，89%的残留病灶位于黏膜或黏膜下层区域[10]。

与常规活检相比，咬合活检的应用改善了对残留肿瘤的检测[8]。其在同一位置进行2次连续活检，以便在第2次活检时获得更深的样本。理想情况是通过咬合活检，可以采样到黏膜下层组织。在preSANO研究中，84例患者接受了常规活检，123例患者接受了咬合活检。咬合活检包括在原发肿瘤部位的4个不同位置和食管中任何其他可疑部位进行活检。在26例进行常规活检的肿瘤退缩分级（tumor regression grade，TRG）为3~4级的患者中，8例患者漏诊（假阴性率为31%）。在41例进行咬合活检的TRG为3~4级患者中，漏诊7例患者（假阴性率为17%）。咬合活检结合EUS-FNA对可疑淋巴结的检查进一步提高了敏感性（41例患者中有4例患者漏诊，假阴性率为10%）。

（二）漏诊残留病灶的分布

理想情况下，活检假阴性率应该进一步降低，这有赖于CREs时对残留病灶的准确定位。这在1项食管鳞癌患者的研究中已有所探究[11]。该研究纳入了41例接受nCRT且经内镜及放射学评估为cCR但切除标本原发灶残留肿瘤≥1%的患者，其中28例（68%）患者残留肿瘤涉及黏膜，9例（22%）患者残留肿瘤未涉及黏膜，4例患者（10%）残留肿瘤未涉及黏膜和黏膜下层。

这一结果与以食管腺癌患者为主要研究对象的preSANO研究的旁系研究结果相似（van der Wilk B，2020，个人交流）。该研究检测了27例患者nCRT后残留病灶漏诊的标本，这些患者均进行了常规活检或咬合活检联合EUS-FNA。结果显示，27例患者中有18例（67%）患者的标本中至少存在黏膜残留病变，8例（30%）患者在正常黏膜下的黏膜下层有残余肿瘤，仅1例（4%）患者在黏膜及黏膜下层更深层面有残留病变。

此外，这项研究表明，活检的部位很难确定。组织病理学检查显示，在未发现残留肿瘤的患者中，在CREs期间采集的活检标本，有72%可被明确定义为黏膜层面来源，只有6%的患者可以被明确定义为黏膜下来源，其余21%的组织层面来源难以确定。对3个切除标本中未经过照射的食管部分的检查显示，特定的黏膜下结构仅存在于整个黏膜下区域的1%~2%（van der Wilk B，2020，个人交流）。

这些研究结果表明，在原发灶部位的较大黏膜区域内，应进行充分的采样（如根据preSANO试验，至少进行4个不同位置的咬合活检），并结合更深层次的活检，以减少采样误差。此外，如上所述，评估准确的活检深度不能仅仅依靠对nCRT后黏膜结构的识别。

（三）计算机辅助三维分析广域经上皮取样

计算机辅助三维分析广域经上皮取样（wide-area transepithelial sampling with computer-assisted three-dimensional analysis，WATS-3D）是一种改善大面积食管采样的新技术[12]。WATS-3D用活检刷从食管获取细胞学和组织学样本，所获得的组织通过人工智能的图像处理进行三维可视化并自动检测异型增生[13]。与常规活检相比，该活检刷可对更大的区域进行取样，深度可达到黏膜固有层[12]。

WATS-3D在巴雷特食管或癌前病变筛查及监测的安全性方面已得到证实[12]。然而，它还没有在放疗后的食管癌患者中进行过测试，也没有就切除标本中残留肿瘤的情况与常规活检进行过对比。WATS-3D在食管癌患者中的潜在应用价值有待证实。

对于食管癌活检来说，其他能够确保黏膜下层或更深层次取样的技术仍需要后续研究证实。食管细针穿刺活检或许是未来研究的方向[14]。

（四）EUS和EUS引导下的FNA

有几项研究报道，EUS测量肿瘤最大厚度和最大面积对预测nCRT术后残留肿瘤有一定作用[15-19]。1项前瞻性多中心研究探索EUS检测这2个指标以评估nCRT后12周的残余肿瘤[19]。设置肿瘤残余厚度截断值为4.5 mm，肿瘤残余面积截断值为0.92 cm²时，EUS检测TRG为3~4级肿瘤的敏感性接近90%。然而，EUS对TRG为1级的肿瘤评估较不精准，其对残余肿瘤厚度和面积的特异性分别为52%和40%。尽管如此，如果进一步探索与其他诊断方式的联合应用，这些基于EUS的测量方法可能会改变患者主动检测的选择。

CREs中，同样需要能提高阳性淋巴结检出数目的检测方法。preSANO研究的后续研究结果显示，在nCRT后，EUS定义可疑淋巴结的标准并不完全精准[20]。在该研究中，大约一半的阳性淋巴结（在切除标本中证实）并不完全符合EUS标准认为的可疑阳性淋巴结（圆形、低回声和直径大于5 mm）。尽管该研究扩大了可疑淋巴结的EUS诊断标准，在nCRT后12周的检测中，敏感性为50%，特异性为78%。在19例接受EUS-FNA的患者中，有8例患者的穿刺结果不明确。为了提高EUS-FNA的准确性，本研究的作者建议不论可疑与否，对所有可见淋巴结进行取样。另外，应特别注意膈下淋巴结，这1组淋巴结在腺癌的患者中发生转移的概率较高。此外，通过对每个淋巴结重复穿刺或使用现场快速病理检查，可以避免穿刺活检结果不明确。

EUS弹性成像技术在超声图像的彩色图中显示组织的硬度，该技术用不同的颜色区别刚性区域（如恶性肿瘤组织）以及中间弹性区域和软组织[21]。已有多项研究结果提示，治疗前使用EUS弹性成像技术可检测细胞病理学证实的阳性淋巴结[22-24]。然而，在nCRT术后，淋巴结的弹性可能因nCRT而发生改变，在这种情况下，EUS弹性成像技术尚未被证实能够有效区分纤维化淋巴结和恶性淋巴结。此外，CEH-EUS可作为标准EUS的补充，定性CEH-EUS根据造影增强程度（如非增强或高增强）对组织进行区分，这对胰腺病变的诊断有一定价值[25]。目前，尚无关于CEH-EUS在早期食管癌分期及疗效评估方面的研究。CEH-EUS对食管癌的诊断价值尚不明确。

三、放射学与核医学技术

（一）¹⁸F-FDG PET/CT

¹⁸F-FDG PET/CT在食管癌nCRT期间及治疗后的反应评估方面已被广泛研究，但对原发灶残留肿瘤的检测结果并不理想。1项Meta分析结果显示，¹⁸F-FDG PET定性检测ypT0/ypT0N0的敏感性为74%（95%CI：0.68~0.79），特异性为52%（95%CI：0.44~0.60）[26]。敏感性与preSANO试验的后续分析结果相符，¹⁸F-FDG PET对ypT0的敏感性为80%[27]。然而，63%的假阳性率导致特异性较低，可能的原因是nCRT后12周持续存在放射性食管炎。

¹⁸F-FDG PET/CT目前在CREs中充当的角色主

要为通过引导EUS-FNA活检阳性淋巴结以及发现经血液的远处转移的病灶。在主动监测期间定期行 ^{18}F-FDG PET/CT检查有利于原发灶复发的检测（Valkema M，2020，个人交流）。1项回顾性研究纳入分析了1组nCRT后cCR拒绝手术而主动进行定期 ^{18}F-FDG PET/CT监测的患者，在主动监测期间没有活检证实肿瘤复发的患者中，nCRT后12周原发肿瘤部位的 ^{18}F-FDG摄取继续下降，这表明放射治疗后的食管炎已经痊愈。相比之下，在nCRT治疗12周后经活检证实为复发的患者，其局部复发部位 ^{18}F-FDG摄取增加。这些发现表明 ^{18}F-FDG PET/CT在主动监测期间可能对监测局部肿瘤反应有价值，但这需要在前瞻性研究中被证实。

（二）磁共振成像

磁共振成像（MRI）具有较高的软组织分辨率，能够描绘食管分层和肿瘤浸润深度[28-29]。MRI上的组织显示为 T_1 和 T_2 加权图像，另外还有其他MRI技术，如弥散加权（diffusion-weighted，DW）-MRI和动态对比增强（dynamic contrast-enhanced，DCE）-MRI。DW-MRI可以根据细胞密度和细胞膜的完整性，提供有关组织中水分子运动的功能性信息。DW-MRI使用表观扩散系数（apparent diffusion coefficient，ADC）进行量化，恶性组织的ADC值较低，反映了细胞密度高导致水分子扩散受限，而非癌组织的ADC值通常较高，细胞密度较低[30-31]。除DW-MRI，静脉注射造影剂后可进行DCE-MRI检查，该检查可以反映恶性组织相对于健康组织的血管变化[32]。DW-MRI与DCE-MRI联合应用可能在食管癌残留病灶的诊断中有一定价值，两者的定量参数在预测nCRT后的pCR时具有互补价值[33]。

在nCRT治疗时和治疗后，与无反应患者相比，有反应患者的ADC值更高。这一结论在一项针对DW-MRI检测nCRT后pCR的患者的Meta分析中得到了证实[34]，在nCRT治疗的第2~3周，TRG 1级组患者的ADC值比TRG 2~4级组患者平均高26%（95%CI：19%~32%；P=0.60）。同样，在nCRT结束后3~9周，TRG 1级组患者的ADC值比TRG 2~4级组患者平均高34%（95%CI：12%~55%；P=0.53）。

在上述Meta分析发表后，1项前瞻性多中心研究也得出相似结论。该研究纳入了69例患者[35]，在nCRT开始大约2周后，平均ADC值（ΔADC_{mean}）与nCRT开始时相比，在TRG 1级患者中增加[中位 ΔADC_{mean}+28%；四分位距（IQR）：15%~39%]比TRG 2~4级患者更明显（中位 ΔADC_{mean}+11%；IQR：4%~17%）；在nCRT结束5周后，TRG 1级患者的ADC值升高（ΔADC_{mean}+34%；IQR：13%~46%）也比TRG 2~4级的患者更为明显（ΔADC_{mean}+20%；IQR：10%~38%），尽管这一结果没有统计学差异。

此外，在一项包含22例接受nCRT治疗患者的研究中，通过在咬合活检中加入 T_2 MRI评估，提高了肿瘤检测的敏感性[36]。MRI加咬合活检的敏感性为89%，而仅用咬合活检的敏感性为33%。然而，这种改善是以特异性下降为代价的（MRI加咬合活检的特异性为50%，而仅用咬合活检的特异性为100%）。由于MRI的视野限制，该技术无法改善EUS-FNA已观测到的淋巴结的检测。

MRI尚未被常规用于nCRT后的CREs。一项正在进行中的前瞻性诊断研究使用DW-MRI、DCE-MRI、 ^{18}F-FDG PET/CT、ctDNA对nCRT后pCR的进行预测[37]，有望为nCRT后肿瘤残留的多模式诊断评估提供新的见解。

（三） ^{18}F-FDG PET/MRI

MRI可以作为单一的检查模式，也可以与PET完全集成为PET/MRI系统，这是一项最近发展起来的技术。与 ^{18}F-FDG PET+普通低剂量CT相比， ^{18}F-FDG PET/MRI成像可以提供额外的解剖和功能价值，例如区别放射治疗后的炎症及肿瘤残留。定量的 ^{18}F-FDG PET与MRI参数不相关，在nCRT后pCR预测中具有互补价值[35,38]。然而，由于纵隔中的心肺运动，MRI显示食管具有一定困难。因此，纵隔特异性扫描方案的发展有机会让 ^{18}F-FDG PET/MRI获得食管的高质量图像[39]。

如今，很少有研究报道 ^{18}F-FDG PET/MRI在食管癌中的诊断价值。2014年，一项研究将序贯 ^{18}F-FDG PET/MRI与EUS、诊断性CT、 ^{18}F-FDG PET/CT进行了对比，结果显示， ^{18}F-FDG PET/MRI具有较好性能[40]。15例未接受新辅助治疗的患者在术前2周内采用这些方式进行分期诊断。因为缺乏造影剂对原发肿瘤进行可靠的评估， ^{18}F-FDG PET/CT不包括在pT分期的分析亚组中。FDG PET/MRI对pT分期的准确率为67%，而EUS和CT诊断的准确率分别为87%和33%。[18]F-FDG PET/MRI对淋巴结分期的准确率最高，为83%；其次是EUS，准确率为75%；[18]F-FDG PET/CT为67%；诊断性CT为50%[40]。

在一项可行性研究中，16例患者接受[18]F-FDG PET/CT后立即行[18]F-FDG PET/MRI检查，以比较两者区别[41]，比较指标包括原发性肿瘤、淋巴结和远处转移的评估。[18]F-FDG PET/CT与[18]F-FDG PET/MRI相比，倾向于高估放射学T分期，T分期一致性评分（Cohen's kappa）值为0.33，肿瘤壁厚相关系数为0.64。T分期的差异可能是在[18]F-FDG PET/MRI中食管壁层及周围组织显示较好所致。N分期和M分期的评估两者无显著差异（Cohen's kappa>0.85）。本研究中治疗前的放射学评估并没有与切除标本的结果进行比较。因此，[18]F-FDG PET/MRI检查对病理分期的准确性仍不确定。

综上所述，采用[18]F-FDG PET/MRI进行分期与采用[18]F-FDG PET/CT相比暂无显著差异。使用[18]F-FDG PET/MRI进行nCRT前、后分期的准确性有待与切除标本的病理分期进行比较研究。

（四）新型PET示踪剂

放射性核素示踪剂是放射性标记物质，可以结合到体内相关物质位点。[18]F-FDG是肿瘤诊断显像的常用方式。然而，使用[18]F-FDG作为一种示踪剂也有其局限性，即[18]F-FDG不能区分癌组织中的葡萄糖代谢和其他细胞中的葡萄糖代谢。过去几年，已有几种示踪剂被研究用于肿瘤组织高选择性显像，但这些示踪剂尚未在临床中被常规使用[42-44]。示踪剂[18]F-3'-脱氧-3'-氟代胸腺嘧啶（[18]F-3'-deoxy-3'-fluorothymidine，[18]F-FLT）已经被用于显像细胞增殖状态[44]。[18]F-FLT是由胸苷激酶-1磷酸化而来，这是一种参与细胞增殖的酶。因此，[18]F-FLT会被保留在处于分裂周期的细胞中，它可能是胸苷激酶-1和细胞增殖的替代标志物。同时，[18]F-FLT在生态性骨髓和肝脏中大量积累，因此在这些区域的使用价值有限[44]。为了克服这一局限性，一种过滤技术被应用于[18]F-FLT PET，已经在1项针对10例食管癌或胃癌伴肝转移患者的小型研究中被用于改善肿瘤与背景的可视效果[45]。在2项可行性研究中，对于新辅助治疗前的病灶评估的准确性，[18]F-FLT PET不如[18]F-

FDG PET，前者对于肿瘤基线分区的诊断出现了更多的假阴性[46-47]。然而，[18]F-FLT PET用于（早期）预测患者对新辅助治疗的反应已经被提出，与[18]F-FDG不同的是，[18]F-FLT摄取不受炎症过程的影响[46,48]。[18]F-FLT PET/CT在食管癌中的应用还需要更大规模的临床研究来证实。

成纤维细胞活化蛋白（fibroblast activation protein，FAP）最近被认为是一种在多种肿瘤中（包括食管癌）有前景的诊断和治疗靶点[49-51]。FAP是一种膜结合的蛋白酶，特异性地存在于病变细胞的表面，如上皮性癌的间质成纤维细胞、肝纤维化的肝细胞以及主动脉斑块的主动脉平滑肌细胞[52-53]。FAP表达细胞在肿瘤微环境中的确切作用尚不清楚。FAP被认为可以诱导免疫抑制通路并促进血管生成[53]。FAP可以作为靶点，即选择性FAP抑制剂（FAP-selective inhibitors，FAPI）。在开发FAP靶向治疗和使用PET观察FAP表达细胞方面已取得了进展。[68]镓标记FAPI（[68]Ga-FAPI）示踪剂已被开发并在患者中进行了测试[49-51]。这种类型的放射示踪剂已被证明能与各种实体瘤和远处转移瘤间质中的癌相关成纤维细胞结合[51]。[68]Ga-FAPI与[18]F-FDG相比，可以更好地描述肿瘤与正常组织的差异，因为[68]Ga-FAPI不在健康组织中积聚，而且能迅速地被人体清除。在6例食管癌患者中，原发肿瘤中FAPI的摄取是正常组织活性的6倍以上，明显高于FDG[49]。对FAPI示踪衍生物的药代动力学特征的研究正在进行中，目的是提高其在目标肿瘤中的滞留时间[50]。需要进一步的临床研究来探索[68]Ga-FAPI检测食管癌病变的敏感性和特异性。

（五）影像组学

影像组学正被广泛用于优化医学影像评估。影像组学是一种高通量的方法，可以获得定量成像特征，这些特征可能与潜在生物学结果相关，其中大部分是肉眼无法看到的[54]。影像组学特征分析可以使用手工创建或使用深度卷积神经网络全自动创建（图30-1）。通过应用预先指定的数学公式，表示肿瘤的形状、统计像素强度和纹理指标，从图像中提取手工制作的影像组学特征。通过全自动影像组学，可以进行深度卷积神经网络自动计算和选择，确定与结果相关的显著成像特征，例如检测异常病变或预测反应[55]。因此，完全自动化的影像组学节约时间，且不依赖人类的主观评

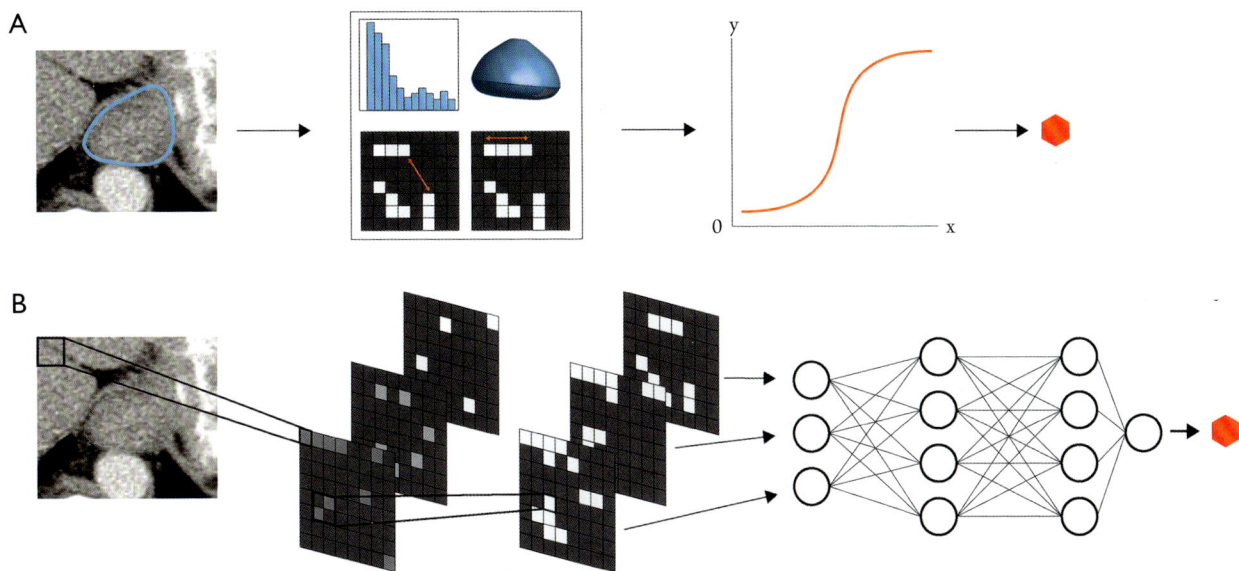

（A）手工创建影像组学特征分析的简化流程概述。首先，在图像上勾画出肿瘤体积；然后从肿瘤体积中提取肿瘤整体像素强度、肿瘤形状和纹理参数等影像组学特征；接下来，使用机器学习算法对选择的影像组学特征进行选择和使用，对感兴趣的结果进行预测，例如是否存在残余肿瘤（图中红色六边形）。图中的预测由logistic回归模型的s形曲线表示，x轴是影像组学特征值的加权总和，y轴是结果概率的加权和。（B）全自动化影像组学特征分析的简化流程概述。图像特征是通过使用卷积神经网络的深度学习自动提取的。卷积神经网络在图像上滑动一个滤波器，从而学会识别相关的特征。有了这些特征，就可以通过卷积神经网络对感兴趣的结果（标记为红色六边形）进行预测。

图30-1 手工或全自动创建影像组学特征分析

估。然而，这一方法的使用可能受到限制，因为深度学习需要大量精心管理的数据，而这往往是医疗中心所缺乏的。模型可以使用放射学和核扫描来开发，也可以被用于实时内镜成像，性能良好的模型可以被并入计算机辅助检测系统[56]。

许多研究已经开发出手工描绘的影像组学特征（加权影像组学特征的组合）用于预测食管癌患者nCRT后的反应。在一项研究的验证队列中，基于CT的诊断性影像组学特征用于预测nCRT后的pCR，其受试者工作特征曲线下面积（area under the curve，AUC）为0.79[57]。最终的预测模型包括1项形状特征（表面与体积比）、1项灰度强度特征和3项纹理特征。在另一项对36例患者的研究中，CT中的一类纹理特征被称为灰度共现矩阵[58]。新辅助（放）化疗前食管腺癌患者的灰度共现矩阵特征在ypT0~2和ypT3~4肿瘤患者中有显著差异，这种差异在食管鳞状细胞癌患者中未见。在另一项回顾性研究中结果显示，CT-放射学特征具有预后价值[59]，放射学模型预测3年生存期，在CROSS方案治疗后手术的验证队列患者中，AUC为0.61。

相当多的[18]F-FDG PET研究结果显示，根据《实体肿瘤临床疗效评价标准》（response evaluation criteria in solid tumors，RECIST）或组织病理学评估标准，手工创建影像组学特征对预测nCRT后的治疗反应有一定价值。部分研究表明，影像组学特征比常规的PET标准摄取值具有更好的预测性能[60-72]。部分研究报道，使用nCRT治疗前和治疗后的特征比一个时间点的特征获得了更好的pCR预测性能[60,65-66,70]。此外，在2项以食管腺癌患者为主的研究中，结合临床参数和影像组学PET特征的模型预测新辅助治疗后的TRG 1级患者具有更好的效果[60,68]。在另一项食管鳞状细胞癌患者的研究中，治疗前更高的直方图熵（一种代表像素值随机性的影像组学特征）与nCRT后的肿瘤残留显著相关[72]，结合了影像组学与临床变量的模型在16例患者的小型验证队列中得出AUC为0.82。

MRI的影像组学特征已经在DW-MRI上得到发展，[18]F-FDG PET/MRI和T_2 MRI扫描可预测食管癌患者的生存期、远处转移和淋巴结转移结果较好[73-75]。一项研究探索了基于MRI的影像组学的疗效评估[76]，在直方图分析中，通过高偏度（一种测量不对称的方法）和高峰度（一种测量尾部的方法）可以看出，在nCRT后，获得pCR的食管鳞状细胞癌患者有更高的概率恢复治疗前较低的ADC值。进一步量化MRI扫描影像组学的ADC值在治疗反应预测上是有价值的。

除了手工创建的影像组学特征分析，深度学习也出现在各种结果的预测中。卷积神经网络已被应用于基于CT和MRI的特征分类，以根据RECIST预测CRT的反应[77-78]。结合深度学习和手工创建的术前影像组学特征，可以在独立验证数据集中以良好的准确性区分受检患者有无转移淋巴结（AUC为0.84）[79]。此外，深度学习PET特征用于预测食管鳞状细胞癌患者诊断后1年死亡的模型AUC可达0.74[80]。

尽管许多关于影像组学的有前景的研究已经发表，但通常很难比较它们的结果和临床用途。当在使用不同治疗方案的患者身上建立模型时，或者当使用了不同的反应评估方法时（如RECIST与组织病理学对比），比较并不可以顺利进行。特征提取和特征选择的方法也会影响研究结果[62]，不同的验证方法会影响模型的最终性能。除了影像组学研究比较相对困难外，这些研究的可重复性也有限，不同医院的采集和重建方案不同，这导致不同中心的影像组学特征值略有不同。因此，我们进行了稳健性研究，以确定不依赖于扫描仪或静脉注射对比剂的特征[81-84]。此外，目前正在进行研究以优化进行影像组学研究的基础设施，例如通过分布式学习[85]，匿名成像数据无须离开医院就能被用于模型开发。这克服了严格的隐私法规的限制，有助于获得更大的可用数据集，使临床有用的影像组学模型的开发和验证成为可能。

四、新型生物标志物

（一）VOCs

VOCs存在于呼气样本中，作为可以检测各种疾病的新型生物标志物，如炎症性肠病、哮喘和结肠直肠癌[86-88]。VOCs是源于细胞代谢过程的产物，可以扩散到呼出的空气中，也可以扩散到血液、唾液和尿液中[89]。VOCs对于某些癌症类型的生化过程可能是特定的，反映了癌症细胞的遗传或蛋白质变化、氧化应激或微生物群的改变[90]。VOCs分析领域也被称为呼吸组学，在非侵入性和低成本检测方面有较大研究前景。

呼气中的VOCs在食管癌的检测中可能具有潜在的价值。1项多中心验证研究测试了之前建立的呼气样本中挥发性有机化合物的模型，该模型使用选定的离子流管质谱（一种量化挥发性有机化合物数量和组成的获得方法）进行分析[91]，该模型在163例食管癌或胃癌患者和172例良性疾病患者（如食管裂孔疝或食管炎）的队列中进行了测试，对癌症患者的检测表现良好，敏感性为80%，特异性为81%，AUC为0.85。

呼气样本检测也被用于电子鼻装置检测巴雷特食管[92-93]。电子鼻装置通过设备中的化学传感器检测VOCs，将激活信号转化为呼吸纹，这些数据随后被机器学习算法处理，以将VOCs的模式与相应的疾病联系起来。电子鼻装置能够将129例巴雷特食管患者与273例健康对照者和胃食管反流病患者区分开来，敏感性为91%，特异性为74%，AUC为0.91[93]。此外，电子鼻装置可以对巴雷特食管与胃食管反流病进行分类，尽管其敏感性一般，为64%，特异性为74%，AUC为0.73。这些数据表明VOCs有能力区分各种疾病不同的状态，这是否也适用于食管癌的诊断需要更进一步研究探索。

（二）液体活检

液体活组织检查是一种对体液的分析，血液样本的微创液体活检旨在检测循环肿瘤细胞（circulating tumor cells，CTCs）或肿瘤成分，包括ctDNA、肿瘤来源的外泌体、循环肿瘤RNA和循环肿瘤微小RNA。液体活检对于开发转移途径的靶向治疗，以及检测残留病变和通过反复分析监测疾病复发有一定价值[94-95]。

在液体活检中，生物标志物水平可以被量化，肿瘤特异性基因突变可以被表征[96-97]。由于血液中CTCs浓度低，以及细胞表面抗原或肿瘤特异性基因突变的异质性，这些分析可能受到限制[98-99]。目前正在开发准确的分析方法，以确保其在不同实验室的可重现性，这一研究领域正在迅速发展[100-101]。

食管鳞状细胞癌化（放）疗后、手术后疾病进展的患者中，均能检测到CTCs[102-103]。这与一项针对食管腺癌和食管鳞状细胞癌患者的前瞻性研究一致，该研究观察到基线CTCs阳性与手术后活检证实的肿瘤复发之间存在相关性[104]。在另一项研究中，20例食管腺癌患者中有9例被检测到CTCs水平在新辅助化（放）疗后升高，在手术后降低[99]。ESOPEC研究对比围术期化疗（FLOT方案）与nCRT（CROSS方案）治疗食管癌，该研究同时将进行CTCs的临床价值相关分析[105]。

此外，一项回顾性研究结果显示，放化疗后ctDNA持续存在与肿瘤进展和远处转移有关[106]，该研究观察到在部分患者中，ctDNA水平升高先于[18]F-FDG PET/CT发现疾病进展。另一项姑息性治疗研究也得到了类似结论[98]。然而，这些研究只包括少数患者，结果可能受到选择偏倚的影响。为了评估ctDNA在预后或疗效评估中的临床价值，还需要等待前瞻性诊断试验的结果[9,37,105,107]。

五、总结

目前常被用于nCRT后的肿瘤检测方法，包括内镜下咬合活检，可疑淋巴结的EUS-FNA和[18]F-FDG PET/CT等，可以进一步被优化。与常规的EUS-FNA活检相比，咬合活检和EUS-FNA结合可以提高局部区域肿瘤的检测水平。建议在初始肿瘤区域内选择较大的黏膜区域取样，最好与深部活检结合，以进一步降低假阴性率。EUS-FNA的准确性可通过采集所有可见淋巴结进行优化。新式的EUS技术，如EUS弹性成像或CEH-EUS，可以增强对可疑淋巴结的评估，但需要进一步的研究来探索其在nCRT治疗后的临床应用价值。定期[18]F-FDG PET/CT检查对监测nCRT治疗后12周以上的局部肿瘤复发有较大价值，此时放射性食管炎已经明显好转。除了单独使用[18]F-FDG PET/CT，辅以MRI定性、定量及综合[18]F-FDG PET/MRI，有助于更进一步的影像学评估。其他示踪剂，如[68]Ga-FAPI的应用也有助于肿瘤显影特异性的提升。无创影像组学在标准医疗成像中的应用，VOCs的使用以及液体活检在早期和微创肿瘤检测中的应用是具有前景的新兴研究领域。

参考文献

[1] Allum W H, Stenning S P, Bancewicz J, et al. Long-term results of a randomized trial of surgery with or without preoperative chemotherapy in esophageal cancer[J]. J Clin Oncol, 2009, 27(30): 5062-5067.

[2] Cunningham D, Allum W H, Stenning S P, et al. Perioperative chemotherapy versus surgery alone for resectable gastroesophageal cancer[J]. N Engl J Med, 2006, 355(1): 11-20.

[3] van Hagen P, Hulshof M C, van Lanschot J J, et al. Preoperative chemoradiotherapy for esophageal or junctional cancer[J]. N Engl J Med, 2012, 366(22): 2074-2084.

[4] Shapiro J, van Lanschot J J B, Hulshof M C C M, et al. Neoadjuvant chemoradiotherapy plus surgery versus surgery alone for oesophageal or junctional cancer (CROSS): Long-term results of a randomised controlled trial[J]. Lancet Oncol, 2015, 16(9): 1090-1098.

[5] Noordman B J, Verdam M G E, Lagarde S M, et al. Impact of neoadjuvant chemoradiotherapy on health-related quality of life in long-term survivors of esophageal or junctional cancer: Results from the randomized CROSS trial[J]. Ann Oncol, 2018, 29(2): 445-451.

[6] National Institutes of Health.Comparison of systematic surgery versus surveillance and rescue surgery in operable oesophageal cancer with a complete clinical response to radiochemotherapy (Esostrate)[EB/OL]. [2020-03-25]. https://clinicaltrials.gov/ct2/show/NCT02551458

[7] Noordman B J, Wijnhoven B P L, Lagarde S M, et al. Neoadjuvant chemoradiotherapy plus surgery versus active surveillance for oesophageal cancer: A stepped-wedge cluster randomised trial[J]. BMC Cancer, 2018, 18(1): 142.

[8] Noordman B J, Spaander M C W, Valkema R, et al. Detection of residual disease after neoadjuvant chemoradiotherapy for oesophageal cancer (preSANO): A prospective multicentre, diagnostic cohort study[J]. Lancet Oncol, 2018, 19(7): 965-974.

[9] Zhang X, Eyck B M, Yang Y, et al. Accuracy of detecting residual disease after neoadjuvant chemoradiotherapy for esophageal squamous cell carcinoma (preSINO trial): A prospective multicenter diagnostic cohort study[J]. BMC Cancer, 2020, 20(1): 194.

[10] Shapiro J, ten Kate FJ, van Hagen P, et al. Residual esophageal cancer after neoadjuvant chemoradiotherapy frequently involves the mucosa and submucosa[J]. Ann Surg, 2013, 258(5): 678-688.

[11] Chao Y K, Chuang W Y, Yeh C J, et al. Anatomical distribution of residual cancer in patients with oesophageal squamous cell carcinoma who achieved clinically complete response after neoadjuvant chemoradiotherapy[J]. Eur J Cardiothorac Surg, 2018, 53(1): 201-208.

[12] Docimo S Jr, Al-Mansour M, Tsuda S. SAGES TAVAC safety and efficacy analysis WATS(3D) (CDx Diagnostics, Suffern, NY)[J]. Surg Endosc, 2020, 34(9): 3743-3747.

[13] Canto M I, Montgomery E. Wide-area transepithelial sampling with 3-dimensional cytology: Does it detect more dysplasia or yield more hype?[J]. Gastrointest Endosc, 2018, 87(2): 356-359.

[14] Antonini F, Delconte G, Fuccio L, et al. EUS-guided tissue sampling with a 20-gauge core biopsy needle for the characterization of gastrointestinal subepithelial lesions: A

multicenter study[J]. Endosc Ultrasound, 2019, 8(2): 105-110.

[15] Hirata N, Kawamoto K, Ueyama T, et al. Using endosonography to assess the effects of neoadjuvant therapy in patients with advanced esophageal cancer[J]. AJR Am J Roentgenol, 1997, 169(2): 485-491.

[16] Isenberg G, Chak A, Canto M I, et al. Endoscopic ultrasound in restaging of esophageal cancer after neoadjuvant chemoradiation[J]. Gastrointest Endosc, 1998, 48(2): 158-163.

[17] Willis J, Cooper G S, Isenberg G, et al. Correlation of EUS measurement with pathologic assessment of neoadjuvant therapy response in esophageal carcinoma[J]. Gastrointest Endosc, 2002, 55(6): 655-661.

[18] Jost C, Binek J, Schuller J C, et al. Endosonographic radial tumor thickness after neoadjuvant chemoradiation therapy to predict response and survival in patients with locally advanced esophageal cancer: A prospective multicenter phase ll study by the Swiss Group for Clinical Cancer Research (SAKK 75/02)[J]. Gastrointest Endosc, 2010, 71(7): 1114-1121.

[19] van der Bogt R D, Noordman B J, Krishnadath K K, et al. Endoscopic ultrasound measurements for detection of residual disease after neoadjuvant chemoradiotherapy for esophageal cancer[J]. Endoscopy, 2019, 51(4): 326-332.

[20] van der Bogt R D, van der Wilk B J, Poley J W, et al. Endoscopic ultrasound and fine-needle aspiration for the detection of residual nodal disease after neoadjuvant chemoradiotherapy for esophageal cancer[J]. Endoscopy, 2020, 52(3): 186-192.

[21] Colaiacovo R, Costa A D S Jr, Paulo G A, et al. Echoendoscopy with elastography in mediastinal lymph nodes[J]. Einstein (Sao Paulo), 2019, 17(4): eMD5157.

[22] Knabe M, Günter E, Ell C, et al. Can EUS elastography improve lymph node staging in esophageal cancer?[J]. Surg Endosc, 2013, 27(4): 1196-1202.

[23] Sazuka T, Akai T, Uesato M, et al. Assessment for diagnosis of lymph node metastasis in esophageal cancer using endoscopic ultrasound elastography[J]. Esophagus, 2016, 13: 254-263.

[24] Paterson S, Duthie F, Stanley A J. Endoscopic ultrasoundguided elastography in the nodal staging of oesophageal cancer[J]. World J Gastroenterol, 2012, 18: 889-895.

[25] Kannengiesser K, Mahlke R, Petersen F, et al. Instant evaluation of contrast enhanced endoscopic ultrasound helps to differentiate various solid pancreatic lesions in daily routine[J]. World J Clin Cases, 2019, 7(1): 19-27.

[26] Eyck B M, Onstenk B D, Noordman B J, et al. Accuracy of Detecting Residual Disease After Neoadjuvant Chemoradiotherapy for Esophageal Cancer: A Systematic Review and Meta-analysis[J]. Ann Surg, 2020, 271(2): 245-256.

[27] Valkema M J, Noordman B J, Wijnhoven B P L, et al. Accuracy of (18)F-FDG PET/CT in Predicting Residual Disease After Neoadjuvant Chemoradiotherapy for Esophageal Cancer[J]. J Nucl Med, 2019, 60(11): 1553-1559.

[28] Wei Y, Wu S, Gao F, et al. Esophageal carcinoma: Ex vivo evaluation by high-spatial-resolution T(2)-mapping MRI compared with histopathological findings at 3.0T[J]. J Magn Reson Imaging, 2017, 45(6): 1609-1616.

[29] Riddell A M, Hillier J, Brown G, et al. Potential of surfacecoil MRI for staging of esophageal cancer[J]. AJR Am J Roentgenol, 2006, 187: 1280-1287.

[30] Dirix P, Haustermans K, Vandecaveye V. The value of magnetic resonance imaging for radiotherapy planning[J]. Semin Radiat Oncol, 2014, 24(3): 151-159.

[31] Koh D M, Padhani A R. Diffusion-weighted MRI: A new functional clinical technique for tumour imaging[J]. Br J Radiol, 2006, 79(944): 633-635.

[32] Chang E Y, Li X, Jerosch-Herold M, et al. The evaluation of esophageal adenocarcinoma using dynamic contrastenhanced magnetic resonance imaging[J]. J Gastrointest Surg, 2008, 12: 166-175.

[33] Heethuis S E, Goense L, van Rossum P S N, et al. DW-MRI and DCE-MRI are of complementary value in predicting pathologic response to neoadjuvant chemoradiotherapy for esophageal cancer[J]. Acta Oncol, 2018, 57(9): 1201-1208.

[34] Maffazzioli L, Zilio M B, Klamt A L, et al. ADC as a predictor of pathologic response to neoadjuvant therapy in esophageal cancer: A systematic review and meta-analysis[J]. Eur Radiol, 2020, 30(7): 3934-3942.

[35] Borggreve A S, Goense L, van Rossum P S N, et al. Preoperative prediction of pathologic response to neoadjuvant chemoradiotherapy in patients with esophageal cancer using (18)F-FDG PET/CT and DWMRI: A prospective multicenter study[J]. Int J Radiat Oncol Biol Phys, 2020, 106: 998-1009.

[36] Vollenbrock S E, van Dieren J M, Voncken F E M, et al. Added value of MRI to endoscopic and endosonographic response assessment after neoadjuvant chemoradiotherapy in oesophageal cancer[J]. Eur Radiol, 2020, 30(5): 2425-2434.

[37] Borggreve A S, Mook S, Verheij M, et al. Preoperative image-guided identification of response to neoadjuvant chemoradiotherapy in esophageal cancer (PRIDE): A multicenter observational study[J]. BMC Cancer, 2018, 18(1): 1006.

[38] Goense L, Heethuis S E, van Rossum P S N, et al. Correlation between functional imaging markers derived from diffusion-weighted MRI and 18F-FDG PET/CT in esophageal cancer[J]. Nucl Med Commun, 2018, 39(1): 60-67.

[39] Peerlings J, Paulis L, Mitea C, et al. Performing clinical 18F-FDG-PET/MRI of the mediastinum optimising a dedicated, patient-friendly protocol[J]. Nucl Med Commun, 2019, 40(8): 815-826.

[40] Lee G, I H, Kim S J, et al. Clinical implication of PET/MR imaging in preoperative esophageal cancer staging: Comparison with PET/CT, endoscopic ultrasonography, and CT[J]. J Nucl Med, 2014, 55(8): 1242-1247.

[41] Linder G, Korsavidou-Hult N, Bjerner T, et al. (18)F-FDG-PET/MRI in preoperative staging of oesophageal and gastroesophageal junctional cancer[J]. Clin Radiol, 2019, 74(9): 718-725.

[42] Jager P L, Que T H, Vaalburg W, et al. Carbon-11 choline or FDG-PET for staging of oesophageal cancer?[J]. Eur J Nucl Med, 2001, 28(12): 1845-1849.

[43] Dong Y, Wei Y, Chen G, et al. Relationship between clinicopathological characteristics and PET/CT uptake in esophageal squamous cell carcinoma: [(18)F]alfatide versus [(18)F]FDG[J]. Mol Imaging Biol, 2019, 21(1): 175-182.

[44] Shields A F, Grierson J R, Dohmen B M, et al. Imaging proliferation in vivo with [F-18]FLT and positron emission tomography[J]. Nat Med, 1998, 4: 1334-1336.

[45] Sharma R, Mapelli P, Hanna G B, et al. Evaluation of (18) F-fluorothymidine positron emission tomography ([(18)F] FLT-PET/CT) methodology in assessing early response to chemotherapy in patients with gastro-oesophageal cancer[J]. EJNMMI Res, 2016, 6: 81.

[46] Park S H, Ryu J S, Oh S J, et al. The Feasibility of (18) F-Fluorothymidine PET for Prediction of Tumor Response after Induction Chemotherapy Followed by Chemoradiotherapy with S-1/Oxaliplatin in Patients with Resectable Esophageal Cancer[J]. Nucl Med Mol Imaging, 2012, 46(1): 57-64.

[47] van Westreenen H L, Cobben D C, Jager P L, et al. Comparison of 18F-FLT PET and 18F-FDG PET in esophageal cancer[J]. J Nucl Med, 2005, 46(3): 400-404.

[48] Gerbaudo V H, Killoran J H, Kim C K, et al. Pilot study of serial FLT and FDG-PET/CT imaging to monitor response to neoadjuvant chemoradiotherapy of esophageal adenocarcinoma: Correlation with histopathologic response[J]. Ann Nucl Med, 2018, 32(3): 165-174.

[49] Kratochwil C, Flechsig P, Lindner T, et al. (68)Ga-FAPI PET/CT: Tracer uptake in 28 different kinds of cancer[J]. J Nucl Med, 2019, 60(6): 801-805.

[50] Loktev A, Lindner T, Burger E M, et al. Development of fibroblast activation protein-targeted radiotracers with improved tumor retention[J]. J Nucl Med, 2019, 60(10): 1421-1429.

[51] Loktev A, Lindner T, Mier W, et al. A tumor-imaging method targeting cancer-associated fibroblasts[J]. J Nucl Med, 2018, 59(9): 1423-1429.

[52] Brokopp C E, Schoenauer R, Richards P, et al. Fibroblast activation protein is induced by inflammation and degrades type I collagen in thin-cap fibroatheromata[J]. Eur Heart J, 2011, 32(21): 2713-2722.

[53] Hamson E J, Keane F M, Tholen S, et al. Understanding fibroblast activation protein (FAP): Substrates, activities, expression and targeting for cancer therapy[J]. Proteomics Clin Appl, 2014, 8(5-6): 454-463.

[54] Lambin P, Leijenaar R T H, Deist T M, et al. Radiomics: The bridge between medical imaging and personalized medicine[J]. Nat Rev Clin Oncol, 2017, 14(12): 749-762.

[55] Horie Y, Yoshio T, Aoyama K, et al. Diagnostic outcomes of esophageal cancer by artificial intelligence using convolutional neural networks[J]. Gastrointest Endosc, 2019, 89(1): 25-32.

[56] de Groof AJ, Struyvenberg M R, van der Putten J, et al. Deep-learning system detects neoplasia in patients with barrett's esophagus with higher accuracy than endoscopists in a multistep training and validation study with benchmarking[J]. Gastroenterology, 2020, 158(4): 915-929.e4.

[57] Yang Z, He B, Zhuang X, et al. CT-based radiomic signatures for prediction of pathologic complete response in esophageal squamous cell carcinoma after neoadjuvant chemoradiotherapy[J]. J Radiat Res, 2019, 60(4): 538-545.

[58] Zhang Y H, Herlin G, Rouvelas I, et al. Texture analysis of computed tomography data using morphologic and metabolic delineation of esophageal cancer-relation to tumor type and neoadjuvant therapy response[J]. Dis Esophagus, 2019, 32(4): doy096.

[59] Larue R T H M, Klaassen R, Jochems A, et al. Pre-treatment CT radiomics to predict 3-year overall survival following chemoradiotherapy of esophageal cancer[J]. Acta Oncol, 2018, 57(11): 1475-1481.

[60] Beukinga R J, Hulshoff J B, Mul V E M, et al. Prediction of Response to Neoadjuvant Chemotherapy and Radiation Therapy with Baseline and Restaging (18)F-FDG PET Imaging Biomarkers in Patients with Esophageal Cancer[J]. Radiology, 2018, 287(3): 983-992.

[61] Beukinga R J, Hulshoff J B, van Dijk L V, et al. Predicting response to neoadjuvant chemoradiotherapy in esophageal cancer with textural features derived from pretreatment (18)F-FDG PET/CT Imaging[J]. J Nucl Med, 2017, 58(5): 723-729.

[62] Desbordes P, Ruan S, Modzelewski R, et al. Predictive value of initial FDG-PET features for treatment response and survival in esophageal cancer patients treated with chemo-radiation therapy using a random forest classifier[J]. PLoS One, 2017, 12(3): e0173208.

[63] Foley K G, Hills R K, Berthon B, et al. Development and validation of a prognostic model incorporating texture analysis derived from standardised segmentation of PET in patients with oesophageal cancer[J]. Eur Radiol, 2018, 28(1): 428-436.

[64] Nakajo M, Jinguji M, Nakabeppu Y, et al. Texture analysis of (18)F-FDG PET/CT to predict tumour response and

prognosis of patients with esophageal cancer treated by chemoradiotherapy[J]. Eur J Nucl Med Mol Imaging, 2017, 44(2): 206-214.

[65] Tan S, Kligerman S, Chen W, et al. Spatial-temporal [18F] FDG-PET features for predicting pathologic response of esophageal cancer to neoadjuvant chemoradiation therapy[J]. Int J Radiat Oncol Biol Phys, 2013, 85: 1375-1382.

[66] Tan S, Zhang H, Zhang Y, et al. Predicting pathologic tumor response to chemoradiotherapy with histogram distances characterizing longitudinal changes in 18F-FDG uptake patterns[J]. Med Phys, 2013, 40(10): 101707.

[67] Tixier F, Le Rest C C, Hatt M, et al. Intratumor heterogeneity characterized by textural features on baseline 18F-FDG PET images predicts response to concomitant radiochemotherapy in esophageal cancer[J]. J Nucl Med, 2011, 52(3): 369-378.

[68] van Rossum P S, Fried D V, Zhang L, et al. The incremental value of subjective and quantitative assessment of 18F-FDG PET for the prediction of pathologic complete response to preoperative chemoradiotherapy in esophageal cancer[J]. J Nucl Med, 2016, 57(5): 691-700.

[69] Xiong J, Yu W, Ma J, et al. The role of PET-based radiomic features in predicting local control of esophageal cancer treated with concurrent chemoradiotherapy[J]. Sci Rep, 2018, 8(1): 9902.

[70] Yip S S, Coroller T P, Sanford N N, et al. Relationship between the temporal changes in positron-emissiontomography-imaging-based textural features and pathologic response and survival in esophageal cancer patients[J]. Front Oncol, 2016, 6: 72.

[71] Zhang H, Tan S, Chen W, et al. Modeling pathologic response of esophageal cancer to chemoradiation therapy using spatial-temporal 18F-FDG PET features, clinical parameters, and demographics[J]. Int J Radiat Oncol Biol Phys, 2014, 88(1): 195-203.

[72] Chen Y H, Lue K H, Chu S C, et al. Combining the radiomic features and traditional parameters of (18)F-FDG PET with clinical profiles to improve prognostic stratification in patients with esophageal squamous cell carcinoma treated with neoadjuvant chemoradiotherapy and surgery[J]. Ann Nucl Med, 2019, 33(9): 657-670.

[73] Baiocco S, Sah B R, Mallia A, et al. Exploratory radiomic features from integrated (18)F-fluorodeoxyglucose positron emission tomography/magnetic resonance imaging are associated with contemporaneous metastases in oesophageal/gastroesophageal cancer[J]. Eur J Nucl Med Mol Imaging, 2019, 46(7): 1478-1484.

[74] Li Z, Han C, Wang L, et al. Prognostic value of texture analysis based on pretreatment dwi-weighted mri for esophageal squamous cell carcinoma patients treated with concurrent chemo-radiotherapy[J]. Front Oncol, 2019, 9: 1057.

[75] Qu J, Shen C, Qin J, et al. The MR radiomic signature can predict preoperative lymph node metastasis in patients with esophageal cancer[J]. Eur Radiol, 2019, 29(2): 906-914.

[76] Hirata A, Hayano K, Ohira G, et al. Volumetric histogram analysis of apparent diffusion coefficient for predicting pathological complete response and survival in esophageal cancer patients treated with chemoradiotherapy[J]. Am J Surg, 2020, 219(6): 1024-1029.

[77] Hou Z, Li S, Ren W, et al. Radiomic analysis in T2W and SPAIR T2W MRI: Predict treatment response to chemoradiotherapy in esophageal squamous cell carcinoma[J]. J Thorac Dis, 2018, 10(4): 2256-2267.

[78] Hou Z, Ren W, Li S, et al. Radiomic analysis in contrast-enhanced CT: Predict treatment response to chemoradiotherapy in esophageal carcinoma[J]. Oncotarget, 2017, 8(61): 104444-104454.

[79] Wu L, Yang X, Cao W, et al. Multiple level CT radiomics features preoperatively predict lymph node metastasis in esophageal cancer: A multicentre retrospective study[J]. Front Oncol, 2019, 9: 1548.

[80] Yang C K, Yeh J C, Yu W H, et al. Deep convolutional neural network-based positron emission tomography analysis predicts esophageal cancer outcome[J]. J Clin Med, 2019.

[81] Larue R T H M, van Timmeren J E, de Jong E E C, et al. Influence of gray level discretization on radiomic feature stability for different CT scanners, tube currents and slice thicknesses: A comprehensive phantom study[J]. Acta Oncol, 2017, 56(11): 1544-1553.

[82] Piazzese C, Foley K, Whybra P, et al. Discovery of stable and prognostic CT-based radiomic features independent of contrast administration and dimensionality in oesophageal cancer[J]. PLoS One, 2019, 14(11): e0225550.

[83] Whybra P, Parkinson C, Foley K, et al. Assessing radiomic feature robustness to interpolation in (18)F-FDG PET imaging[J]. Sci Rep, 2019, 9(1): 9649.

[84] Peerlings J, Woodruff H C, Winfield J M, et al. Stability of radiomics features in apparent diffusion coefficient maps from a multi-centre test-retest trial[J]. Sci Rep, 2019, 9(1): 4800.

[85] Zerka F, Barakat S, Walsh S, et al. Systematic review of privacy-preserving distributed machine learning from federated databases in health care[J]. JCO Clin Cancer Inform, 2020, 4: 184-200.

[86] van Keulen K E, Jansen M E, Schrauwen R W M, et al. Volatile organic compounds in breath can serve as a non-invasive diagnostic biomarker for the detection of advanced adenomas and colorectal cancer[J]. Aliment Pharmacol Ther, 2020, 51(3): 334-346.

[87] Tiele A, Wicaksono A, Kansara J, et al. Breath analysis using enose and ion mobility technology to diagnose inflammatory bowel disease-a pilot study[J]. Biosensors (Basel), 2019.

[88] Azim A, Barber C, Dennison P, et al. Exhaled volatile organic compounds in adult asthma: A systematic review[J]. Eur Respir J, 2019, 54(3): 1900056.

[89] Chandrapalan S, Arasaradnam R P. Urine as a biological modality for colorectal cancer detection[J]. Expert Rev Mol Diagn, 2020, 20(5): 489-496.

[90] Haick H, Broza Y Y, Mochalski P, et al. Assessment, origin, and implementation of breath volatile cancer markers[J]. Chem Soc Rev, 2014, 43(5): 1423-1449.

[91] Markar S R, Wiggins T, Antonowicz S, et al. Assessment of a noninvasive exhaled breath test for the diagnosis of oesophagogastric cancer[J]. JAMA Oncol, 2018, 4(7): 970-976.

[92] Chan D K, Zakko L, Visrodia K H, et al. Breath testing for barrett's esophagus using exhaled volatile organic compound profiling with an electronic nose device[J]. Gastroenterology, 2017, 152(1): 24-26.

[93] Peters Y, Schrauwen R W M, Tan A C, et al. Detection of Barrett's oesophagus through exhaled breath using an electronic nose device[J]. Gut, 2020, 69(7): 1169-1172.

[94] Follain G, Herrmann D, Harlepp S, et al. Fluids and their mechanics in tumour transit: Shaping metastasis[J]. Nat Rev Cancer, 2020, 20(2): 107-124.

[95] Pantel K, Alix-Panabières C. Tumour microenvironment: Informing on minimal residual disease in solid tumours[J]. Nat Rev Clin Oncol, 2017, 14(6): 325-326.

[96] Mader S, Pantel K. Liquid biopsy: Current status and future perspectives[J]. Oncol Res Treat, 2017, 40(7-8): 404-408.

[97] Matsuoka T, Yashiro M. Precision medicine for gastrointestinal cancer: Recent progress and future perspective[J]. World J Gastrointest Oncol, 2020, 12(1): 1-20.

[98] Egyud M, Tejani M, Pennathur A, et al. Detection of circulating tumor DNA in plasma: A potential biomarker for esophageal ddenocarcinoma[J]. Ann Thorac Surg, 2019, 108: 343-349.

[99] Kuvendjiska J, Bronsert P, Martini V, et al. Non-metastatic esophageal adenocarcinoma: Circulating tumor cells in the course of multimodal tumor treatment[J]. Cancers (Basel), 2019.

[100] Woestemeier A, Harms-Effenberger K, Karstens K F, et al. Clinical relevance of circulating tumor cells in esophageal cancer detected by a combined macs enrichment method[J]. Cancers (Basel), 2020.

[101] Zhao A, Guo L, Xu J, et al. Identification and validation of circulating exosomes-based liquid biopsy for esophageal cancer[J]. Cancer Med, 2019, 8(7): 3566-3574.

[102] Tanaka K, Yano M, Motoori M, et al. CEA-antigen and SCC-antigen mRNA expression in peripheral blood predict hematogenous recurrence after resection in patients with esophageal cancer[J]. Ann Surg Oncol, 2010, 17(10): 2779-2786.

[103] Matsushita D, Uenosono Y, Arigami T, et al. Clinical significance of circulating tumor cells in peripheral blood of patients with esophageal squamous cell carcinoma[J]. Ann Surg Oncol, 2015, 22(11): 3674-3680.

[104] Konczalla L, Ghadban T, Effenberger K E, et al. Prospective comparison of the prognostic relevance of circulating tumor cells in blood and disseminated tumor cells in bone marrow of a single patient's cohort with esophageal cancer[J]. Ann Surg, 2021, 273(2): 299-305.

[105] Hoeppner J, Lordick F, Brunner T, et al. ESOPEC: prospective randomized controlled multicenter phase III trial comparing perioperative chemotherapy (FLOT protocol) to neoadjuvant chemoradiation (CROSS protocol) in patients with adenocarcinoma of the esophagus (NCT02509286)[J]. BMC Cancer, 2016, 16: 503.

[106] Azad T D, Chaudhuri A A, Fang P, et al. Circulating tumor DNA analysis for detection of minimal residual disease after chemoradiotherapy for localized esophageal cancer[J]. Gastroenterology, 2020, 158(3): 494-505.e6.

[107] National Library of Medicine. Induction FLOT with CROSS CRT for esophageal cancer[EB/OL]. [2020-04-24]. https://clinicaltrials.gov/ct2/show/NCT04028167

翻译: 吴嘉帝, 中山大学肿瘤防治中心胸外科
审校: 赵泽锐, 中山大学肿瘤防治中心胸外科
　　　杨弘, 中山大学肿瘤防治中心胸外科

doi: 10.21037/aoe-2020-02
Cite this article as: Valkema MJ, Doukas M, Spaander MCW, Valkema R, Woodruff HC, van Lanschot JJB. Optimization of detection of residual disease after neoadjuvant therapy in patients with esophageal cancer. Ann Esophagus, 2021, 4: 6.

第三十一章　影像学在评价新辅助治疗反应中的作用

Diego Palumbo[1,2], Paola Mapelli[1,3], Valeria Nicoletti[1,2], Stephanie Steidler[2], Maria Picchio[1,3], Francesco De Cobelli[1,2]

[1]School of Medicine, Vita-Salute San Raffaele University, Milan, Italy; [2]Department of Radiology, IRCCS San Raffaele Scientific Institute, Milan, Italy; [3]Department of Nuclear Medicine, IRCCS San Raffaele Scientific Institute, Milan, Italy
Contributions: (I) Conception and design: F De Cobelli, D Palumbo; (II) Administrative support: None; (III) Provision of study materials or patients: None; (IV) Collection and assembly of data: P Mapelli, S Steidler, V Nicoletti; (V) Data analysis and interpretation: F De Cobelli, D Palumbo; (VI) Manuscript writing: All authors; (VII) Final approval of manuscript: All authors.
Correspondence to: Francesco De Cobelli. Department of Radiology, Via Olgettina 60, 20132 Milan, Italy.
Email: decobelli.francesco@hsr.it.

摘要：食管胃结合部（EGJ）腺癌在术前接受新辅助治疗时，总体预后较好；研究表明，与单纯手术相比，术前新辅助治疗可使中位总生存期增加一倍。尽管组织学仍然是评估治疗反应的金标准，但迫切需要一种可以早期预测患者对新辅助治疗反应的非侵入性工具，它可以在新辅助治疗期间（甚至之前）识别有反应者或无反应者的状态。少数研究专门使用指南认可的计算机断层扫描（CT）来评估EGJ腺癌患者新辅助治疗后的肿瘤反应情况，但其作用尚未有定论。常规CT评估维度，正电子发射断层成像（PET）评估体内代谢反应，它们目前被用于肿瘤的诊断和分期，并可与磁共振成像（MRI）或混合系统结合使用，获得的定量参数可揭示肿瘤生长以及生物学信息，并辅助分期。因此，每种模态基于新辅助治疗反应的特征可以为患者个体化的治疗方案提供信息。我们简要概述了临床实践中用于评估EGJ肿瘤反应的影像学技术，以及影像组学作为一种额外的定量诊断工具的应用。

关键词：EGJ；影像学；新辅助治疗；CT；MRI；PET；影像组学；治疗反应

View this article at: http://dx.doi.org/10.21037/aoe-2020-geja-04

一、引言

EGJ腺癌被定义为肿瘤中心距贲门近端（或远端）5 cm以内的肿瘤[1]。由于并发症发生率高，易出现全身性和（或）局部复发，手术后患者的预后很差[2]。多中心随机试验（CROSS试验[3-4]、POET试验[5]）已证明，接受新辅助放化疗（nCRT）可提高局部晚期EGJ腺癌患者的总生存期（OS）和（或）无进展生存期。特别是CROSS试验[3-4]表明，与单独手术相比，术前应用nCRT可使局部晚期食管癌和EGJ肿瘤患者的OS增加一倍，其中29%的患者达到病理完全缓解，这表明在考虑到其已知的不良反应情况下，有一亚组的患者没有从手术中获益。相反，接受nCRT的患者中有18%被认为是无反应者，他们没有从nCRT中获益，而只是遭受其不良反应。

因此，正确评估nCRT后的肿瘤反应至关重要，但在新辅助治疗期间（甚至之前）早期定义有反应或无反应状态更为重要，因为它可以实现量身定制治疗计划，避免不必要的治疗和治疗相关的不良反应，且对提高患者的生活质量和减少医疗费用有重大影响。

虽然组织病理学仍然是评估nCRT反应的金标准，但在某些情况下，治疗过程中活检并不总能预测结果。在诊断队列preSANO试验[6]中，在接受内镜引导下的活检和细针穿刺抽吸术（FNA）的26例患者中，有8例未发现肿瘤退缩分级（TRG）3/4级肿瘤；在nCRT完成后4~6周行咬合活检和FNA的41例患者中，有4例未发现TRG 3/4级肿瘤。因此除了有创外，活检也有其局限性，它不能准确描述整个肿瘤的异质性。

如今，确实迫切需要找到一种非侵入性工具，能够将肿瘤微环境作为一个整体描述。形态学横断面成像在这方面可以发挥主导作用：根据《实体肿瘤临床疗效评价指标》（RECIST）（1.1版）[7]，CT已被证明是基于维度比较的最标准、最有效的肿瘤反应评估工具。然而，它的使用可能会受到限制，特别是当肿瘤轮廓模糊和nCRT后持续纤维化时，而这些是EGJ肿瘤的常见特征[7]。此外，区分活的肿瘤和坏死的疤痕组织可能具有挑战性[8]，且进一步增加了细胞死亡和肿瘤退缩之间的临床相关延迟。因此，该指南认为影像在评估EGJ肿瘤的nCRT疗效中的实际益处有限[7]。

功能成像，如PET，也被认为是评估肿瘤反应的替代工具，因为它依赖于代谢而不是纯粹的维度评估。MRI是另一种有效的成像方式，可以同时收集形态和功能数据[9]，并能提取生物标志物。令人遗憾的是，由于技术上的困难，过去它在胃食管中的广泛应用受到限制。

在本文中，作者提供了数据来支持在这种诊断困境中应正确选择成像技术，包括CT、MRI和PET。同时也报道了标准护理临床实践案例，新颖的定量诊断方法，特别是影像组学，以及不同成像模式的组合。

二、方法

为了评估不同可用的成像技术作为评估治疗反应的非侵入性工具的能力，我们利用公共数据库MEDLINE（通过PubMed）进行了文献综述。其中2位作者（Valeria Nicoletti，一位3年工作经验的放射科住院医生；Paola Mapelli，一位经验丰富的核医学专业医生）独立地对过去不受限的原创文章进行了检索，

检索于2020年3月1日结束。

三、研究纳入标准

该综述基于PICOS（P，人群；I，干预；C，对照；O，结果；S，研究设计）标准。纳入人群标准是成年EGJ腺癌患者，采用nCRT或新辅助化疗，无论分期和研究设计如何，在治疗前、治疗后[和（或）治疗期间]有影像学和组织学（干预组和对照组的金标准）表现。结合使用了以下检索词："食管胃结合部或胃食管结合部或食管或食道""腺癌或癌症或恶性肿瘤或肿瘤""新辅助治疗或新辅助放化疗""反应评估或预测或早期反应""MRI或PET或PET/CT或PET/MR或PET/MRI或FDG PET/CT或FDG PET/MR或FDG PET/MRI或影像组学"。摘要、病例报告和病例系列、社论、致编辑的信函、动物研究和非英文文章均被排除在外。

四、文献选择

在删除不相关的文章和重复文章后，审稿人阅读了符合标准的摘要，筛选依据包括：①文章是对局部晚期EGJ腺癌患者的研究；②研究在新辅助化疗或nCRT之前和之后进行影像学评估（有或没有治疗期间影像学评估）；③报道了影像学的表现与手术切除标本或超声引导活检组织病理比较的结果。组织病理学被认为是本次审查的参考标准。检索了所有选定文章的参考文献列表以进一步选取相关研究，并且所有选定的研究都是在成年患者中开展，无论预后和疾病进展如何。

五、结果

文献检索结果共计6 107篇。在删除不相关文献、排除重复项后（图31-1），119篇符合标准，27篇被纳入本综述。研究结果是根据不同的成像方式和影像组学方法呈现的。其中符合纳入标准的文章中包括7篇CT相关研究、8篇MRI相关研究、9篇PET相关研究和3篇影像组学相关研究。

六、CT

对比增强CT在确定nCRT或新辅助化疗后EGJ肿瘤

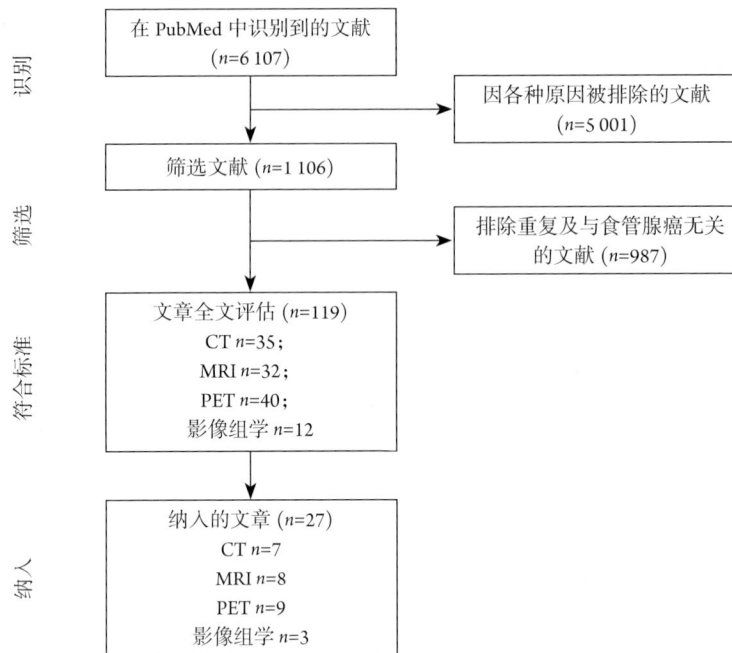

图31-1　文章筛选和排除流程图

治疗反应中作用的文献，其主要限制是大多数符合纳入标准的研究同时考虑了EGJ和食管/胃肿瘤，而忽略了不同的治疗策略和预后。

虽然CT检查发现肿瘤体积的变化比肿瘤直径的变化与病理反应的相关性更大，且观察者之间特异性较低[10]，但它在技术上要求更高，只能作为病理反应的适度预测指标[10-12]。

用于区分有反应者和无反应者的肿瘤体积变化的临界值范围为10%~20%[10,13]。一些研究[11,13]未发现CT上肿瘤体积变化和病理反应之间的显著相关性，受试者工作特征曲线值为0.63（95%CI：0.45~0.82）[13]，评估其为非最优模型。

CT预测nCRT后的病理反应及TNM分期的敏感性为33%~55%，特异性为50%~71%[14]。许多因素可能会造成如此低的准确性，最重要的因素是CT对比分辨率较低，无法充分区分T1、T2和T3期病变[14-15]，从而降低了分期评估的准确性。灌注技术已被证明在识别组织病理学有反应者方面是有用的，有报道称，与无反应者相比，组织病理学有反应者的肿瘤通透性较低[16]。另一方面，放射治疗可诱导促血管生成因子的释放并刺激血管生成，从而影响对最佳灌注的评估[14-15]。

nCRT期间出现的炎症和组织水肿严重阻碍了对早期治疗反应的评估[14-15]。Van Heijl等[13]观察到，无论是组织病理学有反应者还是无反应者，在基线和nCRT开始后14天之间使用CT测量的中位肿瘤体积均出现反常增加。而在31例局部晚期EGJ肿瘤患者中观察到不一致的结果：这些患者在新辅助化疗开始前和两周后进行了CT增强扫描[10]，其中CT上肿瘤体积的早期变化可以很好地预测组织病理学肿瘤反应（敏感性为100%；特异性为53%）。另一项大型多中心研究评估了内镜和CT的联合应用效果[17]，发现组织病理学无反应者和有反应者之间有很好的一致性，即使在中期评估中也有很高的阴性预测值（85%~92%）。

在另一项使用CT灌注扫描的研究中，Lundsgaard Hansen等[16]报道了根据维度标准取截断值，早期肿瘤通透性的下降（在一个周期后）与新辅助化疗后的总体临床反应呈显著正相关。据我们所知，还没有研究明确指出CT在评估nCRT后淋巴结反应方面的准确性。在一项行nCRT或新辅助化疗的18例食管癌或Siewert I型EGJ肿瘤患者的队列研究中，Giganti等[15]发现，CT仅依赖维度标准来预测N分期，其敏感性和特异性较低（分别为75%和57%）。

表31-1报道了CT在评估EGJ癌新辅助治疗反应中作用的相关研究。

表31-1 CT在评估EGJ癌新辅助治疗反应中作用的研究

反应发生时间	研究者	肿瘤位置	患者数量/例	组织学类型	新辅助治疗方案	扫描时间（治疗后）	病理评估	CT参数	结果
早期反应	Beer等[10]	EGJ癌（Siewert I~II）	31（21例有病理评估）	AC	化疗	基线；中期（第14~17天）；手术切除前（第17/21天）	改良的Mandard评分（Becker等[18]）：·1级（每个瘤床0~10%残留肿瘤）：组织病理学R ·2-3级：NR	肿瘤最大直径；肿瘤体积（半自动测量）；肿瘤直径和体积在3个时间点之间的变化值	基线与中期之间肿瘤体积和直径的变化有统计学显著性差异（P=0.009和P=0.011）。术前CT显示平均肿瘤体积与平均肿瘤直径有显著性差异（P<0.001）。CRT后（平均扫描间隔73天）。肿瘤体积评估在观察者间变异性低。在区分R与NR时，直径变化截断值为-13.2%，体积变化截断值为14.8%，对体积变化的敏感性为100%，特异性为53%
	Van Heijl等[13]	EC和EGJ癌	39	AC；SCC	CRT	基线；中期评估（CRT第15天）	Mandard评分[19]：R被定义为1级（完全反应）和2级（残留肿瘤细胞<10%）	三维体积	R和NR肿瘤体积增加，组织病理学NR体积增加相对较高（22%），与NR（12%）相比无显著性差异。用CT评估病理反应的AUC=0.63（95%CI：0.45~0.82）。ΔCT体积截断值>10%：敏感性为19%，特异性为92%，PPV为83%，NPV为36%。ΔCT体积截断值>20%：敏感性为8%，特异性为100%，PPV为100%，NPV为35%

续表31-1

反应发生时间	研究者	肿瘤位置	患者数量/例	组织学类型	新辅助治疗方案	扫描时间（治疗后）	病理评估	CT参数	结果
早期和晚期反应	Lundsgaard Hansen等[16]	胃癌和EGJ癌	28（26例全部扫描）	AC	化疗	基线；中期评估（中位值20天）；化疗后（中位值79天，术前6天）	Mandard评分：R被定义为1/2级	灌注参数：动脉流量、血容量、通透性，以Ktrans值表示。肿瘤体积	新辅助化疗1个周期和3个周期后，临床疗效与肿瘤通透性下降呈正相关（P=0.03）。截断值为25%时的敏感性为69%，特异度为58%。仅在新辅助化疗3个周期后，组织学反应与肿瘤通透性和体积下降相关（P=0.003和P=0.03）。动脉流量和血容量差异无统计学意义
	Blank等[17]	胃癌和EGJ癌（Siewert I～III型）	870（队列A共686例；队列B共184例）	AC	化疗	基线；中期评估（118例患者，化疗4~6周后）；NT后	Becker退缩评分[18]：组织学反应分为TRG 1a级（完全反应）和1b级（残留肿瘤细胞<10%）	临床反应：CT参数（最大直径缩短<50%）和内镜（腔内肿瘤体积缩小>75%）的结合	临床反应与组织病理学TRG之间的准确性在队列A中和队列B中NR分别为85%和92%；在队列A和队列B中R分别为52%和50%。队列A的组织病理学反应的敏感性、特异性、PPV、NPV分别为60.5%、80.2%、51.9%、85.2%，队列B分别为66.7%、85.4%、50%、92.1%。队列A：临床反应对所有位置的肿瘤的预后有统计学意义；组织病理学消退仅在Siewert I-II型患者中观察到；临床反应是独立的预后因素（NR死亡HR：1.4；95%CI：1.0~1.8；P=0.032）。队列B：中期反应对比术前评估的敏感性为84.4%，特异性为97.6%，PPV为93.3%，NPV为94.3%。生存率有统计学意义（P=0.008）；临床反应未能作为独立的预后因素达到统计学意义

续表31-1

反应发生时间	研究者	肿瘤位置	患者数量/例	组织学类型	新辅助治疗方案	扫描时间（治疗后）	病理评估	CT参数	结果
晚期反应	Jones等[11]	EC	50	AC（12例）；SCC（38例）	CRT	基线；CRT后（平均扫描间隔73天）	美国癌症联合委员会分级标准[20]	R达到pCR	CRT后CT高估了36%且低估了20%肿瘤的病理T分期。CRT后CT的T分期与病理T分期无相关性（$P=0.09$）。采用ECOG实体瘤反应标准用CT评估病理反应（PPV 58%、NPV 41%）的敏感性为65%、特异性为33%。影像学与病理分期（$P=0.83$）、肿瘤pCR情况（$P=0.22$）和肿瘤组织学类型（$P=0.59$）无明显相关性。肿瘤位置或组织学类型无差异
	Konieczny等[12]	EC和EGJ癌	35（EC 20例；EGJ 15例）	AC（25例）；SCC（10例）	化疗或CRT	基线；nCT后（4~5周）	Mandard评分（TRG仅在25/35例患者中明确）	肿瘤深度——改良的RECIST用于一维测量	35例患者中有12例（34%）正确预测T分期。8%（2/25）的患者的TRG预测正确，退缩程度高估24%，低估68%。CT完全反应预测pCR：敏感性为20%，特异性为96%，PPV为67%，NPV为75%，准确度为74%。
	Swisher等[21]	EC和EGJ癌	103（EC 47例；EGJ 56例）	AC；SCC	CRT	基线；CRT后（2~5周）	反应者残留肿瘤细胞<10%	食管壁厚度（67/103例患者进行2次CT检查）	CRT后评估（食管厚度≥14.5 mm）病理NR的敏感性、特异性和准确性分别为51%、69%和62%。证实PET、CT和EUS在识别病理R中的效用

EC，食管癌；EGJ，食管胃结合部；CRT，放化疗；EUS，超声内镜；CT，计算机断层扫描；NT，新辅助治疗；PET，正电子发射断层扫描；R，有反应者；NR，无反应者；AUC，曲线下面积；pCR，病理完全缓解；PPV，阳性预测值；NPV，阴性预测值；AC，腺癌；SCC，鳞状细胞癌；TRG，肿瘤退缩分级；ECOG，美国东部肿瘤协作组；RECIST，《实体肿瘤临床疗效评价指标》。

七、MRI

不同于CT成像，MRI提供了一个多参数、多平面的方式评估肿瘤负荷，且具有较高的软组织识别能力。

最近的文献[9]表明，MRI在EGJ肿瘤的诊断和随访中的使用越来越频繁，这主要是由于技术的改进（如呼吸控制、心脏门控序列）和新的定量参数[如弥散加权成像（diffusion weighted imaging，DWI）及其相应的重建表观扩散系数（apparent diffusion coefficient，ADC）图、动态对比增强（dynamic contrast enhanced，DCE）MRI]的加入，以及纯解剖（T_1、T_2加权）序列等具有内在的高软组织对比分辨率，足以区分病变层次。EGJ的MRI只需要极少的患者准备工作就能准确呈现胃食管的多层模式；肌内注射东莨菪碱（在无禁忌证的情况下）和禁食6 h后至少饮用500 mL水使内脏适度扩张都是有帮助的[9]。

由于组织体素内水分子的随机布朗运动，DWI对nCRT期间显微结构的变化较解剖结构的变化更为敏感。在一项纳入了32例经活检证实为EGJ局部晚期癌患者的前瞻性队列研究中，De Cobelli等[22]发现，治疗后ADC绝对值高于1.84×10^{-3} mm^2/s和ADC百分比增幅高于13.6%，而这对识别病理反应有用。作者也证明了ΔADC（nCRT前后的ADC变化值）与TRG之间存在很强的负相关关系，而与任何维度变化无关。最近一项纳入236例患者的Meta分析[23]充分证实了这些观察结果（ΔADC预测病理反应的综合敏感性和特异性分别为93%和85%）。

类似的影像报告也表明，即使在nCRT后的几个周期内也能够区分有反应者和无反应者。Weber等[24]使用DWI-MRI评估EGJ肿瘤的早期反应，研究表明nCRT 2周后ADC绝对值的增加识别代谢反应的敏感性为100%，特异性为50%。最近一项纳入158例患者的Meta分析[25]表明，在新辅助治疗2~3周后，ADC值相对增加约21%，而这与良好的病理反应相关。

在一项多中心、国际前瞻性研究中[26]，计划在手术前接受nCRT的患者在3个时间点（nCRT前、中、后）使用DWI-MRI进行评估。研究发现，在nCRT期间，有反应者和无反应者的DWI参数的相对变化有显著差异。

Giganti等[27]利用nCRT开始前的图像数据，进一步探讨了DWI在有反应者和无反应者早期预测中的作用。研究者发现有病理反应者在nCRT前的ADC绝对值明显低于无反应者[（1.32 ± 0.331）$\times 10^{-3}$ mm^2/s vs（1.47 ± 0.407）$\times 10^{-3}$ mm^2/s]。这一发现的生物学原理可能是细胞数量越多，ADC值越低，但细胞毒性作用也越大。

DCE-MRI可以定量分析肿瘤的灌注和通透性。Heethuis等[28]在26例局部晚期食管癌和EGJ癌患者中发现，在整个治疗过程中用浓度时间曲线下面积（AUC）评估的DCE-MRI变化与病理反应密切相关。同一作者最近也报道[29]，结合DWI-MRI和DCE-MRI参数，可以更准确地评估肿瘤对新辅助治疗的反应。

表31-2列出了MRI在评估EGJ癌新辅助治疗反应中作用的研究。

八、PET

^{18}F-氟代脱氧葡萄糖（FDG）正电子发射计算机体层显像（PET/CT）是一种功能成像方式，可以对生理和病理过程进行无创表征。^{18}F-FDG PET/CT是一种非常有前景的工具，可以通过对治疗引起的肿瘤葡萄糖代谢变化来评估患者体内代谢对治疗的反应。PET已被提出作为EGJ腺癌和食管癌患者对新辅助治疗反应的定量测量方式，既可作为治疗结束时的评估，也可作为治疗期间的早期评估。

在治疗结束时的评估设定中，Kauppi等[32]研究了^{18}F-FDG PET/CT在预测组织病理反应、OS和无病生存期（DFS）方面的价值，他们评估了66例接受新辅助化疗的局部晚期食管癌或EGJ腺癌患者。这些患者在新辅助治疗完成前后均行^{18}F-FDG PET/CT检查，2次扫描均评估标准化摄取值（standardized uptake value，SUV），以评估其相对变化（ΔSUV）。作者证明，ΔSUV>67%时预测组织病理反应最佳（敏感性为79%，特异性为75%），也与OS和DFS改善相关。

Hernandez等[33]发现SUVmax反应与局部晚期EGJ腺癌或胃癌患者的组织学反应之间存在显著相关性。然而，疾病特异性生存率只能通过组织病理反应和肿瘤分期来预测，不能通过SUVmax来预测。

最近，Gabrielson等[34]发现，与无反应者相比，有组织学反应者的原发肿瘤的标准化摄取率（standardized uptake ratio，SUR）显著降低；此外，nCRT后有反应者的SUR变化显著大于化疗后的变化。

表31-2 MRI在评估EGJ癌新辅助治疗反应中作用的研究

反应发生时间	研究者	肿瘤位置	患者数量/例	组织学类型	新辅助治疗方案	扫描时间	病理评估	MRI模式	MRI参数	结果
早期和晚期反应	De Cobelli 等[22]	EC, 胃癌和EGJ癌	32 (EC 7例; 胃癌16例; EGJ 9例)	AC (26例); SCC (6例)	化疗或CRT	基线; NT后[中位数] (10±3; 天)	Mandard评分[19]: TRG 1/2/3级	1.5 T MRI DWI 心脏和呼吸门控序列 (b值为 0~600 s/mm²)	ADC (除环死区域外肿瘤各切面ADC平均值)。 ·NT前ADC, NT后ADC, ΔADC ·肿瘤体积; NT后V, ΔV	R和NR的肿瘤体积无差异。评估ADC有显著性差异, R在NT前ADC值较低, NT后显著升高。ΔADC与TRG之间有强负相关 (r=-0.71; P=0.000 004); ΔV和TRG之间没有相关证据 (r=-0.02; P=0.883)。NT前ADC截断值<1.5×10⁻³ mm²/s: R检测的敏感性为35.29%, 特异性为60%, PPV为50%, NPV为50%, 准确度为46.87%。ΔV截断值下降57%: R检测的敏感性为35.29%, 特异性为66.66%, PPV为55.54%, NPV为47.16%, 准确度为50%。NT后ADC截断值>1.84×10³ mm²/s: R检测的敏感性为70.6%, 特异性为80%, PPV为80%, NPV为70.6%, 准确度为75%。ΔADC截断值增加13.6%: R检测的敏感性为88.2%, 特异性为88.2%, PPV为88.2%, NPV为86.7%, 准确度为87.5%
	Cheng 等[23]	EC, 胃癌和EGJ癌	236 (7项研究)	AC; SCC	化疗或CRT	基线; NT后	4/7项研究有病理评估	1.5 T MRI (6/7项研究, 1项未指定): DWI变量b值为 0~1000 s/mm²	ADC值占3/7项研究中末自三维数据, 2/7项研究中末自二维数据, 2/7项研究中未指定	ΔADC: 汇总敏感性, 特异性, 诊断优势比和曲线下面积分别为93% (95%CI: 77%~98%), 85% (95%CI: 72%~93%), 78 (95%CI: 15~401) 和0.91 (95%CI: 0.89~0.94)。ADC后: 汇总敏感性, 特异性, 诊断优势比和曲线下面积分别为75% (95%CI: 62%~84%), 90% (95%CI: 67%~97%), 26 (95%CI: 6~110) 和0.85 (95%CI: 0.82~0.88)

续表31-2

反应发生时间	研究者	肿瘤位置	患者数量/例	组织学类型	新辅助治疗方案	扫描时间	病理评估	MRI模式	MRI参数	结果
	Weber等[24]	EGJ癌（Siewert I～II型）	15	AC	化疗（14天），随后是基于代谢PET反应的化疗或CRT（SUV下降的截断值≥35%）	MRI和FDG PET/CT • 基线; • NT后（14天）	Becker评分（R：Ia-Ib-II级）	1.5 T MRI呼吸门控DWI序列（b值为50-400~800 s/mm²）	来自4个手工勾画的感兴趣区域（至少80像素）的ADC的平均值，避免坏死区域	在所有患者中，73.3%的患者ADC升高和PET反应一致。首次MRI的ADC和首次PET/CT的肿瘤SUV在PET-R（SUV下降≥35%）和首次PET-NR上没有差异；PET-R（26.8%±22.2%）ADC增加明显高于PET-NR（6.5%±15.8%，P=0.0298）。ADC增加产生的敏感性、特异性、PPV和NPV分别为100%、50%、75%和100%（截断值）。EGJ的组织学R初始ADC值较高，但ADC值增加，初始SUV和SUV值下降差异不明显。初始ADC和完全缓解无统计学差异（1a级）
	Maffazzioli等[25]	EC	158（纳入7项研究）	AC; SCC	化疗或CRT	基线（6/7项研究）；中期评估（4/7项研究）；NT后（7/7项研究）	5/7项研究有Mandard评分（2/7项未注明）：• 完全缓解（pCR, TRG 1级）• 反应良好（TRG 1~2级）	4/7项研究1.5 T MRI；1/7项研究3 T MRI；2/7项研究未指定：DWI（3/7项研究中b值0-200~800；2/7项研究中0-600和0-700，2/7项没有指定）	ADC值在4/7项研究中来自三维数据，1/7项研究中来自三维数据，2/7项研究中未指定：• NT前ADC；• 从基线到NT后ADC；• 从基线到NT后评估△ADC	在汇总评估中，基线ADC与病理反应无显著相关性（平均差异为0.11；95%CI：0.21-0.42；i²=85%；P<0.01）。2项研究评估了pCR和非pCR患者基线ADC的差异；在这个亚组分析中，pCR患者的基线ADC明显低于非pCR患者。在汇总评估中，中期评估中R的ADC相对增加21.06%（平均差异为21.06%；95%CI：13.04~29.09；i²=49%；P=0.12）。在pCR和非pCR组中也发现了类似的增加。在汇总评估中，NT后评估中有反应者的ADC相对增加（平均差异为22.49%；95%CI：9.98~35.05；i²=0；P=0.46）

续表31-2

反应发生时间	研究者	肿瘤位置	患者数量/例	组织学类型	新辅助治疗方案	扫描时间	病理评估	MRI模式	MRI参数	结果
	Borgreve等[26]	EC	69	AC（57例）；SCC（11例）；未分化大细胞癌（1例）	CRT	MRI和FDG PET/CT： • 基线； • 中期评估（中位时间为CRT开始后13天）； • NT后	组织学评估依据[30]： • TRG 1级为无残留肿瘤细胞； • TRG 2级有1~10%残留肿瘤细胞； • TRG 3级有10%~50%残留肿瘤细胞； • TRG 4级有>50%残留肿瘤细胞； pCR（TRG 1级）； 反应良好（TRG 1-2级）	DWI MRI（b值0~200~800 s/mm²）	ADC： • 平均ADC值； • 基线和中期评估之间ΔADC； • 基线和ICRT后评估之间ΔADC	SCC患者pCR和反应良好的概举明显高于AC患者。 基线和中期评估之间的ΔADC与pCR相关（pCR的中位数，四分位数间距28%（15%，39%），非pCR为11%（4%，17%），P=0.008）]，而基线和CRT后评估之间的ΔADC没有统计学差异。在R和非R完全R中发现了相同的结果。 FDG PET/CT和DWI MRI预测pCR的补充作用：受试者工作特征分析显示，与个体价值和组织学类型相比，基线和中期评估之间的ΔADC联合基线和中期评估之间的ΔSUV和组织学类型有更优的AUC（0.83；95%CI：0.74~0.94），AIC最低。 没有成像参数或组织学类型与OS和DFS相关。
	Giganti等[27]	EC和EGJ癌（Siewert 1）	23（CRT 9例；直接手术14例）	AC（9/23，CRT 3/9）；SCC（14/23，CRT 6/9）	CRT	基线；CRT后	组织学评估参照第7版TNM[31]	1.5 T MRI DWI序列（b值0~600 s/mm²）	ADC（避免坏死区域的三维评估）	基线ADC≤1.4×10⁻³ mm²/s可预测应答人群（P=0.016）和手术组（P<0.001）的不良预后
	Heethuis等[28]	EC和EGJ癌	45（EC 34例；EGJ 11例）	AC（38例）；SCC（5例）；ASC（2例）	CRT	基线；中期评估（2~3周）；NT后（CRT后3~9周）	Mandard评分： • pCR（TRG 1级）； • 反应良好（TRG 1~2级）	1.5 T MRI： • 自由呼吸 DWI序列（b值0~200~800 s/mm²）； • DCE序列	ADC和浓度时间曲线下面积： • 平均值； • 中位值； • 百分位数（P75/P90）； • 时间点之间的变化值	在NT后和NT前之间的DWI-MRI P75 ΔADC最能预测反应良好（C指数为0.75）。中期和NT前之间的DCE-MRI P90 ΔAUC最能预测pCR（C指数为0.79；部分R肿瘤AUC相对增加10.6%±17.6%，而部分NR肿瘤AUC相对增加45.2%±41.5%。多因素logistic回归分析DWI和DCE在pCR预测中的互补值（C指数为0.89）

EC，食管癌；EGJ，食管胃结合部；CRT，放化疗；R，有反应者；NR，无反应者；ADC，表观扩散系数；DWI，扩散加权成像；NT，新辅助治疗；AC，腺癌；SCC，鳞状细胞癌；ASC，腺鳞癌；V，体积；FDG，氟代脱氧葡萄糖；TRG，肿瘤退缩分级；SUV，标准化摄取值；AIC，赤池信息量准则；PET，正电子发射断层成像；PET/CT，正电子发射计算机体层显像；MRI，磁共振成像；OS，总生存期；DFS，无病生存期。

关于治疗期间的早期反应评估，zum Büschenfelde 等[35]进行了一项前瞻性试验，纳入了56例局部晚期 EGJ腺癌患者，他们在开始化疗前和化疗后14天接受了[18]F-FDG PET/CT检查。这项试验的意义在于探索使用[18]F-FDG PET/CT作为指导治疗运算工具的可能性，并在化疗早期改变治疗策略。

与zum Büschenfelde等[35]相比，Harustiak等[36]得到了不同的结果。为了评估肿瘤对化疗的早期代谢反应，在第1个化疗周期开始前（PET_1）和开始后（PET_2）分别进行[18]F-FDG PET/CT检查，获得瘦体重标准化摄取值（standardized uptake value normalized to lean body mass，SUL）和病变糖酵解总量（total lesion glycolysis，TLG）。作者没有发现中位ΔSUL或中位ΔTLG与组织病理反应之间的任何关联。因此，[18]F-FDG PET/CT不能预测第1个周期化疗后食管腺癌和 EGJ腺癌患者的组织病理反应。

与前一项研究类似，Schneider等[37]对30例接受化疗的局部晚期胃癌或EGJ癌患者进行了[18]F-FDG PET/CT预测新辅助化疗后早期病理反应的准确性评估。66.7%的患者检测到新辅助化疗后的代谢反应（被定义为SUV下降≥35%），在代谢有反应者中，50%的患者出现主要病理消退，50%的患者出现少量病理消退。[18]F-FDG PET/CT预测新辅助化疗早期反应的敏感性为90.9%，特异性为47.3%，阳性预测值为50%，阴性预测值为90%，准确率为63.3%，对预测整体病理反应的价值有限。然而，对无反应者的可靠检测可识别那些需要立即改变治疗策略（改为切除或改良多模式治疗）的患者，类似于zum Büschenfelde等[35]的研究结果。

Findlay等[38]发现了一个不同但有趣的视角，即关于代谢淋巴结分期和代谢淋巴结反应（metabolic nodal response，mNR）作为行新辅助化疗的食管癌或EGJ腺癌患者疾病进展、复发和死亡的新标志物的可能性。同一研究团队[39]在新辅助化疗前后采用[18]F-FDG PET/CT对同时患有食管癌和EGJ腺癌的患者进行了验证研究。在成功切除的患者中，没有完全mNR的患者预后较差（无病生存风险比为2.46；P=0.004）。有趣的是，这些关联与原发性肿瘤的代谢、病理反应和分期无关。没有完全mNR可预测1年和2年的复发或死亡，阳性预测值分别为44.4%和74.1%。

这项研究表明，除了提供单纯的淋巴结转移信息外，mNR还可以提供转移性肿瘤克隆表型的替代信息，因此，为了更好地将患者分层和提供个性化治疗，包括辅助治疗，建议使用它。

表31-3中选取的研究报道了PET在评估EGJ癌新辅助治疗反应中的作用。

将PET的功能和代谢特征与MRI独特的解剖和功能信息相结合的新型全混合PET/MRI设备代表了混合成像的下一步发展方向。

Belmouhand等[42]进行了一项有趣的研究，他们评估了使用混合[18]F-FDG PET/MRI对接受新辅助化疗的患者（n=22）进行早期反应评估（3周）预测切除的可行性。PET和MRI混合成像识别可切除肿瘤有17个，不可切除肿瘤有5个，其敏感性和特异性分别为94%和80%。组织病理学和RECIST评估结果与可切除性无关。这表明PET和MRI结合的多模态成像方法可能为预测病理反应提供补充信息。

九、影像组学

影像组学是一种新工具，被用于从医学图像中提取定量数据，以开发将影像学特征与临床结局相联系的预测模型。目前仅有少数研究将影像组学应用于评估EGJ肿瘤的治疗反应，但早期证据表明影像学异质性参数可能是预后因素。

Yip等[43]报道了在nCRT前后行对比增强CT检查的36例患者，研究发现：治疗后的纹理参数与OS相关，具体来说，治疗后中位熵<7.356，粗熵<7.116，中位均匀性大于或等于0.007与中位OS改善相关，两组患者中位OS分别为33.2个月和11.7个月（P=0.000 2）。而且在反应良好的患者中，nCRT后CT上肿瘤的异质性降低。该研究还发现，评估基线（治疗前）纹理参数（熵值、均匀性）和最大层厚的生存模型在评估生存时比单独评估最大层厚更好。

Hou等[44]也发现，在亚洲食管癌人群队列中，基于CT的放射学特征可以作为成像生物标志物来预测nCRT的反应。

Giganti等[45]研究了治疗前的一阶能量、熵值和偏度，发现在56例患者中，它们与肿瘤的侵袭性和不良预后显著相关，这支持了异质性越大（如熵值越高）的肿瘤预后越差的说法。

表31-4列出了使用影像组学模型来评估EGJ腺癌新辅助治疗反应的研究。

表31-3　PET在评估EGJ癌新辅助治疗反应中作用的研究

反应发生时间	研究者	患者数量/例	组织学类型	新辅助治疗方案	扫描时间	病理评估	PET评估参数	结果
早期反应	zum Büschenfelde等[35]	56	AC	化疗	基线和化疗开始后14天	组织病理学R（残留肿瘤细胞≤10%）；组织病理学NR（残留肿瘤细胞≥10%）	代谢有反应者：SUV平均值≥35%	^{18}F-FDG PET可能成为化疗早期指导治疗运算和改变治疗策略的工具；
	Harustiak等[36]	126	AC	化疗	基线和化疗开始后中位时间：16天（范围为12~22天）	根据Mandard标准	原发肿瘤的SUL峰值和TLG在PET_1和PET_2之间的变化：ΔSUL和ΔTLG	中位ΔSUL或中位ΔTLG与组织病理反应之间无关联；在一项对47例在化疗开始后16天或更短时间内进行PET_2检查的患者的事后分析中，ΔTLG与组织病理学反应相关，ΔSUL与组织病理学反应无关；ΔTLG≥66%
	Schneider等[37]	30（胃癌8例；EGJ癌22例）	AC	化疗	基线和化疗开始后14天		代谢有反应者：SUV降低≥35%	^{18}F-FDG PET/CT检测无反应者可靠，从而能够识别需要立即改变治疗策略的患者（敏感性为90.9%；特异性为47.3%；阳性预测值为50%；阴性预测值为90%；准确度为63.3%）
晚期反应	Kauppi等[32]	66	AC	化疗	基线和治疗结束时（最后一次治疗到PET检查的中位时间：15天）	根据Schneider等[40]	$\Delta SUV\% [(SUV_1-SUV_2)/SUV_1] \times 100$	基线SUV变化>67%最能预测组织病理反应（敏感性为79%；特异性为75%）；基线SUV变化>67%与改善的总生存期（HR：0.249；P=0.027）和无病生存期（HR：0.383；P=0.040）相关

续表31-3

反应发生时间	研究者	患者数量/例	组织学类型	新辅助治疗方案	扫描时间	病理评估	PET评估参数	结果
	Hernandez等[33]	192（EGJ癌120例；胃癌72例）	AC	化疗或化疗和CRT	基线和治疗结束时	—	SUVmax变化百分比	EGJ癌患者（相关系数为0.19；$P=0.04$）和胃癌患者（相关系数为0.44；$P<0.0001$）的SUVmax反应和组织学反应显著相关。在包含常规病理变量的多变量模型中，SUVmax反应未能证明与疾病特异性生存期的关系
	Gabrielson等[34]	51	AC	化疗或化疗和CRT	基线和治疗结束时；从新辅助治疗结束到PET/CT检查的平均时间在有反应者（15.7±9.2）天和无反应者（17.9±24.9）天中相似	表述肿瘤细胞与纤维化细胞比例的TRG，如Chirieac等[41]所建议的	基线扫描与治疗后扫描的SUR变化	与无反应者相比，组织学有反应者的原发肿瘤的SUR显著降低。在放化疗后有反应者中，SUR的变化显著更大，但单独化疗后没有变化。组织学完全反应的患者与部分反应的患者的SUR无差异

CRT，放化疗；AC，腺癌；EGJ，食管胃结合部；R，有反应者；NR，无反应者；SUV，标准化摄取值；SUR，标准化摄取率（肿瘤的SUVmax与放置在纵隔血池内1cm³ VOI的SUVmean之间的比值）；TLG，病变糖酵解总量；SUL，瘦体重标准化摄取总量；PET，正电子发射断层成像；PET/CT，正电子发射计算机体层显像；FDG，氟代脱氧葡萄糖；TRG，肿瘤退缩分级。

表31-4 影像组学模型在评估EGJ癌新辅助治疗反应中作用的研究

研究者	肿瘤位置	患者数量/例	组织学类型	新辅助治疗方案	扫描时间	反应评估	CT参数	结果
Yip等[43]	食管癌	36	SCC(26例); AC(9例); 未分类(1例)	根治性CRT	基线; NT后(中位时间65天)	RECIST[46]	壁厚; 纹理分析: 熵; 均匀性; 平均灰度强度; 峰度; 直方图的SD; 偏度	CRT后熵<7.356, 粗熵<7.116, 中位均匀性≥0.007与OS改善相关($P<0.01$); CRT后基线纹理参数或其变化形态学反应评估均与OS无关; 将治疗前熵和均匀性分别与最大壁厚评估相结合的生存模型比单独的形态学评估效果更好[AUC分别为0.767 vs 0.87($P=0.000\ 05$)和0.802 vs 0.487($P=0.000\ 3$)]
Giganti等[45]	胃癌和EGJ癌(Siewert II~III型): • Siewert II型2例; • Siewert III型7例; • 胃癌47例	56	AC(37例); 印戒细胞(19例)	无	基线	纹理参数和OS	107个放射学特征: 一阶纹理分析; 二阶纹理分析; 形状和大小特征	对于58/107特征和调整后的50/107纹理参数数, Kaplan-Meier曲线有显著性差异; 根据不同的阈值, 能量, 熵(无过滤器(过滤器1.5), 最大HU值和偏度与多变量模型的不良预后相关; 具体来说, 在单因素分析中, 最大HU(2a), 熵(过滤器1.5), 能量值, 偏度, 平均绝对偏差和方根均为OS的预测因子

CRT, 放化疗; AC, 腺癌; SCC, 鳞状细胞癌; EGJ, 食管胃结合部; NT, 新辅助治疗; REGST, 《实体肿瘤临床疗效评价标准》; HU, 霍斯菲尔德单位; OS, 总生存期; AUC, 曲线下面积; SD, 标准差。

十、讨论

目前的技术对EGJ腺癌新辅助治疗后的反应评估是不理想的。

少数已发表的研究专门探讨了CT在评估EGJ腺癌患者nCRT后肿瘤反应中的作用，但尚未得出结论。CT上肿瘤维度或体积的变化在反应评价中不能代表敏感的成像生物标志物。此外，由于对比度分辨率差，CT不能充分鉴别T1、T2和T3期病变，影响了精确的降期评估，敏感性和特异性较低（分别为33%~55%和50%~71%）[14]。

灌注技术可以解决这些问题：假设新辅助化疗后发生肿瘤混乱血管的正常化，可能会减少血管的病理性渗漏，从而减少造影剂从血管内向细胞外间隙渗漏。然而，放疗可诱导促血管生成因子的释放并刺激血管生成，从而损害了最佳灌注的评估[14-15]。

在这种情况下，[18]F-FDG PET/CT显示出了最大的潜力，因为它可以在早期可靠地区分有反应者和无反应者的状态，从而为选择合适的治疗策略提供信息[35,37]。此外，[18]F-FDG PET/CT已被证明能够充分识别新辅助化疗完成后预后较差的EGJ腺癌患者[35]。另一方面，文献确实表明[18]F-FDG PET/CT在预测整体病理反应方面的价值有限[33]。此外，其准确性可能会受到治疗后炎症的影响。

单一的成像方式或许能够提供最佳的软组织轮廓，以及肿瘤细胞增殖、血管生成和生物微环境的功能信息，可能是最好的预测和预后成像工具。早期证据表明，MRI能够提供肿瘤负荷的多参数、多平面评估，并具有最佳的软组织特征[9]，能够准确地表现新辅助治疗期间早期发生的功能改变，在临床实践中发挥重要作用。具体来说，最近的文献强调了DWI和DCE-MRI的作用，两者都为肿瘤的生物环境和治疗过程中发生的变化提供了有趣的观点。

值得注意的是，PET和MRI的结合，特别是作为一种完整的混合模式时，可能是评估新辅助治疗后EGJ治疗反应的最佳工具，因为它可能既能提供解剖图像，也能量化功能和提供代谢信息。

在这种情况下，尽管还需要进一步的研究，但影像学异质性分析无疑将成为整个治疗反应评估的重要组成部分。

总之，成像生物标志物可以提供肿瘤特征和治疗反应的重要信息。然而，有反应者的总体预后仍然很差，这表明在肿瘤生物学上存在根本差异。目前，数据支持成像生物标志物检测无反应者，这部分患者应该直接进行手术，而不是继续行新辅助治疗。

一种基于CT组织密度测量（维度评估）的多模态算法，多参数MRI可以生成定量数据，特别是使用ADC、[18]F-FDG PET/CT和FDG PET/MRI获得SUV和代谢肿瘤体积，以及来自影像组学的侵袭性信息，它们通过对治疗反应的验证评估来帮助正确、标准地评估治疗反应。

参考文献

[1] Rüdiger Siewert J, Feith M, Werner M, et al. Adenocarcinoma of the esophagogastric junction: results of surgical therapy based on anatomical/topographic classification in 1,002 consecutive patients[J]. Ann Surg, 2000, 232(3): 353-361.

[2] Knight W R C, Zylstra J, Van Hemelrijck M, et al. Patterns of recurrence in oesophageal cancer following oesophagectomy in the era of neoadjuvant chemotherapy[J]. BJS Open, 2017, 1(6): 182-190.

[3] van Hagen P, Hulshof M C, van Lanschot J J, et al. Preoperative chemoradiotherapy for esophageal or junctional cancer[J]. N Engl J Med, 2012, 366(22): 2074-2084.

[4] Shapiro J, van Lanschot J J B, Hulshof M C C M, et al. Neoadjuvant chemoradiotherapy plus surgery versus surgery alone for oesophageal or junctional cancer (CROSS): Long-term results of a randomised controlled trial[J]. Lancet Oncol, 2015, 16(9): 1090-1098.

[5] Stahl M, Walz M K, Riera-Knorrenschild J, et al. Preoperative chemotherapy versus chemoradiotherapy in locally advanced adenocarcinomas of the oesophagogastric junction (POET): Long-term results of a controlled randomised trial[J]. Eur J Cancer, 2017, 81: 183-190.

[6] Noordman B J, Spaander M C W, Valkema R, et al. Detection of residual disease after neoadjuvant chemoradiotherapy for oesophageal cancer (preSANO): A prospective multicentre, diagnostic cohort study[J]. Lancet Oncol, 2018, 19(7): 965-974.

[7] Bain G H, Petty R D. Predicting response to treatment in gastroesophageal junction adenocarcinomas: Combining clinical, imaging, and molecular biomarkers[J]. Oncologist, 2010, 15(3): 270-284.

[8] Borggreve A S, Mook S, Verheij M, et al. Preoperative image-guided identification of response to neoadjuvant chemoradiotherapy in esophageal cancer (PRIDE): A multicenter observational study[J]. BMC Cancer, 2018, 18(1): 1006.

[9] De Cobelli F, Palumbo D, Albarello L, et al. Esophagus and

Stomach: Is There a Role for MR Imaging?[J]. Magn Reson Imaging Clin N Am,2020,28(1):1-15.

[10] Beer A J, Wieder H A, Lordick F, et al. Adenocarcinomas of esophagogastric junction: Multi-detector row CT to evaluate early response to neoadjuvant chemotherapy[J]. Radiology, 2006,239(2):472-480.

[11] Jones D R, Parker LA Jr, Detterbeck F C, et al. Inadequacy of computed tomography in assessing patients with esophageal carcinoma after induction chemoradiotherapy[J]. Cancer,1999, 85(5):1026-1032.

[12] Konieczny A, Meyer P, Schnider A, et al. Accuracy of multidetector-row CT for restaging after neoadjuvant treatment in patients with oesophageal cancer[J]. Eur Radiol,2013,23(9): 2492-2502.

[13] van Heijl M, Phoa S S, van Berge Henegouwen M I, et al. Accuracy and reproducibility of 3D-CT measurements for early response assessment of chemoradiotherapy in patients with oesophageal cancer[J]. Eur J Surg Oncol,2011,37(12):1064-1071.

[14] Yip C, Cook G J, Landau D B, et al. Performance of different imaging modalities in assessment of response to neoadjuvant therapy in primary esophageal cancer[J]. Dis Esophagus,2016, 29(2):116-130.

[15] Giganti F, Ambrosi A, Petrone M C, et al. Prospective comparison of MR with diffusion-weighted imaging, endoscopic ultrasound, MDCT and positron emission tomography-CT in the pre-operative staging of oesophageal cancer: results from a pilot study[J]. Br J Radiol,2016,89(1068):20160087.

[16] Lundsgaard Hansen M, Fallentin E, Lauridsen C, et al. Computed tomography (CT) perfusion as an early predictive marker for treatment response to neoadjuvant chemotherapy in gastroesophageal junction cancer and gastric cancer--a prospective study[J]. PLoS One,2014,9(5):e97605.

[17] Blank S, Lordick F, Bader F, et al. Post-therapeutic response evaluation by a combination of endoscopy and CT scan in esophagogastric adenocarcinoma after chemotherapy: Better than its reputation[J]. Gastric Cancer,2015,18(2):314-325.

[18] Becker K, Mueller J D, Schulmacher C, et al. Histomorphology and grading of regression in gastric carcinoma treated with neoadjuvant chemotherapy[J]. Cancer,2003,98(7):1521-1530.

[19] Mandard A M, Dalibard F, Mandard J C, et al. Pathologic assessment of tumor regression after preoperative chemoradiotherapy of esophageal carcinoma. Clinicopathologic correlations[J]. Cancer, 1994,73(11):2680-2686.

[20] American Joint Committee on Cancer. AJCC cancer staging handbook[Z]. 3rd Edition. Philadelphia: Lippincott Company, 1988.

[21] Swisher S G, Maish M, Erasmus J J, et al. Utility of PET, CT, and EUS to identify pathologic responders in esophageal

cancer[J]. Ann Thorac Surg,2004,78(4):1152-1160.

[22] De Cobelli F, Giganti F, Orsenigo E, et al. Apparent diffusion coefficient modifications in assessing gastrooesophageal cancer response to neoadjuvant treatment: Comparison with tumor regression grade at histology[J]. Eur Radiol,2013,23:2165-2174.

[23] Cheng B, Yu J. Predictive value of diffusion-weighted MR imaging in early response to chemoradiotherapy of esophageal cancer: A meta-analysis[J]. Dis Esophagus,2019,32(4):doy065.

[24] Weber M A, Bender K, von Gall C C, et al. Assessment of diffusion-weighted MRI and 18F-fluoro-deoxyglucose PET/ CT in monitoring early response to neoadjuvant chemotherapy in adenocarcinoma of the esophagogastric junction[J]. J Gastrointestin Liver Dis,2013,22(1):45-52.

[25] Maffazzioli L, Zilio M B, Klamt A L, et al. ADC as a predictor of pathologic response to neoadjuvant therapy in esophageal cancer: A systematic review and meta-analysis[J]. Eur Radiol, 2020,30(7):3934-3942.

[26] Borggreve A S, Goense L, van Rossum P S N, et al. Preoperative prediction of pathologic response to neoadjuvant chemoradiotherapy in patients with esophageal cancer using 18F-FDG PET/CT and DWMRI: A prospective multicenter study[J]. Int J Radiat Oncol Biol Phys,2020,106:998-1009.

[27] Giganti F, Salerno A, Ambrosi A, et al. Prognostic utility of diffusion-weighted MRI in oesophageal cancer: Is apparent diffusion coefficient a potential marker of tumor aggressiveness?[J]. Radiol Med,2016,121:173-180.

[28] Heethuis S E, van Rossum P S, Lips I M, et al. Dynamic contrast-enhanced MRI for treatment response assessment in patients with oesophageal cancer receiving neoadjuvant chemoradiotherapy[J]. Radiother Oncol,2016,120(1):128-135.

[29] Heethuis S E, Goense L, van Rossum P S N, et al. DW-MRI and DCE-MRI are of complementary value in predicting pathologic response to neoadjuvant chemoradiotherapy for esophageal cancer[J]. Acta Oncol,2018,57(9):1201-1208.

[30] Rice T W, Blackstone E H, Rusch V W. 7th edition of the AJCC Cancer Staging Manual: Esophagus and esophagogastric junction[J]. Ann Surg Oncol,2010,17(7):1721-1724.

[31] Sobin L H, Gospodarowicz M K, Wittekind C. TMN Classification of Malignant Tumors[M].7th edition. Hoboken: Wiley-Blackwell ,2010.

[32] Kauppi J T, Oksala N, Salo J A, et al. Locally advanced esophageal adenocarcinoma: Response to neoadjuvant chemotherapy and survival predicted by [18F] FDGPET/CT[J]. Acta Oncol,2012, 51:636-644.

[33] Hernandez J M, Beylergil V, Goldman D A, et al. Post-treatment/ pre-operative pet response is not an independent predictor of outcomes for patients with gastric and GEJ adenocarcinoma[J]. Ann Surg,2018,267:898-904.

[34] Gabrielson S, Sanchez-Crespo A, Klevebro F, et al. 18F FDG-PET/CT evaluation of histological response after neoadjuvant treatment in patients with cancer of the esophagus or gastroesophageal junction[J]. Acta Radiol, 2019, 60(5): 578-585.

[35] zum Büschenfelde CM, Herrmann K, Schuster T, et al. (18) F-FDG PET-guided salvage neoadjuvant radiochemotherapy of adenocarcinoma of the esophagogastric junction: The MUNICON II trial[J]. J Nucl Med, 2011, 52(8): 1189-1196.

[36] Harustiak T, Zemanova M, Fencl P, et al. [18F] Fluorodeoxyglucose PET/CT and prediction of histopathological response to neoadjuvant chemotherapy for adenocarcinoma of the oesophagus and oesophagogastric junction[J]. Br J Surg, 2018, 105: 419-428.

[37] Schneider P M, Eshmuminov D, Rordorf T, et al. 18FDG PET-CT identifies histopathological non-responders after neoadjuvant chemotherapy in locally advanced gastric and cardia cancer: Cohort study[J]. BMC Cancer, 2018, 18: 548.

[38] Findlay J M, Gillies R S, Franklin J M, et al. Restaging oesophageal cancer after neoadjuvant therapy with (18)F-FDG PET-CT: Identifying interval metastases and predicting incurable disease at surgery[J]. Eur Radiol, 2016, 26(10): 3519-3533.

[39] Findlay J M, Dickson E, Fiorani C, et al. Temporal validation of metabolic nodal response of esophageal cancer to neoadjuvant chemotherapy as an independent predictor of unresectable disease, survival, and recurrence[J]. Eur Radiol, 2019, 29(12): 6717-6727.

[40] Schneider P M, Baldus S E, Metzger R, et al. Histomorphologic tumor regression and lymph node metastases determine prognosis following neoadjuvant radiochemotherapy for esophageal cancer: Implications for response classification[J].

Ann Surg, 2005, 242(5): 684-692.

[41] Chirieac L R, Swisher S G, Ajani J A, et al. Posttherapy pathologic stage predicts survival in patients with esophageal carcinoma receiving preoperative chemoradiation[J]. Cancer, 2005, 103(7): 1347-1355.

[42] Belmouhand M, Löfgren J, Johannesen H H, et al. Early response evaluation of neoadjuvant therapy with PET/MRI to predict resectability in patients with adenocarcinoma of the esophagogastric junction[J]. Abdom Radiol (NY), 2019, 44(3): 836-844.

[43] Yip C, Landau D, Kozarski R, et al. Primary esophageal cancer: Heterogeneity as potential prognostic biomarker in patients treated with definitive chemotherapy and radiation therapy[J]. Radiology, 2014, 270(1): 141-148.

[44] Hou Z, Ren W, Li S, et al. Radiomic analysis in contrast-enhanced CT: Predict treatment response to chemoradiotherapy in esophageal carcinoma[J]. Oncotarget, 2017, 8(61): 104444-104454.

[45] Giganti F, Antunes S, Salerno A, et al. Gastric cancer: Texture analysis from multidetector computed tomography as a potential preoperative prognostic biomarker[J]. Eur Radiol, 2017, 27(5): 1831-1839.

[46] Schwartz L H, Litière S, de Vries E, et al. RECIST 1.1-Update and clarification: From the RECIST committee[J]. Eur J Cancer, 2016, 62: 132-137.

翻译：刘莹，成都医学院

审校：王奇峰，四川省肿瘤医院放疗科

doi: 10.21037/aoe-2020-geja-04

Cite this article as: Palumbo D, Mapelli P, Nicoletti V, Steidler S, Picchio M, De Cobelli F. Imaging in evaluation of response to neo-adjuvant treatment. Ann Esophagus, 2020, 3: 38.

第三十二章　食管切除术和术后的辅助治疗

Satoru Matsuda, Hirofumi Kawakubo, Shuhei Mayanagi, Tomoyuki Irino, Yuko Kitagawa

Department of Surgery, Keio University School of Medicine, Tokyo, Japan
Contributions: (I) Conception and design: S Matsuda, Y Kitagawa; (II) Administrative support: Y Kitagawa; (III) Provision of study materials or patients: None; (IV) Collection and assembly of data: S Matsuda; (V) Data analysis and interpretation: None; (VI) Manuscript writing: All authors; (VII) Final approval of manuscript: All authors.
Correspondence to: Yuko Kitagawa, MD, PhD. Department of Surgery, Keio University School of Medicine, 35 Shinanomachi, Shinjuku-ku, Tokyo 160-8582, Japan. Email: kitagawa@a3.keio.jp.

摘要：食管癌的成功治疗需要采用包括手术、化疗和放疗在内的多学科综合治疗手段。食管切除术是一种创伤很大的手术，具有相当高的并发症发生率和病死率。为了减少手术创伤和改善预后，微创食管切除术（MIE）和机器人辅助微创食管切除术（RAMIE）应运而生。与开放食管切除术相比，MIE减少了包括肺炎在内的术后并发症。在过去的10年间，一些研究表明，改良新辅助治疗和围手术期治疗可以进一步改善患者预后。然而，总生存率仍然令人不满意：FLOT4试验的患者5年生存率为45%，而CROSS试验的为47%，JCOG9907试验的为55%。辅助治疗结合新辅助化疗可能是改善预后的一种策略。然而，患者对辅助治疗的耐受性是一个令人担忧的问题，因为术后并发症可能延迟患者康复时间并阻碍辅助治疗的应用。其次，并不是所有患者都能从辅助治疗中受益。基于新技术对患者复发疾病进行风险分层的个体化治疗是未来的趋势。虽然还需要进一步的验证和干预性研究，但液体活检有望成为指导食管癌多学科治疗的重要指标。

关键词：食管癌；多学科综合治疗；辅助治疗；液体活检

View this article at: http://dx.doi.org/10.21037/aoe-2020-41

一、引言

食管癌排在癌症相关死亡原因的第六位，患者预后很差[1]。食管癌主要有两种组织学亚型：在北美洲和欧洲最常见的食管腺癌（EAC），以及在亚洲、非洲和南美洲最常见的食管鳞状细胞癌（ESCC）。ESCC和EAC在肿瘤的位置和生物学特征有所不同。食管癌的成功治疗需要多学科的方法，包括手术、化疗和放疗[2-4]。此外，随着治疗策略的增加，个体化治疗可能会取得更好的效果。在这里，我们回顾了可切除食管癌的辅助治疗和围手术期综合治疗及其未来前景。

二、食管癌的手术治疗

食管切除术一直是治疗可切除食管癌的主要手段。安全有效的手术入路对原发肿瘤及转移灶的根治非常重要。然而，食管癌的治疗有许多不同的手术入路。对于EAC，标准的手术程序是Ivor Lewis食管切除术，其包括下纵隔和胃周淋巴结清扫，并进行胸腔内吻合术。第二种手术方法是经膈肌行食管切除术[5]。Kurokawa等[6]进行了一项多中心前瞻性研究，以评估食管胃结合部（EGJ）肿瘤淋巴结转移的分布规律。该研究报道，食管侵犯长度超过4 cm是上纵隔淋巴结转移的危险因素，他们建议对这些人进行上纵隔淋巴清扫，然而，对于经膈肌入路术式，这些淋巴结往往不能被清扫。作者随后得出结论：上纵隔淋巴结清扫术是EGJ腺癌的一个手术指征。这与荷兰的随机对照试验（RCT）形成了鲜明对比，后者比较了经膈肌入路和经胸入路2种术式，结果表明纵隔淋巴结的扩大清扫并没有显著的生存益处[7]。

ESCC好发于食管胸中段，甚至在疾病的早期，可以出现从颈部淋巴结到腹部淋巴结的广泛转移[8]。由于喉返神经周围淋巴结是常见的转移部位之一[8-10]，因此，需要对上纵隔淋巴结进行清扫。所谓的三野淋巴结清扫，是包括锁骨上淋巴结在内的一种广泛的淋巴结清扫，而这已经被证明是有益的，这一术式在日本是标准的手术方式[11-13]。在这一术式中，吻合术主要在颈部进行。

无论选择哪种手术方式，术后肺炎和吻合口瘘都是相对常见的并发症，会使患者术后的病情恶化[14-15]。为了将手术的创伤降到最低，MIE和RAMIE被引入。相关研究表明，与开放性术式相比，MIE降低了术后并发症的发生率[16-17]。最近，van der Sluis等[18]进行了一项RCT，对比了RAMIE与开放食管切除术的安全性。根据研究报道，RAMIE的手术相关并发症和心肺并发症的发生率显著降低，患者术后疼痛也更少。对于ESCC，一项使用日本国家临床数据库的全国性回顾性研究表明，MIE与较低的肺炎发病率相关[19]，相反，MIE的长期疗效尚未被报道。Kataoka等[20]目前正在进行一项Ⅲ期临床试验，以比较开放手术与MIE之间的总生存率。

三、食管癌辅助化疗

（一）理论基础和历史观点

辅助治疗的理论基础是清除区域外残留的肿瘤细胞，抑制术后复发。由于食管切除术是一种创伤很大的手术，可能延长患者康复的时间，因此需要患者对这一术式具有耐受性。数十年前，随着外科手术安全

性和围手术期护理能力的提高，外科手术被确定为可手术切除的食管癌和胃癌的唯一根治性治疗方法。为消除术后残留病变，进一步提高生存率，研究者对术后辅助性治疗的效果进行了检测。关于食管癌，相较单纯手术治疗，日本的JCOG9204试验评估了使用CF方案（顺铂+5-氟尿嘧啶）辅助治疗的优越性[21]。结果显示，辅助治疗组的无病生存期显著延长。在总生存方面，在被诊断为淋巴结转移的患者中，CF方案辅助治疗的风险显著降低[21]。对于EAC，2001年的组间0116试验证明，与单纯手术相比，疗效更好，自此辅助放化疗被认为是一种标准治疗方案[22]，相反，尽管在该试验中有人批评二野淋巴结清扫率相对较低，但CALGB80101试验维持了5-氟尿嘧啶和放疗作为辅助治疗的有效性。然而，未能证明ECF方案（表柔比星+顺铂+5-氟尿嘧啶）联合放疗对EGJ癌和EAC的优越性[23]。在东亚，辅助化疗的发展主要集中在胃癌领域。单纯手术与卡培他滨联合奥沙利铂（CLASSIC）或者S-1单药治疗（ACTS-GC）相比，表明了辅助化疗存在显著生存优势[24-25]，然而，由于EGJ腺癌在亚洲的发病率相对较低，相关辅助化疗缺乏充分的研究。

（二）辅助治疗、新辅助治疗和围手术期治疗

尽管据报道，与单纯手术相比，辅助治疗具有生存优势，但并非对所有接受辅助治疗的患者都是理想的。此外，术后并发症对癌症复发和总生存率有不良影响[26]。我们团队曾报道，术后全身炎症反应与疾病复发有关，与感染并发症无关[27]。这些既往研究进一步表明，在食管切除前应减少肿瘤细胞的数量，以便引入新辅助治疗。

对于ESCC，日本临床肿瘤研究组（JCOG）进行了一项多中心Ⅲ期试验[28]，比较了CF方案被用于新辅助治疗和辅助治疗的疗效。试验结果证实了新辅助化疗的生存优势，这是基于患者获益后计划的中期分析结果。基于这些结果，CF方案新辅助治疗成为日本的标准治疗方法[29-30]。对于EAC方案，相较于辅助化疗，围手术期治疗结果（新辅助和辅助治疗相结合）已得到验证。在20世纪初，英国的MAGIC试验确定了围手术期ECF方案的生存益处[31]。同时，法国的FFCD9703研究评估了围手术期CF方案对EAC的影响，显示25%的肿瘤位于胃远端[32]。

在过去的10年中，几项具有里程碑意义的试验表

明，加强新辅助治疗和围手术期治疗可以进一步改善患者预后。此外，2012年，荷兰的CROSS试验证明了使用卡铂和紫杉醇进行新辅助放化疗的疗效[33]。2019年，德国的FLOT4试验报告了使用5-氟尿嘧啶、奥沙利铂和多西他赛的三联化疗与ECF方案或多柔比星+顺铂+卡培他滨治疗的疗效对比[34]。在专注于EAC的FLOT4试验中，患者总生存期延长，风险比为0.7。基于来自不同食管治疗团队的一些精心设计的划时代临床试验，多学科综合治疗疗效得到了改进。然而，5年生存率仍然令人不满意：FLOT4试验的5年生存率为45%，CROSS试验的为47%，JCOG9907试验的为55%[28,33-34]。

为了开发更有效的外科治疗策略，需要进行临床试验来评估强化治疗在新辅助治疗环境中的益处。日本目前正在进行一项三臂Ⅲ期试验，以评估使用DCF方案（多西他赛+顺铂+5-氟尿嘧啶）的新辅助三联化疗方案相对于CF方案的优势，以及CF新辅助放疗方案的优势[35]。此外，FLOT方案（多西他赛+奥沙利铂+亚叶酸钙+5-氟尿嘧啶）治疗的毒性可能比门诊使用的DCF方案低。我们即将开始多中心Ⅱ期试验，以评估FLOT方案治疗ESCC的疗效。比较FLOT方案和CROSS方案治疗EAC疗效的ESOPEC试验目前正在进行中[36]。

另一种改善预后的策略是辅助治疗联合新辅助化疗，这已经被用于围手术期肿瘤治疗。Mokdad等[37]进行了一项Meta分析，回顾了接受新辅助治疗患者的疗效，并将接受辅助治疗与未接受辅助治疗的患者进行了比较[37]。经过倾向评分匹配，消除了影响患者化疗耐受性的基线差异，结果表明接受辅助治疗患者的生存益处得到了显著改善。因此，手术联合术后辅助治疗可能是提高生存率的一种有意义的策略。对于ESCC患者，一项RCT比较了围手术期化疗和术前治疗的疗效。结果表明在围手术期，即术后接受辅助化疗的患者，其总生存期明显延长。在另一个队列研究的Ⅱ期试验中也证实了在新辅助治疗之后联合辅助治疗，也具有疗效[38]。

四、开展个体化治疗的必要性

患者耐受性是实施辅助治疗时的一个潜在问题。如前所述，食管切除术是一种侵入性很强的手术，其术后并发症发生率很高，这可能会使患者术后康复时间延长。因此，在FLOT4试验中，40%的研究参与者不能接受FLOT4辅助治疗，尽管44%是胃癌患者而不是食管癌患者[34]。对于ESCC，JCOG9907研究表明，计划接受辅助性CF方案治疗的患者中有25%无法完成整个疗程[28]。因此，所有的手术患者都能接受新辅助和辅助治疗的可能性不大。在下一部分内容中，作为对未来的展望，我们将利用升级的技术来描述基于术后复发风险分层的个体化治疗（图32-1）。

此外，增加辅助化疗的另一个缺点是，即使没有

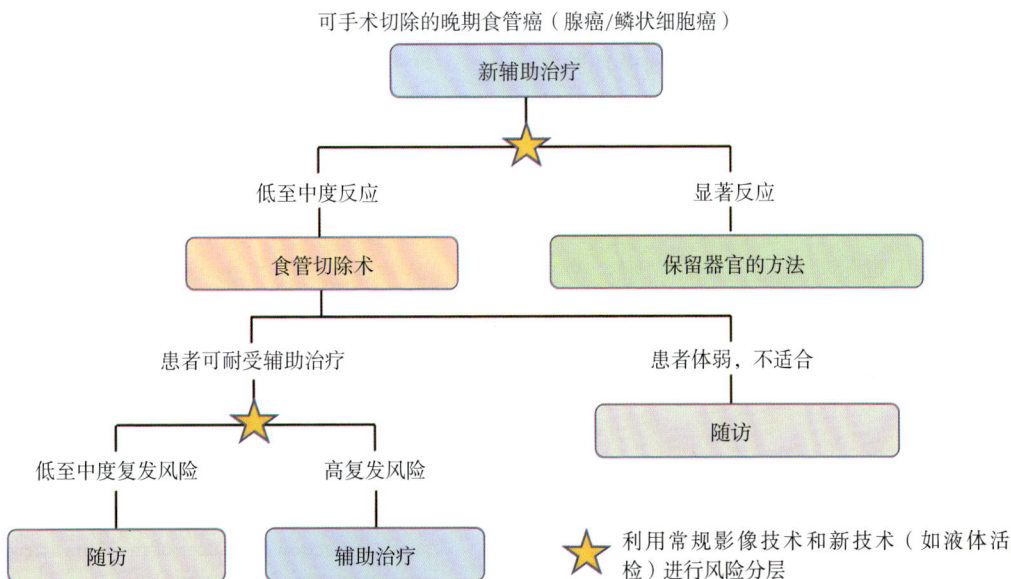

图32-1　利用升级的技术，根据术后复发风险分层进行个体化治疗

辅助治疗，大多数患者也不会出现术后复发情况。根据 Kim 等[39]的研究结果，在新辅助化疗后有残留病灶的患者中观察到了辅助治疗的优势，而在达到病理学完全缓解的患者中没有观察到差异，这表明未来需要进一步鉴别哪些患者复发风险高。

五、未来展望

在食管癌的多模式治疗中，药物疗效的提高可能是迫切的。如今，免疫检查点抑制剂，如纳武利尤单抗和帕博利珠单抗，在全球范围内被批准用于 ESCC 的治疗[40-41]。当它们与其他细胞毒性药物联合治疗时，有望出现反应更快、毒性更低的治疗效果。目前正在进行一项前瞻性的可行性临床试验，探讨纳武利尤单抗与新辅助 CF 或 DCF 方案联合治疗局部晚期 ESCC[42]。

术后复发的风险分层也是必要的。目前，以 TNM 分期为代表的病理结果是金标准。然而，生存方面的差异很大，即使 TNM 分期相同也是如此。作为有助于预测术后复发的附加指标，切除标本的组织学反应已被证明与患者术后存活率密切相关[43-44]。此外，与局部肿瘤无关的液体活检，包括血液和尿液，开始被认为是监测肿瘤负荷的新标准[45]，我们一直将炎症指标和凝血标志物作为血液生物标志物。作为凝血标志物之一的纤维蛋白原被证明是预测食管癌患者术后生存的有效生物标志物[46]。此外，我们开发了一个简单的预后评分，即 FA 评分，它结合了纤维蛋白原和白蛋白水平，在多中心前瞻性试验中得到了验证[47-48]。直接检测肿瘤衍生物，如无细胞肿瘤 DNA 和循环肿瘤 DNA（ctDNA），已在各种类型的癌症中得到广泛验证[49]。在结直肠癌中，ctDNA 阳性患者的术后无复发生存率显著降低，这表明 ctDNA 可被用于检测微小残留病变和筛选通过辅助化疗获得生存优势的患者[50]，在乳腺癌和肺癌[51-52]中也是如此。在食管癌中，Azad 等[53]的研究报道表明，放化疗后 ctDNA 对监测肿瘤复发是有价值的。虽然还需要进一步的验证和干预性研究，但液体活检有望成为指导食管癌多学科治疗的重要指标。

六、结论

对于可手术切除的食管癌，食管切除术已成为多学科综合治疗的主要手段。新辅助化疗已成为全球 EAC 和 ESCC 的标准治疗方法，但生存结果仍不令人满意。可以通过升级检查方式，例如使用液体活检，为术后复发风险高的患者提供信息。个体化治疗，即只对特定的患者进行辅助治疗，可能成为食管癌的下一种标准治疗方式。

参考文献

[1] Bray F, Ferlay J, Soerjomataram I, et al. Global cancer statistics 2018: GLOBOCAN estimates of incidence and mortality worldwide for 36 cancers in 185 countries[J]. CA Cancer J Clin, 2018,68(6): 394-424.

[2] Aggelis V, Cunningham D, Lordick F, et al. Peri-operative therapy for operable gastroesophageal adenocarcinoma: Past, present and future[J]. Ann Oncol, 2018,29(6): 1377-1385.

[3] Matsuda S, Takeuchi H, Kawakubo H, et al. Current advancement in multidisciplinary treatment for resectable cStage II/III esophageal squamous cell carcinoma in Japan[J]. Ann Thorac Cardiovasc Surg, 2016,22(5): 275-283.

[4] Watanabe M, Otake R, Kozuki R, et al. Recent progress in multidisciplinary treatment for patients with esophageal cancer[J]. Surg Today, 2020,50(1): 12-20.

[5] Luketich J D, Pennathur A, Awais O, et al. Outcomes after minimally invasive esophagectomy: Review of over 1000 patients[J]. Ann Surg, 2012,256(1): 95-103.

[6] Kurokawa Y, Takeuchi H, Doki Y, et al. Mapping of lymph node metastasis from esophagogastric junction tumors: A prospective nationwide multicenter study[J]. Ann Surg, 2021,274(1): 120-127.

[7] Omloo J M, Lagarde S M, Hulscher J B, et al. Extended transthoracic resection compared with limited transhiatal resection for adenocarcinoma of the mid/distal esophagus: 5-year survival of a randomized clinical trial[J]. Ann Surg, 2007, 246(6): 992-1000; discussion 1000-1001.

[8] Tachimori Y, Ozawa S, Numasaki H, et al. Comprehensive registry of esophageal cancer in Japan, 2012[J]. Esophagus, 2019,16(3): 221-245.

[9] Akutsu Y, Kato K, Igaki H, et al. The Prevalence of overall and initial lymph node metastases in clinical T1N0 thoracic esophageal cancer: From the results of JCOG0502, a prospective multicenter study[J]. Ann Surg, 2016,264(6): 1009-1015.

[10] Takeuchi H, Fujii H, Ando N, et al. Validation study of radio-guided sentinel lymph node navigation in esophageal cancer[J]. Ann Surg, 2009,249(5): 757-763.

[11] Akiyama H, Tsurumaru M, Udagawa H, et al. Radical lymph node dissection for cancer of the thoracic esophagus[J]. Ann Surg, 1994,220(3): 364-372.

[12] Ando N, Ozawa S, Kitagawa Y, et al. Improvement in the

results of surgical treatment of advanced squamous esophageal carcinoma during 15 consecutive years[J]. Ann Surg, 2000, 232(2): 225-232.

[13] Matsuda S, Takeuchi H, Kawakubo H, et al. Three-field lymph node dissection in esophageal cancer surgery[J]. J Thorac Dis, 2017, 9(Suppl 8): S731-S740.

[14] Low D E, Kuppusamy M K, Alderson D, et al. Benchmarking complications associated with esophagectomy[J]. Ann Surg, 2019, 269: 291-298.

[15] Takeuchi H, Miyata H, Gotoh M, et al. A risk model for esophagectomy using data of 5354 patients included in a Japanese nationwide web-based database[J]. Ann Surg, 2014, 260(2): 259-266.

[16] Biere S S, van Berge Henegouwen MI, Maas K W, et al. Minimally invasive versus open oesophagectomy for patients with oesophageal cancer: A multicentre, open-label, randomised controlled trial[J]. Lancet, 2012, 379(9829): 1887-1892.

[17] Mariette C, Markar S R, Dabakuyo-Yonli T S, et al. Hybrid Minimally Invasive Esophagectomy for Esophageal Cancer[J]. N Engl J Med, 2019, 380(2): 152-162.

[18] van der Sluis P C, van der Horst S, May A M, et al. Robot-assisted minimally invasive thoracolaparoscopic esophagectomy versus open transthoracic esophagectomy for resectable esophageal cancer: A randomized controlled trial[J]. Ann Surg, 2019, 269(4): 621-630.

[19] Takeuchi H, Miyata H, Ozawa S, et al. Comparison of short-term outcomes between open and minimally invasive esophagectomy for esophageal cancer using a nationwide database in Japan[J]. Ann Surg Oncol, 2017, 24(7): 1821-1827.

[20] Kataoka K, Takeuchi H, Mizusawa J, et al. A randomized Phase III trial of thoracoscopic versus open esophagectomy for thoracic esophageal cancer: Japan Clinical Oncology Group Study JCOG1409[J]. Jpn J Clin Oncol, 2016, 46(2): 174-177.

[21] Ando N, Iizuka T, Ide H, et al. Surgery plus chemotherapy compared with surgery alone for localized squamous cell carcinoma of the thoracic esophagus: A Japan Clinical Oncology Group Study--JCOG9204[J]. J Clin Oncol, 2003, 21(24): 4592-4596.

[22] Macdonald J S, Smalley S R, Benedetti J, et al. Chemoradiotherapy after surgery compared with surgery alone for adenocarcinoma of the stomach or gastroesophageal junction[J]. N Engl J Med, 2001, 345(10): 725-730.

[23] Fuchs C S, Niedzwiecki D, Mamon H J, et al. Adjuvant chemoradiotherapy with epirubicin, cisplatin, and fluorouracil compared with adjuvant chemoradiotherapy with fluorouracil and leucovorin after curative resection of gastric cancer: Results from CALGB 80101 (Alliance)[J]. J Clin Oncol, 2017, 35: 3671-3677.

[24] Bang Y J, Kim Y W, Y ang H K, et al. Adjuvant capecitabine and oxaliplatin for gastric cancer after D2 gastrectomy (CLASSIC): A phase 3 open-label, randomised controlled trial[J]. Lancet, 2012, 379: 315-321.

[25] Sakuramoto S, Sasako M, Yamaguchi T, et al. Adjuvant chemotherapy for gastric cancer with S-1, an oral fluoropyrimidine[J]. N Engl J Med, 2007, 357(18): 1810-1820.

[26] Booka E, Takeuchi H, Nishi T, et al. The impact of postoperative complications on survivals after esophagectomy for esophageal cancer[J]. Medicine (Baltimore), 2015, 94(33): e1369.

[27] Matsuda S, Takeuchi H, Kawakubo H, et al. Correlation between intense postoperative inflammatory response and survival of esophageal cancer patients who underwent transthoracic esophagectomy[J]. Ann Surg Oncol, 2015, 22(13): 4453-4460.

[28] Ando N, Kato H, Igaki H, et al. A randomized trial comparing postoperative adjuvant chemotherapy with cisplatin and 5-fluorouracil versus preoperative chemotherapy for localized advanced squamous cell carcinoma of the thoracic esophagus (JCOG9907)[J]. Ann Surg Oncol, 2012, 19: 68-74.

[29] Kitagawa Y, Uno T, Oyama T, et al. Esophageal cancer practice guidelines 2017 edited by the Japan esophageal society: Part 2[J]. Esophagus, 2019, 16(1): 25-43.

[30] Kitagawa Y, Uno T, Oyama T, et al. Esophageal cancer practice guidelines 2017 edited by the Japan Esophageal Society: Part 1[J]. Esophagus, 2019, 16(1): 1-24.

[31] Cunningham D, Allum W H, Stenning S P, et al. Perioperative chemotherapy versus surgery alone for resectable gastroesophageal cancer[J]. N Engl J Med, 2006, 355(1): 11-20.

[32] Ychou M, Boige V, Pignon J P, et al. Perioperative chemotherapy compared with surgery alone for resectable gastroesophageal adenocarcinoma: An FNCLCC and FFCD multicenter phase III trial[J]. J Clin Oncol, 2011, 29(13): 1715-1721.

[33] van Hagen P, Hulshof M C, van Lanschot J J, et al. Preoperative chemoradiotherapy for esophageal or junctional cancer[J]. N Engl J Med, 2012, 366(22): 2074-2084.

[34] Al-Batran S E, Homann N, Pauligk C, et al. Perioperative chemotherapy with fluorouracil plus leucovorin, oxaliplatin, and docetaxel versus fluorouracil or capecitabine plus cisplatin and epirubicin for locally advanced, resectable gastric or gastro-oesophageal junction adenocarcinoma (FLOT4): A randomised, phase 2/3 trial[J]. Lancet, 2019, 393: 1948-1957.

[35] Nakamura K, Kato K, Igaki H, et al. Three-arm phase III trial comparing cisplatin plus 5-FU (CF) versus docetaxel, cisplatin plus 5-FU (DCF) versus radiotherapy with CF (CF-RT) as preoperative therapy for locally advanced esophageal cancer (JCOG1109, NExT study)[J]. Jpn J Clin Oncol, 2013, 43: 752-755.

[36] Hoeppner J, Lordick F, Brunner T, et al. ESOPEC: prospective randomized controlled multicenter phase III trial comparing perioperative chemotherapy (FLOT protocol) to neoadjuvant chemoradiation (CROSS protocol) in patients with adenocarcinoma of the esophagus (NCT02509286)[J]. BMC Cancer, 2016, 16: 503.

[37] Mokdad A A, Yopp A C, Polanco P M, et al. Adjuvant chemotherapy vs postoperative observation following preoperative chemoradiotherapy and resection in gastroesophageal cancer: A propensity score-matched analysis[J]. JAMA Oncol, 2018, 4(1): 31-38.

[38] Ardalan B, Spector S A, Livingstone A S, et al. Neoadjuvant, surgery and adjuvant chemotherapy without radiation for esophageal cancer[J]. Jpn J Clin Oncol, 2007, 37(8): 590-596.

[39] Kim G J, Koshy M, Hanlon A L, et al. The benefit of chemotherapy in esophageal cancer patients with residual disease after trimodality therapy[J]. Am J Clin Oncol, 2016, 39(2): 136-141.

[40] Kato K, Cho B C, T akahashi M, et al. Nivolumab versus chemotherapy in patients with advanced oesophageal squamous cell carcinoma refractory or intolerant to previous chemotherapy (A TTRACTION-3): a multicentre, randomised, open-label, phase 3 trial[J]. Lancet Oncol, 2019, 20: 1506-1517.

[41] Kudo T, Hamamoto Y, Kato K, et al. Nivolumab treatment for oesophageal squamous-cell carcinoma: An open-label, multicentre, phase 2 trial[J]. Lancet Oncol, 2017, 18(5): 631-639.

[42] Y amamoto S, Kato K, Daiko H, et al. Feasibility study of nivolumab as neoadjuvant chemotherapy for locally esophageal carcinoma: FRONTiER (JCOG1804E)[J]. Future Oncol, 2020, 16: 1351-1357.

[43] Chirieac L R, Swisher S G, Ajani J A, et al. Posttherapy pathologic stage predicts survival in patients with esophageal carcinoma receiving preoperative chemoradiation[J]. Cancer, 2005, 103(7): 1347-1355.

[44] Kurokawa Y, Shibata T, Ando N, et al. Which is the optimal response criteria for evaluating preoperative treatment in esophageal cancer: RECIST or histology?[J]. Ann Surg Oncol, 2013, 20(9): 3009-3014.

[45] Kilgour E, Rothwell D G, Brady G, et al. Liquid biopsy-based biomarkers of treatment response and resistance[J]. Cancer Cell, 2020, 37(4): 485-495.

[46] Takeuchi H, Ikeuchi S, Kitagawa Y, et al. Pretreatment plasma fibrinogen level correlates with tumor progression and metastasis in patients with squamous cell carcinoma of the esophagus[J]. J Gastroenterol Hepatol, 2007, 22(12): 2222-2227.

[47] Matsuda S, Takeuchi H, Kawakubo H, et al. Prognostic impact of change in the fibrinogen and albumin score during preoperative treatment in esophageal cancer patients[J]. World J Surg, 2017, 41(11): 2788-2795.

[48] Matsuda S, Takeuchi H, Kawakubo H, et al. Cumulative prognostic scores based on plasma fibrinogen and serum albumin levels in esophageal cancer patients treated with transthoracic esophagectomy: Comparison with the Glasgow prognostic score[J]. Ann Surg Oncol, 2015, 22(1): 302-310.

[49] Corcoran R B, Chabner B A. Application of cell-free DNA analysis to cancer treatment[J]. N Engl J Med, 2018, 379(18): 1754-1765.

[50] Reinert T, Henriksen T V, Christensen E, et al. Analysis of plasma cell-free DNA by ultradeep sequencing in patients with stages I to III colorectal cancer[J]. JAMA Oncol, 2019, 5(8): 1124-1131.

[51] Abbosh C, Birkbak N J, Wilson G A, et al. Phylogenetic ctDNA analysis depicts early-stage lung cancer evolution[J]. Nature, 2017, 545(7655): 446-451.

[52] Coombes R C, Page K, Salari R, et al. Personalized detection of circulating tumor dna antedates breast cancer metastatic recurrence[J]. Clin Cancer Res, 2019, 25(14): 4255-4263.

[53] Azad T D, Chaudhuri A A, Fang P, et al. Circulating tumor DNA analysis for detection of minimal residual disease after chemoradiotherapy for localized esophageal cancer[J]. Gastroenterology, 2020, 158(3): 494-505.e6.

翻译：郭威，中国医学科学院肿瘤医院胸外科
审校：王镇，中国医学科学院肿瘤医院胸外科

doi: 10.21037/aoe-2020-41
Cite this article as: Matsuda S, Kawakubo H, Mayanagi S, Irino T, Kitagawa Y. Surgery and adjuvant therapy after esophagectomy. Ann Esophagus, 2021, 4: 17.

第三十三章　Siewert Ⅱ型食管胃结合部癌的手术治疗：食管切除术、全胃切除术或其他选择

Gabriel Saliba[1,2], **Masaru Hayami**[1,2], **Fredrik Klevebro**[1,2], **Magnus Nilsson**[1,2]

[1]Department of Clinical Science, Intervention and Technology (CLINTEC), Karolinska Institute, Stockholm, Sweden; [2]Department of Upper Abdominal Diseases, Karolinska University Hospital, Stockholm, Sweden

Contributions: (I) Conception and design: All authors; (II) Administrative support: G Saliba, M Nilsson; (III) Provision of study materials or patients: All authors; (IV) Collection and assembly of data: G Saliba, F Klevebro, M Nilsson; (V) Data analysis and interpretation: All authors; (VI) Manuscript writing: All authors; (VII) Final approval of manuscript: All authors.

Correspondence to: Magnus Nilsson. Department of Upper Abdominal Cancer, C1.77 Karolinska University Hospital, 141 86 Stockholm, Sweden. Email: Magnus.nilsson@ki.se.

摘要： Siewert Ⅱ型食管胃结合部（EGJ）癌的最佳手术方法是一个备受争议的问题。食管切除术或胃切除术是通常的手术选择，但有几种不同的手术方法。本文的目的是通过比较经膈肌裂孔和经胸食管切除术，近端胃、全胃切除术和经左胸食管胃切除术，胃切除术和食管切除术，总结现有的证据并指导Siewert Ⅱ型EGJ癌的手术方案选择。我们还评估了不同手术入路的淋巴结清扫范围。经过审查，这些数据缺乏高质量的科学证据。基于目前的低级别证据，与全胃切除术相比，食管切除术合并二野淋巴结清扫术似乎与更高的切缘阴性率和淋巴结清扫数量有关，尽管一些研究报道这种方式术后并发症的发生率更高。另一方面，一些队列研究显示了对比食管切除术、胃切除术和经左胸食管胃切除术的相似结果。这3种技术对于Siewert Ⅱ型EGJ癌患者而言都是合理的手术选择，在有更高级别的证据之前，最佳的手术方法应根据患者的情况量身定制。最近开始的随机对照CARDIA试验的结果将增加重要的证据，并为临床医生在食管切除术和胃切除术之间做选择时提供依据。

关键词： 食管癌；胃癌；贲门癌；Siewert Ⅱ型癌；食管胃结合部癌（EGJ癌）；胃切除术；食管切除术；左胸食管胃切除术

View this article at: http://dx.doi.org/10.21037/aoe-2020-geja-02

一、引言

几十年来，食管胃结合部（EGJ）癌的分子和解剖学起源一直是一个被激烈争论的问题，导致其最佳治疗方法缺乏共识。Siewert等[1]认识到对EGJ癌进行解剖分类的必要性，为了便于研究和治疗，他们提出了一种基于肿瘤中心解剖位置将肿瘤分为3种类型的理论。Siewert分型（图33-1）已经获得了临床医生的极大认可，并且几乎在全世界范围内被广泛使用，直

接影响了肿瘤的分期和治疗策略。Siewert Ⅰ型肿瘤通常被认为是食管癌，并通过新辅助治疗和手术方法进行治疗，而Siewert Ⅲ型肿瘤通常被认为是胃癌[2]。然而，对于那些被归类为Siewert Ⅱ型的"真正的"EGJ肿瘤，最佳的手术方法仍然存在争议。

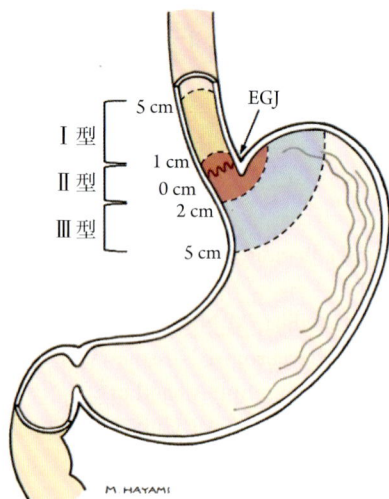

Ⅰ型：肿瘤中心位于贲门上方1~5 cm。Ⅱ型：肿瘤中心位于贲门上方1 cm至下方2 cm。Ⅲ型：肿瘤中心位于贲门以下2~5 cm处。

图33-1　食管胃结合部（EGJ）腺癌的Siewert分型

EGJ肿瘤分类困难使食管切除术和胃切除术的选择复杂化。内镜、超声内镜（EUS）及计算机断层扫描在确定肿瘤位置方面的精准性有限[3]。特别是体积大的肿瘤很难被分类，即使正确被分类，Siewert类型也可能与手术选择无关[3-4]。任何以治疗癌症为目的的外科手术的主要目标都是完全切除肿瘤，包括彻底清扫区域淋巴结，从而最大限度地减少复发的风险，并优化总生存期（OS）。一些比较了EGJ癌中胃切除术和食管切除术之间OS的研究还没有报道两者之间生存率的差异[5-7]。此外，在比较EGJ癌中胃切除术和食管切除术的不同方法时，OS没有显著差异[8-11]。有证据表明，一种方法的OS并不一定优于另一种方法的。然而，在术后并发症的风险、住院时间（LOS）、无病生存率及清扫的淋巴结数量方面可能存在差异，这值得被进一步讨论。因此，我们对目前已发表的文献进行了全面的综述，旨在为局部晚期、非远处转移EGJ癌

选择经胸食管切除术还是经腹胃切除术提供参考。

二、Ⅱ型EGJ癌的手术治疗

多年来，EGJ癌患者的主要治疗方法是手术切除肿瘤。食管切除术加胃近端切除术/胃切除术加食管远端切除术通常是患者主要的治疗选择。虽然食管切除术在西方国家更常被使用，而胃切除术在日本、韩国等东亚国家更常被使用，但两者孰优孰劣尚不清楚[11]。除此之外，这两种方法具体的手术方式不同。无论手术入路如何，肿瘤完全切除并伴切缘阴性（R0）具有最高的预后意义，也是肿瘤手术的主要目标[12]。R0切除患者的5年生存率为43%~52%，而切缘阳性患者的5年生存率为11%~31%[13-14]。此外，由于转移的风险高，彻底的淋巴结清扫术是非常重要的，但扩大淋巴结清扫术可能产生不利影响，增加手术的并发症，把握大范围和小范围淋巴结清扫之间的平衡至关重要。选择合适的手术入路很重要，不仅可以获得令人满意的预后，而且可以减少手术创伤及其对患者术后恢复和健康相关生活质量的影响。

（一）食管切除术——不同的入路会影响手术结果吗？

食管切除术在西方国家是Ⅱ型EGJ癌最常见的手术方式，然而，由于临床上很难准确地进行Siewert分型，一些Ⅲ型癌症患者也接受了食管切除术。2种主要的食管切除术方法是经胸食管切除术（Ivor Lewis术或McKeown术），以及经膈肌裂孔食管切除术[11]。来自荷兰的一项随机临床试验比较了经胸（n=114）和经膈肌裂孔（n=106）食管切除术治疗Ⅰ型和Ⅱ型EGJ癌的病例。经胸手术后的围手术期并发症发生率高于经膈肌裂孔食管切除术。经胸食管切除术后肺部并发症发生率为57%，经膈肌裂孔切除术后并发症发生率为27%。经胸食管切除术后，乳糜漏和机械呼吸机的使用时间显著延长，与之相一致的是，经胸组的重症监护病房（ICU）住院时间和LOS显著延长。然而，2种手术入路之间的住院病死率没有差异。经胸食管切除术的平均淋巴结清扫数目明显更多[分别为（31±14）枚 vs（16±9）枚，$P<0.001$]。在中度淋巴结转移（1~8枚阳性淋巴结）的患者中，经胸手术的患者局部复发率比经膈肌裂孔入路患者的低20%，但没有淋巴结转移或超过8枚淋巴结转移的病例之间

则没有差异[10]。两组的环周切缘阴性率无差异。不同手术入路的DFS和OS均无显著差异，但在随访期间，DFS和OS的曲线出现发散，显示经胸食管切除术后有更好的生存趋势，特别是Siewert Ⅱ型癌症[9-10]。

一项来自英国的前瞻性队列研究[15]分析了664例Ⅰ型或Ⅱ型EGJ癌病例接受经膈肌裂孔（n=263）或经胸（n=401）食管切除术的结果，包括右侧开胸和开腹手术（n=325）或左胸腹入路手术（n=76）。经膈肌裂孔组需要接受新辅助化疗患者的占比为78.1%，经胸组为47.1%。不同手术入路的OS没有差异，肿瘤复发的时间也没有差异。经胸入路的中位淋巴结切除数显著较高（20枚 vs 13枚；$P<0.001$）。R0切除率没有差异。然而，在T3期和T4期肿瘤的亚组分析中，经胸食管切除术的病例切缘阴性比例有更高的趋势，但不具有统计学意义。与经胸食管切除术相比，经膈肌裂孔食管切除术后的住院病死率较低，但结果不具有统计学意义。经膈肌裂孔食管切除术后的中位LOS显著更低。该研究无术后并发症的数据报道。

一项使用美国住院患者样本数据库的前瞻性队列研究[16]，分析了11 914例接受经膈肌裂孔食管切除术的患者和5 481例接受经胸食管切除术的患者。经膈肌裂孔和经胸食管切除术在患者LOS或总体并发症发生率方面无显著差异。此外，两组手术入路在纵隔感染、伤口感染、心血管或肺部并发症的发生率方面没有显著差异。

一项利用美国外科医生学会国家外科质量改进计划（ACS-NSQIP）数据库进行的队列研究[17]，调查了包括1 428例在2005—2011年接受治疗的食管癌患者，其中750例行经膈肌裂孔切除术，678例行经胸切除术。经胸组手术时间明显较长，二次手术率更高，但两组LOS相似。经胸和经膈肌裂孔切除术后患者的严重并发症发生率相似。此外，肺、肾、心脏、血栓栓塞或脓毒症等并发症的差异无统计学意义。经胸食管切除术患者术后30天病死率略高于经膈肌裂孔食管切除术的患者，但结果无统计学意义。

一项Meta分析[18]比较了7 527例因食管癌或EGJ癌而接受食管切除术的患者的结果，没有报道不同手术入路之间3年或5年生存期的差异。经胸食管切除术后的住院病死率明显高于经膈肌裂孔食管切除术。经胸组肺部并发症、乳糜漏和伤口感染发生率较高，而经膈肌裂孔组术后吻合口瘘和声带损伤更常见。经胸食管切除术后，ICU住院时间和LOS均明显更长。同样，在最近的一项比较EGJ癌经胸和经膈肌裂孔切除术的Meta分析[19]中，没有观察到不同手术入路之间的OS存在差异。然而，经胸组的30天病死率和LOS高于经膈肌裂孔组，不同手术入路的淋巴结切除数量无差异。经胸切除术患者的肺部并发症明显高于其他病例，但心血管并发症没有差异。与之前参考的Meta分析不同，食管吻合口瘘发生率在不同方式的食管切除术间没有差异。

我们认为对Ⅱ型EGJ癌进行食管切除术，标准的做法应该是两切口Ivor Lewis术加二野淋巴结清扫。因为现有的低级别证据表明，对适合的病例进行该术式有肿瘤学优势，且只轻微增加手术风险。经膈肌裂孔食管切除术主要适用于有严重合并症，经胸入路会导致围手术期风险增加的病例，特别是严重的慢性肺部疾病。如果上纵隔有淋巴结转移，Ⅱ型EGJ癌可能需要根据McKeown的方法进行三切口食管切除术。

（二）胃切除术

全胃切除术加二野淋巴结清扫术也是Ⅱ型EGJ癌的有效治疗选择，并被广泛应用，特别是在亚洲[20-21]。与胃切除术一起经膈肌裂孔进行下纵隔淋巴结清扫是可能的，但很难进行下肺静脉以上区域的淋巴结清扫。

近端胃切除术在亚洲主要被用于T1b期肿瘤切除，尽管只能进行D1淋巴结清扫，但肿瘤学结果是可接受的。在一项大型回顾性队列研究中纳入了2 217例患者，1 584例（71.4%）患者接受了全胃切除术，633例（28.6%）患者接受了近端胃切除术。总的来说，全胃切除术患者的OS略高于近端胃切除术的患者，而DFS的差异无统计学意义[22-23]。

在一项单中心回顾性队列研究[24]中，423例Ⅱ型或Ⅲ型EGJ癌患者接受了近端或全胃切除术。两组手术的5年生存期差异无统计学意义，但全胃切除术后淋巴结阳性率明显更高，且有12%的患者出现淋巴结转移，而近端胃切除术后有3.4%的患者发生淋巴结转移。许多研究报道了近端胃切除术后严重的反流问题[24-25]，使用空肠间置技术得以成功解决[26]，最新的技术是采用双通道重建和食管胃瓣膜成形技术[27-28]。

胃切除术可被用于治疗局部晚期（cT2~cT4期，淋巴结阳性）的Ⅱ型EGJ癌，应采用全胃切除术而不是近端胃切除术。近端胃切除术加空肠间置术或食管胃瓣膜术可被用于早期的Ⅱ型EGJ癌。胃切除技术的局限性是很难进行下纵隔以上的胸内淋巴结清扫。

（三）左胸腹食管胃切除术

一项来自日本的RCT[8]将Ⅱ型或Ⅲ型EGJ癌病例随机分为经腹全胃切除术加下纵隔淋巴结切除术或左胸腹食管胃切除术。左胸腹组与经腹组相比，其生存率没有得到改善，因此该研究在首次中期分析后终止。经腹组5年生存率较高，两组的5年生存差异为14.4%，但差异无统计学意义。在总体并发症方面没有观察到差异，但左胸腹组的呼吸并发症明显更常见。

一项同样来自亚洲的回顾性队列研究[21]纳入了采用左胸腹食管胃切除术或经腹胃切除术的Ⅱ型EGJ癌患者，结果显示经腹组有更好的生存趋势，尽管差异没有统计学意义。两组患者中均有部分患者行近端胃切除术，但未见对这些患者进行亚组分析的报道。接受经腹胃切除术的患者淋巴结清扫数量较多，手术时间较短，LOS较短。两组患者的切缘阴性率相似。左胸腹胃切除术后并发症发生率是经腹手术的2倍，分别为28.4%和14.3%，但术后30天病死率无显著差异。另一项大型多中心回顾性队列研究[29]显示，左胸腹食管胃切除术与Ivor Lewis食管切除术治疗食管肿瘤和EGJ肿瘤相比，有更低的术后并发症发生率，而长期和无病生存期相等。

左胸腹食管胃切除术提供了非常好的EGJ癌治疗途径。与经腹胃切除术相比，特别是在亚洲的系列研究中，该技术有着更多的术后并发症发生率和长期症状，但肿瘤结果似乎与食管切除术和胃切除术相似。体积较大的肿瘤适合采用左胸腹手术，尤其是在肥胖的西方患者中。另一种情况是当胃无法重建时，需要进行Roux-en-Y食管空肠吻合术。左胸腹食管胃切除术的局限性是迄今为止仍不能使用微创技术操作。

（四）Ⅱ型EGJ癌的最佳手术方法？

Ⅱ型EGJ癌的理想手术方法是食管切除术、胃切除术还是左胸腹食管胃切除术目前尚不清楚。3种手术都被证明能产生相似的肿瘤学结果，最佳的手术方法仍存在争议，文献没有提供确凿的证据。

Martin等[5]发表了一项大型回顾性队列研究，包括4 996例Ⅱ型EGJ癌患者。该研究包括1 181例

患者，其中214例（18.2%）接受了胃切除术，967例（81.8%）接受食管切除术。30天病死率和术后并发症发生率均无差异。同样，呼吸系统并发症，如肺炎和二次插管，与手术入路之间也没有显著差异。另一项队列研究包括2 714例（71.1%）接受食管切除术的患者和1 102例（28.9%）接受胃切除术的患者。食管切除术患者的中位OS明显高于胃切除术（26个月 vs 21个月；P=0.025）。然而，经过多变量分析后发现，手术入路并不是OS的独立预测因子[5]。

最近发表的一项回顾性队列研究分析了Ⅱ型EGJ癌行全胃切除术或食管切除术患者的围手术期状况和长期预后。大约一半的病例属于局部晚期肿瘤（cT3/4或cN+期），并接受了新辅助化疗。总体并发症、吻合口瘘、肺部并发症和心脏并发症发生率相似。胃切除术和食管切除术之间的切缘阴性率、住院病死率和30天病死率差异无统计学意义，但食管切除术后的LOS明显更高。两种手术入路的淋巴结切除个数的中位数均为24个，而阳性淋巴结的中位数没有显著差异。与食管切除术相比，胃切除术后的5年生存率显著更低（57.5% vs 69.6%；P=0.02），5年无病生存率也更有利于食管切除术（79.1% vs 44.8%；P=0.002）。对于cT3~4期或临床淋巴结阳性的病例，即有明显淋巴结转移风险的患者，食管切除术更能获益[30]。

而欧洲的一项小型回顾性研究[31]纳入了未接受新辅助治疗的Ⅱ型EGJ癌病例，结果显示食管切除术后无复发生存期明显短于胃切除术。此外，单变量和多变量Cox回归模型分析均显示，手术入路是无复发生存的最强独立预测因子，研究结果有利于胃切除术。

一项荷兰单中心回顾性队列研究[32]回顾了EGJ癌病例，其中176例患有Ⅱ型EGJ肿瘤，并比较了胃切除术和食管切除术的预后。不同手术方法之间的30天病死率和总病死率没有显著差异。在总体发病率、肺炎或吻合口瘘发生率方面无差异。两组患者的中位LOS和ICU住院时间相似。胃切除术后切缘阳性率明显高于食管切除术（29% vs 11%，P=0.025），但5年OS差异无统计学意义。此外，胃切除术和食管切除术的DFS和复发率均无差异。

一项前瞻性队列研究比较了Ⅱ型和Ⅲ型EGJ癌病例的切缘阳性率、淋巴结切除数和生存率。155例患者行食管切除术，85例患者行全胃切除术。两组的切缘阳性率差异无统计学意义。平均淋巴结切除数量

相似，两种术式在5年OS方面没有差异[6]。一项回顾性研究[2]比较了Ⅰ~Ⅲ型EGJ癌病例行食管切除术和扩大胃切除术的差异，两种手术在切缘阴性率、LOS或ICU住院时间方面没有显著差异。Ⅰ型、Ⅱ型和Ⅲ型EGJ癌的食管切除术和胃切除术的生存率无差异，而且在Ⅱ型EGJ癌患者的亚组分析中，两组患者均未观察到生存优势。

三、讨论

指导Ⅱ型EGJ癌最佳手术方法的高质量科学证据很少。确保切缘阴性、充分的二野淋巴结清扫术和高质量重建的基本手术原则决定了选择哪种入路。Ⅱ型EGJ癌胸内淋巴结转移的可能性很大，这使得经胸入路对许多手术量大的外科医生最有吸引力。特别是在亚洲的研究中，左胸腹食管胃切除术的术后并发症发生率高于经腹全胃切除术，但也有使用该方法的良好结果的报道[33]。另一方面，在现有文献中，一台操作优秀的经腹扩大胃切除术并清扫下纵隔淋巴结，似乎也能取得类似的良好结果[21,34]。

除了上述3种不同的手术选择在手术发病率和术后恢复方面的差异外，对于每种入路可以切除哪站淋巴结也存在差异。淋巴结转移是预后的强预测因子之一，尽管有明确的预后意义，但对于Ⅱ型EGJ癌的淋巴结清扫范围尚无共识。由Peyre等[35]进行的一项前瞻性国际多中心研究包括了2 303例未接受新辅助治疗并接受R0切除术的食管癌病例。切除淋巴结的中位数为17个，作者声明切除淋巴结的数量是生存的独立预测因素，最佳阈值为切除≥23个。无论疾病分期如何，当达到这个阈值时，患者生存率将显著提高，在Ⅲ期食管癌病例中获益最大。此外，在Ⅱ期和Ⅲ期食管癌病例中，每多切除10个淋巴结，患者5年生存率就会增加[35]。然而，关于接受新辅助治疗后的研究表明，更多的淋巴结切除数量与5年OS的改善并不对应[36-37]。此外，一项倾向评分匹配的多中心队列研究[38]包括接受新辅助化疗或nCRT手术的EGJ癌病例，结果显示切除淋巴结数量不影响nCRT组的生存或复发。另一方面，在新辅助化疗组中，当淋巴结切除数目超过52个时，患者的无病生存期和总复发率均有显著改善，虽然没有统计学意义，但这些病例的OS也得到了改善。

总之，现有证据不足以支持对Ⅱ型EGJ癌采用标准化的手术方法。3种手术——食管切除术、胃切除术

和左胸腹食管胃切除术各有优缺点。在获得更高级别的证据之前，最佳的治疗方案应该是根据患者情况进行个体化抉择。并且治疗Ⅱ型EGJ癌的医疗中心都应该提供这3种主要的手术方法。先前研究的缺点之一是非随机设计，包含了可能影响最终结果的选择偏倚。正在进行的CARDIA试验将Ⅱ型EGJ癌患者随机分配到食管切除术组或胃切除术组中，一旦试验完成，将为该领域增加重要的数据。

参考文献

[1] Siewert J R, Stein H J. Classification of adenocarcinoma of the oesophagogastric junction[J]. Br J Surg, 1998, 85(11): 1457-1459.

[2] Johansson J, Djerf P, Oberg S, et al. Two different surgical approaches in the treatment of adenocarcinoma at the gastroesophageal junction[J]. World J Surg, 2008, 32(6): 1013-1020.

[3] Grotenhuis B A, Wijnhoven B P, Poley J W, et al. Preoperative assessment of tumor location and station-specific lymph node status in patients with adenocarcinoma of the gastroesophageal junction[J]. World J Surg, 2013, 37(1): 147-155.

[4] Curtis N J, Noble F, Bailey I S, et al. The relevance of the Siewert classification in the era of multimodal therapy for adenocarcinoma of the gastro-oesophageal junction[J]. J Surg Oncol, 2014, 109(3): 202-207.

[5] Martin J T, Mahan A, Zwischenberger J B, et al. Should gastric cardia cancers be treated with esophagectomy or total gastrectomy? A comprehensive analysis of 4,996 NSQIP/SEER patients[J]. J Am Coll Surg, 2015, 220(4): 510-520.

[6] Kauppila J H, Wahlin K, Lagergren J. Gastrectomy compared to oesophagectomy for Siewert II and III gastro-oesophageal junctional cancer in relation to resection margins, lymphadenectomy and survival[J]. Sci Rep, 2017, 7(1): 17783.

[7] Haverkamp L, Ruurda J P, van Leeuwen M S, et al. Systematic review of the surgical strategies of adenocarcinomas of the gastroesophageal junction[J]. Surg Oncol, 2014, 23(4): 222-228.

[8] Sasako M, Sano T, Yamamoto S, et al. Left thoracoabdominal approach versus abdominal-transhiatal approach for gastric cancer of the cardia or subcardia: A randomised controlled trial[J]. Lancet Oncol, 2006, 7(8): 644-651.

[9] Hulscher J B, van Sandick J W, de Boer A G, et al. Extended transthoracic resection compared with limited transhiatal resection for adenocarcinoma of the esophagus[J]. N Engl J Med, 2002, 347(21): 1662-1669.

[10] Omloo J M, Lagarde S M, Hulscher J B, et al. Extended transthoracic resection compared with limited transhiatal resection for adenocarcinoma of the mid/distal esophagus: Five-

year survival of a randomized clinical trial[J]. Ann Surg, 2007, 246(6): 992-1000.

[11] Kauppila J H, Lagergren J. The surgical management of esophago-gastric junctional cancer[J]. Surg Oncol, 2016, 25(4): 394-400.

[12] Klevebro F, Ekman S, Nilsson M. Current trends in multimodality treatment of esophageal and gastroesophageal junction cancer - Review article[J]. Surg Oncol, 2017, 26(3): 290-295.

[13] Feith M, Stein H J, Siewert J R. Adenocarcinoma of the esophagogastric junction: Surgical therapy based on 1602 consecutive resected patients[J]. Surg Oncol Clin N Am, 2006, 15(4): 751-764.

[14] O'Farrell N J, Donohoe C L, Muldoon C, et al. Lack of independent significance of a close (<1 mm) circumferential resection margin involvement in esophageal and junctional cancer[J]. Ann Surg Oncol, 2013, 20: 2727-2733.

[15] Davies A R, Sandhu H, Pillai A, et al. Surgical resection strategy and the influence of radicality on outcomes in oesophageal cancer[J]. Br J Surg, 2014, 101(5): 511-517.

[16] Connors R C, Reuben B C, Neumayer L A, et al. Comparing outcomes after transthoracic and transhiatal esophagectomy: A 5-year prospective cohort of 17, 395 patients[J]. J Am Coll Surg, 2007, 205(6): 735-740.

[17] Papenfuss W A, Kukar M, Attwood K, et al. Transhiatal versus transthoracic esophagectomy for esophageal cancer: A 2005-2011 NSQIP comparison of modern multicenter results[J]. J Surg Oncol, 2014, 110(3): 298-301.

[18] Hulscher J B, Tijssen J G, Obertop H, et al. Transthoracic versus transhiatal resection for carcinoma of the esophagus: A meta-analysis[J]. Ann Thorac Surg, 2001, 72(1): 306-313.

[19] Wei M T, Zhang Y C, Deng X B, et al. Transthoracic vs transhiatal surgery for cancer of the esophagogastric junction: A meta-analysis[J]. World J Gastroenterol, 2014, 20(29): 10183-10192.

[20] Kim K T, Jeong O, Jung M R, et al. Outcomes of abdominal total gastrectomy for type II and III gastroesophageal junction tumors: Single center's experience in korea[J]. J Gastric Cancer, 2012, 12: 36-42.

[21] Yang Z F, Wu D Q, Wang J J, et al. Surgical approach for Siewert type II adenocarcinoma of the esophagogastric junction: Transthoracic or transabdominal? —A single-center retrospective study[J]. Ann Transl Med, 2018, 6: 5.

[22] Zhu K, Xu Y, Fu J, et al. Proximal gastrectomy versus total gastrectomy for siewert type ii adenocarcinoma of the esophagogastric junction: A comprehensive analysis of data from the SEER registry[J]. Dis Markers, 2019, 2019: 9637972.

[23] Yoo C H, Sohn B H, Han W K, et al. Proximal gastrectomy reconstructed by jejunal pouch interposition for upper third gastric cancer: Prospective randomized study[J]. World J Surg, 2005, 29(12): 1592-1599.

[24] An J Y, Youn H G, Choi M G, et al. The difficult choice between total and proximal gastrectomy in proximal early gastric cancer[J]. Am J Surg, 2008, 196(4): 587-591.

[25] Yoo C H, Sohn B H, Han W K, et al. Long-term results of proximal and total gastrectomy for adenocarcinoma of the upper third of the stomach[J]. Cancer Res Treat, 2004, 36(1): 50-55.

[26] Kameyama J, Ishida H, Yasaku Y, et al. Proximal gastrectomy reconstructed by interposition of a jejunal pouch. Surgical technique[J]. Eur J Surg, 1993, 159(9): 491-493.

[27] Matsushiro T, Hariu T, Nagashima H, et al. Valvuloplasty plus fundoplasty to prevent esophageal regurgitation in esophagogastrostomy after proximal gastrectomy[J]. Am J Surg, 1986, 152(3): 314-319.

[28] Ahn S H, Jung D H, Son S Y, et al. Laparoscopic doubletract proximal gastrectomy for proximal early gastric cancer[J]. Gastric Cancer, 2014, 17: 562-570.

[29] Davies A R, Zylstra J, Baker C R, et al. A comparison of the left thoracoabdominal and Ivor-Lewis esophagectomy[J]. Dis Esophagus, 2018.

[30] Blank S, Schmidt T, Heger P, et al. Surgical strategies in true adenocarcinoma of the esophagogastric junction (AEG II): thoracoabdominal or abdominal approach?[J]. Gastric Cancer, 2018, 21(2): 303-314.

[31] Reeh M, Mina S, Bockhorn M, et al. Staging and outcome depending on surgical treatment in adenocarcinomas of the oesophagogastric junction[J]. Br J Surg, 2012, 99(10): 1406-1414.

[32] Parry K, Haverkamp L, Bruijnen R C, et al. Surgical treatment of adenocarcinomas of the gastro-esophageal junction[J]. Ann Surg Oncol, 2015, 22(2): 597-603.

[33] Markar S R, Schmidt H, Kunz S, et al. Evolution of standardized clinical pathways: Refining multidisciplinary care and process to improve outcomes of the surgical treatment of esophageal cancer[J]. J Gastrointest Surg, 2014, 18(7): 1238-1246.

[34] Han W H, Eom B W, Yoon H M, et al. The optimal extent of lymph node dissection in gastroesophageal junctional cancer: Retrospective case control study[J]. BMC Cancer, 2019, 19(1): 719.

[35] Peyre C G, Hagen J A, DeMeester S R, et al. The number of lymph nodes removed predicts survival in esophageal cancer: An international study on the impact of extent of surgical resection[J]. Ann Surg, 2008, 248(4): 549-556.

[36] Schaaf M van der, Johar A, Wijnhoven B, et al. Extent of lymph node removal during esophageal cancer surgery and survival[EB/OL]. [2020-03-21]. https://academic.oup.com/jnci/article-lookup/doi/10.1093/jnci/ djv043.

[37] Koen Talsma A, Shapiro J, Looman C W, et al. Lymph node retrieval during esophagectomy with and without neoadjuvant chemoradiotherapy: Prognostic and therapeutic impact on survival[J]. Ann Surg, 2014, 260(5): 786-792.

[38] Markar S R, Noordman B J, Mackenzie H, et al. Multimodality treatment for esophageal adenocarcinoma: multi-center propensity-score matched study[J]. Ann Oncol, 2017, 28(3): 519-527.

doi: 10.21037/aoe-2020-geja-02

Cite this article as: Saliba G, Hayami M, Klevebro F, Nilsson M. Surgical treatment of Siewert type II gastroesophageal junction cancer: esophagectomy, total gastrectomy or other options? Ann Esophagus, 2020, 3: 18.

翻译：李峰，四川省内江市中医医院胸外科
审校：李勇，中国医学科学院肿瘤医院胸外科

第三十四章　食管癌根治性放化疗的适应证

Sweet Ping Ng[1,2,3], Trevor Leong[2,4]

[1]Department of Radiation Oncology, Olivia Newton-John Cancer Centre, Austin Health, Melbourne, Australia; [2]Department of Radiation Oncology, Peter MacCallum Cancer Centre, Melbourne, Australia; [3]School of Molecular Sciences, La Trobe University, Melbourne, Australia; [4]Sir Peter MacCallum Department of Oncology, The University of Melbourne, Melbourne, Australia
Contributions: (I) Conception and design: Both authors; (II) Administrative support: None; (III) Provision of study materials or patients: None; (IV) Collection and assembly of data: None; (V) Data analysis and interpretation: None; (VI) Manuscript writing: Both authors; (VII) Final approval of manuscript: Both authors.
Correspondence to: Sweet Ping Ng, MBBS, FRANZCR. Department of Radiation Oncology, Olivia Newton-John Cancer Centre, Austin Health, 145 Studley Road, Heidelberg, Melbourne Victoria 3084, Australia. Email: sweetping.ng@austin.org.au.

摘要：食管癌在世界癌症发病率排行中居第9位，位居全球癌症相关死因的第7位。尽管在过去的几十年里，影像学、手术、放疗和全身治疗取得了重大进展，但局部食管癌患者的治疗结果仍然不理想，患者的5年生存率低于50%。目前的治疗指南建议对局部可切除食管癌患者进行手术，伴或不伴术前化疗或放化疗。因此，根治性放疗（伴或不伴化疗）主要适用于不适合手术的患者。自20世纪60年代以来，放疗在食管癌根治性治疗中的作用已得到认可。自RTOG 85-01试验和Intergroup 0123试验问世以来，同步进行化疗一直是标准治疗，并已被证明可以改善治疗效果。本综述讨论了目前关于局部食管癌的根治性放疗（伴或不伴化疗）的文献，评估了目前的放疗方式和实施的技术进展，并概述了食管鳞状细胞癌（ESCC）和食管腺癌（EAC）之间的流行病学和治疗反应的差异，且回顾了当前不同放疗方式（调强放疗、近距离放疗和质子治疗）的文献，以及不同成像方式在放疗计划中的应用。

关键词：根治性；影像学；食管癌；放疗

View this article at: http://dx.doi.org/10.21037/aoe-2020-09

一、引言

食管癌在世界癌症发病率排行中居第9位，占癌症发病率的3.2%，位居全球癌症相关死因的第7位[1]。在过去的几十年里，尽管在影像学、手术、放疗和全身治疗方面取得了重大进展，但局部食管癌患者的治疗效果仍不理想，5年生存率低于50%[1-3]。由于全球没有食管癌的标准筛查项目，大多数患者被诊断时已是晚期（局部晚期伴或不伴有远处转移性疾病）。在这些患者中，有远处转移患者的5年生存率为5%，而那些局部晚期、非转移性患者的5年生存率为13%[1-3]。目前的治疗指南建议对局部可切除的食管癌患者进行手术，伴或不伴术前化疗或放化疗。因此，根治性放疗（伴或不伴化疗）主要适用于因功能状态评分、合并症或肿瘤分期而被认为不适合手术的患者。本综述旨在讨论目前关于局部食管癌的根治性放疗（伴或不伴化疗）的文献，并评估目前的放疗方式和实施的技术进展。

二、单纯放疗

自20世纪60年代以来，放疗在食管癌根治性治疗中的作用已得到认可。由于放疗对鳞状细胞癌的治疗有效，Pearson[4]对被认为不适合手术治疗的ESCC患者进行了放疗研究。在一个由228例患者组成的队列中，Pearson报道，接受单独放疗的患者5年生存率为17%。然而，其他研究人员发现很难复制这一结果。截至1979年，文献报道的接受单纯放疗患者的平均5年生存率为6%[5]。

三、根治性放化疗

RTOG 85-01是一项证明了同步放化疗生存获益的里程碑式随机试验，其比较的是单纯放疗（64 Gy/32次）与顺铂和5-FU联合放疗（50 Gy/25次）[6]。长期的随访结果显示，同步放化疗组患者的5年生存率明显高于单纯放疗组患者（27% vs 0）[7]。虽然该试验显示了令人满意的结果，并确立了根治性放化疗在食管癌治疗中的作用，同时也强调了局部复发率高和治疗后肿瘤持续存在的情况。其他研究也报道了类似的复发模式[8-9]。因此，在RTOG 85-01研究之后，研究人员研究剂量递增以改善肿瘤局部控制的兴趣和努力都增加了。

Intergroup 0123试验旨在比较联顺铂和5-FU化疗的50.4 Gy标准剂量放疗和64.8 Gy的递增剂量放疗的疗效[10]。该试验的中期分析显示，两组患者在生存率和肿瘤局部控制率上没有显著差异，研究因此而停止。其中递增剂量组有11例与治疗相关的死亡，而标准剂量组只有2例。研究人员指出，在递增剂量组的11例与治疗相关的死亡患者中，有7例发生在50.4 Gy或以下剂量治疗组患者中。一项评估该试验纵向生活质量的二级分析显示，与50.4 Gy相比，接受64.8 Gy患者的生活质量没有得到明显改善[11]。ARTDECO研究也验证了类似的发现，该研究将260例不能手术的食管癌患者随机分配到50.4 Gy标准剂量放疗组和61.6 Gy递增剂量放疗组（11.2 Gy作为原发肿瘤的综合增强剂量），并证明两组在肿瘤局部控制率和生存率上无显著差异[12]。正在进行的随机SCOPE2试验采用同步综合增强对比了标准剂量50 Gy与剂量增加至60 Gy的治疗效果，并根据1个化疗周期的初始正电子发射断层成像（PET）反应进行化疗适应（2×2设计）。因此，在没有任何明显高剂量益处的情况下，50.4 Gy仍然是食管癌患者根治性放疗的标准。

在RTOG 85-01和Intergroup 0123研究中，顺铂和5-FU是放疗的同步化疗药物[6,10]。最近，在CROSS试验中，患者接受新辅助放化疗至41.4 Gy后进行手术，术后使用卡铂和紫杉醇作为同步化疗药物，效果良好，92%的患者达到了R0切除，总生存期为49个月[13]。在食管癌研究中的各种化疗方案和靶向药物将在本系列的其他相关综述中全面介绍。

在过去的10年中，全身靶向治疗的应用有激增的趋势。西妥昔单抗是一种抗表皮生长因子受体（epidermal growth factor receptor，EGFR）的单克隆抗体，有望用于治疗食管癌。Wang等[14]对103个肿瘤标本进行了研究，结果显示，高达55%的食管癌过表达EGFR，这与不良预后有关。西妥昔单抗被应用于头颈段ESCC[15]和结直肠腺癌[16]EGFR过表达的患者，其与预后改善相关。因此，英国癌症研究中心设计了一项Ⅱ/Ⅲ期随机试验（SCOPE1），比较了常规顺铂和卡培他滨伴或不伴西妥昔单抗的根治性放化疗效果[17]。该试验符合其无效性标准，并在第二阶段终止。在一个中位随访时间为17个月的258例患者队列中，西妥昔单抗的加入没有显示出生存获益[18]。此外，接受西妥昔单抗治疗的组别有更多的3级或4级非血液学毒性（79% vs 63%；$P=0.004$）和更差的中位生存时间（22个月 vs 25个月；HR: 1.53；$P=0.035$）[18]。随后该研究长期分析的报道显示，两组的总生存期和无进展生存期无显著差异[19]。但较早的肿瘤分期、给予全放射剂量和较高的顺铂剂量与更佳的总生存期相关[19]。西妥昔单抗组中只有78%的患者接受了全程放疗，而常规组中90%的患者完成了全程放疗[18]。

（一）ESCC和EAC

上述研究涵盖了ESCC和EAC患者，这两种是食管癌最常见的组织病理学亚型。虽然这两种亚型起源于相同的解剖区域，但它们在流行病学和肿瘤生物学方面均有显著的差异。ESCC患者有更多的近端肿瘤，并且有吸烟和饮酒等危险因素[20]。由于吸烟和饮酒可能会产生场效应，这些患者可能有既往病史或有患第二种原发恶性肿瘤的风险，通常是头颈段黏膜或肺部的鳞状细胞癌[20]。相反，EAC患者往往远端肿瘤多，靠近食管胃结合部（EGJ），并且有长期胃食管反流病史[20]。总的来说，由于社区对吸烟和饮酒风险的认识不断提高，西方ESCC的发病率正在下降，而由于与肥胖有关的胃食管反流的发病率不断提高，EAC的病例数正在上升[21]。在第8版美国癌症联合委员会（AJCC）食管癌分期中，委员会认识到ESCC和EAC在肿瘤生物学和患者预后方面的差异，并将肿瘤位置（由肿瘤中心定义的上、中或下段食管）纳入ESCC的分期。

尽管上述研究包括了ESCC和EAC患者，但ESCC患者放化疗后的病理完全缓解率明显更高[13,22]。尽管如此，2年生存率（为30%~40%）仍不理想[6,10]。FFCD9102试验随机纳入444例对诱导放化疗（随后继续放化疗或手术治疗）有反应的胸段食管癌患者（89%为ESCC，11%为EAC）。这项试验结果显示，与继续放化疗相比，增加手术并没有提高总体生存益处，但是手术组具有更好的局部控制率[23]。在另一项研究中，Stahl等[24]将172例接受过诱导化疗的ESCC患者随机分为继续放化疗至40 Gy后手术组和继续放化疗至65 Gy及以上组。虽然接受手术治疗的患者与未接受手术治疗的患者相比，2年无进展生存期较长，但其总生存期没有显著改善，且治疗相关病死率更高[24]。术后并发症发生率高达70%。因此，有人认为在放化疗后获得完全缓解的ESCC可以保留手术作为挽救措施。这个问题会在即将进行的NEEDS试验中进行评估。

与ESCC相比，因为临床试验中EAC亚组的数量较少，所以其根治性放化疗的证据不足[6,7,10,19]。由于这个原因，加上与ESCC相比，其对放射的敏感性较低，EAC的根治性放化疗通常适用于无法手术切除的患者。

（二）颈段食管癌

上段食管癌，尤其是颈段食管癌，通常被认为是一种独立的肿瘤，与胸、腹食管癌相比，其预后更好[25]。颈段食管癌多为ESCC，其治疗方法与头颈段黏膜癌相似。虽然手术是可切除的胸段食管癌患者首选的标准治疗方法，但颈段食管癌的手术因为涉及喉切除术、气管切开术和上段食管切除术，所以不作为常规治疗

方式[26]。因此，一般建议将放疗伴或不伴化疗作为颈段食管癌的根治性治疗方法。放化疗的治疗结果与早期手术相当，而且具有保留喉部功能（如言语和吞咽功能）的显著优势[26]。远处转移是颈段食管癌最常见的治疗失败模式，而不是局部复发[27]。这意味着在治疗颈段食管癌时，除了局部控制外，还需要考虑全身治疗以预防或治疗可能出现的远处转移。

四、放疗方式

（一）调强放疗

在过去的20年里，放疗的计划和实施有了重大的发展和进步。传统的食管癌放疗是采用三维适形技术利用3~4个放射束来计划和实施的。调强放射治疗（intensity modulated radiotherapy，IMRT）的引入和利用，彻底改变和完善了患者接受高剂量放疗的方式。IMRT是一种复杂的技术，可以对靶区产生高度适形的放射剂量，它利用不同角度的9~12束射线，并联合多叶准直器来改变放射剂量的大小和强度，在向肿瘤提供高剂量放疗的同时减少对周围正常组织的放射剂量[28]。

一些研究表明，IMRT的剂量学优势可能会改善患者预后[29-31]。最大型的研究是一项纳入587例患者的回顾性研究，这些患者通过采用IMRT技术，共接受了50.4 Gy的照射剂量。Shi等[31]报道的5年生存率和局部无复发生存率分别为41%和66%。3级或更高的毒性反应包括74例（13%）食管炎、8例（1%）肺炎和46例（12%）吞咽困难。这些长期结果表明，IMRT可以减少患者的辐射相关毒性反应。现在IMRT在颈段食管癌患者中被常规使用，其不仅可以提高靶区覆盖率，而且可以更准确地给予脊髓、吞咽器官、腮腺和脑干等关键器官安全的放射剂量[32]。

（二）质子治疗

质子治疗是粒子治疗的一种形式，具有低起始剂量的剂量分布特点。质子治疗有一个被称为布拉格峰（Bragg峰）的陡剂量峰，在Bragg峰之后剂量急剧下降，导致光束路径中几乎没有出口剂量。因此，它的潜在益处是最大限度地减少对周围正常组织的照射剂量，从而降低治疗相关毒性反应。Welsh等[33]的一项剂量学研究表明，与IMRT相比，调强质子治疗对周围关

键器官的照射剂量更低。最近，一项随机Ⅱb期研究结果显示，虽然接受质子治疗的患者与接受IMRT的患者具有相似的总生存期和无进展生存期，但质子治疗组患者的总毒性负担比IMRT组低2.3倍[34]。在145例患者的队列中，51例患者进行了后续手术，质子治疗组的术后并发症评分比IMRT组低7.6倍[34]。对于食管癌患者来说，这是一种很有前景的放疗方式，但鉴于高昂的治疗费用和有限的可用性/可及性，所以需要进一步的研究来证实质子治疗的成本效益比。

（三）近距离放射治疗

近距离放疗是一种向原发肿瘤提供逐步增加的辐射剂量的方式，以努力进一步改善肿瘤的局部控制。食管近距离放疗是指将放射源通过植入装置放入食管腔。RTOG 92-07Ⅰ/Ⅱ期试验评估了在同步放化疗（50 Gy/25次，同时使用顺铂和5-FU）的基础上增加近距离放疗的可行性和安全性[35]。在49例以ESCC为主（92%）的患者队列中，69%的患者完成了疗程，6例（12%）治疗相关性食管瘘均发生在首次近距离放疗后7个月内，这直接导致3例患者死亡。该队列的总生存率为49%，这与文献中仅进行放化疗患者的总生存率相当。因此，在放化疗的基础上，不建议使用近距离放疗，因为会带来额外的严重毒性，且没有明显的益处。在进一步的分析中，研究人员指出，较高的近距离放疗剂量（15 Gy）、化疗联合近距离放疗以及使用较小植入装置（直径为0.6 cm）会增加食管瘘的发生率。

最近，对于不适合手术的早期食管癌、复发食管癌或初始放疗后疾病持续存在的患者，人们重新审视了腔内近距离放疗的使用。在33例患者（19例复发）的队列中，Taggar等[36]报道了相对较好的结果，36例患者的中位生存期为21个月，59%的患者达到完全缓解。只有1例患者在两次放疗和支架置入等多次干预的情况下发生了气管食管瘘。这些结果有希望支持进一步评估近距离放疗作为早期、复发或初始放疗后疾病持续存在的食管癌患者（这些患者不适合手术或进一步外照射放疗）的治疗方式。

五、放疗计划

（一）正电子发射断层显像（PET）

PET是一种功能成像的形式，通常被用于新诊断食管癌患者的初步分期[37-39]。常规使用的放射性核素是 ^{18}F-氟代脱氧葡萄糖（^{18}F-FDG）。由于在CT影像上难以准确界定食管肿瘤的头端和尾端范围，因此在一些放射规划研究中，PET被评价为一种额外的改善靶区勾画的成像方式[40-42]。这些研究表明，PET导致超过50%患者的总肿瘤体积大小发生了变化，特别是在病灶的头端和尾端范围。更重要的是，这些研究指出，尽管PET是为了放疗计划而使用的，但在高达24%的患者中发现了肿瘤转移，这导致了患者管理计划的重大改变[40,42]。尽管在放疗计划中使用PET可能会导致放疗剂量的改变，但没有强有力的证据表明这能改善治疗结果[42]。PET在确定不会漏诊的前提下，允许使用较小的放疗剂量可能会使一些患者的治疗相关毒性降低。

（二）磁共振成像（MRI）

近年来，MRI在放疗计划中得到了快速发展、探索和整合。随着新的磁共振序列和心电图门控技术的应用，MRI在原发性肿瘤分期（T分期）方面的准确性有所提高，其区分T4期与T1~3期肿瘤的准确性已从60%[43]提高到75%~87%[44-45]。加入涡轮自旋回波序列，进一步提高了食管壁各层的可视化，从而将鉴别T1期肿瘤的准确率提高到50%，T2期的准确率提高到83%，T3期的准确率提高到82%，T4期的准确率提高到100%[46]。除了解剖评估外，还可以同时进行功能性MRI。因为弥散加权成像（DWI）的可用性和易获取性，其是研究较多的功能性磁共振序列之一。在食管癌分期研究中，联合使用 T_2 加权涡轮自旋回波和DWI的解剖成像鉴别原发肿瘤的准确率为85%，鉴别淋巴结转移的准确率为83%[47]。

在放疗计划中，MRI在改善靶区勾画方面的应用已经在多个研究中得到了探讨[48-49]。Vollenbrock等[48]评估并比较了10名观察者在6例病例中对PET、T_2 加权MRI和 T_2 加权+DWI MRI上的大体肿瘤体积勾画。总的来说，他们证明了MRI上的体积明显小于PET上的体积，并且在 T_2 加权图像上增加DWI图像可以减少食管癌尾端范围的变化。同时，观察者间的变异性在3组图像之间相似，一致性指数为0.66~0.68。Hou等[49]的一项影像病理学研究也证明了加入DWI后会改善靶区勾画，该研究显示DWI比单独的CT或 T_2 加权MRI更准确地描绘了食管癌的真实病理长度。

除了在成像上具有优越的软组织对比度外，MRI

的主要优点之一是非电离成像，因此其可以频繁进行，而不会对患者造成额外的辐射伤害。因此，MRI是放疗过程中评估治疗反应的有用工具。Defize等[50]评估了29例食管癌新辅助放化疗患者每周的MRI，并描述了放射治疗期间原发性肿瘤体积消退的速度和模式。随着时间的推移，肿瘤体积缩小了大约30%，这表明适应性放疗的潜力。除了肿瘤体积评估外，研究还评估了使用DWI计算的表观扩散系数（ADC）值作为预测预后的反应标志物[51-54]。Aoyagi等[51]在一个17例患者的队列中，评估了放疗前后的ADC值，并报道ADC值是一个独立的生存预测因子，ADC值高的患者比ADC值低者生存期更长。Imanishi等[54]在对27例患者的单独研究中也观察到类似的结果，他们观察到治疗应答者的ADC绝对值和ADC增加率高于无应答者。治疗剂量是20 Gy时ADC值增加15%，阳性预测值为100%，对治疗应答者识别的准确率为85%。

在放射肿瘤学中，MRI正在被整合到放疗的计划和实施中。磁共振直线加速器是一种集成了磁共振成像系统的直线加速器，可以在放疗过程中实时跟踪肿瘤。磁共振直线加速器上的图像质量和肿瘤跟踪的可能性已被证明足以被用于追踪放疗[55]。目前有临床研究正在评估这项新技术在患者中的可行性和最佳使用效果。

六、结论

对于不适合手术的局部食管癌患者，根治性放化疗仍然是一种标准治疗方法。对于局部晚期食管癌患者，使用新的成像技术和放疗方式能不断改善放疗的"个性化"。进一步的临床研究正在探索放疗与新的靶向药物/免疫疗法联合使用的可能性，最终改善生存结果并减少治疗相关毒性反应。

参考文献

[1] Bray F, Ferlay J, Soerjomataram I, et al. Global cancer statistics 2018: GLOBOCAN estimates of incidence and mortality worldwide for 36 cancers in 185 countries[J]. CA Cancer J Clin, 2018, 68(6): 394-424.

[2] Arnold M, Ferlay J, van Berge Henegouwen MI, et al. Global burden of oesophageal and gastric cancer by histology and subsite in 2018[J]. Gut, 2020, 69(9): 1564-1571.

[3] The global, regional, and national burden of oesophageal cancer and its attributable risk factors in 195 countries and territories, 1990-2017: A systematic analysis for the Global Burden of Disease Study 2017[J]. Lancet Gastroenterol Hepatol, 2020, 5(6): 582-597.

[4] Pearson J G. The radiotherapy of carcinoma of the oesophagus and post cricoid region in south east Scotland[J]. Clin Radiol, 1966, 17(3): 242-257.

[5] Earlam R, Cunha-Melo J R. Oesophogeal squamous cell carcinoms: II. A critical view of radiotherapy[J]. Br J Surg, 1980, 67(7): 457-461.

[6] Herskovic A, Martz K, al-Sarraf M, et al. Combined chemotherapy and radiotherapy compared with radiotherapy alone in patients with cancer of the esophagus[J]. N Engl J Med, 1992, 326(24): 1593-1598.

[7] Cooper J S, Guo M D, Herskovic A, et al. Chemoradiotherapy of locally advanced esophageal cancer: Long-term follow-up of a prospective randomized trial (RTOG 85-01). Radiation Therapy Oncology Group[J]. JAMA, 1999, 281(17): 1623-1627.

[8] Denham J W, Steigler A, Kilmurray J, et al. Relapse patterns after chemo-radiation for carcinoma of the oesophagus[J]. Clin Oncol (R Coll Radiol), 2003, 15(3): 98-108.

[9] Button M R, Morgan C A, Croydon E S, et al. Study to determine adequate margins in radiotherapy planning for esophageal carcinoma by detailing patterns of recurrence after definitive chemoradiotherapy[J]. Int J Radiat Oncol Biol Phys, 2009, 73(3): 818-823.

[10] Minsky B D, Pajak T F, Ginsberg R J, et al. INT 0123 (Radiation Therapy Oncology Group 94-05) phase III trial of combined-modality therapy for esophageal cancer: High-dose versus standard-dose radiation therapy[J]. J Clin Oncol, 2002, 20(5): 1167-1174.

[11] Kachnic L A, Winter K, Wasserman T, et al. Longitudinal quality-of-life analysis of RTOG 94-05 (Int 0123): A phase III trial of definitive chemoradiotherapy for esophageal cancer[J]. Gastrointest Cancer Res, 2011, 4(2): 45-52.

[12] Hulshof M C C M, Geijsen D, Rozema T, et al. A randomized controlled phase III multicenter study on dose escalation in definitive chemoradiation for patients with locally advanced esophageal cancer: ARTDECO study[J]. J Clin Oncol, 2020, 38: 281.

[13] van Hagen P, Hulshof M C, van Lanschot JJ, et al. Preoperative chemoradiotherapy for esophageal or junctional cancer[J]. N Engl J Med, 2012, 366(22): 2074-2084.

[14] Wang K L, Wu T T, Choi I S, et al. Expression of epidermal growth factor receptor in esophageal and esophagogastric junction adenocarcinomas: association with poor outcome[J]. Cancer, 2007, 109(4): 658-667.

[15] Bonner J A, Harari P M, Giralt J, et al. Radiotherapy plus

cetuximab for squamous-cell carcinoma of the head and neck[J]. N Engl J Med, 2006, 354(6): 567-578.

[16] Baumann M, Krause M. Targeting the epidermal growth factor receptor in radiotherapy: Radiobiological mechanisms, preclinical and clinical results[J]. Radiother Oncol, 2004, 72(3): 257-266.

[17] Hurt C N, Nixon L S, Griffiths G O, et al. SCOPE1: a randomised phase II/III multicentre clinical trial of definitive chemoradiation, with or without cetuximab, in carcinoma of the oesophagus[J]. BMC Cancer, 2011, 11: 466.

[18] Crosby T, Hurt C N, Falk S, et al. Chemoradiotherapy with or without cetuximab in patients with oesophageal cancer (SCOPE1): A multicentre, phase 2/3 randomised trial[J]. Lancet Oncol, 2013, 14: 627-637.

[19] Crosby T, Hurt C N, Falk S, et al. Long-term results and recurrence patterns from SCOPE-1: A phase II/III randomised trial of definitive chemoradiotherapy +/- cetuximab in oesophageal cancer[J]. Br J Cancer, 2017, 116(6): 709-716.

[20] Enzinger P C, Mayer R J. Esophageal cancer[J]. N Engl J Med, 2003, 349(23): 2241-2252.

[21] Offman J, Pesola F, Sasieni P. Trends and projections in adenocarcinoma and squamous cell carcinoma of the oesophagus in England from 1971 to 2037[J]. Br J Cancer, 2018, 118(10): 1391-1398.

[22] Burmeister B H, Smithers B M, Gebski V, et al. Surgery alone versus chemoradiotherapy followed by surgery for resectable cancer of the oesophagus: A randomised controlled phase III trial[J]. Lancet Oncol, 2005, 6(9): 659-668.

[23] Bedenne L, Michel P, Bouché O, et al. Chemoradiation followed by surgery compared with chemoradiation alone in squamous cancer of the esophagus: FFCD 9102[J]. J Clin Oncol, 2007, 25(10): 1160-1168.

[24] Stahl M, Stuschke M, Lehmann N, et al. Chemoradiation with and without surgery in patients with locally advanced squamous cell carcinoma of the esophagus[J]. J Clin Oncol, 2005, 23(10): 2310-2317.

[25] Coia L R. Factors influencing outcome following radiochemotherapy for oesophageal cancer[J]. Radiother Oncol, 1997, 42: 91-92.

[26] Cao C N, Luo J W, Gao L, et al. Primary radiotherapy compared with primary surgery in cervical esophageal cancer[J]. JAMA Otolaryngol Head Neck Surg, 2014, 140(10): 918-926.

[27] Zhang P, Xi M, Zhao L, et al. Clinical efficacy and failure pattern in patients with cervical esophageal cancer treated with definitive chemoradiotherapy[J]. Radiother Oncol, 2015, 116(2): 257-261.

[28] Wu V W, Sham J S, Kwong D L. Inverse planning in three-dimensional conformal and intensity-modulated radiotherapy

[29] Lin S H, Wang L, Myles B, et al. Propensity score-based comparison of long-term outcomes with 3-dimensional conformal radiotherapy vs intensity-modulated radiotherapy for esophageal cancer[J]. Int J Radiat Oncol Biol Phys, 2012, 84: 1078-1085.

[30] Freilich J, Hoffe S E, Almhanna K, et al. Comparative outcomes for three-dimensional conformal versus intensity-modulated radiation therapy for esophageal cancer[J]. Dis Esophagus, 2015, 28(4): 352-357.

[31] Shi A, Liao Z, Allen P K, et al. Long-term survival and toxicity outcomes of intensity modulated radiation therapy for the treatment of esophageal cancer: A large singleinstitutional cohort study[J]. Adv Radiat Oncol, 2017, 2: 316-324.

[32] Fenkell L, Kaminsky I, Breen S, et al. Dosimetric comparison of IMRT vs. 3D conformal radiotherapy in the treatment of cancer of the cervical esophagus[J]. Radiother Oncol, 2008, 89(3): 287-291.

[33] Welsh J, Gomez D, Palmer M B, et al. Intensity-modulated proton therapy further reduces normal tissue exposure during definitive therapy for locally advanced distal esophageal tumors: a dosimetric study[J]. Int J Radiat Oncol Biol Phys, 2011, 81: 1336-1342.

[34] Lin S H, Hobbs B P, Verma V, et al. Randomized phase IIB trial of proton beam therapy versus intensity-modulated radiation therapy for locally advanced esophageal cancer[J]. J Clin Oncol, 2020, 38(14): 1569-1579.

[35] Gaspar L E, Winter K, Kocha W I, et al. A phase I/II study of external beam radiation, brachytherapy, and concurrent chemotherapy for patients with localized carcinoma of the esophagus (Radiation Therapy Oncology Group Study 9207): Final report[J]. Cancer, 2000, 88(5): 988-995.

[36] Taggar A S, Pitter K L, Cohen G N, et al. Endoluminal highdose-rate brachytherapy for locally recurrent or persistent esophageal cancer[J]. Brachytherapy, 2018, 17: 621-627.

[37] Flamen P, Lerut A, Van Cutsem E, et al. Utility of positron emission tomography for the staging of patients with potentially operable esophageal carcinoma[J]. J Clin Oncol, 2000, 18(18): 3202-3210.

[38] Duong C P, Demitriou H, Weih L, et al. Significant clinical impact and prognostic stratification provided by FDGPET in the staging of oesophageal cancer[J]. Eur J Nucl Med Mol Imaging, 2006, 33: 759-769.

[39] Schmidt T, Lordick F, Herrmann K, et al. Value of functional imaging by PET in esophageal cancer[J]. J Natl Compr Canc Netw, 2015, 13(2): 239-247.

[40] Moureau-Zabotto L, Touboul E, Lerouge D, et al. Impact of

CT and 18F-deoxyglucose positron emission tomography image fusion for conformal radiotherapy in esophageal carcinoma[J]. Int J Radiat Oncol Biol Phys, 2005, 63(2): 340-345.

[41] Leong T, Everitt C, Yuen K, et al. A prospective study to evaluate the impact of FDG-PET on CT-based radiotherapy treatment planning for oesophageal cancer[J]. Radiother Oncol, 2006, 78(3): 254-261.

[42] Ng S P, Tan J, Osbourne G, et al. Follow up results of a prospective study to evaluate the impact of FDG-PET on CT-based radiotherapy treatment planning for oesophageal cancer[J]. Clin Transl Radiat Oncol, 2017, 2: 76-82.

[43] Yamada I, Hikishima K, Miyasaka N, et al. Esophageal carcinoma: Ex vivo evaluation with diffusion-tensor MR imaging and tractography at 7 T[J]. Radiology, 2014, 272(1): 164-173.

[44] Katz S, Ferrara T, Alavi A, et al. PET, CT, and MR Imaging for Assessment of Thoracic Malignancy: Structure Meets Function[J]. PET Clin, 2008, 3(3): 395-410.

[45] Markl M, Fluckiger J, Lee D C, et al. Velocity quantification by electrocardiography-gated phase contrast magnetic resonance imaging in patients with cardiac arrhythmia: A simulation study based on real time transesophageal echocardiography data in atrial fibrillation[J]. J Comput Assist Tomogr, 2015, 39(3): 422-427.

[46] Riddell A M, Allum W H, Thompson J N, et al. The appearances of oesophageal carcinoma demonstrated on high-resolution, T2-weighted MRI, with histopathological correlation[J]. Eur Radiol, 2007, 17(2): 391-399.

[47] Zhu Y, Fu L, Jing W, et al. The value of magnetic resonance imaging in esophageal carcinoma: Tool or toy?[J]. Asia Pac J Clin Oncol, 2019, 15(3): 101-107.

[48] Vollenbrock S E, Nowee M E, Voncken F E M, et al. Gross tumor delineation in esophageal cancer on MRI compared with (18)

F-FDG-PET/CT[J]. Adv Radiat Oncol, 2019, 4(4): 596-604.

[49] Hou D L, Shi G F, Gao X S, et al. Improved longitudinal length accuracy of gross tumor volume delineation with diffusion weighted magnetic resonance imaging for esophageal squamous cell carcinoma[J]. Radiat Oncol, 2013, 8: 169.

[50] Defize I L, Boekhoff M R, Borggreve A S, et al. Tumor volume regression during neoadjuvant chemoradiotherapy for esophageal cancer: A prospective study with weekly MRI[J]. Acta Oncol, 2020, 59(7): 753-759.

[51] Aoyagi T, Shuto K, Okazumi S, et al. Apparent diffusion coefficient correlation with oesophageal tumour stroma and angiogenesis[J]. Eur Radiol, 2012, 22(6): 1172-1177.

[52] Wang L, Liu L, Han C, et al. The diffusion-weighted magnetic resonance imaging (DWI) predicts the early response of esophageal squamous cell carcinoma to concurrent chemoradiotherapy[J]. Radiother Oncol, 2016, 121(2): 246-251.

[53] van Rossum P S, van Lier A L, van Vulpen M, et al. Diffusion-weighted magnetic resonance imaging for the prediction of pathologic response to neoadjuvant chemoradiotherapy in esophageal cancer[J]. Radiother Oncol, 2015, 115(2): 163-170.

[54] Imanishi S, Shuto K, Aoyagi T, et al. Diffusionweighted magnetic resonance imaging for predicting and detecting the early response to chemoradiotherapy of advanced esophageal squamous cell carcinoma[J]. Dig Surg, 2013, 30: 240-248.

[55] Lips I, Lever F, Reerink O, et al. SU-E-J-57: MRI-Linac (MRL) guided treatment for esophageal cancer[J]. Med Phys, 2012, 39(6Part6): 3665.

翻译：植顺吉，电子科技大学
审校：王奇峰，四川省肿瘤医院放疗科

doi: 10.21037/aoe-2020-09

Cite this article as: Ng SP, Leong T. Indications for definitive chemoradiotherapy for oesophageal cancer. Ann Esophagus, 2021, 4: 43.

第三十五章　食管癌根治性放化疗后的挽救性手术

Yaseen Al Lawati[1], Lorenzo Ferri[2]

[1]Division of Cardiothoracic Surgery, Sultan Qaboos University, Muscat, Oman; [2]Department of Thoracic and Upper Gastrointestinal Surgery, McGill University, Montreal, Canada
Contributions: (I) Conception and design: Both authors; (II) Administrative support: L Ferri; (III) Provision of study materials or patients: None; (IV) Collection and assembly of data: Both authors; (V) Data analysis and interpretation: Both authors; (VI) Manuscript writing: Both authors; (VII) Final approval of manuscript: Both authors.
Correspondence to: Lorenzo Ferri, MD PhD. Department of Thoracic and Upper Gastrointestinal Surgery, McGill University, Montreal, Canada. Email: Lorenzo.ferri@mcgill.ca.

摘要： 放化疗后行挽救性食管切除术被越来越多的人认为是临床中的一个挑战，尤其是对于食管鳞状细胞癌（ESCC）来说。尽管如此，文献中对于挽救性手术的定义不尽相同，导致了医生对数据解读的困难。而评估放化疗后临床完全缓解的局限性导致这个问题变得更加复杂。同时，根治性放化疗通常是边界可手术和边界可切除患者的首选治疗方案，挽救性食管切除术由于具有一定的并发症发生率和病死率，通常被当作备选方案。有一些报道显示，挽救性食管切除术能带来好的生存结果，也有一些报道显示出相反的结果。到目前为止，食管癌的发病率仍然相对较高。从外科的角度来看，术前预康复已经被证明对食管胃结合部（EGJ）癌是有效的，因此边界可手术的食管癌患者也可以通过专业的术前预康复措施进一步优化疗效。术中我们需要考虑到一些重要的技术改进，尤其是对于部分气管受累的患者来说。在这篇综述中，我们探讨了挽救性手术的不同定义，并讨论了有关放化疗后临床完全缓解的问题。我们也讨论了挽救性食管切除术的一些手术数据和生存结果，特别关注了术前优化措施和包括气管切除在内的术中技术。最后，我们讨论了与这个主题相关的正在进行的临床试验。

关键词： 食管；食管癌；挽救性食管切除术；放化疗

View this article at: https://dx.doi.org/10.21037/aoe-2020-10

一、引言

食管癌根治性放化疗后的食管切除术有很多挑战。首先，文献中缺乏高质量的证据帮助研究者解决这一临床问题，因为目前大多数数据来自回顾性研究。这些文献对挽救性食管切除术并没有一个明确的定义，可以描述为接受不包括手术的、以治愈为目的的治疗（如放化疗）后持续存在病灶的切除术；在临床完全缓解后复发病灶的切除术；在放化疗后特定时间内（无论初始治疗意图如何）的切除术。缺乏对于"挽救"的统一定义使准确分析文献变得困难。很多接受根治性放化疗的患者是边界可切除（如cT4期病变）或边界可手术（身体状况不佳或有合并症）的，并没有优先考虑进行以治愈为目的的手术治疗，这也使得文献分析变得更加复杂。诱导治疗尤其是放疗后的挽救性手术，在技术难度上会有所增加，同时也有可能导致术后并发症发生率和病死率的增加。这篇综述的目的是阐明挽救性食管切除术的相关结果。

二、挽救性食管切除术的定义

文献中对于挽救性食管切除术的定义出现在多个不同的临床情景中，包括经过新辅助治疗后达到临床完全缓解患者的手术切除，新辅助治疗后达到临床完全缓解后复发患者的手术切除，以及根治性放化疗后复发/持续存在病灶患者的手术切除。接受放化疗的食管近/中段鳞状细胞癌患者由于常采用这种治疗策略构成了一个特殊的亚组。除了这种基于治疗方案和治疗反应的定义，"挽救性食管切除术"也针对存在边界可切除病灶的患者及病灶可切除但状态为边界可手术的患者。总结以上内容，对于"挽救性手术"更具有包容性的定义是经过接受不包括手术的、以治愈为目的的治疗后进行的切除手术。

可以看到上述临床情景是不同的，每一个情景都代表了一个特殊的患者群体，他们在初始治疗、潜在病理、治疗反应和可手术性方面有所不同。在大多数中心，根治性放化疗需要至少50 Gy的放射剂量，而在新辅助治疗中使用的剂量较低（30~41.4 Gy）[1-2]。在定义"挽救性手术"时，明确这些治疗目的上的差异比实际手术时机的差异更有意义。这种差异使得对文献中数据的解读十分具有挑战性。按照这些思路，在临床研究中对"挽救性手术"的准确定义达成共识势在必行。

三、临床完全缓解的意义是什么？

在CROSS研究中，在手术患者中有1/3达到病理学完全缓解（pCR）[1]，ESCC组相较于食管腺癌（EAC）组的pCR率更高，这可能反映了前者对放化疗的反应率更高。但也存在这样的假设，即对于ESCC这一亚组的患者来说，手术切除并不能为其带来临床获益[3]。理论上，在初治或新辅助治疗阶段有亚临床微转移灶的患者也无法从手术中获益[3]。无论接受过何种局部治疗，这些患者都可能发生复发性远处转移[3]。

定义"挽救"的主要挑战之一是在诱导化疗或放

化疗后，临床判断疾病是否能够根治的能力。遗憾的是，虽然目前可用的检查方法可以进行指导，但是并不可靠[4]。常规的内镜活检存在31%的假阴性率，而咬合活检的假阴性率为11%[5]。新辅助放化疗后PET/CT检查的假阴性率也很高，为12%~54%[3]。超声内镜的假阴性率也在29%左右[5-6]。最终导致的结果就是一大部分被认为达到临床完全缓解的患者在最终的病理结果中仍有残余病灶[7]。

所有研究结果都强调了对接受非手术治疗的食管癌患者采用标准化、积极随访方案的重要性。这种积极随访的目的是在疾病仍可治愈时发现疾病，主要关注手术后的前2年，因为绝大多数疾病在这个时间段复发[3]。

四、根治性放化疗和挽救性食管切除术的结果

几项回顾性研究报道了根治性放化疗后疾病复发率及复发模式。在Münch等[8]的一项回顾性研究中，ESCC经过根治性放化疗后的局部、区域和远处复发率分别为38%、13%和16%。尽管如此，这组患者与新辅助治疗后手术的患者相比，总生存期（OS）并无统计学差异。Barbetta等[9]也观察到了相似的疾病复发模式，5年的局部、区域和远处复发率分别为38%、19%和38%。

这些研究提示，大部分的复发转移是局部区域性的，因此，采用手术治疗以获得最佳的局部控制就显得尤为重要。两项对比ESCC根治性放化疗与新辅助放化疗后手术的随机对照研究[10-11]也证实了这一点，这两项研究都提示手术可能与更低的局部复发率相关。然而，更低的局部复发率并没有导致OS的差异，这可能与上述试验中手术病死率高有关。

挽救性食管切除术由于其所带来的并发症而遭到质疑。纪念斯隆-凯特琳癌症中心（MSKCC）的Barbetta等[9]进行的一项回顾性研究显示，124例ESCC患者经过根治性放化疗后，有17例接受了挽救性手术，3级及以上肺部并发症和吻合口瘘的发生率分别为29%和18%，总体3级及以上并发症的发生率为53%。无独有偶，Faiz等[12]在一篇汇总了28项研究的Meta分析中报道，ESCC根治性放化疗后行挽救性食管切除术的患者中，肺部并发症发生率和吻合口瘘发生率分别为30%和19%。这些结果与CROSS研究的结果相仿，CROSS研究中新辅助放化疗后手术组的肺部并发症发生率为46%，而吻合口瘘发生率为22%[1]。关于围

手术期病死率，该研究报道的30天和90天病死率分别为2.6%和8%[12]。

既往研究报道中关于OS的数据并不一致[13]。MSKCC研究组的报道中根治性放化疗后行挽救性食管切除术的患者与行计划手术切除的患者相比，5年生存率更差（29% vs 45%）[9]。这一数据与Faiz等[12]发表的Meta分析中汇总的5年生存率是一致的（24%）。另一方面，MSKCC研究组的报道中，这两组患者的3年生存率并没有显著差异（48% vs 57%）[14]。在放化疗后局部区域复发的患者中，与全身治疗和（或）强放化疗相比，挽救性食管切除术对于复发/持续存在的病灶可能与更好的预后相关[15]。

综上所述，尽管文献中一致报道了挽救性食管切除术的并发症发生率，但报道的生存结果却相互矛盾。表35-1总结了2018—2020年发表的文章，其中包含了接受挽救性食管切除术患者的手术相关结果。

五、特别思考

（一）患者选择、术前预康复与手术时机

前文提到的挽救性食管切除术与术后的重大并发症发生率相关，一部分原因可能要归结于患者在相对高强度放化疗后一般健康状态较差。事实上，对于可切除病灶的患者，采用不包括手术的、以治愈为目的的治疗，其中一个指征就是基于患者合并症和功能状态的边界可手术性。除此之外，既往研究表明，可以从运动高峰时摄氧量水平的降低中看出食管癌和胃癌患者的新辅助化疗与体能下降有关[25]。此外，由于与放射相关的纵隔纤维化，进行放疗会增加手术难度。放疗也可能在导致放射性肺炎后继发肺功能下降及伤口愈合障碍。考虑到手术是改善这组患者OS的唯一机会[26-27]，将边缘候选人纳入结构化的术前预康复计划从而优化他们的心肺功能和营养储备是非常必要的。虽然很难从文献的回顾性数据当中提取出这个特定的患者群体，但他们肯定存在。本研究组之前的研究表明，食管胃结合部癌患者的术前运动和营养优化与围手术期功能的改善有关，这可以通过6分钟步行测试分数的提高来反映[28]。

挽救性手术的时机是一个需要考虑的关键变量。放化疗和手术之间较长的时间间隔可能会导致更严重的纵隔纤维化和血管增生，这增加了手术的复杂性。

正如预期的那样，间隔时间可能受到局部区域复发是复发性疾病还是持续性疾病的影响。如前所述，有必要将接受根治性放化疗的患者纳入严格的随访计划，特别是在治疗后的前2年，以便及时计划任何可能的挽救性食管切除术。

（二）技术改进

关于挽救性食管切除术，必须考虑到一些重要的技术改进。首先，根治性放化疗后行手术治疗的患者通常需要行颈部吻合，而避免在放疗野内吻合。特别是接受根治性放化疗的患者中有很大一部分患有食管近段鳞状细胞癌，需要接受全咽喉食管切除术[8]。对术前曾接受过后纵隔放疗者，可能需要将管状胃置于胸骨后。对接受过胃部放疗者，采用结肠作为替代器官可能是一个更安全的选择。应避免对气管进行过度解剖，以降低气管狭窄的风险。此外，应当考虑采用网膜支架覆盖吻合口。对于营养不良的患者，进行空肠造口可能是有价值的。术后，应避免使用支架来处理吻合口瘘，因为支架很容易侵蚀先前放疗过的组织。在气管受侵的情况下，与放疗相比，诱导化疗更能降低气管食管瘘的发生风险。

（三）不可手术的cT4期患者

边界可切除食管癌患者是一个独特的亚群，如果有证据表明肿瘤持续性降期到可切除的程度，可以考虑挽救性食管切除术。COSMOS研究组前瞻性地调查了Ⅲc期和cT4b期食管癌患者在诱导化疗成为可切除病灶后行挽救性手术后的生存率[29]，在他们的随访分析中患者的3年生存率为46.6%[30]。Miyata等[27]回顾性分析了169例cT4期患者，其中63%有气管侵犯，18%有主动脉侵犯，6%两者兼有。在确认可切除后，98例患者接受新辅助治疗后行手术切除。该组患者的5年生存率为39.8%，而未接受手术组患者的为3.5%[27]。最近，Anderegg等[24]分析了15例接受长程新辅助放化疗的cT4b期疾病患者（10例侵犯主动脉，4例侵犯气管支气管，1例侵犯肝脏）。排除3例在手术前出现转移灶和1例拒绝手术的患者，最终共11例患者接受手术切除。尽管术中需要切除主动脉、椎体、心脏或气管支气管被认为是手术禁忌证，但所有患者均行食管切除术，R0切除率为81.8%（9/11）。9例患者出现术后并发症（81.8%），其中包括2例（18.2%）吻合口瘘和

表35-1 2018—2020年发表的接受挽救性食管切除术的患者结局的文章

研究	样本量/例	组织学类型	分期	适应证	化放疗	手术	R0切除率	并发症	病死率	总生存率
Barbetta等, 2018[9]	17	鳞癌	Ⅱ~Ⅲ期	根治性放化疗后16例局部复发和1例区域性复发	放疗剂量为50.4 Gy	—	—	总体≥Ⅲ级发生率为53%; ≥Ⅲ级瘘发生率为18%	30天病死率18%	根治性放化疗组5年生存率为29%
Cohen等, 2018[16]	308	腺癌和鳞癌	Ⅲ~Ⅳ期(64%)	根治性放化疗后疾病持续(90天内)或疾病复发	化疗方案为5-FU+顺铂或奥沙利铂; 放疗剂量为50.4 Gy	94%患者接受经胸手术	87.3%	总体发生率为34.7%; 瘘发生率为12.7%	30天病死率6.2%(住院病死率为8.4%)	5年生存率为34%
Hayami等, 2018[17]	70	鳞癌	Ⅰ~Ⅳ期(50%为不可切除)	46例患者疾病稳定(90天内)和24例疾病复发	81.4%放化疗; 77% 5-FU+顺铂; 放疗剂量为50~70 Gy	95.7%患者接受经胸手术	72.9%	总体发生率为60%; 瘘发生率为12.9%	—	有或无肺部并发症者的5年生存率分别为11.7%和28.5%
Kiyozumi等, 2018[18]	50	鳞癌	0~Ⅳ期	根治性化放疗后疾病持续或疾病复发	化疗方案为5-FU+顺铂(+多西他赛); 放疗剂量为50.4 Gy	80%患者接受三切口手术	—	≥Ⅱ级发生率为58%	无	—
Levinsky等, 2020[19]	667	腺癌	Ⅱ~Ⅲ期	化放疗后90天或以后食管切除术	45 Gy放疗+多药化疗	44%患者接受开放手术, 22%患者接受腹腔镜	95.9%	—	30天病死率为4%; 90天病死率为10.4%	中位总生存期为30.2个月
Mitchell等, 2020[20]	35	鳞癌	cT3~4期(77%); cN0期(51.4%)	双重治疗失败	化疗方案为5-FU+顺铂+紫杉醇; 放疗剂量为50.4 Gy(57%)	57.1%患者接受三野手术; 42.9%患者接受二野手术	91.4%	总体≥Ⅲ级发生率为54%; ≥Ⅲ级瘘发生率为5.7%	30天病死率为8.6%; 90天病死率为17.1%	5年生存率为24%
Sugawara等, 2020[21]	31	鳞癌	cT4期	根治性化放疗后临床部分缓解(肿瘤最大径至少缩小30%)	铂类为基础的化疗; 放疗剂量为50.4~65.4 Gy	27/31患者接受Ivor Lewis或McKeown食管切除术	71.0%	总体≥Ⅲ级发生率为29%	住院病死率为10%	R0切除者3年生存率59%
Sugimura等, 2020[22]	73	鳞癌	Ⅲ~Ⅳ期(59%)	根治性放化疗后疾病持续或疾病复发	化疗方案为5-FU+顺铂; 放疗剂量为50~70 Gy	63%患者接受二野食管切除术	86.0%	总体≥Ⅲ级发生率为47%; 瘘发生率为19%	住院病死率为7%	5年生存率为42%
Nagai等, 2020[23]	11	鳞癌	cT1期(72%); cN0期(91%)	根治性放化疗后浅表局部复发	—	—	—	总体≥Ⅲ级发生率为82%	—	3年生存率为72%
Anderegg等, 2020[24]	11	鳞癌和腺癌	T4b期	术前无对上皮的气管侵犯, 术中无须进行气管、心脏、主动脉或脊椎切除	化疗方案为卡铂+紫杉醇; 放疗剂量为50.4 Gy	—	81.8%	总体≥Ⅲ级发生率为81.8%; 瘘发生率为18.2%; 管状胃坏死发生率为9.1%	住院病死率为18.2%	3年生存率为37.5%

5-FU, 5-氟尿嘧啶。

1例（9.1%）管状胃坏死。患者的住院病死率为18.2%（2/11），3年生存率为37.5%[24]。同样，这些数据表明，cT4期的肿瘤在新辅助治疗后可以成为可切除病灶，手术可带来OS获益，但是会增加并发症发生率和住院病死率。

需要特别关注气管受侵的患者。与肿瘤侵犯主动脉和脊柱不同，由于有气管食管瘘形成的风险，这类患者通常不可接受根治性放化疗，预后很差[31]。因此，最好的生存获益机会是在可行的情况下进行手术切除。同时，有限气管切除可能需要复杂的重建方法，如在膜性气管受累时使用胸肌肌瓣或牛心包重建。我们最近发表了cT4b期（气管受侵）食管癌在诱导治疗后行食管切除术联合整体气管切除和重建的经验[32]。研究共纳入14例患者，其中7例采用牛心包重建，3例采用胸大肌肌瓣重建，4例行纵隔气管造口术。1例患者需要接受全肺切除术。这组经过高度选择的患者的3年生存率为34%[32]。在一个先进的食管手术团队中配备这样的技术是成功进行这类扩大切除术的关键。正如预期的那样，挽救性手术的主要目的是实现R0切除，而这与更高的总生存率相关[15,30]。

六、未来的试验

目前有一些正在进行的试验将有助于提供关于挽救性食管切除术的附加信息。其中包括NEEDS试验（NCT04460352），这是一项Ⅲ期随机临床试验，对ESCC新辅助放化疗后进行计划手术切除与根治性放化疗后肿瘤持续存在或复发后手术切除进行对比。此外，SANO试验是一项多中心Ⅲ期非劣效性随机对照试验，将手术与积极监测后延迟切除进行比较[33]，这是否构成"挽救性切除"尚存争议。最后，ESOSTRATE试验（NCT02551458）是一项随机对照试验，将放化疗后达到临床完全缓解患者的计划内手术与随访后的挽救性手术进行了比较。

七、结论

综上所述，挽救性食管切除术可能是放化疗后肿瘤持续存在/疾病复发患者的唯一治愈选择，但可能带来更高的并发症发生率和术后病死率。既往研究中关于生存结果的数据相互矛盾。需要考虑一些重要的技术改进，且可能需要通过扩大手术范围来实现R0切除。目前正在进行的随机对照试验将进一步阐明这一复杂的临床问题，并有望为指导共同决策提供更有力的证据。

参考文献

[1] van Hagen P, Hulshof M C, van Lanschot J J, et al. Preoperative chemoradiotherapy for esophageal or junctional cancer[J]. N Engl J Med, 2012, 366(22): 2074-2084.

[2] Walsh T N, Noonan N, Hollywood D, et al. A comparison of multimodal therapy and surgery for esophageal adenocarcinoma[J]. N Engl J Med, 1996, 335(7): 462-467.

[3] Noordman B J, Wijnhoven B P L, Lagarde S M, et al. Active surveillance in clinically complete responders after neoadjuvant chemoradiotherapy for esophageal or junctional cancer[J]. Dis Esophagus, 2017, 30(12): 1-8.

[4] Molena D, Sun H H, Badr A S, et al. Clinical tools do not predict pathological complete response in patients with esophageal squamous cell cancer treated with definitive chemoradiotherapy[J]. Dis Esophagus, 2014, 27(4): 355-359.

[5] Noordman B J, Spaander M C W, Valkema R, et al. Detection of residual disease after neoadjuvant chemoradiotherapy for oesophageal cancer (preSANO): A prospective multicentre, diagnostic cohort study[J]. Lancet Oncol, 2018, 19(7): 965-974.

[6] van Rossum PSN, Goense L, Meziani J, et al. Endoscopic biopsy and EUS for the detection of pathologic complete response after neoadjuvant chemoradiotherapy in esophageal cancer: A systematic review and meta-analysis[J]. Gastrointest Endosc, 2016, 83(5): 866-879.

[7] Cheedella N K, Suzuki A, Xiao L, et al. Association between clinical complete response and pathological complete response after preoperative chemoradiation in patients with gastroesophageal cancer: Analysis in a large cohort[J]. Ann Oncol, 2013, 24(5): 1262-1266.

[8] Münch S, Pigorsch S U, Devečka M, et al. Neoadjuvant versus definitive chemoradiation in patients with squamous cell carcinoma of the esophagus[J]. Radiat Oncol, 2019, 14(1): 66.

[9] Barbetta A, Hsu M, Tan K S, et al. Definitive chemoradiotherapy versus neoadjuvant chemoradiotherapy followed by surgery for stage Ⅱ to Ⅲ esophageal squamous cell carcinoma[J]. J Thorac Cardiovasc Surg, 2018, 155(6): 2710-2721.e3.

[10] Stahl M, Stuschke M, Lehmann N, et al. Chemoradiation with and without surgery in patients with locally advanced squamous cell carcinoma of the esophagus[J]. J Clin Oncol, 2005, 23(10): 2310-2317.

[11] Bedenne L, Michel P, Bouché O, et al. Chemoradiation followed by surgery compared with chemoradiation alone in

squamous cancer of the esophagus: FFCD 9102[J]. J Clin Oncol, 2007, 25(10): 1160-1168.

[12] Faiz Z, Dijksterhuis W P M, Burgerhof J G M, et al. A meta-analysis on salvage surgery as a potentially curative procedure in patients with isolated local recurrent or persistent esophageal cancer after chemoradiotherapy[J]. Eur J Surg Oncol, 2019, 45(6): 931-940.

[13] Markar S, Gronnier C, Duhamel A, et al. Salvage surgery after chemoradiotherapy in the management of esophageal cancer: Is it a viable therapeutic option?[J]. J Clin Oncol, 2015, 33(33): 3866-3873.

[14] Marks J L, Hofstetter W, Correa A M, et al. Salvage esophagectomy after failed definitive chemoradiation for esophageal adenocarcinoma[J]. Ann Thorac Surg, 2012, 94(4): 1126-1132.

[15] Yoo C, Park J H, Yoon D H, et al. Salvage esophagectomy for locoregional failure after chemoradiotherapy in patients with advanced esophageal cancer[J]. Ann Thorac Surg, 2012, 94(6): 1862-1868.

[16] Cohen C, Tessier W, Gronnier C, et al. Salvage surgery for esophageal cancer: How to improve outcomes?[J]. Ann Surg Oncol, 2018, 25(5): 1277-1286.

[17] Hayami M, Watanabe M, Ishizuka N, et al. Prognostic impact of postoperative pulmonary complications following salvage esophagectomy after definitive chemoradiotherapy[J]. J Surg Oncol, 2018, 117(6): 1251-1259.

[18] Kiyozumi Y, Yoshida N, Ishimoto T, et al. Prognostic factors of salvage esophagectomy for residual or recurrent esophageal squamous cell carcinoma after definitive chemoradiotherapy[J]. World J Surg, 2018, 42(9): 2887-2893.

[19] Levinsky N C, Wima K, Morris M C, et al. Outcome of delayed versus timely esophagectomy after chemoradiation for esophageal adenocarcinoma[J]. J Thorac Cardiovasc Surg, 2020, 159(6): 2555-2566.

[20] Mitchell K G, Nelson D B, Corsini E M, et al. Morbidity following salvage esophagectomy for squamous cell carcinoma: The MD Anderson experience[J]. Dis Esophagus, 2020, 33(3): doz067.

[21] Sugawara K, Yagi K, Okumura Y, et al. Long-term outcomes of multimodal therapy combining definitive chemoradiotherapy and salvage surgery for T4 esophageal squamous cell carcinoma[J]. Int J Clin Oncol, 2020, 25(4): 552-560.

[22] Sugimura K, Miyata H, Shinno N, et al. Prognostic impact of postoperative complications following salvage esophagectomy for esophageal cancer after definitive chemoradiotherapy[J]. Oncology, 2020, 98(5): 280-288.

[23] Nagai Y, Yoshida N, Baba H. Salvage treatment for superficial local failure after definitive chemoradiotherapy for esophageal squamous cell carcinoma[J]. Dig Endosc, 2020, 32(1): 146.

[24] Anderegg M C J, Ruurda J P, Gisbertz S S, et al. Feasibility of extended chemoradiotherapy plus surgery for patients with cT4b esophageal carcinoma[J]. Eur J Surg Oncol, 2020, 46(4 Pt A): 626-631.

[25] Jack S, West M A, Raw D, et al. The effect of neoadjuvant chemotherapy on physical fitness and survival in patients undergoing oesophagogastric cancer surgery[J]. Eur J Surg Oncol, 2014, 40(10): 1313-1320.

[26] Booka E, Haneda R, Ishii K, et al. Appropriate candidates for salvage esophagectomy of initially unresectable locally advanced T4 esophageal squamous cell carcinoma[J]. Ann Surg Oncol, 2020, 27(9): 3163-3170.

[27] Miyata H, Yamasaki M, Kurokawa Y, et al. Clinical relevance of induction triplet chemotherapy for esophageal cancer invading adjacent organs[J]. J Surg Oncol, 2012, 106(4): 441-447.

[28] Minnella E M, Awasthi R, Loiselle S E, et al. Effect of exercise and nutrition prehabilitation on functional capacity in esophagogastric cancer surgery: a randomized clinical trial[J]. JAMA Surg, 2018, 153(12): 1081-1089.

[29] Yokota T, Kato K, Hamamoto Y, et al. Phase II study of chemoselection with docetaxel plus cisplatin and 5-fluorouracil induction chemotherapy and subsequent conversion surgery for locally advanced unresectable oesophageal cancer[J]. Br J Cancer, 2016, 115(11): 1328-1334.

[30] Yokota T, Kato K, Hamamoto Y, et al. A 3-year overall survival update from a phase 2 study of chemoselection with dcf and subsequent conversion surgery for locally advanced unresectable esophageal cancer[J]. Ann Surg Oncol, 2020, 27(2): 460-467.

[31] Ferri L. Clinical T4b Esophageal cancer: Can we make an "unresectable" tumour resectable?[J] Ann Surg Oncol 2020; 27: 329-330.

[32] Alkaaki A, Renaud S, Trépanier M, et al. Airway resection for cT4b esophageal cancer: A single institution experience[J]. Ann Esophagus, 2021, 4: 3.

[33] Noordman B J, Shapiro J, Spaander M C, et al. Accuracy of detecting residual disease after cross neoadjuvant chemoradiotherapy for esophageal cancer (preSANO Trial): Rationale and protocol[J]. JMIR Res Protoc, 2015, 4(2): e79.

翻译：方一凡，北京大学肿瘤医院胸外一科
审校：戴亮，北京大学肿瘤医院胸外一科

doi: 10.21037/aoe-2020-10
Cite this article as: Al Lawati Y, Ferri L. Salvage surgery after definitive chemoradiotherapy for esophageal cancer. Ann Esophagus, 2021, 4: 44.

第三十六章　转移性食管癌患者吞咽困难的临床处理指南

Meena Sadaps[1], Amit Bhatt[2], Cory Chevalier[3], Davendra Sohal[3], Gregory Videtic[4], Michael J. McNamara[3]

[1]Internal Medicine Institute, Cleveland Clinic, Cleveland, OH, USA; [2]Department of Gastroenterology and Hepatology, Digestive Disease and Surgery Institute, Cleveland Clinic, Cleveland, OH, USA; [3]Department of Hematology and Oncology, [4]Department of Radiation Oncology, Taussig Cancer Institute, Cleveland Clinic, Cleveland, OH, USA
Contributions: (I) Conception and design: All authors; (II) Administrative support: None; (III) Provision of study materials or patients: None; (IV) Collection and assembly of data: All authors; (V) Data analysis and interpretation: All authors; (VI) Manuscript writing: All authors; (VII) Final approval of manuscript: All authors.
Correspondence to: Michael J. McNamara, MD. Department of Hematology and Oncology, Taussig Cancer Institute, Cleveland Clinic, 9500 Euclid Avenue, Desk CA50, Cleveland, OH 44195, USA. Email: mcnamam@ccf.org.

摘要：对食管癌患者而言，吞咽困难是一种十分痛苦的症状，后继可导致体重减轻和营养不良。虽然管腔梗阻是一种常见的并发症，但最佳的处理方法仍无定论。鉴于食管切除术和食管旁路手术的高并发症发生率和高病死率，姑息手术早已不被认可。取而代之的是各种其他的缓解方法，但这些方法都是相对有效的，在受益时间、耐久性和毒性方面有所不同。现有的文献相对有限，如何治疗吞咽困难以及采用这些疗法的时机需要医生自行判断。经过对第三方医疗中心的经验总结和对当前文献的回顾，笔者团队推荐全身化疗或姑息性外放射治疗（external beam radiotherapy，EBRT）作为初始治疗措施。化疗的优点包括症状改善的可能性高、避免全身治疗延迟及局部毒性最小。放疗同样是一种有效的初始治疗方法，可能是最适合低负荷肿瘤（寡转移）患者的方法。对于在病程后期发展为进行性吞咽困难的患者，放疗或放置自膨胀金属支架（SEMS）是主要的治疗选择。我们不建议使用"双重姑息疗法"，即患者同时接受两种姑息疗法。总的来说，关于恶性吞咽困难治疗的决策应该个体化，要考虑梗阻的严重性、全身治疗的必要性、之前接受过的治疗、患者的预期寿命和个人意愿。

关键词：化疗；恶性吞咽困难；转移性食管癌；姑息治疗；放疗

View this article at: http://dx.doi.org/10.21037/aoe.2018.03.01

一、引言

吞咽困难是食管癌患者中一种常见的、十分痛苦的症状，是管腔狭窄和肿瘤侵入固有肌层的结果。大多数患者由此继发体重减轻和营养不良。完全或接近完全的管腔阻塞是这些患者住院的常见原因。

虽然管腔梗阻是食管癌常见的并发症，但最佳的治疗方法仍不明确。鉴于食管切除术和食管旁路手术并发症的高并发症发生率和高病死率，姑息性手术长期以来一直不受欢迎。取而代之的是其他各种姑息疗法。这些方法是可行的，它们相对有效，但在受益时间、耐久性和毒性方面有所不同（表36-1）。现有的文献相对有限，如何治疗吞咽困难以及何时使用这些各种疗法，应让医生自行判断。

为了减少不必要的手术和并发症，最好采用多学科的方法。在这篇综述中，我们将讨论恶性吞咽困难的各种治疗手段，包括SEMS、放疗、化疗和内镜干预。此外，本文将探讨常用疗法的缺陷，并提出相关建议。

二、SEMS

通过使用腔内支架来机械缓解吞咽困难已经得到了很好的描述。自膨式塑料支架（self-expanding plastic stents，SEPS）已被使用多年，但它们在很大程度上已被SEMS取代，部分原因是SEMS具有更好的疗效和更小的毒性[1]。SEMS置入相对容易，并且可在门诊环境中置入。最重要的是能立即缓解吞咽困难。

然而，支架置入并不是没有并发症。食管支架置入可能导致疼痛、出血、球状异物感和胃食管反流疾病（GERD），置入的支架还可能发生移位。置入支架后有疼痛感觉的患者高达60%，尽管不同文献报道不同。值得注意的是，除了支架置入之外，应用X射线放射治疗还增加了患者长期疼痛的风险[2]。虽然短暂的疼痛很容易通过短期镇痛来处理，但持续的疼痛很难治疗，从而极大地影响了患者的生活质量（QoL）。

据报道，多达40%的患者发生了支架移位[3]。虽然移位事件在临床上可能无症状，且仅在常规X线检查时被发现，但有症状的移位更常见，同时可能是严重的。患者常反映感到吞咽困难或胸痛。在近端脱位的病例中，患者也可能出现异物感。支架移位的处理一直是一个有争议的话题，一些作者建议保守治疗，另一些则建议内镜下移除。虽然支架脱落到胃不应被认为是一种紧急情况，但需要注意的是，支架转移到小肠可能导致肠梗阻和穿孔。因此，共识仍然认为移位支架应该尽可能被复位或移除。超出内镜检查范围的支架应该用连续的X线检查进行监测。两项研究指出，使用大直径支架（25~28 mm）后，支架位移率降低至8%~15%，但这些支架也与更高的并发症（如出血、穿孔和瘘）发生率相关。外固定或许可降低支架移位的风险[3]。

支架闭塞是另一种并发症，可能由食物嵌塞或肿瘤向内生长/过度生长引起。为了避免食物嵌塞，通常建议患者从液体开始摄入、并在放置支架后逐渐过渡到软性饮食，因为支架可能需要1~2天才能完全扩张。某些食物应该避免食用，包括面包、烤肉、水果和生蔬菜。鼓励患者在用餐期间频繁地啜饮温水或碳酸饮料，以帮助保持支架的清洁[1]。

为了最大限度地对抗由肿瘤生长造成的移位，现在的支架完全或部分被合成材料覆盖，如聚氨酯或硅胶。在区分两种类型的覆膜SEMS时，部分覆膜支架通常具有裸露的末端，这允许一些组织内向生长以减少移位的可能。而完全覆膜的支架更容易移位，但在患者对支架耐受性较差时，可以更容易地被移除[2]。

表36-1　对恶性吞咽困难各种治疗方法的总结及比较

治疗方法	起效时间	效果持久性	毒性/不良反应	推荐/指征
SEMS	立即	相对持久	疼痛（高达60%）；支架移位（4%~36%）；支架闭塞；胃食管反流；球状异物感；出血	接受化疗和（或）EBRT后仍出现难治性吞咽困难的患者；有食管穿孔或气管食管瘘的患者
EBRT	2~6周	相对持久	疲劳、恶心、食管炎、出血、狭窄和瘘	根据患者的需要可作为一线方案；可用于初始化疗后失败的患者
近距离放疗	2~6周	比EBRT短	穿孔、溃疡性食管炎、狭窄和瘘	化疗和EBRT后出现难治性吞咽困难的患者
化疗	1~3周	相对持久	局部毒性很小	推荐作为一线治疗，可作为特定患者的二线治疗
内镜消融	变异较大	不持久（通常需要重复多次）	不良反应较多，从轻到重（轻微皮肤反应到出血、穿孔）	很少使用；化疗、EBRT失败或者拒绝化疗、EBRT的患者

SEMS，自膨胀金属支架；EBRT，外放射治疗。

当在靠近气管或食管胃结合部（EGJ）的大肿瘤上放置支架时须格外注意。对于前者，支架扩张可能导致气管受压。而对后者，支架可能毗邻胃壁，偶尔也会变成阻塞的原因。此外，跨EGJ放置的支架具有较高的移位和GERD风险。具有抗回流阀的支架已经被研究确定为可用，然而，目前尚不清楚这些设备对患者是否真正有益。先前的研究有很多局限性，如统计效力低和缺乏客观尺度测量反流症状[4]。目前，反流症状最好通过抑酸和机械/生活方式的改变来处理（直立位进食、头部抬高30°睡眠）。

SEMS最具价值的一个应用领域是处理食管穿孔或气管食管瘘。虽然通常这些患者的预后仍然很差，但SEMS可避免病情快速恶化和患者死亡。在某些情况下，患者将获得充分恢复以接受随后的癌症治疗。

三、EBRT

EBRT常被用于治疗转移性食管癌患者的恶性吞咽困难。EBRT被广泛应用于大多数患者，帮助他们改善症状。此外，患者对放疗的反应相对持久，几乎没有延迟毒性。Murray等[5]报道了148例不可切除的食管癌患者接受姑息性EBRT的治疗结果。在这项回顾性分析中，大多数患者接受累积20 Gy的剂量（超过5次）。总体而言，75%以上的患者症状得到改善，26%和3%的患者分别行食管支架置入术和再程放疗，疗效也相对持久（到放置支架或再治疗的中位时间为4.9个月），一般患者耐受性良好。

认识到患者对EBRT的反应特点很重要：起效可能延迟，实现充分获益可能需要几个星期；在一些患者中，吞咽困难症状可能暂时恶化，可能继发于放射性食管炎；对于有严重吞咽困难的患者，可能需要另一种途径来提供营养和水分。

四、同步放化疗

一些临床医生提倡使用根治性剂量（≥50.4 Gy）放疗同步化疗（CRT）[6-7]。这种方法的优点是，改善对肿瘤的局部控制，更持久地缓解吞咽困难，效果优于单独EBRT。然而，目前尚不清楚这种治疗方法是否适当。例如，Penniment等[8]报道了一项比较晚期食管癌患者姑息性放疗与CRT的随机Ⅲ期临床研究结果。在这项研究中，220例患者接受了姑息性放疗

[35 Gy/15次（n=115）或30 Gy/10次（n=105）]或顺铂联合5-氟尿嘧啶的CRT（n=111）。两组吞咽困难缓解率无显著差异（68% vs 74%；P=0.343）。此外，CRT的毒性更大，更积极的治疗并不能改善患者中位生存期和QoL。

根治性CRT是局部晚期/非转移性疾病的标准治疗方案，患者中长期生存是主要的治疗目标，作者并不推荐在有肿瘤转移的情况下使用这两种治疗方案。鉴于有其他方法缓解吞咽困难且转移性疾病患者预后相对较差，仅姑息性EBRT足以在不影响患者QoL的情况下实现症状改善。

五、食管近距离放疗

食管近距离放疗（brachytherapy，BT）是另一种相对有效的治疗选择，这在文献中已经得到了很好的描述。食管BT能使较大放射剂量通过内镜达到指定食管壁，同时避免损伤周围结构。治疗的剂量和时间可能根据实践模式而变化，患者接受的放射剂量通常在7~28 Gy（5~7 Gy/次）（根据美国近距离放疗学会指南）。与EBRT相似，对这种治疗的益处可能会延迟体现[9-10]。

然而，目前还不清楚如何更好地结合这种治疗方式。BT已经与其他几种可用的疗法进行了比较并联合使用。例如，Homs等[11]报道了一项小型试验的结果，其中202例食管癌、恶性吞咽困难患者被随机分为支架置入组和剂量为12 Gy的BT组。支架置入组患者吞咽困难缓解更迅速。然而，吞咽困难症状的长期缓解多见于BT组患者。BT还与轻度的并发症和更好的QoL相关。Bergquist等[12]和Hanna等[13]也报道了类似的研究：BT（21 Gy/3次）与SEMS进行比较，SEMS组患者症状更快缓解，但总体结果是相似的，BT组QoL仍保持较高水平。还有研究者认为，在特定的患者中，EBRT和SEMS联合使用可能比单独采用其中一种方式更有利，可利用SEMS立即缓解吞咽困难，BT控制晚期肿瘤生长[14]。

需要注意的是，BT联合EBRT使用比单独使用BT更有效。Welsch等[15]报道了对比BT、EBRT和EBRT+BT的回顾性分析结果。该研究中，EBRT和EBRT+BT组的6个月无吞咽困难生存率约为90%，而在单纯BT治疗的患者中仅为37%。此外，只有7%~8%接受EBRT或EBRT+BT治疗的患者出现吞咽困难恶化，而单纯BT组

的发生率为35%。

可以提供BT治疗的中心相对较少。此外，食管BT的并发症也很明显，包括溃疡性食管炎、食管狭窄、食管穿孔和食管瘘。这些并发症的发生率根据不同临床情况（肿瘤位置、后续治疗等）而不同。作者认为，对少数在化疗和EBRT后仍有吞咽困难的患者应该保留BT。采用BT还是放置食管SEMS的决策取决于医生的专业知识、患者的预期寿命、吞咽困难的严重程度、改善症状的急切程度、解剖因素和患者的偏好。BT更适用于有理由延迟受益的患者、有轻至中度症状且预期寿命超过3个月的患者。

六、化疗

临床中一个常见的误区是，在转移性疾病患者开始化疗之前，吞咽困难必须通过局部治疗解决。化疗相关的恶心和厌食会加剧患者病情并导致营养不良，因此是有害的。虽然这一观点不容易被接受，但化疗往往在治疗的最初几周就能改善症状与缓解吞咽困难。

例如，我们之前报道了局部晚期食管癌患者诱导化疗、手术切除和术后辅助放化疗的一项单中心 II 期临床试验结果[16]。在这项试验中，原发性肿瘤累及超过肌层（cT3期）或区域淋巴结转移（N阳性）的患者，使用3个周期的EOF方案（表柔比星+奥沙利铂+5-氟尿嘧啶）化疗+手术，约80%的患者在手术时吞咽困难得到缓解。值得注意的是，在第1个周期治疗期间常常就有临床症状改善。根据我们自己的经验，转移性患者也有同样的现象。化疗常能快速缓解吞咽困难，这种改善反映了全身性疾病同样得到了控制，似乎能持续几个月。

Cools-Lartigue等[17]也报道了类似结果。他们分析了接受新辅助化疗的患者：130例患者在2007—2012年接受了术前化疗，78例患者有重度吞咽困难，其中77例（96%）经化疗好转。这种改善通常在第2个化疗周期之前就可以看到。只有一个患者需要置入食管支架，没有患者需要肠内营养，QoL得到改善，对营养参数无不良影响。

与文中提到的其他治疗方式相比，化疗的一个明显且独特的优点是少有食管毒性。虽然化疗的不良反应已被很好地描述，但没有明显的短期或长期的局部毒性风险。此外，在最初使用化疗时，对转移性疾病

的全身控制没有延迟。根据我们的经验，化疗甚至对完全性管腔梗阻的患者也是有效的。

然而，必须注意的是，很少有研究比较化疗与其他方法缓解转移性疾病患者吞咽困难的疗效，这类患者通常被推荐接受SEMS或EBRT治疗。例如，Touchefeu等[18]回顾性分析比较化疗与SEMS治疗不可手术的食管癌或EGJ癌重度吞咽困难患者的疗效。42例患者接受化疗，29例接受SEMS置入。4周后，SEMS组吞咽困难评分较化疗组改善更多（93% vs 67%；P=0.01）。在接受化疗的患者中，18例（42.9%）需要置入SEMS。同样，33.3%先放置了SEMS的患者需要用到第2个支架[18]。

在另一项研究中，Cwikiel等[19]比较放疗、化疗和食管支架的治疗效果。回顾性地评价了化疗和放疗的缓解效果，而前瞻性地评价了支架治疗的效果。接受放疗的140例患者中有78例（56%），接受化疗的63例患者中有31例（49%）和SEMS治疗的66例患者中有53例（81%）在治疗结束时无吞咽困难。

尽管与SEMS或EBRT相比，化疗在缓解吞咽困难方面可能效果不佳，但作者仍然认为初始化疗是大多数转移性疾病患者的合理治疗选择。这一建议主要是基于化疗局部毒性风险低，吞咽困难的相对迅速缓解，以及避免转移性疾病的治疗延误。

七、内镜食管扩张术

内镜食管扩张术是一种用于立即缓解恶性和良性狭窄患者吞咽困难的技术。与其他内镜技术类似，食管扩张经常需要几次重复过程。患者获益并不一致，对恶性疾病更是效果有限。食管穿孔是该手术中最常见的并发症，发生率为0.1%~1%。患者发生并发症的高风险因素包括存在大的食管裂孔疝、曲折的食管以及复杂的狭窄。虽然推荐在导丝协助和透视监控下进行食管扩张以减少相关风险，但由于有限的疗效和对潜在穿孔的警惕，临床医生很少进行食管扩张[20-21]。

八、内镜下组织消融术

吞咽困难的缓解可以通过多种腔内消融获得。腔内消融治疗包括氩离子凝固术（APC）、掺钕钇铝石榴石（Nd：YAG）激光治疗和光动力疗法（PDT）。这些方法可能通过组织破坏和随后的肿瘤消融而使食

管再通。相关文献报道相对有限，难以准确描述这些技术的有效性，区分哪些技术是优越的，并决定如何更好地使用它们。虽然这些疗法为许多患者改善了吞咽问题，但其实这些技术很少被应用（因其作用短暂且要反复在内镜下操作）。APC是一种非接触式热消融技术。电流通过氩气分散在病灶中导致组织损伤，其对组织的穿透力相对有限（2~4 mm）[22]。Rupinski等[23]报道了93例恶性吞咽困难的小型随机试验（无既往其他治疗），采用APC治疗、APC+BT或APC+PDT。本研究有27例患者只接受了APC，每2~4天进行一次，直到吞咽困难改善，患者平均接受5.1次治疗。中位无吞咽困难时间仅35天。值得注意的是，吞咽困难缓解时间在联合治疗组（APC+BT或APC+PDT）中更持久。APC患者的毒性反应报道很少。我们不能明确APC+BT和APC+PDT的结果是否比单独使用BT或PDT更好。

激光疗法在医学上有多种应用，以Nd：YAG激光治疗最为常用。Gevers等[24]报道了一项单中心10年回顾性研究——恶性吞咽困难患者用塑料支架、SEMS和激光治疗的结果。70例患者接受激光治疗，其中大部分患者接受过化疗或放疗（10%），或者扩张治疗（54%）。在该研究中，激光治疗每隔2~4天进行一次，直至食管再通。并可能每3~4个月进行重复。在83%患者中，平均2.5次（范围为1~7次），患者继续平均维持治疗4.3次。症状好转持续了大约14周，共出现并发症3例（穿孔2例、大出血1例）。食管支架治疗获得了类似的效果，但并发症发生率明显高于激光组。作者认为激光治疗和支架治疗一样有效，但并发症相对更少。然而，应该注意的是，支架组患者先前已接受过其他治疗，包括激光治疗。

PDT是通过提前使用光敏剂然后在内镜下应用光疗实现的。光敏剂在肿瘤组织中容易积聚，并产生活性氧，一旦被激活，将造成组织损伤和坏死[22]。Lightdale等[25]报道了采用PDT或Nd：YAG激光治疗236例恶性吞咽困难的随机临床研究。在报道中，两种疗法同样有效：1个月时PDT有更高的客观缓解率（32% vs 20%；$P<0.05$）和更多的完全缓解病例（9例vs 2例）。轻微毒性反应包括皮肤反应等在PDT治疗中更为常见，Nd：YAG患者常出现严重毒性反应。例如，Nd：YAG组观察到更多食管穿孔率（7% vs 1%；$P<0.05$）。由此作者得出结论，PDT是更好的消融治疗方法。

必须强调的是，疗效和毒性取决于很多因素，特别是患者之前接受的治疗。这使得我们很难精准推断效果。我们可以参考的文献主要包括旧的回顾性研究和小型随机试验。考虑到数据的局限性，各种设备、技术和应用方案的进步，以及对操作者的依赖，很难充分定义这些疗法的价值并确定如何恰当地使用它们。

在我们看来，内镜消融疗法作用相对有限、具有一定的历史局限性。对恶性吞咽困难患者使用这些技术时，应该选择那些放化疗失败、拒绝或不适合化疗或EBRT的患者。选择消融疗法而不选择BT或SEMS时，需要基于医生的专业知识和患者个体化临床因素进行判断。

九、补充营养

显著的吞咽困难和伴随的体重减轻、营养不良是食管癌患者的常见症状。然而，很少需要长期人工补充营养。虽然营养支持被证明可以增加体重，但它对患者的生存、营养参数、QoL、幸福感影响有限[26]。此外，人工营养可能加重恶心、腹泻症状而降低患者QoL。人工营养可能增加医疗耗材负担、导管移位或堵塞、输注部位不适和感染的风险。虽然已有各种处理管腔堵塞的方法，我们通常仍不鼓励给转移性疾病患者长期管饲。包括美国肠外营养协会在内的几个团体提出相同的建议[27-28]，要让患者和家庭成员充分理解在终末期疾病的自然病程中，由癌症相关厌食症引起的食物摄取减少而出现不适是必经之路。

然而，偶尔给予临时肠内营养支持是合理的。对于患有严重吞咽困难不能维持摄入水或最低热量食物的需求，但其他方面是适合的，并预期从计划治疗中改善吞咽困难症状的患者，暂时营养支持是有用的。在我们自己的实践中，患者偶尔在开始放疗或化疗之前，出现或发展成完全阻塞。为了这些患者，我们通常放置鼻饲管提供临时营养支持。一旦患者表现出对治疗的临床反应，即取出导管。通常，这种治疗反应可以在几周内出现。

由于美观的原因，患者可能不愿使用鼻饲管，这种导管也容易移位，并且由于它们的直径细，可能易被堵塞。正是因为这些原因，许多医生认为全肠外营养（TPN）或SEMS更可取。然而，在我们看来，鼻饲管支持营养优于TPN，因为它符合人体生理结构、更便宜，而且容易在短时间内使用。我们对于初治的患者更喜欢选择鼻饲管而不是SEMS，因为这种情况下营养支持经常是临时的，导管易于拔除且不良反应小。在我们的临床实践中，病程的后期我们保留使用SEMS的方法，因为这时候其他方法预计很难奏效。

当放置鼻饲管时，出现了一个问题：放在幽门后还是幽门前。文献没有提供明确的结论。放置在幽门前更容易做到，更符合人体生理结构，管理患者更方便。然而，对于EGJ癌或那些肿瘤延伸进胃的患者，幽门前管饲并不合适，因为其胃动力可能受损。而且，对于晚期食管癌中食管动力受损，或先前做过EBRT的患者，误吸风险可能更高。因此，在我们中心，幽门后放置鼻肠管是首选。内镜下放置这些导管，需要操作者的专业经验。

归根结底，医生经验和实践模式将决定治疗方法。我们建议，暂时性营养支持仅适用于预后相对较好的患者，不推荐用于终末期患者。总的来说，对有指征的患者，我们更推荐幽门后放置鼻饲管，不推荐胃造口术、空肠造口或TPN。

十、建议

对于大多数出现转移性疾病和恶性吞咽困难的患者，我们通常推荐化疗或姑息性EBRT作为初始治疗手段。化疗的优点包括较高的症状改变可能性，较低的延迟全身治疗的可能性和局部区域毒性最小。放疗同样是一种有效的初始治疗方法，可能最适合低负荷（寡转移）肿瘤患者。

对处于疾病演变中、后来发展成吞咽困难的患者，放疗或SEMS是主要的治疗选择。在笔者所在中心，接受化疗的患者后来出现吞咽困难，推荐采用EBRT。我们通常将SEMS用于那些化疗和EBRT后出现中重度吞咽困难的患者，或不适合化疗和EBRT且预期寿命很短者。我们很少使用内镜消融来治疗吞咽困难。二线化疗不太可能改善患者症状。

需要注意，我们不建议对转移性患者使用CRT。考虑到毒性较大和预后差，这种方法在纯粹的姑息治疗中是不成立的。在其他几项有效且毒性较小的方法可用时，也不考虑CRT。

我们也不建议同时采用"双姑息疗法"，包括SEMS后EBRT/BT，EBRT后BT。"双姑息疗法"的合理性在于为患者提供更持久的症状改善，然而，大多

数使用单一技术（如EBRT）治疗的患者可能永远不需要其他局部治疗措施。此外，少数患者即使最终需要这样的治疗，到症状复发时再使用也不晚。

总之，关于恶性吞咽困难症状的处理应个体化综合考虑患者症状的严重程度、全身治疗的必要性、先前接受过的治疗措施、患者的预期寿命和个人意愿。仔细考虑这些因素，并且基于对各种可用治疗方式的充分理解，我们就可以可靠、容易、安全地改善大多数患者的吞咽困难和QoL。

参考文献

[1] Martinez J C, Puc M M, Quiros R M. Esophageal stenting in the setting of malignancy[J]. ISRN Gastroenterol, 2011, 2011: 719575.

[2] Hindy P, Hong J, Lam-Tsai Y, et al. A comprehensive review of esophageal stents[J]. Gastroenterol Hepatol (N Y), 2012, 8(8): 526-534.

[3] Martins B C, Retes F A, Medrado B F, et al. Endoscopic management and prevention of migrated esophageal stents[J]. World J Gastrointest Endosc, 2014, 6(2): 49-54.

[4] Coron E, David G, Lecleire S, et al. Antireflux versus conventional self-expanding metallic Stents (SEMS) for distal esophageal cancer: Results of a multicenter randomized trial[J]. Endosc Int Open, 2016, 4(6): E730-E736.

[5] Murray L J, Din O S, Kumar V S, et al. Palliative radiotherapy in patients with esophageal carcinoma: A retrospective review[J]. Pract Radiat Oncol, 2012, 2(4): 257-264.

[6] Akl F M, Elsayed-Abd-Alkhalek S, Salah T. Palliative concurrent chemoradiotherapy in locally advanced and metastatic esophageal cancer patients with dysphagia[J]. Ann Palliat Med, 2013, 2(3): 118-123.

[7] Ikeda E, Kojima T, Kaneko K, et al. Efficacy of concurrent chemoradiotherapy as a palliative treatment in stage IVB esophageal cancer patients with dysphagia[J]. Jpn J Clin Oncol, 2011, 41(8): 964-972.

[8] Penniment M G, Harvey J A, Wong R, et al. Best practice in advanced oesophageal cancer: A report on TROG 03.01 NCIC CTG ES.2 multinational phase III study in advanced oesophageal cancer comparing quality of life and palliation of dysphagia in patients treated with radiotherapy or chemo-radiotherapy[J]. J Clinical Oncology, 2015, 33.

[9] Lettmaier S, Strnad V. Intraluminal brachytherapy in oesophageal cancer: Defining its role and introducing the technique[J]. J Contemp Brachytherapy, 2014, 6(2): 236-241.

[10] Gaspar L E, Nag S, Herskovic A, et al. American Brachytherapy

Society (ABS) consensus guidelines for brachytherapy of esophageal cancer[J]. Int J Radiat Oncol Biol Phys, 1997, 38: 127-132.

[11] Homs M Y, Steyerberg E W, Eijkenboom W M, et al. Single-dose brachytherapy versus metal stent placement for the palliation of dysphagia from oesophageal cancer: Multicentre randomised trial[J]. Lancet, 2004, 364(9444): 1497-1504.

[12] Bergquist H, Wenger U, Johnsson E, et al. Stent insertion or endoluminal brachytherapy as palliation of patients with advanced cancer of the esophagus and gastroesophageal junction. Results of a randomized controlled clinical trial[J]. Dis Esophagus, 2005, 18: 131-139.

[13] Hanna W C, Sudarshan M, Roberge D, et al. What is the optimal management of dysphagia in metastatic esophageal cancer?[J]. Curr Oncol, 2012, 19(2): e60-e66.

[14] Rosenblatt E, Jones G, Sur R K, et al. Adding external beam to intra-luminal brachytherapy improves palliation in obstructive squamous cell oesophageal cancer: A prospective multi-centre randomized trial of the International Atomic Energy Agency[J]. Radiother Oncol, 2010, 97(3): 488-494.

[15] Welsch J, Kup P G, Nieder C, et al. Survival and symptom relief after palliative radiotherapy for esophageal cancer[J]. J Cancer, 2016, 7(2): 125-130.

[16] McNamara M J, Adelstein D J, Bodmann J W, et al. A phase II trial of induction epirubicin, oxaliplatin, and fluorouracil, followed by surgery and postoperative concurrent cisplatin and fluorouracil chemoradiotherapy in patients with locoregionally advanced adenocarcinoma of the esophagus and gastroesophageal junction[J]. J Thorac Oncol, 2014, 9(10): 1561-1567.

[17] Cools-Lartigue J, Jones D, Spicer J, et al. Management of dysphagia in esophageal adenocarcinoma patients undergoing neoadjuvant chemotherapy: Can invasive tube feeding be avoided?[J]. Ann Surg Oncol, 2015, 22(6): 1858-1865.

[18] Touchefeu Y, Archambeaud I, Landi B, et al. Chemotherapy versus self-expanding metal stent as primary treatment of severe dysphagia from unresectable oesophageal or gastro-oesophageal junction cancer[J]. Dig Liver Dis, 2014, 46(3): 283-286.

[19] Cwikiel M, Cwikiel W, Albertsson M. Palliation of dysphagia in patients with malignant esophageal strictures. Comparison of results of radiotherapy, chemotherapy and esophageal stent treatment[J]. Acta Oncol, 1996, 35(1): 75-79.

[20] Rabenstein T. Palliative endoscopic therapy of esophageal cancer[J]. Viszeralmedizin, 2015, 31(5): 354-359.

[21] Mocanu A, Bârla R, Hoara P, et al. Endoscopic palliation of advanced esophageal cancer[J]. J Med Life, 2015, 8(2): 193-201.

[22] Ramakrishnaiah V P, Malage S, Sreenath G S, et al. Palliation of dysphagia in carcinoma esophagus[J]. Clin Med Insights Gastroenterol, 2016, 9: 11-23.

[23] Rupinski M, Zagorowicz E, Regula J, et al. Randomized comparison of three palliative regimens including brachytherapy, photodynamic therapy, and APC in patients with malignant dysphagia (CONSORT 1a) (Revised II)[J]. Am J Gastroenterol, 2011, 106(9): 1612-1620.

[24] Gevers A M, Macken E, Hiele M, et al. A comparison of laser therapy, plastic stents, and expandable metal stents for palliation of malignant dysphagia in patients without a fistula[J]. Gastrointest Endosc, 1998, 48(4): 383-388.

[25] Lightdale C J, Heier S K, Marcon N E, et al. Photodynamic therapy with porfimer sodium versus thermal ablation therapy with Nd: YAG laser for palliation of esophageal cancer: A multicenter randomized trial[J]. Gastrointest Endosc, 1995, 42(6): 507-512.

[26] Moynihan T, Kelly D G, Fisch M J. To feed or not to feed: Is that the right question?[J]. J Clin Oncol, 2005, 23(25): 6256-6259.

[27] Mitchell J, Jatoi A. Parenteral nutrition in patients with advanced cancer: Merging perspectives from the patient and healthcare provider[J]. Semin Oncol, 2011, 38(3): 439-442.

[28] Hui D, Dev R, Bruera E. The last days of life: Symptom burden and impact on nutrition and hydration in cancer patients[J]. Curr Opin Support Palliat Care, 2015, 9(4): 346-354.

翻译：鲁建超，四川省肿瘤医院
审校：王奇峰，四川省肿瘤医院放疗科

doi: 10.21037/aoe.2018.03.01
Cite this article as: Sadaps M, Bhatt A, Chevalier C, Sohal D, Videtic G, McNamara MJ. A practical guide to the management of dysphagia in patients with metastatic esophageal cancer. Ann Esophagus, 2018, 1: 2.

第六部分

并发症的治疗和管理

第三十七章　食管癌中的副肿瘤综合征：一篇叙述性综述

Colm Mac Eochagain[1], Karine Ronan[1], Calvin Flynn[1], Zara Togher[1], Jemma Buchalter[1], Maeve A. Lowery[2]

[1]St James' Hospital, Dublin, Ireland; [2]Trinity St James Cancer Institute, Trinity College Dublin, Dublin, Ireland
Contributions: (I) Conception and design: C Mac Eochagain, MA Lowery; (II) Administrative support: None; (III) Provision of study materials or patients: None; (IV) Collection and assembly of data: C Mac Eochagain, C Flynn, K Ronan; (V) Data analysis and interpretation: C Mac Eochagain; (VI) Manuscript writing: All authors; (VII) Final approval of manuscript: All authors.
Correspondence to: Dr. Colm Mac Eochagain. St James' Hospital, Dublin, Ireland. Email: maceochagain@gmail.com.

目的： 本研究旨在参考诊断标准、发病机制、治疗和典型病例，建立与食管癌相关的副肿瘤综合征的谱系。

背景： 副肿瘤综合征是由恶性肿瘤引起的临床综合征，但不能将其直接归因于原发性肿瘤或其转移灶对周围器官的侵袭或压迫。尽管副肿瘤综合征在许多实体瘤中都有很好的描述，但它们与食管癌的关系仍然很不明确。鉴于食管癌发病率迅速上升，其相关副肿瘤综合征的发病率通常也很高，并且这些疾病亚型的研究者对有效的诊断和治疗模式的认识日益增加，因此，建立可能伴随食管癌症诊断的副肿瘤后遗症谱系非常重要。

方法： 对与食管癌相关的副肿瘤综合征进行了综述。2021年3月在Scopus、Embase和MEDLINE (PubMed) 数据库进行检索。该综述在PROSPERO (CRD42020213992) 进行前瞻性注册。

结论： 该综述描述了与食管癌相关的副肿瘤综合征的谱系。确定了6大类、150篇记录伴发于食管癌诊断的副肿瘤综合征的文献。个体副肿瘤综合征的描述涉及诊断标准、发病机制、处理方法和典型病例等方面。病例报告按各自的子类别制成表格；文中还讨论了相关的病例系列。这篇综述可能有助于临床医生及时识别、诊断和管理这些罕见的疾病。

关键词： 副肿瘤；食管；综述；癌症

View this article at: https://dx.doi.org/10.21037/aoe-21-65

一、引言

食管癌是一种常见的高度侵袭性恶性肿瘤，全球每年有超过43万人因此死亡[1]。在世界范围内，共有两种主要的组织学亚型，其中最主要的亚型是食管鳞状细胞癌（ESCC），然而，在许多西方国家及地区，食管腺癌（EAC）的发病率超过了ESCC[2]。尽管全球年龄标准化发病率正在下降，但由于与年龄相关的人口结构变化和全球人口的增加，食管癌总体发病率正在迅速升高，1990—2017年总发病率升高了52.3%[1]。尽管食管癌的治疗取得了重大进展[3,4]，但它仍是一种高度致命的疾病，是全球第六大常见的癌症死亡原因，即使在高等收入和中等收入国家，5年生存率也仅为15%~25%[5]。

副肿瘤综合征是由恶性肿瘤引起的临床综合征，但不能将其直接归因于原发性肿瘤或其转移灶对周围器官的侵袭或压迫[6]。一般来说，副肿瘤综合征是肿瘤产生生理活性细胞因子、激素、酶或肽，导致终末器官失调或功能障碍，或肿瘤新抗原和正常组织之间的免疫交叉反应引起的。

尽管副肿瘤综合征在许多实体瘤中得到了很好的描述，包括肺癌、淋巴瘤、肾癌、乳腺癌、前列腺癌、妇科肿瘤和其他癌症，但它们与食管癌的关系仍不明确[6-12]。鉴于食管癌发病率迅速上升[2]，其相关副肿瘤综合征的发病率通常也很高，并且研究者对这些疾病亚型的诊断和治疗模式的认识日益增加，因此建立可能伴随食管癌诊断的副肿瘤后遗症谱系非常重要。表37-1总结了所有报告的与食管癌相关的副肿瘤综合征。综合征根据叙述性综述报告检查清单（https://aoe.amegroups.com/article/view/10.21037/aoe-21-65/rc）要求进行撰文。

二、研究方法

本文回顾了与食管癌相关的副肿瘤综合征，分析了在PROSPERO（CRD42020213992）进行了前瞻性注册的相关文章。2021年3月，对Scopus、Embase和MEDLINE（PubMed）数据库进行了检索，内容包括1970—2021年发表的报告副肿瘤综合征与组织学确诊的食管癌相关病例的文章，其中有完整的病例描述。除英文外，其他语言的文章不包括在内。

检索策略采用的术语包括paraneoplastic和下列任一术语：esophagus，oesophagus，esophageal，oesophageal，esophagogastric junction，gastroesophageal，esophagogastric或oesophagogastric。最后，对命名为与食管癌相关的副肿瘤综合征进行个体范围检索。搜索结果被导入Covidence®工具进行系统评估。去掉重复项后，共确认了634条记录，其中228条符合全文审查的要求。经过全文检索，排除110篇文章；通过人工搜索纳入另外32篇文章。共150篇文章被纳入最终的叙述综述。

数据提取由3位评审员（CME、CF、JB）进行。收集了以下最小数据集：年龄、性别、解剖位置、组织学亚型、分期（分组）、治疗和生存率。分期资料分组：早期组为T1/2N0期；局部晚期组为T3/4 N0或TxN1+期；转移组为M1。在相关情况下，病例系列可在综述中被提及，但由于数据缺失，通常不符合制表条件。

表37-1　食管癌相关的副肿瘤综合征

分类	内容
神经系统疾病	边缘系统脑炎 快速进行性小脑综合征 神经病和神经元病 眼阵挛-肌阵挛综合征 视神经脊髓炎 坏死性脊髓病 可逆性后部脑病综合征
皮肤病	副肿瘤性肢端角化病 黑棘皮病 Leser–Trélat征 亚急性红斑狼疮 副肿瘤性天疱疮 抗层粘连蛋白γ1类天疱疮 Sweet综合征 播散性浅表性汗孔角化症 肉芽肿性皮炎 匐行性回状红斑 苔藓样皮肤病 爆发性黑色素斑
风湿病	肥大性骨关节病 皮肌炎 β-羟[基]-β-甲戊二酸单酰辅酶A还原酶抗体相关肌病 风湿性多肌痛
肾病	膜性肾病 免疫球蛋白A肾病 微小病变肾病 膜增生性肾小球肾炎
内分泌疾病	恶性高钙血症 抗利尿激素分泌失调综合征 促肾上腺皮质激素分泌异常 胃泌素分泌异常 降钙素分泌异常
血液疾病	粒细胞集落刺激因子分泌 血小板增多 获得性凝血因子V抑制物 Henoch–Schönlein紫癜 特发性血小板减少性紫癜 弥散性血管内凝血

副肿瘤综合征通过参考诊断标准、发病机制、处理方法和典型病例来描述。鉴于与副肿瘤性神经系统综合征（paraneoplastic neurological syndromes，PNS）在诊断、治疗和管理方面的重叠，本文将对这些综合征的处理进行集体讨论。尽管发热、恶病质、疲劳、厌食和抑郁等几乎所有癌症类型常见的症状都可以被

认为是副肿瘤综合征的症状，但在这篇综述中没有考虑这些症状。排除了主要与局部肿瘤受累有关并可通过局部肿瘤受累充分解释的综合征的报道。同样，被一致认为缺乏因果关系合理性的报道也被排除在外。考虑到以下因素，通过共识评估了因果关系的合理性：全面病例描述的可得性；原作者关于因果关系的结论；时间关联；对治疗的反应；与癌症导向疗法暴露相关的潜在混杂因素；与转移性疾病相关的潜在混杂因素；与同时性恶性肿瘤相关的潜在混杂因素；将该综合征作为已知的其他癌症亚型中的副肿瘤症状的历史记录。

三、病例描述

（一）PNS（表37-2）

1. 综述

PNS包括一系列影响中枢和周围神经系统的临床疾病，是由针对与肿瘤新抗原具有抗原相似性的神经元组织的自身免疫反应引起的[32-37]。欧洲PNS工作组[33-34]已经建立了PNS的诊断标准，并强调与恶性肿瘤的时间相关性、存在影响神经系统任何部分的典型临床表现，以及一种由频繁出现特异性神经元抗体导致的免疫介导的发病机制。广泛来讲，参与PNS的抗体可能针对细胞内的靶点导致细胞毒性T细胞介导的反应，或者针对神经元表面抗原导致抗体介导的反应[38]。

在排除了合理的鉴别诊断，如转移性疾病、感染、毒性/代谢紊乱和非副肿瘤性自身免疫疾病的情况下，可诊断PNS[34]。诊断分为"确定""很可能"和"可能"三个层次。分类是基于PNS-Care评分系统，该评分系统评估临床表型，是否存在神经元抗体，以及是否存在与临床表型相符的恶性肿瘤，如果不一致，则肿瘤抗体表达已被证实[34]。

PNS患者的临床体征通常先于癌症诊断出现，这凸显了对表现出这些综合征的临床特征的患者进行检查以发现潜在的恶性肿瘤的重要性[6,39]。由免疫介导的神经组织攻击通常会导致不可逆转的细胞死亡和永久性的神经功能障碍，因此早期识别和治疗至关重要。在全面检查后仍未发现恶性肿瘤的情况下，特定抗体与特定肿瘤类型的密切联系可能有助于进一步指导此

类研究[36]，对于同时符合高危表型和高危抗体标准的患者，应每4~6个月进行一次全面筛查，持续2年[34]。表37-2总结了与食管癌相关的PNS。

2. 边缘性脑炎

副肿瘤性边缘性脑炎（paraneoplastic limbic encephalitis，PLE）通常与肺癌、乳腺癌和睾丸癌有关[40]，其特征是健忘、焦虑、抑郁、失眠和亚急性发作的癫痫[41]。该综合征已被描述为与细胞内抗原（抗Hu抗体、抗Ma抗体、两性蛋白、抗GAD抗体）和神经细胞膜抗原（NDMA、VGKC、GABA、AMPA）的抗体[42]有关，尽管仍然有部分患者的血清为阴性[41]。

诊断标准强调在诊断PLE时结合临床和放射学结果[42]。MRI脑部典型表现为内侧颞叶和内侧皮质结构（额叶、扣带回和乳头体）T_2加权异常[43]，无钆增强[44]。脑脊液检查结果不具有诊断意义，除非有典型异常；异常可能包括蛋白升高、淋巴细胞增多或存在不匹配的寡克隆区带[44]。脑电图表现为典型的慢波活动异常，伴有不同程度的癫痫样异常[44]。

Menezes等[17]和Mundiyanapurath等[15]描述了食管癌患者接受免疫抑制治疗后神经系统症状显著改善。此外，Mc Cormack等[16]报道在成功切除原发肿瘤后神经症状完全消失。

3. 快速进行性小脑综合征

快速进行性小脑综合征（rapidly progressive cerebellar syndrome，RPCS）以前被称为副肿瘤性小脑变性，通常与妇科疾病和乳腺癌有关，但也有报道与胃肠道和肺部恶性肿瘤有关[45-46]。目前已有30多种抗体与临床综合征有关，其中以抗Yo抗体最为常见。抗Yo抗体针对Purkinje细胞的Cdr2抗原[47]，导致小脑浦肯野细胞层CD8+淋巴细胞浸润，浦肯野细胞不可逆死亡，以及伯格曼星形胶质细胞增殖[48]。

经典RPCS的临床特征在几个月内出现，表现为躯干/肢体共济失调、构音障碍、眼球震颤和复视，导致死亡或偶尔临床稳定，通常是严重残疾[48-49]。神经系统对免疫抑制治疗的反应通常较差。尽管通常采用积极的肿瘤导向治疗和免疫抑制治疗，但是在食管癌患者中所有的RPCS病例均表现为严重、进展性和不可逆的残疾。

表37-2 副肿瘤性神经系统综合征

疾病类型	作者	年份/年	性别	年龄/岁	组织学分型	部位	分期	治疗	生存状态	抗体
边缘性脑炎										
	Gritzman等[13]	1983	男	71	鳞状细胞癌	食管远端	转移性	姑息治疗	27个月/死亡	—
	Shirafuji等[14]	2012	女	63	小细胞癌	食管中段	转移性	姑息治疗	10个月/死亡	抗Hu抗体
	Mundiyanapurath等[15]	2013	—	69	腺癌	—	早期	放疗	8个月/存活	GABA-B
	Mc Cormack等[16]	2013	男	72	鳞状细胞癌	食管胃结合部	局部晚期	手术	—/—	阴性
	Menezes等[17]	2013	男	—	腺癌	—	局部晚期	手术	24个月/死亡	阴性
快速进展性小脑综合征										
	Cox等[18]	1989	女	60	小细胞癌	食管中段	局部晚期	手术	15个月/死亡	—
	Sutton等[19]	2001	男	55	腺癌	远端	局部晚期	手术	26个月/死亡	抗Yo抗体
	Xia等[20]	2003	男	58	腺癌	远端	局部晚期	手术/放疗/化疗	—/—	抗Yo抗体
	Debes等[21]	2007	男	57	腺癌	食管胃结合部	局部晚期	手术	24个月/存活	抗Yo抗体
神经病和神经元病										
	Khealani等[22]	2004	男	57	腺癌	食管远端	转移性	姑息治疗	2个月/死亡	—
	Shimoda等[23]	2006	女	63	小细胞癌	食管中段	局部晚期	放疗/化疗	72个月/存活	抗Hu抗体
	Zilli等[24]	2011	男	65	腺癌	食管近端	局部晚期	放疗/化疗	24个月/死亡	阴性
	Mostoufizadeh等[25]	2012	男	82	表皮样囊肿	—	局部晚期	放疗	4个月/死亡	抗GD1a抗体、抗GD1b抗体、抗GM1抗体
眼阵挛-肌阵挛综合征										
	Rossor等[26]	2014	女	47	鳞状细胞癌	食管中段	早期	化疗/手术	24个月/死亡	阴性
	Hammami等[27]	2019	男	59	鳞状细胞癌	—	—	化疗	—	阴性
视神经脊髓炎										
	Kon等[28]	2017	女	70	鳞状细胞癌	食管中段	局部晚期	放疗/化疗	12个月/存活	抗AQP4抗体
	Wiener等[29]	2018	男	62	腺癌	食管远端	局部晚期	手术	24个月/存活	抗NMO抗体
坏死性脊髓病										
	Urai等[30]	2009	女	65	鳞状细胞癌	食管中段	转移性	姑息治疗	7个月/死亡	阴性
可逆性后部脑病综合征										
	Nakajima等[31]	2013	男	58	鳞状细胞癌	—	—	姑息治疗	—	—

4. 神经病和神经元病

影响周围神经的副肿瘤性疾病包括广泛的临床疾病和表现[50]。神经元病也可以表现为单纯运动、感觉和运动混合，以及自主神经病变。在这个群体中，副肿瘤性感觉神经元病是最常见的，常与针对背根神经节的抗Hu抗体相关[51]。Mostoufizadeh等[25]报道了1例与食管表皮样癌相关的脱髓鞘性多发性神经病变患者的抗GD1a抗体、抗GD1b抗体、抗GM1抗体。这些疾病也可在缺乏肿瘤神经抗体的情况下出现[51-52]。必须强调的是，恶性肿瘤和细胞毒性药物治疗的直接效应经常与有临床意义的神经病变独立相关。

5. 眼阵挛-肌阵挛综合征

据报道，在成人中，眼阵挛-肌阵挛综合征（opsoclonus-myoclonus syndrome，OMS）与小细胞肺癌[53-54]、乳腺癌[55-56]、前列腺癌[57]和卵巢癌[58-59]有关。OMS的特点是高幅度、多方向、共轭的眼球运动[35]，经常伴有四肢肌阵挛、构音障碍和躯干性共济失调[49,60]。OMS可能伴有焦虑和情绪变化等行为和认知障碍[55,61]。与其他PNS不同，OMS可能遵循复发—缓解的病程[60]。中枢神经系统的影像通常是正常的。脑脊液可能是正常的或表现为轻度的细胞增多伴蛋白升高[35,49]。

OMS的发病机制尚不清楚，但可能是顶核或其传入投射的解除抑制所致[61]。在OMS[35,49,54,61]中通常检测不到肿瘤抗体。与此一致的是，与食管癌相关的OMS病例均未报告抗体阳性。报道的2例发生在食管癌患者中的OMS病例均描述了静脉注射免疫球蛋白治疗后临床的迅速改善[26-27]。

6. 视神经脊髓炎

视神经脊髓炎（neuromyelitis optica，NMO；以前被称为Devic病）是一种中枢神经系统炎症性脱髓鞘疾病，与水通道蛋白-4免疫球蛋白G（aquaporin-4 immunoglobulin G，AQP4-IgG[62]；也被称为NMO-IgG）有关。NMO与乳腺癌、肺癌、胸腺癌、膀胱癌和前列腺癌等有关[63-65]。

AQP4-IgG靶向水通道蛋白4（aquaporin-4，AQP4），AQP4是中枢神经系统的主要水通道蛋白[66]，特别表达于中枢神经系统星形胶质细胞的足突[29]。

NMO是一种复发缓解性疾病，优先影响脊髓和视神经[67]。虽然NMO与多发性硬化具有相同的临床特征，但目前普遍认为这是一种独特的副肿瘤现象[63-64]。临床特征因疾病活动部位而异，但通常包括视觉障碍或丧失、进行性活动能力丧失、癫痫发作及与脑干受累相关的表现，如嗅觉障碍、复视和颅神经麻痹[68]。

有文献报道2例NMO与食管癌相关[28-29]，在这两个病例中，基础恶性肿瘤的根治性治疗与显著的神经功能改善相关。

7. 坏死性脊髓病

副肿瘤性坏死性脊髓病是一种罕见的疾病，其特征是脊髓急性坏死而不伴有炎症。据报道，副肿瘤性坏死性脊髓病与肺癌、乳腺癌、甲状腺癌和其他部位的癌症[69]及血液系统的恶性肿瘤，特别是霍奇金淋巴瘤[70]有关。该综合征的特征是在没有可识别的转移性沉积物或血管异常的情况下出现亚急性大面积脊髓坏死[71]，导致弛缓性截瘫伴括约肌控制丧失[71-72]。该疾病与NMO综合征具有相同的临床病理特征，但两者的关联仍未完全确定[73]。尽管偶尔存在抗NMO抗体的重叠[74]。在唯一报告的与食管癌相关的坏死性脊髓病病例中，抗NMO抗体为阴性[30]。

8. 可逆性后部脑病综合征

虽然不被认为是一种典型的PNS，但高钙血症相关的可逆性后部脑病综合征（posterior reversible encephalopathy syndrome，PRES）已被报道与产生甲状旁腺激素（parathyroid hormone，PTH）的食管癌相关[31]，并且是重要的鉴别诊断依据。PRES的特征包括头痛、新发癫痫、脑病和脑血管自动调节紊乱而致的视力障碍[75]。特别是由于该区域交感神经相对缺乏而影响到大脑后部。有其他文献描述了另外3个与恶性肿瘤相关的高钙血症导致PRES的病例[76-78]。治疗潜在的代谢紊乱是治疗这种疾病的核心。

9. 治疗方法

考虑到对这些疾病的免疫学基础、临床表现和对治疗反应的异质性的认识，以及它们总体上的罕见性，可以理解的是，PNS的治疗策略仍然没有确定，治疗方案选择主要是依据病例系列、病例报告和专家意见指导，而不是依据前瞻性随机对照研究[79]。

对潜在恶性肿瘤的及时治疗可消除持续的自身免疫的刺激，如果使用细胞毒性药物，则这种治疗本身可产生免疫抑制作用，从而导致伴随的神经系统综合征的症状改善或稳定。使用免疫抑制剂和免疫调节剂，如皮质类固醇[80-81]、类固醇减量药物（如环孢素）、利妥昔单抗[82]、免疫球蛋白[83]、环磷酰胺[81]，以及血浆置换[84]也有临床益处，但缓解率差异很大，总体成功率较低[81]。此外，在化疗的同时使用免疫抑制剂可能会增加治疗的毒性[85]，而且至少在理论上会削弱对肿瘤本身的免疫控制[81,86]。

（二）副肿瘤性皮肤综合征（表37-3）

1. 综述

许多通常与恶性肿瘤无关的皮肤病也可表现为副肿瘤现象。McLean标准[116]强调了皮肤疾病与恶性肿瘤的发生和诊断之间的时间相关性，以及作为疗效标志物的皮肤疾病的平行病程，已被建议用于指导这些疾病的诊断。虽然治疗模式因这些综合征的具体皮肤特征而不同，但在大多数情况下，治疗包括对潜在恶性肿瘤的治疗及对这些疾病的非副肿瘤变异体的标准皮肤管理。总的来说，副肿瘤性变异对治疗的反应比良性变异更差[6]。表37-3总结了与食管癌相关的副肿瘤性皮肤综合征。

2. 副肿瘤性肢端角化症

副肿瘤性肢端角化症（又称Bazex综合征）的特征是肢端分布的牛皮癣样皮疹，最常累及鼻、耳、手指和脚趾[88,91]。它经常与甲营养不良症有关。皮肤损害通常边界清楚，可能是紫红色或红色斑块。组织学特征无特异性，最常见的包括角化过度、角化不全、棘皮病、局灶性海绵体和混合性真皮细胞浸润性病变。诊断需要将这些非特异性组织学特征与临床背景相关联[91,93]。

副肿瘤性肢端角化症常见于普遍与恶性肿瘤相关，最常见的是上呼吸道及消化道鳞状细胞癌[88,93]。在大多数病例中，皮肤病变的出现先于恶性肿瘤的诊断。副肿瘤性肢端角化症常见于局部晚期或转移性食管癌[88-93]，并且与不良预后相关[88-90,92,94]。

一般来说，皮肤病变的发展呈线性过程，与潜在的恶性病变一致，皮肤疾病的发作通常是疾病复发的信号或转移灶[88]，因此与恶性肿瘤的演变相关，可作

为疾病活动的皮肤标志物[89,93]。同样，治疗或控制基础恶性肿瘤后，皮损也常得到改善[88,94]。局部治疗的疗效有限[94]，一些已发表的研究提示局部类固醇和阿维A酸治疗有效[88,117-119]。在Medenica等[93]描述的一个典型病例中，手术切除ESCC导致皮肤病变迅速改善，随后病变复发表明肿瘤出现转移性复发。

3. 黑棘皮病

黑棘皮病（acanthosis nigricans，AN）的特征是在身体的褶皱部，如腋窝和颈部出现色素沉着斑块[95]。非恶性AN与各种系统异常有关，主要是代谢紊乱[120]。在大约20%的病例中，AN表现为副肿瘤综合征[121]，通常与腹部恶性肿瘤[122]相关。这些病例通常起病突然，分布不典型[96,97]，并且没有胰岛素抵抗或肥胖的相关特征[95]。

组织病理学表现为角化过度和乳头状瘤病[123]。有证据表明，肿瘤TNF-α分泌刺激角质形成细胞表皮生长因子受体，从而引起副肿瘤性神经痛[124]。然而，Matono等[95]报道了对切除的ESCC标本进行的免疫组化分析，尽管AN病变在术后消退，但未检测到TNF-α或表皮生长因子的存在。

皮肤病变通常与潜在恶性肿瘤的症状同时出现，但这种模式并不普遍[125]，在食管癌患者中，有2例皮肤病变先于恶性肿瘤症状出现[97,98]。恶性AN的治疗方法是处理潜在的恶性肿瘤[126]，一般可使AN消退[96]。AN的复发被描述为潜在恶性肿瘤的复发或转移[125]。

4. Leser-Trélat征

Leser-Trélat征的特征是大量脂溢性角化病的快速发展[101]。脂溢性角化病是一种色素沉着、边界清楚、具有特征性粘连外观的皮损，通常发生于躯干和四肢，呈雨滴状[101]，但也可发生于面颈部[127]。据报道，该征象与多种潜在的恶性肿瘤有关，主要是胃肠道腺癌[101]。据报道，大约50%的病例[101,127]在对潜在的恶性肿瘤进行根治性治疗后病变消退。

该体征的病理生理学机制尚不明确[128]。脂溢性角化病存在多种组织学变异，其中最常见的是棘皮型，其特征是角质形成细胞的增殖[129]。本文报告3例与食管癌相关的病例。在一个典型病例中，Gaduputi等[101]描述了发生于ESCC患者中的Leser-Trélat病征。放化疗可导致肉眼可见的肿瘤缩小，但病灶没有消退。

表 37-3 副肿瘤性皮肤综合征

疾病类型	作者	年份/年	性别	年龄/岁	组织学分型	部位	分期	处理	生存
副肿瘤性角化症	Grimwood等[87]	1987	女	67	鳞状细胞癌	食管中段	早期	手术	—/—
	Douglas等[88]	1991	男	82	腺癌	食管远端	转移性	放疗	7个月/死亡
	Viteri等[89]	2005	男	51	鳞状细胞癌	—	转移性	—	—/死亡
	Cabanillas等[90]	2006	男	64	鳞状细胞癌	食管近端	转移性	—	<1个月/死亡
	Poligone等[91]	2007	男	62	鳞状细胞癌	食管远端	局部晚期	放疗/化疗	—/—
	Louvel等[92]	2008	男	55	鳞状细胞癌	食管中段	转移性	化疗	30个月/死亡
	Medenica等[93]	2008	男	50	鳞状细胞癌	食管远端	早期	手术	—/死亡
	Rodrigues等[94]	2013	女	73	鳞状细胞癌	食管远端	转移性	姑息治疗	1个月/死亡
黑棘皮病	Matono等[95]	2008	女	62	鳞状细胞癌	食管远端	局部晚期	手术	12个月/存活
	Amjad等[96]	2010	男	64	腺癌	食管远端	早期	手术	—/—
	Varghese等[97]	2011	男	76	鳞状细胞癌	食管远端	局部晚期	姑息治疗	—/—
	Sarbia等[98]	2012	男	69	腺癌	食管胃结合部	转移性	化疗	—/—
Leser-Trélat征	Chiba等[99]	1996	女	79	鳞状细胞癌	—	局部晚期	化疗/放疗	8个月/死亡
	Wieland等[100]	2008	男	59	腺癌	—	转移性	—	—/—
	Gaduputi等[101]	2014	男	65	鳞状细胞癌	食管远端	局部晚期	化疗/放疗	—/—
亚急性皮肤红斑狼疮	Jasim等[102]	2007	男	66	腺癌	食管胃结合部	早期	手术	—/存活
	Koritala等[103]	2015	男	59	鳞状细胞癌	食管远端	转移性	化疗	—/死亡
	Xie等[104]	2020	男	77	—	—	局部晚期	姑息治疗	—/死亡
副肿瘤性天疱疮	Arranz等[105]	2005	女	63	鳞状细胞癌	—	转移性	化疗	5个月/死亡
	Cho等[106]	2013	男	68	鳞状细胞癌	食管中段	转移性	化疗	<1个月/死亡
	Jayachandran等[107]	2017	男	52	鳞状细胞癌	—	—	手术	—/—
黑色素斑	Eng[108]	1991	男	64	腺癌	食管远端	转移性	放疗	10个月/死亡
	Busam[109]	2003	男	64	腺癌	食管远端	转移性	化疗	12个月/死亡
抗层粘连蛋白γ1类天疱疮	Goetze[110]	2017	男	42	腺癌	食管远端	转移性	化疗	4个月/死亡
Sweet综合征	Sobol[111]	2009	男	62	腺癌	食管远端	局部晚期	化疗/放疗/手术	—/死亡
播散性浅表性汗孔角化症	Lee[112]	2010	男	82	—	—	—	手术	—/—
肉芽肿性皮炎	Moyano Almagro[113]	2013	男	67	鳞状细胞癌	食管近端	—	化疗/放疗	12个月/死亡
匐行性回状红斑	Matta[114]	2020	男	61	鳞状细胞癌	—	—	化疗	—/—
苔藓样皮肤病	Kato[115]	2011	男	84	鳞状细胞癌	—	早期	放疗	—/—

5. 亚急性皮肤红斑狼疮

恶性肿瘤相关的亚急性皮肤红斑狼疮（subacute cutaneous lupus erythematosus，SCLE）是罕见的[104]。该病的特征是鳞状丘疹或环状皮疹，最常累及会被光照到的身体区域[103,130]，并有不同的全身表现，通常包括关节痛。通常存在抗Ro/SSA抗体。SCLE病变的特征是角化过度和毛囊堵塞。血管周围和阑尾淋巴细胞浸润往往更浅表，可与盘状红斑狼疮相鉴别[103]。所有与食管癌相关的SCLE病例在接受肿瘤治疗后，病变消退，辅助使用口服类固醇和羟氯喹被证明是有益的[102,104]。

6. 副肿瘤性天疱疮

副肿瘤性天疱疮（paraneoplastic pemphigus，PNP）是一种糜烂性皮肤黏膜大疱综合征，最可能与淋巴组织增生性疾病相关[6]，很少与实体瘤相关[131]。诊断标准[132]强调主要和次要的组织病理学和临床表现相结合，包括进行性、溃疡性黏膜病变和多形性、脱屑性皮肤病变。PNP的发生是肿瘤导向的自身抗体和表皮蛋白（包括在表皮细胞黏附中发挥作用的桥粒蛋白）交叉反应的结果[107]。PNP预后差，病死率高[133]，常与糜烂性皮肤病而非恶性肿瘤本身有关[132]。PNP的治疗尚不明确，并且在许多情况下，疾病是难治性的[132]。治疗包括对潜在的恶性肿瘤的治疗以及使用大剂量类固醇药物[132]。其他药物，如硫唑嘌呤、环孢素、利妥昔单抗、免疫球蛋白也有不同程度的治疗效果[133-135]。

7. 其他副肿瘤性皮肤综合征

与食管癌相关的其他皮肤副肿瘤有个别病例报道，包括抗层粘连蛋白γ1类天疱疮[110]、Sweet综合征[111]、播散性浅表性汗孔角化症[112]、肉芽肿性皮炎[113]、匐行性回状红斑[114]、苔藓样皮肤病[115]和类似于Peutz-Jeghers综合征分布的爆发性黑色素斑[108-109]。

（三）副肿瘤性风湿综合征（表37-4）

1. 肥大性骨关节病

到目前为止，已报道的与食管癌相关的主要副肿瘤性风湿综合征是肥大性骨关节病（hypertrophic osteoarthropathy，HOA），以前被称为肥大性肺骨关节病[154]，因为它经常与肺部疾病相关[155]。

Peyman[156]于1959年首次描述了其与食管癌的相关性。至今已有20例食管癌合并HOA的文献报道，包括2篇病例系列报道，分别包含7例和5例病例[157-158]，以及8篇病例报告[136-143]。

HOA的特征是指甲杵状指、增生性骨膜炎（尤其是管状骨）和胶原质沉积，导致大关节间隙的红斑、关节痛和滑膜积液[159]。HOA的发病机制一直存在争议，可能因临床情况而异，但可能是肿瘤分泌生长因子（如前列腺素E）和细胞因子（如成纤维细胞生长因子）的结果[160]。其他机制包括巨核细胞和内皮细胞的相互作用[161]、激素[162]和神经系统[163]病因。

对于食管癌病例来说，如果能够通过手术切除原发肿瘤，HOA症状会迅速且完全消失[136,138,140-141]。双膦酸盐[164-165]和奥曲肽[166]的临床疗效已被报道，这两种药物都具有抗血管内皮生长因子的特性，这可能解释了它们在这种情况下的疗效。使用常规非甾体抗炎药和阿片类药物进行对症治疗可产生不同的应答[158]。

2. 皮肌炎

皮肌炎（dermatomyositis，DM）是一种特发性炎症性肌病，其特征是进行性近端骨骼肌无力、肌细胞炎症和病理性皮肤损害，包括眶周或嗜日性皮疹和Gottron征[167]，以及在阳光暴露部位的光敏性皮疹[148]。成人皮肌炎患者中恶性肿瘤的发病率存在争议，但有报道为20%~30%[144,148,150,168]。虽然女性患皮肌炎的概率是男性的2~3倍[169]，但几乎所有与皮肌炎相关的食管癌病例报告都发生于男性。

欧洲风湿病防治联合会和美国风湿病学会特发性炎性肌病标准[170]有助于皮肌炎的诊断，需要进行临床和实验室评估，包括检查抗Jo-1自身抗体、肌酸激酶和乳酸脱氢酶水平，进行肌肉活检。肌酸激酶水平可能有助于追踪癌症导向治疗的疾病反应[6]。食管癌患者肌酸激酶明显升高[144-146,148,151]。2/3的病例[145,149-151]的自身抗体呈阴性。

在报告的病例中，类固醇是主要的治疗方法[144-146,148]，大多数病例对治疗反应迅速。Harrison等[148]描述了1例大剂量地塞米松治疗失败后使用静脉注射免疫球蛋白的病例，令人遗憾的是，这一疗法对快速进展的病例而言没有获益。罕见的表现包括1例无肌病DM[147]及1例与腺癌神经内分泌分化导致肿瘤甲状旁腺激素相关蛋白（parathyroid hormone-related protein，PTHrP）分泌有关的病例[145]。

3. 其他副肿瘤性风湿综合征

表37-4列出了与食管癌相关的其他副肿瘤性风湿综合征，包括1例β-羟[基]-β-甲戊二酸单酰辅酶A还原酶抗体相关肌病[152]。Umetsu等[153]报道了1例食管癌合并风湿性多肌痛的病例，PET/CT显示了这种临床综合征的放射学特征。

（四）副肿瘤性肾病综合征（表37-5）

1. 综述

肾小球病是指以肾小球损伤为特征的疾病。与副肿瘤性肾小球损伤相关的最常见的恶性肿瘤是霍奇金淋巴瘤、肺癌和胃肠道癌[185]。恶性肿瘤与多种离散肾小球病变相关，实体肿瘤患者中最常见的是膜性肾病（membranous nephropathy，MN）[178]。表37-5总结了与食管癌相关的副肿瘤肾病综合征。

Bacchetta等[186]建立了副肿瘤性肾小球病的诊断标准，并强调了诊断肾小球病和恶性肿瘤之间的时间相关性、有效的癌症导向治疗使肾病的临床改善、恶性肿瘤复发导致的恶化，以及在这些疾病的诊断中缺乏明显的替代病因。

2. MN

MN是最常见的与恶性肿瘤相关的肾小球肾炎[178]。MN患者的恶性肿瘤发生率各不相同，在多个未分化实体瘤病例系列中发病率为1.4%~13%[178,187-188]。组织学上，该病的特征是肾小球基底膜增厚和上皮下免疫复合物沉积[189]。

与原发性MN[188]相比，副肿瘤性MN与肾小球中相对较多的促炎性细胞相关，表明免疫反应增强是肾小球损伤的可能机制。

在副肿瘤性疾病的背景下，癌症相关免疫复合物

表37-4　副肿瘤性风湿综合征

疾病类型	作者	年份/年	性别	年龄/岁	组织学分型	部位	分期	治疗	生存状态
肥大性骨关节病	Ullal等[136]	1972	男	49	平滑肌瘤	食管远端	局部晚期	手术	12个月/存活
	Carroll等[137]	1974	女	78	腺癌	食管中段	—	姑息治疗	—/死亡
	Barber等[138]	1983	女	54	鳞状细胞癌	食管远端	—	手术	6个月/死亡
	Polkey等[139]	1991	女	71	腺癌	食管远端	局部晚期	姑息治疗	1.5个月/死亡
	Morita等[140]	2003	男	65	鳞状细胞癌	食管远端	局部晚期	手术/放疗/化疗	36个月/存活
	Wechalekar等[141]	2011	男	59	腺癌	食管远端	局部晚期	放疗/化疗/手术	7个月/存活
	Murosaki等[142]	2015	男	58	鳞状细胞癌	—	—	姑息治疗	—/—
	Saif等[143]	2016	男	38	神经内分泌疾病	食管远端	局部晚期	手术/放疗/化疗	72个月/存活
皮肌炎	Karp等[144]	1985	男	63	鳞状细胞癌	食管远端	—	放疗	10个月/死亡
	Tanabe等[145]	2001	女	78	腺癌	食管远端	转移性	姑息治疗	3个月/死亡
	Iftikhar等[146]	2006	男	58	腺癌	—	局部晚期		—/—
	Kikuchi等[147]	2008	男	62	鳞状细胞癌	—	局部晚期	手术/放疗/化疗	96个月/存活
	Harrison等[148]	2008	男	58	腺癌	—	转移性	放疗/化疗	2个月/死亡
	Terada等[149]	2013	男	71	印戒细胞癌	食管远端			9个月/死亡
	Laidler等[150]	2018	男	69	腺癌	食管远端	早期	手术	9个月/存活
	Subhash等[151]	2020	男	45	低分化	食管胃结合部	局部晚期		—/—
β-羟[基]-β-甲戊二酸单酰辅酶A还原酶抗体相关肌病	Tsujikawa等[152]	2016	男	59	小细胞癌	—	局部晚期	手术/化疗	10个月/死亡
风湿性多肌痛	Umetsu等[153]	2019	女	70	鳞状细胞癌	食管中段	早期	手术	—/—

表37-5　副肿瘤性肾病综合征

疾病类型	作者	年份/年	性别	年龄/岁	组织学分型	部位	分期	治疗	生存状态
免疫球蛋白A肾病	Beaufils等[171]	1985	女	75	鳞状细胞癌	—	转移性	—	—
	Lam等[172]	1998	男	70	鳞状细胞癌	食管中段	早期	手术	—/存活
微小病变肾病	Yoshida等[173]	1979	男	50	鳞状细胞癌	—	—	类固醇	3个月/死亡
	Uezono等[174]	1989	男	68	鳞状细胞癌	—	早期	手术	—/存活
	Gallego等[175]	1994	男	64	鳞状细胞癌	食管中段	局部晚期	姑息治疗	1个月/死亡
膜性肾病	Heckerling等[176]	1985	男	65	鳞状细胞癌	食管中段	局部晚期	手术/放疗/化疗	—/存活
	Suzuki等[177]	1991	男	65	鳞状细胞癌	—	—	手术	3个月/死亡
	Burstein等[178]	1993	男	65	—	—	—	—	21个月/死亡
	Yedidag等[179]	1997	男	61	鳞状细胞癌	—	—	类固醇	9个月/死亡
	Muramoto等[180]	2009	男	54	鳞状细胞癌	食管远端	局部晚期	放疗/内镜下黏膜切除术	—/存活
	Ito等[181]	2013	男	73	鳞状细胞癌	食管远端	早期	手术	18个月/存活
膜增生性肾小球肾炎	Walker等[182]	1981	女	59	鳞状细胞癌	食管中段	—	手术	24个月/存活
	Nagasaka等[183]	1999	男	76	鳞状细胞癌	—	—	手术	—
肾病综合征（未描述具体肾病灶）	Naritaka等[184]	2010	男	78	鳞状细胞癌	食管中段	局部晚期	手术	12个月/存活

（如癌胚抗原[190]、前列腺特异性抗原[191]和黑色素瘤抗原[192]）的肾小球沉积已有报道。具体到食管癌，有2篇病例报告认为血清鳞状细胞癌抗原和MN的发展之间存在联系，这2例病例都显示血清鳞状细胞癌抗原水平与蛋白尿的程度有关[180-181]。

已有6篇文献报道了副肿瘤性MN与食管癌相关[176-181]。在一个典型的病例中，Ito等[181]报道了一例73岁的男性患者，表现为下肢水肿和蛋白尿。被诊断为MN后，患者接受了恶性肿瘤筛查，并被诊断为早期ESCC。食管次全切除术可使蛋白尿得到缓解。

3. 免疫球蛋白A肾病

免疫球蛋白A（immunoglobulin A，IgA）肾病的组织学特征是IgA在肾系膜内沉积。虽然IgA肾病通常是一种儿童疾病，但老年患者发生IgA肾病更可能与恶性肿瘤相关[193]。临床表现为反复发作的肉眼可见的血尿伴持续性镜下血尿和（或）蛋白尿。很少表现为肾病综合征或急性肾衰竭[194]。副肿瘤性IgA肾病的病理生理学机制尚不清楚，然而，有假说认为，肿瘤对胃肠道黏膜的侵袭导致循环IgA水平增加，随后在肾小球内沉积[193]，导致细胞因子和氧自由基的释放，从而诱发炎症，最终导致纤维化。

食管癌合并IgA肾病已有2篇文献报道[171-172]。Lam等[172]报道了一例70岁的男性患者，表现为瘙痒性皮疹、镜下血尿和蛋白尿，22个月后诊断为早期ESCC。另一例为74岁的女性患者，被诊断为转移性ESCC，尸体解剖被诊断为IgA肾病[171]。

4. 微小病变肾病

微小病变肾病（minimal change disease，MCD）以肾病综合征为典型表现。在成年人群中，其约占特发性肾病综合征的15%，以男性为主[195]。MCD的发病机制被认为与T细胞调节和功能失调导致足细胞损伤和足细胞足突融合有关[196]。糖皮质激素被认为是MCD的标准一线治疗药物[195]。

文献报道了3例MCD合并食管癌[173-175]。Gallego等[175]在一个典型病例中描述了一例64岁的男性患者，表现为进行性吞咽困难和体重减轻，以及全身性水肿。他被发现有显著的蛋白尿伴低白蛋白血症，后来被诊断为转移性食管癌。尸检证实了MCD的存在。

5. 膜增生性肾小球肾炎

膜增生性肾小球肾炎（membranoproliferative glomerulonephritis，MPGN）也被称为系膜毛细血管性肾小球肾炎，是一种进行性肾小球疾病，组织学特征为系膜细胞增生、毛细血管内增生和毛细血管壁增厚[197]。临床表现和病程变化很大。患者可能表现为无症状的镜下血尿或蛋白尿，有症状的表现为急性肾炎或肾病综合征，或者急性不适伴急进性肾小球肾炎[197]。

副肿瘤性MPGN多见于血液系统恶性肿瘤，但也有与实体肿瘤相关的病例报道，包括小细胞肺癌[198]、胃癌[199]、结直肠癌[200]、移行细胞癌[201]、肾癌[202]、前列腺癌[203]和食管癌[182-183]。副肿瘤性MPGN的发病机制尚不完全清楚，但有假说认为是宿主对肿瘤抗原的无效免疫应答导致免疫复合物沉积在肾脏中的结果[202]。

在各种已报道的副肿瘤性MPGN病例中，对潜在癌症的治疗改善了肾脏疾病的预后[201-202]。然而，在无法对恶性肿瘤进行明确治疗的情况下，也有皮质类固醇治疗有效的病例被报告[200,203]。

目前已有2例MPGN合并食管癌的报道[182-183]。Walker等[182]报道了一例74岁的女性患者，因食管中段鳞状细胞癌行食管切除术后7周出现双下肢水肿和蛋白尿，病程持续了5周。肾活检证实存在MPGN。

（五）副肿瘤性内分泌综合征（表37-6）

1. 综述

副肿瘤综合征可能是肿瘤产生和分泌生理活性激素或多肽的结果，导致内分泌或代谢功能异常，失去生理反馈自动调节的能力。Dimitriadis等[218]提出了副肿瘤性内分泌综合征的诊断标准，并强调了与潜在恶性肿瘤和抗肿瘤治疗的时间-临床关联，以及肿瘤组织中免疫反应性激素和激素mRNA的可检测性。

表37-6 副肿瘤性内分泌综合征

疾病类型	作者	年份/年	性别	年龄/岁	组织学分型	部位	分期	治疗	生存状态
甲状旁腺激素相关蛋白分泌性肿瘤	Fernández-Real等[204]	1994	男	56	鳞癌	食管远端	转移性	手术	—/死亡
	Nozu等[205]	1995	男	68	未分化	食管胃结合部	转移性	化疗	5个月/死亡
	Nagashima等[206]	1999	男	47	小细胞癌/鳞癌	食管中段	转移性	化疗/放疗	7个月/死亡
	Watanabe等[207]	1999	男	66	鳞癌	食管中段	转移性	姑息治疗	1个月/死亡
	Watanabe等[207]	1999	女	81	鳞癌	食管中段	转移性	姑息治疗	<1个月/死亡
	Tanabe等[145]	2001	女	78	腺癌	食管远端	转移性	姑息治疗	3个月/死亡
	Fereidooni等[208]	2003	男	63	小细胞癌/鳞癌	—	转移性	姑息治疗	<1个月/死亡
	Nakata等[209]	2006	男	56	鳞癌	食管远端	局部晚期	手术/放疗化疗	16个月/存活
	Kanno等[210]	2007	女	60	小细胞癌	食管远端	转移性	化疗	16个月/死亡
抗利尿激素分泌失调综合征	Doherty等[211]	1984	女	74	小细胞癌	食管远端	局部晚期	放疗	—/死亡
	Heyes等[212]	1985	女	53	小细胞癌	食管中段	局部晚期	化疗/放疗	2个月/死亡
	Naruki等[213]	1986	男	67	小细胞癌	—	转移性	放疗	10个月/死亡
	Komura等[214]	2001	男	62	小细胞癌	—	转移性	化疗	11个月/死亡
	Kanzaki等[215]	2010	男	66	小细胞癌	—	局部晚期	化疗/放疗	16个月/存活
	Suzuki等[216]	2010	男	63	小细胞癌	—	转移性	化疗	—/死亡
	Ando等[217]	2011	男	54	小细胞癌	食管远端	局部晚期	手术/化疗	9个月/死亡

与食管癌相关的副肿瘤性内分泌综合征的报道很少见（表37-6），主要与PTHrP分泌相关的抗利尿激素分泌失调综合征（syndrome of inappropriate antidiuretic hormone secretion，SIADH）和恶性肿瘤的体液高钙血症相关。虽然在其他癌症类型中有报道称其为副肿瘤现象[218-219]，但在文献中未发现直接与食管癌相关的肢端肥大症、高泌乳素血症、甲状腺功能亢进或低血糖的详细报道。

2. 高钙血症

高钙血症在食管癌患者中很常见。一项回顾性系列研究[220]报告，在涵盖疾病所有阶段的未经选择的患者人群中，高钙血症在治疗期间任何时间点的发生率为27.6%。所有发生高钙血症的患者均有鳞状或腺鳞状组织学改变；高钙血症的发病率不能用骨转移性疾病来解释，骨转移性疾病仅见于15%的高钙血症患者。另一项研究[221]报告在接受手术治疗的ESCC患者中，高钙血症的发生率为7.7%。纳入所有疾病分期患者的其他病例系列研究报告，高钙血症患者和无高钙血症患者的生存率相当[220,222]。

在恶性肿瘤的背景下，高钙血症是至少4种不同病理生理途径的共同终点，即PTHrP、PTH、骨化三醇的分泌，以及局部骨溶解[223]。临床上，高钙血症可表现为神经系统特征，包括疲劳、触觉障碍、意识错乱、人格改变和昏迷等；胃肠道紊乱，包括恶心、呕吐、便秘和胰腺炎（罕见）；肾功能损害或衰竭；肾性尿崩症、心律失常和其他全身症状，包括厌食、多饮/多尿和骨性疼痛。症状学的程度不仅取决于高钙血症的发展速度，而且还取决于其发展的严重程度[224]。

高钙血症的治疗有两个主要的机制目标，即恢复肾脏钙化和抑制破骨细胞活性[224]。急性治疗包括液体复苏，这既能纠正脱水，又能促进尿钙排泄。袢利尿药的使用没有强有力的证据基础[225]，但一旦在急性情况下血容量正常且尿量充足，袢利尿药可作为一种辅助用药[6]。双膦酸盐，包括帕米膦酸盐和唑来膦酸盐，被广泛用于治疗恶性体液性高钙血症，这种疗法有强有力的证据支持[226-228]。高钙血症可能需要许多天才能得到纠正；血药浓度通常在双膦酸盐类药物给药后4~7天达到最低点，应答通常持续长达4周[228]。降钙素可抑制破骨细胞活性和肾脏钙重吸收，可用于急性发作，并且与双膦酸盐相比起效更快，疗效更温和[6]。由

于快速耐受，长期使用降钙素通常无效[224]，但与糖皮质激素联合使用时，降钙素的疗效可能会延长[229]。

3. SIADH

SIADH的特征是在没有其他诱因如心力衰竭、肝硬化、肾或肾上腺功能不全、甲状腺功能障碍或利尿药使用的情况下，出现低渗、正常容量性低钠血症伴尿液高渗/高钠血症[230]。副肿瘤性SIADH的发生是肿瘤分泌抗利尿激素（anti-diuretic hormone，ADH）和心房利钠激素导致肾小管水通道蛋白表达增加，从而产生游离水重吸收和钠利尿[6]。

传统上，SIADH与小细胞肺癌相关，约占副肿瘤SIADH的70%[230]。与SIADH相关的低钠血症的症状取决于发病的急性程度[231]和低钠血症的程度，包括意识错乱、记忆力丧失、疲劳、头痛、恶心，严重病例还包括昏迷或死亡[232]。

治疗策略主要基于专家意见[233-234]，但首先应以解决潜在的恶性肿瘤为目标。严重（血清钠浓度125 mmol/L，或有症状）的病例，需要纠正治疗。在无临床禁忌证的情况下，无症状SIADH的初始治疗通常包括限制液体量为1 L/d，这可以在几天内纠正低钠血症。在危及生命的情况下，可给予高渗盐水，目的是在24 h内使血清钠升高不超过10 mmol/L[232,235]。SIADH的药物治疗包括地美环素（一种四环素衍生物，可抑制ADH在肾小管的作用，导致游离水的丢失，从而纠正低钠血症）和ADH受体拮抗药（如托伐普坦和考尼伐坦）。

4. 其他副肿瘤性内分泌综合征

尽管促肾上腺皮质激素[236-240]、胃泌素[241]和降钙素[238,240]的合成已被报道与食管小细胞癌有关，但其临床意义尚不确定，记录这些激素产生的病例系列报告称，这是一种对诊断鉴别有重要意义的组织病理学发现，而不是导致临床后果的发现。

已有1例与食管小细胞癌相关的典型的副肿瘤性库欣综合征的报道[242]。虽然该病例的生化检查结果和临床特征提示库欣综合征，但血清促肾上腺皮质激素正常。

（六）副肿瘤性血液综合征（表37-7）

1. 粒细胞集落刺激因子分泌

粒细胞集落刺激因子（granulocyte-colony stimulating

factor，G-CSF）是一种糖蛋白激素，通常由血管内皮细胞、成纤维细胞和巨噬细胞产生。G-CSF刺激中性粒细胞前体细胞的产生、分化和功能发挥[280]。肿瘤分泌G-CSF的情况见于肺癌[281]、肝癌[282]和胃癌[283]，虽然罕见，但在ESCC和癌肉瘤组织学中有很好的描述，在英语文献中有36例报道，其中大部分文献来自日本。

产生G-CSF的肿瘤可能通过JAK2/STAT3途径发挥自分泌和旁分泌生长活性，导致肿瘤细胞增殖和迁移，从而形成侵袭性表型[284-286]。G-CSF产生机制包括RAS癌基因突变导致G-CSF mRNA的过度表达[287]；G-CSF基因重排[288]；G-CSF基因扩增导致G-CSF过度生产[289]，以及靶向G-CSF基因调控或启动区的结合因子的扩增/激活[290]。

与白血病不同，由副肿瘤G-CSF分泌引起的高水平循环成熟中性粒细胞通常不会导致血管闭塞或高黏滞综合征，也不需要特殊的治疗[6]。与G-CSF共分泌的其他细胞因子是很常见的。在已报道的36例G-CSF分泌肿瘤中，5例与白介素-6共分泌[243,253,257,263,268]；2例与PTHrP共分泌[206,209]。

2. 血小板增多

在多数肿瘤[291-293]中，恶性肿瘤相关的血小板增多是一个公认的预后不良的标志物，其中包括食管癌[294-296]。虽然副肿瘤性血小板增多的确切病理生理学机制尚不清楚，但可能是肿瘤来源的与白介素-6刺激血小板生成的结果[295]。已知活化的血小板产生许多能够诱导血管生成的细胞因子[295]。据报道，食管癌患者血小板增多的发生率为2.4%~50%[294-297]。如

表37-7　副肿瘤性血液综合征

疾病类型	作者	年份/年	性别	年龄/岁	组织学分型	部位	分期	治疗	生存状态
粒细胞集落刺激因子分泌性肿瘤	Ota等**[243]	1998	男	63	肉瘤癌	食管中段	早期	手术	—/—
	Watanabe等[207]	1999	女	81	鳞状细胞癌	食管中段	转移性	姑息治疗	<1个月/死亡
	Oshiro等[244]	1999	男	56	肉瘤癌	—	早期	手术	8个月/存活
	Nagashima等△[206]	1999	男	47	小细胞鳞/鳞状细胞癌	食管中段	转移性	化疗/放疗	7个月/死亡
	Ichiishi等[245]	2000	男	66	鳞状细胞癌	食管远端	—	姑息治疗	2个月/死亡
	Matsumoto等[246]	2000	男	66	鳞状细胞癌	食管远端	转移性	手术/放疗/化疗	16个月/死亡
	Asai等[247]	2003	男	60	肉瘤癌	—		手术/化疗	—/—
	Fujimori等[248]	2003	男	76	肉瘤癌	食管远端	早期	手术	—/—
	Nakata等△[209]	2006	男	56	鳞状细胞癌	食管远端	局部晚期	手术/放疗/化疗	16个月/存活
	Maejima等[249]	2007	男	80	肉瘤癌	食管远端	转移性	姑息治疗	4个月/死亡
	Sasaki等[250]	2007	男	62	肉瘤癌	食管远端	局部晚期	手术/化疗	5个月/死亡
	Miyamoto等[251]	2008	男	51	肉瘤癌	食管中段	局部晚期	手术/化疗	23个月/存活
	Unno等[252]	2008	男	63	鳞状细胞癌	—	局部晚期	放疗/化疗	—/—
	Mimatsu等**[253]	2008	男	69	鳞状细胞癌	食管中段	转移性	放疗	7个月/死亡
	Miki等[254]	2009	男	58	鳞状细胞癌	食管中段	转移性	化疗	—/死亡
	Tanabe等[255]	2009	男	76	鳞状细胞癌	食管远端	局部晚期	手术/放疗/化疗	10个月/死亡
	Ito等[256]	2010	男	70	肉瘤癌	食管远端	早期	手术	60个月/存活
	Tamura等**[257]	2011	男	47	肉瘤癌	食管远端	早期	手术	16个月/存活
	Eto等[258]	2013	男	59	鳞状细胞癌	食管远端	局部晚期	手术/化疗	13个月/存活
	Eto等[258]	2013	男	58	鳞状细胞癌	食管远端	局部晚期	化疗/手术	17个月/存活
	Eto等[258]	2013	男	75	鳞状细胞癌	食管胃结合部	转移性	化疗	3个月/存活

续表37-7

疾病类型	作者	年份/年	性别	年龄/岁	组织学分型	部位	分期	治疗	生存状态
	Mayanagi等[259]	2013	男	30	鳞状细胞癌	食管近端	局部晚期	手术/放疗/化疗	3个月/存活
	Shimakawa等[260]	2014	男	70	鳞状细胞癌	食管远端	局部晚期	手术/化疗	12个月/死亡
	Kobayashi等[261]	2015	男	69	肉瘤癌	食管近端	早期	手术/化疗	60个月/存活
	Hagiwara等[262]	2015	男	63	鳞状细胞癌	食管远端	局部晚期	手术	4个月/死亡
	Oshikiri等**[263]	2015	男	65	鳞状细胞癌	食管远端	局部晚期	手术	3个月/存活
	Kitani等[264]	2016	女	92	鳞状细胞癌	食管远端	局部晚期	手术	18个月/存活
	Fukuda等[265]	2017	男	50	鳞状细胞癌	食管远端	转移性	放疗/化疗	3个月/死亡
	Yamaguchi等[266]	2017	男	66	鳞状细胞癌	食管远端	局部晚期	姑息治疗	3个月/死亡
	Hoshimoto等[267]	2018	女	72	腺癌	食管胃结合部	局部晚期	手术/化疗	38个月/存活
	Shioga等**[268]	2018	男	51	肉瘤癌	食管中段	局部晚期	手术/化疗/放疗	7个月/存活
	Tochimoto等[269]	2018	男	42	鳞状细胞癌	食管远端	局部晚期	手术/化疗	–/–
	Jayarangaiah等[270]	2019	女	72	鳞状细胞癌	食管远端	—	姑息治疗	2个月/死亡
	Yu等[271]	2019	男	74	腺癌	食管远端	局部晚期	手术/化疗	6个月/存活
	Chang等[272]	2020	女	72	腺癌	食管胃结合部	局部晚期	化疗	–/–
	Azzam等[273]	2020	男	51	鳞状细胞癌	食管胃结合部	局部晚期	手术/化疗	84个月/存活
获得性凝血因子V抑制物	Ahmadinejad等[274]	2013	男	82	鳞状细胞癌	食管中段	—	放疗	–/死亡
过敏性紫癜	Weiler-Bisig等[275]	2005	—	—					
	Chen等[276]	2020	男	60	鳞状细胞癌	食管远端	早期	手术	12个月/存活
特发性血小板减少性紫癜	Shutt等[277]	2004	女	72	鳞状细胞癌	食管中段	局部晚期	放疗	3个月/死亡
弥散性血管内凝血	Sasaki等[278]	2013	女	70	—	—	局部晚期	化疗/放疗	–/–
	Amatatsu等[279]	2015	男	66	—	—	早期早期	化疗	–/–

**，与白介素-6共分泌；△，与甲状旁腺激素相关蛋白共分泌。

上所述，大多数病例系列报告了血小板增多与不良预后之间的联系[294-296]。

3. 其他副肿瘤性血液综合征

表37-7总结了与食管癌相关的其他副肿瘤性血液综合征，其中包括1例获得性凝血因子V抑制物的老年男性患者，该患者表现为吞咽困难、鼻出血和黑便。泼尼松龙治疗可逆转凝血功能障碍；内镜检查证实了ESCC的诊断[274]。其他病例包括激素敏感型过敏性紫癜[275-276]，以及最初对静脉注射免疫球蛋白有效，但最终进展为致死性胃肠道出血和肺内出血的特发性血小板减少性紫癜[277]。虽然有2例报告描述了食管癌患者发生弥散性血管内凝血的情况，但目前还没有直接归因于食管癌的弥散性血管内凝血病例的报告。在这两个病例中，弥散性血管内凝血都是在严重脓毒症的情况下发生的，而不是作为潜在恶性肿瘤的直接后果[278-279]。

四、总结

本文对已报道的与食管癌相关的副肿瘤综合征的文献进行整理和总结，供临床医生参考。尽管罕见，但有大量与食管癌有关的副肿瘤综合征的报道。许多副肿瘤综合征都有明确的定义，并有完善和有效的治疗方法。及时识别这些综合征及其与恶性肿瘤的潜在关联，可促使临床医生对潜在恶性肿瘤进行更加广泛的研究。

参考文献

[1] GBD 2017 Oesophageal Cancer Collaborators. The global, regional, and national burden of oesophageal cancer and its attributable risk factors in 195 countries and territories, 1990-2017: A systematic analysis for the global burden of disease study 2017[J]. Lancet Gastroenterol Hepatol, 2020, 5(6): 582-597.

[2] Pennathur A, Gibson M K, Jobe B A, et al. Oesophageal carcinoma[J]. Lancet, 2013, 381(9864): 400-412.

[3] Smyth E C, Lagergren J, Fitzgerald R C, et al. Oesophageal cancer[J]. Nat Rev Dis Primers, 2017, 3: 17048.

[4] Watanabe M, Otake R, Kozuki R, et al. Recent progress in multidisciplinary treatment for patients with esophageal cancer[J]. Surg Today, 2020, 50(1): 12-20.

[5] Lagergren J, Smyth E, Cunningham D, et al. Oesophageal cancer[J]. Lancet, 2017, 390(10110): 2383-2396.

[6] Pelosof L C, Gerber D E. Paraneoplastic syndromes: An approach to diagnosis and treatment[J]. Mayo Clin Proc, 2010, 85(9): 838-854.

[7] Kanaji N, Watanabe N, Kita N, et al. Paraneoplastic syndromes associated with lung cancer[J]. World J Clin Oncol, 2014, 5(3): 197-223.

[8] Hagler K T, Lynch J W Jr. Paraneoplastic manifestations of lymphoma[J]. Clin Lymphoma, 2004, 5(1): 29-36.

[9] Palapattu G S, Kristo B, Rajfer J. Paraneoplastic syndromes in urologic malignancy: The many faces of renal cell carcinoma[J]. Rev Urol, 2002, 4(4): 163-170.

[10] Fanous I, Dillon P. Paraneoplastic neurological complications of breast cancer[J]. Exp Hematol Oncol, 2015, 5: 29.

[11] Hong M K, Kong J, Namdarian B, et al. Paraneoplastic syndromes in prostate cancer[J]. Nat Rev Urol, 2010, 7(12): 681-692.

[12] Viau M, Renaud M C, Grégoire J, et al. Paraneoplastic syndromes associated with gynecological cancers: A systematic review[J]. Gynecol Oncol, 2017, 146(3): 661-671.

[13] Gritzman M C, Fritz V U, Perkins S, et al. Motor neuron disease associated with carcinoma. A report of 2 cases[J]. S Afr Med J, 1983, 63(8): 288-291.

[14] Shirafuji T, Kanda F, Sekiguchi K, et al. Anti-Hu-associated paraneoplastic encephalomyelitis with esophageal small cell carcinoma[J]. Intern Med, 2012, 51(17): 2423-2427.

[15] Mundiyanapurath S, Jarius S, Probst C, et al. GABAB-receptor antibodies in paraneoplastic brainstem encephalitis[J]. J Neuroimmunol, 2013, 259: 88-91.

[16] Mc Cormack O, Cooney J M, Doherty C P, et al. Paraneoplastic limbic encephalitis from esophagogastric squamous cell carcinoma successfully managed by radical gastrectomy[J]. Surgery, 2013, 154(3): 638-640.

[17] Menezes R B, de Lucena A F, Maia F M, et al. Limbic encephalitis as the presenting symptom of oesophageal adenocarcinoma: Another cancer to search?[J]. BMJ Case Rep, 2013.

[18] Cox P M, Vazir M H, Petty R K, et al. Cerebellar cortical degeneration in association with small-cell carcinoma of the oesophagus[J]. Neuropathol Appl Neurobiol, 1989, 15(2): 175-183.

[19] Sutton I J, Fursdon Davis C J, Esiri M M, et al. AntiYo antibodies and cerebellar degeneration in a man with adenocarcinoma of the esophagus[J]. Ann Neurol, 2001, 49: 253-257.

[20] Xia K, Saltzman J R, Carr-Locke D L. Anti-Yo antibodymediated paraneoplastic cerebellar degeneration in a man with esophageal adenocarcinoma[J]. MedGenMed, 2003, 5: 18.

[21] Debes J D, Lagarde S M, Hulsenboom E, et al. Anti-Yoassociated paraneoplastic cerebellar degeneration in a man with adenocarcinoma of the gastroesophageal junction[J]. Dig Surg, 2007, 24: 395-397.

[22] Khealani B A, Qureshi R, Wasay M. Motor neuronopathy associated with adenocarcinoma of esophagus[J]. J Pak Med Assoc, 2004, 54(3): 165-166.

[23] Shimoda T, Koizumi W, Tanabe S, et al. Smallcell carcinoma of the esophagus associated with a paraneoplastic neurological syndrome: A case report documenting a complete response[J]. Jpn J Clin Oncol, 2006, 36: 109-112.

[24] Zilli T, Allal A S. Guillain-Barré syndrome as an atypical manifestation of an esophageal carcinoma[J]. Neurol Sci, 2011, 32(1): 151-153.

[25] Mostoufizadeh S, Souri M, de Seze J. A case of paraneoplastic demyelinating motor polyneuropathy[J]. Case Rep Neurol, 2012, 4(1): 71-76.

[26] Rossor A M, Perry F, Botha A, et al. Opsoclonus myoclonus syndrome due to squamous cell carcinoma of the oesophagus[J]. BMJ Case Rep, 2014, 2014: bcr2013202849.

[27] Hammami M B, Aboushaar R, Azhar M, et al. 1716 esophageal squamous cell carcinoma-associated dancing eye syndrome in an adult: Negative paraneoplastic antibodies screen and rapid response to intravenous immunoglobulin and methylprednisolone[J]. American Journal of Gastroenterology, 2019, 114: S960-S961.

[28] Kon T, Ueno T, Suzuki C, et al. Aquaporin-4 antibody positive neuromyelitis optica spectrum disorder associated with esophageal cancer[J]. J Neuroimmunol, 2017, 309: 38-40.

[29] Wiener D C, Kaplan T B, Bravo-Iñiguez C E, et al. Paraneoplastic neuromyelitis optica spectrum disorder as presentation of esophageal adenocarcinoma[J]. Ann Thorac Surg, 2018, 105(3): e133-e135.

[30] Urai Y, Matsumoto K, Shimamura M, et al. Paraneoplastic necrotizing myelopathy in a patient with advanced esophageal cancer: An autopsied case report[J]. J Neurol Sci, 2009, 280(1-2): 113-117.

[31] Nakajima N, Ueda M, Nagayama H, et al. Posterior reversible encephalopathy syndrome due to hypercalcemia associated with parathyroid hormone-related peptide: A case report and review of the literature[J]. Intern Med, 2013, 52(21): 2465-2468.

[32] Grisold W, Giometto B, Vitaliani R, et al. Current approaches to the treatment of paraneoplastic encephalitis[J]. Ther Adv Neurol Disord, 2011, 4(4): 237-248.

[33] Graus F, Delattre J Y, Antoine J C, et al. Recommended diagnostic criteria for paraneoplastic neurological syndromes[J]. J Neurol Neurosurg Psychiatry, 2004, 75(8): 1135-1140.

[34] Graus F, Vogrig A, Muñiz-Castrillo S, et al. Updated diagnostic criteria for paraneoplastic neurologic syndromes[J]. Neurol Neuroimmunol Neuroinflamm, 2021.

[35] de Beukelaar J W, Sillevis Smitt P A. Managing paraneoplastic neurological disorders[J]. Oncologist, 2006, 11(3): 292-305.

[36] Honnorat J, Antoine J C. Paraneoplastic neurological syndromes[J]. Orphanet J Rare Dis, 2007, 2: 22.

[37] Darnell R B, Posner J B. Paraneoplastic syndromes involving the nervous system[J]. N Engl J Med, 2003, 349(16): 1543-1554.

[38] Devine M F, Kothapalli N, Elkhooly M, et al. Paraneoplastic neurological syndromes: Clinical presentations and management[J]. Ther Adv Neurol Disord, 2021, 14: 1756286420985323.

[39] Giometto B, Taraloto B, Graus F. Autoimmunity in paraneoplastic neurological syndromes[J]. Brain Pathol, 1999, 9(2): 261-273.

[40] Gultekin S H, Rosenfeld M R, Voltz R, et al. Paraneoplastic limbic encephalitis: Neurological symptoms, immunological findings and tumour association in 50 patients[J]. Brain, 2000, 123 (Pt 7): 1481-1494.

[41] Graus F, Escudero D, Oleaga L, et al. Syndrome and outcome of antibody-negative limbic encephalitis[J]. Eur J Neurol, 2018, 25(8): 1011-1016.

[42] Graus F, Titulaer M J, Balu R, et al. A clinical approach to diagnosis of autoimmune encephalitis[J]. Lancet Neurol, 2016, 15(4): 391-404.

[43] Pearce J M. Paraneoplastic limbic encephalitis[J]. Eur Neurol, 2005, 53(2): 106-108.

[44] Lawn N D, Westmoreland B F, Kiely M J, et al. Clinical, magnetic resonance imaging, and electroencephalographic findings in paraneoplastic limbic encephalitis[J]. Mayo Clin Proc, 2003, 78(11): 1363-1368.

[45] Venkatraman A, Opal P. Paraneoplastic cerebellar degeneration with anti-Yo antibodies - a review[J]. Ann Clin Transl Neurol, 2016, 3(8): 655-663.

[46] Hasadsri L, Lee J, Wang B H, et al. Anti-yo associated paraneoplastic cerebellar degeneration in a man with large cell cancer of the lung[J]. Case Rep Neurol Med, 2013, 2013: 725936.

[47] Roberts W K, Darnell R B. Neuroimmunology of the paraneoplastic neurological degenerations[J]. Curr Opin Immunol, 2004, 16(5): 616-622.

[48] Peterson K, Rosenblum M K, Kotanides H, et al. Paraneoplastic cerebellar degeneration. I. A clinical analysis of 55 anti-Yo antibody-positive patients[J]. Neurology, 1992, 42(10): 1931-1937.

[49] Graus F, Dalmau J. Paraneoplastic neurological syndromes in the era of immune-checkpoint inhibitors[J]. Nat Rev Clin Oncol, 2019, 16(9): 535-548.

[50] Koike H, Tanaka F, Sobue G. Paraneoplastic neuropathy: Wide-ranging clinicopathological manifestations[J]. Curr Opin Neurol, 2011, 24(5): 504-510.

[51] Antoine J C, Camdessanché J P. Paraneoplastic neuropathies[J]. Curr Opin Neurol, 2017, 30(5): 513-520.

[52] Rudnicki S A, Dalmau J. Paraneoplastic syndromes of the peripheral nerves[J]. Curr Opin Neurol, 2005, 18(5): 598-603.

[53] Pittock S J, Lucchinetti C F, Lennon VA. Antineuronal nuclear autoantibody type 2: Paraneoplastic accompaniments[J]. Ann Neurol, 2003, 53: 580-587.

[54] Bataller L, Graus F, Saiz A, et al. Clinical outcome in adult onset idiopathic or paraneoplastic opsoclonus-myoclonus[J]. Brain, 2001, 124(Pt 2): 437-443.

[55] Klaas J P, Ahlskog J E, Pittock S J, et al. Adult-onset opsoclonus-myoclonus syndrome[J]. Arch Neurol, 2012, 69(12): 1598-1607.

[56] Wirtz P W, Sillevis Smitt PA, Hoff J I, et al. Anti-Ri antibody positive opsoclonus-myoclonus in a male patient with breast carcinoma[J]. J Neurol, 2002, 249(12): 1710-1712.

[57] Kurihara K, Fukuhara K, Yanamoto S, et al. A case of paraneoplastic opsoclonus and ataxia appeared at progression of prostate cancer[J]. Brain Nerve, 2021, 73: 179-182.

[58] Stewart KT, Lee J S, Stuart G. Paraneoplastic opsoclonusmyoclonus syndrome as a presentation of high grade serous ovarian cancer[J]. Gynecol Oncol Rep, 2019, 30: 100511.

[59] Jongen J L, Moll W J, Sillevis Smitt PA, et al. Anti-Ri positive opsoclonus-myoclonus-ataxia in ovarian duct cancer[J]. J Neurol, 1998, 245(10): 691-692.

[60] Anderson N E, Budde-Steffen C, Rosenblum M K, et al. Opsoclonus, myoclonus, ataxia, and encephalopathy in adults with cancer: A distinct paraneoplastic syndrome[J]. Medicine (Baltimore), 1988, 67(2): 100-109.

[61] Wong A. An update on opsoclonus[J]. Curr Opin Neurol, 2007, 20(1): 25-31.

[62] Wingerchuk D M, Banwell B, Bennett J L, et al. International consensus diagnostic criteria for neuromyelitis optica spectrum disorders[J]. Neurology, 2015, 85(2): 177-189.

[63] Pittock S J, Lennon V A. Aquaporin-4 autoantibodies in a paraneoplastic context[J]. Arch Neurol, 2008, 65(5): 629-632.

[64] Cai G, He D, Chu L, et al. Paraneoplastic neuromyelitis optica spectrum disorders: Three new cases and a review of the literature[J]. Int J Neurosci, 2016, 126(7): 660-668.

[65] Ontaneda D, Fox R J. Is neuromyelitis optica with advanced age of onset a paraneoplastic disorder?[J]. Int J Neurosci, 2014, 124(7): 509-511.

[66] Weinshenker B G, Wingerchuk D M, Pittock S J, et al. NMO-IgG: A specific biomarker for neuromyelitis optica[J]. Dis Markers, 2006, 22(4): 197-206.

[67] Wingerchuk D M, Lennon V A, Lucchinetti C F, et al. The spectrum of neuromyelitis optica[J]. Lancet Neurol, 2007, 6(9): 805-815.

[68] Jarius S, Wildemann B, Paul F. Neuromyelitis optica: Clinical features, immunopathogenesis and treatment[J]. Clin Exp Immunol, 2014, 176(2): 149-164.

[69] Cree B A. Acute inflammatory myelopathies[J]. Handb Clin Neurol, 2014, 122: 613-667.

[70] Hughes M, Ahern V, Kefford R, et al. Paraneoplastic myelopathy at diagnosis in a patient with pathologic stage 1A Hodgkin disease[J]. Cancer, 1992, 70(6): 1598-1600.

[71] Ojeda V J. Necrotizing myelopathy associated with malignancy. A clinicopathologic study of two cases and literature review[J]. Cancer, 1984, 53(5): 1115-1123.

[72] Mancall E L, Rosales R K. Necrotizing myelopathy associated with visceral carcinoma[J]. Brain, 1964, 87: 639-656.

[73] Katz J D, Ropper A H. Progressive necrotic myelopathy: Clinical course in 9 patients[J]. Arch Neurol, 2000, 57(3): 355-361.

[74] Okai A F, Muppidi S, Bagla R, et al. Progressive necrotizing myelopathy: Part of the spectrum of neuromyelitis optica?[J]. Neurol Res, 2006, 28(3): 354-359.

[75] Fugate J E, Claassen D O, Cloft H J, et al. Posterior reversible encephalopathy syndrome: Associated clinical and radiologic findings[J]. Mayo Clin Proc, 2010, 85(5): 427-432.

[76] Chen T H, Huang C C, Chang Y Y, et al. Vasoconstriction as the etiology of hypercalcemia-induced seizures[J]. Epilepsia, 2004, 45(5): 551-554.

[77] Kawano H, Suga T, Terasaki T, et al. Posterior encephalopathy syndrome in two patients after cancer surgery with transfusion[J]. Rinsho Shinkeigaku, 2004, 44: 427-431.

[78] Patejdl R, Borchert K, Pagumbke H, et al. Posterior reversible encephalopathy syndrome (PRES): An unusual primary manifestation of a diffuse large B-cell lymphoma[J]. Clin Neurol Neurosurg, 2011, 113(9): 819-821.

[79] Giometto B, Vitaliani R, Lindeck-Pozza E, et al. Treatment for paraneoplastic neuropathies[J]. Cochrane Database Syst Rev, 2012, 12: CD007625.

[80] Keime-Guibert F, Graus F, Fleury A, et al. Treatment of paraneoplastic neurological syndromes with antineuronal antibodies (Anti-Hu, anti-Yo) with a combination of immunoglobulins, cyclophosphamide, and methylprednisolone[J]. J Neurol Neurosurg Psychiatry, 2000, 68(4): 479-482.

[81] Sadeghian H, Vernino S. Progress in the management of paraneoplastic neurological disorders[J]. Ther Adv Neurol Disord, 2010, 3(1): 43-52.

[82] Shams'ili S, de Beukelaar J, Gratama J W, et al. An uncontrolled trial of rituximab for antibody associated paraneoplastic neurological syndromes[J]. J Neurol, 2006, 253(1): 16-20.

[83] Elovaara I, Apostolski S, van Doorn P, et al. EFNS guidelines for the use of intravenous immunoglobulin in treatment of neurological diseases: EFNS task force on the use of intravenous immunoglobulin in treatment of neurological diseases[J]. Eur J Neurol, 2008, 15(9): 893-908.

[84] Vernino S, O'Neill B P, Marks R S, et al. Immunomodulatory treatment trial for paraneoplastic neurological disorders[J]. Neuro Oncol, 2004, 6(1): 55-62.

[85] Rosenfeld M R, Dalmau J. Current therapies for neuromuscular manifestations of paraneoplastic syndromes[J]. Curr Neurol Neurosci Rep, 2006, 6(1): 77-84.

[86] Graus F, Dalmou J, Reñé R, et al. Anti-Hu antibodies in patients with small-cell lung cancer: Association with complete response to therapy and improved survival[J]. J Clin Oncol, 1997, 15(8): 2866-2872.

[87] Grimwood R E, Lekan C. Acrokeratosis paraneoplastica with esophageal squamous cell carcinoma[J]. J Am Acad Dermatol, 1987, 17(4): 685-686.

[88] Douglas W S, Bilsland D J, Howatson R. Acrokeratosis paraneoplastica of bazex--a case in the UK[J]. Clin Exp Dermatol, 1991, 16(4): 297-299.

[89] Viteri A, Muñoz A, Barcelò R. Acrokeratosis paraneoplastica (Bazex syndrome) preceeding the diagnosis of metastatic squamous cell carcinoma of the esophagus[J]. J Am Acad Dermatol, 2005, 52(4): 711-712.

[90] Cabanillas M, Pérez-Pérez L, Sánchez-Aguilar D, et al. Acrokeratosis paraneoplastica with bullous lesions associated with esophageal squamous cell carcinoma[J]. Actas Dermosifiliogr, 2006, 97: 196-199.

[91] Poligone B, Christensen S R, Lazova R, et al. Bazex syndrome (acrokeratosis paraneoplastica)[J]. Lancet, 2007, 369(9560): 530.

[92] Louvel G, Vauléon E, Boucher E, et al. Acrokeratosis paraneoplastica (Bazex' syndrome) associated with metastatic

squamous cell esophageal carcinoma[J]. J Clin Oncol, 2008, 26(31): 5128-5129.

[93] Medenica L, Gajić-Veljić M, Skiljević D, et al. Acrokeratosis paraneoplastica Bazex syndrome associated with esophageal squamocellular carcinoma[J]. Vojnosanit Pregl, 2008, 65(6): 485-487.

[94] Rodrigues IA Jr, Gresta L T, Cruz R C, et al. Bazex syndrome[J]. An Bras Dermatol, 2013, 88(6 Suppl 1): 209-211.

[95] Matono S, Fujita H, Tanaka T, et al. Malignant acanthosis nigricans with esophageal cancer[J]. Esophagus, 2008, 6: 127-131.

[96] Amjad M, Arfan-ul-Bari, Shah A A. Malignant acanthosis nigricans: An early diagnostic clue[J]. J Coll Physicians Surg Pak, 2010, 20(2): 127-129.

[97] Varghese S A, Sobhanakumari K, Issac C M, et al. A myriad of paraneoplastic dermatoses[J]. Indian J Dermatol Venereol Leprol, 2011, 77(5): 626.

[98] Sarbia M, Ringelhan M, Siveke J, et al. Paraneoplastic acanthosis nigricans of the esophagus: A case report[J]. Z Gastroenterol, 2012, 50: 680-683.

[99] Chiba T, Shitomi T, Nakano O, et al. The sign of Leser-Trélat associated with esophageal carcinoma[J]. Am J Gastroenterol, 1996, 91: 802-804.

[100] Wieland C N, Kumar N. Sign of Leser-Trélat[J]. Int J Dermatol, 2008, 47(6): 643-644.

[101] Gaduputi V, Chandrala C, Tariq H, et al. Sign of Leser-Trélat associated with esophageal squamous cell cancer[J]. Case Rep Oncol Med, 2014, 2014: 825929.

[102] Jasim Z F, Walsh M Y, Armstrong D K. Subacute lupus erythematosus-like rash associated with oesophageal adenocarcinoma in situ[J]. Clin Exp Dermatol, 2007, 32(4): 443-445.

[103] Koritala T, Tworek J, Schapiro B, et al. Paraneoplastic cutaneous lupus secondary to esophageal squamous cell carcinoma[J]. J Gastrointest Oncol, 2015, 6(3): E61-E65.

[104] Xie F, Frewen J, Divekar P. Three cases of subacute cutaneous lupus erythematosus associated with malignancy: A late paraneoplastic phenomenon[J]. Clin Exp Dermatol, 2020, 45(5): 607-608.

[105] Arranz D, Corral M, Prats I, et al. Herpetiform pemphigus associated with esophageal carcinoma[J]. Actas Dermosifiliogr, 2005, 96: 119-121.

[106] Cho J H, Kim N J, Ko S M, et al. A case report of paraneoplastic pemphigus associated with esophageal squamous cell carcinoma[J]. Cancer Res Treat, 2013, 45(1): 70-73.

[107] Jayachandran S, Preethi M. Multidisciplinary clinical management of paraneoplastic pemphigus–A case report[J]. J Clin of Diagn Res, 2017, 11: ZD01-ZD03.

[108] Eng A, Armin A, Massa M, et al. Peutz-Jegherslike melanotic macules associated with esophageal adenocarcinoma[J]. Am J Dermatopathol, 1991, 13: 152-157.

[109] Busam K J, Sachs D L, Coit D G, et al. Eruptive melanotic macules and papules associated with adenocarcinoma[J]. J Cutan Pathol, 2003, 30(7): 463-469.

[110] Goetze S, Dumke A K, Zillikens D, et al. Anti-p200/laminin γ1 pemphigoid associated with metastatic oesophageal cancer[J]. J Eur Acad Dermatol Venereol, 2017, 31(4): e219-e221.

[111] Sobol U A, Sherman K L, Smith J, et al. Sweet's syndrome with neurologic manifestations in a patient with esophageal adenocarcinoma: Case report and review of the literature[J]. Int J Dermatol, 2009, 48(10): 1062-1065.

[112] Lee W J, Kim C H, Park G H, et al. Disseminated superficial porokeratosis in a patient with esophageal cancer[J]. J Dermatol, 2010, 37(8): 747-748.

[113] Moyano Almagro B, López Navarro N, Contreras Steyls M, et al. Interstitial granulomatous dermatitis and arthritis revealing oesophageal carcinoma[J]. Clin Exp Dermatol, 2013, 38(5): 501-503.

[114] Matta A. A rare case of erythema gyratum repens associated with esophageal carcinoma[J]. Cureus, 2020, 12(8): e9971.

[115] Kato S, Takahara M, Shono A, et al. Generalized lichenoid dermatosis as a tumor-associated dermadrome in a patient with inoperable esophageal cancer[J]. Eur J Dermatol, 2011, 21(4): 601-602.

[116] McLean D I. Cutaneous paraneoplastic syndromes[J]. Arch Dermatol, 1986, 122(7): 765-767.

[117] Martin RW 3rd, Cornitius T G, Naylor M F, et al. Bazex's syndrome in a woman with pulmonary adenocarcinoma[J]. Arch Dermatol, 1989, 125(6): 847-848.

[118] Richard M, Giroux J M. Acrokeratosis paraneoplastica (Bazex' syndrome)[J]. J Am Acad Dermatol, 1987, 16(1 Pt 2): 178-183.

[119] Wishart J M. Bazex paraneoplastic acrokeratosis: A case report and response to Tigason[J]. Br J Dermatol, 1986, 115(5): 595-599.

[120] Kahn C R, Flier J S, Bar R S, et al. The syndromes of insulin resistance and acanthosis nigricans. Insulin-receptor disorders in man[J]. N Engl J Med, 1976, 294(14): 739-745.

[121] Rodríguez Páez L R, Yurgaky S J, Otero Regino W, et al. A Review of Paraneoplastic Syndromes in Gastrointestinal Tumors[J]. Rev Colomb Gastroenterol, 2017, 32: 230-244.

[122] Yeh J S, Munn S E, Plunkett T A, et al. Coexistence of acanthosis nigricans and the sign of Leser-Trélat in a patient with gastric adenocarcinoma: a case report and literature review[J]. J Am Acad Dermatol, 2000, 42(2 Pt 2): 357-362.

[123] Lever W F, Schaumburg-Lever G, Gottlieb B. Histopathology of the Skin. Sixth edition[J]. Plast Reconstr Surg, 1984, 73: 321.

[124] Koyama S, Ikeda K, Sato M, et al. Transforming growth factor-alpha (TGF alpha)-producing gastric carcinoma with acanthosis nigricans: An endocrine effect of TGF alpha in the pathogenesis of cutaneous paraneoplastic syndrome and epithelial hyperplasia of the esophagus[J]. J Gastroenterol, 1997, 32(1): 71-77.

[125] Rigel D S, Jacobs M I. Malignant acanthosis nigricans: A review[J]. J Dermatol Surg Oncol, 1980, 6(11): 923-927.

[126] Anderson S H, Hudson-Peacock M, Muller A F. Malignant acanthosis nigricans: Potential role of chemotherapy[J]. Br J Dermatol, 1999, 141(4): 714-716.

[127] Ellis D L, Yates R A. Sign of Leser-Trélat[J]. Clin Dermatol, 1993, 11(1): 141-148.

[128] Bernett C N, Schmieder G J. Leser trelat sign[Z]. National Library of Medicine, 2021.

[129] Hafner C, Vogt T. Seborrheic keratosis[J]. J Dtsch Dermatol Ges, 2008, 6(8): 664-677.

[130] Black D R, Hornung C A, Schneider P D, et al. Frequency and severity of systemic disease in patients with subacute cutaneous lupus erythematosus[J]. Arch Dermatol, 2002, 138(9): 1175-1178.

[131] Kaplan I, Hodak E, Ackerman L, et al. Neoplasms associated with paraneoplastic pemphigus: A review with emphasis on non-hematologic malignancy and oral mucosal manifestations[J]. Oral Oncol, 2004, 40(6): 553-562.

[132] Camisa C, Helm T N. Paraneoplastic pemphigus is a distinct neoplasia-induced autoimmune disease[J]. Arch Dermatol, 1993, 129(7): 883-886.

[133] Abreu Velez A M, Howard M S. Diagnosis and treatment of cutaneous paraneoplastic disorders[J]. Dermatol Ther, 2010, 23(6): 662-675.

[134] Barnadas M, Roe E, Brunet S, et al. Therapy of paraneoplastic pemphigus with Rituximab: A case report and review of literature[J]. J Eur Acad Dermatol Venereol, 2006, 20(1): 69-74.

[135] Schadlow M B, Anhalt G J, Sinha A A. Using rituximab (anti-CD20 antibody) in a patient with paraneoplastic pemphigus[J]. J Drugs Dermatol, 2003, 2(5): 564-567.

[136] Ullal S R. Hypertrophic osteoarthropathy and leiomyoma of the esophagus[J]. Am J Surg, 1972, 123(3): 356-358.

[137] Carroll K B, Doyle L. A common factor in hypertrophic osteoarthropathy[J]. Thorax, 1974, 29(2): 262-264.

[138] Barber P V, Lechler R. Hypertrophic osteoarthropathy: Two unusual causes[J]. Postgrad Med J, 1983, 59(690): 254-255.

[139] Polkey M I, Cook G R, Thomson A D, et al. Clubbing associated with oesophageal adenocarcinoma[J]. Postgrad Med J, 1991, 67(793): 1015-1017.

[140] Morita M, Sakaguchi Y, Kuma S, et al. Hypertrophic osteoarthropathy associated with esophageal cancer[J]. Ann Thorac Surg, 2003, 76(5): 1744-1746.

[141] Wechalekar M D, Kennedy N A, Ahern M, et al. Esophageal adenocarcinoma and hypertrophic osteoarthropathy with improvement following resection of esophageal cancer[J]. J Clin Rheumatol, 2011, 17(6): 323-324.

[142] Murosaki T, Mori K, Nagashima T, et al. Hypertrophic osteoarthropathy associated with esophageal cancer[J]. Intern Med, 2015, 54(3): 357-358.

[143] Saif M W, Vethody C. Poorly differentiated neuroendocrine tumor of the esophagus with hypertrophic osteoarthropathy and brain metastasis: A success story[J]. Cureus, 2016, 8(6): e646.

[144] Karp S J. Acute dermatomyositis associated with squamous carcinoma of the oesophagus[J]. J R Soc Med, 1985, 78(9): 770-771.

[145] Tanabe S, Mitomi H, Sada M, et al. Parathyroid hormonerelated protein production by adenocarcinoma in Barrett's esophagus patient with dermatomyositis[J]. Dig Dis Sci, 2001, 46: 1584-1588.

[146] Iftikhar I, Abdelmannan D, Daw H A. Dermatomyositis and esophageal cancer[J]. South Med J, 2006, 99(7): 777-779.

[147] Kikuchi K, Seto Y, Matsubara T, et al. Amyopathic dermatomyositis associated with esophageal cancer[J]. Int J Dermatol, 2008, 47(3): 310-311.

[148] Harrison B A, Heck S I, Hood A F. A fatal case of dermatomyositis with underlying metastatic esophageal adenocarcinoma[J]. Cutis, 2008, 81(1): 26-28.

[149] Terada T. Signet-ring cell carcinoma of the esophagus in dermatomyositis: A case report with immunohistochemical study[J]. J Gastrointest Cancer, 2013, 44(4): 489-490.

[150] Laidler N K. Dermatomyositis as a paraneoplastic phenomenon in oesophageal cancer[J]. BMJ Case Rep, 2018.

[151] Subhash S, Nair S P, Samad K A, et al. Paraneoplastic dermatomyositis in association with poorly differentiated esophageal carcinoma - a rare association and a brief review of literature[J]. Indian J Dermatol, 2020, 65(1): 80-81.

[152] Tsujikawa K, Hara K, Muro Y, et al. HMGCR antibodyassociated myopathy as a paraneoplastic manifestation of esophageal carcinoma[J]. Neurology, 2016, 87: 841-843.

[153] Umetsu A, Shimizu T, Iwamoto N, et al. Paraneoplastic syndrome presenting with polymyalgia rheumaticalike accumulations on 18f-fluorodeoxyglucose-positron emission tomography/computed tomography[J]. Intern Med, 2019, 58(6): 861-864.

[154] Marie P. De l'ostéoarthropathie hypertrophiante pneumique[J]. Rev Med, 1890, 10: 1-36.

[155] Campanella N, Moraca A, Pergolini M, et al. Paraneoplastic syndromes in 68 cases of resectable nonsmall cell lung carcinoma: Can they help in early detection?[J]. Med Oncol, 1999, 16:

129-133.

[156] Peyman M A. Achalasia of cardia, carcinoma of oesophagus, and hypertrophic pulmonary osteoarthropathy[J]. Br Med J, 1959, 1(5113): 23-25.

[157] Peirce T H, Weir D G. Hypertrophic osteoarthropathy associated with a non-metastasising carcinoma of the oesophagus[J]. J Ir Med Assoc, 1973, 66(6): 160-162.

[158] Meyer H J, Leifels L, Bach A G, et al. Secondary hypertrophic osteoarthropathy caused by non-pleural or pulmonary tumors[J]. Medicine (Baltimore), 2017, 96(36): e7985.

[159] Martínez-Lavín M. Hypertrophic osteoarthropathy[J]. Best Pract Res Clin Rheumatol, 2020, 34(3): 101507.

[160] Martínez-Lavín M. Digital clubbing and hypertrophic osteoarthropathy: A unifying hypothesis[J]. J Rheumatol, 1987, 14(1): 6-8.

[161] Matucci-Cerinic M, Martinez-Lavin M, Rojo F, et al. von Willebrand factor antigen in hypertrophic osteoarthropathy[J]. J Rheumatol, 1992, 19(5): 765-767.

[162] Ginsburg J, Brown J B. Increased oestrogen excretion in hypertrophic pulmonary osteoarthropathy[J]. Lancet, 1961, 2(7215): 1274-1276.

[163] Bazar K A, Yun A J, Lee P Y. Hypertrophic osteoarthropathy may be a marker of underlying sympathetic bias[J]. Med Hypotheses, 2004, 63(2): 357-361.

[164] Amital H, Applbaum Y H, Vasiliev L, et al. Hypertrophic pulmonary osteoarthropathy: Control of pain and symptoms with pamidronate[J]. Clin Rheumatol, 2004, 23(4): 330-332.

[165] King M M, Nelson D A. Hypertrophic osteoarthropathy effectively treated with zoledronic acid[J]. Clin Lung Cancer, 2008, 9(3): 179-182.

[166] Angel-Moreno Maroto A, Martínez-Quintana E, Suárez-Castellano L, et al. Painful hypertrophic osteoarthropathy successfully treated with octreotide. The pathogenetic role of vascular endothelial growth factor (VEGF)[J]. Rheumatology (Oxford), 2005, 44(10): 1326-1327.

[167] Dalakas M C, Hohlfeld R. Polymyositis and dermatomyositis[J]. Lancet, 2003, 362(9388): 971-982.

[168] Bohan A, Peter J B. Polymyositis and dermatomyositis (first of two parts)[J]. N Engl J Med, 1975, 292(7): 344-347.

[169] Tymms K E, Webb J. Dermatopolymyositis and other connective tissue diseases: A review of 105 cases[J]. J Rheumatol, 1985, 12(6): 1140-1148.

[170] Bottai M, Tjärnlund A, Santoni G, et al. EULAR/ACR classification criteria for adult and juvenile idiopathic inflammatory myopathies and their major subgroups: A methodology report[J]. RMD Open, 2017, 3(2): e000507.

[171] Beaufils H, Jouanneau C, Chomette G. Kidney and cancer: Results of immunofluorescence microscopy[J]. Nephron, 1985, 40(3): 303-308.

[172] Lam K Y, Law S Y, Chan K W, et al. Glomerulonephritis associated with basaloid squamous cell carcinoma of the oesophagus. A possible unusual paraneoplastic syndrome[J]. Scand J Urol Nephrol, 1998, 32(1): 61-63.

[173] Yoshida K, Ito T, Nakamoto Y, et al. An esophageal cancer case accompanied with minimal change of nephrotic syndrome[J]. Akita J Med, 1979, 5: 173-176.

[174] Uezono S, Kagura H, Uchida Y, et al. A case of early esophageal cancer showing remission of nephrotic syndrome after esophagectomy[J]. Jpn J Nephrol, 1989, 31: 1313-1314.

[175] Gallego E, Albarracín C, Campderá F G, et al. Minimal change glomerular disease in association with a carcinoma of the esophagus[J]. Nephron, 1994, 66(2): 238-239.

[176] Heckerling P S. Esophageal carcinoma with membranous nephropathy[J]. Ann Intern Med, 1985, 103(3): 474.

[177] Suzuki S, Goto M, Shingo S, et al. A case of esophageal cancer with nephrotic syndrome[J]. J Natl Def Med, 1991, 16: 105-110.

[178] Burstein D M, Korbet S M, Schwartz M M. Membranous glomerulonephritis and malignancy[J]. Am J Kidney Dis, 1993, 22(1): 5-10.

[179] Yedidag A, Zikos D, Spargo B, et al. Esophageal carcinoma presenting with nephrotic syndrome: Association with anti-neutrophil cytoplasmic antibody[J]. Am J Gastroenterol, 1997, 92(2): 326-328.

[180] Muramoto T, Kaneko K, Kuroki A, et al. Causal relationships between esophageal squamous cell carcinoma and nephrotic syndrome[J]. Intern Med, 2009, 48(1): 65-69.

[181] Ito H, Kumagai Y, Iida M, et al. Patient with esophageal cancer showing remission of nephrotic syndrome after esophagectomy: Report of a case[J]. Surg Today, 2013, 43(12): 1452-1456.

[182] Walker J F, O'Neil S, Campbell E, et al. Carcinoma of the oesophagus associated with membrano-proliferative glomerulonephritis[J]. Postgrad Med J, 1981, 57(671): 592-596.

[183] Nagasaka K, Yamaken K, Usui J, et al. A case of nephrotic syndrome with membranoproliferative glomerulonephritis-like lesion after esophagectomy for esophageal cancer[J]. Kidney Dialysis, 1999, 47: 132-136.

[184] Naritaka Y, Asaka S, Miyaki A, et al. A case of esophageal cancer showing complete remission of nephrotic syndrome after esophagectomy[J]. Anticancer Res, 2010, 30(9): 3763-3767.

[185] Davison A M. Renal diseases associated with malignancies[J]. Nephrol Dial Transplant, 2001, 16(Suppl 6): 13-14.

[186] Bacchetta J, Juillard L, Cochat P, et al. Paraneoplastic glomerular diseases and malignancies[J]. Crit Rev Oncol Hematol, 2009, 70(1): 39-58.

[187] Brueggemeyer C D, Ramirez G. Membranous nephropathy: a

concern for malignancy[J]. Am J Kidney Dis, 1987, 9(1): 23-26.

[188] Lefaucheur C, Stengel B, Nochy D, et al. Membranous nephropathy and cancer: Epidemiologic evidence and determinants of high-risk cancer association[J]. Kidney Int, 2006, 70(8): 1510-1517.

[189] Wasserstein A G. Membranous glomerulonephritis[J]. J Am Soc Nephrol, 1997, 8(4): 664-674.

[190] Pascal R R, Slovin S F. Tumor directed antibody and carcinoembryonic antigen in the glomeruli of a patient with gastric carcinoma[J]. Hum Pathol, 1980, 11(6): 679-682.

[191] Haskell L P, Fusco M J, Wadler S, et al. Crescentic glomerulonephritis associated with prostatic carcinoma: Evidence of immune-mediated glomerular injury[J]. Am J Med, 1990, 88(2): 189-192.

[192] Olson J L, Philips T M, Lewis M G, et al. Malignant melanoma with renal dense deposits containing tumor antigens[J]. Clin Nephrol, 1979, 12(2): 74-82.

[193] Mustonen J, Pasternack A, Helin H. IgA mesangial nephropathy in neoplastic diseases[J]. Contrib Nephrol, 1984, 40: 283-291.

[194] Chan J C, Trachtman H. Modulating the progression in IgA nephropathy[J]. Nephron Clin Pract, 2006, 104(1): c61-c68.

[195] Vivarelli M, Massella L, Ruggiero B, et al. Minimal Change Disease[J]. Clin J Am Soc Nephrol, 2017, 12(2): 332-345.

[196] Elie V, Fakhoury M, Deschênes G, et al. Physiopathology of idiopathic nephrotic syndrome: Lessons from glucocorticoids and epigenetic perspectives[J]. Pediatr Nephrol, 2012, 27(8): 1249-1256.

[197] Sethi S, Fervenza F C. Membranoproliferative glomerulonephritis-a new look at an old entity[J]. N Engl J Med, 2012, 366(12): 1119-1131.

[198] Usalan C, Emri S. Membranoproliferative glomerulonephritis associated with small cell lung carcinoma[J]. Int Urol Nephrol, 1998, 30(2): 209-213.

[199] Enríquez R, Sirvent A E, Cabezuelo J B, et al. Membranoproliferative glomerulonephritis and gastric adenocarcinoma[J]. Nephrol Dial Transplant, 1999, 14(1): 242-243.

[200] Chan S, Oliver K A, Gray N A. An association between membranoproliferative glomerulonephritis and metastatic colorectal carcinoma: A case report[J]. J Med Case Rep, 2016, 10: 199.

[201] Reshi A R, Mir S A, Gangoo A A, et al. Nephrotic syndrome associated with transitional cell carcinoma of urinary bladder[J]. Scand J Urol Nephrol, 1997, 31(3): 295-296.

[202] Ahmed M, Solangi K, Abbi R, et al. Nephrotic syndrome, renal failure, and renal malignancy: An unusual tumorassociated glomerulonephritis[J]. J Am Soc Nephrol, 1997, 8: 848-852.

[203] Ahmed M S, Wong C F, Abraham K A. Membrano proliferative glomerulonephritis associated with metastatic prostate carcinoma--should immunosuppressive therapy be considered?[J]. Nephrol Dial Transplant, 2008, 23: 777.

[204] Fernández-Real J M, Villabona C, Soler J. Oesophageal carcinoma presenting as isolated malignant hypercalcaemia[J]. Postgrad Med J, 1994, 70(828): 765-766.

[205] Nozu T, Takahashi A, Uehara A, et al. Undifferentiated carcinoma in the cardioesophageal junction which produces parathyroid hormone related protein[J]. Intern Med, 1995, 34(7): 695-699.

[206] Nagashima R, Mabe K, Takahashi T. Esophageal small cell carcinoma with ectopic production of parathyroid hormone-related protein (PTHrp), secretin, and granulocyte colony-stimulating factor (G-CSF)[J]. Dig Dis Sci, 1999, 44(7): 1312-1316.

[207] Watanabe H A, Matsushita H, Matsui H, et al. Esophageal carcinoma with high serum parathyroid hormone-related protein (PTHrP) level[J]. J Gastroenterol, 1999, 34(4): 510-515.

[208] Fereidooni F, Horvath E, Kovacs K. Humoral hypercalcemia of malignancy due to bipartite squamous cell/small cell carcinoma of the esophagus immunoreactive for parathyroid hormone related protein[J]. Dis Esophagus, 2003, 16(4): 335-338.

[209] Nakata K, Ohtsuka T, Sato S, et al. Esophageal carcinoma with humoral hypercalcemia and leukocytosis successfully treated by a two-stage operation: Report of a case[J]. Esophagus, 2006, 3: 13-17.

[210] Kanno K, Hikichi T, Saito K, et al. A case of esophageal small cell carcinoma associated with hypercalcemia causing severe acute pancreatitis[J]. Fukushima J Med Sci, 2007, 53(1): 51-60.

[211] Doherty M A, McIntyre M, Arnott S J. Oat cell carcinoma of esophagus: A report of six British patients with a review of the literature[J]. Int J Radiat Oncol Biol Phys, 1984, 10(1): 147-152.

[212] Heyes F L, Ayres J, Matthews H R. Oat cell carcinoma of esophagus[J]. Int J Radiat Oncol Biol Phys, 1985, 11(8): 1573.

[213] Naruki Y, Nishino M, Yokosawa Y, et al. A case of small cell carcinoma of the esophagus with SIADH[J]. Nihon Shokakibyo Gakkai Zasshi, 1986, 83(6): 1187-1191.

[214] Komura Y, Uemura N, Okamoto S, et al. A case of small cell carcinoma of esophagus successfully treated by chemotherapy with CPT-11 and CDDP[J]. Nihon Shokakibyo Gakkai Zasshi, 2001, 98(1): 25-30.

[215] Kanzaki M, Muto Y, Yoshinouchi S, et al. A case of esophageal small cell carcinoma with syndrome of inappropriate antidiuretic hormone secretion[J]. Gan To Kagaku Ryoho, 2010, 37(10): 1941-1944.

[216] Suzuki S, Goto M, Okamoto T, et al. A case of small cell carcinoma of the esophagus with SIADH[J]. Gan To Kagaku Ryoho, 2010, 37: 123-126.

[217] Ando T, Hosokawa A, Yamawaki H, et al. Esophageal small-cell carcinoma with syndrome of inappropriate secretion of antidiuretic hormone[J]. Intern Med, 2011, 50(10): 1099-1103.

[218] Dimitriadis G K, Angelousi A, Weickert M O, et al. Paraneoplastic endocrine syndromes[J]. Endocr Relat Cancer,

2017, 24(6): R173-R190.

[219] DeLellis R A, Xia L. Paraneoplastic endocrine syndromes: A review[J]. Endocr Pathol, 2003, 14(4): 303-317.

[220] Geddes LG Jr, Dorn R A, Wadleigh R G. Hypercalcemia in patients with esophageal cancer[J]. J Exp Clin Cancer Res, 1999, 18(1): 61-62.

[221] Kuwano H, Baba H, Matsuda H, et al. Hypercalcemia related to the poor prognosis of patients with squamous cell carcinoma of the esophagus[J]. J Surg Oncol, 1989, 42(4): 229-233.

[222] McMahon A J. Oesophageal carcinoma and hypercalcaemia: A clinical study[J]. Eur J Surg Oncol, 1987, 13(5): 399-403.

[223] Goldner W. Cancer-related hypercalcemia[J]. J Oncol Pract, 2016, 12(5): 426-432.

[224] Clines G A. Mechanisms and treatment of hypercalcemia of malignancy[J]. Curr Opin Endocrinol Diabetes Obes, 2011, 18(6): 339-346.

[225] LeGrand S B, Leskuski D, Zama I. Narrative review: Furosemide for hypercalcemia: An unproven yet common practice[J]. Ann Intern Med, 2008, 149(4): 259-263.

[226] Gucalp R, Ritch P, Wiernik P H, et al. Comparative study of pamidronate disodium and etidronate disodium in the treatment of cancer-related hypercalcemia[J]. J Clin Oncol, 1992, 10(1): 134-142.

[227] Nussbaum S R, Younger J, Vandepol C J, et al. Single-dose intravenous therapy with pamidronate for the treatment of hypercalcemia of malignancy: Comparison of 30-, 60-, and 90-mg dosages[J]. Am J Med, 1993, 95(3): 297-304.

[228] Purohit O P, Radstone C R, Anthony C, et al. A randomised double-blind comparison of intravenous pamidronate and clodronate in the hypercalcaemia of malignancy[J]. Br J Cancer, 1995, 72(5): 1289-1293.

[229] Binstock M L, Mundy G R. Effect of calcitonin and glutocorticoids in combination on the hypercalcemia of malignancy[J]. Ann Intern Med, 1980, 93(2): 269-272.

[230] Vanhees S L, Paridaens R, Vansteenkiste J F. Syndrome of inappropriate antidiuretic hormone associated with chemotherapy-induced tumour lysis in small-cell lung cancer: Case report and literature review[J]. Ann Oncol, 2000, 11(8): 1061-1065.

[231] Raftopoulos H. Diagnosis and management of hyponatremia in cancer patients[J]. Support Care Cancer, 2007, 15(12): 1341-1347.

[232] Ellison D H, Berl T. Clinical practice. The syndrome of inappropriate antidiuresis[J]. N Engl J Med, 2007, 356(20): 2064-2072.

[233] Vaidya C, Ho W, Freda B J. Management of hyponatremia: Providing treatment and avoiding harm[J]. Cleve Clin J Med, 2010, 77(10): 715-726.

[234] Sherlock M, Thompson C J. The syndrome of inappropriate antidiuretic hormone: Current and future management options[J]. Eur J Endocrinol, 2010, 162 Suppl 1: S13-S18.

[235] Verbalis J G, Goldsmith S R, Greenberg A, et al. Hyponatremia treatment guidelines 2007: Expert panel recommendations[J]. Am J Med, 2007, 120(11 Suppl 1): S1-21.

[236] Imura H, Matsukura S, Yamamoto H, et al. Studies on ectopic ACTH-producing tumors. II. Clinical and biochemical features of 30 cases[J]. Cancer, 1975, 35(5): 1430-1437.

[237] Johnson F E, Clawson M C, Bashiti H M, et al. Small cell undifferentiated carcinoma of the esophagus. Case report with hormonal studies[J]. Cancer, 1984, 53(8): 1746-1751.

[238] Mori M, Matsukuma A, Adachi Y, et al. Small cell carcinoma of the esophagus[J]. Cancer, 1989, 63(3): 564-573.

[239] Tateishi R, Taniguchi K, Horai T, et al. Argyrophil cell carcinoma (apudoma) of the esophagus. A histopathologic entity[J]. Virchows Arch A Pathol Anat Histol, 1976, 371(4): 283-294.

[240] Horai T, Kobayshi A, Tateishi R, et al. A cytologic study on small cell carcinoma of the esophagus[J]. Cancer, 1978, 41(5): 1890-1896.

[241] Nishimaki T, Suzuki T, Fukuda T, et al. Primary small cell carcinoma of the esophagus with ectopic gastrin production. Report of a case and review of the literature[J]. Dig Dis Sci, 1993, 38(4): 767-771.

[242] Baas J M, Kapiteijn E, Pereira A M, et al. Atypical Cushing's syndrome caused by ectopic ACTH secretion of an oesophageal adenocarcinoma[J]. Neth J Med, 2010, 68(6): 265-267.

[243] Ota S, Kato A, Kobayashi H, et al. Monoclonal origin of an esophageal carcinosarcoma producing granulocyte-colony stimulating factor: A case report[J]. Cancer, 1998, 82(11): 2102-2111.

[244] Oshiro T, Yahata H, Haruta N, et al. A case report of granulocyte-colony stimulating factor producing so-called carcinosarcoma of esophagus[J]. Jpn J Gastroenterol Surg, 1999, 32(10): 2350-2354.

[245] Ichiishi E, Yoshikawa T, Kogawa T, et al. Possible paracrine growth of adenocarcinoma of the stomach induced by granulocyte colony stimulating factor produced by squamous cell carcinoma of the oesophagus[J]. Gut, 2000, 46(3): 432-434.

[246] Matsumoto G, Ise H, Kimura Y, et al. Granulocyte-colony stimulating factor-producing esophageal carcinoma: Serum level as a marker for monitoring the effects of treatment[J]. Int J Clin Oncol, 2000, 5: 328-333.

[247] Asai K, Igarashi S, Shimizu H, et al. A Case of rapidly enlarged G-CSF producing esophageal so-called carcinosacoma showing a variety of lesions[J]. Jpn J Gastroenterol Surg, 2003, 36(6): 464-469.

[248] Fujimori M, Ono K, Manase H, et al. A case of g-csf producing

esophageal carcinosarcoma with strong inflammatory reaction[J]. J Jpn Surg Assoc, 2003, 64(5): 1094-1097.

[249] Maejima K, Watanabe M, Komine O, et al. Granulocytecolony stimulating factor-producing esophageal carcinosarcoma: A case report[J]. Esophagus, 2007, 4: 117-120.

[250] Sasaki K, Natsugoe S, Higashi M, et al. Esophageal carcinosarcoma with granulocyte colony-stimulating factor: A case report[J]. Esophagus, 2007, 4: 129-134.

[251] Miyamoto K, Shibata S, Kawasaki H. Carcinosarcoma of the esophagus producing granulocyte-colony stimulating factor: Report of a case[J]. Esophagus, 2008, 5: 171-175.

[252] Unno H, Shirahata K, Okaniwa S, et al. A case of granulocyte colony-stimulating factor producing esophageal squamous cell carcinoma[J]. Endoscopic Forum for Digestive Disease, 2008, 24: 1-5.

[253] Mimatsu K, Oida T, Kano H, et al. Aggressive progression of granulocyte colony-stimulating factor producing squamous cell carcinoma of the esophagus: Case report and literature review[J]. Esophagus, 2008, 5: 205-209.

[254] Miki I, Tamura T, Muzuno S, et al. Characteristic EUS and FDG-PET features of G-CSF producing esophageal squamous cell carcinoma: A case report and review of the literature[J]. Am J Gastroenterol, 2009, 104: S190.

[255] Tanabe T, Kanda T, Ishihara N, et al. An esophageal squamous cell carcinoma patient with high serum granulocyte-colony stimulating factor level: Report of a case[J]. Esophagus, 2009, 6: 253-258.

[256] Ito H, Harada A, Deguchi T, et al. A case of surgery for a granulocyte-colony stimulating factor-producing esophageal carcinosarcoma which resulted in a long term survival[J]. Jpn J Gastroenterol Surg, 2010, 43: 900-905.

[257] Tamura K, Nakashima H, Makihara K, et al. Granulocyte colony-stimulating factor and IL-6 producing carcinosarcoma of the esophagus manifesting as leukocytosis and pyrexia: a case report[J]. Esophagus, 2011, 8: 295-301.

[258] Eto K, Watanabe M, Iwatsuki M, et al. Granulocytecolony-stimulating factor producing esophageal squamoucell carcinoma: A report of 3 cases[J]. International Cancer Conference Journal, 2013, 2: 149-153.

[259] Mayanagi S, Niihara M, Goto H, et al. Granulocyte colony-stimulating factor-producing esophageal squamous cell carcinoma following chemoradiotherapy and bone marrow transplantation for acute lymphoblastic leukemia[J]. Esophagus, 2013, 10(4): 258-263.

[260] Shimakawa T, Asaka S, Usuda A, et al. Granulocytecolony stimulating factor (G-CSF)-producing esophageal squamous cell carcinoma: A case report[J]. Int Surg, 2014, 99(3): 280-285.

[261] Kobayashi S, Nagata Y, Tokai H, et al. Multidisciplinary therapy for granulocyte-colony-stimulating factor producing carcinosarcoma of the esophagus: Report of a case[J]. Clin Case Rep, 2015, 3(8): 681-685.

[262] Hagiwara N, Matsutani T, Nomura T, et al. Gastric metastasis from esophageal squamous cell carcinoma producing granulocyte colony-stimulating factor: Report of a case and literature review[J]. International Cancer Conference Journal, 2015, 4: 229-235.

[263] Oshikiri T, Yasuda T, Harada H, et al. G-CSF-producing esophageal cancer with induction of intense bone marrow FDG uptake[J]. Esophagus, 2015, 12: 258-262.

[264] Kitani M, Yamagata Y, Tanabe A, et al. Radical esophagectomy for a 92-year-old woman with granulocyte colony-stimulating factor-producing esophageal squamous cell carcinoma: A case report[J]. World J Surg Oncol, 2016, 14(1): 264.

[265] Fukuda S, Fujiwara Y, Mishima H, et al. Choroidal metastasis from granulocyte colony-stimulating factor producing esophageal squamous cell carcinoma: A case report[J]. Clin Case Rep, 2017, 5(4): 419-424.

[266] Yamaguchi S, Kanetaka K, Kobayashi S, et al. Severe neutrophilic leukocytosis as a progression marker in granulocyte colony-stimulating factor-producing squamous cell carcinoma of the esophagus[J]. Clin Case Rep, 2017, 5(5): 688-693.

[267] Hoshimoto S, Hoshi N, Ozawa I, et al. Rapid progression of a granulocyte colony-stimulating factor-producing liver tumor metastasized from esophagogastric junction cancer: A case report and literature review[J]. Oncol Lett, 2018, 15(5): 6475-6480.

[268] Shioga T, Matsushima S, Yamada E, et al. Esophageal carcinosarcoma that was diagnosed as a granulocytecolony stimulating factor and interleukin-6-producing tumor with a tumor fever[J]. Intern Med, 2018, 57(19): 2819-2825.

[269] Tochimoto M, Watanabe T, Koyama K, et al. A case of granulocyte-colony stimulating factor producingesophageal carcinoma[J]. Gan To Kagaku Ryoho, 2018, 45(9): 1353-1355.

[270] Jayarangaiah A, Kariyanna PT, Chokshi T, et al. Leukocytosis Associated with Esophageal Squamous Cell Carcinoma as a Predictor of Poor Prognosis - A Case Report and Review of Literature[J]. Am J Med Case Rep, 2019, 7: 9-12.

[271] Yu G, Ji H, Meng C, et al. Esophageal adenocarcinoma with leukemoid reaction: A case report[J]. J Cardiothorac Surg, 2019, 14(1): 66.

[272] Chang K W, Kwok L L, Rana M K, et al. Paraneoplastic leukemoid reaction in gastroesophageal junction adenocarcinoma: A case report[J]. Am J Case Rep, 2020, 21: e919596.

[273] Azzam O, Hewavitharana C H, Fermoyle S, et al. Paraneoplastic leukemoid reaction in a localised squamous cell oesophageal cancer with paracrine G-CSF production[J]. BMJ Case Rep, 2020, 13(10): e235069.

[274] Ahmadinejad M, Roushan N. Acquired factor V inhibitor developing in a patient with esophageal squamous cell

carcinoma[J]. Blood Coagul Fibrinolysis, 2013, 24(1): 97-99.

[275] Weiler-Bisig D, Ettlin G, Brink T, et al. Henoch-schonlein purpura associated with esophagus carcinoma and adenocarcinoma of the lung[J]. Clin Nephrol, 2005, 63(4): 302-304.

[276] Chen H, Li C, Ye W, et al. Henoch-Schönlein purpura in a patient with oesophageal cancer: A case report[J]. Medicine (Baltimore), 2020, 99(49): e23492.

[277] Shutt J D, Mainwaring C J, Davis A J, et al. Oesophageal carcinoma and refractory idiopathic thrombocytopenic purpura: A challenging combination[J]. Eur J Gastroenterol Hepatol, 2004, 16(8): 791-793.

[278] Sasaki K, Okumura H, Uchikado Y, et al. A case of esophageal cancer with septic disseminated intravascular coagulation treated with recombinant human soluble thrombomodulin during chemoradiation therapy[J]. Gan To Kagaku Ryoho, 2013, 40(9): 1213-1215.

[279] Amatatsu M, Okumura H, Uchikado Y, et al. A Case of concurrent cancer of the esophagus and stomach with severe sepsis following chemotherapy[J]. Gan To Kagaku Ryoho, 2015, 42(10): 1322-1324.

[280] Panopoulos A D, Watowich S S. Granulocyte colony stimulating factor: molecular mechanisms of action during steady state and 'emergency' hematopoiesis[J]. Cytokine, 2008, 42: 277-288.

[281] Hasegawa S, Suda T, Negi K, et al. Lung large cell carcinoma producing granulocyte-colony-stimulating factor[J]. Ann Thorac Surg, 2007, 83(1): 308-310.

[282] Aita K, Seki K. Carcinosarcoma of the liver producing granulocyte-colony stimulating factor[J]. Pathol Int, 2006, 56(7): 413-419.

[283] Endo K, Kohnoe S, Okamura T, et al. Gastric adenosquamous carcinoma producing granulocyte-colony stimulating factor[J]. Gastric Cancer, 2005, 8(3): 173-177.

[284] Tachibana M, Miyakawa A, Tazaki H, et al. Autocrine growth of transitional cell carcinoma of the bladder induced by granulocyte-colony stimulating factor[J]. Cancer Res, 1995, 55(15): 3438-3443.

[285] Gutschalk C M, Herold-Mende C C, Fusenig N E, et al. Granulocyte colony-stimulating factor and granulocyte macrophage colony-stimulating factor promote malignant growth of cells from head and neck squamous cell carcinomas in vivo[J]. Cancer Res, 2006, 66(16): 8026-8036.

[286] Kumar J, Fraser F W, Riley C, et al. Granulocyte colony stimulating factor receptor signalling via Janus kinase 2/ signal transducer and activator of transcription 3 in ovarian cancer[J]. Br J Cancer, 2015, 113(11): 1642-1643.

[287] Demetri G D, Ernst T J, Pratt ES 2nd, et al. Expression of ras oncogenes in cultured human cells alters the transcriptional and posttranscriptional regulation of cytokine genes[J]. J Clin Invest, 1990, 86(4): 1261-1269.

[288] Suzuki A, Takahashi T, Okuno Y, et al. Analysis of abnormal expression of g-csf gene in a novel tumor cell line (KHC 287) elaborating G-CSF, IL-1 and IL-6 with co-amplification of c-myc and c-ki-ras[J]. Int J Cancer, 1991, 48(3): 428-433.

[289] Matsuguchi T, Okamura S, Kawasaki C, et al. Constitutive production of granulocyte colony-stimulating factor and interleukin-6 by a human lung cancer cell line, KSNY: Gene amplification and increased mRNA stability[J]. Eur J Haematol, 1991, 47(2): 128-133.

[290] Nishizawa M, Tsuchiya M, Watanabe-Fukunaga R, et al. Multiple elements in the promoter of granulocyte colony-stimulating factor gene regulate its constitutive expression in human carcinoma cells[J]. J Biol Chem, 1990, 265(10): 5897-5902.

[291] Hernandez E, Lavine M, Dunton C J, et al. Poor prognosis associated with thrombocytosis in patients with cervical cancer[J]. Cancer, 1992, 69(12): 2975-2977.

[292] Pedersen L M, Milman N. Prognostic significance of thrombocytosis in patients with primary lung cancer[J]. Eur Respir J, 1996, 9(9): 1826-1830.

[293] Ikeda M, Furukawa H, Imamura H, et al. Poor prognosis associated with thrombocytosis in patients with gastric cancer[J]. Ann Surg Oncol, 2002, 9(3): 287-291.

[294] Shimada H, Oohira G, Okazumi S, et al. Thrombocytosis associated with poor prognosis in patients with esophageal carcinoma[J]. J Am Coll Surg, 2004, 198(5): 737-741.

[295] Agoston A T, Srivastava A, Zheng Y, et al. Paraneoplastic thrombocytosis is associated with increased mortality and increased rate of lymph node metastasis in oesophageal adenocarcinoma[J]. Pathology, 2017, 49(5): 471-475.

[296] Verma G R, Thiagarajan S, Gupta R, et al. Thrombocytosis and raised CRP levels predicts advanced stage in esophageal carcinoma[J]. J Gastrointest Cancer, 2015, 46(4): 350-355.

[297] Aminian A, Karimian F, Mirsharifi R, et al. Significance of platelet count in esophageal carcinomas[J]. Saudi J Gastroenterol, 2011, 17(2): 134-137.

翻译：吴磊，四川省肿瘤医院放疗科
审校：王奇峰，四川省肿瘤医院放疗科

doi: 10.21037/aoe-21-65
Cite this article as: Mac Eochagain C, Ronan K, Flynn C, Togher Z, Buchalter J, Lowery MA. Paraneoplastic syndromes in esophageal cancer—a narrative review. Ann Esophagus, 2023, 6: 33.

第三十八章　大中心食管切除术后的快速康复：早期诊断吻合口瘘的临床关键因素

Jan Willem van den Berg, Sylvia van der Horst, Richard van Hillegersberg, Jelle P. Ruurda

Department of Surgery, University Medical Center Utrecht, Utrecht, The Netherlands

Contributions: (I) Conception and design: JW van den Berg, JP Ruurda; (II) Administrative support: JW van den Berg; (III) Provision of study materials or patients: All authors; (IV) Collection and assembly of data: JW van den Berg; (V) Data analysis and interpretation: All authors; (VI) Manuscript writing: All authors; (VII) Final approval of manuscript: All authors.

Correspondence to: Jan Willem van den Berg. Department of Surgery, G04.228, University Medical Center Utrecht, POBOX 85500, 3508 GA, Utrecht, The Netherlands. Email: j.w.vandenberg-28@umcutrecht.nl.

摘要：目前，可治愈性食管癌的标准治疗方案是新辅助放化疗后行食管切除术+淋巴结清扫术。吻合口瘘是食管切除术后严重的并发症之一，与患者住院时间延长、其他并发症发生率和病死率有关。术后及时发现吻合口瘘并与其他并发症（如肺炎）进行鉴别存在一定难度。及时治疗吻合口瘘可以改善患者的临床结局，而早期诊断是及时治疗的前提。现在，大多数开展食管切除术的中心使用标准化的加速康复外科（enhanced recovery after surgery，ERAS）路径来管理患者的围手术期。这些路径还应包括早期发现和治疗吻合口瘘的策略。本文介绍了荷兰乌得勒支大学医学中心上消化道科开发的ERAS路径，本文探讨了这一路径的各个方面，如术后监测、鼻胃管管理、喂养方案、早期预警信号和怀疑并发症时使用的诊断方法。此外，本文还对食管切除术患者围手术期管理的不同主题的相关文献进行了梳理。本文的重点是早期识别和发现吻合口瘘，以便积极进行治疗。

关键词：食管切除术；吻合口瘘；术后并发症

View this article at: http://dx.doi.org/10.21037/aoe-21-10

一、引言

食管癌是一种预后不良的高侵袭性肿瘤。局部晚期食管癌患者的标准治疗方案是新辅助放化疗后行根治性食管切除+淋巴结清扫术[1]。目前，吻合口瘘仍然是食管癌术后常见的并发症，文献报道的发生率为11.4%~30%[2-3]。由于吻合口瘘发生后，胃肠道内容物外渗可能造成有害影响，该并发症十分凶险。同时，如果治疗不及时，可能会导致纵隔炎症、脓胸，并与患者住院时间延长、其他并发症发生率和病死率升高相关[4-5]，因此，对吻合口瘘的早期发现和及时治疗至关重要。

标准化的ERAS路径有助于早期发现并发症，从而改善食管切除术患者的预后。ERAS路径即通过各种方式优化对手术患者的围手术期护理[6]。但是，食管切除术后吻合口瘘的最佳检测策略尚未确定[7-8]。本研究将回顾现有的涉及早期发现吻合口瘘的食管切除术后管理的文献，并结合本中心的经验进行反思。

二、食管切除术ERAS路径

（一）食管切除术

本中心常规进行机器人辅助微创食管切除术（RAMIE），包括二野淋巴结清扫术（纵隔淋巴结2~9站）、管状胃重建、胸内吻合（Ivor Lewis）或颈部吻合（McKeown）。对于食管上段肿瘤、巴雷特食管病变节段延伸到食管上段、食管上段肿瘤新辅助放疗后或有颈部淋巴结清扫指征的患者，我们会进行三切口食管切除+颈部吻合术。对于食管下段肿瘤患者，我们会进行两切口食管切除术并进行胸内吻合。RAMIE手术的具体步骤在我们团队之前发表的文章中进行过详细描述[9]。在术后，患者将遵循标准化的ERAS路径。

（二）术后监测

术后密切监测患者的一般病情，以寻找并发症的迹象，监测地点包括重症监护病房（术后第0天）、中等监护病房（术后第1天）和常规上消化道外科病房（术后第2天）。颈部吻合者需要关注颈部切口有无红肿，胸部吻合者则需要关注胸腔引流液体的变化。此外，心动过速、新发心房颤动（atrial fibrillation，AF）和发热是可能出现吻合口瘘的征象[10]。而纵隔炎相关的脓毒症征象，如皮下肺气肿、胸痛、气胸、呼吸衰竭或胸腔积液，也是需要警惕的吻合口瘘的征象。

术后3天常规行实验室检验，内容包括感染指标，如白细胞计数、C反应蛋白（C-reactive protein，CRP），以及电解质、葡萄糖和血红蛋白。如果出现需要警惕的情况，应根据患者的临床状况，酌情开始通过静脉输液、使用抗生素、吸氧等手段进行支持治疗，并转到高级监护病房。还应对患者进行胸腹联合计算机断层扫描（CT）以排除吻合口瘘或其他并发症。如果CT不能明确诊断，则行内镜检查来观察吻合口和管状胃的情况。

（三）鼻胃减压管

食管切除术后，通常采用管状胃重建来恢复胃肠道的连续性；这种情况常伴随鼻胃减压管的应用。但术后是否常规使用鼻胃管减压尚存争议。一项Meta分析显示，围手术期或早期拔除鼻胃管对术后吻合口瘘等并发症的发生率没有影响[11]。因此，一些单位省略了鼻胃管的常规使用。然而，在本中心，使用鼻胃管来防止胃液积聚和胃胀是常规操作。我们在手术开始后不久即插入14/16 Fr鼻胃管。在吻合过程中，鼻胃管末端位于吻合口下方约10 cm处，并与一个鼻管固定系统相连，直到术后第4天拔除。在术后第4天时，行消化道造影检查。考虑到食管癌术后喉返神经损伤及胃排空延迟的可能，该检查既评估了患者的吞咽功能，又观察了管状胃的排空情况（图38-1）。此外，该检查在言语治疗师的监督下进行，以更准确地观察患者的吞咽功能。但本中心不常规行消化道造影来诊断或排除吻合口瘘。

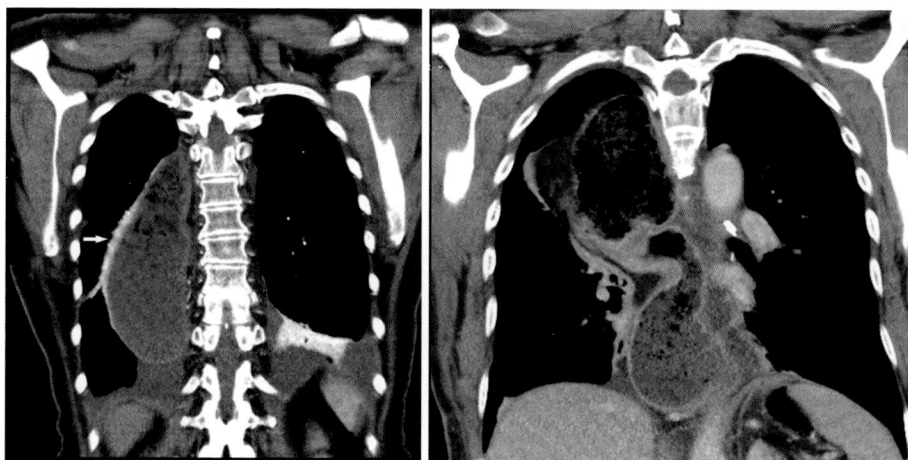

图38-1　术后第4天CT显示管状胃扩张，管状胃内有液体，为胃排空延迟的征象（箭头指示）

（四）开始经口进食的平均时间

术后第4天拔除鼻胃管后，开始口服水和清澈液体。术后第5天，开始进食软食和半流食，直到术后第14天出院后第1次返回门诊就诊。

在本中心，通常在食管切除术的腹部操作结束时行经皮空肠造口术。空肠造口的主要目的是在食管切除术后，帮助患者在适应新的摄食方案期间实现足够的营养摄入。既往研究表明，如果在食管切除术后早期开始经口进食，且不行空肠造口，则约40%的患者需要使用鼻空肠管提供肠内营养或全肠外营养干预[12]。然而，一些上消化道肿瘤中心在食管切除术后直接开始经口进食[13]。近期的随机对照试验（NUTRIENT-2）比较了食管切除术后直接开始经口进食与术后5天禁止经口进食的方案，结果显示食管切除术后直接开始经口进食不会增加吻合口瘘和肺炎等并发症的发生率[14]。因此，一些上消化道肿瘤中心在术后未行经皮空肠造口术的情况下立即开始经口进食。然而，关于经皮空肠造口术是否必要尚存争议。最近的一项研究评估了食管切除术患者中空肠造口术的使用情况，结果表明，未行经皮空肠造口术与患者住院时间延长、在院病死率和30天病死率升高有关[15]。此外，行经皮空肠造口术的另一个理由是患者在食管切除术后的几个月内体重会减轻[16]。然而，常规的经皮空肠造口术可能带来严重的并发症。例如，先前提到的NUTRIENT-2显示，7.5%的患者出现了空肠造口相关并发症。本中心的一项回顾性研究显示，31%的患者出现空肠造口相关问题，如营养管脱位、堵塞或二次手术[16]。

根据患者的恢复情况，我们倾向于在术后8周左右进行空肠造口还纳。如果发生了吻合口瘘，则不确定何时可恢复经口进食。患者恢复经口进食前，将在营养师的严格监督下通过空肠造口获得足够的营养摄入。

三、并发症的早期识别

（一）临床症状

术后并发症的早期诊断和治疗至关重要，可以提高患者的生存率。术后应密切监测患者，以寻找并发症的可能迹象。吻合口瘘的特殊表现包括胸腔引流液的改变或颈部切口红肿。如出现这些情况，应立即进行干预，例如，打开颈部切口或行抗生素治疗，并进

行胸腹联合CT检查，以观察吻合口瘘是否累及胸部。如果在经胸食管切除术+颈部吻合术后发生吻合口瘘，60%的患者会有胸内表现，而约40%的患者吻合口瘘局限于颈部[7]。因此，认识到颈部吻合口瘘漏液可能扩散至胸内对于早期识别吻合口瘘至关重要。

新发AF、发热或广泛疼痛均为需要警惕（吻合口瘘）的症状，需进一步检查。例如，食管切除术后经常观察到新发AF，这对术后并发症有一定预测价值[17]。最近有研究表明，新发AF与肺炎和吻合口瘘等术后并发症高度相关[10]。由于AF很少单独发生，建议在患者发生AF时行进一步检查（如实验室检查、胸部X线或CT检查）以发现其他并发症。

（二）实验室检查

常规实验室检查，特别是CRP和白细胞检查，可被用于术后监测患者并筛查包括吻合口瘘在内的术后并发症。CRP是一种急性期蛋白，在肝细胞中促炎细胞因子的作用下合成[18]，并在机体发生炎症和感染反应时分泌到血液中。术后CRP水平是食管切除术后并发症（如吻合口瘘）的预测指标[19]。一些研究证实了术后CRP升高与并发症发生的相关性。例如，术后第2天CRP升高（>177 mg/L）对根治性胃切除并食管-空肠重建术后发生吻合口瘘的敏感性为0.9，特异性为0.95[20]。近期有研究显示，在接受胸腹两切口食管切除术的患者中，术后第2天CRP升高超过200 mg/L是术后并发症的独立预测因素[21]。因此可以得出结论，术后常规实验室检查对吻合口瘘有诊断价值。食管癌术后早期出现炎症标志物升高时，需要进行仔细的查体和进一步的诊断检查，以发现食管切除术后可能出现的并发症。然而，还需要随机对照试验的结果来精准确定明确炎症标志物在患者结局预测和预后中的作用。此外，新的标志物，如降钙素原、脓毒细胞和其他标志物在预测吻合口瘘方面也很有前景，值得进一步研究[22]。

（三）影像学检查

由于对危重患者来说，CT检查无创且安全，因此常被用于术后吻合口瘘的诊断。此外，CT检查还有助于发现其他相关情况，如肺部并发症。有研究评估了CT检查对食管切除术后吻合口瘘的诊断效能，结果发

现与消化道造影检查相比，CT检查对吻合口瘘的诊断效能更好[23-24]。

最近，我们团队证实，在临床怀疑有吻合口瘘的患者中，术后CT检查发现纵隔液体、纵隔气体、食管胃壁不连续与食管切除术后吻合口瘘的发生密切相关（图38-2）[25]。此外，我们还开发了一种基于CT检查的预测评分方法，用于发现食管切除术后的吻合口瘘。然而，术后1周内进行CT检查时，很难确认位于纵隔的少量包裹性液体和空气的临床意义。如果CT检查不能完全确定吻合口瘘，建议行内镜检查进一步分析。

（四）上消化道造影

医生通常在术后4~7天行水溶造影剂吞咽检查以发现吻合口瘘。然而常规造影剂吞咽检查吻合口瘘存在敏感性差的缺陷。我们团队证明，术后第7天左右行上消化道造影检查对颈部吻合术后吻合口瘘的敏感性和

预测价值较低[26]。此外，在常规进行上消化道造影检查之前，超过50%的吻合口瘘患者已经有临床症状。这与既往其他的研究结果一致，即这些研究也发现上消化道造影检查对吻合口瘘诊断的敏感性较差[27-28]。一项前瞻性试验比较了CT检查与口服造影剂、内镜和上消化道造影检查对食管胃手术后吻合口瘘诊断的准确性，发现CT检查在食管切除术后吻合口瘘的诊断方面比上消化道造影更可靠[24]。

（五）内镜

历史上，外科医生一直不愿意在食管切除术后早期使用内镜检查，因为这种有创的操作可能对吻合口造成损害。然而，内镜已被证明是诊断食管切除术后吻合口瘘的准确方法[29]。因此，一项国际调查显示，一些外科医生选择在术后常规行内镜检查[30]。一项比较内镜与CT检查对食管切除术后吻合口瘘鉴别效能的研究显示，内镜对吻合口瘘的诊断比CT检查更准

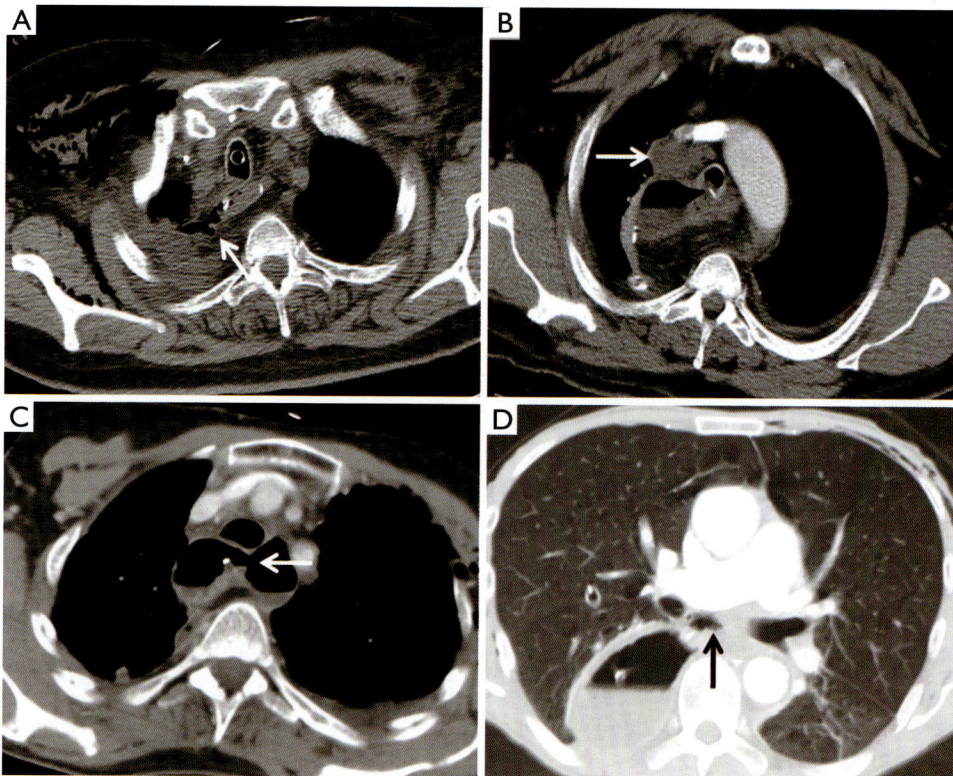

（A）管状胃和右胸膜腔之间有瘘道（箭头）；（B）纵隔积液（箭头）；（C）管状胃壁不连续（箭头）；（D）食管切除术后纵隔空腔（箭头）。

图38-2　食管切除术后吻合口瘘的CT表现

确[31]。除了确定吻合口瘘的存在和位置外，内镜还提供了关于管状胃情况的更精确信息。然而，内镜无法提供关于纵隔的情况（CT检查则可以）；因此，如果要了解纵隔的情况，推荐行CT检查。在本中心，对疑似吻合口瘘的患者，首先行CT检查。如果CT检查不能明确诊断或需要进一步治疗，则继续行内镜检查。这样可以在诊断的同时立即对吻合口瘘进行治疗，例如，内镜下置入腔内真空装置、经瘘口鼻胃管或食管支架。

四、结论

新辅助化疗（放疗）后食管切除+淋巴结清扫术是可切除局部晚期食管癌的标准治疗方法。术后并发症可能对患者住院时间和生活质量产生重大影响。作为标准化ERAS路径的一部分，对患者进行密切监测有助于早期发现吻合口瘘等并发症。此外，对于吻合口瘘的诊断和治疗应采取积极的方法，以减少治疗失败率，并改善患者术后生存。总的来说，有必要制定吻合口瘘的诊断和治疗管理的国际指南。

参考文献

[1] Shapiro J, van Lanschot J J B, Hulshof M C C M, et al. Neoadjuvant chemoradiotherapy plus surgery versus surgery alone for oesophageal or junctional cancer (CROSS): Long-term results of a randomised controlled trial[J]. Lancet Oncol, 2015, 16(9): 1090-1098.

[2] Low D E, Kuppusamy M K, Alderson D, et al. Benchmarking complications associated with esophagectomy[J]. Ann Surg, 2019, 269(2): 291-298.

[3] Kim R H, Takabe K. Methods of esophagogastric anastomoses following esophagectomy for cancer: A systematic review[J]. J Surg Oncol, 2010, 101(6): 527-533.

[4] Goense L, Meziani J, Ruurda J P, et al. Impact of postoperative complications on outcomes after oesophagectomy for cancer[J]. Br J Surg, 2019, 106(1): 111-119.

[5] Kassis E S, Kosinski A S, Ross P Jr, et al. Predictors of anastomotic leak after esophagectomy: An analysis of the society of thoracic surgeons general thoracic database[J]. Ann Thorac Surg, 2013, 96(6): 1919-1926.

[6] Findlay J M, Gillies R S, Millo J, et al. Enhanced recovery for esophagectomy: A systematic review and evidencebased guidelines[J]. Ann Surg, 2014, 259: 413-431.

[7] van Rossum PSN, Haverkamp L, Carvello M, et al. Management and outcome of cervical versus intrathoracic manifestation of cervical anastomotic leakage after transthoracic esophagectomy for cancer[J]. Dis Esophagus, 2017, 30(1): 1-8.

[8] van Heijl M, van Wijngaarden AK, Lagarde S M, et al. Intrathoracic manifestations of cervical anastomotic leaks after transhiatal and transthoracic oesophagectomy[J]. Br J Surg, 2010, 97(5): 726-731.

[9] van der Sluis PC, van der Horst S, May A M, et al. Robot-assisted minimally invasive thoracolaparoscopic esophagectomy versus open transthoracic esophagectomy for resectable esophageal cancer: A randomized controlled trial[J]. Ann Surg, 2019, 269(4): 621-630.

[10] Seesing M F J, Scheijmans J C G, Borggreve A S, et al. The predictive value of new-onset atrial fibrillation on postoperative morbidity after esophagectomy[J]. Dis Esophagus, 2018.

[11] Weijs T J, Kumagai K, Berkelmans G H, et al. Nasogastric decompression following esophagectomy: A systematic literature review and meta-analysis[J]. Dis Esophagus, 2017, 30(3): 1-8.

[12] Weijs T J, Berkelmans G H, Nieuwenhuijzen G A, et al. Immediate postoperative oral nutrition following esophagectomy: A multicenter clinical trial[J]. Ann Thorac Surg, 2016, 102(4): 1141-1148.

[13] Cheong E. How minimally invasive esophagectomy was implemented at the Norfolk and Norwich University Hospital[J]. J Thorac Dis, 2017, 9(Suppl 8): S879-S885.

[14] Berkelmans G H K, Fransen L F C, Dolmans-Zwartjes A C P, et al. Direct oral feeding following minimally invasive esophagectomy (nutrient ii trial): An international, multicenter, open-label randomized controlled trial[J]. Ann Surg, 2020, 271(1): 41-47.

[15] Watson M, Trufan S, Benbow J H, et al. Jejunostomy at the time of esophagectomy is associated with improved short-term perioperative outcomes: Analysis of the NSQIP database[J]. J Gastrointest Oncol, 2020, 11(2): 421-430.

[16] Weijs T J, van Eden H W J, Ruurda J P, et al. Routine jejunostomy tube feeding following esophagectomy[J]. J Thorac Dis, 2017, 9(Suppl 8): S851-S860.

[17] Seesing M F J, Borggreve A S, Ruurda J P, et al. New-onset atrial fibrillation after esophagectomy for cancer[J]. J Thorac Dis, 2019, 11(Suppl 5): S831-S834.

[18] Du Clos TW. Function of C-reactive protein[J]. Ann Med, 2000, 32(4): 274-278.

[19] Gordon A C, Cross A J, Foo E W, et al. C-reactive protein is a useful negative predictor of anastomotic leak in oesophago-gastric resection[J]. ANZ J Surg, 2018, 88(3): 223-227.

[20] Ji L, Wang T, Tian L, et al. The early diagnostic value of C-reactive protein for anastomotic leakage post radical gastrectomy for esophagogastric junction carcinoma: A retrospective study of 97 patients[J]. Int J Surg, 2016, 27: 182-186.

[21] Babic B, Tagkalos E, Gockel I, et al. C-reactive protein levels after esophagectomy are associated with increased surgical trauma and complications[J]. Ann Thorac Surg, 2020, 109(5): 1574-1583.

[22] Verboom D M, Koster-Brouwer M E, Ruurda J P, et al. A pilot study of a novel molecular host response assay to diagnose infection in patients after high-risk gastrointestinal surgery[J]. J Crit Care, 2019, 54: 83-87.

[23] Hogan B A, Winter D C, Broe D, et al. Prospective trial comparing contrast swallow, computed tomography and endoscopy to identify anastomotic leak following oesophagogastric surgery[J]. Surg Endosc, 2008, 22(3): 767-771.

[24] Strauss C, Mal F, Perniceni T, et al. Computed tomography versus water-soluble contrast swallow in the detection of intrathoracic anastomotic leak complicating esophagogastrectomy (Ivor Lewis): A prospective study in 97 patients[J]. Ann Surg, 2010, 251(4): 647-651.

[25] Goense L, Stassen P M C, Wessels F J, et al. Diagnostic performance of a CT-based scoring system for diagnosis of anastomotic leakage after esophagectomy: Comparison with subjective CT assessment[J]. Eur Radiol, 2017, 27(10): 4426-4434.

[26] Boone J, Rinkes I B, van Leeuwen M, et al. Diagnostic value of routine aqueous contrast swallow examination after oesophagectomy for detecting leakage of the cervical oesophagogastric anastomosis[J]. ANZ J Surg, 2008, 78(9): 784-790.

[27] Hu Z, Wang X, An X, et al. The diagnostic value of routine contrast esophagram in anastomotic leaks after esophagectomy[J]. World J Surg, 2017, 41(8): 2062-2067.

[28] Tirnaksiz M B, Deschamps C, Allen M S, et al. Effectiveness of screening aqueous contrast swallow in detecting clinically significant anastomotic leaks after esophagectomy[J]. Eur Surg Res, 2005, 37(2): 123-128.

[29] Page R D, Asmat A, McShane J, et al. Routine endoscopy to detect anastomotic leakage after esophagectomy[J]. Ann Thorac Surg, 2013, 95(1): 292-298.

[30] Hagens E R C, Anderegg M C J, van Berge Henegouwen M I, et al. International survey on the management of anastomotic leakage after esophageal resection[J]. Ann Thorac Surg, 2018, 106(6): 1702-1708.

[31] Song P, Li J, Zhang Q, et al. Ultrathin endoscopy versus computed tomography in the detection of anastomotic leak in the early period after esophagectomy[J]. Surg Oncol, 2020, 32: 30-34.

翻译：程宏，北京大学肿瘤医院胸外一科

审校：戴亮，北京大学肿瘤医院胸外一科

doi: 10.21037/aoe-21-10

Cite this article as: van den Berg JW, van der Horst S, van Hillegersberg R, Ruurda JP. Enhanced recovery after surgery pathway in esophagectomy in a high volume center: clinical keys to early leak diagnosis after esophagectomy. Ann Esophagus, 2022, 5: 14.

第三十九章　内镜治疗食管狭窄的肿瘤学实践：一篇叙述性综述

Tomonori Yano, Hironori Sunakawa, Keiichiro Nakajo, Tomohiro Kadota, Yusuke Yoda

Department of Gastroenterology and Endoscopy, National Cancer Center Hospital East, Kashiwa, Japan
Contributions: (I) Conception and design: T Yano; (II) Administrative support: T Yano; (III) Provision of study materials or patients: All authors; (IV) Collection and assembly of data: All authors; (V) Data analysis and interpretation: All authors; (VI) Manuscript writing: All authors; (VII) Final approval of manuscript: All authors.
Correspondence to: Tomonori Yano, MD, PhD. Department of Gastroenterology and Endoscopy, National Cancer Center Hospital East, 6-5-1, Kashiwanoha, Kashiwa, Chiba 288-8577, Japan. Email: toyano@east.ncc.go.jp.

摘要：食管狭窄通常分为晚期癌症所致的恶性狭窄和癌症治疗后的良性狭窄。在肿瘤学实践中，针对恶性食管狭窄，我们采用了多种内镜治疗方法，包括消融技术和支架置入术。而在进行食管切除术、放疗和内镜下切除（ER）等食管癌根治性治疗后，有可能发展为严重的食管狭窄。本叙述性综述旨在介绍关于内镜治疗或预防肿瘤相关食管狭窄的重要研究，并讨论尚未解决的问题或未来的发展方向。对于机械性改善良性食管狭窄的主要内镜治疗方法是内镜球囊扩张术（endoscopic balloon dilation, EBD），对于难治性病例则采用切开治疗或支架置入。关于食管癌的ER，术后狭窄发生率约为15%，而狭窄的发生风险与病变的大小有关。因此，为了预防早期食管癌ER后的狭窄，主要采用类固醇预防治疗，并显示出良好的临床效果。内镜干预是治疗恶性食管狭窄和良性食管狭窄的有效和安全的方法，比手术治疗更具优势。然而，在食管狭窄的内镜治疗中仍存在一些尚未解决的问题，需要我们在肿瘤学实践中进一步研究。

关键词：内镜；食管狭窄；食管癌肿瘤学；预防

View this article at: http://dx.doi.org/10.21037/aoe-20-91

一、引言

在肿瘤学实践中，食管狭窄通常分为恶性狭窄和良性狭窄。应根据狭窄的病因对食管狭窄进行适当干预。手术干预是一种强有力的方式，可以快速改善食管狭窄的严重症状。然而，由于手术具有侵入性且适应证有限，特别是对于年老或体弱的患者，需要采用侵入性较小的替代方案。内镜手术是一种侵入性较小的手术治疗方法，可以在提高患者的生活质量方面发挥重要作用。在这篇综述文章中，我们旨在介绍几种在肿瘤学实践中被用于恶性或良性食管狭窄患者的内镜手术，并介绍预防早期食管癌ER后食管狭窄的预防性治疗的里程碑研究。

我们根据综述性综述报告清单（http://dx.doi.org/10.21037/aoe-20-9-1）提交以下文章。

二、方法

我们使用PubMed检索了2005—2020年与食管癌、食管狭窄、内镜治疗等关键词相关的文献。我们排除了纯摘要和非英文文献，选择出与这篇综述文章主题相关的文献。我们还添加了手动收集的里程碑式研究。

三、叙述性讨论

（一）内镜介入治疗恶性食管狭窄

恶性食管狭窄通常是局部晚期食管癌或其他癌症纵隔淋巴结转移引起的食管腔梗阻，并引起吞咽困难，这是一个严重的问题。在一项随机对照试验（RCT）中，与老式塑料支架相比，自膨胀金属支架（SEMS）的放置显示出显著有利的结果[1]。

在我们的临床实践中，放置SEMS已成为标准的姑息治疗方法，能够快速缓解症状。SEMS的放置是一种用于晚期食管癌的内镜手术，因此在手术前会使用内镜结合透视引导进行以下评估：①狭窄部位的宽度和长度；②与咽食管或食管胃结合部的位置和距离；③是否存在瘘管。对于下段食管或食管胃结合部的病变，我们通常选择抗反流支架，而对于上段食管的病变，如果狭窄的近端距离食管入口小于2 cm，我们会放弃使用支架。无论是否存在瘘管，在放置支架时，我们通常都选择部分覆盖的、直径为18 mm的远端释放型SEMS。我们在狭窄的食管近端放置内镜标记夹，并在狭窄的远端放置透视标记。然后，通过透视引导，轻柔地将SEMS插入狭窄部位，并调整到适当的位置。SEMS放置的主要缺点是与放疗不兼容；根据欧洲胃肠内镜学会（ESGE）的指南，不建议在食管癌放疗同时或之前使用SEMS，因为会导致穿孔和严重疼痛等不良事件的发生[2]。对于放疗后出现局部失败的患者，也报道了与SEMS放置相关的严重不良事件[3]，因此在放疗后使用SEMS的适应证仍存在争议。

除支架放置，对于恶性食管狭窄，还可以采用消融技术进行内镜干预。内镜消融可以通过不同的设备对阻塞性肿瘤进行破坏和体积减小。光动力疗法（PDT）是一种先给予光敏剂，然后使用特定波长激光照射的治疗方法。20世纪90年代，美国食品药品监督管理局首次批准PDT作为一种姑息治疗方式用于治疗有症状的阻塞性食管癌患者。根据一项对215例有症状的晚期或复发性食管癌患者进行姑息性PDT的研究，大约85%患者的吞咽困难得到改善[4]，无吞咽困难患者的中位生存期为2个月，总生存期为4.8个月。另一项回顾性研究比较了多模式姑息性治疗，包括PDT、支架放置和放疗，发现当PDT被用作初始腔内姑息性治疗时，患者的生存结果最好[5]。然而，PDT中使用的光敏剂需要1个月以上的光照防护期，而PDT的吞咽困难缓解持续时间与光照防护期相似。因此，考虑到患者的生活质量，PDT作为姑息治疗的适应证可能非常有限。

液氮喷雾冷冻疗法是另一种针对晚期食管癌引起的症状性狭窄的姑息内镜治疗方法[6]。初步报告显示，冷冻疗法显著改善了无法手术的食管癌患者的吞咽困难评分，并且在与放化疗（CRT）联合使用时没有引起严重的不良反应[6-7]。然而，评估这一方法的2项研究均为回顾性研究，样本量较小，因此需要进行更大规模的研究来明确冷冻消融在姑息治疗中对症状性晚期食管癌患者的疗效和安全性。因此，目前冷冻消融技术在我们的肿瘤学实践中并不占据主要地位。

（二）内镜介入治疗良性食管狭窄

我们采用了多种治疗方法来治疗食管癌患者，包括食管切除术、放疗和内镜治疗；尽管这些治疗方法可以治疗食管癌，但它们都存在导致严重食管狭窄的潜在风险。根据以往的报告，在晚期食管鳞状细胞癌（ESCC）患者中，大约30%的患者在食管切除术后出现吻合口狭窄[8]，有50%的患者在治疗前有恶性食管狭窄，以及10%的患者在治疗前没有恶性食管狭窄但在接受放疗后出现良性食管狭窄[9]。至于食管癌的ER，ESCC的ER后狭窄发生率约为15%，而巴雷特食管高级别异型增生的PDT后狭窄发生率约为25%；狭窄的风险与病变大小或其他内镜干预史有关[10-12]。

良性食管狭窄患者的一线治疗是使用探条或球囊型扩张器进行机械扩张[13]。据报道，对于食管癌手术或放疗后难治性食管上至中段狭窄，使用口服聚氯乙烯扩张器进行自我扩张是一种替代方法[14]。用于改善良性食管狭窄的主要内镜手术是球囊型扩张器[13]。内镜球囊扩张术（endoscopic balloon dilation，EBD）是一种简单的技术，可被应用于任何食管癌治疗后的各种类型良性狭窄。EBD已被证明是一种比盲目的探条扩张更安全的方法，适用于良性食管狭窄的患者[15]。EBD通常适用于因良性狭窄而出现吞咽困难的患者，而标准大小的内镜（直径≥9 mm）无法通过狭窄处（图39-1）。然而，一些患者即使反复进行EBD，吞咽困难仍然没有改善，在2周内连续进行5次以上扩张仍然无法成功维持无吞咽困难状态的被

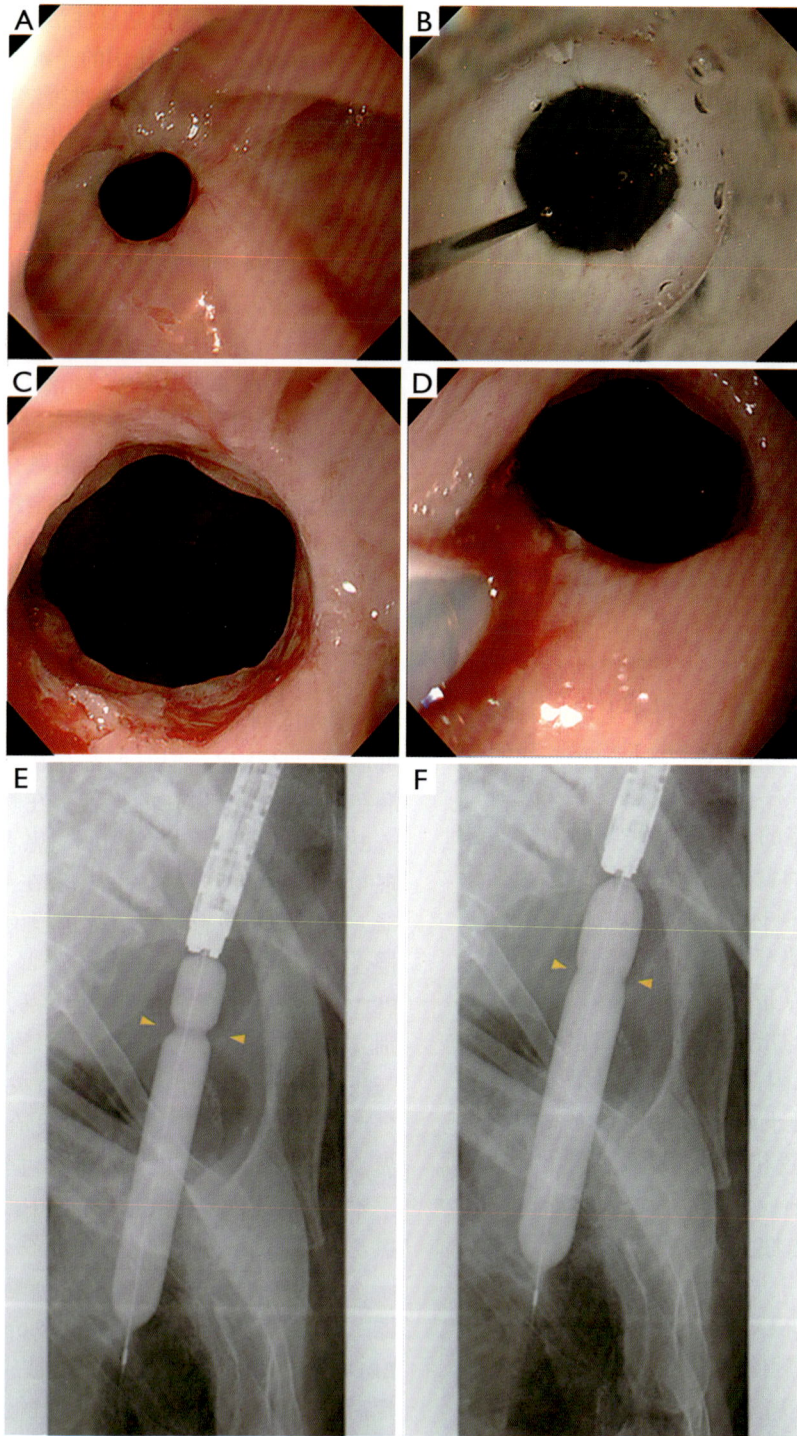

（A）食管胃吻合口狭窄的内镜视图，狭窄口的直径约为5 mm；（B）使用EBD扩张（12~15 mm E-dive™）；（C）EBD后吻合口狭窄的内镜视图；（D）注射类固醇到撕裂处；（E，F）在透视下确认球囊的位置和形状（E为扩张前，F为扩张后）。黄色箭头：球囊的腰部。EBD，内镜球囊扩张术。

图39-1　食管切除术后吻合口狭窄的内镜下扩张和类固醇注射

定义为难治性良性狭窄[16]。虽然EBD对于吻合口狭窄的临床疗效已经在数篇报告中进行了评估[17-19]，但我们对于ESCC患者非手术治疗（包括CRT和ER）后，EBD治疗良性狭窄的安全性和有效性仍然知之甚少。基于这一定义，我们回顾性比较了EBD治疗吻合口狭窄和非手术治疗后狭窄的疗效和安全性[20]。在我们的研究中，所有患者的EBD穿孔率为0.3%（3/1077），术后与非手术治疗（包括CRT和ER）的安全性无差异。至于EBD的治疗效果，非手术组往往需要更长的持续时间和更多的EBD手术次数才能达到无吞咽障碍状态。因此，非手术组中难治性病例的比例明显高于术后狭窄组（75% vs 45%，$P<0.01$），而放疗后狭窄的病例中，难治性病例的比例最高，比ER后的狭窄略高（86% vs 66%，$P=0.12$）。放射治疗通常覆盖大范围的食管癌原发灶和局部淋巴结，引起急性和迟发性的腔内和纵隔炎症，导致严重的全层食管纤维化[21]。尽管我们无法详细分析EBD的治疗效果差异，但另一研究小组报告称，食管狭窄的长度和狭窄程度会影响EBD治疗良性食管狭窄的效果[22]。对于难治性良性食管狭窄病例，基于对难治性消化性狭窄[22]或食管切除术后吻合口狭窄[23]的RCT结果，皮质类固醇注射已被证明是EBD的有效附加治疗。此外，在一项涉及食管切除术后吻合口狭窄患者的RCT中，皮质类固醇注射组在EBD后立即注射50 mg曲安奈德到所有可见的裂伤部位[23]。切口疗法是英国食管扩张指南推荐的另一种EBD难治性病例的介入性内镜手术[24]。径向切口和切割（radial incision and cutting，RIC）方法使用了专为内镜黏膜下剥离术（ESD）开发的带绝缘尖端的刀具，已被证明对于EBD难治性解剖狭窄是一种有效的手术方法[25]。

RIC手术包括对狭窄部位进行径向切口和沿纵向切口切割纤维化组织的操作，并应用ESD技术。目前，日本正在进行的一项RCT，比较了EBD和RIC治疗EBD难治性解剖性狭窄长度为2 cm或更短的患者[26]。此外，RIC被报道为对于非手术治疗导致的狭窄，包括CRT和ESD的狭窄，是一种技术可行的手术方法（图39-2）[27-28]。然而，RIC方法在长的解剖性狭窄或经过非手术治疗（包括ESD和CRT）后的狭窄中，保持内腔通畅的持久性有限[25,28]。

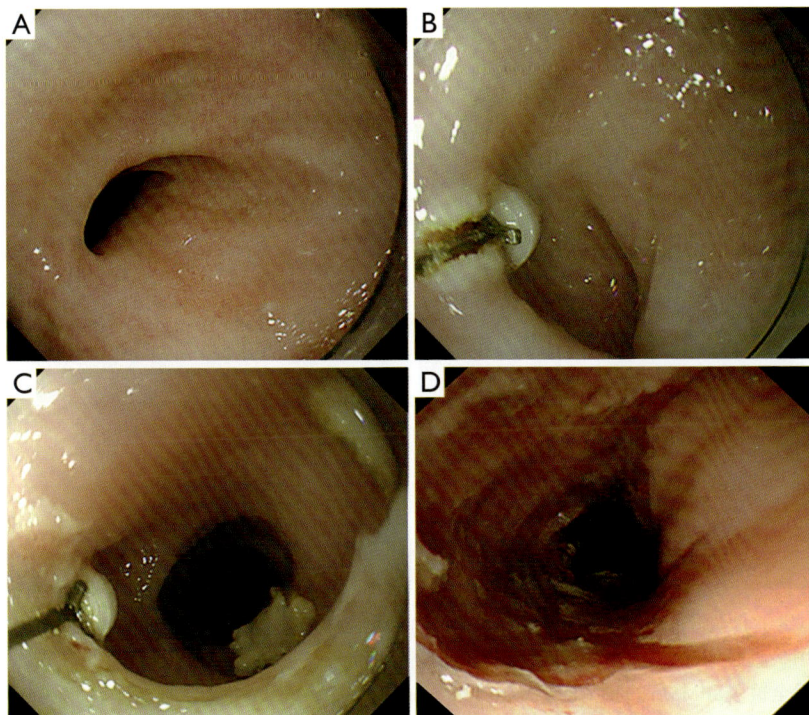

（A）ESD后难治性狭窄的内镜视图，狭窄的直径小于5 mm，长度超过3 cm；（B）使用电刀（IT knife-2）对狭窄进行初始径向切口的操作；（C）沿纵向切口切割纤维化组织；（D）完成径向切口和切割后的内镜视图。ESD，内镜黏膜下剥离术。

图39-2 食管鳞状细胞癌ESD后难治性良性食管狭窄的径向切口和切割方法

（三）难治性良性食管狭窄的支架置入术

ESGE指南不推荐将SEMS作为难治性食管狭窄的一线治疗，因为存在潜在的不良事件发生风险[2]。此外，在其他治疗方法包括扩张治疗（有或没有类固醇注射）和切开治疗失败后，可以考虑放置支架，通常应在3个月内拆除。然而，对于难治性良性狭窄，目前尚无支架置入术的适应证。全覆膜SEMS已被开发出来，并因其较低的引起过度增生性肉芽组织在支架网中嵌入的可能性而成为良性狭窄的首选支架。根据一项回顾性研究的结果，全覆膜SEMS置入术在大多数患者中都是成功的，并且很容易取出[29]。然而，全覆膜SEMS的迁移率约为30%，这是该类型支架重要的弱点之一（图39-3）[30]。

一种可降解支架（SX-ELLA），由聚二氧杂环酮制成，通过水解降解，因此无须从良性狭窄患者体中取出。这种可降解支架可维持6~8周的径向张力，在食管狭窄的情况下可在8~12周分解[31]。在放置后12周，食管切除术或ESD导致的难治性良性食管狭窄患者的吞咽困难改善率为40%~60%[32-33]。根据一项多中心RCT的结果，与传统扩张治疗（如气囊或内镜扩张）相比，接受可降解支架治疗的患者在3个月内需要的扩张次数明显减少，并且首次复发狭窄需要扩张的中位时间明显延长[34]。然而，在6个月内复发狭窄需要的内镜扩张次数没有差异，对于难治性良性食管狭窄患者，可降解支架治疗的长期益处尚不清楚。此外，在接受食管癌放疗的患者中放置可降解支架后发生食管-呼吸道瘘的情况已有报道[32-33]。因此，需要谨慎选择患者，并更好地理解临时减少重复内镜扩张的益处以及放疗后患者发生穿孔的风险。

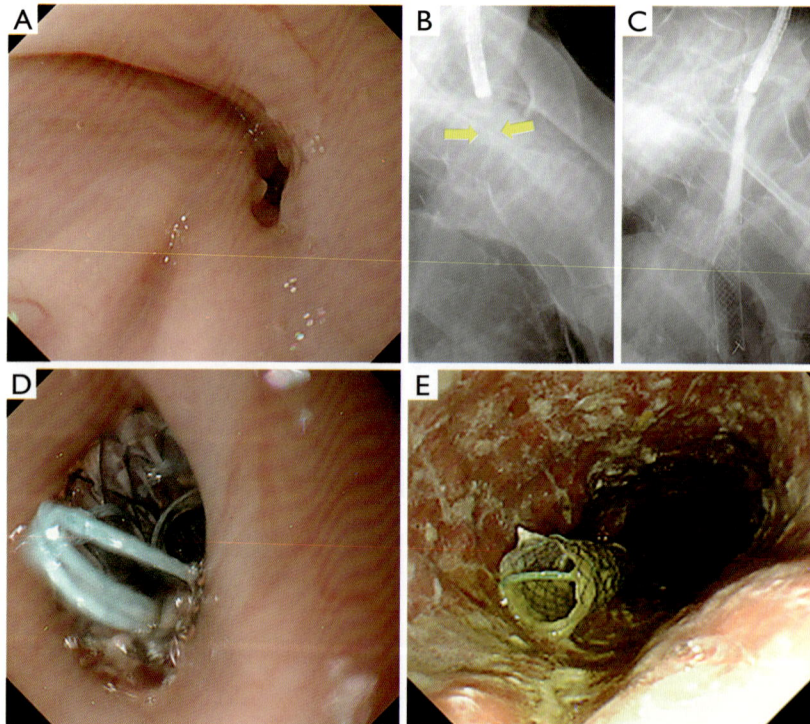

（A）食管切除术和放疗后难治性良性狭窄的内镜视图；（B）狭窄的X线透视图，直径小于3 mm，长度为4 cm（黄色箭头处），患者无法顺利喝水；（C）放置全覆膜SEMS后的狭窄的X线透视图（CONIO 12 mm）；（D）放置全覆膜SEMS后的狭窄的内镜视图，患者的吞咽困难在放置支架后得到显著改善，可以顺利食用半固体食物；（E）全覆膜SEMS在放置1周后移位至管状胃中。SEMS，自膨胀金属支架。

图39-3　放置全覆膜SEMS治疗食管切除术和放疗后的难治性良性狭窄

四、广泛性浅表性食管癌ER后狭窄的预防措施

目前，ER是世界范围内公认的浅表性食管癌患者的标准治疗方案。ESD的创新性也解决了内镜下黏膜切除术（EMR）的技术限制，使整个病变的切除成为可能，无论大小或是否伴有纤维化[35]。然而，众所周知，术后狭窄是ESD的不良事件，有报道称，达周径3/4或更多的黏膜缺损是ESD后食管狭窄的预测因素[36]。因此，在进行ESD之前，必须向患者充分阐明术后发生严重狭窄的风险。此外，日本食管学会发布的食管癌实践指南提倡对狭窄进行预防性治疗[37]。据报道，对食管癌ESD后达周径3/4或更多的黏膜缺损进行预防性EBD是预防ESD后狭窄的有效方法[38]。然而，自从食管ESD后预防性类固醇治疗取得了良好结果以来，使用类固醇干预已成为预防狭窄的标准治疗。口服类固醇治疗、ESD后黏膜缺损局部注射，或2种方法的组合，均得到了数篇已发表的文章的支持（图39-4）[39-42]，并且在日本进行了1项比较口服类固醇和局部注射激素的RCT[43]。在Hanaoka等[41]的前瞻性试验中，单次类固醇注射是在ESD后进行的，注射时使用曲安奈德和生理盐水按1∶1稀释。每次穿刺取0.5 mL溶液，在ESD后溃疡边缘或床层残余的薄黏膜下注射总剂量为5 mL。此外，没有因为局部类固醇注射而导致穿孔的情况发生。

尽管预防性类固醇治疗在ESD后出现次全周黏膜缺损的病例中显示出良好的效果，但目前对于全周黏膜缺损的病例，特别是缺损长度为5 cm或更长的病例，即使口服和局部类固醇联合给药，也很难预防狭窄[44-45]。

其他有趣的方法被报道为预防ESD后严重狭窄的预防性治疗。例如，在ESD后不久，用聚乙醇酸片对黏膜缺损进行屏蔽，在预防狭窄方面与类固醇治疗效果相似[46]。此外，聚乙醇酸片、类固醇注射和临时支

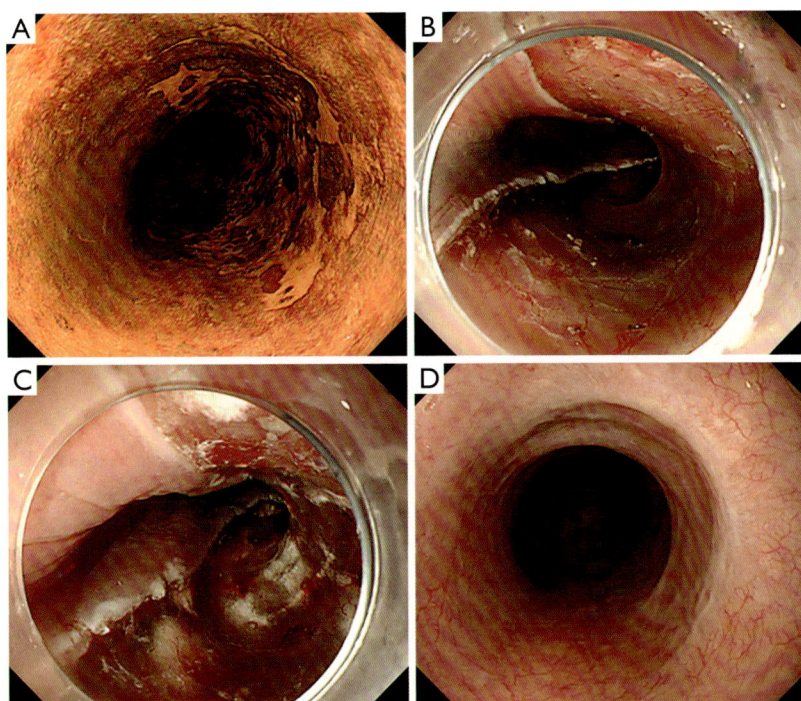

（A）Lugol染色后的肿瘤的内镜视图，肿瘤蔓延到食管腔的约3/5周长；（B）ESD后溃疡床的内镜视图，ESD后的黏膜缺损约占食管腔周长的3/4；（C）类固醇注射后溃疡床的内镜视图；（D）ESD后6个月的内镜视图，显示完全上皮化，没有出现食管狭窄。ESD，内镜黏膜下剥离术。

图39-4　1例接受了大面积浅表性食管鳞状细胞癌内镜切除的患者

架置入术联合治疗也显示出相当好的疗效[47-48]。有研究者在大型动物模型上研究了ESD后狭窄的病理机制和过程，发现在ESD后的急性期（数天）内，溃疡床处发生炎症细胞侵袭，随后在ESD后1周发生伴随血管生成的纤维组织增生[49]。在ESD后1个月溃疡完全上皮化时，肌层产生萎缩和纤维化，导致ESD后出现严重的狭窄，伴有纤维性瘢痕形成[49-50]。类固醇治疗通过减少急性炎症，在ESD后的修复中起到重要作用[50]。此外，利用组织工程和再生医学或分子靶向治疗纤维化的预防方法已在动物模型中得到应用[51-53]，其中一些已在临床研究中得到进一步评估。例如，口腔黏膜上皮细胞组织工程自体移植术在ESD后的食管癌临床研究中进行了评估[54]。该技术通过内镜将细胞移植到ESD术后溃疡处，已被证实可行，在1个月内实现了上皮再生，除了全周黏膜缺损的情况，没有患者出现吞咽困难和狭窄。有趣的是，在全周径的ESCC ESD术后，将胃黏膜移植到食管溃疡的方法在临床上成功预防了狭窄，并作为病例报告被报道[55]。然而，目前使用组织工程和再生医学的干预措施还未作为预防食管狭窄的常规方法引入临床实践，因为在全周黏膜缺损方面效果欠佳，并且操作步骤复杂、成本高。此外，对于黏膜缺损的屏蔽，技术上具有挑战性，因此需要能够轻松进入管腔并将薄片应用于食管壁的创新设备。

五、总结、未来展望和结论

目前，无论食管狭窄的病因如何，内镜治疗都是患者的首选。然而，除了支架放置，我们在临床实践中还使用了几种新的治疗模式。为了扩大内镜治疗在我们的肿瘤学实践中对食管狭窄的应用，有问题必须得到解决。首先，恶性和良性食管狭窄患者放疗与支架置入术相容性差的问题尚未得到解决。支架的硬度导致食管疼痛和穿孔风险较高，很难确定放疗后作为姑息治疗的支架放置的适应证标准。其次，在全周径的ESD后预防狭窄的明确方法尚未确定。尽管ESD作为侵袭性较小的方法，可以控制黏膜内食管癌患者的肿瘤预后，但对于全周径的ESD的适应证仍存在争议，因为存在食管狭窄的风险。最后，只有少数高质量的临床研究支持在食管狭窄患者姑息性内镜治疗领域的治疗效果。目前，新疗法必须在RCT中被证明优于传统疗法，才能被纳入治疗指南。虽然在临床研究中难以确定客观量化的硬指标来评估患者的生活质量，但

仍应不断创新，为食管狭窄患者提供有效、安全的内镜治疗，并开展高质量的临床研究，以阐明其在肿瘤学实践中的应用。

总之，对于恶性和良性食管狭窄患者，内镜介入是一种非常受欢迎的手术替代治疗。然而，在肿瘤学实践中，食管狭窄的内镜治疗仍存在一些问题。因此，需要开发新的治疗和管理方法，特别是对放疗后食管狭窄的患者。

参考文献

[1] Knyrim K, Wagner H J, Bethge N, et al. A controlled trial of an expansile metal stent for palliation of esophageal obstruction due to inoperable cancer[J]. N Engl J Med, 1993, 329(18): 1302-1307.

[2] Spaander M C, Baron T H, Siersema P D, et al. Esophageal stenting for benign and malignant disease: European society of gastrointestinal endoscopy (ESGE) clinical guideline[J]. Endoscopy, 2016, 48(10): 939-948.

[3] Muto M, Ohtsu A, Miyata Y, et al. Self-expandable metallic stents for patients with recurrent esophageal carcinoma after failure of primary chemoradiotherapy[J]. Jpn J Clin Oncol, 2001, 31(6): 270-274.

[4] Litle V R, Luketich J D, Christie N A, et al. Photodynamic therapy as palliation for esophageal cancer: Experience in 215 patients[J]. Ann Thorac Surg, 2003, 76(5): 1687-1692.

[5] Lindenmann J, Matzi V, Neuboeck N, et al. Individualized, multimodal palliative treatment of inoperable esophageal cancer: Clinical impact of photodynamic therapy resulting in prolonged survival[J]. Lasers Surg Med, 2012, 44(3): 189-198.

[6] Kachaamy T, Prakash R, Kundranda M, et al. Liquid nitrogen spray cryotherapy for dysphagia palliation in patients with inoperable esophageal cancer[J]. Gastrointest Endosc, 2018, 88(3): 447-455.

[7] Shah T, Kushnir V, Mutha P, et al. Neoadjuvant cryotherapy improves dysphagia and may impact remission rates in advanced esophageal cancer[J]. Endosc Int Open, 2019, 7(11): E1522-E1527.

[8] Honkoop P, Siersema P D, Tilanus H W, et al. Benign anastomotic stricture after transhiatal esophageactomy and cervical esophagogastromy: Risk factors and management[J]. J Thorac Cardiovasc Surg, 1996, 111: 1141-1146.

[9] Newaishy G A, Read G A, Duncan W, et al. Results of radical radiotherapy of squamous cell carcinoma of the oesophagus[J]. Clin Radiol, 1982, 33(3): 347-352.

[10] Mizuta H, Nishimori I, Kuratani Y, et al. Predictive factors for esophageal stenosis after endoscopic submucosal dissection for

superficial esophageal cancer[J]. Dis Esophagus, 2009, 22(7): 626-631.

[11] Katada C, Muto M, Manabe T, et al. Esophageal stenosis after endoscopic mucosal resection of superficial esophageal lesions[J]. Gastrointest Endosc, 2003, 57(2): 165-169.

[12] Prasad G A, Wang K K, Buttar N S, et al. Predictors of stricture formation after photodynamic therapy for high-grade dysplasia in Barrett's esophagus[J]. Gastrointest Endosc, 2007, 65(1): 60-66.

[13] Siersema P D, de Wijkerslooth L R. Dilation of refractory benign esophageal strictures[J]. Gastrointest Endosc, 2009, 70(5): 1000-1012.

[14] Qin Y, Sunjaya D B, Myburgh S, et al. Outcomes of oesophageal self-dilation for patients with refractory benign oesophageal strictures[J]. Aliment Pharmacol Ther, 2018, 48(1): 87-94.

[15] Hernandez L V, Jacobson J W, Harris M S. Comparison among the perforation rates of Maloney, balloon, and savary dilation of esophageal stricture[J]. Gastrointest Endosc, 2000, 51: 460-462.

[16] Kochman M L, McClave S A, Boyce H W. The refractory and the recurrent esophageal stricture: A definition[J]. Gastrointest Endosc, 2005, 62(3): 474-475.

[17] Spechler S J. AGA technical review on treatment of patients with dysphagia caused by benign disorders of the distal esophagus[J]. Gastroenterology, 1999, 117(1): 233-254.

[18] Ikeya T, Ohwada S, Ogawa T, et al. Endoscopic balloon dilation for benign esophageal anastomotic stricture: Factors influencing its effectiveness[J]. Hepatogastroenterology, 1999, 46(26): 959-966.

[19] Chiu Y C, Hsu C C, Chiu K W, et al. Factors influencing clinical applications of endoscopic balloon dilation for benign esophageal strictures[J]. Endoscopy, 2004, 36(7): 595-600.

[20] Yoda Y, Yano T, Kaneko K, et al. Endoscopic balloon dilatation for benign fibrotic strictures after curative nonsurgical treatment for esophageal cancer[J]. Surg Endosc, 2012, 26(10): 2877-2883.

[21] Liao Z, Cox J D, Komaki R. Radiochemotherapy of esophageal cancer[J]. J Thorac Oncol, 2007, 2(6): 553-568.

[22] Ramage JI Jr, Rumalla A, Baron T H, et al. A prospective, randomized, double-blind, placebo-controlled trial of endoscopic steroid injection therapy for recalcitrant esophageal peptic strictures[J]. Am J Gastroenterol, 2005, 100(11): 2419-2425.

[23] Hanaoka N, Ishihara R, Motoori M, et al. Endoscopic balloon dilation followed by intralesional steroid injection for anastomotic strictures after esophagectomy: A randomized controlled trial[J]. Am J Gastroenterol, 2018, 113(10): 1468-1474.

[24] Sami S S, Haboubi H N, Ang Y, et al. UK guidelines on oesophageal dilatation in clinical practice[J]. Gut, 2018, 67(6): 1000-1023.

[25] Muto M, Ezoe Y, Yano T, et al. Usefulness of endoscopic radial incision and cutting method for refractory esophagogastric anastomotic stricture (with video)[J]. Gastrointest Endosc, 2012, 75(5): 965-972.

[26] Kataoka K, Aoyama I, Mizusawa J, et al. A randomized controlled Phase II/III study comparing endoscopic balloon dilation combined with steroid injection versus radial incision and cutting combined with steroid injection for refractory anastomotic stricture after esophagectomy: Japan Clinical Oncology Group Study JCOG1207[J]. Jpn J Clin Oncol, 2015, 45(4): 385-389.

[27] Nakajo K, Yoda Y, Kadota T, et al. Radial incision and cutting for dilation before endoscopic submucosal dissection in patients with esophageal cancer on the distal side of severe benign esophageal strictures[J]. Dis Esophagus, 2021, 34(6): doaa092.

[28] Yano T, Yoda Y, Satake H, et al. Radial incision and cutting method for refractory stricture after nonsurgical treatment of esophageal cancer[J]. Endoscopy, 2013, 45(4): 316-319.

[29] Bakken J C, Wong Kee Song L M, de Groen P C, et al. Use of a fully covered self-expandable metal stent for the treatment of benign esophageal diseases[J]. Gastrointest Endosc, 2010, 72(4): 712-720.

[30] Fuccio L, Hassan C, Frazzoni L, et al. Clinical outcomes following stent placement in refractory benign esophageal stricture: A systematic review and meta-analysis[J]. Endoscopy, 2016, 48(2): 141-148.

[31] Siersema P D. How to approach a patient with refractory or recurrent benign esophageal stricture[J]. Gastroenterology, 2019, 156: 7-10.

[32] Repici A, Vleggaar F P, Hassan C, et al. Efficacy and safety of biodegradable stents for refractory benign esophageal strictures: The BEST (Biodegradable Esophageal Stent) study[J]. Gastrointest Endosc, 2010, 72(5): 927-934.

[33] Yano T, Yoda Y, Nomura S, et al. Prospective trial of biodegradable stents for refractory benign esophageal strictures after curative treatment of esophageal cancer[J]. Gastrointest Endosc, 2017, 86(3): 492-499.

[34] Walter D, van den Berg M W, Hirdes M M, et al. Dilation or biodegradable stent placement for recurrent benign esophageal strictures: A randomized controlled trial[J]. Endoscopy, 2018, 50(12): 1146-1155.

[35] Fujishiro M, Kodashima S, Goto O, et al. Endoscopic submucosal dissection for esophageal squamous cell neoplasms[J]. Dig Endosc, 2009, 21(2): 109-115.

[36] Ono S, Fujishiro M, Niimi K, et al. Predictors of postoperative stricture after esophageal endoscopic submucosal dissection for superficial squamous cell neoplasms[J]. Endoscopy, 2009, 41(8): 661-665.

[37] Kitagawa Y, Uno T, Oyama T, et al. Esophageal cancer practice guidelines 2017 edited by the Japan esophageal society: Part 2[J]. Esophagus, 2019, 16(1): 25-43.

[38] Ezoe Y, Muto M, Horimatsu T, et al. Efficacy of preventive endoscopic balloon dilation for esophageal stricture after endoscopic resection[J]. J Clin Gastroenterol, 2011, 45(3): 222-227.

[39] Yamaguchi N, Isomoto H, Nakayama T, et al. Usefulness of oral prednisolone in the treatment of esophageal stricture after endoscopic submucosal dissection for superficial esophageal squamous cell carcinoma[J]. Gastrointest Endosc, 2011, 73(6): 1115-1121.

[40] Hashimoto S, Kobayashi M, Takeuchi M, et al. The efficacy of endoscopic triamcinolone injection for the prevention of esophageal stricture after endoscopic submucosal dissection[J]. Gastrointest Endosc, 2011, 74(6): 1389-1393.

[41] Hanaoka N, Ishihara R, Takeuchi Y, et al. Intralesional steroid injection to prevent stricture after endoscopic submucosal dissection for esophageal cancer: A controlled prospective study[J]. Endoscopy, 2012, 44(11): 1007-1011.

[42] Kadota T, Yano T, Kato T, et al. Prophylactic steroid administration for strictures after endoscopic resection of large superficial esophageal squamous cell carcinoma[J]. Endosc Int Open, 2016, 4(12): E1267-E1274.

[43] Mizutani T, Tanaka M, Eba J, et al. A Phase III study of oral steroid administration versus local steroid injection therapy for the prevention of esophageal stricture after endoscopic submucosal dissection (JCOG1217, Steroid EESD P3)[J]. Jpn J Clin Oncol, 2015, 45(11): 1087-1090.

[44] Kadota T, Yoda Y, Hori K, et al. Prophylactic steroid administration against strictures is not enough for mucosal defects involving the entire circumference of the esophageal lumen after esophageal endoscopic submucosal dissection (ESD)[J]. Esophagus, 2020, 17(4): 440-447.

[45] Miwata T, Oka S, Tanaka S, et al. Risk factors for esophageal stenosis after entire circumferential endoscopic submucosal dissection for superficial esophageal squamous cell carcinoma[J]. Surg Endosc, 2016, 30(9): 4049-4056.

[46] Iizuka T, Kikuchi D, Yamada A, et al. Polyglycolic acid sheet application to prevent esophageal stricture after endoscopic submucosal dissection for esophageal squamous cell carcinoma[J]. Endoscopy, 2015, 47(4): 341-344.

[47] Sakaguchi Y, Tsuji Y, Shinozaki T, et al. Steroid injection and polyglycolic acid shielding to prevent stricture after esophageal endoscopic submucosal dissection: A retrospective comparative analysis (with video)[J]. Gastrointest Endosc, 2020, 92(6): 1176-1186.

[48] Li L, Linghu E, Chai N, et al. Efficacy of triamcinolone-soaked polyglycolic acid sheet plus fully covered metal stent for preventing stricture formation after large esophageal endoscopic submucosal dissection[J]. Dis Esophagus, 2019, 32(2): doy121.

[49] Honda M, Nakamura T, Hori Y, et al. Process of healing of mucosal defects in the esophagus after endoscopic mucosal resection: Histological evaluation in a dog model[J]. Endoscopy, 2010, 42(12): 1092-1095.

[50] Nonaka K, Miyazawa M, Ban S, et al. Different healing process of esophageal large mucosal defects by endoscopic mucosal dissection between with and without steroid injection in an animal model[J]. BMC Gastroenterol, 2013, 13: 72.

[51] Ohki T, Yamato M, Murakami D, et al. Treatment of oesophageal ulcerations using endoscopic transplantation of tissue-engineered autologous oral mucosal epithelial cell sheets in a canine model[J]. Gut, 2006, 55(12): 1704-1710.

[52] Nieponice A, McGrath K, Qureshi I, et al. An extracellular matrix scaffold for esophageal stricture prevention after circumferential EMR[J]. Gastrointest Endosc, 2009, 69(2): 289-296.

[53] Sato H, Sagara S, Nakajima N, et al. Prevention of esophageal stricture after endoscopic submucosal dissection using RNA-based silencing of carbohydrate sulfotransferase 15 in a porcine model[J]. Endoscopy, 2017, 49(5): 491-497.

[54] Ohki T, Yamato M, Ota M, et al. Prevention of esophageal stricture after endoscopic submucosal dissection using tissue-engineered cell sheets[J]. Gastroenterology, 2012, 143(3): 582-588.

[55] Hochberger J, Koehler P, Wedi E, et al. Transplantation of mucosa from stomach to esophagus to prevent stricture after circumferential endoscopic submucosal dissection of early squamous cell[J]. Gastroenterology, 2014, 146(4): 906-909.

翻译：陈鹏，福建省肿瘤医院胸外科
审校：王镇，中国医学科学院肿瘤医院胸外科

doi: 10.21037/aoe-20-91

Cite this article as: Yano T, Sunakawa H, Nakajo K, Kadota T, Yoda Y. Endoscopic management of patients with esophageal stricture in the oncology practice: a narrative review. Ann Esophagus, 2021, 4: 30.

第四十章 食管切除术后吻合口瘘的危险因素及手术治疗

Sander Ubels[1], Moniek H. P. Verstegen[1,2], Camiel Rosman[1], John V. Reynolds[3]

[1]Department of Surgery, Radboud Institute of Health Sciences, Radboud University Medical Center, Nijmegen, The Netherlands; [2]Department of Surgery, Imperial College, London, UK; [3]Department of Surgery, National Center for Esophageal and Gastric Cancer, St. James's Hospital, and Trinity College, Dublin, Ireland

Contributions: (I) Conception and design: All authors; (II) Administrative support: None; (III) Provision of study materials or patients: None; (IV) Collection and assembly of data: S Ubels, M Verstegen; (V) Data analysis and interpretation: All authors; (VI) Manuscript writing: All authors; (VII) Final approval of manuscript: All authors.

Correspondence to: John V. Reynolds. Department of Surgery, Trinity Centre, St. James's Hospital, Dublin 8, Ireland. Email: reynoljv@tcd.ie.

摘要：食管切除术合并管状胃重建是食管或食管胃结合部（EGJ）癌患者治疗的基础。吻合口瘘是一种主要的并发症，有较高的发生率或病死率。此外，食管切除术后的吻合口瘘可能会影响患者的远期生活质量，导致预后较差。吻合口瘘既有症状轻微的"小瘘"，也有引发广泛污染和暴发性脓毒症的"大缺损"。吻合口瘘的发生率和危险因素已被广泛报道，但有关吻合口瘘结局的相关因素和最佳处理的文献却屈指可数。虽然吻合口瘘有多种治疗选择，包括保守治疗、放疗、内镜处理和手术干预，但治疗方法仍然存在很大的差异，目前尚缺乏循证治疗指南可供参考。本综述的讨论目的在于：①探讨有关吻合口瘘发生的影响因素和患者预后影响因素的文献；②回顾近期有关食管切除术后吻合口瘘手术处理作用的文献，并介绍吻合口瘘的新试验和试验性治疗方法，并提出循证治疗吻合口瘘的未来方向。

关键词：吻合口瘘；食管切除术；危险因素；手术治疗

View this article at: http://dx.doi.org/10.21037/aoe-2020-18

一、引言

在世界范围内，食管癌和食管胃结合部（EGJ）癌的发病率正在上升，并成为癌症相关死亡的第6大常见原因[1-2]。食管切除术是根治性治疗的基础，往往联合新辅助放化疗或围手术期化疗[3-4]。食管切除术最常见的手术术式是Orringer手术（经纵隔颈部吻合术）、McKeown手术（经胸颈部吻合术）和Ivor Lewis手术（经胸胸内吻合术）。所有的手术都可以通过开放、杂交、完全微创或机器人辅助的方式进行。

无论手术入路如何，食管切除术都与显著的并发症发生风险相关。从外科医生的角度来看，最可怕的并发症可能是食管胃吻合口瘘，发生率为5%~30%[5-6]。吻合口瘘是食管癌患者术后死亡的主要原因[6-12]。此外，其可能影响患者生活质量，导致预后较差[13-15]。因此，对吻合口瘘进行预防和优化管理

329

具有重要意义。

吻合口瘘的治疗方法有多种，从简单的保守措施（如抗生素），到更具侵入性的治疗方式，如放疗或内镜处理，再到手术干预等。但令人遗憾的是，目前还缺乏最佳决策方法的更权威证据。最近的1项国际研究显示，这些方法存在显著差异[16]。1项对截至2017年的系统综述研究得出结论，由于队列规模较小、研究之间存在异质性及缺乏关于患者和瘘特征的数据，尚未制定出循证治疗策略[17]。因此，目前吻合口瘘的治疗方法之间差异较大，而且现存的证据多基于专家意见，并未经过验证。

建立明确管理路径的部分困难体现在，患者的临床表现差异较大。例如，一些患者表现为小瘘、轻微症状和无明显的胸内症状，而另一些患者则表现为大的吻合口缺损伴暴发性脓毒症以及（多）器官衰竭。在选择一种治疗方法时，外科医生会考虑到不同的患者和瘘口特征，这是合理并可理解的。然而，目前尚不清楚哪些患者和（或）瘘的特征与吻合口瘘的严重程度相关。

本综述有2个目的：其一，介绍影响吻合口瘘发生的因素及其临床结果；其二，回顾吻合口瘘手术治疗的最新文献。

二、吻合口瘘的定义及影响因素

根据最近的食管切除术并发症共识组（ECCG）的定义，吻合口瘘被定义为"涉及食管、吻合口、吻合线或管状胃的全层胃肠缺损，无论其表现或识别方法如何"[18]。吻合口瘘严重程度的传统分型基于吻合口瘘治疗的侵入性，ECCG也对此进行了介绍（表40-1）[18]。

相关风险因素可包括患者、肿瘤学和围手术期3种因素（表40-2）。此外，不同的手术技术和干预措施会影响吻合口瘘的发生率（表40-3）。

当吻合口瘘出现时，一些已知因素会影响瘘的预后。例如，血清蛋白偏低可导致瘘口保守治疗失败率升高、恢复时间延长[7,39]。此外，年龄较大及美国麻醉医师协会（ASA）分级较高可能会增加吻合口瘘患者的死亡风险[40]。这些关联可能是由于伴随着瘘的形成，机体对生理应激和分解代谢的反应能力降低所致。更具侵入性的治疗、住院时间长和重症监护时间长以及吻合口愈合时间长与无控制的瘘伴胸内和（或）纵隔的污染相关[8,39,41-42]。此外，一项研究表明，若吻合口瘘患者出现早期瘘（<7天）和临床显著瘘，病死率明显升高[40]。然而，大多数研究是回顾性的，相关性强弱不一，样本量有限，因此结论是基于相对欠缺的数据得出的。

据报道，吻合口的位置和使用网膜成形术来加强吻合是影响吻合口瘘治疗结果的技术因素。与胸内吻合相比，颈部吻合有较高的吻合口瘘发生率。无论是经胸（McKeown食管切除术）还是经纵隔（Orringer食管切除术），食管切除联合颈部吻合术的支持者都接受这种风险，他们认为颈部吻合口瘘的后遗症可能并不严重，因为渗漏物可以通过颈部切口排出，可预防纵隔表现和胸内表现、严重的脓毒症和死亡。尽管这些争论还会继续，但一项Meta分析显示，就算考虑了吻合方式，McKeown和Ivor Lewis食管切除术的术后病死率并无差异[13]。与McKeown和Ivor Lewis食管切除术相比，Orringer术后患者吻合口瘘的预后是荷兰奈梅亨市的研究小组正在进行的研究课题。网膜成形术有助于减少渗漏，控制其严重程度、再手术风险和相关病死率，这虽然得到了一些研究的支持[43-45]，但从最近的Meta分析结果没有得到证实，因此缺乏令人信服的证据[46]。

表40-1 吻合口瘘严重程度分型

瘘的严重程度分型	标准
Ⅰ型	瘘口局限，不需要改变治疗，或只需药物治疗或调整膳食
Ⅱ型	需要干预但不需要手术治疗的局限性瘘，例如放射介入引流、支架治疗或床边开放、切口填充
Ⅲ型	需要手术治疗的局限性瘘

此表根据Low等[18]2015年发表的食管切除术并发症共识组（ECCG）对吻合口瘘严重程度进行分型。

表40-2 吻合口瘘发生的相关风险因素

分类	风险因素
患者因素	低蛋白血症[19-20]*
	高龄[21]
	酗酒[21]
	肥胖症（BMI >30 kg/m²）[21-24]
	合并症：糖尿病、高血压、慢性肾病、COPD、心肌梗死、心力衰竭、心律失常[21,25-26]
	腹腔动脉钙化和系统性动脉粥样硬化[21,27]*
	使用类固醇或免疫抑制剂[21]
肿瘤学因素	放疗：胃底放疗[28-29]或现场吻合[30]*
	抗血管生成治疗（例如贝伐珠单抗）[31]*
围手术期因素	延长机械通气时间[32]
	胃扩张和胃排空延迟[32-33]
	术中低血压[21]
	需要输血[21]

*，可疑因素，有争议或仍在验证中的证据。BMI，体质指数；COPD，慢性阻塞性肺疾病。

表40-3 减少吻合口瘘发生的干预措施

因素	干预措施
手术方法	经胸手术优于经纵隔手术[21]
吻合部位	胸腔内吻合术优于颈部吻合术[21]
吻合技术	器械吻合优于手工吻合[21,34-35]*
吻合口强化	网膜成形术[21]
管状胃血供处理	术前缺血预处理（即腹腔镜结扎、放射学栓塞）[36]* 术中血管增强吻合术[37-38]*

*，可疑因素，有争议或仍在验证中的证据。

　　总之，迄今为止的证据表明，患者、肿瘤和围手术期等因素与吻合口瘘的发生率有关，并且不同的手术干预措施可以影响吻合口瘘的发生率。然而，目前仍然缺乏与吻合口瘘患者预后较差相关因素的数据。深入了解这些因素对于设计一种循证治疗方法至关重要，这将有助于指导临床医生对吻合口瘘的诊断。

三、吻合口瘘的治疗

　　近几十年来，减少吻合口瘘的干预措施越来越多，包括无创和微创等治疗方式。尽管一些学者之前曾建议，应当对吻合口瘘立即采取手术治疗[47]，但最近的研究表明，在多数情况下，临床上对于非侵入性、放射学或内镜治疗失败的患者，手术治疗应该是一种升级疗法[7-8,39,48]。一些一般性原则适用于所有吻合口瘘患者。早期识别正常康复过程中的异常情况，并迅速做出吻合口瘘的诊断仍然是关键[48-50]。目前，针对早期发现的食管吻合口瘘缺乏循证诊断流程，对食管切除术后患者康复监测的常规诊断方案尚未达成共识。多种临床、实验室和影像学检查都可以用于吻合口瘘的早期诊断，并实现早期治疗[51-52]。然而，只有对怀疑有吻合口瘘的患者才应当进行影像学检查，因为常规内镜检查、食管造影或计算机断层扫描对临床上非疑似患者无效[53-57]。一旦诊断出吻合口瘘，充分地引流、控制吻合口瘘源部位以阻止进一步渗漏、控制进展性脓毒症是至关重要的治疗原则[58]。

（一）非侵入性治疗

　　保守的非侵入性方法包括禁食、应用抗生素、放置或留置鼻胃管、有效的持续引流和营养支持。以往的研究表明，所有患者都应在早期阶段使用抗生素和确保持续营养支持的措施，最好是肠内营养[48,59]。在许多颈部和胸腔内吻合口瘘的病例中都有保守治疗成功的报道[39,41,53,60-62]。Manghelli等[39]曾对61例颈部或胸内吻合食管切除术后吻合口瘘患者进行回顾性研究，指出46例（75%）患者早期接受保守治疗，不考虑吻合位置，只有11例患者需要进一步行介入治疗，如支架置入或再手术。此外，接受初始手术治疗与初始保守治疗失败后接受手术的患者，在病死率和ICU住院时间方面没有发现差异。因此，尽管队列规模较小，且缺乏比较研究，但在非侵入性治疗失败时，将治疗升级为更具侵入性的方式似乎是可行和成功的。

（二）内镜治疗

　　各种内镜治疗现已被用于处理吻合口瘘。内镜下通过吻合口缺损放置引流管，可用于引流不能使用胸管或经皮穿刺引流的液性囊腔[61-64]。此外，对于局限性污染的患者，或污染已被充分引流者，可使用全覆膜自膨胀支架来防止进一步渗漏[45-47]。但是，由于支架移位或其他支架相关的并发症，某些患者可能需要行内镜下再干预。近期，出现了腔内真空辅助闭合装置（E-VAC或EsoSponge）。不同的学者认为，通过将有效的引流与刺激吻合口愈合相结合，这些装置比放置支架更有效[65-67]。有些学者建议，将E-VAC治疗与支架置入相结合可能会产生更好的结果[68-69]。然而，内镜下支架置入术或E-VAC治疗被认为对于胸内广泛污染的患者是不够的，这些患者需要额外的引流[9,70]。内镜下处理吻合口瘘的方法及其结果将在另一篇文章中详细讨论。

（三）外科治疗

手术治疗的目的是对受污染区域充分引流和（或）应用手术修复吻合口，或进行食管近端分流。现有证据表明，一旦临床指征明确需要手术干预，尽早手术是非常重要的[71]。吻合口瘘的手术治疗方法包括床旁胸腔置管、再手术引流、再手术吻合、打开吻合口结合食管分流。再手术可以通过开放（即开腹手术、开胸手术）或微创入路（如腹腔镜、胸腔镜）方法进行。

（四）外科引流

引流的方法取决于污染的位置和程度，并可能因吻合的位置而异。最近的1项回顾性队列研究报告了60例食管切除颈部吻合术后吻合口瘘的结果[42]。有趣的是，40%病例的渗漏局限于颈部区域，这突出了颈部吻合位于纵隔的高频率。所有患者均选择开放颈部伤口的外科引流法。虽然颈部伤口引流对所有瘘口在颈部的患者都有效，但超过一半有胸内症状的患者需要额外的经胸引流。胸腔内污染与脓毒症的发展、ICU住院时间的延长有关。虽然有胸内表现的吻合口瘘患者病死率较高，但这一发现没有统计学意义。根据这项研究，也有人认为，当颈部区域有瘘时，打开颈部伤口引流就足够了，但当存在胸内污染时，需要进一步的手术引流[8]。

针对胸内吻合口瘘，1项回顾性队列研究报道了"三管"策略的结果，即鼻胃减压管、鼻空肠饲养管和胸管[7]。与再次手术探查的患者相比，该方法吻合口瘘的愈合时间更短，同时对密闭胸内瘘或非密闭胸内瘘（即胸腔严重污染、脓肿、纵隔炎、脓胸或脓毒症等）患者均有效。然而，与进行手术再探查的患者相比，此法密闭瘘比例较高，而2种治疗方法均无明确指征。另外，也有专家建议，当存在胸腔内积液

时，可能需要放置胸管，但应结合胸腔镜或开胸手术清创[72]。这也适用于纵隔积液的情况，其往往不能使用胸管引流。总之，现有证据似乎支持由局部、内镜或经皮引流组成的递进式治疗方法，然后根据需要进行手术引流和探查。

（五）手术修复和偏差

虽然对大多数患者来说，非手术治疗失败的患者保留手术治疗的升级方法可能是可行的，但一些研究表明，直接进行手术治疗也是主要方法。在发生严重脓毒症之前，在最初72 h内有明显瘘的患者，使用缝线修复吻合口破损可能就足够了[71,73]。在某些情况下，可能需要重新吻合。在这些情况下，管状胃的血供是非常重要的，并应保证有足够的长度来进行无张力的再次吻合。1项回顾性队列研究曾报告了纵隔区域吻合口瘘患者的结果，近40%的患者的主要治疗策略为再次探查[71]。在出现脓毒症迹象之前，立即进行手术清创、重新吻合或食管旷置。其他患者主要采用保守治疗或内镜治疗。在这些患者中，只有在吻合口缺血、脓毒症或初始治疗失败的情况下才需要手术。该研究发现，与接受保守或内镜治疗的患者相比，接受初始手术治疗的患者病死率更高，但该研究的作者承认在比较中存在明显的偏差。

如果缺损不能进行初级修复，可以使用带蒂胸壁肌肉、大网膜、胸膜或心包脂肪进行闭合和吻合口加固[9,74]。1项研究报告了19例不同原因的食管瘘术后行吻合口修复术的结果。根据瘘的位置，肌瓣修补可采用膈肌、背阔肌、前锯肌或胸肌皮瓣作为初级治疗或二级治疗[74]。尽管有4例患者出现呼吸功能不全，4例需要再次干预，但无术后死亡。除了使用自体材料修复缺损外，最近的1项研究探讨了在吻合口瘘后出现持续性颈部瘘的患者中使用牛心包补片进行修复[75]。虽然研究仅纳入了7例患者，但所有患者均康复，无吻合口瘘复发的报道。虽然吻合口的手术修复似乎是安全有效的，但只有1项研究比较了手术治疗与保守治疗或内镜治疗的结果。此外，所纳入患者的病理、手术适应证和手术方式均存在异质性，因此难以得出确切的结论。

切除、转流和食管重建被用于最严重的病例，特别是脓毒症进展，组织不健康且不安全，伴有部分或完全胃坏死的病例[39,76]。吻合口离断和食管重建的其

他适应证包括：较大（＞2 cm）或近全周的瘘口，胸腔弥漫性污染和先前治疗的失败[39,50,76-77]。食管改路的一种常用技术是进行食管末端造口术[8,76,78]。另外，双管食管胃造口术也有报道[47]。管状胃可在近端缝合，暂时存放于腹腔内或于腹腔内切除，这取决于管状胃的情况。转流手术后，恢复胃肠道的连续性可能是一个主要的挑战。为了恢复胃肠道的连续性，胃是首选的通道[78]。然而，在食管转流后，胃可能已经被切除、长度不足或不适合重建。在这些情况下，应用结肠重建通常优于应用空肠重建[76,78]。尽管有早期成功重建的案例，但重建的时间是有争议的[76]，只是一般很少在6个月前完成[47,78]。无论精确的时间如何，该研究的作者都同意只有在患者的感染、营养和身体状况得到优化后才能进行重建[47,76,78]。

综上所述，由于纳入研究的队列较小及研究之间的异质性，目前尚无证据支持吻合口瘘的特定治疗方法。我们建议对所有患者进行吻合口瘘的治疗，包括口服、静脉注射抗生素和适当的喂养（最好是经鼻空肠营养管或空肠造口术）。此外，在颈部吻合和（或）放疗、内镜和（或）外科引流的情况下，应通过打开颈部伤口来获得充分的瘘口引流。对于特殊适应证（如吻合口瘘合并管状胃坏死），应行吻合口再手术或切除吻合口行食管转流[8,42,47-48,77]。在缺乏循证医学证据的情况下，我们建议根据患者的病情诊断和对瘘的后遗症判断进行个体化治疗。

四、在研试验和实验性治疗

目前正在研究各种新的干预措施和实验性治疗方法来预防瘘或改善瘘的愈合。基于强有力的理论基础，已开展一种关于切除前进行胃缺血预处理以改善胃灌注的评估方法。该方法包括在切除前至少2周通过腹腔镜或放射手段对胃左动脉进行结扎或栓塞[79-80]。结果因数据而异。最近的一项Meta分析显示，没有证据表明吻合口瘘发生率降低，但研究得出结论，这些干预措施是可行的，随机试验是有必要的[36]。我们热切期待2项新的随机试验和1项关于缺血预处理的前瞻性队列研究（NCT04268654、NCT02432794、NCT03896399）的结果[81-83]。

另一种改善胃灌注的方法（特别是对于血管疾病高危患者）是在管状胃动脉与周围胸部动脉或颈部动脉之间进行（微）血管吻合。这种技术通常被称为"增压"，主要用于空肠或结肠代食管消化道重建[84]，但也有研究称用于管状胃重建[37-38]。1项包含44例患者的回顾性研究表明，与常规手术相比，这种技术的吻合口瘘率明显降低[37]。该研究没有说明选择患者进行增压吻合术的原因。虽然目前还没有确凿的证据，但增压可能对有血管疾病的患者和常规管状胃成形后有缺血风险的患者发挥作用。

通过术中灌注监测来评估管状胃灌注的研究越来越多[85]。最常见的评估模式是使用吲哚菁绿（ICG）进行荧光成像。最近的一项Meta分析报道，术中ICG荧光成像可导致约25%的病例的治疗方法发生改变[86]。具体包括切除部分管状胃或改变吻合口位置，据报道，ICG荧光成像的使用降低了吻合瘘的发生率。然而，与许多类似文献一样，其报道的研究质量较差，并且没有进行随机对照试验，因此大多数研究缺乏对照队列。这种方法的另一个问题是缺乏可靠的定量方法[85-86]。

干细胞疗法是治疗吻合口瘘的一种有趣的理论方法。在中国的1项研究中，在动物模型的颈部吻合口瘘周围注射纤维蛋白溶液中的自体间充质干细胞混合物，并与单纯注射纤维蛋白溶液组进行比较[87]。结果显示，干细胞组愈合率较高，创面感染率降低；然而，其在人体中的安全性和有效性还有待研究。"吻合胶"的概念并不新鲜，纤维蛋白胶（不含干细胞）先前已被研究用于预防胃肠道手术，特别是结直肠手术中的吻合口瘘，但目前尚未证实其有效性[88-89]。目前正在进行1项随机试验，研究猪纤维蛋白密封剂（Bioseal®）在McKeown食管切除术后预防吻合口瘘的疗效，结果于2023年公布（NCT03529266）[90]。

五、讨论

本篇综述介绍了与食管切除术后吻合口瘘的发生率、预后相关的因素和治疗方法（特别是手术治疗），以及新方法的应用前景。回顾现有文献，确定了几个与吻合口瘘发生率升高相关的因素，但尚不了解与吻合口瘘结果相关的因素。目前还缺乏一种循证的治疗策略。基于现有文献，一个合理的结论是，从非侵入性治疗到更具侵入性的治疗升级提供了最好的方法，同时我们强调了该方法的其他情况，即立即手术是最佳方法。然而，显然证据基础很薄弱，而且大多是基于专家的意见。研究应根据瘘的时间、严重程度以及相关的脓毒性反应和器官衰竭情况建立新的策略。

这篇综述强调了现有文献的局限性。首先，大多数报道吻合口瘘治疗的研究都是回顾性、非比较性队列研究，包括少量存在大量偏倚风险的患者。其次，无论是纳入标准还是结果参数报告，研究之间存在显著的异质性，限制了研究的可比性和结论的可信度。再次，目前研究中的大多数患者都接受了开放式食管切除术，而微创食管切除术（MIE）目前的实际应用越来越多，这可能限制了这些研究结果的普适性。最后，更普遍的是，没有一个吻合口瘘严重程度的分型可以在诊断时使用，从而具备临床相关性。虽然目前采用ECCG吻合口严重程度分型在很多方面都很有用，并将提高报告标准[18]，但这种分型无法用于诊断决策，因为其根据所提供的治疗方法对吻合口瘘进行分型。显而易见，基于临床和瘘的特征对临床相关瘘的严重程度进行分型并未达到要求，国际协作将有望填补这些知识空白，并在未来提供更可靠的证据基础和算法。

在这方面，EsoBenchmark是一个高手术量中心参与的国际合作项目，旨在确定经胸全腔镜MIE的最佳结果[91]。ESODATA是另一个国际合作项目，旨在比较食管切除术后的结果，该项目由国际食管疾病学会主持，由ECCG发起[92]。最近，食管-胃吻合审查组发起了一项全球多中心队列研究[93]。毫无疑问，本研究将为吻合口瘘发生率的国际差异以及吻合技术与患者预后的关系等问题提供有价值的答案。然而，该研究并没有探讨与吻合口瘘结局相关的因素或不同吻合口瘘治疗方法的有效性。为了解答这2个问题，目前正在进行TENTACLE-Esophagus研究（NCT03829098）[94]。TENTACLE-Esophagus研究的第一个目的是探讨影响吻合口瘘严重程度的因素，并制定基于证据的吻合口瘘严重程度评分。第二个目的是研究瘘的哪些特征与不同治疗方法的成功相关，并根据严重程度特征比较不同初始治疗的有效性。根据样本量计算，需要纳入680例患者。然而，已经有超过1 500例患者被纳入其中，结果于2021年初公布。

总之，尽管食管切除术后吻合口瘘相对常见，但目前的文献并没有提供强有力的证据为各种瘘的治疗提出明确建议，也没有根据瘘的性质和脓毒症的严重程度提供明确的治疗方法。这为科研人员提供了一个重要机会，希望TENTACLE-Esophagus研究和其他研究能不断完善相关知识储备，从而为吻合口瘘的治疗指南奠定基础。

参考文献

[1] Jemal A, Bray F, Center M M, et al. Global cancer statistics[J]. CA Cancer J Clin, 2011, 61(2): 69-90.

[2] Bray F, Ferlay J, Soerjomataram I, et al. Global cancer statistics 2018: GLOBOCAN estimates of incidence and mortality worldwide for 36 cancers in 185 countries[J]. CA Cancer J Clin, 2018, 68(6): 394-424.

[3] Shapiro J, van Lanschot J J B, Hulshof M C C M, et al. Neoadjuvant chemoradiotherapy plus surgery versus surgery alone for oesophageal or junctional cancer (CROSS): Long-term results of a randomised controlled trial[J]. Lancet Oncol, 2015, 16(9): 1090-1098.

[4] Al-Batran S-E, Homann N, Schmalenberg H, et al. Perioperative chemotherapy with docetaxel, oxaliplatin, and fluorouracil/leucovorin (FLOT) versus epirubicin, cisplatin, and fluorouracil or capecitabine (ECF/ECX) for resectable gastric or gastroesophageal junction (GEJ) adenocarcinoma (FLOT4-AIO): A multicenter, randomized phase 3 trial[J]. J Clin Oncol, 2017, 35: 4004.

[5] Dutch Upper GI Cancer Audit (DUCA): Analysis of DUCA registration database [EB/OL]. [2012].

[6] Biere S S, Maas K W, Cuesta M A, et al. Cervical or thoracic anastomosis after esophagectomy for cancer: A systematic review and meta-analysis[J]. Dig Surg, 2011, 28(1): 29-35.

[7] Guo J, Chu X, Liu Y, et al. Choice of therapeutic strategies in intrathoracic anastomotic leak following esophagectomy[J]. World J Surg Oncol, 2014, 12: 402.

[8] Turkyilmaz A, Eroglu A, Aydin Y, et al. The management of esophagogastric anastomotic leak after esophagectomy for esophageal carcinoma[J]. Dis Esophagus, 2009, 22(2): 119-126.

[9] Schaheen L, Blackmon S H, Nason K S. Optimal approach to the management of intrathoracic esophageal leak following esophagectomy: A systematic review[J]. Am J Surg, 2014, 208(4): 536-543.

[10] Goense L, van Dijk WA, Govaert J A, et al. Hospital costs of complications after esophagectomy for cancer[J]. Eur J Surg Oncol, 2017, 43(4): 696-702.

[11] Lubbers M, van Workum F, Berkelmans G. Treatment of anastomotic leakage after minimally invasive Ivor Lewis esophagectomy[Z]. The Society of American Gastrointestinal and Endoscopic Surgeons, 2014.

[12] Saluja S S, Ray S, Pal S, et al. Randomized trial comparing side-

to-side stapled and hand-sewn esophagogastric anastomosis in neck[J]. J Gastrointest Surg, 2012, 16(7): 1287-1295.

[13] Derogar M, Orsini N, Sadr-Azodi O, et al. Influence of major postoperative complications on health-related quality of life among long-term survivors of esophageal cancer surgery[J]. J Clin Oncol, 2012, 30(14): 1615-1619.

[14] Scarpa M, Saadeh L M, Fasolo A, et al. Health-related quality of life in patients with oesophageal cancer: Analysis at different steps of the treatment pathway[J]. J Gastrointest Surg, 2013, 17(3): 421-433.

[15] Fransen L F C, Berkelmans G H K, Asti E, et al. The effect of postoperative complications after minimally invasive esophagectomy on long-term survival: An international multicenter cohort study[J]. Ann Surg, 2020, 274(6): e1129-e1137.

[16] Hagens E R C, Anderegg M C J, van Berge Henegouwen M I, et al. International survey on the management of anastomotic leakage after esophageal resection[J]. Ann Thorac Surg, 2018, 106(6): 1702-1708.

[17] Verstegen M H P, Bouwense S A W, van Workum F, et al. Management of intrathoracic and cervical anastomotic leakage after esophagectomy for esophageal cancer: A systematic review[J]. World J Emerg Surg, 2019, 14: 17.

[18] Low D E, Alderson D, Cecconello I, et al. International consensus on standardization of data collection for complications associated with esophagectomy: Esophagectomy complications consensus group (ECCG)[J]. Ann Surg, 2015, 262(2): 286-294.

[19] Tabatabai A, Hashemi M, Mohajeri G, et al. Incidence and risk factors predisposing anastomotic leak after transhiatal esophagectomy[J]. Ann Thorac Med, 2009, 4(4): 197-200.

[20] Ryan A M, Hearty A, Prichard R S, et al. Association of hypoalbuminemia on the first postoperative day and complications following esophagectomy[J]. J Gastrointest Surg, 2007, 11(10): 1355-1360.

[21] Kamarajah S K, Lin A, Tharmaraja T, et al. Risk factors and outcomes associated with anastomotic leaks following esophagectomy: A systematic review and meta-analysis[J]. Dis Esophagus, 2020, 33(3): doz089.

[22] Hasegawa T, Kubo N, Ohira M, et al. Impact of body mass index on surgical outcomes after esophagectomy for patients with esophageal squamous cell carcinoma[J]. J Gastrointest Surg, 2015, 19(2): 226-233.

[23] Blom R L, Lagarde S M, Klinkenbijl J H, et al. A high body mass index in esophageal cancer patients does not influence postoperative outcome or long-term survival[J]. Ann Surg Oncol, 2012, 19(3): 766-771.

[24] Mengardo V, Pucetti F, Mc Cormack O, et al. The impact of obesity on esophagectomy: A meta-analysis[J]. Dis Esophagus, 2018, 31(6): dox149.

[25] Kassis E S, Kosinski A S, Ross P Jr, et al. Predictors of anastomotic leak after esophagectomy: An analysis of the society of thoracic surgeons general thoracic database[J]. Ann Thorac Surg, 2013, 96(6): 1919-1926.

[26] Li S J, Wang Z Q, Li Y J, et al. Diabetes mellitus and risk of anastomotic leakage after esophagectomy: A systematic review and meta-analysis[J]. Dis Esophagus, 2017, 30(6): 1-12.

[27] Goense L, van Rossum PSN, Weijs T J, et al. Aortic calcification increases the risk of anastomotic leakage after Ivor-Lewis esophagectomy[J]. Ann Thorac Surg, 2016, 102(1): 247-252.

[28] Goense L, van Rossum PSN, Ruurda J P, et al. Radiation to the gastric fundus increases the risk of anastomotic leakage after esophagectomy[J]. Ann Thorac Surg, 2016, 102(6): 1798-1804.

[29] Vande Walle C, Ceelen W P, Boterberg T, et al. Anastomotic complications after Ivor Lewis esophagectomy in patients treated with neoadjuvant chemoradiation are related to radiation dose to the gastric fundus[J]. Int J Radiat Oncol Biol Phys, 2012, 82(3): e513-e519.

[30] Juloori A, Tucker S L, Komaki R, et al. Influence of preoperative radiation field on postoperative leak rates in esophageal cancer patients after trimodality therapy[J]. J Thorac Oncol, 2014, 9(4): 534-540.

[31] Cunningham D, Stenning S P, Smyth E C, et al. Perioperative chemotherapy with or without bevacizumab in operable oesophagogastric adenocarcinoma[J]. Lancet Oncol, 2017, 18: 357-370.

[32] Cassivi S D. Leaks, strictures, and necrosis: A review of anastomotic complications following esophagectomy[J]. Semin Thorac Cardiovasc Surg, 2004, 16(2): 124-132.

[33] Dewar L, Gelfand G, Finley R J, et al. Factors affecting cervical anastomotic leak and stricture formation following esophagogastrectomy and gastric tube interposition[J]. Am J Surg, 1992, 163(5): 484-489.

[34] Deng X F, Liu Q X, Zhou D, et al. Hand-sewn vs linearly stapled esophagogastric anastomosis for esophageal cancer: A meta-analysis[J]. World J Gastroenterol, 2015, 21(15): 4757-4764.

[35] Honda M, Kuriyama A, Noma H, et al. Hand-sewn versus mechanical esophagogastric anastomosis after esophagectomy: A systematic review and meta-analysis[J]. Ann Surg, 2013, 257(2): 238-248.

[36] Heger P, Blank S, Diener M K, et al. Gastric preconditioning in advance of esophageal resectionsystematic review and meta-analysis[J]. J Gastrointest Surg, 2017, 21: 1523-1532.

[37] Yoshimi F, Asato Y, Ikeda S, et al. Using the supercharge technique to additionally revascularize the gastric tube after a subtotal esophagectomy for esophageal cancer[J]. Am J Surg, 2006, 191(2): 284-287.

[38] Murakami M, Sugiyama A, Ikegami T, et al. Additional microvascular anastomosis in reconstruction after total esophagectomy for cervical esophageal carcinoma[J]. Am J Surg, 1999, 178(3): 263-266.

[39] Manghelli J L, Ceppa D P, Greenberg J W, et al. Management of anastomotic leaks following esophagectomy: When to intervene?[J]. J Thorac Dis, 2019, 11(1): 131-137.

[40] Alanezi K, Urschel J D. Mortality secondary to esophageal anastomotic leak[J]. Ann Thorac Cardiovasc Surg, 2004, 10(2): 71-75.

[41] Korst R J, Port J L, Lee P C, et al. Intrathoracic manifestations of cervical anastomotic leaks after transthoracic esophagectomy for carcinoma[J]. Ann Thorac Surg, 2005, 80(4): 1185-1190.

[42] van Rossum PSN, Haverkamp L, Carvello M, et al. Management and outcome of cervical versus intrathoracic manifestation of cervical anastomotic leakage after transthoracic esophagectomy for cancer[J]. Dis Esophagus, 2017, 30(1): 1-8.

[43] Sepesi B, Swisher S G, Walsh G L, et al. Omental reinforcement of the thoracic esophagogastric anastomosis: An analysis of leak and reintervention rates in patients undergoing planned and salvage esophagectomy[J]. J Thorac Cardiovasc Surg, 2012, 144(5): 1146-1150.

[44] Zhou D, Liu Q X, Deng X F, et al. Anastomotic reinforcement with omentoplasty reduces anastomotic leakage for minimally invasive esophagectomy with cervical anastomosis[J]. Cancer Manag Res, 2018, 10: 257-263.

[45] Zheng Q F, Wang J J, Ying M G, et al. Omentoplasty in preventing anastomotic leakage of oesophagogastrostomy following radical oesophagectomy with three-field lymphadenectomy[J]. Eur J Cardiothorac Surg, 2013, 43(2): 274-278.

[46] Yuan Y, Zeng X, Hu Y, et al. Omentoplasty for esophagogastrostomy after esophagectomy[J]. Cochrane Database Syst Rev, 2012, 11: CD008446.

[47] Page R D, Shackcloth M J, Russell G N, et al. Surgical treatment of anastomotic leaks after oesophagectomy[J]. Eur J Cardiothorac Surg, 2005, 27(2): 337-343.

[48] Dent B, Griffin S M, Jones R, et al. Management and outcomes of anastomotic leaks after oesophagectomy[J]. Br J Surg, 2016, 103(8): 1033-1038.

[49] Moon S W, Kim J J, Cho D G, et al. Early detection of complications: Anastomotic leakage[J]. J Thorac Dis, 2019, 11(Suppl 5): S805-S811.

[50] Mardin W A, Palmes D, Bruewer M. Current concepts in the management of leakages after esophagectomy[J]. Thorac Cancer, 2012, 3(2): 117-124.

[51] Palmes D, Brüwer M, Bader F G, et al. Diagnostic evaluation, surgical technique, and perioperative management after esophagectomy: Consensus statement of the german advanced surgical treatment study group[J]. Langenbecks Arch Surg, 2011, 396(6): 857-866.

[52] de Mooij CM, Maassen van den Brink M, Merry A, et al. Systematic review of the role of biomarkers in predicting anastomotic leakage following gastroesophageal cancer surgery[J]. J Clin Med, 2019.

[53] Griffin S M, Lamb P J, Dresner S M, et al. Diagnosis and management of a mediastinal leak following radical oesophagectomy[J]. Br J Surg, 2001, 88(10): 1346-1351.

[54] Nederlof N, de Jonge J, de Vringer T, et al. Does routine endoscopy or contrast swallow study after esophagectomy and gastric tube reconstruction change patient management?[J]. J Gastrointest Surg, 2017, 21(2): 251-258.

[55] Doerfer J, Meyer T, Klein P, et al. The importance of radiological controls of anastomoses after upper gastrointestinal tract surgery - a retrospective cohort study[J]. Patient Saf Surg, 2010, 4(1): 17.

[56] Hogan B A, Winter D C, Broe D, et al. Prospective trial comparing contrast swallow, computed tomography and endoscopy to identify anastomotic leak following oesophagogastric surgery[J]. Surg Endosc, 2008, 22(3): 767-771.

[57] Jones C M, Clarke B, Heah R, et al. Should routine assessment of anastomotic integrity be undertaken using radiological contrast swallow after oesophagectomy with intra-thoracic anastomosis? Best evidence topic (BET)[J]. Int J Surg, 2015, 20: 158-162.

[58] Tang H, Xue L, Hong J, et al. A method for early diagnosis and treatment of intrathoracic esophageal anastomotic leakage: Prophylactic placement of a drainage tube adjacent to the anastomosis[J]. J Gastrointest Surg, 2012, 16(4): 722-727.

[59] Elsayed H, Shaker H, Whittle I, et al. The impact of systemic fungal infection in patients with perforated oesophagus[J]. Ann R Coll Surg Engl, 2012, 94(8): 579-584.

[60] Qin J, Li Y, Zhang R, et al. Treatment of esophagogastric anastomotic leak with perianastomotic drain[J]. J Thorac Oncol, 2010, 5(2): 251-253.

[61] Hu Z, Yin R, Fan X, et al. Treatment of intrathoracic anastomotic leak by nose fistula tube drainage after esophagectomy for cancer[J]. Dis Esophagus, 2011, 24(2): 100-107.

[62] Jiang F, Yu M F, Ren B H, et al. Nasogastric placement of sump tube through the leak for the treatment of esophagogastric anastomotic leak after esophagectomy for esophageal carcinoma[J]. J Surg Res, 2011, 171(2): 448-451.

[63] Shuto K, Kono T, Akutsu Y, et al. Naso-esophageal extraluminal drainage for postoperative anastomotic leak after thoracic esophagectomy for patients with esophageal cancer[J]. Dis Esophagus, 2017, 30(3): 1-9.

[64] Yin G, Xu Q, Chen S, et al. Fluoroscopically guided three-tube

insertion for the treatment of postoperative gastroesophageal anastomotic leakage[J]. Korean J Radiol, 2012, 13(2): 182-188.

[65] Bludau M, Hölscher A H, Herbold T, et al. Management of upper intestinal leaks using an endoscopic vacuum-assisted closure system (E-VAC)[J]. Surg Endosc, 2014, 28(3): 896-901.

[66] Rausa E, Asti E, Aiolfi A, et al. Comparison of endoscopic vacuum therapy versus endoscopic stenting for esophageal leaks: Systematic review and meta-analysis[J]. Dis Esophagus, 2018.

[67] Brangewitz M, Voigtländer T, Helfritz F A, et al. Endoscopic closure of esophageal intrathoracic leaks: Stent versus endoscopic vacuum-assisted closure, a retrospective analysis[J]. Endoscopy, 2013, 45(6): 433-438.

[68] Chon S H, Bartella I, Bürger M, et al. VACStent: A new option for endoscopic vacuum therapy in patients with esophageal anastomotic leaks after upper gastrointestinal surgery[J]. Endoscopy, 2020, 52(5): E166-E167.

[69] Valli P V, Mertens J C, Kröger A, et al. Stent-over-sponge (SOS): A novel technique complementing endosponge therapy for foregut leaks and perforations[J]. Endoscopy, 2018, 50(2): 148-153.

[70] Kauer W K, Stein H J, Dittler H J, et al. Stent implantation as a treatment option in patients with thoracic anastomotic leaks after esophagectomy[J]. Surg Endosc, 2008, 22(1): 50-53.

[71] Fumagalli U, Baiocchi G L, Celotti A, et al. Incidence and treatment of mediastinal leakage after esophagectomy: Insights from the multicenter study on mediastinal leaks[J]. World J Gastroenterol, 2019, 25(3): 356-366.

[72] Ding N, Mao Y, He J, et al. Experiences in the management of anastomotic leakages and analysis of the factors affecting leakage healing in patients with esophagogastric junction cancer[J]. J Thorac Dis, 2017, 9(2): 386-391.

[73] Messager M, Warlaumont M, Renaud F, et al. Recent improvements in the management of esophageal anastomotic leak after surgery for cancer[J]. Eur J Surg Oncol, 2017, 43(2): 258-269.

[74] Kotzampassakis N, Christodoulou M, Krueger T, et al. Esophageal leaks repaired by a muscle onlay approach in the presence of mediastinal sepsis[J]. Ann Thorac Surg, 2009, 88(3): 966-972.

[75] Hua X, Qian R, Shi K, et al. Effectiveness and safety of bovine pericardium patch repair for cervical anastomotic leakage after oesophagectomy for cancer[J]. J Thorac Dis, 2019, 11(9): 3808-3813.

[76] Wang H, Zhang Y, Zhang Y, et al. Practice of cervical end-esophageal exteriorization in patients with severe intrathoracic anastomotic leakage after esophagectomy[J]. J Int Med Res, 2018, 46(12): 5090-5098.

[77] Martin L W, Swisher S G, Hofstetter W, et al. Intrathoracic

leaks following esophagectomy are no longer associated with increased mortality[J]. Ann Surg, 2005, 242(3): 392-399.

[78] Barkley C, Orringer M B, Iannettoni M D, et al. Challenges in reversing esophageal discontinuity operations[J]. Ann Thorac Surg, 2003, 76(4): 989-994.

[79] Yetasook A K, Leung D, Howington J A, et al. Laparoscopic ischemic conditioning of the stomach prior to esophagectomy[J]. Dis Esophagus, 2013, 26(5): 479-486.

[80] Diana M, Hübner M, Vuilleumier H, et al. Redistribution of gastric blood flow by embolization of gastric arteries before esophagectomy[J]. Ann Thorac Surg, 2011, 91(5): 1546-1551.

[81] Catalan Institute of Health. Trial on delay phenomenon utility in preventing anastomotic leakage after an esophagectomy[EB/OL]. (2013-04-01). https://clinicaltrials.gov/ct2/show/NCT02432794.

[82] National Library of Medicine. Laparoscopic Ischemic Conditioning Prior to Esophagectomy[EB/OL]. [2022-01-12]. https://clinicaltrials.gov/ct2/show/NCT03896399.

[83] National Library of Medicine. Ischemic Conditioning of the Gastric Conduit in Esophageal Cancer[EB/OL]. [2022-01-21]. https://clinicaltrials.gov/ct2/show/NCT04268654.

[84] Sekido M, Yamamoto Y, Minakawa H, et al. Use of the "supercharge" technique in esophageal and pharyngeal reconstruction to augment microvascular blood flow[J]. Surgery, 2003, 134: 420-424.

[85] Jansen S M, de Bruin DM, van Berge Henegouwen MI, et al. Optical techniques for perfusion monitoring of the gastric tube after esophagectomy: A review of technologies and thresholds[J]. Dis Esophagus, 2018, 31(6): dox161.

[86] Slooter M D, Eshuis W J, Cuesta M A, et al. Fluorescent imaging using indocyanine green during esophagectomy to prevent surgical morbidity: A systematic review and meta-analysis[J]. J Thorac Dis, 2019, 11: S755-S765.

[87] Xue X, Yan Y, Ma Y, et al. Stem-cell therapy for esophageal anastomotic leakage by autografting stromal cells in fibrin scaffold[J]. Stem Cells Transl Med, 2019, 8(6): 548-556.

[88] Huh J W, Kim H R, Kim Y J. Anastomotic leakage after laparoscopic resection of rectal cancer: The impact of fibrin glue[J]. Am J Surg, 2010, 199(4): 435-441.

[89] Nordentoft T, Pommergaard H C, Rosenberg J, et al. Fibrin glue does not improve healing of gastrointestinal anastomoses: A systematic review[J]. Eur Surg Res, 2015, 54(1-2): 1-13.

[90] National Library of Medicine. Study of porcine fibrin sealant in preventing cervical anastomotic leakage for esophageal or junctional carcinoma (PLACE020)[2022-01-12]. https://clinicaltrials.gov/ct2/show/NCT03529266.

[91] Schmidt H M, Gisbertz S S, Moons J, et al. Defining benchmarks for transthoracic esophagectomy: A multicenter analysis of total minimally invasive esophagectomy in low risk patients[J]. Ann Surg, 2017, 266(5): 814-821.

[92] Low D E，Kuppusamy M K，Alderson D，et al. Benchmarking complications associated with esophagectomy[J]. Ann Surg，2019，269：291-298.

[93] Evans R P T，Singh P，Nepogodiev D，et al. Study protocol for a multicenter prospective cohort study on esophagogastric anastomoses and anastomotic leak (the Oesophago-Gastric Anastomosis Audit/OGAA)[J]. Dis Esophagus，2020，33(1)：doz007.

[94] National Library of Medicine.TreatmENT of AnastomotiC Leakage After Esophagectomy (TENTACLE) [2022-01-12]. https://clinicaltrials.gov/ct2/show/NCT03829098.

翻译：王强，河北医科大学第一医院胸外科

审校：郭旭峰，上海交通大学医学院附属胸科医院胸外科

doi：10.21037/aoe-2020-18

Cite this article as：Ubels S，Verstegen MHP，Rosman C，Reynolds JV. Anastomotic leakage after esophagectomy for esophageal cancer: risk factors and operative treatment. Ann Esophagus，2021，4：8.

第四十一章 微创食管切除术后吻合口瘘的内镜真空疗法与支架接力疗法

Matias Javier Turchi[1], Federico Luis Llanos[1], Mauricio Gabriel Ramirez[1,2], Franco Badaloni[1], Fabio Nachman[1], Alejandro Nieponice[1,2,3]

[1]Esophageal Unit, Department of Surgery, Hospital Universitario Fundación Favaloro, Buenos Aires, Argentina; [2]Instituto de Medicina Trslacional, Trasplante y Bioingeniería (IMETTYB), Universidad Favaloro, Buenos Aires, Argentina; [3]McGowan Institute, University of Pittsburgh, Pittsburgh, PA 15260, USA

Contributions: (I) Conception and design: MJ Turchi, MG Ramirez, A Nieponice; (II) Administrative support: MJ Turchi, MG Ramirez, FL Llanos, F Badaloni; (III) Provision of study materials or patients: A Nieponice, MG Ramirez, F Nachman; (IV) Collection and assembly of data: MJ Turchi, FL Llanos, F Badaloni; (V) Data analysis and interpretation: MJ Turchi, A Nieponice, MG Ramirez; (VI) Manuscript writing: All authors; (VII) Final approval of manuscript: All authors.

Correspondence to: Alejandro Nieponice, MD, PhD, Chief, Esophageal Unit, Department of Surgery, Hospital Universitario Fundación Favaloro, Av. Belgrano 1746, C1093 AAS, Buenos Aires, Argentina. Email: anieponi@ffavaloro.org.

背景: 食管部分切除加管状胃上拉吻合是治疗食管癌常用的手术方法。食管胃吻合口瘘是食管切除术后常见且严重的并发症之一。虽然有内镜和手术等治疗方法的选择,但治疗手段还没有实现统一。有关内镜真空疗法(endoscopic vacuum therapy, EVT)与全覆膜自膨胀金属支架(fully covered self-expanding metal stents, FSEMS)联合进行序贯治疗[接力疗法(relay therapy, RT)]的文献尚未见报道。

方法: 对6例微创食管切除术(MIE)后吻合口瘘患者采用RT。我们描述了RT的具体方法,并评估了EVT开始时间、真空系统更换次数、FSEMS放置时间、吻合口瘘最终愈合时间、ICU住院时间、并发症发生率和病死率,以及6个月随访时的吻合口狭窄率。

结果: 吻合口瘘出现的中位时间为2天[四分位数间距(IQR)2~2.75];所有患者(6/6)平均在7天(IQR 6.5~7.75)后完成内镜治疗,需要2次(IQR 2~2.75)内镜真空系统更换;FSEMS放置时间为7.1天(IQR 6~8.25);至最终愈合的中位时间为19.5天(IQR 17~21.5);1例患者需要再次手术(因吻合口裂开和脓胸);无与使用RT直接相关的并发症发生;中位住院时间为16.5天(IQR 13~28);吻合口狭窄2例(33.3%)。

结论: RT是一种治疗上消化道瘘的新方法,是Ivor Lewis微创食管切除术(IL-MIE)后吻合口瘘安全有效的治疗方法。

关键词: 吻合口瘘;内镜真空疗法;自膨胀金属支架;食管切除术;接力疗法

View this article at: https://dx.doi.org/10.21037/aoe-21-44

一、引言

食管切除术加管状胃上拉吻合是早期和局部晚期食管癌最常用的手术治疗方法[1]。尽管MIE可以改善患者预后，但无论食管切除和重建手术类型为何，该手术的术后并发症发生率都比较高。

食管胃吻合口瘘（esophagogastric anastomosis leak，EAL）是食管切除术后常见且严重的并发症之一[2-4]，导致重症监护时间和住院时间延长，患者住院费用增加，术后病死率升高，生活质量下降[5-6]。尽管手术技术和器械有了很大的改进，但这种并发症的发生率仍为5%~30%[7-9]。

虽然有内镜和手术等多种治疗方法的选择，但治疗手段还没有达成共识。与手术方法相比，内镜治疗已被广泛接受，并显著降低了并发症发生率和病死率[10]。

FSEMS被认为是治疗术后吻合口瘘的有效工具，临床成功率为44%~88%[11-14]。然而，一些研究报道了使用支架治疗出现的几个问题，最常见的包括支架移位、组织包裹导致的支架移除困难及支架移除后发生狭窄[13-17]，也有报道罕见的纵隔大血管内支架侵蚀造成死亡的病例。

在临床其他方法处理吻合口瘘失败的情况下，EVT的疗效逐渐得到认可，成功治愈了超过89%的吻合口瘘患者，且病死率很低[18-24]。

这种内镜下入路的原理与真空辅助封闭外伤处治疗相同（即通过清除感染分泌物、减少水肿、增加局部灌注和促进肉芽组织形成来改善和加速愈合[25-28]）。这种方法的主要局限性是所需的愈合时间比较长。

海绵支架（stent-over-sponge，SOS）被用于治疗复杂吻合口瘘[29]，这种支架的目的是确保海绵附着在下面的组织上，优化抽吸方向和功效。SOS适用于治疗传统海绵治疗失败的非包裹性瘘[30-31]，然而，更换支架的复杂性和高成本限制了其在临床上的广泛应用。

目前检索到的文献中还没有EVT和FSEMS联合应用的报道。我们认为RT可以缩短吻合口瘘的愈合时间，减少出现二次手术的次数。RT是在患者急性期使用内镜检查，并放置FSEMS来实现瘘口慢性愈合。我们在这里介绍了MIE后应用RT治疗吻合口瘘的初步经验，根据STROBE报告清单（https://aoe.amegroups.com/article/view/10.21037/aoe-21-44/rc）提交文章。

二、方法

我们评估了2018年1月—2021年1月在阿根廷布宜诺斯艾利斯法瓦洛罗大学医院和Finchietto疗养院接受IL-MIE手工吻合术后发生吻合口瘘的患者，所有患者均接受RT治疗。

这项研究根据《赫尔辛基宣言》（2013年修订）进行，法瓦洛罗大学医院伦理委员会批准了该方案[批准号：DDI（1301）1515 CBE 546/15]，由于是回顾性研究，患者及家属没有签署知情同意书。

数据库中还记录了患者的人口学特征、术前临床指标、围手术期结局和术后并发症发生率和病死率（表41-1）。所有患者在肿瘤委员会进行评估，并对cT2期及以上分期的肿瘤患者进行新辅助治疗（TNM分期采用食管胃结合部肿瘤和食管肿瘤分期[32]）。所有患者均采用IL-MIE。

临床表现怀疑为吻合口瘘的患者[33-34]，通过口服造影剂做CT和（或）内镜检查确诊。吻合口瘘分型包括Ⅰ型（不需要改变治疗方法，采用药物治疗或改变饮食习惯）、Ⅱ型（需要介入治疗，但不需要手术治疗）和Ⅲ型（需要手术干预）[2,35]。所有患者最初都接受EVT，直到临床体征和实验室感染指标恢复正常，并且至少48 h内未观察到病情恶化。EVT间隔时间根据临床体征和实验室指标，以及内镜下抽吸量和瘘口大小决定。在EVT后，使用FSEMS明确封闭瘘口，尽量早日恢复经口进食。图41-1描述了RT的具体流程。

研究终点包括EVT开始时间、真空系统更换次数、FSEMS放置时间、吻合口瘘最终愈合时间、ICU住院时间、并发症发生率和病死率、6个月随访吻合口狭窄率。

（一）RT过程

EVT是在全身麻醉（镇静）或气管插管下于手术室、内镜室或ICU（如果怀疑患者胃内液体较多，则送入ICU更安全）进行。在内镜下识别和评估瘘口大小，随后进行冲洗和清创，清除脓液，消除脓毒症源。

清理完脓腔后，将16~18 Fr的多孔鼻胃管（图41-2A）与2个远端缝合环[一个在尖端，另一个在距离前者3~5 cm处（图41-2B）]引入患者的鼻腔并推进至食管近端，随后将管插入中间腔中，确保每1 cm至少有一个侧孔，食管腔外不留侧孔。侧孔位置须为每个患者量身定制，通过CT和内镜测量中间腔确定位置。最后，使用内腔钳抓住近端环并将管固定在腔内（图41-2C）。真空压力设置为100~125 mmHg，持续使用负压吸引，直到内镜观察到腔体缩小。用2-0不可吸收缝线将鼻胃管固定在鼻子上。

表41-1　IL-MIE术后发生吻合口瘘患者（6例）的临床特征

临床指标	患者数据
年龄/岁	55.5（50~57）
性别	
男	6例（100.0%）
女	0例（0）
组织学分型	
鳞状细胞癌	0例（0）
腺癌	6例（100.0%）
T分期	
T0期	1例（16.7%）
T1期	1例（16.7%）
T2期	3例（50.0%）
T3期	1例（16.7%）
N分期	
N0期	3例（50.0%）
N1期	2例（33.3%）
N2期	1例（16.7%）
N3期	0例（0）
切除方式	
R0切除	6例（100.0%）
R1切除	0例（0）
新辅助治疗	
化疗	2例（33.3%）
化疗+放疗	3例（50.0%）
未行新辅助治疗	1例（16.7%）
住院时间/天	16.5（13~28）
ICU住院时间/天	12（8~17）
吻合口狭窄	2例（33.3%）
随访时间/月	24.53（16.1~29.8）
病死率	0（0）

内镜随访48 h，评估吻合口瘘改善情况，如有需要，重新冲洗和重新定位鼻胃管。每24 h用10~20 mL 0.9%氯化钠溶液冲洗导管。48 h后，只有当感染迹象没有完全消除或出现任何情况恶化时，才需要重新进行内镜检查。

所有脓毒症症状消退并维持稳定至少48 h后，重新进行内镜检查以评估中间腔的情况。如果空腔被新生肉芽组织覆盖，但空隙仍然很大，就需要放置FSEMS（全覆膜Wall Flex™ 23 mm×125 mm食管支架）。

简而言之，支架放置是在内镜下进行的。通过护套确定支架的上端，并放置在瘘口上方5 cm处。通过向后拉动覆膜鞘进行放置，直到支架的上端完全打开。放置后1周，患者口服可溶性对比剂以验证支架位置和腔体的密封性。如果放置成功，则患者恢复经口进食，如果没有特殊情况发生，则在4周后取出FSEMS。

（二）统计分析

进行描述性统计，分类变量用百分比及其相应的95%置信区间（CI）表示。连续变量根据变量的分布，用均数或中位数表示，并给出相应的标准差（SD）或IQR。所有数据均使用SPSS 22.0软件进行分析。

三、结果

共有6例EAL患者接受了RT。所有患者均为男性，中位年龄为55.5岁（IQR 50~57），肿瘤类型均为腺癌，接受新辅助治疗的有5例（83.3%）。

吻合口Ⅱ型瘘5例（83.3%），Ⅲ型瘘1例（16.7%）。吻合口瘘发生率为14.6%（6/41），出现吻合口瘘的中位时间为2天（IQR 2~2.75）。所有患者（6/6）平均在7天（IQR 6.5~7.75）后完成EVT，需要接受2次不同的EVT（IQR 2~2.75）。1例患者因吻合口裂开及脓胸需要再次手术。

FSEMS放置时间为7.1天（IQR 6~8.25）。瘘口闭合的中位时间为19.5天（IQR 17~21.5）。FSEMS移位后需要重新定位的概率为33.3%（2例）。所有患者均采用影像学检查（口服造影剂后做CT，进行食管造影或上消化道造影）确认瘘口完全闭合。ICU住院时间的中位数分别为12天（IQR 8~17）和16.5天（IQR 13~28）。RT特性及结果见表41-2。

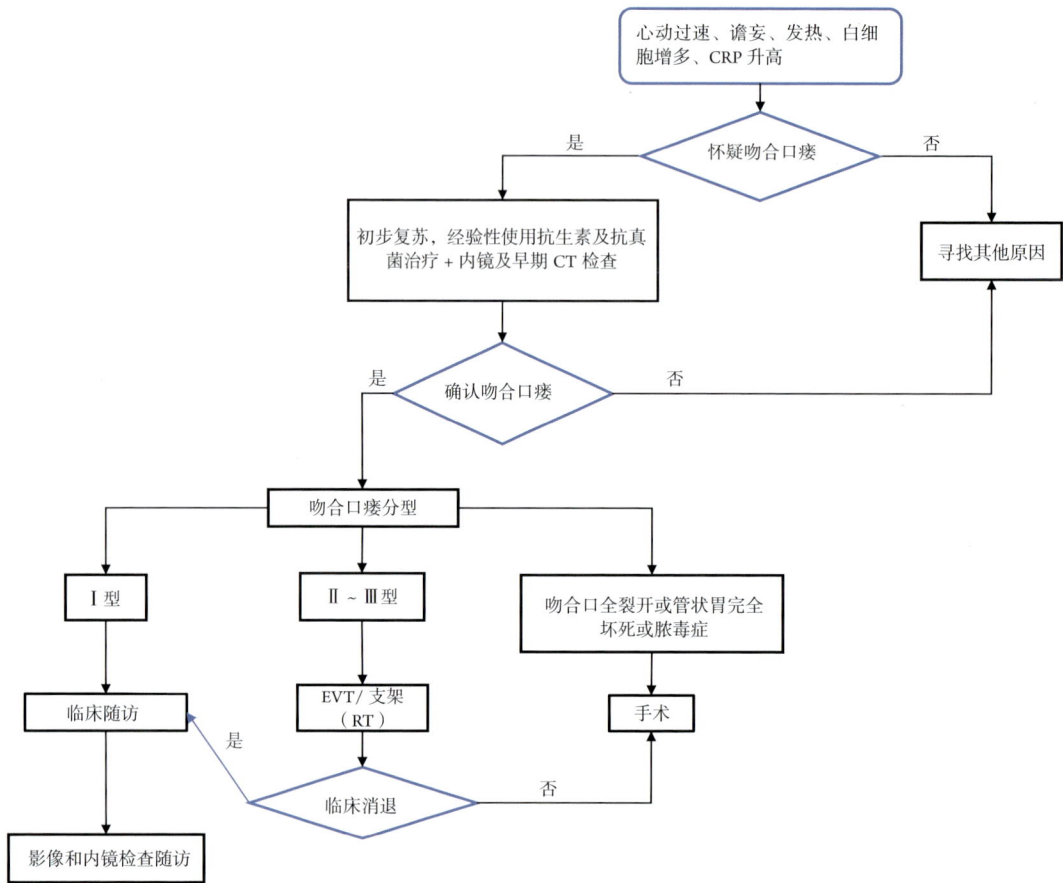

CRP，C反应蛋白；RT，接力疗法；CT，计算机断层扫描；EVT，内镜真空疗法。

图41-1　微创食管切除术后吻合口瘘的诊断及初期处理方法

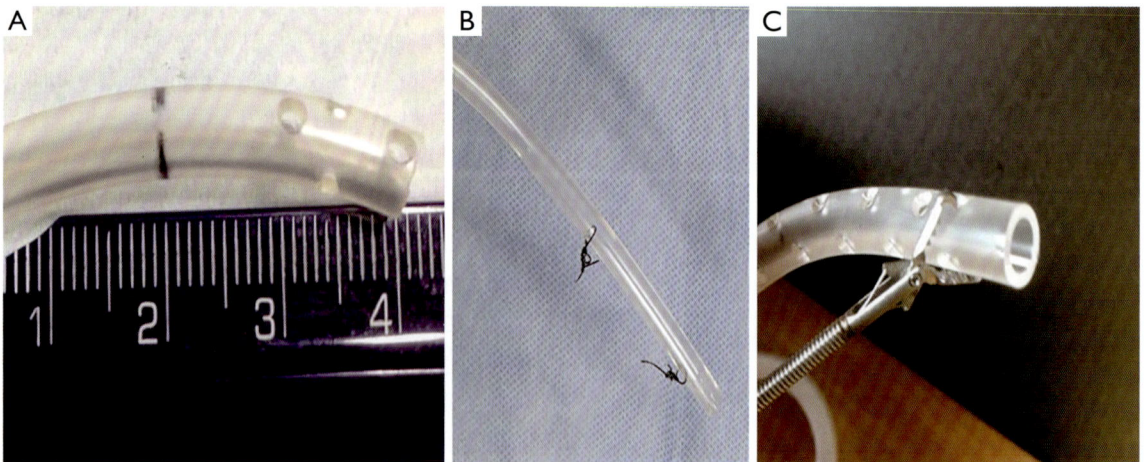

（A）根据CT和内镜测量的中间腔，选用16~18 Fr多孔探头；（B）带有远端缝合线环的EVT探针，一个在尖端，另一个在距离前者3~5 cm处；（C）内镜引导EVT探针。CT，计算机断层扫描；EVT，内镜真空疗法。

图41-2　EVT准备

表41-2　接力疗法的特点和结果

临床指标	患者数据
吻合口瘘分型	
Ⅰ型	0 例（0）
Ⅱ型	5 例（83.3%）
Ⅲ型	1 例（16.7%）
吻合口瘘出现时间/天	2（2~2.75）
EVT治疗成功	6 例（100.0%）
EVT治疗时间/天	7（6.5~7.75）
改变EVT治疗方法	2 次（2~2.75）
放置FSEMS时间/天	7.1（6~8.25）
二次手术	1 例（16.7%）
瘘口闭合时间/天	19.5（17~21.5）

数值以中位数±四分位数间距表示。EVT，内镜真空疗法；FSEMS，全覆膜自膨胀金属支架。

术后30天无死亡病例，随访6个月发生2例吻合口狭窄（33.3%）。这些患者在术后4个月开始出现轻度吞咽困难，结果发现吻合口狭窄，需要内镜扩张（每3周进行3次手术）。

图41-3和图41-4描述了1例采用RT解决吻合口瘘的患者。

四、讨论

在这项研究中，我们阐述了对食管胃结合部癌患者IL-MIE术后EAL进行RT的初步经验。我们发现这种方法可行、安全、有效和可重复，其成功率与其他内镜治疗方法相当。

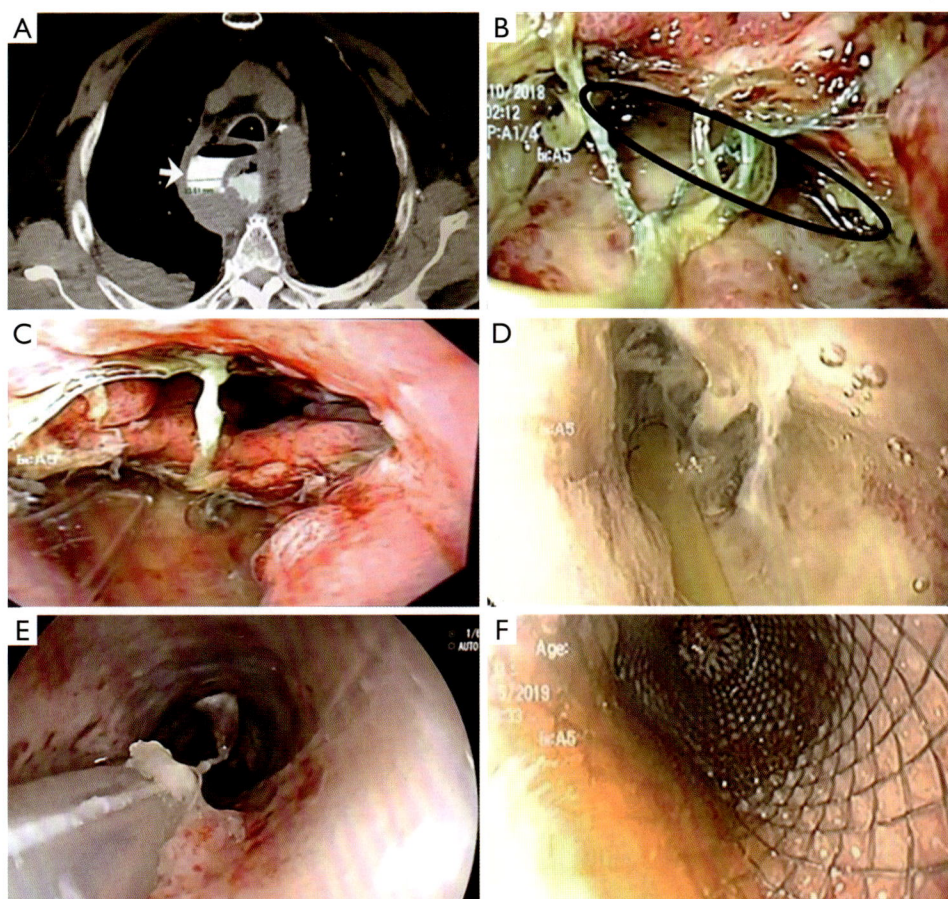

（A）CT显示造影剂渗漏和吻合口周围腔（白色箭头）；（B）内镜显示30%的吻合口裂开渗漏（黑色圆圈）；（C）EVT探头放置在中间腔内；（D）在EVT治疗的第2天，在内镜下对瘘口附近进行冲洗；（E）在EVT治疗的第7天去除EVT；（F）EVT移除后置入FSEMS。EVT，内镜真空疗法；FSEMS，全覆膜自膨胀金属支架。

图41-3　1例男性食管癌患者行IL-MIE，术后2天确诊为吻合口瘘，经内镜下诊断及治疗

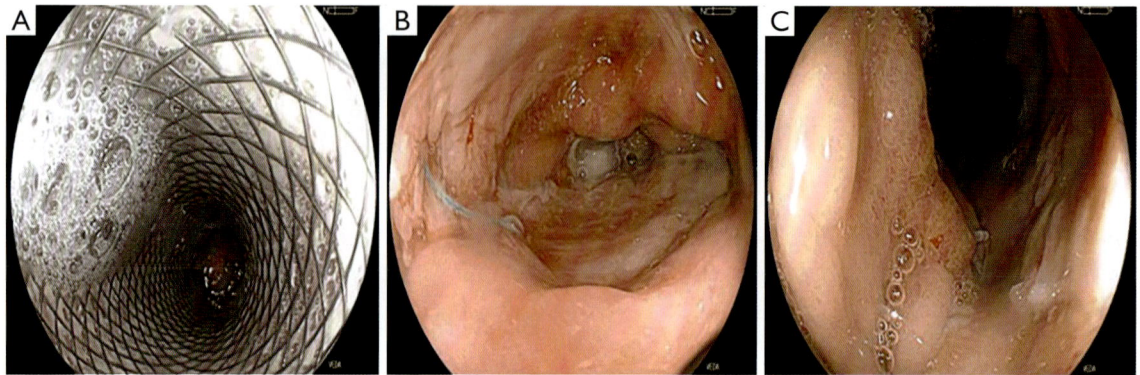

（A）取出FSEMS；（B）内镜显示取出FSEMS后吻合口完全愈合；（C）FSEMS移除后第30天，逆行吻合的内镜观察。EVT，内镜真空疗法；FSEMS，全覆盖自膨胀金属支架。

图41-4　术后21天EVT和FSEMS去除后的内镜检查

随着支架置入和EVT的出现，术后吻合口瘘患者的保守治疗成功率增加，只有少数患者需要手术干预[31]。在这项研究中，6例吻合口瘘患者使用RT，无须再次手术，这是将EVT和FSEMS相结合的实践。治疗吻合口瘘的高成功率有可能缩短愈合时间和内镜治疗EAL的次数，在支架放置后早期恢复经口进食。

EVT是一项相对较新的技术，因此尚未明确标准化的适应证。特别是对于IL-MIE术后EAL的处理，所有急性或慢性吻合口瘘都是EVT的适应证。早期发现有可能降低病死率。较大的瘘口通常与积液有关，是EVT治疗最显著的适应证，研究表明该技术的治愈率很高[26]。Min等[36]分析了20例接受EVT治疗（治愈率为95%）的患者，该治疗的中位持续时间为14.5天，改变治疗策略的中位次数为5次，中位住院时间为49天。Schorsch等[22]和Laukoetter等[37]分别报道了21例和39例食管切除术或胃切除术后的吻合口瘘患者，治愈率分别为95.2%（20/21）和92.3%（36/39）。Kuehn等[38]用EVT成功治疗21例上消化道瘘患者中的19例（90.5%）。真空系统通常每隔几天更换一次，以保证持续引流，直到瘘口闭合，研究显示平均每个患者更换5~6个装置[3,36-37,39-40]。

必须考虑到患者对真空系统进行多次更换的需要，因为这对患者和卫生保健系统来说是一种负担。此外，使用EVT作为个体化治疗方案增加了治疗天数以及使用负压导致的并发症的风险（长期使用海绵和真空治疗会导致海绵脱落，引起侵蚀邻近重要结构的并发症）。为了改善这些局限性，我们将EVT与FSEMS相结合，以接力方式进行，这有可能减少真空系统更换的次数，从而缩短EVT治疗天数、ICU住院时间和总住院时间。

比较使用支架与EVT治疗EAL，支架成功率较低[10]，移位率高（16%~62%）。除此之外，在支架放置和移除过程中出现的并发症，如组织过度生长和放置较长时间后的侵蚀，减少了其在复杂吻合口瘘中的应用[31,41]。食管支架的成功与否取决于瘘口的大小和对源头的控制是否得当，通常需要同时引流和使用抗生素及抗真菌药物。

打破上述局限性的一种尝试是采用支架-海绵或SOS治疗[29-30]。这种方法将EVT和FSEMS同时放置。与单独EVT相比，SOS的两个主要优点在于：SEMS通过将海绵内腔密封到胃肠道腔，有助于将真空力导向瘘口，从而更快、更有效地清洁并最终闭合瘘口，保证食管腔通畅；可以放置鼻饲管，甚至经口进食。这种方法的局限性是不可能在大瘘口中清洗脓腔，并且有时难以更换真空系统。

我们对RT的初步经验表明，它具有EVT和FSEMS的潜在优势，克服了大部分局限性。EVT改变不受支架的限制，与现有方法相比，减少了EVT的改变次数。一旦新的肉芽组织形成，就放置支架，减少了对邻近结构的侵蚀。

总之，RT是治疗上消化道瘘和穿孔的一种很有发展前景的新方法。EVT和FSEMS可以单独或联合使用，但在现有文献中没有记录它们以接力的方式使用。我们证明了RT有潜力改善之前治疗方法的局限性，但本研究病例数较少，需要更大规模的研究来制定标准化的适应证。

参考文献

[1] Flanagan J C, Batz R, Saboo S S, et al. Esophagectomy and gastric pull-through procedures: Surgical techniques, imaging features, and potential complications[J]. Radiographics, 2016, 36(1): 107-121.

[2] Low D E, Alderson D, Cecconello I, et al. International consensus on standardization of data collection for complications associated with esophagectomy: esophagectomy complications consensus group (ECCG)[J]. Ann Surg, 2015, 262(2): 286-294.

[3] Famiglietti A, Lazar J F, Henderson H, et al. Management of anastomotic leaks after esophagectomy and gastric pullup[J]. J Thorac Dis, 2020, 12: 1022-1030.

[4] Fumagalli U, Baiocchi G L, Celotti A, et al. Incidence and treatment of mediastinal leakage after esophagectomy: Insights from the multicenter study on mediastinal leaks[J]. World J Gastroenterol, 2019, 25(3): 356-366.

[5] Van Daele E, Van de Putte D, Ceelen W, et al. Risk factors and consequences of anastomotic leakage after Ivor Lewis oesophagectomy[J]. Interact Cardiovasc Thorac Surg, 2016, 22(1): 32-37.

[6] Schröder W, Raptis D A, Schmidt H M, et al. Anastomotic Techniques and Associated Morbidity in Total Minimally Invasive Transthoracic Esophagectomy: Results From the EsoBenchmark Database[J]. Ann Surg, 2019, 270(5): 820-826.

[7] Messager M, Warlaumont M, Renaud F, et al. Recent improvements in the management of esophageal anastomotic leak after surgery for cancer[J]. Eur J Surg Oncol, 2017, 43(2): 258-269.

[8] Lee D K, Min Y W. Role of endoscopic vacuum therapy as a treatment for anastomosis leak after esophageal cancer surgery[J]. Korean J Thorac Cardiovasc Surg, 2020, 53(4): 205-210.

[9] Persson S, Elbe P, Rouvelas I, et al. Predictors for failure of stent treatment for benign esophageal perforations - a single center 10-year experience[J]. World J Gastroenterol, 2014, 20(30): 10613-10619.

[10] Rausa E, Asti E, Aiolfi A, et al. Comparison of endoscopic vacuum therapy versus endoscopic stenting for esophageal leaks: systematic review and meta-analysis[J]. Dis Esophagus, 2018, 31(11).

[11] Hünerbein M, Stroszczynski C, Moesta K T, et al. Treatment of thoracic anastomotic leaks after esophagectomy with self-expanding plastic stents[J]. Ann Surg, 2004, 240(5): 801-807.

[12] Doniec J M, Schniewind B, Kahlke V, et al. Therapy of anastomotic leaks by means of covered self-expanding metallic stents after esophagogastrectomy[J]. Endoscopy, 2003, 35(8): 652-658.

[13] Gelbmann C M, Ratiu N L, Rath H C, et al. Use of selfexpandable plastic stents for the treatment of esophageal perforations and symptomatic anastomotic leaks[J]. Endoscopy, 2004, 36: 695-699.

[14] Kauer W K, Stein H J, Dittler H J, et al. Stent implantation as a treatment option in patients with thoracic anastomotic leaks after esophagectomy[J]. Surg Endosc, 2008, 22(1): 50-53.

[15] Langer F B, Wenzl E, Prager G, et al. Management of postoperative esophageal leaks with the Polyflex selfexpanding covered plastic stent[J]. Ann Thorac Surg, 2005, 79(2): 398-403, discussion 404.

[16] Lee B I, Choi K Y, Kang H J, et al. Sealing an extensive anastomotic leak after esophagojejunostomy with an antimigration-modified covered self-expanding metal stent[J]. Gastrointest Endosc, 2006, 64(6): 1024-1026.

[17] Peters J H, Craanen M E, van der Peet D L, et al. Selfexpanding metal stents for the treatment of intrathoracic esophageal anastomotic leaks following esophagectomy[J]. Am J Gastroenterol, 2006, 101: 1393-1395.

[18] Smallwood N R, Fleshman J W, Leeds S G, et al. The use of endoluminal vacuum (E-Vac) therapy in the management of upper gastrointestinal leaks and perforations[J]. Surg Endosc, 2016, 30(6): 2473-2480.

[19] Ahrens M, Schulte T, Egberts J, et al. Drainage of esophageal leakage using endoscopic vacuum therapy: A prospective pilot study[J]. Endoscopy, 2010, 42(9): 693-698.

[20] Brangewitz M, Voigtländer T, Helfritz F A, et al. Endoscopic closure of esophageal intrathoracic leaks: Stent versus endoscopic vacuum-assisted closure, a retrospective analysis[J]. Endoscopy, 2013, 45(6): 433-438.

[21] Schniewind B, Schafmayer C, Voehrs G, et al. Endoscopic endoluminal vacuum therapy is superior to other regimens in managing anastomotic leakage after esophagectomy: A comparative retrospective study[J]. Surg Endosc, 2013, 27(10): 3883-3890.

[22] Schorsch T, Müller C, Loske G. Endoscopic vacuum therapy of perforations and anastomotic insufficiency of the esophagus[J]. Chirurg, 2014, 85: 1081-1093.

[23] Bludau M, Hölscher A H, Herbold T, et al. Management of upper intestinal leaks using an endoscopic vacuum-assisted closure system (E-VAC)[J]. Surg Endosc, 2014, 28(3): 896-901.

[24] Heits N, Stapel L, Reichert B, et al. Endoscopic endoluminal vacuum therapy in esophageal perforation[J]. Ann Thorac Surg, 2014, 97(3): 1029-1035.

[25] Goenka M K, Goenka U. Endotherapy of leaks and fistula[J]. World J Gastrointest Endosc, 2015, 7(7): 702-713.

[26] de Moura DTH, de Moura BFBH, Manfredi M A, et al.

Role of endoscopic vacuum therapy in the management of gastrointestinal transmural defects[J]. World J Gastrointest Endosc, 2019, 11(5): 329-344.

[27] Weidenhagen R, Hartl W H, Gruetzner K U, et al. Anastomotic leakage after esophageal resection: New treatment options by endoluminal vacuum therapy[J]. Ann Thorac Surg, 2010, 90(5): 1674-1681.

[28] Wedemeyer J, Brangewitz M, Kubicka S, et al. Management of major postsurgical gastroesophageal intrathoracic leaks with an endoscopic vacuum-assisted closure system[J]. Gastrointest Endosc, 2010, 71(2): 382-386.

[29] Gubler C, Schneider P M, Bauerfeind P. Complex anastomotic leaks following esophageal resections: The new stent over sponge (SOS) approach[J]. Dis Esophagus, 2013, 26(6): 598-602.

[30] Valli P V, Mertens J C, Kröger A, et al. Stent-over-sponge (SOS): A novel technique complementing endosponge therapy for foregut leaks and perforations[J]. Endoscopy, 2018, 50(2): 148-153.

[31] Fabbi M, Hagens E R C, van Berge Henegouwen M I, et al. Anastomotic leakage after esophagectomy for esophageal cancer: Definitions, diagnostics, and treatment[J]. Dis Esophagus, 2021.

[32] Brierley J, Gospodarowicz M K, Wittekind C H, editors. TNM classification of malignant tumours[M]. 8th edition. NJ: John Wiley and Sons, 2017.

[33] Straatman J, Harmsen A M, Cuesta M A, et al. Predictive value of C-reactive protein for major complications after major abdominal surgery: A systematic review and pooled-analysis[J]. PLoS One, 2015, 10(7): e0132995.

[34] Park J K, Kim J J, Moon S W. C-reactive protein for the early prediction of anastomotic leak after esophagectomy in both neoadjuvant and non-neoadjuvant therapy case: A propensity score matching analysis[J]. J Thorac Dis, 2017, 9(10): 3693-3702.

[35] Dent B, Griffin S M, Jones R, et al. Management and outcomes of anastomotic leaks after oesophagectomy[J]. Br J Surg, 2016, 103(8): 1033-1038.

[36] Min Y W, Kim T, Lee H, et al. Endoscopic vacuum therapy for postoperative esophageal leak[J]. BMC Surg, 2019, 19(1): 37.

[37] Laukoetter M G, Mennigen R, Neumann P A, et al. Successful closure of defects in the upper gastrointestinal tract by endoscopic vacuum therapy (EVT): A prospective cohort study[J]. Surg Endosc, 2017, 31(6): 2687-2696.

[38] Kuehn F, Schiffmann L, Janisch F, et al. Surgical endoscopic vacuum therapy for defects of the upper gastrointestinal tract[J]. J Gastrointest Surg, 2016, 20(2): 237-243.

[39] Wedemeyer J, Schneider A, Manns M P, et al. Endoscopic vacuum-assisted closure of upper intestinal anastomotic leaks[J]. Gastrointest Endosc, 2008, 67(4): 708-711.

[40] Mennigen R, Senninger N, Laukoetter M G. Endoscopic vacuum therapy of esophageal anastomotic leakage[J]. Gastrointest Endosc, 2015, 82(2): 397.

[41] Dasari B V, Neely D, Kennedy A, et al. The role of esophageal stents in the management of esophageal anastomotic leaks and benign esophageal perforations[J]. Ann Surg, 2014, 259(5): 852-860.

翻译：张学锋，中国医学科学院肿瘤医院胸外科
审校：王镇，中国医学科学院肿瘤医院胸外科

doi: 10.21037/aoe-21-44
Cite this article as: Turchi MJ, Llanos FL, Ramirez MG, Badaloni F, Nachman F, Nieponice A. Relay therapy with endovac and endoscopic stents for anastomotic leaks after minimally invasive esophagectomy. Ann Esophagus, 2022, 5: 20.

第四十二章　内镜下应用超级范围夹/支架治疗吻合口瘘：一篇叙述性综述

Hugo Gonçalo Guedes[1], Eduardo Guimarães Hourneaux de Moura[2]

[1]Gastrointestinal Endoscopy Unit, Sirio-Libanes Hospital, São Paulo, Brazil; [2]Gastrointestinal Endoscopy Unit, Department of Gastroenterology, Sao Paulo University, São Paulo, Brazil

Contributions: (I) Conception and design: None; (II) Administrative support: None; (III) Provision of study materials or patients: None; (IV) Collection and assembly of data: Both authors; (V) Data analysis and interpretation: Both authors; (VI) Manuscript writing: Both authors; (VII) Final approval of manuscript: Both authors.

Correspondence to: Eduardo Guimarães Hourneaux de Moura, MD, MSc, PhD, FASGE. #255, Dr. Enéas Carvalho de Aguiar Street, São Paulo, Brazil. Email: eduardo.ghmoura@hc.fm.usp.br.

背景和目的：尽管食管外科技术日渐精进，但是食管切除术后的并发症发生率和病死率仍然很高。食管吻合口瘘是常见的、令人担心的并发症之一，已发表的研究显示，5%～20%的患者可能在术后发生食管吻合口瘘。在本文中我们介绍了内镜下采用的全层夹闭合系统，并探讨了将其联合用于治疗食管切除术后吻合口瘘的研究进展。

方法：这篇综述回顾了从2010年1月—2021年5月CENTRAL、MEDLINE、LILACS数据库中的相关文献。搜索策略包括的关键术语："anastomotic leak" "esophagus" "endoscop★" "surgical instruments" "minimally invasive therapy" "clip" "padlock" "over-the-scope clip" "stent"。

主要内容及结果：超级范围夹（over-the-scope clip, OTSC）是治疗食管术后吻合口瘘的有效措施。对于急性或慢性的、小的食管吻合口瘘（瘘口直径<1 cm）来说，如果它有良好的血供且内镜方便找到，那么即可单独使用OTSC或联合内镜进行治疗。临床成功率为54%～91%。OTSC类似于外科缝合技术，是食管吻合口瘘全层闭合的有效替代方法。

结论：对于食管吻合口瘘和食管穿孔等疾病来说，OTSC是一种新兴的内镜治疗手段。此外，它还可以作为一个补充疗法，如内镜真空疗法（EVT）联合OTSC，而且OTSC作为一种微创内镜治疗手段，疗效确切，可以缩短住院时间，节约治疗成本。

关键词：瘘；吻合口瘘；手术；治疗效果；内镜检查；支架

View this article at: https://dx.doi.org/10.21037/aoe-21-1

一、引言

（一）背景

尽管食管外科技术日渐精进，但是食管切除术后的并发症发生率和病死率仍然很高。食管吻合口瘘是食管切除术后常见的、令人担忧的并发症之一[1]。相关研究显示，5%~20%的患者在食管切除术后发生吻合口瘘，由吻合口瘘引发的纵隔、肺感染和严重的脓毒血症等相关并发症导致大约40%的患者术后死亡[2]。接受传统治疗方案的患者术后吻合口瘘的发生率和病死率均较高，延长了患者的住院时间。吻合口相关并发症延长了患者在重症监护室的时间，加重了医保负担，增加了病死率，降低了患者的生活质量，增加了吻合口狭窄的风险及延长了管饲的时间[3]。吻合口并发症的发生与多种因素相关。Gonzalez等[4]的一项回顾性研究显示，术前放化疗是发生吻合口瘘的主要危险因素（71.4%）。经过内镜确诊的病例占65.7%。令人鼓舞的是，内镜下使用OTSC治疗直径<2 mm的瘘口具有很高的成功率。此外，治疗方法也要根据具体的情况而定。Hourneaux de Moura等[5]认为，对于颈部食管吻合口瘘的内镜治疗，可以使用经内镜（through-the-scope，TTS）夹。然而，由于识别吻合口瘘是困难的，大多数自膨胀金属支架（SEMS）的放置可能是无效的。颈段食管瘘通过保守治疗可以获得满意疗效，如使用抗生素和禁食。胸段食管瘘的治疗与瘘口的大小有关：小的瘘口可以保守治疗，而较大的瘘口（如果瘘口小于管腔周长的70%）可以放置SEMS治疗。对于瘘口较大和没有其他替代方法的患者来说，手术是唯一的选择。

患者再次进行食管手术的病死率高达40%[2]。因此，在消化道瘘的治疗中，必须考虑内镜和其他治疗方法作为手术的替代方法[6-7]。随着内镜技术和设备的日新月异，消化道瘘的治疗方法推陈出新，包括TTS夹联合尼龙绳圈套器、SEMS、组织胶封堵术等。OTSC成为治疗消化道瘘更好的选择[8]。

在传统的方法中，内镜治疗是通过TTS夹和（或）覆膜支架来进行的；然而，TTS夹仅能应用于黏膜和黏膜下层。支架也可能出现很多不良事件，包括移位、疼痛和支架移除困难等[9]。我们根据叙述性综述报告清单（https://aoe.amegroups.com/article/view/10.21037/aoe-21-1/rc）撰写下文。

（二）目的

在这篇综述中，我们讨论了内镜下处理食管癌术后吻合口瘘的进展，重点是使用全层夹闭系统和联合治疗。

二、方法

（一）研究方案

对2010年1月—2021年5月CENTRAL、MEDLINE、LILACS数据库中的相关文献进行了回顾。搜索策略包括关键术语："anastomotic leak" "esophagus" "endoscop*" "surgical instruments" "minimally invasive therapy" "clip" "padlock" "over-the-scope clip" "stent"。搜索策略总结在表42-1中。

表42-1 搜索策略总结

项目	详述
搜索日期（指定年份、月份和日期）	2021年12月29日
搜索的数据库和其他来源	CENTRAL，MEDLINE，LILACS
使用的搜索词 （包括MeSH和自由文本搜索词）	"anastomotic leak"；"esophagus"；"endoscop*"；"surgical instruments"； "minimally invasive therapy"；"clip"；"padlock"；"over-the-scope clip"；"stent"
时间轴	研究和选取过程：2021年12月29日—2022年1月20日。收集数据和结果 分析：2022年1月21日—2月21日。论文书写：2022年2月22日—3月3日。 开始提交：2022年3月10日
纳入和排除标准（学习类型、语言限制等）	所有论文均为英文论文，不限制出版日期
选择过程（由谁进行选择、是否独立进行、如何取得共识等）	选择过程是独立进行的，如有必要，两位作者达成共识
其他需要考虑的因素（如果适用）	无

（二）选择标准

纳入标准为研究食管内镜治疗，并比较或描述OTSC应用的文章。排除标准是与研究目的无关的文章。

三、讨论

（一）概述

1. 内镜常规治疗方案

大量的研究证实了在内镜下应用覆膜SEMS可成功地治疗食管切除术后的吻合口瘘。支架还可治疗自发性或医源性的穿孔和瘘。需要注意的是，要充分引流纵隔或胸膜的积气、积液，以减轻瘘口周围的感染，以及注意肠内肠外的营养支持。瘘口较小和早期的干预是达到临床治愈的关键因素[10]。

到目前为止，还没有已发表的关于OTSC治疗吻合口瘘的随机前瞻性试验。然而，有许多回顾性、多中心研究证实OTSC治疗吻合口瘘的临床治愈率为63%~89%。临床治愈指的是用非手术方式闭合胃肠道瘘口[11]。SEMS治疗失败率约为15%，有时需要再次进行手术，然而再次手术会明显提高并发症的发生率。支架相关的并发症包括组织向内生长和过度增生、黏膜损伤、误吸、反流和出血[11]。

如今，其他内镜下治疗方法对于胃肠瘘的治疗效果似乎优于SEMS，如EVT，它大大增加了无须再次手术的患者比例[12]。

最近的一篇系统评价和Meta分析涉及5篇文献和274例患者，与SEMS组相比，EVT组的吻合口瘘完全闭合率增加了21%（$P=0.000\ 3$），病死率降低了12%（$P=0.006$），治疗时间缩短了14.22天（$P<0.000\ 01$），相关的不良事件减少24%（$P=0.000\ 1$）[13]。

2. 内镜夹：TTS夹与OTSC夹的比较

使用内镜夹治疗胃肠道瘘源自1975年的内镜下止血手术[14]。到20世纪90年代中期，TTS夹就被用于治疗吻合口损伤[15]。对12项临床研究进行回顾性分析发现，内镜夹治疗食管穿孔的成功率为56%~100%[11]。

从那时起，市面上就可以获得包括可旋转和开关的几种TTS夹。然而，当时的夹子有许多局限性，例如，对受损或先前操作过的组织来说，其使用效果不佳。在复杂的胃肠道瘘治疗方面也收效甚微。正因如此，内镜夹治疗食管胃吻合口瘘并未取得临床认可，亟待新的内镜夹技术出现以达到更高的治愈率[16-17]。

Ovesco公司的OTSC系统模仿外科全层闭合技术，是内镜治疗吻合口瘘的迭代方案。OTSC是预先将夹子放在施夹帽中，通过辅助轮轴装置连接在内镜中。释放OTSC夹也通过施夹帽装置[17]。OTSC是通过负压吸引实现全层闭合，直到瘘口完全愈合[18]。

3. OTSC设备

（1）Ovesco公司的OTSC：Ovesco公司的OTSC类似于食管静脉曲张套扎术的橡皮圈结扎法。施夹帽连接在内镜的末端。其有2个不同直径的腔（11~14 mm），可兼容多种内镜[12]。

根据病变类型，可选择不同的夹子。OTSC有3种不同型号的夹子：尖齿夹（适用于所有组织）、圆齿夹（适用于急性缺损和软组织）和长尖齿夹（适用于胃）[11]。Ovesco的双臂抓取器可以在OTSC夹释放前抓取胃肠道瘘口边缘[16]。

与TTS夹相比，Ovesco公司的OTSC可以抓住更多的组织，而且闭合更有力。当常规治疗无效时，OTSC也被用于非静脉曲张性胃肠道出血的治疗。由于OTSC是镍钛记忆合金制成的熊爪形结构，并不影响后期的MRI检查（图42-1A）[4]。

OTSC的使用步骤[19]：①将透明帽安装在内镜远端；②内镜近端有一个辅助轮轴装置，由辅助人员控制；③用或不用抓取器，利用负压吸引将瘘口置于目标部位；④释放OTSC夹。记得在放置前选择最佳的夹子——圆齿夹适用于轻度创伤和急性管壁缺损，尖齿夹适用于纤维化组织，长尖齿夹适用于肠壁[19]。

（2）Padlock夹：Padlock夹是另一种设计不同、能实现全层闭合技术的OTSC夹[20]。

Padlock夹是一个六边形的镍钛记忆合金环，6个辐射状排列的短臂针尖指向彼此（图42-1B）。6个短臂可以夹闭全层，而且穿透深度受到了一定限制。短臂之间的空间优化，保障了局部血运，促进了吻合口瘘愈合。

Padlock夹被预先装在透明帽中（图42-1B）。Padlock夹有2种尺寸——适用于上消化道内镜（直径为9.5~11 mm）和下消化道内镜（直径为11.5~14 mm）。虽然组织腔的直径是固定的，但组织腔的深度取决于模型的类型。在标准模型中，组织腔的深度为1 cm，然而，对于下消化道内镜检查来说，其组织腔深度不同（8~20 mm），依赖于镜子的直径。Padlock夹释放系统非常类似于传统的TTS夹系统[20]。

虽然两者都是OTSC，但Ovesco公司的OTSC和Padlock夹有许多显著的差异。Padlock夹的星形结构和内收的短臂使抓取变得十分坚固，这在Ovesco公司的OTSC中是没有的（图42-1C）。Padlock夹不需要使用内镜的操作通道（图42-2），但是当使用Ovesco公司的OTSC时[20]需要该操作通道。Padlock夹与Ovesco公司的OTSC的不同见表42-2。

（二）普遍的应用

一项单中心研究在2018—2019年对4例消化道出血患者和3例内镜下全层切除术患者成功进行了Padlock夹的治疗。术后1周和3周随访。将缺损周围组织吸入透明帽内后，无须任何钳子的协助即可进行夹闭。正因如此，当调整到最佳位置时，内镜仍有空闲的通道可以吸血、吸液[20]。

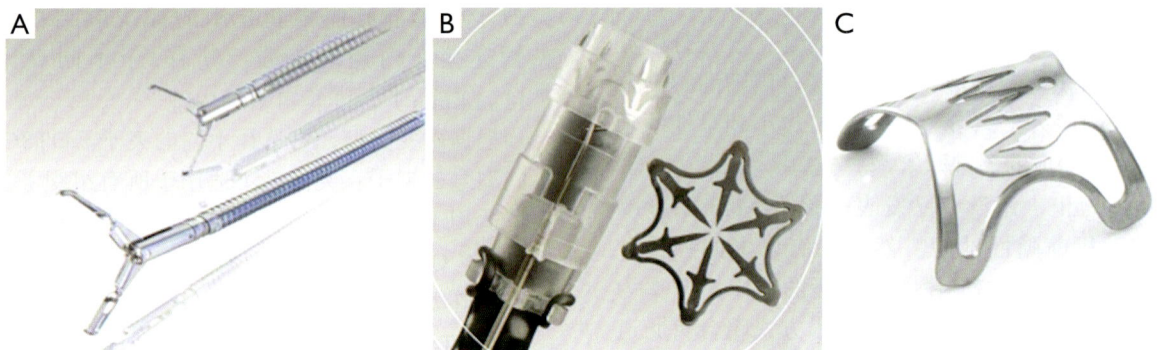

（A）TTS夹；（B）Padlock夹；（C）Ovesco公司的OTSC。TTS，经内镜；OTSC，超级范围夹。

图42-1　不同类型的内镜夹

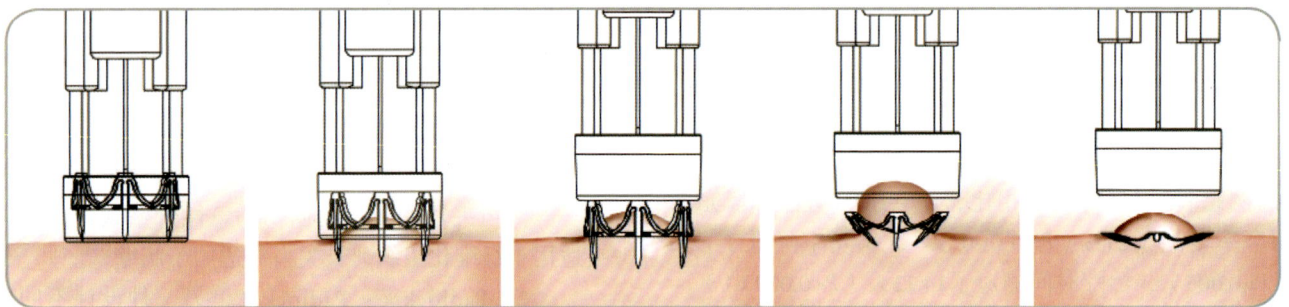

图42-2　放置Padlock夹的过程

表42-2　Padlock夹与Ovesco公司的OTSC的区别

区别	Ovesco公司的OTSC	Padlock夹
形状	熊爪形	六角形
放置方法	通过辅助装置释放	不需要辅助装置
组成结构	由3个不同的齿状结构形成	由6根轮辐状短臂状结构形成
是否占用内镜操作通道	占用	不占用
尺寸	固定尺寸	可调节腔室深度(8~20 mm)

一项单中心回顾性研究显示101例患者中有92.8%的患者成功接受了OTSC治疗，其中89.3%的患者达到了临床治愈。应用OTSC治疗上消化道出血的临床成功率为85.4%。值得注意的是，除将OTSC用于穿孔治疗的成功率为100%，只有一半的病例达到了临床成功。事实上，这种情况不仅与OTSC治疗有关，还涉及多学科治疗的结果。使用OTSC预防内镜下黏膜下剥离（ESD）后的穿孔或出血是有效的（100%）。应用OTSC相关的总体并发症发生率较低，仅为2%[21]。

（三）禁忌证

对缺损>2.5 cm的患者行OTSC治疗是受限的。但是，根据解剖结构[16]，可以使用多个夹子进行闭合。

关于Padlock夹，指南中提到，将Padlock夹应用于内镜下全层切除1.5 cm以下的病灶止血，以及应用于2 cm以下的溃疡和瘘管都是可行的。

（四）不良事件

一些放置OTSC的并发症已经被报道过，一般来说，这些并发症都是轻微的、可以自愈的，如放置失败、近端组织溃疡和造成撕裂伤[21]。

（五）OTSC治疗食管吻合口瘘

对于较小的瘘口（<1 cm）来说，如果血运良好且可通过内镜确诊，即可单独使用OTSC或联合内镜进行治疗[12]。

Pohl等[17]在2010年首次报道了将OTSC应用于食管吻合口瘘的治疗。文章报道了1例OTSC首次应用成功并有疗效的案例，2例OTSC治疗失败的案例。作者对于这种情况进行分析，提出在OTSC之前切除病灶上皮化的黏膜边缘将促进愈合。从那时起，越来越多的病例被报道。Mennigen等[12]报道了14例将OTSC应用于术后胃肠道瘘患者的治疗。中位随访5.5个月。经内镜检查证实，即刻临床成功率为100%，其中支气管及胸膜瘘2例，均为SEMS失败。长期随访的临床成功率为79%，无相关不良事件发生。

Gómez等[22]发表了OTSC可能是SEMS替代方案的理由。在一个内镜下SEMS治疗袖状胃切除术后出现急性近端胃瘘的失败案例中使用OTSC夹。随访进行钡剂

造影检查显示，瘘管部位没有外渗，患者继续耐受口服营养，保持稳定的体重，没有腹痛或发热。

到目前为止，规模最大的应用OTSC治疗胃肠道瘘的病例研究中，连续12例患者接受放置OTSC治疗吻合口瘘或外伤性的胃食管壁缺损（6~25 mm）。所有患者均达到临床治愈，无并发症。大多数瘘管在单次使用OTSC后几天内被封堵[16]。

此外，OTSC治疗吻合口瘘不仅仅适用于急性情况。由Galizia等[23]报告的3例慢性食管空肠吻合口瘘经OTSC治疗，效果良好。在所有病例中，OTSC应用简单、安全、有效，没有早期和晚期并发症。

1项前瞻性病例研究显示，在袖状胃切除术后瘘的治疗中，OTSC的一期愈合率为54.5%，二期愈合率为36.5%，治疗失败1例（9%），成功率为91%[19]。

进行食管造影检查（通常在手术结束24 h后）之前，手术患者应禁食，如果没有发现造影剂泄漏的证据，患者可以开始口服流食，并在几天内慢慢发展为半流食。如果漏液持续存在，再次进行内镜和影像学检查，以决定哪种治疗方法更好[11]。

OTSC比传统的手术方法便宜。在意大利的一家医院，OTSC手术的费用为1 050美元（折合人民币为7 499.73元），而再次手术的费用为3 800美元（折合人民币为27 141.88元）[16]。

巴西不久前批准可在临床上使用OTSC。我们成功地将Padlock夹应用于1例急性食管空肠吻合口瘘患者。这位患者是一位58岁的男性，因胃癌接受了全胃切除术，并进行了Roux-en-Y和食管空肠端侧直线吻合术。术后第7天，经口服亚甲蓝并行内镜检查证实，存在50%的吻合口瘘和胸膜瘘。我们决定在内镜下进行为期1周的腔内EVT治疗，之后，我们使用了两个Padlock夹成功关闭了瘘口（图42-3）。患者1天后出院，无并发症，可口服液体，流质饮食。1个月随访效果良好，患者可经口进食。

（六）本文的局限性和展望

到目前为止，已发表的关于OTSC的文献证据有限。我们总结了几个病例系列，并讨论了其理论基础、应用、技术、并发症和临床治愈情况。需要进行更大规模的临床研究，包括多中心随机临床试验比较OTSC和其他内镜治疗技术对胃肠道壁缺损的疗效。

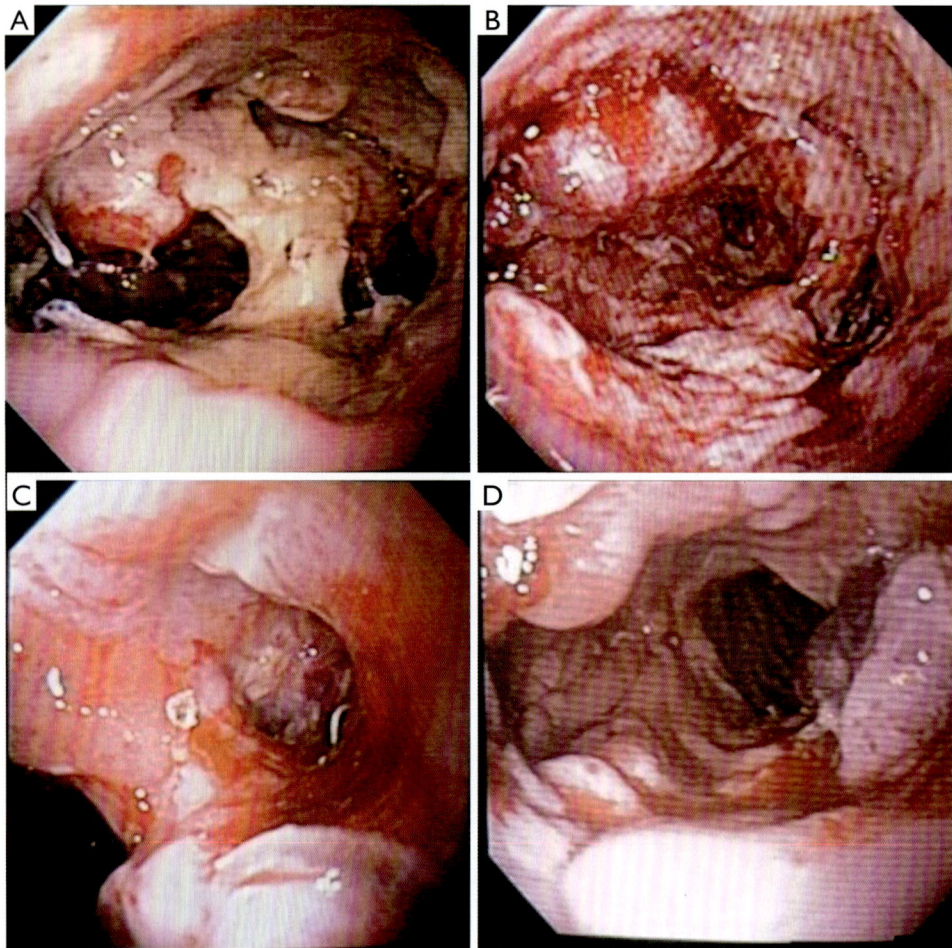

（A）食管空肠吻合术后第7天，吻合口裂开50%；（B）内镜真空治疗第3天；（C）在内镜真空治疗的第7天，缺损剩余小残腔未愈合；（D）使用Padlock夹进行最后的内镜治疗。

图42-3 通过内镜治疗食管空肠瘘

四、总结

食管瘘的治疗方法是复杂的，需要多学科联合，包括内镜检查、重症监护和外科干预[17]。

OTSC适用于慢性和急性的小缺损（作为单独或补充选择）、感染已经得到控制或先前有引流处理的支气管胸膜瘘[12]。OTSC可有效闭合未感染的消化道或伴脓肿且开口<2 cm的胃肠道瘘。此外，OTSC可以更好地管理新发的瘘管，因为高纤维化似乎会限制其疗效[19]。

OTSC是内镜下治疗食管吻合口瘘、食管穿孔的新型首选方法，也可作为辅助治疗方法，如EVT联合OTSC，OTSC可缩短住院时间和减少治疗费用，其作为一种微创内镜治疗技术具有良好的效果。

参考文献

[1] Raymond D. Complications of esophagectomy[J]. Surg Clin North Am, 2012, 92(5): 1299-1313.

[2] Alanezi K, Urschel J D. Mortality secondary to esophageal anastomotic leak[J]. Ann Thorac Cardiovasc Surg, 2004, 10(2): 71-75.

[3] Famiglietti A, Lazar J F, Henderson H, et al. Management of anastomotic leaks after esophagectomy and gastric pullup[J]. J Thorac Dis, 2020, 12: 1022-1030.

[4] Gonzalez J M, Servajean C, Aider B, et al. Efficacy of the endoscopic management of postoperative fistulas of leakages after esophageal surgery for cancer: A retrospective series[J].

Surg Endosc，2016，30（11）：4895-4903.

[5]　Hourneaux de Moura E G，Toma K，Goh K L，et al. Stents for benign and malignant esophageal strictures［J］. Ann N Y Acad Sci，2013，1300：119-143.

[6]　de Moura DTH，de Moura BFBH，Manfredi M A，et al. Role of endoscopic vacuum therapy in the management of gastrointestinal transmural defects［J］. World J Gastrointest Endosc，2019，11（5）：329-344.

[7]　Mercky P，Gonzalez J M，Aimore Bonin E，et al. Usefulness of over-the-scope clipping system for closing digestive fistulas［J］. Dig Endosc，2015，27（1）：18-24.

[8]　Nasa M，Sharma Z D，Choudhary N S，et al. Over -the-scope clip placement for closure of gastrointestinal fistula，postoperative leaks and refractory gastrointestinal bleed［J］. Indian J Gastroenterol，2016，35：361-365.

[9]　Bège T，Emungania O，Vitton V，et al. An endoscopic strategy for management of anastomotic complications from bariatric surgery：A prospective study［J］. Gastrointest Endosc，2011，73（2）：238-244.

[10]　Voermans R P，Le Moine O，von Renteln D，et al. Efficacy of endoscopic closure of acute perforations of the gastrointestinal tract［J］. Clin Gastroenterol Hepatol，2012，10（6）：603-608.

[11]　Watkins J R，Farivar A S. Endoluminal therapies for esophageal perforations and leaks［J］. Thorac Surg Clin，2018，28（4）：541-554.

[12]　Mennigen R，Colombo-Benkmann M，Senninger N ，et al. Endoscopic closure of postoperative gastrointestinal leakages and fistulas with the over-the-scope clip (OTSC)［J］. J Gastrointest Surg，2013，17：1058-1065.

[13]　do Monte Junior ES，de Moura DTH，Ribeiro I B，et al. Endoscopic vacuum therapy versus endoscopic stenting for upper gastrointestinal transmural defects：Systematic review and meta-analysis［J］. Dig Endosc，2021，33（6）：892-902.

[14]　Haider S，Kahaleh M. The use of endoscopic clipping devices in the treatment of iatrogenic duodenal perforation［J］. Gastroenterol Hepatol (N Y)，2010，6（10）：660-661.

[15]　Rodella L，Laterza E，De Manzoni G，et al. Endoscopic clipping of anastomotic leakages in esophagogastric surgery［J］. Endoscopy，1998，30（5）：453-456.

[16]　Manta R，Manno M，Bertani H，et al. Endoscopic treatment of gastrointestinal fistulas using an over-the-scope clip (OTSC) device：Case series from a tertiary referral center［J］. Endoscopy，2011，43：545-548.

[17]　Pohl J，Borgulya M，Lorenz D，et al. Endoscopic closure of postoperative esophageal leaks with a novel over-the-scope clip system［J］. Endoscopy，2010，42：757-759.

[18]　Schurr M O，Hartmann C，Ho C N，et al. An over-the-scope clip (OTSC) system for closure of iatrogenic colon perforations：results of an experimental survival study in pigs［J］. Endoscopy，2008，40：584-588.

[19]　Surace M，Mercky P，Demarquay J F，et al. Endoscopic management of GI fistulae with the over-the-scope clip system (with video)［J］. Gastrointest Endosc，2011，74（6）：1416-1419.

[20]　Goenka M K，Rodge G A，Tiwary I K. Endoscopic management with a novel over-the-scope padlock clip system［J］. Clin Endosc，2019，52：574-580.

[21]　Wedi E，Gonzalez S，Menke D，et al. One hundred and one over-the-scope clip applications for severe gastrointestinal bleeding，leaks and fistulas［J］. World J Gastroenterol，2016，22：1844-1853.

[22]　Gómez V，Lukens F J，Woodward T A. Closure of an iatrogenic bariatric gastric fistula with an over-the-scope clip［J］. Surg Obes Relat Dis，2013，9（2）：e31-e33.

[23]　Galizia G，Napolitano V，Castellano P，et al. The over-the-scope clip (OTSC) system is effective in the treatment of chronic esophagojejunal anastomotic leakage［J］. J Gastrointest Surg，2012，16：1585-1589.

翻译：张双平，中国医学科学院肿瘤医院山西医院（山西省肿瘤医院）胸外科

审校：王镇，中国医学科学院肿瘤医院胸外科

doi：10.21037/aoe-21-1

Cite this article as：Guedes HG，de Moura EGH. Endoscopic management of complications—Ovesco/stent for management of anastomotic leaks：a narrative review. Ann Esophagus，2022，5：16.

第四十三章　内镜治疗并发症——内镜真空疗法治疗吻合口瘘的叙述性综述

Carolina Mann, Felix Berlth, Evangelos Tagkalos, Edin Hadzijusufovic, Hauke Lang, Peter Grimminger

Department of General, Visceral and Transplantation Surgery, University Medical Center Mainz, Mainz, Germany
Contributions: (I) Conception and design: C Mann; (II) Administrative support: F Berlth, P Grimminger; (III) Provision of study materials or patients: P Grimminger; (IV) Collection and assembly of data: None; (V) Data analysis and interpretation: None; (VI) Manuscript writing: All authors; (VII) Final approval of manuscript: All authors.
Correspondence to: Peter Grimminger. Department of General, Visceral and Transplantation Surgery, University Medical Center Mainz, Langenbeckstr. 1, 55131, Mainz, Germany. Email: peter.grimminger@unimedizin-mainz.de.

摘要：食管切除术后吻合口瘘是常见且具有威胁性的并发症。治疗吻合口瘘的方法包括再次手术及介入性治疗，如支架置入或内镜真空疗法（EVT），它们需要得到优化后的保守治疗的支持，且最好在重症监护病房（ICU）内进行操作。由于再次手术伴随着高病死率，目前通常采用保守治疗和介入治疗。除了完善的自膨胀金属支架（SEMS）内镜置入法外，近年来，EVT已在许多中心成功实施。它采用皮下负压疗法的原理，具有许多优势，如在引流治疗的同时促进了愈合。加快愈合是通过控制伤口感染，促进邻近组织的宏观变形和微观变形及改善灌注来实现的。目前仍缺乏关于哪种介入治疗策略（SEMS和EVT）更具优势的明确证据。本文描述了EVT治疗吻合口瘘的原理和手术方法，并回顾了与SEMS治疗相比的，有关EVT疗效、安全性和成本方面的现有文献。根据EVT治疗所具有的优势，得出它在吻合口瘘治疗中价值的确切结论。然而，为了实现标准化的临床应用，需要进一步的研究以改进EVT的可操作性和经济效益。

关键词：吻合口瘘；内镜真空；内镜

View this article at: http://dx.doi.org/10.21037/aoe-21-16

一、引言

食管切除加胃上提操作后行胸腔或颈部吻合是食管癌手术的标准步骤[1]。其适用于治疗良性食管肿瘤和食管穿孔。最常见的外科术式包括胸腔内吻合的Ivor Lewis手术和颈部吻合的McKeown手术[2-3]。术后吻合口容易发生如瘘、出血、狭窄或形成窦道等并发症[4]。其中，吻合口瘘仍然是最常见且具有威胁性的并发症，目前报道的发生率为2%~25%[5-8]。特别是胸内瘘可能导致严重的纵隔炎和脓毒症。吻合口瘘会延长患者的ICU停留时间、住院时间，使患者术后病死率升高，生活质量降低[9]，治疗潜在并发症，如吻合口瘘，也会导致上述结果。吻合口瘘的危险因素包括术前行放疗、手术操作失误、吻合口在颈部和患者的合并症

（如糖尿病）、吸烟、营养不良、皮质类固醇的使用和主动脉粥样硬化性钙化[10-11]。

考虑到再次手术后相当高的病死率，手术通常只适用于术后早期瘘、保守治疗失败或急性不稳定的患者。目前有不同的保守治疗方案用来治疗吻合口瘘。较大的中心不仅通过预防，而且通过优化并发症管理来降低病死率[12]。然而，吻合口瘘的最佳治疗策略仍不明确。近年来，SEMS内镜置入法已成为标准治疗方法，文献报道，其治愈率较高，为80%~85%[13]。支架移位、缺损扩大和瘘管形成，以及未解决的伤口充分引流问题仍然限制了该方法的使用。纵隔炎患者需要额外的引流治疗来缓解潜在的脓毒性病灶。

EVT作为一种创新的内镜治疗方法得到了开展。它指在内镜下放置可以施加吸力并使缺损区域产生负压的开孔聚氨酯海绵。2008年发表了第一篇用EVT成功治疗上消化道窦道的文章[14]，随后发表了几篇病例系列文章，报告治疗成功率超过80%。尽管一些队列研究似乎证明EVT比SEMS治疗更有效[15]，但迄今为止还没有明确的前瞻性研究和随机性研究的证据[8]。我们根据综述性综述报告清单（https://aoe.amegroups.com/article/view/10.21037/aoe-21-16/rc）提交以下文章。

二、EVT的治疗机制

EVT的理念源于用作护理浅表伤口的完善的真空辅助闭合疗法（vacuum assisted closure therapy，VAC）[16]。腔内治疗跨壁缺陷的机制遵循了相同的原则。首次腔内真空治疗应用于治疗直肠切除术后的直肠瘘，后来相同的原理也被用于上消化道瘘[17]。

（一）控制渗出和感染

EVT治疗吻合口瘘的效率很大一部分取决于医生排出缺损内部和周围形成液体的能力[18-19]。因此，没有必要放置额外的引流管。胸内和缺损周围积液压迫局部细胞和组织，阻碍愈合。一些研究还表明，局部细菌清除和减少细菌负荷可以改善愈合[20]。

（二）宏观变形和微观变形

当负压吸引时，受影响的组织发生两个主要的变化——宏观变形和微观变形。宏观变形描述了缺陷的实际收缩，由于缺损边缘被海绵的变形力拉到一起，

纵隔或胸腔内瘘口出现塌陷；微观变形发生在细胞水平上，由于机械力的作用，变形的细胞骨架启动细胞内信号级联，释放生长因子，促进肉芽组织形成和细胞骨架的拉伸，从而推动了细胞增殖和迁移[16,21]。

（三）改善灌注

增加血流量提供充足的氧气和营养对于缺损愈合是至关重要的。通过在缺陷边缘诱导低灌注和缺氧，受影响的细胞局部释放血管生成促进介质，如低氧诱导因子1α和血管内皮生长因子[22-23]。因此，血管密度的显著增加，将导致更好的灌注和血液供应，最终患者获得最佳愈合效果[24]。

三、治疗步骤

使用鼻胃管放置海绵。鼻胃管由硅管和附着在管头上的开孔聚氨酯泡沫组成。

在插入鼻胃管之前，必须在内镜下对缺陷的尺寸进行准确的评估。插入式内镜首先被用于精准确定缺陷的高度，其次被用于估计缺陷的大小。海绵尺寸应个体化选择或切割，并置于硅管的尖端。需要考虑的重要问题是，由于食管的直径、海绵的大小受到限制。过大的海绵很难放置，妨碍准确定位。另外，像Eso-SPONGE这样的专用系统也同样可以使用。

选择合适的海绵尺寸后，第二根较宽的管道被放置为支架导管或"外管"，管道直接结束于缺陷部位。然后，为了防止对上食管括约肌造成损伤，鼻胃管被推入外管直到最终目的地。

如果无缺损或只有小的外腔存在，可以直接放置在食管腔内。在这种情况下，通常应使用长的、圆柱形的海绵。如果存在瘘道的外腔，首选放置位置应该是外腔[25]。为了避免海绵折叠导致治疗效果减弱，应选择较短、较厚的海绵。如果海绵的尺寸不能充分填充腔内，可以应用额外的海绵。当开始吸引时，腔内会塌陷，排出渗液。随后，应移除推进器和外管。最终的放置位置可以在内镜可视化下使用内镜镊子或夹子进行控制和修正。

随后，从口腔到鼻腔位置放置海绵管，并施加持续的吸引力。将鼻胃管连接到一个电子真空泵上，设定一个明确的真空度和持续适度的强度。关于吸引力的最佳强度仍有争议，目前没有基于证据的推荐强

度。有报道称常规应用125 mmHg的真空泵，然而，真空强度可以根据个体偏好进行调整。如果患者不能很好地耐受吸引力，可以将设置更改为相同压力下的间歇性吸引（开启5 min，关闭2 min）。

放置EVT的另一种方法是直接使用镊子将其放置到最终位置，这种方法尤其适用于儿童。海绵应润滑，并在顶部加上一根prolene缝线，以便抓持和正确定位。此外，海绵可以通过现有的胃造口进行逆行放置[26]。将海绵穿过胃造口，并用镊子从口腔中拉出。然后，在透视引导下将其放置到最终位置上。

如有需要，可以先放置喂养管。虽然关于EVT治疗期间口服液体摄入的数据有限，特别是使用外腔内海绵的患者应严格避免口服液体。

与常规VAC治疗类似，EVT治疗中的海绵理想情况下应保留3~5天，但不超过7天。海绵往往会黏附在周围组织上，在几天后更难拆除。每次更换都必须重新评估缺损，并决定是否需要新的治疗周期。当瘘口完全关闭或瘘道腔被完全封闭时，EVT治疗结束。大多数研究报告的治疗持续时间约为15天[27]。然而，根据个体条件的不同，治疗持续时间可能会有所变化，并且应该进行个体化的决策（图43-1~图43-2）。

（一）海绵支架

EVT进一步发展的表现是海绵支架（SOS）的形成，2018年在德国首次提出了SOS概念[28]。在此概念中，将带有海绵的鼻胃管放置在缺陷上后，再在海绵上方放置一个部分覆膜的SEMS。这种调整的想法是通过支架的压力产生潜在改善的负压力，并保持食管的通畅。在最初的11例小规模病例系列中，这种方法被证明是安全、可行的。它作为EVT失败后的二线治疗得到成功应用。然而，要明确这种新方法的临床益处，尤其是作为一线治疗的选择，可能需要更多的证据支持。

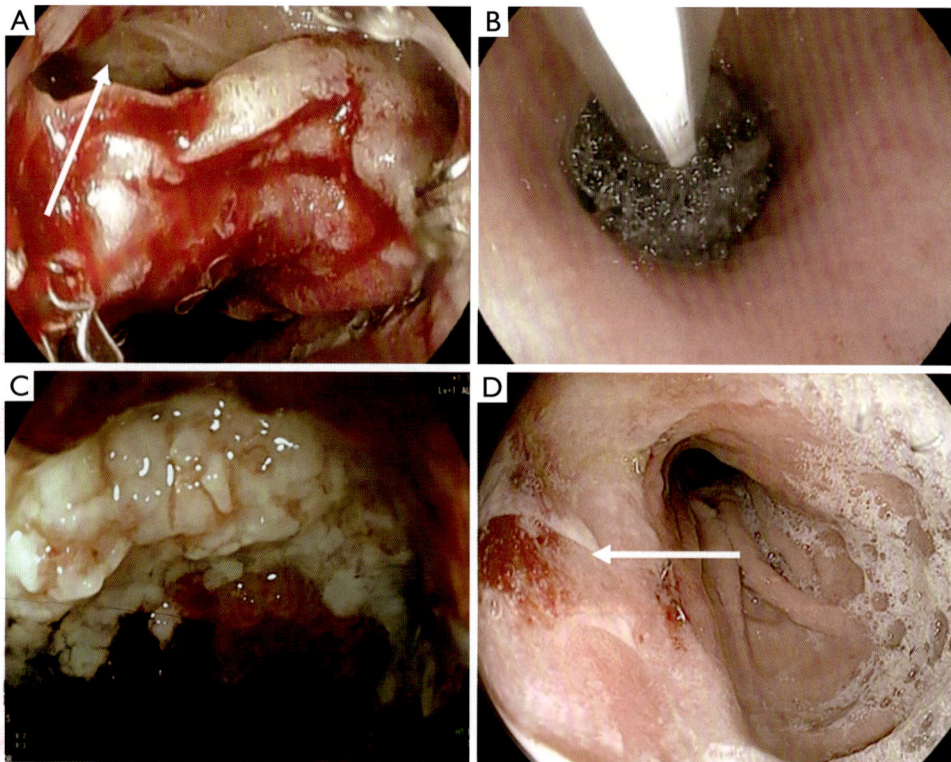

（A）距离口腔24 cm处出现吻合口瘘，伴有小腔隙；（B）术后第8天通过内镜在瘘腔放置海绵；（C）经过3天的真空治疗，可以看到缺损处有良好的肉芽组织生长，残留瘘腔较小；（D）EVT治疗12天后，吻合口瘘闭合。箭头分别指示内镜真空治疗前后的缺损部位。EVT，内镜真空治疗。

图43-1　1例食管癌术后吻合口瘘的内镜海绵治疗

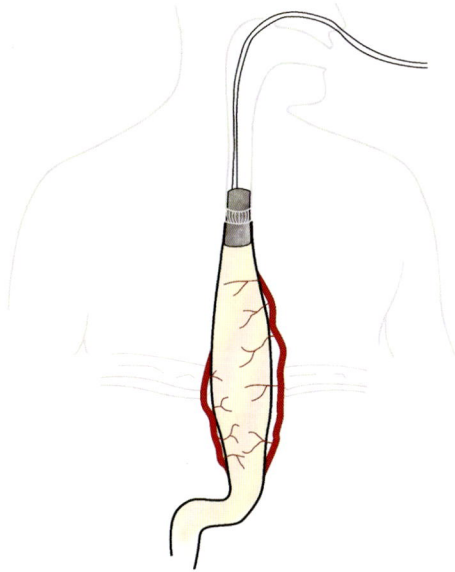

图43-2 食管切除、胃上拉吻合术后，吻合口瘘的EVT示意图[34]

四、治疗效果

成功应用于食管切除术后吻合口瘘的EVT已经在多个病例系列研究和系统综述中被报道[29]。Wedemeyer等[14]和Loske等[30]在2008年和2009年分别首次报道了2例成功病例，随后很快有了首个病例系列研究。2016年，Laukoetter等[31]用EVT治疗了39例吻合口瘘患者，治愈率达到92.3%。Min等[27]于2019年报告的20例病例中，有19例EVT患者治疗成功（治愈率为95%）。在该研究中，新辅助治疗和缺损的尺寸是导致治疗持续时间较长的两个因素。

许多队列研究将EVT与SEMS进行了比较，显示二者的效果相等或EVT更好。在2018年的一项回顾性研究中，Berlth等[32]分析了101例使用SEMS或EVT的患者，发现两种治疗结果没有明显差异。Mennigen等[15]对45例接受EVT或SEMS的患者进行的另一项回顾性分析，得出初始使用EVT有更好的治愈率（93.3% vs 63.3%；P=0.038）。其中30例患者接受了SEMS疗法，15例接受了EVT。由于治疗失败，有7例患者从SEMS组转为EVT组，4例患者转为手术治疗。在最终治疗的治愈率比较中，EVT仍然取得了更好的结果（86.4% vs 60.9%；P=0.091）。在2013年，Brangewitz等[33]的一项共有71例患者的队列研究中，EVT组的整体治愈率（84.4%）明显高于SEMS/SEPS

组（53.8%）。最后，Schniewind等[34]于2013年进行的一项回顾性研究评估了食管切除术后吻合口瘘的不同治疗方案。接受EVT疗法治疗的患者的病死率明显低于接受手术或支架置入治疗的患者。首次进行的Meta分析证实了这些发现[35]。然而，目前的文献缺乏证明该概念优越性的随机对照试验。

五、EVT可能的优势

除了已证明的疗效外，EVT还具有其他优势。通过定期更换海绵和观察缺损，可以在早期阶段处理潜在的愈合问题或了解恶化情况。然而，与支架治疗相比，这也意味着更多的干预和资源消耗。作为另一个重要优势，EVT促进了创面渗液的充分引流和感染部位的控制，避免了脓毒症。因此，可以避免放置额外的引流管，并且可以避免由这些干预措施引起的并发症（例如，介入放射学治疗引起的并发症）。

海绵可以根据胸内食管可能存在的不同缺损进行个体化准备和调整。即使是复杂的缺损也可以通过内镜治疗，并提供沿整个食管的引流。与支架治疗相比，调整过程中不存在任何张力，而支架的刚性力量可能会妨碍伤口边缘的愈合[33]。这种刚性力量也可能导致食管环状溃疡形成，最后形成瘢痕组织和异常吻合口结构。

EVT的缺点是需要推迟经口进食时间。如果应用内腔EVT，只能通过另一根鼻空肠喂养导管进行肠内喂养。而成功置入支架则可以通过口服流质和软质食物进行口服喂养。

六、安全性

综合考虑已发表的综述，EVT通常是一种安全的操作。可能的轻微不良事件包括海绵脱位和海绵更换后的轻度出血。海绵脱位通常发生在治疗的晚期阶段，此时瘘腔已经愈合良好，并且海绵被放置在腔内。咳嗽和吞咽也容易导致海绵脱位。轻度出血大多是自限性的，可以通过增加更换海绵的频率来减轻[36]。

关于术后吻合口狭窄，Min等[27]报道了EVT治疗成功后35%的吻合口狭窄率。这些狭窄在临床上表现为吞咽困难，并且可以通过反复的内镜球囊扩张成功治疗。其他研究报告了较低的狭窄率：Brangewitz等[33]报道为9.4%（32例中有3例），Laukoetter等[31]报道为7.7%（52例中有4例），Loske等[25]报道为4.2%（24例中的1例）。然而，这些研究包括了除了吻合口瘘的其他食管穿孔病例。考虑到潜在的队列研究偏倚，EVT治疗后吻合口狭窄的发生率可能被低估。

文献中描述的EVT最严重的并发症是与大血管直接接触导致的大出血。在Rausa等[35]的综述中纳入了163例患者，EVT组中有2例患者（2.8%）发生因瘘腔与血液系统相通导致的大出血。在他们的研究中，Pournaras等[37]报告了1例因主动脉与瘘腔直接相通而出血的病例，放置主动脉支架止住了出血。在Laukoetter等[31]的队列研究中，有2例患者死于大出血，同样是瘘腔与心血管结构的密切接触引起的。他们建议通过CT成像对解剖部位进行准确的术前评估，以避免此类事件。然而，并未描述出胃肠系统与气管之间的瘘增加的情况[32]。总之，这些案例说明了制定结构化、以证据为基础的指南的必要性，确保EVT治疗的安全和成功。

将EVT与SEMS进行比较，大多数研究报告EVT组的并发症发生率较低[38]。SEMS置入通常需要重新进行内镜检查，因为支架可能会移位并需要更换。此外，由于支架在治疗过程中留在原位的时间更长，1项Meta分析发现治疗时间差异为9天[35]，其拆除可能因过度生长的组织而更加困难，这可能导致术后狭窄或更严重的并发症，如支气管食管瘘[38]。虽然在EVT治疗中可能发生相同的并发症，但定期在5天后更换海绵可以预防这些并发症的发生。

七、成本和持续时间

在医疗成本不断上升的时代，经济效益也应该被考虑在内。就治疗持续时间而言，大多数研究发现EVT治疗能更快地闭合瘘口。然而，为了评估效益，必须与另一种方法——支架置入进行比较。Rausa等[35]发现，就治疗持续时间而言，EVT治疗时间较支架治疗时间平均缩短了9天（95%CI：16.6~1.4；P=0.021）。

另外，内镜医生达到最高熟练水平所需的时间也应被考虑，因为平坦的学习曲线表明学习该手术的经济成本较低。Ward等[39]分析了在学习EVT操作中，要达到平均手术时间的稳定期所需的中位数操作次数，一位经验丰富的内镜医生在进行了10次手

术后大约花费了43 min达到了这个稳定期，并且在胃肠实验室执行时成本较低。考虑到每位患者大约需要进行4次手术，这个数字似乎并不高[38]。虽然这种方法很快就能达到熟练的程度，但它不可避免地包括定期干预（海绵交换），从而导致总体上更高的治疗费用。

Baltin等[40]在德国分析了2012年1月—2016年12月接受SEMS或EVT治疗的39例患者，研究了两种干预措施的平均经济负担。EVT组患者的治疗成本几乎是SEMS组的2倍。从经济角度来看，尽管EVT能令吻合口瘘更快愈合并有陡峭的学习曲线，但其经济地位较低。然而，支架治疗的较高失败率可能会导致更昂贵的（如手术）的二线治疗，因此EVT从一开始就是更好的选择。

八、结论

吻合口瘘是食管切除术后常见且最令人困扰的并发症。通过改善并发症管理可以降低病死率。尽管SEMS是一种容易重复且成功率可接受的方法，但近期的文献表明，EVT是一种令人信服、安全且更为高效的替代方法。由于目前缺乏关于合适的吸引压力标准、最佳更换周期和治疗方案的官方指南，许多中心制订了自己的治疗策略。需要进行前瞻性随机试验以达成关于理想治疗策略的共识。尽管EVT在成本效益上不如SEMS突出，但它应被视为食管切除术后吻合口瘘并发症管理的重要组成部分。

参考文献

[1] Triantafyllou T，Wijnhoven B P L. Current status of esophageal cancer treatment[J]. Chin J Cancer Res，2020，32(3)：271-286.

[2] Mann C，Berlth F，Hadzijusufovic E，et al. Minimally invasive esophagectomy：Clinical evidence and surgical techniques[J]. Langenbecks Arch Surg，2020，405(8)：1061-1067.

[3] van der Sluis P C，Tagkalos E，Hadzijusufovic E，et al. Robot-assisted minimally invasive esophagectomy with intrathoracic anastomosis (Ivor Lewis)：Promising results in 100 consecutive patients (the european experience)[J]. J Gastrointest Surg，2021，25(1)：1-8.

[4] Grimminger P P，Goense L，Gockel I，et al. Diagnosis，assessment，and management of surgical complications following esophagectomy[J]. Ann N Y Acad Sci，2018，1434(1)：254-273.

[5] Urschel J D. Esophagogastrostomy anastomotic leaks

complicating esophagectomy: A review[J]. Am J Surg, 1995, 169(6): 634-640.

[6] Sarela A I, Tolan D J, Harris K, et al. Anastomotic leakage after esophagectomy for cancer: A mortality-free experience[J]. J Am Coll Surg, 2008, 206(3): 516-523.

[7] Walther B, Johansson J, Johnsson F, et al. Cervical or thoracic anastomosis after esophageal resection and gastric tube reconstruction: A prospective randomized trial comparing sutured neck anastomosis with stapled intrathoracic anastomosis[J]. Ann Surg, 2003, 238(6): 803-812.

[8] Verstegen M H P, Bouwense S A W, van Workum F, et al. Management of intrathoracic and cervical anastomotic leakage after esophagectomy for esophageal cancer: A systematic review[J]. World J Emerg Surg, 2019, 14: 17.

[9] Rizk N P, Bach P B, Schrag D, et al. The impact of complications on outcomes after resection for esophageal and gastroesophageal junction carcinoma[J]. J Am Coll Surg, 2004, 198(1): 42-50.

[10] Van Daele E, Van de Putte D, Ceelen W, et al. Risk factors and consequences of anastomotic leakage after Ivor Lewis oesophagectomy†[J]. Interact Cardiovasc Thorac Surg, 2016, 22(1): 32-37.

[11] Goense L, van Rossum P S N, Weijs T J, et al. Aortic calcification increases the risk of anastomotic leakage after Ivor-Lewis esophagectomy[J]. Ann Thorac Surg, 2016, 102(1): 247-252.

[12] Nirula R. Esophageal perforation[J]. Surg Clin North Am, 2014, 94(1): 35-41.

[13] Rodrigues-Pinto E, Pereira P, Ribeiro A, et al. Self-expanding metal stents in postoperative esophageal leaks[J]. Rev Esp Enferm Dig, 2016, 108(3): 133-137.

[14] Wedemeyer J, Schneider A, Manns M P, et al. Endoscopic vacuum-assisted closure of upper intestinal anastomotic leaks[J]. Gastrointest Endosc, 2008, 67(4): 708-711.

[15] Mennigen R, Harting C, Lindner K, et al. Comparison of endoscopic vacuum therapy versus stent for anastomotic leak after esophagectomy[J]. J Gastrointest Surg, 2015, 19(7): 1229-1235.

[16] Saxena V, Hwang C W, Huang S, et al. Vacuum-assisted closure: Microdeformations of wounds and cell proliferation[J]. Plast Reconstr Surg, 2004, 114(5): 1086-1096.

[17] Nagell C F, Holte K. Treatment of anastomotic leakage after rectal resection with transrectal vacuum-assisted drainage (VAC). A method for rapid control of pelvic sepsis and healing[J]. Int J Colorectal Dis, 2006, 21(7): 657-660.

[18] Lalezari S, Lee C J, Borovikova A A, et al. Deconstructing negative pressure wound therapy[J]. Int Wound J, 2017, 14(4): 649-657.

[19] Orgill D P, Bayer L R. Negative pressure wound therapy: Past, present and future[J]. Int Wound J, 2013, 10 Suppl 1(Suppl 1): 15-19.

[20] Mouës C M, Vos M C, van den Bemd G J, et al. Bacterial load in relation to vacuum-assisted closure wound therapy: A prospective randomized trial[J]. Wound Repair Regen, 2004, 12(1): 11-17.

[21] Orgill D P, Bayer L R. Update on negative-pressure wound therapy[J]. Plast Reconstr Surg, 2011, 127 Suppl 1: 105S-115S.

[22] Erba P, Ogawa R, Ackermann M, et al. Angiogenesis in wounds treated by microdeformational wound therapy[J]. Ann Surg, 2011, 253(2): 402-409.

[23] Greene A K, Puder M, Roy R, et al. Microdeformational wound therapy: effects on angiogenesis and matrix metalloproteinases in chronic wounds of 3 debilitated patients[J]. Ann Plast Surg, 2006, 56(4): 418-422.

[24] Malsiner C C, Schmitz M, Horch R E, et al. Vessel transformation in chronic wounds under topical negative pressure therapy: An immunohistochemical analysis[J]. Int Wound J, 2015, 12(5): 501-509.

[25] Loske G, Schorsch T, Müller C. Intraluminal and intracavitary vacuum therapy for esophageal leakage: A new endoscopic minimally invasive approach[J]. Endoscopy, 2011, 43(6): 540-544.

[26] Manfredi M A, Clark S J, Staffa S J, et al. Endoscopic esophageal vacuum therapy: A novel therapy for esophageal perforations in pediatric patients[J]. J Pediatr Gastroenterol Nutr, 2018, 67(6): 706-712.

[27] Min Y W, Kim T, Lee H, et al. Endoscopic vacuum therapy for postoperative esophageal leak[J]. BMC Surg, 2019, 19(1): 37.

[28] Valli P V, Mertens J C, Kröger A, et al. Stent-over-sponge (SOS): A novel technique complementing endosponge therapy for foregut leaks and perforations[J]. Endoscopy, 2018, 50(2): 148-153.

[29] Jeon J H, Jang H J, Han J E, et al. Endoscopic vacuum therapy in the management of postoperative leakage after esophagectomy[J]. World J Surg, 2020, 44(1): 179-185.

[30] Loske G, Müller C. Vacuum therapy of an esophageal anastomotic leakage: A case report[J]. Zentralbl Chir, 2009, 134(3): 267-270.

[31] Laukoetter M G, Mennigen R, Neumann P A, et al. Successful closure of defects in the upper gastrointestinal tract by endoscopic vacuum therapy (EVT): A prospective cohort study[J]. Surg Endosc, 2017, 31(6): 2687-2696.

[32] Berlth F, Bludau M, Plum P S, et al. Self-expanding metal stents versus endoscopic vacuum therapy in anastomotic leak treatment after oncologic gastroesophageal surgery[J]. J Gastrointest Surg, 2019, 23(1): 67-75.

[33] Brangewitz M, Voigtländer T, Helfritz F A, et al. Endoscopic closure of esophageal intrathoracic leaks: Stent versus endoscopic vacuum-assisted closure, a retrospective analysis[J].

Endoscopy, 2013, 45(6): 433-438.

[34] Schniewind B, Schafmayer C, Voehrs G, et al. Endoscopic endoluminal vacuum therapy is superior to other regimens in managing anastomotic leakage after esophagectomy: A comparative retrospective study[J]. Surg Endosc, 2013, 27(10): 3883-3890.

[35] Rausa E, Asti E, Aiolfi A, et al. Comparison of endoscopic vacuum therapy versus endoscopic stenting for esophageal leaks: Systematic review and meta-analysis[J]. Dis Esophagus, 2018.

[36] Loske G, Müller C T. Tips and tricks for endoscopic negative pressure therapy[J]. Chirurg, 2019, 90(Suppl 1): 7-14.

[37] Pournaras D J, Hardwick R H, Safranek P M, et al. Endoluminal vacuum therapy (E-Vac): A treatment option in oesophagogastric surgery[J]. World J Surg, 2018, 42(8): 2507-2511.

[38] Hwang J J, Jeong Y S, Park Y S, et al. Comparison of Endoscopic vacuum therapy and endoscopic stent implantation with self-expandable metal stent in treating postsurgical gastroesophageal leakage[J]. Medicine (Baltimore), 2016, 95(16): e3416.

[39] Ward M A, Hassan T, Burdick J S, et al. Endoscopic vacuum assisted wound closure (EVAC) device to treat esophageal and gastric leaks: Assessing time to proficiency and cost[J]. Surg Endosc, 2019, 33(12): 3970-3975.

[40] Baltin C, Kron F, Urbanski A, et al. The economic burden of endoscopic treatment for anastomotic leaks following oncological Ivor Lewis esophagectomy[J]. PLoS One, 2019, 14(8): e0221406.

doi: 10.21037/aoe-21-16

Cite this article as: Mann C, Berlth F, Tagkalos E, Hadzijusufovic E, Lang H, Grimminger P. Endoscopic management of complications—endovacuum for management of anastomotic leakages: a narrative review. Ann Esophagus, 2022, 5: 15.

翻译：陈鹏，福建省肿瘤医院胸外科
审校：王镇，中国医学科学院肿瘤医院胸外科

第四十四章　内镜真空疗法治疗肿瘤切除术后胸内吻合口瘘

Dörte Wichmann[1], Ulrike Schempf[2], Benedikt Mothes[1], Dietmar Stüker[1], Alfred Königsrainer[1], Ulrich Schweizer[1], Christoph Reinhold Werner[2]

[1]Department of General, Visceral and Transplant Surgery, [2]Department of Gastroenterology, Hepatology, Infectiology, Gastrointestinal Oncology and Geriatrics, University Hospital Tübingen, Tübingen, Germany

Contributions: (I) Conception and design: D Wichmann; CR Werner; (II) Administrative support: U Schempf; A Königsrainer; (III) Provision of study materials or patients: D Wichmann; (IV) Collection and assembly of data: D Wichmann; CR Werner; (V) Data analysis and interpretation: D Wichmann; (VI) Manuscript writing: All authors; (VII) Final approval of manuscript: All authors.

Correspondence to: Dr. med. Dörte Wichmann. Department of General, Visceral and Transplant Surgery, University Hospital Tübingen, Germany University Hospital Tübingen, Hoppe-Seyler-Strasse 3, D - 72076 Tübingen, Germany. Email: doerte.wichmann@med.uni-tuebingen.de.

摘要： 内镜真空疗法（EVT）是一种很有前景的治疗消化道瘘的方法。本文概述了最近关于EVT治疗内镜下肿瘤切除术后并发胸内吻合口瘘（intrathoracic anastomotic leak，IAL）报道。食管癌或食管胃结合部癌患者营养状况差且病情重，接受了化疗和单切口或两切口的切除手术。文献数据库检索的时间截至2019年7月。本文纳入的是超过5个接受EVT治疗的病例系列研究、队列研究和对照研究，其他的研究通过人工搜索参考文献列表发现。检索结果包括13篇原始文章，收集了340例不同原因的经EVT治疗的胸腔瘘病例的数据。共213例胸内吻合口瘘病例采用EVT治疗，成功率接近90%。现有数据表明，EVT是可行的、安全的，且瘘口闭合率高，恢复快，短期并发症少，病死率和发病率低，EVT似乎是治疗胸腔内吻合口瘘的有效方法。EVT易于学习，特别是在开孔聚氨酯隔离海绵引流管（open pore polyurethane sponge drainage，OPD）的腔内放置方面。必须进行一项前瞻性的多中心研究来证明EVT对治疗手术后胸内吻合瘘的明确益处。

关键词： 内镜真空疗法（EVT）；术后内镜治疗；胸腔内吻合口瘘；胸腔内肿瘤切除术后并发症

View this article at: http://dx.doi.org/10.21037/aoe.2019.08.03

一、引言

　　吻合口瘘是食管或胃切除术后的严重并发症。IAL可导致纵隔炎、肺炎、食管-肺瘘、脓毒症和死亡。IAL病例大多通过内镜发现，因此建议进行内镜检查以诊断IAL。内镜下怀疑IAL的表现是暴露的吻合钉、脓苔、吻合口血流灌注不足及吻合口脓液。IAL的确诊征象是明显的瘘口和向纵隔延伸的腔洞。图44-1和图44-2显示了IAL的不同镜下表现。但缺乏内镜下的病理表现并不能排除IAL。

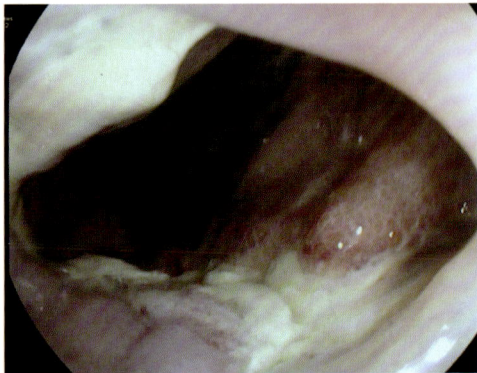

图44-1 内镜下早期IAL并伴有圆形纤维素渗出

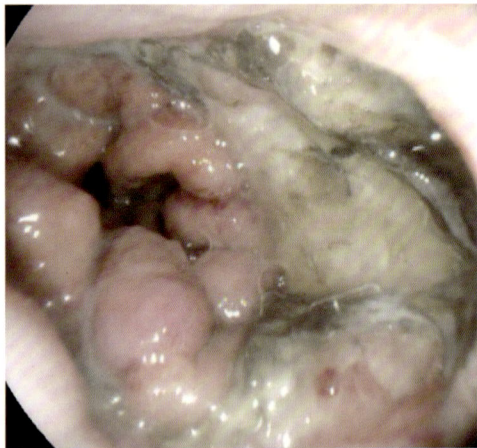

图44-2 内镜下巨大的IAL及相关的残腔和暴露的吻合钉

新工具，他用一层薄的双层引流膜（Suprasorb CNP）包裹胃管远端，命名为开孔膜引流（open-pore film-drainage，OFD）。它的引流管直径非常小，便于通过鼻孔插入，并放入细小瘘管或残腔。如果肠管使用OFD进行EVT，并覆盖瘘口，患者可通过空肠管进行营养支持。引流必须通过胃管进行。图44-6显示了胃管OFD的制备情况。

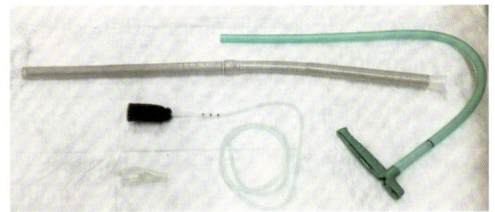

图44-3 ESO-Sponge与辅助工具和转换管（绿色）

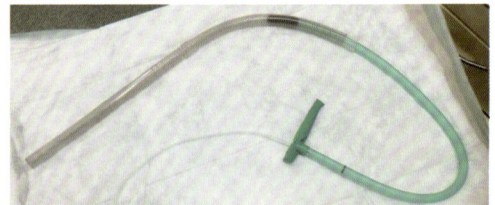

用转换管（绿色）将ESo-Sponge轻轻推入外管。
图44-4 ESO-Sponge的应用

从历史上看，EVT是1项在不断发展的技术。2000年，Weidenhagen等[1]创造了一种新的内镜治疗方法来治疗直肠吻合口瘘。简而言之，这是一种开孔聚氨酯隔离海绵引流管（OPD）。

这种开孔引流装置可以通过瘘口放置，即所谓的残腔内放置；或直接放置在管腔内，完全覆盖瘘口，称为消化道腔内[2]。唯一商业化的食管EVT的OPD是ESO-Sponge。装置各部分和使用顺序如图44-3~图44-5所示。体外的引流管与一个真空抽吸系统相连。对于IAL，建议使用电动泵，因为有自动真空调节装置。

EVT为内镜下治疗IAL提供了一系列的好处。表44-1列出了EVT的优势。

2017年，Loske等[3]引入了一种针对IAL的EVT的

表44-1 EVT治疗IAL的优势

编号	EVT治疗IAL的优势
1	在瘘的内部引流，不需要外部引流
2	治疗并不依赖于定位
3	残腔的缩小
4	持续性的冲洗
5	刺激创面肉芽生长
6	从瘘口引流唾液、胃液和肠液等
7	瘘口两侧隔离，防止进一步的污染
8	刺激瘘口周围组织水肿，缩小瘘口
9	可在瘘口两端大小不一致的情况下使用
10	有利于控制局部感染

EVT，内镜真空疗法；IAL，胸内吻合口瘘。

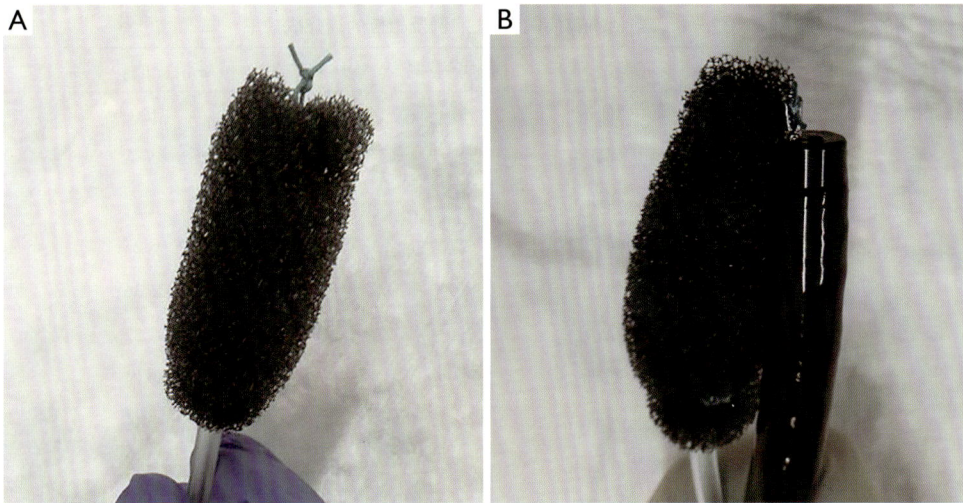

（A）可见隔离海绵上部的缝合线；（B）通过内镜用钳子抓住ESO-Sponge上面的缝合线，形成"背包"状。

图44-5　ESO-Sponge准备用于"背包法"

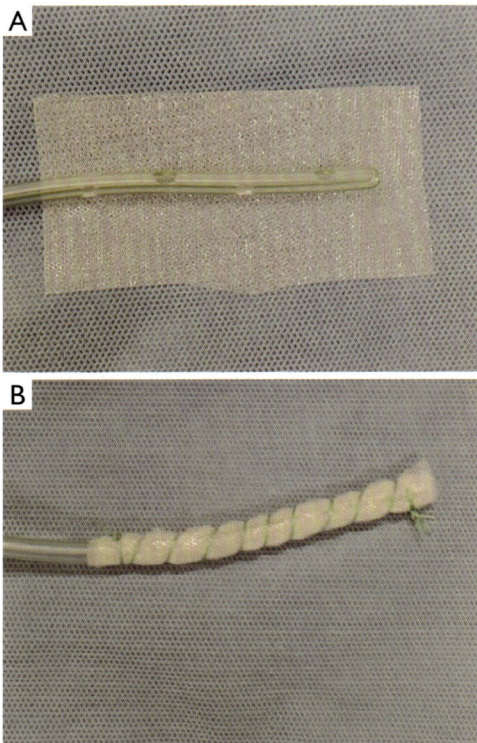

（A）远端胃管（16Ch喂养管和Suprasorb CNP引流膜）；（B）修剪完成OFD，并由Mersilene包裹固定。

图44-6　胃管OFD的制备

二、方法

利用文献数据库（Embase，PubMed，MEDLINE）检索，检索的时间截至2019年7月，使用以下同义词典术语：IAL；食管吻合口瘘；EVT；内镜下负压伤口治疗；内镜下腔内真空疗法；内镜下负压治疗。搜索策略使用自由文本重复搜索。检索了所有文章的参考文献，以进一步确定相关研究。我们回顾了所有使用局部负压治疗食管瘘和食管穿孔的论文，纳入少于5例病例的研究和个体病例报道被排除，动物研究也被排除。当多篇论文描述重叠的数据时选取最近发表的研究。

本文回顾了关于治疗食管切除术或胃切除术合并IAL的文章，管状胃术后胃瘘的研究排除了非手术穿孔。在我们的分析中，排除了Zenker憩室肌切开术后瘘的患者。有13项研究，共计225例IAL病例符合本综述的纳入标准（表44-2）。其中没有随机对照研究，有3项是前瞻性研究。

我们在表44-2中将所有纳入的研究按发表日期排序，将IAL病例数量与所有记录的病例和相应的成功率进行比较。

我们进行以下项目的分析：EVT的一线、二线或三线治疗策略；IAL的诊断和开始EVT之间的间隔时间；治疗时间；内镜或手术干预次数；治疗成功

表44-2 按发表年份排序的文章，按研究类型分析，包括所有病例和IAL病例及相应的治疗成功率

研究者	年份/年	研究类型	IAL病例/例	病例总数/例	IAL治疗成功率/%	总成功率/%
Weidenhagen等[4]	2010	病例系列研究	6	6	100	100
Brangewitz等[5]	2013	回顾性队列研究	28	32	?	84.37
Schniewind等[6]	2013	回顾性队列研究	14	17	?	88.23
Schorsch等[7]	2014	病例系列研究	21	35	95.24	91.43
Mennigen等[8]	2015	回顾性队列研究	19	22	86.36	86.36
Kuehn[9]	2016	病例系列研究	11	21	81.82	90.48
Laukoetter等[10]	2017	前瞻性队列研究	39	52	89.74	88.46
Mencio等[11]	2018	回顾性队列研究	2	15	100	100
Pournaras等[13]	2018	前瞻性队列研究	7	21	100	95.24
Noh等[14]	2018	前瞻性队列研究	11	12	91.67	91.67
Ooi等[15]	2018	病例系列研究	3	10	66.67	60
Berlth等[12]	2019	回顾性队列研究	51	77	80.39	77.92
Min等[16]	2019	回顾性队列研究	13	20	?	95
总计	—	—	225	340	~89.2	~88.4

?，无数据；~，大约。IAL，胸内吻合口瘘。

的证据；记录并发症；成品或自制组件的使用；电动泵的使用；EVT期间肠内营养；OPD或OFD的位置；有竞争力的内镜手术如扩张术或坏死组织清除术。此外，我们还回顾了与治疗相关的并发症和可用的随访数据。

三、结果

有13项研究符合本综述的纳入标准（表44-2），共描述了225例IAL病例，没有随机对照研究，有3项前瞻性研究[10,13,15]。

Weidenhagen等[4]、Loske等[17]和Brangewitz等[5]的研究组在2010年发表了两组术后IAL的病例系列研究。Schorsch等[7]于2014年在一个更大的病例系列研究中重新发表了Loske的早期数据。Brangewitz等[5]报道了一项使用EVT或支架治疗IAL的比较研究，本研究未描述EVT治疗IAL的成功率。Schniewind等[6]对IAL的手术、支架置入、EVT和保守治疗方法进行了回顾性对照研究，EVT治疗成功率也不尽如人意，其中我们不得不排除了3例行颈部吻合术的EVT病例。在Laukoetter等[10]发表的回顾性队列研究中，对EVT治疗

不同病因食管瘘的有效性进行了精准的分析。Berlth等[12]于2018年发表了一项针对EVT和SEMS置入的回顾性对照分析，其中包括111例超过10年的IAL患者。Noh等[14]在2018年描述了12例IAL患者的EVT治疗，1例机器人食管憩室切除术后的穿孔被排除在外。Ooi等[15]在2018年报道了不同病因引起的食管瘘病例进行EVT，其中纳入了2例IAL患者。在Min[16]最近发表的研究中，20例患者因吻合口瘘接受EVT治疗，排除了7例颈部吻合病例。

8项研究[4,7-10,12,14,16]记录了IAL初步诊断的时间，平均时间为10.19天。有5篇论文报道了诊断后至首次放置隔离海绵的时间，为0~39天[4,10,12,14,16]。在分析的研究中没有区分发生瘘的原因（缺血或术中器械原因）。在5份报告中，EVT（部分）是首选治疗策略[6-9,11]。在这些报告中，所有的EVT治疗成功率为92.1%。在以EVT为二线或三线策略[4-5,10,12-16]的病例系列研究中，成功率为87.55%。在以EVT为一线策略的报道中[6-9,11]，病死率为7.27%（8/110）。在以EVT为二线或三线策略[4-5,10,12-16]的分析中，患者病死率上升至10.16%（19/187）。

表44-3详细列出了EVT作为一线策略治疗IAL的

研究，包括并发症发生倒数、病死率、EVT持续时间和住院时间。

在3篇文章中，进一步的治疗方法是单纯的内镜入路[4,5,8]。另外，有2篇病例系列研究记录了手术治疗或介入治疗[13,15]。

在几乎所有的报道中，隔离海绵系统都是由内镜医生自己准备的。在所有的报道中都建议使用电动真空泵，记录的真空泵压力范围为70~175 mmHg[6,11]，最常见的范围为125 mmHg[5,7-10,12-16]。

在5项研究中[5,7,9,14,16]提到了隔离海绵在残腔或消化道腔内位置。有3篇报道[6,7,15]描述了进一步扩大瘘口以将隔离海绵放入瘘口残腔，但没有记录与扩张相关的并发症。

大多数研究一致报告隔离海绵2~4天更换1次。Noh等[14]报告一些病例的更换间隔很长，可达13天。与一线EVT和二线EVT相关的隔离海绵使用数目比较无差异（5.98 vs 5.87）。

4项研究指出，除EVT外，还优选肠内营养管行肠内营养[4,10,12,13]。有1项研究描述了整个EVT期间均进行肠外营养[15]。

IAL病例的平均EVT周期为18.93（12~27.5）天，

治疗成功的定义是不同的，通常为内镜或影像学资料中显示瘘口关闭且没有持续脓毒症表现。

在混合因素导致食管穿孔和瘘的报道中提取IAL病例的病死率是不可能的。在1篇报道中使用了评分系统来预测死亡风险[16]。1个病例系列研究（9篇）中采用手术并发症分类方法。在9篇报道中不良事件得到了处理[5,7,9-15]，这些事件大多是隔离海绵脱位、黏膜损伤和出血。报道IAL病例住院时间的文章共有9篇[4-6,8,10,12-13,15-16]，平均住院时间范围为39~69天。

目前仅有3项研究[7,10,14]报道了标准化的随访检查情况，中位随访时间为17个月。2019年，Dhayat等[18]对25例上消化道的EVT病例和50例非复杂吻合术的非EVT病例进行了比较，研究表明，在接受EVT治疗的病例和不需要EVT治疗的病例中，大多数患者的长期生活质量是相同的。

四、讨论

本综述的主要挑战是从IAL病例中提取EVT的病例。在7篇文献中，我们对术后患者的EVT进行了分析[4-6,8,12,14,16]，其中有6篇文献报道了瘘的发生与医源性或创伤性混合因素有关[7,9-11,13,15]。

表44-3 EVT作为一线策略治疗IAL的研究

研究者	EVT一线治疗	并发症/例	病死率/%	EVT持续时间/d	住院时间/d
Weidenhagen等[4]	否	0	16.67	20	69.5
Brangewitz等[5]	否	3	15.62	23	48.5
Schniewind等[6]	是	?	11.76	?	57
Schorsch等[7]	是	2	5.17	15.9	?
Mennigen等[8]	是	?	13.64	26.5	58
Kuehn等[9]	是	2	4.76	12	?
Laukoetter等[10]	否	2	9.61	20	60
Mencio等[11]	是	0	0	27.5	?
Berlth等[12]	否	?	11.69	13.35	?
Pournaras等[13]	否	2	14.29	?	35
Noh等[14]	否	2	8.33	25	?
Ooi等[15]	否	1	30	22	62
Min等[16]	否	?	5	14.5	49
总计	5/13	~16	11.27	19.97	54.87

?，无数据；~，大约。EVT，内镜真空疗法。

比较胸腔内EVT各研究的困难包括隔离海绵和引流管准备工作的高度个体化，隔离海绵的放置，缺乏关于进一步的治疗策略和不同治疗方案中真空泵系统的信息。我们没有发现治疗成功或与调整真空泵的相关不良事件的差异。

在检索的这些文章中，首次诊断为IAL的平均时间为10.19天（范围为8~17天）。IAL患者是重症患者，患有与IAL相关的疾病，如肺、肾和肝功能衰竭。早期发现IAL和进行目标导向治疗可以减少后续并发症的发生率。胸内吻合术后病程表现异常应早期进行内镜下吻合口的检查并做相应处理。

我们必须区分EVT作为新发生IAL病例的一线策略，以及已经发生严重的多器官衰竭患者的二级或三线策略。结果表明，EVT一线治疗可降低患者的病死率。

本篇综述的不足是13项研究中有8项没有给出治疗成功的定义。由于研究类型的不同，也不可能在文章中确定IAL病例的治疗成功率。在一些研究中作者没有阐述明确的研究设计。此外，这些研究对并发症的报告是不固定的，对治疗成功也有不同的定义。对于我们关注的一些信息，如IAL患者的肠内喂养策略或隔离海绵系统的放置等没有作出说明。

我们从所有已发表的多于5例的研究报道中分析发现，共计210余例食管切除术/胃切除术后吻合口瘘的EVT的总成功率接近90%。

在3篇报道中，一些技术问题很少被提到，如IAL的扩张与内镜进入纵隔残腔。小瘘口可以用经鼻胃镜检查，如果考虑是大的残腔或脓腔，可以行瘘口扩张和残腔内放置OPD。

最常见的不良事件是隔离海绵脱位、更换隔离海绵后由肉芽组织进入引起的轻微出血，以及吻合口狭窄。大多数EVT的主要并发症是出血。Laukoetter等[10]在2017年报道了包含52例复杂原因食管吻合口瘘的前瞻性队列研究，有2例发生致命的出血不良事件。作者建议对食管瘘孔进行EVT，并在第一次内镜下放置隔离海绵之前及之后进行胸部CT，以排除隔离海绵靠近并侵蚀心血管结构导致出血的风险，致命性出血仅发生在腔内放置OPD的病例中。

建议所有患者术后进行肠内营养[19]，特别是在胸腔内吻合术后的病例中，肠内喂养很重要，因为这些病例治疗前的营养状况不佳。Hébuterne等[20]在2014年

报道，食管癌和（或）胃癌患者中营养不良的发病率高达60.2%。使用肠管上的OFD或进行胃造口术可以确保肠内营养的实施。

为了在多中心研究中检验IAL病例的EVT，我们希望将特定的治疗标准化，如肠内营养、应用真空泵负压范围、放置的间隔时间和治疗成功的标准。

综上所述，EVT在IAL病例中有很高的治疗成功率。重要的是以下几个方面：①进行早期内镜检查以评估胸腔内吻合口的情况；②使用EVT作为IAL治疗的一线策略；③确保IAL病例的肠内营养。由于隔离海绵系统的更换时间较短，确保了对吻合口瘘愈合过程的评估。

参考文献

[1] Weidenhagen R，Gruetzner K U，Wiecken T，et al. Endoscopic vacuum-assisted closure of anastomotic leakage following anterior resection of the rectum：A new method[J]. Surg Endosc，2008，22(8)：1818-1825.

[2] Loske G，Müller C. Endoscopic vacuum-assisted closure of upper intestinal anastomotic leaks[J]. Gastrointest Endosc，2009，69(3 Pt 1)：601-602.

[3] Loske G，Liedke M，Schlöricke E，et al. Endoscopic negative-pressure therapy for duodenal leakage using new open-pore film and polyurethane foam drains with the pull-through technique[J]. Endoscopy，2017，49(12)：E300-E302.

[4] Weidenhagen R，Hartl W H，Gruetzner K U，et al. Anastomotic leakage after esophageal resection：new treatment options by endoluminal vacuum therapy[J]. Ann Thorac Surg，2010，90(5)：1674-1681.

[5] Brangewitz M，Voigtländer T，Helfritz F A，et al. Endoscopic closure of esophageal intrathoracic leaks：Stent versus endoscopic vacuum-assisted closure，a retrospective analysis[J]. Endoscopy，2013，45(6)：433-438.

[6] Schniewind B，Schafmayer C，Voehrs G，et al. Endoscopic endoluminal vacuum therapy is superior to other regimens in managing anastomotic leakage after esophagectomy：A comparative retrospective study[J]. Surg Endosc，2013，27(10)：3883-3890.

[7] Schorsch T，Muller C，Loske G. Endoscopic vacuum therapy of perforations and anastomotic insufficiency of the esophagus[J]. Chirurg，2014，85：1081-1093.

[8] Mennigen R，Harting C，Lindner K，et al. Comparison of endoscopic vacuum therapy versus stent for anastomotic leak after esophagectomy[J]. J Gastrointest Surg，2015，19(7)：1229-1235.

[9] Kuehn F，Schiffmann L，Janisch F，et al. Surgical endoscopic

vacuum therapy for defects of the upper gastrointestinal tract[J]. J Gastrointest Surg, 2016, 20(2): 237-243.

[10] Laukoetter M G, Mennigen R, Neumann P A, et al. Successful closure of defects in the upper gastrointestinal tract by endoscopic vacuum therapy (EVT): A prospective cohort study[J]. Surg Endosc, 2017, 31(6): 2687-2696.

[11] Mencio M A, Ontiveros E, Burdick J S, et al. Use of a novel technique to manage gastrointestinal leaks with endoluminal negative pressure: A single institution experience[J]. Surg Endosc, 2018, 32(7): 3349-3356.

[12] Berlth F, Bludau M, Plum P S, et al. Self-expanding metal stents versus endoscopic vacuum therapy in anastomotic leak treatment after oncologic gastroesophageal surgery[J]. J Gastrointest Surg, 2019, 23(1): 67-75.

[13] Pournaras D J, Hardwick R H, Safranek P M, et al. Endoluminal vacuum therapy (E-Vac): A treatment option in oesophagogastric surgery[J]. World J Surg, 2018, 42(8): 2507-2511.

[14] Noh S M, Ahn J Y, Lee J H, et al. Endoscopic vacuumassisted closure therapy in patients with anastomotic leakage after esophagectomy: A single-center experience[J]. Gastroenterol Res Pract, 2018, 2018: 1697968.

[15] Ooi G, Burton P, Packiyanathan A, et al. Indications and efficacy of endoscopic vacuum-assisted closure therapy for upper gastrointestinal perforations[J]. ANZ J Surg, 2018, 88(4): E257-E263.

[16] Min Y W, Kim T, Lee H, et al. Endoscopic vacuum therapy for postoperative esophageal leak[J]. BMC Surg, 2019, 19(1): 37.

[17] Loske G, Schorsch T, Müller C. Endoscopic vacuum sponge therapy for esophageal defects[J]. Surg Endosc, 2010, 24(10): 2531-2535.

[18] Dhayat S A, Schacht R, Mennigen R, et al. Long-term quality of life assessment after successful endoscopic vacuum therapy of defects in the upper gastrointestinal tract quality of life after EVT[J]. J Gastrointest Surg, 2019, 23(2): 280-287.

[19] Seres D S, Valcarcel M, Guillaume A. Advantages of enteral nutrition over parenteral nutrition[J]. Therap Adv Gastroenterol, 2013, 6(2): 157-167.

[20] Hébuterne X, Lemarié E, Michallet M, et al. Prevalence of malnutrition and current use of nutrition support in patients with cancer[J]. JPEN J Parenter Enteral Nutr, 2014, 38(2): 196-204.

翻译：李峰，四川省内江市中医医院胸外科
审校：李勇，中国医学科学院肿瘤医院胸外科

doi: 10.21037/aoe.2019.08.03
Cite this article as: Wichmann D, Schempf U, Mothes B, Stüker D, Königsrainer A, Schweizer U, Werner CR. Endoscopic vacuum therapy for intrathoracic anastomotic insufficiencies following oncological resections. Ann Esophagus, 2019, 2: 16.

第七部分

临床研究与展望

第四十五章　目前有关食管切除术的临床研究方法：在线临床数据库是未来的趋势吗

Francesco Puccetti, Madhan Kumar Kuppusamy, Michal Hubka, Donald E. Low

Department of Thoracic Surgery and Thoracic Oncology, Virginia Mason Medical Center, Seattle, WA, USA
Contributions: (I) Conception and design: F Puccetti, DE Low; (II) Administrative support: DE Low; (III) Provision of study materials or patients: None; (IV) Collection and assembly of data: F Puccetti, MK Kuppusamy, DE Low; (V) Data analysis and interpretation: MK Kuppusamy, DE Low; (VI) Manuscript writing: All authors; (VII) Final approval of manuscript: All authors.
Correspondence to: Donald E. Low, FACS, FRCS(C). Department of Thoracic Surgery and Thoracic Oncology, Virginia Mason Medical Center, 1100 Ninth Avenue, Seattle, WA 98101, USA. Email: Donald.Low@virginiamason.org.

摘要：大型数据系统或数据库一直在临床研究中发挥着重要作用。这些数据是基于独立机构，以及国家、国际和专业协会的登记。尽管这些数据都是宝贵的资源，但也有其局限性，包括患者的选择偏倚、不同机构的参与度及未能及时更新。许多国家数据集最大的缺点是，它们并非是专门为临床研究项目设计的。这就促使了某些临床团体开发"专门用途"的数据库。这种类型的数据库的一个例子是由食管切除术并发症共识组（ECCG）在2015年开发了一个标准化的在线数据收集平台，其中包括预先制定的定义和质量参数，被用于评估与食管切除术相关的围手术期的结果。这个在线临床数据库（ESODATA）是一个独特的资源，它拥有一个安全的、标准化的网络界面和基于共识的数据分类和分析方法。2017年，ECCG利用ESODATA的数据发布了第一个围手术期间与食管切除术有关的并发症的基准。这是由24个高手术量中心协同合作完成的，2015—2016年，这些中心共收集了2 704例有关食管切除术的数据。高手术量成员机构的数量持续增加，现在已有来自19个国家的40个中心参与，这使数据量成倍增长，同时也增加了临床研究的国际相关性。ESODATA数据库在食管切除术技术和流程快速进步的时期，在技术和临床基准方面提供了一个可靠的监控工具。

关键词：数据管理系统；食管切除术；高手术量医院；卫生健康结局评价

View this article at: http://dx.doi.org/10.21037/aoe-20-42

一、进行外科临床研究的现代选择

必须承认，在繁忙的外科临床工作中开展临床研究不仅是非常耗时和难以兼顾的，而且需要占用其他专业活动和社会活动的时间。然而，众所周知，它能为你研究的领域作出贡献，也有机会改善当前外科治疗过程和结果。它能够让外科医生在地区、国家和国际会议上作出贡献，更重要的是促使外科医生的临床工作与学术联系得更加紧密。许多知名的国际外科中心不仅在临床上建立了良好的声誉，而且还持续为外科的科学研究作出了突出贡献。

在外科领域开展临床研究的途径是多种多样的。1988年，美国预防服务工作组[1]概述的 I 级证据的标志是随机对照试验（RCT）。RCT的优点是研究的构造可以最大限度地减少偏倚，并提供匹配的研究人群。它们通常需要伦理审查及研究监督，并且通常需要专业研究协调员。这些研究的成果很容易被发表，但启动起来很复杂。招募患者需要大量的时间，并且需要专门组建研究中心来充分告知患者和获得知情同意。这些研究往往需要较多的启动资金，需要国家机构或行业的资助。

然而，并非所有RCT的临床评估都是正确的。许多由行业和制药企业发起的试验在显示出负面或不确定的结果时并没有被发表。Massarweh等[2]强调，许多RCT的排除标准限制了外部有效性，并可能产生盲点。此外，RCT中程序性干预的标准化可能具有挑战性，因此最终可能无法反映真实世界中的临床工作。因此，对于在真实世界条件下的患者来说，精心设计的观察性研究有时可以提供更好的描述干预结果的数据。

临床研究的其他手段历来以纵向单一中心数据库的评价为重心。这些数据库通常涉及大量的患者，可以代表单个外科中心的真实结果。缺点是单中心的数据库是长期积累的，通常受外科和肿瘤学临床实践重大变化的影响，但这些不能被常规地纳入结局评价中。

近年来，报告临床结局的常见途径之一是对国家和专业的管理数据库进行亚组分析。这种临床研究方法的优点是有机会从预先存在的数据集中分析大量的患者，这通常为记录实践模式和临床趋势提供了一个合理的框架。此外，这种亚组分析简单且易于发表。利用管理数据库进行外科研究的缺点是这些数据库的开发不一定是为了给特定的临床研究问题提供具体的结局。许多这样的数据库收集了全部人口的重点区域的数据，如美国国家癌症研究所监测、流行病学和最终结果（SEER）数据库[3]，其研究报告了约34%的美国人口。其他例子包括基于专业或学会的数据库，如美国胸外科医师学会（Society of Thoracic Surgeons，STS）数据库[4]，其报告的数据主要来自胸外科中心。大多数利用管理数据集发表的研究最显著的缺点是，由于直接获得这些数据的途径越来越多，目前正在产生大量的结局评价。遗憾的是，许多发表的研究有知识价值，但通常对临床工作没有指导意义。

其他经常被应用于外科研究的方法是Meta分析和系统综述。这些方法综合了文献中的集体经验，对这些文献的研究是成熟的，并且通常由结构良好的随机或前瞻性临床试验组成，通常会发表关于研究过程和临床结果的重要声明。Meta分析和系统综述的缺点是，由于它们通常比较容易发表，所以多数在有意义的评估或数据成熟之前就完成了。由于相关患者群体的研究信息差异性，以及纳入标准和排除标准可能存在选择偏倚，这些评估也可能会出现偏倚。

外科临床研究开展的机会是广泛的。如上所述，研究历来涉及稳固的机构或国家数据库。然而，随着人们对在互联网上提供个人、财务和健康信息的接受程度不断上升，现在有机会设计出具有"专门用途"的数据库，这些数据库在互联网上可以被用于特定的临床研究项目，并且实际上也可以研究随访结局和整个治疗过程的发展趋势。ESODATA就是这些在线数据库的一个例子，它是为了记录与食管切除术相关的结局（包括并发症和治疗措施）而设计的。

2011年，ECCG成立，汇集了21个国际上行食管切除术的高手术量单位，并且开发了一个标准化的平台，包括评估与食管切除术相关的围手术期结局的定义。建立这个专门的数据库是由于人们认识到食管癌手术的报告结局是异质性的、不一致的，需要定义一个核心结果数据库，并在未来的研究和国家数据库中使用，以进行研究比较和结果分析[5]。ECCG为报告结局搭建了一个包括定义和质量评估的标准化基础平台，于2015年发布[6]。ESODATA数据库提供了一个在线工具来测试新平台，这促进了结果和并发症的基准化，并在2017年发表[7]。

与国家数据库的分析不同，ESODATA是由ECCG专门为开发并发症的标准化结局而设计的。由于它包括大量的高手术量机构，报告结局反映了国际而不仅仅是地区的结果。它还能够在短时间内积累大量的患者，使结果评价具有时代性，因此不太可能反映随时间推移的过程或技术方面的变化。该数据库也可由单个行食管切除术的单位用于其机构或国家审计，并且由于该数据库在互联网上，可在任何联网的地方安全地输入或审查数据。

二、在线临床数据库的历史概述和案例

医疗记录文书和数据收集一直是临床实践和医学知识演变的基本组成部分[8]。登记册代表了较早的信息系统之一，在古代文明中被引入以监测特定地理区域的人口（如出生或死亡登记册）。登记册被定义为包含个人统一信息的文件档案，以系统和全面的方式收集，以服务于预先确定的目的[9]。因为疾病不能独立于患者作为登记的目的，所有包含患者个人信息的医疗登记册都被命名为"临床数据登记册"或"患者登记册"。

患者登记处被定义为一个有组织的系统，评价特定疾病、条件或暴露情况人群的特定结果，并为一个或多个预先确定的科学、临床或政策目的服务[10]。近年来，人口或临床数据库的登记处已经被建立起来，以监测重点人口群体。这些数据库的设计通常有各种目的[11-12]，但通常与特定的临床协会有关，或基于监测选定的疾病患者群，所收集的数据旨在解决各种行政或临床目标。

2017年，由美国医学会成立的医生绩效改进联盟[13]旗下的一个分支机构——国家质量注册网络（National Quality Registry Network，NQRN）小组进行了一项全国性调查，涉及美国所有的医学专业和医疗保健专业协会和社团（152个组织）。这项调查的目的是收集一个全面的数据库清单，并收集有关数据库的目的、数据类型和收集方法的信息[14]。这项调查显示，38个组织（占答复机构的52%）运营着自己的登记处或数据库，其目标各不相同，数据收集方法也有差异（表45-1~表45-2）。这项调查几乎覆盖了所有的医疗实践领域，各领域对标准的区域和国家患者登记处和数据库的使用越来越多[11]。

与医疗记录文书演变相关的最重要的事件是电子健康记录的引入。20世纪60年代，由Lawrence Weed MD提出理论，然后由Lockheed公司首先开发，电子健康记录在20世纪70年代由美国政府在退伍军人事务部初步实施[15]。这个患者记录系统最终成为退伍军人健康信息系统和技术架构，这是一个大型医疗信息数据库，汇集了800多万美国退伍军人的医院、门诊、药房和辅助服务的数据[16]。这个大型数据库为开展重要的高质量研究提供了独特的基础条件，如国家退伍军人事务部手术风险研究。它还促使美国外科医师学会启动了国家外科质量改进计划（National Surgical Quality Improvement Project，NSQIP），这是一个监测和改进外科护理质量的持续项目。

表45-1　登记处的目的[14]

编号	目的
1	质量改进
2	基准测试
3	临床疗效
4	安全性和毒性
5	疗效比较研究
6	成本效益
7	设备监测
8	人口监测
9	公共卫生监测

表45-2　登记处的用途[14]

编号	用途
a	临床决策支持开发
b	教育发展
c	量表开发
d	临床质量数据登记
e	指南制定
f	资质证明
g	公开报告
h	支付款项
i	人口管理

NSQIP数据库是一个由美国外科医师学会管理的自愿性、非疾病相关的国家数据库，它已被作为研究上消化道手术的资源。

在美国，目前被用于上消化道疾病临床研究的国家数据库有以下几个：

（1）美国国家住院患者样本库（National Inpatient Sample，NIS）[17]。NIS由美国医疗保健研究和质量机构于1988年开发，并于2012年重新设计以加强抽样策略，是卫生保健成本和利用项目的一部分，

目前从美国47个州收集数据，通常占美国住院患者的20%左右[18]。数据收集的对象是从美国社区医院出院的与上消化道疾病有关的患者，不包括康复医院和长期急性护理医院的患者。该数据库的主要目标是对国家和地区的住院患者利用率、就诊情况、收费、质量和结果进行评价。

（2）美国SEER数据库[3]。该数据库是1971年美国国会通过《国家癌症法案》后启动的SEER计划的产物。SEER数据库收集并公布了美国19个地理区域（包括大都市地区）的癌症发病率和生存率的人口癌症登记数据（包括特殊人群的数据），这些数据被报告给各个州的登记处，其收集工作由美国疾病控制与预防中心的国家癌症登记处计划资助。总的来说，SEER数据库覆盖了大约34.6%的美国人口，主要报告65岁以上患者的结果。

（3）美国国家癌症数据库（NCDB）[19]。NCDB由美国外科医师学会和美国癌症学会主办，成立于1989年，目前在全国范围内收集了超过70%的新诊断的癌症病例的信息。患者登记册是从美国各地1 500多家经癌症委员会认证的医院收集的。

（4）美国STS数据库[16]。该数据库建立于1989年，是STS为提高医疗质量和保证患者安全而采取的措施，收集美国50个州的心胸外科单位的非特定疾病的临床数据，也收集其他国家的数据[20]。上消化道疾病患者的数据由胸外科数据库收集，这是一个自愿性的数据库，提供数据的机构必须支付年费才能参与。

上面列出的管理数据库都是为了实现不同的目标而开发的，并且是以不同的数据收集方式设计的。各个数据库内的数据集非常不同，但它们最初都不是为了解决重点临床问题而设立的。医疗记录的电子化也影响了数据库积累数据的方法。在数字技术应用于医学（也被称为电子健康）之后，数据库和登记册之间的差异增加了，这促进了更好的在线访问、存储和共享数据系统的出现，但不可避免地导致了对个人健康信息保护的关注，现在需要一些要求来维护患者的隐私和数据安全，如制定高科技系统（包括加密和非加密方法）的适当标准和认证标准[21]；在所有西方国家制定促进和管理医疗机构信息技术的具体法律[22-23]；建立监管机构，在国家或国际层面监督患者隐私问题[24-25]。

开发"有目的"的在线数据库是一个相对较新的现象。表45-3中列出了一些在线临床数据库的样本。这些数据集是由各种临床学会或专业协会发起的，专门解决国家或国际层面的重点临床问题。越来越多的在线临床数据库的实施允许通过评估目标患者群体的疾病特征和治疗效果来评估特定的临床问题。然而，与NQRN调查类似，由于预期临床目的的广泛性，更重要的是缺乏标准化的定义，报告往往突出了人口和地域的高度多样性。

以前的综述描述了使用大型临床数据库时的挑战，其主要关注的是数据质量，而不是分析数据库的研究人员对数据的解释[40]。可以理解的是，数据质量和完整性仍然是许多标准管理数据库的重点。然而，重点研究项目所需的数据类型多种多样，是一个不断变化的目标。开发和维护"有目的"的在线数据库有利于收集专门为回答特定研究问题而选择的有针对性的患者信息，这类数据库将成为未来临床研究中越来越有价值的工具。

三、支持上消化道疾病外科研究的在线数据库：ESODATA

食管癌的发病率和病死率居高不下，因此在主流的肿瘤外科手术中一直是个异类。手术并发症已被证实会影响食管切除术后几乎所有的主要结果，包括患者住院时间、住院治疗费用、与患者相关的生活质量和总生存率。尽管它们很重要，但没有一个被普遍接受的系统来记录与食管切除术相关的围手术期并发症的发生率和严重程度，而且正在应用的方法是异质性的，没有标准化的定义[5]。

由于缺乏标准化，ECCG于2011年成立，将来自各国大医院的顶尖外科医生聚集在一起，试图让食管切除术相关的结果和并发症的报告标准化。通过一系列的调查和会议，最终确定了报告结果和并发症的标准化平台。此外，ECCG提出了具体的定义，界定4种主要的手术并发症，包括吻合口瘘、管状胃坏死、乳糜漏和喉返神经损伤的严重程度和管理方法。ECCG还制定了一份质量衡量标准列表，用来指导数据的积累，并强调需要收集的关键问题，以实现临床和肿瘤学结果评估的标准化[6]。

表45-3 在线临床数据库

在线临床数据库名称	目的与用途 [14]	应用范围
放射学数据登记处 [26] （美国放射学会，建于 2008 年）	1, 3, 4 a, c, d, h	介入放射学登记处 普通放射性综合改善数据库 肺癌筛查登记处 乳腺钼靶数据库 其他
国际简要情况审计 [27-28] （欧洲结直肠疾病学会，建于 2015 年）	1, 2, 3, 5 a, b, c, e, g	右半结肠切除术（2015 年） 造口还纳（2016 年） 左半乙状结肠和直肠切除术（2017 年）
国家登记处 [29] （荷兰临床审计协会，建于 2009 年）	1, 2, 3, 6 a, b, c, e, g	荷兰结直肠外科审计 荷兰乳腺专业委员会乳腺癌审计 荷兰上消化道疾病审计 荷兰肺外科审计 其他
国家审计 [30-32] （英国泌尿外科医师协会，建于 2012 年）	1, 2, 3, 5 a, b, c, g	英国泌尿外科医师协会简要情况审计，包括： • 膀胱流出道梗阻 • 肾绞痛 • 肾根治性切除术
癫痫持续状态审计 [33-34] （国际癫痫持续状态指导委员，建于 2013 年）	1, 2, 3, 5, 8 a, c, i	难治性癫痫持续状态 超难治性癫痫持续状态
国际登记处和审计 [36-37] （英国胸外科协会，分别建于 2003 年和 2006 年）	1, 2, 3, 8, 9 a, b, c, e, g	国家登记处 [4] 包括： • 特发性肺纤维化 • 结节病 • 耐多药型结核病 • 严重哮喘 国家审计 [11] 包括： • 成人社区获得性肺炎 • 成人无创通气 • 戒烟 • 其他
澳大利亚血管疾病审计 [38-39] （澳大利亚和新西兰血管外科协会，建于 2010 年）	1, 2, 5, 9 a, b, c, g	主动脉手术 颈动脉手术 绕过腹股沟下的手术 动静脉瘘手术

随着2015年标准化平台的完成和发布，ECCG与 Madhan Kumar Kuppusamy博士合作，继续设计和发展了 ESODATA。该数据库是第一个使用标准化平台收集主要的特定肿瘤手术数据的前瞻性在线肿瘤学数据库。14个国家的21个国际高手术量食管切除术单位在2年内前瞻性地上传数据，目标是在研究期间累积1 500例食管切除术的信息。ECCG在研究期间录入了超过2 700例食管切除手术，并在2017年发表了与食管切除术相关的结果和并发症的基准，这证明了在线数据库的效率[7]。这份最初发表的研究记录了这样一个事实：高手术量的食管切除术单位被证实其患者围手术期的病死率低于以前的记录，在30天和90天的病死率分别

为2.4%和4.5%。结果显示，开放手术比微创手术更常见（占比分别为52.1%和47.9%），并且新辅助放化疗比新辅助化疗更普遍（占比分别为46.1%和29.5%）。值得注意的是，并发症的总发生率很高，59%的患者出现了并发症。最常见的独立并发症是肺炎、房性心律失常和吻合口瘘，其发生率分别为14.6%、14.5%和11.4%。值得注意的是严重并发症的发生率，17.2%的患者出现了Ⅲb级及以上Clavien-Dindo并发症的记录。肿瘤手术的总体完成质量很高，93.4%的手术实现了R0切除。另外，再次入院的情况也很常见，有11.2%的患者再次入院，其中77.6%的患者在出院前出现了院内并发症。

ESODATA数据库提供了独特的资源，因为它被设计成一个安全的在线数据库，提供标准化的、用户友好的网络界面，包括基于共识的数据字段，其中包括ECCG制定的定义。这个高性能的专用网络服务器专门被用于临床数据库平台，其基于网络的界面只能通过认证和加密的安全网络连接（由赛门铁克公司颁发的具有扩展验证功能的SSL客户端和服务器证书）来访问。一个开源的数据库架构（MariaDB基金会的MariaDB v10.1.21）和一个合适的备份系统（Drupal内容管理软件，根据GNU通用公共许可证条款发布）确保了数据的可移植性、可分析性、模块化和内容访问

管理的灵活性（图45-1）。所开发的数据库也不需要与各个机构的计算机系统进行大量交互。参与ECCG研究是自愿的，不需要提供信息的机构支付任何费用，而且由于信息是匿名的，因此遵守了目前所有的国际隐私协议。每个机构负责遵守地区和机构的伦理审查委员会和伦理委员会的规则。该数据库的设计也使其不需要任何机构的信息技术支持或对机构的软件进行更新。对贡献机构来说，最有利的是ESODATA数据库的注册用户可以在全球任何有安全互联网接入的地方访问其机构数据。

2017年，ECCG围手术期结果和食管切除术相关并发症基准的发布，首次为国家和机构提供了标准化的结果比较方法。更重要的是，ECCG标准化系统提供了一种在国际上记录结果和并发症的方法，不仅可以提高机构审计的相关性，还可以提高国家数据库及国际随机临床试验和前瞻性临床试验的相关性。提供这种基础设施也导致了为ESODATA数据集作出贡献的中心数量的显著增长。2018年，ECCG的中心数量从最初的24个增加到40个，这些中心已经申请成为成员，并随后开始将患者数据前瞻性地输入ESODATA数据库中。这40个中心现在代表了19个国家，使ECCG的数据收集真正代表了国际临床工作（表45-4）。

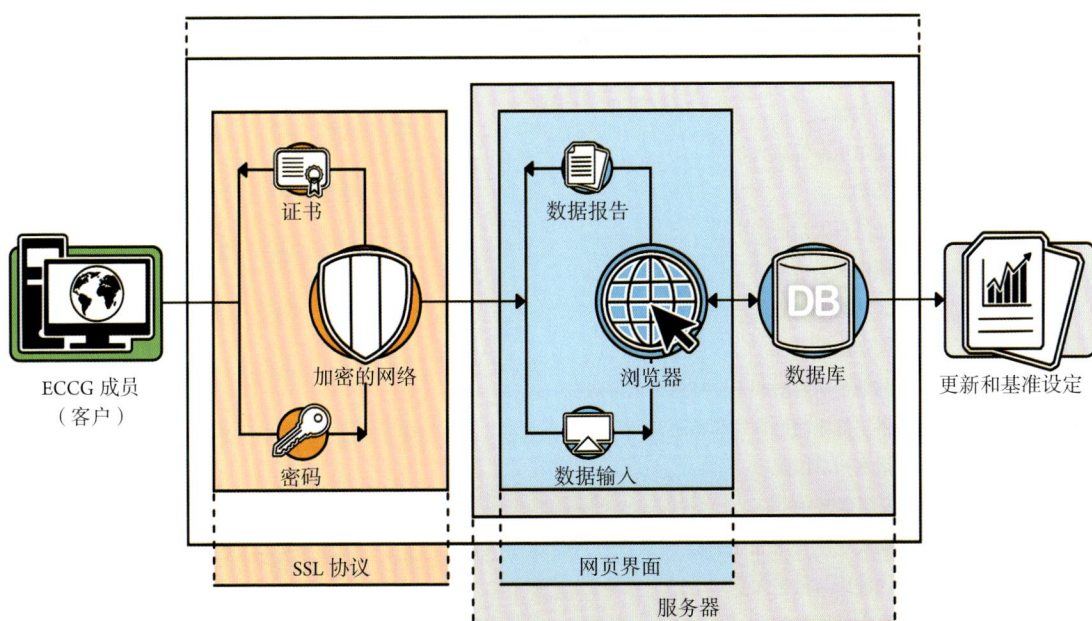

图45-1 ESODATA架构

表45-4 ESODATA机构成员和所属国家

编号	机构成员	编号	国家
1	昆士兰大学亚历山大公主医院	1	澳大利亚
2	鲁汶大学	2	比利时
3	圣保罗大学医学院	3	巴西
4	多伦多综合医院	4	加拿大
5	哈里斯兰登医疗中心	5	瑞士
6	香港大学玛丽医院	6	中国
7	四川省肿瘤医院（研究所）		
8	阿加普莱西恩马库斯医院	7	德国
9	科隆大学医院		
10	欧登塞大学医院	8	丹麦
11	马尔大学医院	9	西班牙
12	剑桥阿登布鲁克医院胃食管中心	10	英国
13	盖伊和圣托马斯 NHS 基金会信托		
14	泰恩河畔纽卡斯尔医院		
15	诺丁汉大学医学院附属医院		
16	牛津约翰·拉德克利夫医院		
17	普利茅斯医院 NHS 信托		
18	伯明翰大学伊丽莎白女王医院		
19	皇家维多利亚医院		
20	南安普顿大学医院 NHS 基金会信托		
21	克劳德·胡里兹大学医院	11	法国
22	艾克斯－马赛大学附属医院北院		
23	塔塔纪念中心	12	印度
24	圣詹姆斯医院三一学院	13	爱尔兰
25	维罗纳大学	14	意大利
26	圣拉斐尔生命健康大学		
27	庆应义塾大学	15	日本
28	阿姆斯特丹大学医学中心	16	荷兰
29	伊拉斯谟医学中心		
30	荷兰大学医学中心		
31	国立大学医院	17	新加坡
32	卡罗林斯卡研究所和卡罗林斯卡大学医院	18	瑞典
33	阿勒格尼健康网络食管和肺研究所	19	美国
34	马萨诸塞州总医院		
35	MD 安德森癌症中心		
36	纪念斯隆－凯特琳癌症中心		
37	俄勒冈健康与科学大学		
38	芝加哥大学医学院		
39	密歇根大学医学中心		
40	弗吉尼亚梅森医疗中心		

在同一时期，ECCG与国际食管疾病学会（ISDE）建立了正式关系，ISDE的研究与数据集委员会由ECCG成员组成，负责监督涉及数据库的新研究和演变、ESODATA的出版和审计，以及各个分委员会成员资格和章程等具体问题。随着国际ESODATA研究小组（International ESODATA Study Group，IESG）的成立，ECCG的管理也发生了变化，IESG成为美国的一个非营利组织，以便发展基础设施，促进未来的筹款，支持数据库的发展，并试图继续限制IESG成员的成本。IESG与ISDE一起，目前正在努力促进当前ESODATA数据库的扩展，以收集更多数据，支持未来美国癌症联合委员会/国际抗癌联盟（AJCC/UICC）食管癌分期的迭代。

ECCG成立之初的目标是出版3份出版物。第1份是提供报告结局、并发症和质量衡量标准的标准化系统以及关键并发症的标准化定义，于2015年出版[6]。第2份是制定并发症和结果的国际标准，于2017年出版[7]。第3份出版物于2020年完成，记录了ESODATA数据库跟踪食管切除术技术演变的短期趋势及随时间推移的结果和并发症趋势的能力。这份出版物报告了2015—2018年完成并输入ESODATA的6 000多例食管切除术患者数据，将2015—2016年报告的2 407例食管切除术与2017—2018年报告的3 319例食管切除术患者数据进行比较。

这份来自40个国际中心的报告（表45-4）强调了重要的人口统计学和结果趋势，与开放手术相比，微创手术已成为最常见的手术方式（占比分别为52.8%和47.2%）。此外，有53.1%的微创手术为完全微创手术。随着治疗的发展，重要人口学变化包括应用新辅助放化疗的患者从42.3%增加到53.9%，肺炎的发生率从15.3%下降到12.8%，而吻合口瘘的发生率从11.7%上升到13.1%。总的来说，在4年的研究中，并发症的发生率从59.0%上升到61.1%，但发生3种以上并发症的患者比例从18%下降到15.3%。Ⅲb级及以上Clavien-Dindo并发症的发生率保持稳定，住院时间从17.3天略微下降到16.7天。在ECCG的质量标准方面，30天和90天的病死率比较稳定，分别为2.1%和4.6%。患者再入院率从10.8%降至8.3%，需要输血的患者从14.3%降至10.2%。在术后恢复期间，需要升级护理的患者从24.5%下降到20%，需要升级护理的最常见原因是患者发生了肺炎，占25.9%，其次是发生房性心律失常，占

21.2%。食管切除术后患者出院回家的比例从91.%下降到87.8%。

ESODATA数据库不仅可以产生重要的标准，还可以跟踪人口统计学和结果的长期趋势，这种效用的展示突出了其潜在的临床意义。这些结果也代表了当代和国际的实践模式，使这些结果更具有国际意义。ESODATA数据库现在被嵌入多个国际数据库中，这为将来更频繁地进行国际比较和审计提供了可能。ISDE的出版物和审计小组委员会最近将2项ESODATA研究授予贡献中心，这也证明了数据集在开展重点研究项目方面的潜在效用。IESG还接管了收集爱尔兰全国食管疾病结果数据的责任，这表明它有能力对与食管切除术相关的国家和机构结果进行可重复的审计。

目前，IESG和ESODATA数据集的主要优势可以归纳为以下几个。

（1）将大量高手术量的参与中心聚集在一起，在短时间内收集大量的现代食管切除手术案例，使结果具有时代性，从而与当前的实践相关。

（2）清晰和简单的网络界面有助于完整数据的提交，同时不会给机构数据管理员带来过多的负担。

（3）应用一个数据收集系统，在一个"目的明确"的数据集中为临床定义和并发症报告提供一个同质化的框架，以便定期进行国际更新和比较。

（4）清楚地表明国际结果可以安全地被在线收集在一个数据集中，有利于有效评估与食管切除术有关的临床问题。

由于这些原因，ESODATA数据库将成为一个宝贵的资源，在一个技术迅速变革发展的时代，在一个包括ERAS在内的流程演变正在影响全世界主要肿瘤手术的系统和结果的时期，用于监测结果和趋势。

参考文献

[1] U.S. Preventive Services Task Force. Guide to clinical preventive services: An assessment of the effectiveness of 169 interventions: Report of the U.S. Preventive Services Task Force[M]. Baltimore: Williams and Wilkins, 1989.

[2] Massarweh N N, Kaji A H, Itani K M F. Practical guide to surgical data sets: veterans affairs surgical quality improvement program (VASQIP)[J]. JAMA Surg, 2018, 153(8): 768-769.

[3] The Surveillance, Epidemiology, and End Results (SEER) Program[EB/OL]. [2020-04-01]. https://seer.cancer.gov.

[4] Society of Thoracic Surgeon (STS) National Database[EB/OL].

[2020-04-01]. https://www.sts.org/registries-researchcenter/sts-national-database.

[5] Blencowe N S, Strong S, McNair A G, et al. Reporting of short-term clinical outcomes after esophagectomy: A systematic review[J]. Ann Surg, 2012, 255(4): 658-666.

[6] Low D E, Alderson D, Cecconello I, et al. International consensus on standardization of data collection for complications associated with esophagectomy: Esophagectomy Complications Consensus Group (ECCG)[J]. Ann Surg, 2015, 262(2): 286-294.

[7] Low D E, Kuppusamy M K, Alderson D, et al. Benchmarking complications associated with esophagectomy[J]. Ann Surg, 2019, 269: 291-298.

[8] Gillum R F. From papyrus to the electronic tablet: A brief history of the clinical medical record with lessons for the digital age[J]. Am J Med, 2013, 126(10): 853-857.

[9] Brooke E M. The current and future use of registers in health information systems[M]. World Health Organization: Geneva, 1974.

[10] AHRQ Methods for Effective Health Care. Registries for evaluating patient outcomes: A user's guide. rockville (MD) Agency for Healthcare Research and Quality (US) [Z], 2014.

[11] National Institute of Health (NIH) - List of Registries[EB/OL]. [2020-04-01]. https://www.nih.gov/health-information/nih-clinical-research-trials-you/list-registries.

[12] Workman TA. Engaging patients in information sharing and data collection: The role of patient-powered registries and research networks[Z], 2013.

[13] Physician Consortium fo Performance Improvement (PCPI) [EB/OL]. [2020-04-01]. http://www.thepcpi.org.

[14] Blumenthal S. The use of clinical registries in the united states: a landscape survey[J]. EGEMS (Wash DC), 2017, 5(1): 26.

[15] Doyle-Lindrud S. The evolution of the electronic health record[J]. Clin J Oncol Nurs, 2015, 19(2): 153-154.

[16] Marshall J, Chahin A, Rush B. Review of clinical databases[Z]. Secondary Analysis of Electronic Health Records, 2016.

[17] The National (Nationwide) Inpatient Sample (NIS)[EB/OL]. [2020-04-01]. https://www.hcup-us.ahrq.gov/db/nation/nis/nisdbdocumentation.jsp.

[18] Khera R, Angraal S, Couch T, et al. Adherence to methodological standards in research using the national inpatient sample[J]. JAMA, 2017, 318(20): 2011-2018.

[19] National Cancer Database (NCDB)[EB/OL]. [2020-04-01]. https://www.facs.org/quality-programs/cancer/ncdb.

[20] Fernandez F G, Shahian D M, Kormos R, et al. The society of thoracic surgeons national database 2019 annual report[J]. Ann Thorac Surg, 2019, 108(6): 1625-1632.

[21] Abbas A, Khan S U. A review on the state-of-the-art privacy-preserving approaches in the e-health clouds[J]. IEEE J Biomed Health Inform, 2014, 18(4): 1431-1441.

[22] Burde H. Health Law the hitech act-an overview[J]. Virtual Mentor, 2011, 13(3): 172-175.

[23] European Commission. Overview of the national laws on electronic health records in the EU member states (2016)[EB/OL].[2020-04-01]. https://ec.europa.eu/health/ehealth/projects/nationallaws_electronichealthrecords_en.

[24] Global Observatory for eHealth[EB/OL].[2020-04-01]. https://www.who.int/goe/data/en/.

[25] Office of the National Coordinator for Health Information Technology (ONC)[EB/OL].[2020-04-01]. https://www.healthit.gov/topic/about-onc.

[26] American College of Radiology (ACR)[EB/OL].[2020-04-01]. https://nrdr.acr.org/.

[27] European Society of Coloproctology (ESCP)[EB/OL].[2020-04-01]. https://www.escp.eu.com/research/cohort-studies.

[28] The 2017 European Society of Coloproctology (ESCP) international snapshot audit of left colon, sigmoid and rectal resections - study protocol[J]. Colorectal Dis, 2018, 20 Suppl 6: 5-12.

[29] Van Leersum N J, Snijders H S, Henneman D, et al. The Dutch surgical colorectal audit[J]. Eur J Surg Oncol, 2013, 39(10): 1063-1070.

[30] The British Associationof Urological Surgeons.British Association of Urological Surgeons[EB/OL].[2020-04-01]. https://www.baus.org.uk.

[31] Cashman S, Biers S, Greenwell T, et al. Results of the British Association of Urological Surgeons female stress urinary incontinence procedures outcomes audit 2014-2017[J]. BJU Int, 2019, 123(1): 149-159.

[32] Payne S R, Fowler S, Mundy A R. Analysis of a 7-year national online audit of the management of open reconstructive urethral surgery in men[J]. BJU Int, 2020, 125(2): 304-313.

[33] Ferlisi M, Hocker S, Grade M, et al. Preliminary results of the global audit of treatment of refractory status epilepticus[J]. Epilepsy Behav, 2015, 49: 318-324.

[34] Ferlisi M, Hocker S. What can we learn from status epilepticus registries?[J]. Epilepsia, 2013, 54 Suppl 6: 72-73.

[35] Price L C, Lowe D, Hosker H S, et al. UK National COPD Audit 2003: Impact of hospital resources and organization of care on patient outcome following admission for acute COPD exacerbation[J]. Thorax, 2006, 61: 837-842.

[36] British Thoracic Society[EB/OL].[2020-04-01]. https://www.brit-thoracic.org.uk.

[37] Heaney L G, Brightling C E, Menzies-Gow A, et al. Refractory asthma in the UK: Cross-sectional findings from a UK multicentre registry[J]. Thorax, 2010, 65(9): 787-794.

[38] Bourke B M, Beiles C B, Thomson I A, et al. Development of the australasian vascular surgical audit[J]. J Vasc Surg,2012, 55(1): 164-169.

[39] Beiles C B, Bourke B M. Validation of australian data in the australasian vascular audit[J]. ANZ J Surg,2014,84(9): 624-627.

[40] Cook J A, Collins G S. The rise of big clinical databases[J]. Br J Surg,2015,102(2): e93-e101.

doi: 10.21037/aoe-20-42
Cite this article as: Puccetti F, Kuppusamy MK, Hubka M, Low DE. Current approaches to clinical research with respect to esophageal resection: are online clinical datasets the future? Ann Esophagus,2020,3: 37.

翻译：杜坤义，四川省肿瘤医院胸外科
审校：彭林，四川省肿瘤医院胸外科
　　　冷雪峰，四川省肿瘤医院胸外科

第四十六章　ESODATA：食管切除术并发症的基准

Fredrik Klevebro[1,2], Madhan K. Kuppusamy[1], Donald E. Low[1]; the International ESODATA Contributors Group

[1]Department of Thoracic Surgery and Thoracic Oncology, Virginia Mason Medical Center, Seattle, USA; [2]CLINTEC, Karolinska Institutet, Stockholm, Sweden

Contributions: (I) Conception and design: All authors; (II) Administrative support: F Klevebro; (III) Provision of study materials or patients: All authors; (IV) Collection and assembly of data: F Klevebro; (V) Data analysis and interpretation: F Klevebro; (VI) Manuscript writing: All authors; (VII) Final approval of manuscript: All authors.

Correspondence to: Dr. Donald E. Low. Department of Thoracic Surgery and Thoracic Oncology, Virginia Mason Medical Centre, 1100 Ninth Avenue, Seattle, WA 98101, USA. Email: Donald.Low@virginiamason.org.

摘要： 为了提高食管切除术的研究质量，食管切除术并发症共识组（ECCG）于2011年成立。该小组使用德尔菲法就所有食管切除术结果研究中应报告的并发症的基本平台达成共识，并开发了定义4种关键个体并发症的基础设施。该小组还就食管切除术结果研究中应常规报告的其他质量指标达成了共识。ECCG随后在一项前瞻性多中心国际队列研究中对定义的结果进行了研究，该研究的首字母缩写为"ESODATA"，其收集了所有良性或恶性食管癌术后结果和人口统计数据。参与中心包括19个原始机构和新增的5个高手术量食管切除术单位。该研究为并发症的发生率和评估提供了一个当代国际标准，并为全世界食管切除术单位的审计和质量改进项目提供了框架。一个具有标准化结果的大型当代多中心国际数据集，如ESODATA研究队列，为了解食管疾病管理的当代实践提供了最佳机会，并可能成为未来临床肿瘤学研究的金标准。

关键词： 食管切除术；术后并发症；ESODATA

View this article at: http://dx.doi.org/10.21037/aoe-19-53

一、引言

食管切除术与术后并发症的重大风险相关[1-2]。已经进行了无数的研究来评估与食管切除术后不良结果相关的患者因素和治疗因素，然而，过去没有标准化的定义，这阻碍了研究之间有意义的比较与高质量Meta分析的开展。一项Meta分析显示，在122项关于食管切除术后并发症的研究中，有60项没有对报告的并发症进行定义[3]。

二、食管切除术并发症共识组（ECCG）

为了提高食管切除术研究的质量，ECCG于2011年成立。最初ECCG由来自14个国家的21名手术量大的食管外科医生组成（表46-1），由所有主要的上消化道和胸外科学会赞助，包括欧洲胸外科医师学会（European Society of Thoracic Surgeons，ESTS）、美国胸外科医师学会（STS）、消化道外科学会（Society for Surgery of the Alimentary Tract，SSAT）、世界食管疾病专业委员会（World Organization of Specialized Studies on Diseases of the Esophagus，OESO）和国际食管疾病学会（International Society for Diseases of the Esophagus，ISDE）。

该小组通过电子邮件和3次面对面的全天会议使用德尔菲法就所有食管切除术结果研究报告中应报告的并发症的基本平台达成共识（框46-1），并开发了定义4种关键个体并发症的基础设施。该小组还就食管切除术结果研究中应常规报告的其他质量指标达成了共识。所有结果于2015年公布[4]。

该小组建议对30天病死率和住院病死率进行常规记录，同时在记录90天病死率这一点上达成强烈共识。30天病死率报告应包括以下两点。

（1）首次住院期间30天内的所有死亡，无论原因为何，包括转移到其他急性护理机构的死亡；

（2）出院至术后30天内的所有死亡，无论原因为何。

对最适合收集/记录数据的人员进行排名，包括以下人员。

（1）癌症协调员；

（2）数据管理员；

（3）外科医生。

不推荐实习生来做该工作。

关于共病常规记录，使用的评分系统包括以下几种。

（1）ASA评分；

（2）Zubrod/ECOG评分；

（3）Charlson共病指数。

输血应在两种情况下记录。

（1）术中输血；

（2）术后输血。

应记录输血单位数。

表46-1　食管切除术并发症共识组成员

国家和地区	城市	成员
澳大利亚	布里斯班	Mark Smithers
中国	香港	Simon Law
欧洲	巴塞罗那（西班牙）	Manuel Pera
	科隆（德国）	Arnulf Hölscher
	都柏林（爱尔兰）	John V. Reynolds
	伯明翰（英国）	Derek Alderson
	鲁汶（比利时）	Toni Lerut
	马赛（法国）	Xavier Benoit D'Journo
	纽卡斯尔（英国）	Michael Griffin
	牛津（英国）	Nick Maynard
	鹿特丹（荷兰）	Jan van Lanschot/Wijnhoven
日本	东京	Yuko Kitagawa
北美洲	安娜堡（美国密歇根州）	Andrew C. Chang
	休斯敦（美国德克萨斯州）	Wayne Hofstetter
	费城（美国宾夕法尼亚州）	John Kucharczuk
	匹兹堡（美国宾夕法尼亚州）	Blair Jobe
	罗彻斯特（美国纽约州）	Jeffrey H Peters
	西雅图（美国华盛顿州）	Donald E Low
	多伦多（加拿大）	Gail Darling
南美洲	圣保罗（巴西）	Ivan Cecconello
南亚	孟买（印度）	C. S. Pramesh

框46-1 食管切除术后并发症报告的标准化定义

数据输入：最好由外科医生、数据管理员或护士专家输入

病死率：30~90天病死率

共病评分系统：Charlson、Zubrod、ASA

严重程度分级：Clavien-Dindo 或 Accordion

再次入院时间：30天

应记录护理水平的变化，即返回降压室、重症康复病房或重症监护室

输血应按常规记录

输血应区分术中和术后输血

输血记录应包括输血单位数

应定期记录出院地点

应记录将患者转移到更高级别护理的情况，如从病房转移到重症监护室或重症康复病房。

并发症数据记录应包括采用Clavien-Dindo或Accordion进行分级，建议采用Clavien-Dindo法。

应记录出院后30天内所有再次入住一级或二级医院的情况，包括再次入院的时间和原因。

出院地点也应报告，并对以下情况进行区分。

（1）出院回家；

（2）出院到其他医疗机构，如二级医院、康复中心或护理机构。

三、食管切除术并发症的基准

一旦开发并发布了基础的ECCG平台，ECCG就开始在高手术量的国际中心对该系统进行测试。该项目的目标包括记录同时期并发症的发生率和其他食管切除术的质量指标，测试结果定义的相关性，并评估开展基于网络的国际前瞻性研究的能力。会议决定，实施该项目的最佳方式是构建一个安全的在线数据库，所有贡献中心都可以访问该数据库，并简化数据输入。这种格式还允许贡献中心在任何有互联网接入的地方访问其机构数据。

ECCG随后决定继续合作，并在一项前瞻性多中心国际队列研究中对定义的结果进行研究，该研究的首字母缩写为"ESODATA"。所有良性或恶性食管癌的术后结果和人口统计数据都被收集在一个安全的在线数据库中。参与中心包括19个原始机构，还有5个高手术量食管切除术单位。数据库和门户网站被托管在一个高性能的专用网络服务器中，数据库接口只能通过经过验证和加密的安全网络连接访问。数据收集是在2015年1月—2016年12月进行的，原本的目标是收集1 500例食管切除术，但实际在24个月内共进行了2 704例食管切除手术，结果于2017年公布[5]。对于高手术量中心的定义，目前还没有明确每年需要多少次切除手术。先前的食管切除术研究使用的标准从每年9次切除到每年>300次的切除不等[6-7]。不管怎样，来自一个每年进行50次食管切除术的单中心的机构数据库须在50年内收集数据，才能达到2 704个样本，这使得所收集的信息容易受到技术和围手术期管理随时间变化的影响。

来自大量国际食管切除术中心的这一非常大的当代食管切除术样本的短期结果的发表是独特的。没有一个国际肿瘤学数据集使用"在线"格式。以前从未有食管切除术后结果的研究采用明确的预定义集定义并发症，也从未有研究具备探讨罕见暴露或转归的统计能力。该研究为并发症发生率的评估提供了一个国际现代标准，并为全世界食管切除术单位的审计和质量改进项目提供了框架。所有参与中心均为具有既定数据收集历史的高手术量食管切除术单位。该研究收集了定义明确的国际数据。该数据集是专门针对研究目标而设计的。ESODATA项目在短期内积累了大量数据，使结果具有时代性和高度相关性。

四、ESODATA项目

数据的收集和数据库的维护面临着一些挑战。保护患者信息的国家协议要求调整收集数据的方法。迄今为止，ESODATA数据库一直由独立研究人员进行工作支持，没有外部资助。为了确保数据库的未来发展，建立一个稳定的、有资金支持的基础设施来维护和扩展数据库至关重要。ESODATA网站的优势包括易于使用的界面，无须本地信息技术支持，数据输入可以在任何有互联网接入的地方进行，无须机构维护，并且没有数据录入的费用。数据集中的所有数据字段都是强制性的，条件字段仅在适当时应用，这使得所有包含的变量都是完整的。通过单击相应的框或从下拉菜单中选择来执行数据输入。没有自由文本数据字段。接受食管切除术并伴有术后并发症的食管癌症患

者的输入最多需要49个数据字段，而无并发症的良性疾病食管切除术后患者只需要24个数据字段。这是通过根据每个患者的详细信息最小化数据字段而实现的。ESODATA中的数据字段被标记，并包括用于分析的基本数据。导出数据时，数据是完整的，在分析之前不需要进行任何清理。所有ESODATA贡献者都可以立即获得机构报告，这些报告可用于质量改进项目，并为机构提供了将自己的结果与国际结果进行比较的机会。

荷兰国家食管癌登记册、荷兰上消化道癌症审计纳入了ECCG并发症的定义。最近的一份出版物表明，数据具有很高的完整性和准确性[8]。目前在爱尔兰进行食管切除术的5个中心也开始根据ECCG并发症定义报告其国家数据。在前瞻性国家登记中实施ECCG平台增加了未来出现高质量研究的机会，并使国际研究之间的比较变得可行。

现在通过ESODATA数据库提供的新服务包括贡献中心申请进行重点研究的机会。此外，ESODATA能够在国家层面而不仅仅是机构层面提供数据收集服务。比如在爱尔兰，ESODATA数据库提供了收集和审计5个爱尔兰食管切除术单位结果的场所。一个具有标准化结果的大型当代多中心国际数据集，如ESODATA研究队列，为了解食管疾病管理的当代实践提供了最佳机会，并可能成为未来临床肿瘤学研究的金标准。

参考文献

[1] Paul S, Altorki N. Outcomes in the management of esophageal cancer[J]. J Surg Oncol, 2014, 110(5): 599-610.

[2] Kumagai K, Rouvelas I, T sai J A, et al. Meta-analysis of postoperative morbidity and perioperative mortality in patients receiving neoadjuvant chemotherapy or chemoradiotherapy for resectable oesophageal and gastrooesophageal junctional cancers[J]. Br J Surg, 2014, 101(4): 321-338.

[3] Blencowe N S, Strong S, McNair A G, et al. Reporting of short-term clinical outcomes after esophagectomy: A systematic review[J]. Ann Surg, 2012, 255(4): 658-666.

[4] Low D E, Alderson D, Cecconello I, et al. International consensus on standardization of data collection for complications associated with esophagectomy: Esophagectomy complications consensus group (ECCG)[J]. Ann Surg, 2015, 262(2): 286-294.

[5] Low D E, Kuppusamy M K, Alderson D, et al. Benchmarking complications associated with esophagectomy[J]. Ann Surg, 2019, 269(2): 291-298.

[6] Markar S, Gronnier C, Duhamel A, et al. Pattern of postoperative mortality after esophageal cancer resection according to center volume: Results from a large european multicenter study[J]. Ann Surg Oncol, 2015, 22(8): 2615-2623.

[7] Markar S R, Karthikesalingam A, Thrumurthy S, et al. Volume-outcome relationship in surgery for esophageal malignancy: Systematic review and meta-analysis 2000-2011[J]. J Gastrointest Surg, 2012, 16(5): 1055-1063.

[8] van der Werf I R, Busweiler L A D, van Sandick J W, et al. Reporting national outcomes after esophagectomy and gastrectomy according to the esophageal complications consensus group (ECCG)[J]. Ann Surg, 2020, 271(6): 1095-1101.

翻译：聂鑫，成都医学院第二附属医院·核工业四一六医院
　　　熊继承，四川省肿瘤医院胸外科
审校：王康宁，四川省肿瘤医院胸外科
　　　冷雪峰，四川省肿瘤医院胸外科

doi: 10.21037/aoe-19-53
Cite this article as: Klevebro F, Kuppusamy MK, Low DE; on behalf of the International ESODATA Contributors Group. ESODATA: benchmarking esophagectomy complications. Ann Esophagus, 2020, 3: 36.

第四十七章　模拟手术是否有助于提高食管切除术的效果

Francisco Schlottmann

Department of Surgery, Hospital Alemán of Buenos Aires, Buenos Aires, Argentina
Correspondence to: Francisco Schlottmann, MD, MPH. Department of Surgery, Hospital Alemán of Buenos Aires, Av. Pueyrredón 1640 (ATT 1118), Buenos Aires, Argentina. Email: fschlottmann@hotmail.com.

摘要： 外科模拟手术已被应用了几十年，其目的是避免在患者身上练习和培训技能。但目前少有为食管外科设计的手术模拟器。虚拟模拟器通常被用于食管内镜手术的教学。猪模型已被开发用于食管切除术不同阶段的训练，在学员掌握技能方面取得了可喜的成果。然而，尚无模拟器证明培训期间习得的技能能够实际地转化到临床实践中。建立模拟训练和患者结果之间的线性关联是具有挑战性的，需要进一步研究开发高仿真的食管外科模拟器，并确定这种培训如何使患者受益。

关键词： 食管手术；模拟；结果

View this article at: http://dx.doi.org/10.21037/aoe.2019.12.04

一、引言

模拟被定义为人为创造一个特定情境，以体验现实中存在的事物[1]。过去几十年里，外科模拟手术已被广泛开展，以避免在患者身上练习和培训技能。住院医生工作时间的减少和对患者安全的关注进一步推动了模拟课程在培训体系中的应用[2-3]。

目前有各种各样的手术模拟器，如箱式腹腔镜训练器、虚拟现实模拟器、大体标本和活体动物。箱式腹腔镜训练器通常被用于基本腹腔镜技能的训练（例如钳夹传递和打结）。虚拟现实模拟器已经得到了发展，并提供了高仿真的全套手术训练，但与低仿真模型相比，其费用更高[4]。大体标本和活体动物也可提供高仿真训练多种手术的机会，但同样存在诸多缺点，如成本高、可行性有限和需要专门的设备[5]。总体而言，目前还没有完美的模拟器，模拟应该根据学员的特定需求和机构可获得的资源进行定制。

目前为止，为食管外科培训设计的模拟器还很少。本文的目的是回顾总结当前文献中关于食管的手术模拟。

二、食管手术模拟

由于先进的食管内镜手术和高分辨率测压的诊断技术在许多国家并未被广泛应用，因此在这些领域获得熟练的技能或者深入的了解是很困难的。一项早期研究试图确定在继续医学教育课程期间进行的密集培训是否能够帮助学员提升诊断能力和内镜手术技能[6]。标准化的教学和测试会话被证明能够增强与食管疾病诊断和治疗相关的技能和知识[6]。因此，具有标准化实践会话和专家反馈的密集型继续医学教育课程对于治疗食管疾病的消化科医生和（或）外科医生来说是一种有吸引力的培训工具。

虚拟模拟器常被用于食管内镜手术教学。例如，GI-Mentor（Simbionix）是一种带有运动传感器和力反馈功能的内镜，当它在人体模型中前进时，可以模拟真实的手术体验[7]。该平台包含多种病例（如出血），使学员能够训练诊断和治疗技能。Erlangen Endo-Trainer则使用猪的食管与人造人体躯干模型进行内镜技术训练，并可以模拟出血、息肉、肿瘤和静脉曲张等情况[8]。

北卡罗来纳大学（University of North Carolina，UNC）开发了一种高仿真且经济实惠的模型，用于腹腔镜和机器人上消化道手术训练[9-10]。该仿真模型基于猪的组织器官模块创建，它包括肺、心脏、主动脉、食管、膈肌、胃、十二指肠、肝脏和脾脏。通过一些解剖学上的改动模拟人体解剖结构，并通过人工血液进行灌注，将该组织模块安装在人体模型中。外科专家体验了该模型，并进行了经腹腔镜食管下段与贲门肌层切开术（Heller肌切开术）、Nissen胃底折叠术和袖状胃切除术。大多数参与者认为，操作过程与手术室中的真实操作相当，这个模型可以帮助训练外科医生[9]。通过分析证实，在接受为期3天的UNC机器人模型的模拟训练后，高年资住院医生在所有手术步骤（如端口放置、对接过程、缝合、使用能量设备和使用吻合器）上均提高了信心[11]。

Fann等[12]专门为食管吻合术创建了一个猪心-肺-食管的模型。该模型允许对食管端进行对齐和接近，并在食管壁内正确的位置进行缝合或使用吻合器。该模型具有很高的仿真度，并被认为能提升关键的技术技能。Gooseman模拟器被用于经胸食管切除术的训练，它包括一个猪器官块、一个塑料躯干、人工膈肌、大型泡沫状肺部、人工压力检测心脏以及主动脉和奇静脉循环，可以进行食管解剖和管状胃制作的训练，并模拟处理低血压或主动脉和奇静脉出血等并发症[13]。Fabian等[14]描述了一种胸腔镜胸内吻合模拟器，使用安装在人工半胸腔中的猪组织模块，并覆盖合成皮肤。参与者在多次重复完成任务后进行主观评估，评估结果显示，参与者技术有所改善，提高了任务完成的速度和吻合的质量（在60 mmHg的静水压力下测试没有泄漏）。

最近的一项研究显示，对于早期开展机器人辅助食管切除术可以使用模块化递升的方法[15]。该手术被分为不同的模块，难度逐渐增加，使得学习者完成一项复杂的手术无须经历较长的学习曲线。例如，每个外科医生需要完成10例手术才能掌握所有模块的操作。这种循序渐进的培训无疑有助于在食管外科中开展新技术。

另外，还应该探索基于团队合作的培训，整个手术团队包括外科医生、助手、护士和麻醉医生。目前正在研究术前解剖模拟和术中实时导航系统，这类系统是提高食管切除术技能的可选方案。

总的来说，这些研究、模拟器或教学方法都还没有证明在培训中获得的技能能够有效地应用于临床实践中。事实上，要确定模拟训练是否能够改善食管切除术后的结果是很难的，因为患者的预后受到多种因素的影响，如术前检查、手术技术和术后康复等。因此，建立模拟训练与结果之间的直接关联是具有挑战性的。需要进一步的研究来开发适用于食管外科医生的高仿真模拟器，并确定这种培训如何使患者受益。

三、结论

在过去几十年中，外科手术模拟训练已经发展起来。然而，目前可用于培训复杂手术如食管切除术的模拟器还很少。需要进一步的研究来开发高仿真的食管模拟器，并确定如何将学到的技能转化到临床实践中，以改善患者的预后结果。

参考文献

[1] Francis B，Lea D，Autores V. Oxford Advanced Learner's Dictionary[M]. 8th edition.Oxford，UK：Oxford University Press，2013.

[2] Aggarwal R，Mytton O T，Derbrew M，et al. Training and simulation for patient safety[J]. Qual Saf Health Care，2010，19（Suppl 2）：i34-i43.

[3] Reznick R K，MacRae H. Teaching surgical skills--changes in the wind[J]. N Engl J Med，2006，355（25）：2664-2669.

[4] Sutherland L M，Middleton P F，Anthony A，et al. Surgical simulation：A systematic review[J]. Ann Surg，2006，243（3）：291-300.

[5] Sarker S K，Patel B. Simulation and surgical training[J]. Int J Clin Pract，2007，61（12）：2120-2125.

[6] Kim H C，Pandolfino J E，Komanduri S，et al. Use of a continuing medical education course to improve fellows'

knowledge and skills in esophageal disorders[J]. Dis Esophagus, 2011, 24(6): 388-394.

[7] Bar-Meir S. A new endoscopic simulator[J]. Endoscopy, 2000, 32(11): 898-900.

[8] Neumann M, Mayer G, Ell C, et al. The Erlangen Endo-Trainer: Life-like simulation for diagnostic and interventional endoscopic retrograde cholangiography[J]. Endoscopy, 2000, 32(11): 906-910.

[9] Schlottmann F, Murty N S, Patti M G. Simulation model for laparoscopic foregut surgery: The University of North Carolina foregut model[J]. J Laparoendosc Adv Surg Tech A, 2017, 27(7): 661-665.

[10] Schlottmann F, Patti M G. Novel simulator for robotic surgery[J]. J Robot Surg, 2017, 11(4): 463-465.

[11] Schlottmann F, Long J M, Brown S, et al. Low confidence levels with the robotic platform among senior surgical residents: Simulation training is needed[J]. J Robot Surg, 2019, 13(1): 155-158.

[12] Fann J I, Feins R H, Hicks GL Jr, et al. Evaluation of simulation training in cardiothoracic surgery: The Senior Tour perspective[J]. J Thorac Cardiovasc Surg, 2012, 143(2): 264-272.

[13] Trehan K, Zhou X, Tang Y, et al. The gooseMan: A simulator for transhiatal esophagectomy[J]. J Thorac Cardiovasc Surg, 2013, 145(6): 1450-1452.

[14] Fabian T, Glotzer O S, Bakhos C T. Construct validation: Simulation of thoracoscopic intrathoracic anastomosis[J]. JSLS, 2015.

[15] Fuchs H F, Müller D T, Leers J M, et al. Modular step-up approach to robot-assisted transthoracic esophagectomyexperience of a German high volume center[J]. Transl Gastroenterol Hepatol, 2019, 4: 62.

doi: 10.21037/aoe.2019.12.04
Cite this article as: Schlottmann F. Does simulation help improve results for esophagectomy? Ann Esophagus, 2020, 3: 8.

翻译: 刘光源, 四川省肿瘤医院胸外科
　　　李昌顶, 西南医科大学心胸外科学专业
审校: 冷雪峰, 四川省肿瘤医院胸外科

第四十八章 肥胖与食管切除术的预后

Rafael C. Katayama, Fernando A. M. Herbella, Leonardo M. Del Grande, Rafael Laurino Neto

Esophagus and Stomach Division, Department of Surgery, Escola Paulista de Medicina, São Paulo, Brazil
Contributions: (I) Conception and design: All authors; (II) Administrative support: All authors; (III) Provision of study materials or patients: None; (IV) Collection and assembly of data: None; (V) Data analysis and interpretation: None; (VI) Manuscript writing: All authors; (VII) Final approval of manuscript: All authors.
Correspondence to: Dr. Rafael C. Katayama. Rua Tabapuã 1123, Cj 21, São Paulo, SP CEP 04533-014, Brazil.
Email: rafaelcaue@hotmail.com.

摘要：全球范围内肥胖患者不断增加。与此同时，近几十年来，西方国家食管癌的发病率显著上升。几项关于高体质指数（BMI）对食管切除术后病程和生存率影响的研究得出了相互矛盾的结果。本研究是对肥胖患者食管切除术预后的文献综述。从技术上来说，肥胖对外科医生来说是一项挑战，尤其是在复杂的手术中。尽管内脏脂肪厚不能成为食管切除术的独立禁忌证，但它似乎会加重围手术期并发症的发生率。因此，外科医生应确保对合并症的精细化管理，并保持对并发症的低阈值调查和管理。

关键词：食管切除术；肥胖；预后；并发症发生率；病死率

View this article at: http://dx.doi.org/10.21037/aoe.2019.12.06

一、引言

肥胖在全球范围内不断增加。在美国，约有69%的人超重，36%的人肥胖[1]。在大多数欧洲国家，超重的人口可占总人口的40%~50%[2]。近几十年，西方国家食管癌的发病率显著升高[3]。食管癌是全球第8大常见癌症和第6大癌症死亡原因[4]。因此，食管外科医生将面临更多患有食管或食管胃结合部恶性疾病的肥胖患者（obese patient，OB），这些患者可能需要接受手术治疗。食管切除术与并发症发生率和病死率的升高相关[5]。目前仍未完全阐明肥胖是否会导致这些指标的恶化。肥胖可能影响临床决策和结局。大多数外科医生认为肥胖是一种技术上的挑战，当面对高BMI患者时，他们可能会改变手术方案。OB可能由于腹内压升高出现通气不足、残气量和呼气储备降低的情况，这些是分析手术结果的共同因素[6-7]。本研究旨在综述肥胖对食管癌手术预后的影响。

二、方法

通过PubMed数据库检索2007—2019年关于OB食管切除术的文献。本次检索包括临床研究，关键词为"食管切除术""肥胖和食管切除术""食管切除术和预后"。

（一）肥胖与并发症

一些研究表明，对OB行食管切除术是可行的，其并发症发生率和病死率与正常体重（normal weigh，NW）患者相似。然而，较高的特定并发症发生率表明，OB手术在技术上可能更困难。

一些西方研究发现，OB围手术期出血[6,8]、吻合口瘘[6,9]和喉返神经损伤[8]的发生率更高。英国一个研究小组进行的一项Meta分析证实，BMI>30 kg/m²的患者吻合口瘘的发生率高达35%，而BMI<30 kg/m²的患者则相反（P=0.003；RR：0.857；95%CI：0.497~0.867）[10]。同样，过多的皮下脂肪可能会增加伤口感染的风险[11-12]。在东方，日本的一个研究小组在微创食管切除术前使用计算机断层扫描（CT）来定义纵隔脂肪过多的患者，也得到了类似的结果，纵隔脂肪过多与手术时间延长呈正相关。作者还发现，OB的喉返神经麻痹发生率较高[13]。1年后，作者在同一家医院完成了研究，他们再次使用CT评估患者的情况，发现内脏高度肥胖与手术时间延长和出血量增加呈正相关[14]，这表明过多的脂肪组织是手术操作的障碍。同时，中国最近的一项的Meta分析表明，与NW组相比，OB组的吻合口瘘、血栓栓塞和肺部并发症发生率都更高[15]。这项分析结果是有意义的，因为OB的肺容量和免疫反应更差，并且血栓栓塞的风险更高，如Virchow三联征所证明的。

另一方面，一些研究并未发现肥胖对手术并发症有显著影响。斯堪的纳维亚系列研究发现，根据BMI分组，两组包括吻合口瘘在内的主要并发症发生率相似[16]。同样地，其他研究也没有将围手术期并发症发生率、病死率、失血量、手术时间和R0切除率与BMI相关联，尽管OB组糖尿病、裂孔疝和巴雷特食管的发病率升高[17-18]。一项包括1980—2012年食管切除术的Meta分析与上述结果一致，在总体并发症发生率、再次手术率、病死率或伤口感染率方面无差异。然而，当同时合并糖尿病和肥胖时，吻合口瘘的发生率升高。OB比NW患者有更多的并发症，因此很多OB被视为高危患者而排除手术治疗[19]。

当然，根据患者的并发症，外科医生倾向于不采取过于积极的手术治疗，因此这肯定是一个可以解释矛盾结果的明显偏差。此外，仅采用BMI作为分类标准，忽视了内脏型肥胖和外周型肥胖之间的差异。唯一进行内脏脂肪评估的研究发现，内脏脂肪增加，围手术期并发症发生率更高[14]。

（二）肥胖与生存

同样，日本研究组也证实了内脏高度肥胖与术前治疗反应差、总生存率差有关[14]。他们认为这一结果应该与肥胖患者的慢性组织炎症和更大的手术炎症反应相关[20]，这一观点基于最近的2项研究[21-22]，研究表明，内脏型肥胖的急性炎症反应增加。在败血症患者中，内脏型肥胖与血清中促炎细胞因子水平高于抗炎细胞因子水平和更高的90天病死率相关[22]。此外，据报道，内脏脂肪面积与急性胰腺炎患者的全身炎症反应综合征和疾病严重程度相关[21]。

肥胖可能影响淋巴结切除术中切除淋巴结的数量。中国的一个团队在2013年比较了食管鳞状细胞癌（ESCC）患者的食管切除术结局。不同BMI组的患者3年生存率无差异，但高BMI组患者的疾病复发率较高，尽管未达到统计学显著性差异。作者认为，这些结果反映出了与纵隔脂肪组织相关的淋巴结切除术的技术难度，因为在高BMI组中切除淋巴结的数量较少[23]。相反，其他研究与上述结果相矛盾，表明无论患者BMI如何，切除淋巴结的数量都是相等的[9,17-18]。尽管我们不确定切除淋巴结的数量是否存在差异，但这一事实似乎对总生存率没有根本影响。

大多数研究认为，肥胖不会影响病死率[9-10]。芝加哥的一个团队研究了2010—2013年接受食管切除术的患者。他们发现，所有组的总生存率都相同，这与一些西方研究相矛盾，这些研究观察到OB组的总生存率比体重过轻组的总生存率更高。因此，营养不良比肥胖的危害更严重，在手术前需要进行营养支持[24]。欧洲人报告了类似的结果，在1~2年和5年随访中，总生存率没有差异[16]。一个中国的研究团队证实了西方国家的发现。患者以ESCC为主，采用Ivor Lewis技术进行手术。随访时间为30个月，并发症发生率和病死率无差异[17]。这些发现可能与高BMI组更好的营养状况和较低的恶病质相关。

一项中国的Meta分析推翻了先前的西方和亚洲研究的结论，该研究描述了ESCC患者食管切除术后5年生存率的情况，分别为NW组40.8%，超重组44.7%，OB组24.8%（P=0.03）[25]。然而，亚洲定义OB的BMI较低，且ESCC数量大于食管腺癌，可能存在偏倚。此外，Okamura等[14]证明，内脏高度肥胖与术前治疗反应差和总生存率差相关，内脏脂肪再次在结果分析中发挥了重要作用。

三、结论

肥胖是一种慢性疾病，在世界范围内尤其是在西方国家，肥胖患者数日益增多[1-2]。毫无疑问，食管切除术是一项要求非常苛刻的手术，大多数外科医生害怕对OB进行手术。然而，肥胖是否是导致并发症发生率和病死率升高的独立因素仍不清楚。

肥胖在手术尤其是复杂的手术中对外科医生造成挑战，并且在考虑BMI分类标准之外的肥胖类型时，内脏型肥胖可能与更严重的围手术期并发症发生率有关[14]。此外，OB比NW患者有更多的并发症，在决定手术治疗时，这应该是一种选择偏倚[19]。

大多数研究表明，OB的总生存率与NW患者相同[9-10]，这可以归因于营养状况更好和恶病质更低。

食管切除术后，内脏脂肪过多似乎加重了围手术期的并发症发生率；因此，外科医生应确保对并发症进行细致的管理，并保持较低的并发症调查和管理阈值。

参考文献

[1] Garvey W T, Garber A J, Mechanick J I, et al. American association of clinical endocrinologists and american college of endocrinology consensus conference obesity: Building an evidence base for comprehensive action[J]. Endocr Pract, 2014, 20: 956-976.

[2] Gloy V L, Briel M, Bhatt D, et al. Bariatric surgery versus non-surgical treatment for obesity: A systematic review and meta-analysis of randomized controlled trials[J]. BMJ, 2013, 347: f5934.

[3] Brown L M, Devesa S S, Chow W H. Incidence of adenocarcinoma of the esophagus among white Americans by sex, stage, and age[J]. J Natl Cancer Inst, 2008, 100(16): 1184-1187.

[4] Ferlay J, Shin H R, Bray F, et al. Estimates of worldwide burden of cancer in 2008: GLOBOCAN 2008[J]. Int J Cancer, 2010, 127(12): 2893-2917.

[5] Hulscher J B, van Sandick JW, de Boer AG, et al. Extended transthoracic resection compared with limited transhiatal resection for adenocarcinoma of the esophagus[J]. N Engl J Med, 2002, 347(21): 1662-1669.

[6] Healy L A, Ryan A M, Gopinath B, et al. Impact of obesity on outcomes in the management of localized adenocarcinoma of the esophagus and esophagus gastric junction[J]. J Thorac Cardiovasc Surg, 2007, 134: 1284-1291.

[7] Adams J P, Murphy P G. Obesity in anesthesia and intensive care[J]. Br J Anaesth, 2000, 85: 91-108.

[8] Scipione C N, Chang A C, Pickens A, et al. Transhiatal esophagectomy in the profoundly obese: Implications and experience[J]. Ann Thorac Surg, 2007, 84(2): 376-382.

[9] Blom R L, Lagarde S M, Klinkenbijl J H, et al. A high body mass index in esophageal cancer patients does not influence postoperative outcome or long-term survival[J]. Ann Surg Oncol, 2012, 19(3): 766-771.

[10] Mengardo V, Pucetti F, Mc Cormack O, et al. The impact of obesity on esophagectomy: A meta-analysis[J]. Dis Esophagus, 2018, 31(6): dox149.

[11] Bhayani N H, Gupta A, Dunst C M, et al. Does morbid obesity worsen outcomes after esophagectomy?[J]. Ann Thorac Surg, 2013, 95(5): 1756-1761.

[12] Mullen J T, Davenport D L, Hutter M M, et al. Impact of body mass index on perioperative outcomes in patients undergoing major intra-abdominal cancer surgery[J]. Ann Surg Oncol, 2008, 15(8): 2164-2172.

[13] Okamura A, Watanabe M, Kurogochi T, et al. Mediastinal adiposity inflluences the technical diffficulty of thoracic procedure in minimally invasive esophagectomy[J]. World J Surg, 2016, 40: 2398-2404.

[14] Okamura A, Watanabe M, Yamashita K, et al. Implication of visceral obesity in patients with esophageal squamous cell carcinoma[J]. Langenbecks Arch Surg, 2018, 403(2): 245-253.

[15] Wang P, Li Y, Haibo S, et al. Predictive value of body mass index for short-term outcomes of patients with esophageal cancer after esophagectomy: A meta-analysis[J]. Ann Surg Oncol, 2019, 26: 2090-2103.

[16] Kruhlikava I, Kirkegård J, Mortensen F V, et al. Impact of body mass index on complications and survival after surgery for esophageal and gastro-esophageal-junction cancer[J]. Scand J Surg, 2017, 106(4): 305-310.

[17] Miao L, Chen H, Xiang J, et al. A high body mass index in esophageal cancer patients is not associated with adverse outcomes following esophagectomy[J]. J Cancer Res Clin Oncol, 2015, 141(5): 941-950.

[18] Melis M, Weber J, Shridhar R, et al. Body mass index and perioperative complications after oesophagectomy for adenocarcinoma: A systematic database review[J]. BMJ Open, 2013.

[19] Kayani B, Okabayashi K, Ashrafian H, et al. Does obesity affect outcomes in patients undergoing esophagectomy for cancer? A meta-analysis[J]. World J Surg, 2012, 36(8): 1785-1795.

[20] Okamura A, Watanabe M, Fukodome I. Relationship between visceral obesity and postoperative inflflammatory response

following minimally invasive esophagectomy[J]. World J Surg, 2018, 42: 3651-3657.

[21] Yashima Y, Isayama H, Tsujino T, et al. A large volume of visceral adipose tissue leads to severe acute pancreatitis[J]. J Gastroenterol, 2011, 46(10): 1213-1218.

[22] Pisitsak C, Lee J G, Boyd J H, et al. Increased ratio of visceral to subcutaneous adipose tissue in septic patients is associated with adverse outcome[J]. Crit Care Med, 2016, 44(11): 1966-1973.

[23] Cheng Y, Wang N, Wang K, et al. Prognostic value of body mass index for patients undergoing esophagectomy for esophageal squamous cell carcinoma[J]. Jpn J Clin Oncol, 2013, 43(2): 146-153.

[24] Wightman S C, Posner M C, Patti M G, et al. Extremes of body mass index and postoperative complications after esophagectomy[J]. Dis Esophagus, 2017, 30(5): 1-6.

[25] Duan X F, Tang P, Shang X B, et al. High body mass index worsens survival in patients with esophageal squamous cell carcinoma after esophagectomy[J]. Dig Surg, 2017, 34(4): 319-327.

翻译：缪艳，四川省肿瘤医院胸外科
　　　谢钦，四川省肿瘤医院胸外科
　　　姜龙琳，四川省肿瘤医院胸外科
审校：冷雪峰，四川省肿瘤医院胸外科

doi: 10.21037/aoe.2019.12.06

Cite this article as: Katayama RC, Herbella FAM, Del Grande LM, Neto RL. Obesity and outcomes for esophagectomy. Ann Esophagus, 2020, 3: 9.

第四十九章　食管胃肿瘤术后药物肠道激素调节与饮食行为：叙述性综述

Nicholas RS Stratford[1,2], **Conor F. Murphy**[1,2], **Jessie A. Elliott**[1,2], **John V. Reynolds**[2], **Carel W. le Roux**[1]

[1]Diabetes Complications Research Centre, Conway Institute of Biomedical and Biomolecular Research, University College Dublin, Dublin 4, Ireland; [2]Department of Surgery, Trinity Centre for Health Sciences, Trinity College Dublin and St. James's Hospital, Dublin 8, Ireland

Contributions: (I) Conception and design: JA Elliott, JV Reynolds, CW le Roux;(II) Administrative support: JV Reynolds, CW le Roux; (III) Provision of study materials or patients: JV Reynolds, CW le Roux; (IV) Collection and assembly of data: NRS Stratford, CF Murphy; (V) Data analysis and interpretation: NRS Stratford, CF Murphy, JA Elliott; (VI) Manuscript writing: All authors; (VII) Final approval of manuscript: All authors.

Correspondence to: Jessie A. Elliott. Department of Surgery, Trinity Centre for Health Sciences, Trinity College Dublin and St. James's IIospital, Dublin 8, Ireland. Email: jclliott@tcd.ic.

摘要：一些新的研究发现，减重术后体重减轻的生理学机制与食管胃肿瘤术后体重下降和营养不良的病理生理学机制存在明显的相似性。近期，一些证据表明，在接受减重术和食管胃肿瘤手术的患者中，术后肠道激素信号的改变是体重下降的重要媒介。肠道激素信号可能通过许多不同的途径影响食物摄入，因此，肠道激素可能是干预食管胃肿瘤患者术后体重减轻和营养不良的潜在药物靶点。本叙述性综述旨在为管理食管胃肿瘤患者的临床医生提供参考，介绍对饮食行为调节至关重要的稳态通路和享乐通路之间的相互作用，以及上消化道手术后肠道激素分泌模式的改变如何影响这些途径，从而导致体重下降。本文探索了现有的几种通过靶向调节异常脑-肠信号，从而影响饮食行为的药物疗法。全面了解术后饮食生理控制的变化如何表现为饮食行为的改变，对于食管胃肿瘤患者术后体重减轻和营养不良的临床管理至关重要。

关键词：饮食行为；食管癌根治术；胃癌根治术；减重手术；肠道激素

View this article at: http://dx.doi.org/10.21037/aoe-20-75

一、引言

在全球范围内，肥胖和糖尿病等代谢紊乱疾病已达到流行状态[1-2]。了解决定我们为什么吃、吃什么和吃多少的生理、心理和社会因素是解决肥胖及其相关并发症的关键[3]。减重术已成为代谢性疾病有效的治疗干预措施之一[4]，也加深了我们对上消化道手术可能影响超重和肥胖人群能量稳态机制的理解，而肠道激素在能量稳态机制中发挥着关键作用[5-6]。正常体重人群接受上消化道肿瘤手术后，保持体重不降通常是一个重要的营养目标，这一证据的出现使我们对术后体重和饮食行为的变化形成了新的视角[7-9]。

从生理学上讲，食物摄入是通过复杂的网络进行集中控制的，这些网络依赖于大脑对营养状态及能量摄入和消耗的信号进行解释、整合和反应[10]。能量稳态的实现涉及一个由外周神经内分泌信号组成的反馈回路，在该回路中，肠道将携带有关生物体营养状态及营养物质可用性信息的信号传输至下丘脑。这些传入通路与通过迷走神经束和脊髓束发送的传出信号耦合，调节人的摄取行为和能量消耗[10-12]。然而，食物的摄入量不仅仅由稳态驱动因素决定。对可口食物作出反应的神经生物学奖励机制还包括控制营养摄入的额外元素，这也涉及神经内分泌信号的综合网络[13]。享乐回路可以覆盖稳态回路的信号，导致对可口食物的过量摄入[14]。因此，深入了解驱动饮食行为的奖励机制对于理解健康状态和疾病状态下的体重调节至关重要。

胃肠道在维持能量的稳态方面起着核心作用。来自肠道的信号将有关营养摄入的信息传递给大脑，引发一种改变饮食行为的反应。摄入的营养物质与肠黏膜相互作用，刺激肠内分泌细胞，释放肠道激素，后者被认为是饥饿信号和饱腹信号的关键调节剂[11,15-16]。目前已发现多种可使人产生饱腹感的肠道激素，包括胰高血糖素样肽-1（glucagon-like peptide，GLP-1）、酪酪肽（peptide YY，PYY）和胃泌酸调节素（oxyntomodulin，OXM）。当肠内分泌L细胞释放上述蛋白时，会激活大脑皮层下区域的神经元，以降低食欲并增加满足感和饱腹感[15]。此外，生长激素释放肽是目前已知唯一的促进食欲的肠道激素，负责在禁食期间刺激饥饿感的产生[17]。

上述理论的迷人之处在于其足够简单，但进食行为不仅仅是由饥饿信号和饱腹信号的此消彼长决定的。这种还原论的叙述并不承认食物偏好、食物奖赏和进食动机的作用，通常被描述为"欲求"行为和"完成"行为。因此，上消化道手术后的体重减轻也可能是由饮食行为的变化介导的，这便为食管胃肿瘤术后患者的体重维持提供了新的治疗靶点。对术后患者饮食行为变化机制的深入理解可能有助于制订基于药物或营养的策略来优化其营养状态。减重手术会导致GLP-1、OXM、PYY、胆囊收缩素（cholecystokinin，CCK）等肠道激素在餐后分泌增

加，而胰多肽（pancreatic polypeptide，PP）的分泌则会在餐后减少。其中，GLP-1和PYY已被广泛研究，并被发现与术后食物奖励、饮食动机改变和体重下降有关[4,15,18-21]。最近，有研究发现，上消化道肿瘤患者术后出现了类似的情况，表现为受药物支配的饮食行为[8,9,22-24]。

综上，本叙述性综述旨在探讨决定饮食行为的生理机制，讨论食管胃肿瘤手术后饮食行为如何发生改变，并确定可以影响饮食行为的药物治疗，以预防患者术后的营养不良和体重减轻。在这类患者中，GLP-1和PYY已经得到了最全面的研究，因此，本综述将这些激素作为餐后饱腹感的肠道激素反应标志物的术后肠道激素生理学进行了梳理。而在先前的综述中，已经讨论了其他参与饱腹感的肠道激素的潜在作用，以及餐后脑-肠轴中涉及的其他因素，如胆汁酸和肠道微生物群[25]。而参与调控长期系统能量平衡的激素，如瘦素和胰岛素的作用在本文中不作讨论。

我们根据叙述性综述报告清单（http://dx.doi.org/10.21037/aoe-20-75）提交了以下文章。

二、方法学

以"eating behavior""esophagectomy""gastrectomy""bariatric surgery""gut hormones"为关键词在PubMed中检索近期的文献，共产生592项结果。通过该搜索方式发现了相关的文章，以及在这些文章中引用的其他研究。最终，本文参考了上述结果中的117篇文章。

三、享乐饮食和稳态饮食的核心决定因素

脑-肠轴的神经回路可以进一步细分为稳态通路和享乐通路[26]。在稳态通路中，肠道激素将有关膳食摄入和外周能量水平的信息传递给大脑的高级皮层中心[27]。位于下丘脑的弓形核（arcuate nucleus，ARC）被认为是饮食行为和食物摄入的关键调节器[28-29]。与饱腹感有关的肠道激素GLP-1通过与ARC中表达的GLP-1受体结合发挥其一部分作用，这对于介导GLP-1的作用至关重要[30-31]。类似地，PYY激素的活性形式之一——PYY3-36，被认为可通过刺激位于表达神经肽Y（neuropeptide Y，NPYNPY）和刺鼠相关肽（agouti-related peptide，AgRP）的ARC神经元亚群上的抑制性Y2受体来发挥其厌食作用[32]。此外，促食欲激

素生长激素释放肽的受体也位于NPY/AgRP上[26-27,33]。循环系统中的生长激素释放肽激活这些NPY/AgRP神经元，并通过释放AgRP来抑制黑皮素3受体和黑皮素4受体及阿黑皮素原（proopiomelanocortin，POMC）细胞，最终刺激饮食行为[29,34]。NPY/AgRP神经元还延伸到相邻的下丘脑核团，即室旁核、背内侧核和下丘脑外侧区，提示这些区域可能参与稳态调节[27,35-36]。

而作为另一个负责调节食物摄入的主要系统，享乐通路则与稳态通路的信号传导平行运作。而享乐通路能够超越稳态通路设定的营养需求，这两条通路之间的相互作用决定了我们无意识的饮食方式[26,28]。有证据表明，可被滥用药物刺激的边缘系统的奖赏通路与美食刺激的通路相互交会[37]。通常，滥用药物会加强投射到伏隔核（nucleus accumbens，NAc）的腹侧被盖区（ventral tegmental area，VTA）的多巴胺信号。无论其作用机制如何，这些药物都作用于VTA-NAc通路的奖励机制[26,37-38]。这一通路有着明确的进化起源，介导对生存所必需的奖励（如食物和性）的积极情绪反应[39]。通常，被释放的多巴胺本质上是一种补品。

通常，多巴胺的释放会使人振奋。然而，在重要的环境刺激（如食物）下，会出现多巴胺的阶段性（快速放电）释放，从而产生奖励提示，引起人们对该刺激的关注[40]。促进这种奖励的行为主要在于选择性强化该特定刺激和多巴胺释放增加之间的关联[41]。

关键是，欲求驱动（即使是对食物的欲望）是一种习得的行为[42]。在一项小鼠实验中，由于产生多巴胺的神经元中酪氨酸羟化酶的选择性失活，无法产生多巴胺的小鼠变得极度厌食[43]。在健康人中，背侧纹状体的多巴胺产生与进食时的愉悦程度呈正相关[44]。有研究在患有肥胖症的人类和啮齿动物中，观察到纹状体D2受体的使用率降低[40]。Volkow等[45]使用PET成

像进行的一项研究表明，肥胖受试者的纹状体D2受体可用性显著低于正常体重受试者。据推测，多巴胺受体可用性的降低会使机体对本已足够的食物产生不满足的反应，因此必须摄入更多的食物才能产生所需的反应。重要的是，可口性的调节对我们感受到的食物奖励有着深远的影响，动物会在超过稳态要求的情况下摄入甜的和咸的食物[13,28]。

从进化的角度来看，在食物充足时，对超出稳态需求的美食摄入的能力，可帮助机体储备，以应对未来（可能的）环境食物缺乏期间的能量需求。在现代社会，由于食物供应丰富，我们进化而来的奖励信号通路会因此导致暴饮暴食和肥胖[46]。研究证据表明，尽管人们意识到多巴胺的负面影响，但多巴胺产生的减少会导致戒毒失败[47]。同样，在病态肥胖的个体中也观察到了类似情况[45]。在大脑中与抑制控制有关的区域，即内侧眶额皮层（orbitofrontal cortex，OFC）、扣带回和背外侧前额叶皮层，D2受体的破坏可能导致冲动性饮食行为，正如在肥胖患者中观察到的暴饮暴食。

四、饮食行为和脑-肠轴

表49-1列出了与饮食行为相关的定义，其中涉及欲求行为和完成行为。虽然二者并不相互排斥，但在试图更好地理解饮食行为和肠道激素信号之间的关系时，对这些方面进行区分至关重要。饥饿感、满足感和饱腹感，因后两者经常被错误地交替使用，为了清晰起见，也被给予了不同的定义。胃肠道和大脑之间不受干扰的双向通信对于食物摄入的稳态维持是必要的[49]。肠道激素在调节饮食行为及通过迷走神经传入发挥控制作用或通过非迷走神经传入或血液直接作用于稳态大脑中心方面至关重要（图49-1）[11,27]。

表49-1 与饮食行为相关的定义

饮食行为	定义
欲求行为	指食用被认为有营养的食物的可能性增加或食用潜在危险食物的可能性下降的行为[48]
完成行为	指一种促进对进入口腔中食物产生反应或阻止吞下进入口腔中食物的行为[48]
饮食行为	可被定义为进食时间、摄入食物的量、口味喜好，所有这些都是生理、心理、社会和遗传因素相互作用的复杂产物[3]
饥饿感	是个人对饮食需求的可测量的主观冲动[3,18]
满足感	是指因收到肠道发出饱腹信号或主观对进食量感到满意而停止进食[18]
饱腹感	是指一个人通过抑制饥饿启动机制而感到满足，不需要食物的一段时间[18]

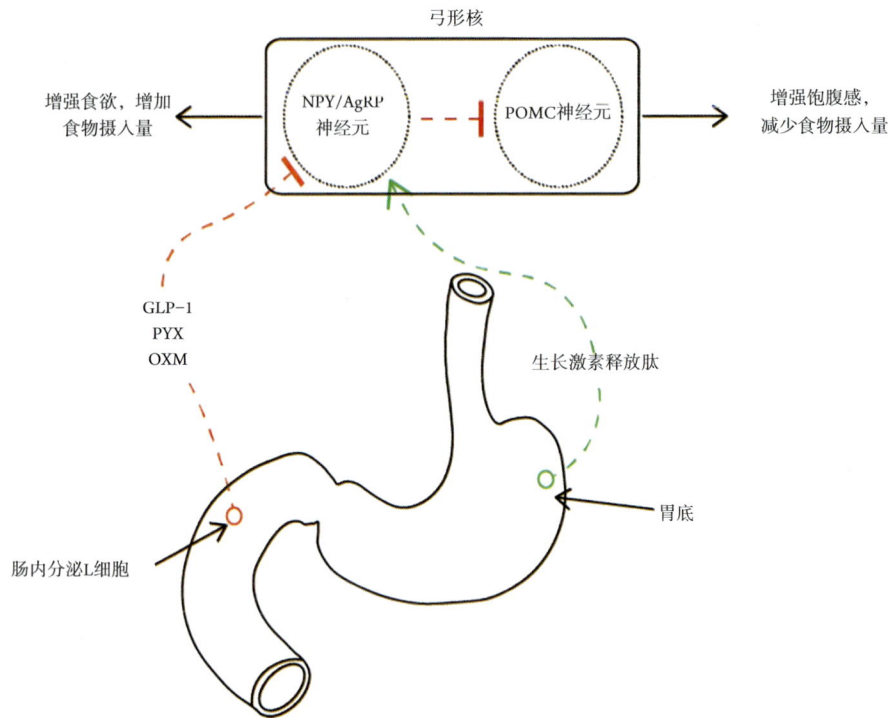

红色箭头表示抑制作用，绿色箭头表示刺激作用。饱腹感激素GLP-1、PYY和OXM的分泌抑制下丘脑弓状核的NPY/AgRP神经元，阻止POMC神经元的抑制，导致饱腹感增加。相反，作为食欲促进激素的生长激素释放肽激活NPY/AgRP神经元，抑制POMC神经元，导致食欲增加。NPY，神经肽Y；AgRP，刺鼠相关肽；POMC，阿黑皮素原；GLP-1，胰高血糖素样肽-1；PYY，酪酪肽；OXM，胃泌酸调节素。

图49-1　肠道激素通过脑-肠轴调节食物摄入

关于食物摄入的调节，肠道激素可分为两大类：促进食欲（刺激食欲的产生，如生长激素释放肽）和抑制食欲（刺激饱腹感的产生，如CCK、GLP-1、PYY和OXM）[48]。生长激素释放肽是一种由28个氨基酸组成的多肽，主要由胃底黏膜中的糖皮质激素受体细胞分泌，并刺激饥饿感的产生[50]；其血浆浓度在禁食期间最高，而餐后则迅速下降[51]。PYY、GLP-1和OXM则由遍布小肠的肠内分泌L细胞在餐后分泌，其远端浓度更高[11]。总的来说，这类激素在进食一段时间后刺激满足感的产生，并随后促进饱腹感的出现。

目前，多项研究发现，上消化道手术后患者的餐后GLP-1和PYY水平过高，激发了人们对研究上述激素在这些患者体内介导食物摄入和体重减轻中作用的兴趣[9]。众所周知，GLP-1是一种多效性激素，具有多种生理作用，包括抑制胃排空和肠道运动、减少食物摄入，以及与胰岛素协同作用的肠促胰岛素效

应，以介导餐后的葡萄糖处理[16,52-58]。除了减少总体食物摄入，高水平的GLP-1还会诱导条件性味觉厌恶（conditioned taste aversion，CTA），这种现象表现为对某种食物的习得性负面关联，导致机体再次遇到该物质时产生的负面内脏反应[59]。这可能是由于高水平的GLP-1可使机体产生恶心感及影响大脑中食欲中枢[52,60-61]。GLP-1诱导CTA的机制似乎仅针对大脑中特定的核团，因为侧脑室和第四脑室中高水平的GLP-1可导致人体摄食减少，而GLP-1对CTA的诱导仅可在侧脑室中发生[61]。然而，值得注意的是，有研究敲除了小鼠体内的GLP-1受体，却并未使这些小鼠变得肥胖，说明食欲调节中存在其他的通路，也提示了饮食行为生理控制的复杂性[62-63]。尽管在某些情况下存在固有的细微差别，但抑制饱腹大鼠体内GLP-1的水平的确会使其食物摄入增加2倍，这表明靶向GLP-1确实足以影响能量平衡[64]。

五、上消化道手术、肠道激素和饮食行为

对肥胖患者来说，减重术是诱导减重和维持体重的有效方法[65]。自1969年以来开始的Roux-en-Y胃旁路术（Roux-en-Y gastric bypass，RYGB）被认为是一种有效的减重术式，可使术后平均体重减轻25%~30%[4,18-19,66]。但由于RYGB手术的复杂性，垂直袖状胃切除术（vertical sleeve gastrectomy，VSG）越来越受欢迎，其减重效果几乎可与RYGB相比[67-68]。

直到最近，RYGB和VSG后的体重减轻仍被归因于吸收障碍或胃容量限制[18]；然而有研究表明，这些理由并不能或不足以解释某些患者术后出现厌食的潜在机制。此外，现已有研究明确减重术后，患者餐后体内GLP-1、PYY、OXM、CCK水平显著升高，而胆汁酸的分泌也有增加（图49-2）[4,9,15,18-19,66,69-72]。而与接受胃束带手术等术式的患者相比，RYGB和VSG术后的患者通常体重下降更明显，因为后者并不影响饱腹感肠道激素的水平，尽管状胃束带手术后会由于迷走神经的变化而出现饮食信号传导的相应变化。

减重术后患者的饮食行为发生了变化，比如热量的摄入减少。但有趣的是，研究发现患者的食物偏好也从高热量食物和甜食转向了更为健康的替代品[73-74]。尽管这一发现可能与患者在减重术后收到的饮食建议相关，即提高饮食质量和减少热量摄入，但在啮齿动物模型中也观察到了上述现象[75]。正在进行的研究将阐明，这种对大量元素偏好的影响是否在食管胃肿瘤手术后更明显，因为这类患者术后不需要遵循低热量饮食。这些不同术式的差异性影响至少部分可以通过其对享乐和稳态调节的影响差异来解释[19]。

在减重相关的研究中，胃肠激素作为食管胃肿瘤患者术后体重减轻介质的作用已越来越引起学界的兴趣[8,9,22-23,76]。像减重术一样，这些针对肿瘤的手术也涉及上消化道的大重建（图49-3）。在食管癌根治术后，约33%的无复发患者会出现体重下降超过15%，这种体重下降与其长期的营养状态和生活质量受损相

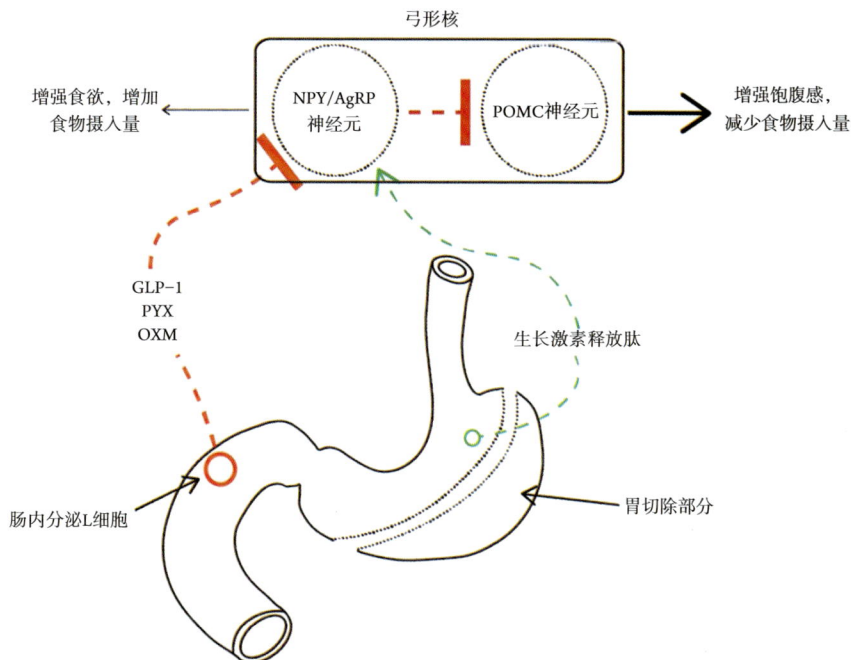

垂直袖状胃切除术后，肠道激素表达发生改变。红色箭头表示抑制作用，绿色箭头表示刺激作用，较粗的箭头表示扩大的反应。切除胃底，胃饥饿素水平显著降低，导致饥饿感减少。术后饱腹激素的过度分泌导致饱腹感增加和食物摄入量减少，从而放大了胃饥饿素水平降低的作用。NPY，神经肽Y；AgRP，刺鼠相关肽；POMC，阿黑皮素原；GLP-1，胰高血糖素样肽-1；PYY，酪酪肽；OXM，胃泌酸调节素。

图49-2 垂直袖状胃切除术后肠道激素信号的变化

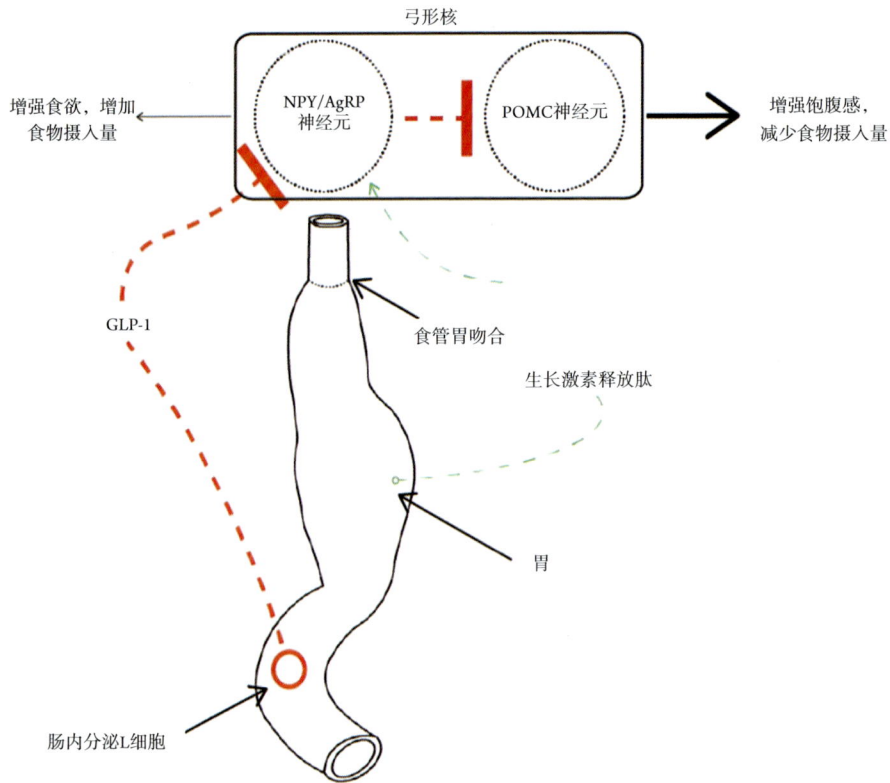

食管切除胃管重建后，肠激素表达发生改变。红色箭头表示抑制作用，绿色箭头表示刺激作用，较粗的箭头表示扩大的反应。术后饱腹激素分泌增加，通过肠-脑相互作用导致饱腹感增加和食物摄入量减少，尽管胃饥饿素水平最初降低，但它们通常会恢复到术前水平。

图49-3　食管切除术后肠道激素信号的变化

关[76-82]。此外，这种非目的性的体重下降也与患者术后长期餐后肠道激素分泌过多有关[9,83]。

总之，在接受上消化道手术的患者体内，餐后释放的饱腹感激素明显增加，导致其满足感和饱腹感持续的时间更长[4,19,66-67,72,84-85]。因此，上消化道术后患者的厌食表现可能部分由于肠脑信号异常。这些数据表明，患者术后体重的下降绝不仅仅是胃容量受限和营养吸收障碍这样的一元论可以解释，其背后的原因更为复杂和微妙。**这些复杂的因素还**可能对缓解食管胃**手术后**的意外体重减轻具有重要意义。

六、减重术和饮食行为

行减重术后的患者进食量减少，而一些患者的饮食能量密度，即每千克食物的热量，也减少了[18,86-87]。脂肪对热量摄入的影响最大，因为其能量密度为

9 kcal/g，而蛋白质或碳水化合物的能量密度仅为4 kcal/g[88]。有证据表明，减重术后味觉偏好会发生显著的变化，导致术后体质指数（BMI）下降[89]。Coluzzi等[73]进行了一项为期2年的随访研究，发现腹腔镜胃袖状切除术后，75%的患者对甜食和高脂肪食物的兴趣和喜爱度下降。而le Roux等[75]比较了接受RYGB和接受垂直带状胃成形术（这一术式并不显著影响患者的餐后肠道激素信号）患者的膳食脂肪摄入量，结果发现，虽然两组患者在各自手术前的脂肪摄入量没有显著差异，但与接受垂直带状胃成形术者相比，接受RYGB者在术后1年和6年的饮食中摄入的脂肪更少。同样，有数据表明，在接受VSG进行体重干预的青少年中，甜食和高脂肪食物带来的情绪价值更低[90-91]。这表明，VSG和RYGB等减重术不仅可通过肠道激素的改变来减少食物的摄入，还可能改变享乐性饮食结构，即将大量元素的选择转向低能量食物。

有人对GLP-1分泌过多与饮食行为之间的关系进行了研究。在接受减重术的患者中使用生长抑素类似物来抑制肠道激素分泌时，会导致其进食动机和体内享乐信号的增加[20]。这些结果提示GLP-1可能是大量元素选择的媒介。此外，有研究通过功能磁共振成像对接受RYGB者和接受胃束带手术者进行饮食行为的监测，并比较了两组患者大脑内奖赏中枢对食物图像应答的显著变化。结果发现，与接受胃束带手术者相比，接受RYGB者大脑内一些奖赏中枢对高热量食物的应答率下降[19]。

从根本上来说，享乐信号超越稳态营养需求的能力可能是暴饮暴食的一个致病因素，从而导致肥胖。减重手术，尤其是RYGB和VSG，可同时影响欲求行为和完成行为，并可能在介导患者术后体重下降中起到重要作用。

七、食管癌根治术和饮食行为

虽然食管癌患者通常已存在体重下降的情况，但这一情况在他们接受食管癌根治术后会更加明显。即使有些患者可达到无病生存的状态[9,76,92-93]，仍然有着较高的营养不良的风险[76]。在这类人群中，长期营养不良会严重影响其生存期健康相关生活质量的恢复[94]。对减重术后患者体重减轻的潜在机制的深入研究也使得人们开始进行这样的探索，即食管癌根治术后患者体重的下降是否也存在着相似的潜在机制[22]？

Koizumi等[95]的一项研究探讨了饥饿激素生长激素释放肽在食管癌根治术后体重减轻中的作用。尽管食管癌根治术后循环生长激素释放肽水平最初显著降低，但术后约3个月，其浓度可恢复到术前水平，使患者的饥饿感得到恢复。随后有研究得出了相似的结论，例如，一项对接受食管癌切除及管状胃重建术患者进行的前瞻性研究发现，患者体内的生长激素释放肽水平在术后12个月得到恢复[83]。尽管患者经常描述其食欲得到恢复，特别是感受到饥饿，但他们也经常由于过早感到"饱胀"或餐后症状严重无法进食一顿整餐[93,95]。这表明，从长远来看，抑制食欲或引起饱腹的激素可能在患者术后长期的营养损伤中发挥更重要的作用。

Elliott等[9]进行的一项前瞻性研究对接受简单食管切除、管状胃重建和幽门成形术的患者在术前和术后的体重减轻、饱腹感和餐后肠道激素反应进行了分析。研究者在连续的时间点对患者进食标准化400 kcal混合膳食前后测量了其血浆GLP-1水平。结果发现，患者在术后6周和3个月时出现了进行性的体重下降，这与患者在术后10天、6周及3个月时餐后血浆中GLP-1的显著升高有关。因此，作者指出GLP-1水平的升高与患者报告的饮食后症状相关。这种情况在手术后的患者中更明显，有62%的患者报告了临床显著的倾倒综合征症状。倾倒综合征是食管手术后普遍存在的一种现象[96]，其本身也会通过诱导条件性食物回避来影响饮食行为[59]。在这种情况下，患者经常描述他们会通过限制食物的摄入来防止或减少这种让人难受的进食后不适感。研究者一直随访这组患者到术后第12个月，发现GLP-1的过度产生和患者的体重下降持续存在。此外，患者还出现了餐后低血糖的新情况，而这种情况也可能影响患者的饮食行为[83]。综上，这些发现可能暗示肠道激素是食管癌根治术后患者饮食行为改变的关键介质。

八、肠道激素干预与饮食行为调节

在不同的上消化道手术（肿瘤根治术或减重术）中，肠道激素分泌的相似变化使得人们提出这样的一种假设，即通过药物来抑制这些激素或许可以预防或缓解上消化道肿瘤患者术后体重的下降。遗憾的是，虽然有研究对循环中生长激素释放肽进行了调控，但迄今为止仅取得微乎其微的治疗效果。Yamamoto等[97]的一项随机安慰剂对照Ⅱ期临床试验表明，餐前外源性给予生长激素释放肽刺激了食物的摄入，并缓解了术后早期的体重下降。然而，这是否可转化为术后长期营养状况的改善尚待明确。尽管术后第一年内源性生长激素释放肽的产生正常化，但患者体重下降和饮食行为改变的持续存在表明，在这种情况下，与饱腹感有关的肠道激素可能是更适合的治疗靶点。

生长抑素是由胃肠道中的肠内分泌D细胞产生的一种调节肽，其作用是在负反馈回路中抑制肠道激素，维持促食欲信号的稳态[98]。因此，有研究对生长抑素在食管癌根治术后患者饮食行为中的调节作用进行了探索，发现生长抑素可延迟胃排空和肠道转运，并直接抑制饱腹感肠道激素和胰岛素的释放，同时通过抑制血管活性因子的释放来减少餐后内脏血管的舒张[99-108]。因此，从理论上讲，生长抑素的作用可特异性地缓解食管癌根治术后出现的一系列症状，最大限度地弱化患者对某些食物的条件性回避。事实上，已经有研究在胃切除术后出现倾倒综合征的患者中探索了各种生长抑素类似物的效果，这些研究均取得了不同程度的成功[109-113]。一项针对胃切除术后患者的安慰剂对照试验发现，与安慰剂相比，生长抑素治疗可以预防葡萄糖激发试验后早期倾倒综合征症状的出现[110]。在另一项针对胃手术后接受50%葡萄糖饮料治疗的患者的小型研究中，静脉注射生长抑素可以防止心率增加和腹泻发生[109]。多项安慰剂对照试验也表明，长效奥曲肽是预防胃切除术后患者早期倾倒综合征的有效治疗方法[111-112]。此外，在上消化道手术后的患者中，与安慰剂相比，奥曲肽可有效预防高碳水化合物引起的餐后低血糖[112]。然而，直到最近，学界尚未关注患者的膳食行为或营养状况的变化。

最近，有研究在食管切除术后接受单次剂量生长抑素类似物奥曲肽治疗的患者中，发现了一些关键性的观察结果。在一项随机对照试验中，奥曲肽抑制了患者的肠道激素，并导致与安慰剂和未手术对照组患者相比，奥曲肽组手术患者食物的摄入量增加了4倍，而该药物对未手术患者的摄入量没有影响[8]。此外，虽然患者的热量摄入增加了，但患者餐后的饱腹感或恶心感并无变化。此外，在另一项针对食管癌根治术后获得无病生存的患者的随机研究中，奥曲肽可通过抑制急性肠道激素直接影响患者对食物的欲求行为，从而增加其进食动机[24]。因此，在这种情况下，减少肠道激素的释放似乎可以调节患者的饮食行为，并可能成为上消化道肿瘤患者术后长期膳食治疗的一种新方法。

九、证据的局限性和质量

综上，可以合理地得出这样的结论，即鉴于肠道激素抑制剂的早期成功，其在肠道激素过度分泌患者营养优化的综合治疗中可能有更广泛的应用潜力。然而，重要的是应承认现有证据的局限性。上述研究仅证明了抑制肠道激素在单餐或短期应用中的效果[8,20,24]。此外，迄今为止，这些探索药物肠道激素调节在术后患者中应用的相关研究样本量均很小[8-9,24,83]。尽管如此，探索食管胃手术后短期肠道激素抑制作用的证据通常来自随机试验和安慰剂对照试验，因此，其证据级别很高[8,20,24]。最后，尽管肠

道激素抑制剂有一定的治疗前景，其长期应用对人体的饮食行为、营养结局及健康相关生活质量的影响仍缺乏经验性证据。

十、结论

上消化道手术对饮食行为有显著影响。这可能与患者术后通过稳态通路和享乐通路发挥作用的脑-肠轴信号的改变有关。在上消化道肿瘤手术，尤其是食管癌手术的患者中，通过抑制过度的肠道激素信号来改善患者的饮食行为，可以减轻营养不良的沉重负担和相关的生活质量影响。饮食行为包括食欲行为和大量元素的选择，以及用餐量和用餐频率。鉴于肠道激素不仅在满足感和饱腹感中发挥作用，而且在进食后症状的病理生理学中也发挥作用，这可能会导致患者产生挑食和条件性的味觉厌恶，因此，靶向肠道激素可以通过多种途径帮助患者恢复适当的饮食行为。至关重要的是，未来的膳食治疗应该认识到饮食行为的不同方面，从而使不同的患者获得基于个体化问题的特异性治疗。在稳态驱动因素之外，对能量摄入的决定因素采取更细微的观察，再结合享乐因素，将有助于研究和开发更有前景的疗法。此外，了解肠道激素抑制谱较窄的新兴疗法如何在上消化道肿瘤患者中影响饮食行为，可能有助于根据患者术后的具体变化确定治疗靶点。

总之，肠道激素导向疗法可能是优化食管胃手术后营养状况的一种新策略。未来的研究应该评估肠道激素调节对食管胃手术后营养受损患者营养和健康相关生活质量的长期影响。

参考文献

[1] James P T. Obesity: The worldwide epidemic[J]. Clin Dermatol, 2004, 22(4): 276-280.

[2] Troke R C, Tan T M, Bloom S R. The future role of gut hormones in the treatment of obesity[J]. Ther Adv Chronic Dis, 2014, 5(1): 4-14.

[3] Grimm E R, Steinle N I. Genetics of eating behavior: Established and emerging concepts[J]. Nutr Rev, 2011, 69(1): 52-60.

[4] Spector A C, Kapoor N, Price R K, et al. Proceedings from the 2018 association for chemoreception annual meeting symposium: Bariatric surgery and Its effects on taste and food selection[J]. Chem Senses, 2019, 44(3): 155-163.

[5] le Roux C W, Bueter M. The physiology of altered eating behaviour after Roux-en-Y gastric bypass[J]. Exp Physiol, 2014, 99(9): 1128-1132.

[6] Miras A D, le Roux CW. Mechanisms underlying weight loss after bariatric surgery[J]. Nat Rev Gastroenterol Hepatol, 2013, 10(10): 575-584.

[7] Roberts G P, Kay R G, Howard J, et al. Gastrectomy with Roux-en-Y reconstruction as a lean model of bariatric surgery[J]. Surg Obes Relat Dis, 2018, 14(5): 562-568.

[8] Elliott J A, Jackson S, King S, et al. Gut hormone suppression increases food intake after esophagectomy with gastric conduit reconstruction[J]. Ann Surg, 2015, 262(5): 824-829.

[9] Elliott J A, Docherty N G, Eckhardt H G, et al. Weight Loss, satiety, and the postprandial gut hormone response after esophagectomy: A prospective study[J]. Ann Surg, 2017, 266(1): 82-90.

[10] Magni P, Dozio E, Ruscica M, et al. Feeding behavior in mammals including humans[J]. Ann N Y Acad Sci, 2009, 1163: 221-232.

[11] Sam A H, Troke R C, Tan T M, et al. The role of the gut/brain axis in modulating food intake[J]. Neuropharmacology, 2012, 63(1): 46-56.

[12] Williams G, Bing C, Cai X J, et al. The hypothalamus and the control of energy homeostasis: Different circuits, different purposes[J]. Physiol Behav, 2001, 74(4-5): 683-701.

[13] Volkow N D, Wang G J, Baler R D. Reward, dopamine and the control of food intake: Implications for obesity[J]. Trends Cogn Sci, 2011, 15(1): 37-46.

[14] Egecioglu E, Skibicka K P, Hansson C, et al. Hedonic and incentive signals for body weight control[J]. Rev Endocr Metab Disord, 2011, 12(3): 141-151.

[15] Perry B, Wang Y. Appetite regulation and weight control: The role of gut hormones[J]. Nutr Diabetes, 2012, 2(1): e26.

[16] Lim G E, Brubaker P L. Glucagon-like peptide 1 secretion by the L-cell: The view from within[J]. Diabetes, 2006, 55: S70-S77.

[17] Miyazaki T, Tanaka N, Hirai H, et al. Ghrelin level and body weight loss after esophagectomy for esophageal cancer[J]. J Surg Res, 2012, 176(1): 74-78.

[18] Al-Najim W, Docherty N G, le Roux CW. Food intake and eating behavior after bariatric surgery[J]. Physiol Rev, 2018, 98(3): 1113-1141.

[19] Scholtz S, Miras A D, Chhina N, et al. Obese patients after gastric bypass surgery have lower brain-hedonic responses to food than after gastric banding[J]. Gut, 2014, 63(6): 891-902.

[20] Goldstone A P, Miras A D, Scholtz S, et al. Link between increased satiety gut hormones and reduced food reward after gastric bypass surgery for obesity[J]. J Clin Endocrinol Metab, 2016, 101(2): 599-609.

[21] Miras A D, Jackson R N, Jackson S N, et al. Gastric bypass surgery for obesity decreases the reward value of a sweet-fat stimulus as assessed in a progressive ratio task[J]. Am J Clin Nutr, 2012, 96(3): 467-473.

[22] Murphy C. The potential mechanisms of unintentional weight loss after oesophageal cancer surgery[N]. CAB Reviews: Perspectives in Agriculture, Veterinary Science, Nutrition and Natural Resources, 2018, 13: 43.

[23] Taguchi M, Dezaki K, Koizumi M, et al. Total gastrectomy-induced reductions in food intake and weight are counteracted by rikkunshito by attenuating glucagon-like peptide-1 elevation in rats[J]. Surgery, 2016, 159(5): 1342-1350.

[24] Elliott J A, Docherty N G, Haag J, et al. Attenuation of satiety gut hormones increases appetitive behavior after curative esophagectomy for esophageal cancer[J]. Am J Clin Nutr, 2019, 109(2): 335-344.

[25] Elliott J A, Reynolds J V, le Roux CW, et al. Physiology, pathophysiology and therapeutic implications of enteroendocrine control of food intake[J]. Expert Rev Endocrinol Metab, 2016, 11(6): 475-499.

[26] Lutter M, Nestler E J. Homeostatic and hedonic signals interact in the regulation of food intake[J]. J Nutr, 2009, 139(3): 629-632.

[27] Buhmann H, le Roux CW, Bueter M. The gut-brain axis in obesity[J]. Best Pract Res Clin Gastroenterol, 2014, 28(4): 559-571.

[28] Saper C B, Chou T C, Elmquist J K. The need to feed: Homeostatic and hedonic control of eating[J]. Neuron, 2002, 36(2): 199-211.

[29] Waterson M J, Horvath T L. Neuronal regulation of energy homeostasis: Beyond the hypothalamus and feeding[J]. Cell Metab, 2015, 22(6): 962-970.

[30] Göke R, Larsen P J, Mikkelsen J D, et al. Distribution of GLP-1 binding sites in the rat brain: evidence that exendin-4 is a ligand of brain GLP-1 binding sites. Eur J Neurosci, 1995, 7(11): 2294-2300.

[31] Tang-Christensen M, Vrang N, Larsen P J. Glucagon-like peptide 1(7-36) amide's central inhibition of feeding and peripheral inhibition of drinking are abolished by neonatal monosodium glutamate treatment[J]. Diabetes, 1998, 47(4): 530-537.

[32] Batterham R L, Cowley M A, Small C J, et al. Gut hormone PYY(3-36) physiologically inhibits food intake[J]. Nature, 2002, 418(6898): 650-654.

[33] Schwartz M W, Woods S C, Porte D Jr, et al. Central nervous system control of food intake[J]. Nature, 2000, 404(6778): 661-671.

[34] Mountjoy K G. Pro-opiomelanocortin (POMC) neurones, POMC-derived peptides, melanocortin receptors and obesity:

How understanding of this system has changed over the last decade[J]. J Neuroendocrinol, 2015, 27(6): 406-418.

[35] Suzuki K, Jayasena C N, Bloom S R. Obesity and appetite control[J]. Exp Diabetes Res, 2012, 2012: 824305.

[36] Heisler L K, Lam D D. An appetite for life: Brain regulation of hunger and satiety[J]. Curr Opin Pharmacol, 2017, 37: 100-106.

[37] Nestler E J. Is there a common molecular pathway for addiction?[J]. Nat Neurosci, 2005, 8(11): 1445-1449.

[38] Wise R A. Dopamine, learning and motivation[J]. Nat Rev Neurosci, 2004, 5(6): 483-494.

[39] Kelley A E, Berridge K C. The neuroscience of natural rewards: Relevance to addictive drugs[J]. J Neurosci, 2002, 22(9): 3306-3311.

[40] Palmiter R D. Is dopamine a physiologically relevant mediator of feeding behavior?[J]. Trends Neurosci, 2007, 30(8): 375-381.

[41] Arias-Carrión O, Stamelou M, Murillo-Rodríguez E, et al. Dopaminergic reward system: A short integrative review[J]. Int Arch Med, 2010, 3: 24.

[42] Konno K, Terashima H, Miyano N, et al. A case of descending colon stenosis associated with acute pancreatitis[J].Nihon Shokakibyo Gakkai Zasshi, 1994, 91(5): 1067-1072.

[43] Szczypka M S, Kwok K, Brot M D, et al. Dopamine production in the caudate putamen restores feeding in dopamine-deficient mice[J]. Neuron, 2001, 30(3): 819-828.

[44] Small D M, Jones-Gotman M, Dagher A. Feeding-induced dopamine release in dorsal striatum correlates with meal pleasantness ratings in healthy human volunteers[J]. Neuroimage, 2003, 19(4): 1709-1715.

[45] Volkow N D, Wang G J, Telang F, et al. Low dopamine striatal D2 receptors are associated with prefrontal metabolism in obese subjects: Possible contributing factors[J]. Neuroimage, 2008, 42(4): 1537-1543.

[46] Johnson P M, Kenny P J. Dopamine D2 receptors in addiction-like reward dysfunction and compulsive eating in obese rats[J]. Nat Neurosci, 2010, 13(5): 635-641.

[47] Volkow N D, Wang G J, Telang F, et al. Profound decreases in dopamine release in striatum in detoxified alcoholics: Possible orbitofrontal involvement[J]. J Neurosci, 2007, 27(46): 12700-12706.

[48] Zanchi D, Depoorter A, Egloff L, et al. The impact of gut hormones on the neural circuit of appetite and satiety: A systematic review[J]. Neurosci Biobehav Rev, 2017, 80: 457-475.

[49] Cryan J F, O'Mahony S M. The microbiome-gut-brain axis: From bowel to behavior[J]. Neurogastroenterol Motil, 2011, 23(3): 187-192.

[50] Murakami N, Hayashida T, Kuroiwa T, et al. Role for central ghrelin in food intake and secretion profile of stomach ghrelin in rats[J]. J Endocrinol, 2002, 174(2): 283-288.

[51] Cummings D E, Purnell J Q, Frayo R S, et al. A preprandial rise in plasma ghrelin levels suggests a role in meal initiation in humans[J]. Diabetes, 2001, 50(8): 1714-1719.

[52] Shah M, Vella A. Effects of GLP-1 on appetite and weight[J]. Rev Endocr Metab Disord, 2014, 15(3): 181-187.

[53] Flint A, Raben A, Astrup A, et al. Glucagon-like peptide 1 promotes satiety and suppresses energy intake in humans[J]. J Clin Invest, 1998, 101(3): 515-520.

[54] Verdich C, Flint A, Gutzwiller J P, et al. A meta-analysis of the effect of glucagon-like peptide-1 (7-36) amide on ad libitum energy intake in humans[J]. J Clin Endocrinol Metab, 2001, 86(9): 4382-4389.

[55] De Silva A, Salem V, Long C J, et al. The gut hormones PYY 3-36 and GLP-1 7-36 amide reduce food intake and modulate brain activity in appetite centers in humans[J]. Cell Metab, 2011, 14(5): 700-706.

[56] Näslund E, Barkeling B, King N, et al. Energy intake and appetite are suppressed by glucagon-like peptide-1 (GLP-1) in obese men[J]. Int J Obes Relat Metab Disord, 1999, 23(3): 304-311.

[57] Baggio L L, Drucker D J. Biology of incretins: GLP-1 and GIP[J]. Gastroenterology, 2007, 132(6): 2131-2157.

[58] Holst J J. The physiology of glucagon-like peptide 1[J]. Physiol Rev, 2007, 87(4): 1409-1439.

[59] Schier L A, Spector A C. The Functional and Neurobiological Properties of Bad Taste[J]. Physiol Rev, 2019, 99(1): 605-663.

[60] Dailey M J, Moran T H. Glucagon-like peptide 1 and appetite[J]. Trends Endocrinol Metab, 2013, 24(2): 85-91.

[61] Thiele T E, Van Dijk G, Campfield L A, et al. Central infusion of GLP-1, but not leptin, produces conditioned taste aversions in rats[J]. Am J Physiol, 1997, 272(2 Pt 2): R726-R730.

[62] Schjoldager B T, Mortensen P E, Christiansen J, et al. GLP-1 (glucagon-like peptide 1) and truncated GLP-1, fragments of human proglucagon, inhibit gastric acid secretion in humans[J]. Dig Dis Sci, 1989, 34(5): 703-708.

[63] Day J W, Ottaway N, Patterson J T, et al. A new glucagon and GLP-1 co-agonist eliminates obesity in rodents[J]. Nat Chem Biol, 2009, 5(10): 749-757.

[64] Turton M D, O'Shea D, Gunn I, et al. A role for glucagon-like peptide-1 in the central regulation of feeding[J]. Nature, 1996, 379(6560): 69-72.

[65] Mann J, Truswell A S. Essentials of human nutrition[M]. vol 4. United States: Oxford University Press, 2012.

[66] Chambers A P, Smith E P, Begg D P, et al. Regulation of gastric emptying rate and its role in nutrient-induced GLP-1 secretion in rats after vertical sleeve gastrectomy[J]. Am J Physiol Endocrinol Metab, 2014, 306(4): E424-E432.

[67] Chambers A P, Stefater M A, Wilson-Perez H E, et al.

Similar effects of roux-en-Y gastric bypass and vertical sleeve gastrectomy on glucose regulation in rats[J]. Physiol Behav, 2011, 105(1): 120-123.

[68] Lakdawala M A, Bhasker A, Mulchandani D, et al. Comparison between the results of laparoscopic sleeve gastrectomy and laparoscopic Roux-en-Y gastric bypass in the Indian population: A retrospective 1 year study[J]. Obes Surg, 2010, 20(1): 1-6.

[69] Wallenius V, Dirinck E, Fändriks L, et al. Glycemic control after sleeve gastrectomy and Roux-en-Y gastric bypass in obese subjects with type 2 diabetes mellitus[J]. Obes Surg, 2018, 28(6): 1461-1472.

[70] Dimitriadis G K, Randeva M S, Miras A D. Potential hormone mechanisms of bariatric surgery[J]. Curr Obes Rep, 2017, 6(3): 253-265.

[71] Beckman L M, Beckman T R, Sibley S D, et al. Changes in gastrointestinal hormones and leptin after Roux-en-Y gastric bypass surgery[J]. JPEN J Parenter Enteral Nutr, 2011, 35(2): 169-180.

[72] Holdstock C, Zethelius B, Sundbom M, et al. Postprandial changes in gut regulatory peptides in gastric bypass patients[J]. Int J Obes (Lond), 2008, 32(11): 1640-1646.

[73] Coluzzi I, Raparelli L, Guarnacci L, et al. Food intake and changes in eating behavior after laparoscopic sleeve gastrectomy[J]. Obes Surg, 2016, 26(9): 2059-2067.

[74] Gero D, Steinert R E, le Roux CW, et al. Do Food Preferences Change After Bariatric Surgery?[J]. Curr Atheroscler Rep, 2017, 19(9): 38.

[75] le Roux C W, Bueter M, Theis N, et al. Gastric bypass reduces fat intake and preference[J]. Am J Physiol Regul Integr Comp Physiol, 2011, 301(4): R1057-R1066.

[76] Martin L, Lagergren P. Long-term weight change after oesophageal cancer surgery[J]. Br J Surg, 2009, 96(11): 1308-1314.

[77] Markar S R, Zaninotto G, Castoro C, et al. Lasting symptoms after esophageal resection (LASER): European multicenter cross-sectional study[J]. Ann Surg, 2020, 275(2): e392-e400.

[78] Schandl A, Kauppila J H, Anandavadivelan P, et al. Predicting the risk of weight loss after esophageal cancer surgery[J]. Ann Surg Oncol, 2019, 26(8): 2385-2391.

[79] Hellstadius Y, Malmström M, Lagergren P, et al. Reflecting a crisis reaction: Narratives from patients with oesophageal cancer about the first 6 months after diagnosis and surgery[J]. Nurs Open, 2019, 6(4): 1471-1480.

[80] Anandavadivelan P, Wikman A, Johar A, et al. Impact of weight loss and eating difficulties on health-related quality of life up to 10 years after oesophagectomy for cancer[J]. Br J Surg, 2018, 105: 410-418.

[81] Djärv T, Blazeby J M, Lagergren P. Predictors of postoperative quality of life after esophagectomy for cancer[J]. J Clin Oncol, 2009, 27(12): 1963-1968.

[82] Martin L, Lagergren J, Lindblad M, et al. Malnutrition after oesophageal cancer surgery in Sweden[J]. Br J Surg, 2007, 94(12): 1496-1500.

[83] Elliott J A, Docherty N G, Murphy C F, et al. Changes in gut hormones, glycaemic response and symptoms after oesophagectomy[J]. Br J Surg, 2019, 106(6): 735-746.

[84] Dar M S, Chapman W H 3rd, Pender J R, et al. GLP-1 response to a mixed meal: What happens 10 years after Roux-en-Y gastric bypass (RYGB)?[J]. Obes Surg, 2012, 22(7): 1077-1083.

[85] Vigneshwaran B, Wahal A, Aggarwal S, et al. Impact of sleeve gastrectomy on type 2 diabetes mellitus, gastric emptying time, glucagon-like peptide 1 (GLP-1), ghrelin and leptin in non-morbidly obese subjects with BMI 30-35.0 kg/m(2): A prospective study[J]. Obes Surg, 2016, 26(12): 2817-2823.

[86] Ello-Martin J A, Roe L S, Ledikwe J H, et al. Dietary energy density in the treatment of obesity: A year-long trial comparing 2 weight-loss diets[J]. Am J Clin Nutr, 2007, 85(6): 1465-1477.

[87] Søndergaard Nielsen M, Rasmussen S, Just Christensen B, et al. Bariatric surgery does not affect food preferences, but individual changes in food preferences may predict weight loss[J]. Obesity (Silver Spring), 2018, 26(12): 1879-1887.

[88] Rolls B J. Dietary energy density: Applying behavioural science to weight management[J]. Nutr Bull, 2017, 42(3): 246-253.

[89] Kittrell H, Graber W, Mariani E, et al. Taste and odor preferences following Roux-en-Y surgery in humans[J]. PLoS One, 2018, 13(7): e0199508.

[90] Abdeen G N, Miras A D, Alqahtani A R, et al. Vertical sleeve gastrectomy in adolescents reduces the appetitive reward value of a sweet and fatty reinforcer in a progressive ratio task[J]. Surg Obes Relat Dis, 2019, 15(2): 194-199.

[91] Nance K, Acevedo M B, Pepino M Y. Changes in taste function and ingestive behavior following bariatric surgery[J]. Appetite, 2020, 146: 104423.

[92] Martin L, Jia C, Rouvelas I, et al. Risk factors for malnutrition after oesophageal and cardia cancer surgery[J]. Br J Surg, 2008, 95(11): 1362-1368.

[93] Haverkort E B, Binnekade J M, Busch O R, et al. Presence and persistence of nutrition-related symptoms during the first year following esophagectomy with gastric tube reconstruction in clinically disease-free patients[J]. World J Surg, 2010, 34: 2844-2852.

[94] Correia M I, Waitzberg D L. The impact of malnutrition on morbidity, mortality, length of hospital stay and costs evaluated through a multivariate model analysis[J]. Clin Nutr, 2003, 22(3): 235-239.

[95] Koizumi M, Hosoya Y, Dezaki K, et al. Postoperative weight

loss does not resolve after esophagectomy despite normal serum ghrelin levels[J]. Ann Thorac Surg, 2011, 91(4): 1032-1037.

[96] Boshier P R, Huddy J R, Zaninotto G, et al. Dumping syndrome after esophagectomy: A systematic review of the literature[J]. Dis Esophagus, 2017, 30(1): 1-9.

[97] Yamamoto K, Takiguchi S, Miyata H, et al. Randomized phase II study of clinical effects of ghrelin after esophagectomy with gastric tube reconstruction[J]. Surgery, 2010, 148(1): 31-38.

[98] Patel Y C. Somatostatin and its receptor family[J]. Front Neuroendocrinol, 1999, 20(3): 157-198.

[99] Edmunds M C, Chen J D, Soykan I, et al. Effect of octreotide on gastric and small bowel motility in patients with gastroparesis[J]. Aliment Pharmacol Ther, 1998, 12(2): 167-174.

[100] Fuessl H S, Carolan G, Williams G, et al. Effect of a long-acting somatostatin analog (SMS 201-995) on postprandial gastric emptying of 99mTc-tin colloid and mouth-to-caecum transit time in man[J]. Digestion, 1987, 36: 101-107.

[101] van Berge Henegouwen M I, van Gulik T M, Akkermans L M, et al. The effect of octreotide on gastric emptying at a dosage used to prevent complications after pancreatic surgery: A randomised, placebo controlled study in volunteers[J]. Gut, 1997, 41(6): 758-762.

[102] Foxx-Orenstein A, Camilleri M, Stephens D, et al. Effect of a somatostatin analog on gastric motor and sensory functions in healthy humans[J]. Gut, 2003, 52: 1555-1561.

[103] Di Lorenzo C, Lucanto C, Flores A F, et al. Effect of sequential erythromycin and octreotide on antroduodenal manometry[J]. J Pediatr Gastroenterol Nutr, 1999, 29(3): 293-296.

[104] Nelson-Piercy C, Hammond P J, Gwilliam M E, et al. Effect of a new oral somatostatin analog (SDZ CO 611) on gastric emptying, mouth to cecum transit time, and pancreatic and gut hormone release in normal male subjects[J]. J Clin Endocrinol Metab, 1994, 78(2): 329-336.

[105] Kraenzlin M E, Wood S M, Neufeld M, et al. Effect of long acting somatostatin-analogue, SMS 201 995, on gut hormone

secretion in normal subjects[J]. Experientia, 1985, 41(6): 738-740.

[106] Parkinson C, Drake W M, Roberts M E, et al. A comparison of the effects of pegvisomant and octreotide on glucose, insulin, gastrin, cholecystokinin, and pancreatic polypeptide responses to oral glucose and a standard mixed meal[J]. J Clin Endocrinol Metab, 2002, 87(4): 1797-1804.

[107] Kemmer T P, Malfertheiner P, Büchler M, et al. Inhibition of human exocrine pancreatic secretion by the long-acting somatostatin analog octreotide (SMS201-995) [J]. Aliment Pharmacol Ther, 1992, 6(1): 41-50.

[108] Hopman W P, Wolberink R G, Lamers C B, et al. Treatment of the dumping syndrome with the somatostatin analogue SMS 201-995[J]. Ann Surg, 1988, 207(2): 155-159.

[109] Reasbeck P G, Van Rij A M. The effect of somatostatin on dumping after gastric surgery: A preliminary report[J]. Surgery, 1986, 99(4): 462-468.

[110] Tulassay Z, Tulassay T, Gupta R, et al. Long acting somatostatin analog in dumping syndrome[J]. Br J Surg, 1989, 76: 1294-1295.

[111] Geer R J, Richards W O, O'Dorisio T M, et al. Efficacy of octreotide acetate in treatment of severe postgastrectomy dumping syndrome[J]. Ann Surg, 1990, 212(6): 678-687.

[112] Gray J L, Debas H T, Mulvihill S J. Control of dumping symptoms by somatostatin analog in patients after gastric surgery[J]. Arch Surg, 1991, 126: 1231-1235.

[113] Hasler W L, Soudah H C, Owyang C. Mechanisms by which octreotide ameliorates symptoms in the dumping syndrome[J]. J Pharmacol Exp Ther, 1996, 277(3): 1359-1365.

翻译：林瑶，北京大学肿瘤医院胸外一科
审校：戴亮，北京大学肿瘤医院胸外一科

doi: 10.21037/aoe-20-75
Cite this article as: Stratford NRS, Murphy CF, Elliott JA, Reynolds JV, le Roux CW. Pharmacologic gut hormone modulation and eating behavior after esophagogastric cancer surgery: a narrative review. Ann Esophagus, 2021, 4: 42.

食管癌治疗进展及热点

探讨食管癌热点问题，全景呈现治疗领域新进展。

名誉主编：韩泳涛、大幸宏幸（日）

主　　编：冷雪峰、李勇、杨弘

副 主 编：郭旭峰、戴亮、王镇、郑斌、尹俊、王奇峰

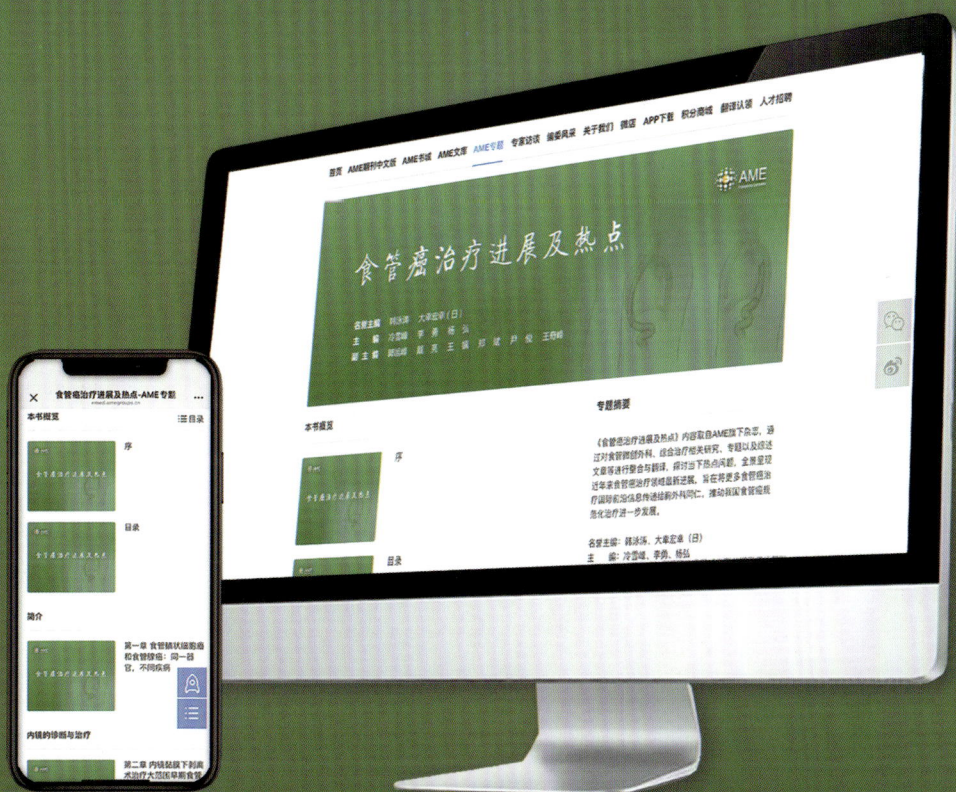